中华影像鉴别诊断学

头颈分册

主　审　王振常

主　编　鲜军舫　陶晓峰

副主编　曹代荣　吴飞云　沙　炎　罗德红

人民卫生出版社

·北　京·

图书在版编目（CIP）数据

中华影像鉴别诊断学．头颈分册/鲜军舫，陶晓峰
主编．-- 北京：人民卫生出版社，2024. 10. -- ISBN
978-7-117-36950-3

Ⅰ. R445

中国国家版本馆 CIP 数据核字第 2024PN9930 号

人卫智网	www.ipmph.com	医学教育、学术、考试、健康，购书智慧智能综合服务平台
人卫官网	www.pmph.com	人卫官方资讯发布平台

中华影像鉴别诊断学——
头颈分册

Zhonghua Yingxiang Jianbie Zhenduanxue——
Toujing Fence

主　　编：鲜军舫　　陶晓峰
出版发行：人民卫生出版社（中继线 010-59780011）
地　　址：北京市朝阳区潘家园南里 19 号
邮　　编：100021
E - mail：pmph@pmph.com
购书热线：010-59787592　010-59787584　010-65264830
印　　刷：北京华联印刷有限公司
经　　销：新华书店
开　　本：889×1194　1/16　　印张：44. 5
字　　数：1378 千字
版　　次：2024 年 10 月第 1 版
印　　次：2024 年 10 月第 1 次印刷
标准书号：ISBN 978-7-117-36950-3
定　　价：218. 00 元

打击盗版举报电话：010 - 59787491　E - mail：WQ @ pmph. com
质量问题联系电话：010 - 59787234　E - mail：zhiliang @ pmph. com
数字融合服务电话：4001118166　　E - mail：zengzhi @ pmph. com

（以姓氏笔画为序） 编　者

丁长伟　中国医科大学附属盛京医院　　宋法亮　新疆生产建设兵团医院
丁忠祥　杭州市第一人民医院　　张水兴　暨南大学附属第一医院
马　辉　华中科技大学同济医学院附属协和医院　　陈　钰　中国医学科学院北京协和医院
王丽君　大连医科大学附属第一医院　　罗德红　中国医学科学院肿瘤医院深圳医院
王新艳　首都医科大学附属北京同仁医院　　金观桥　广西医科大学附属肿瘤医院
巩若箴　山东省立医院　　周　丹　南京医科大学附属明基医院
任　玲　中国医科大学附属第一医院　　赵鹏飞　首都医科大学附属北京友谊医院
邬小平　西安市中心医院　　胡　娜　山东省第二人民医院
刘　筠　天津市第四中心医院　　袁　瑛　上海交通大学医学院附属第九人民医院
刘建华　吉林大学第二医院　　夏　爽　天津市第一中心医院
杨军乐　西安市第三医院　　陶晓峰　上海交通大学医学院附属第九人民医院
杨智云　中山大学附属第一医院　　曹代荣　福建医科大学附属第一医院
肖　媛　四川大学华西医院　　彭　娟　重庆医科大学附属第一医院
肖喜刚　哈尔滨医科大学附属第一医院　　韩　丹　昆明医科大学第一附属医院
吴飞云　江苏省人民医院　　鲜军舫　首都医科大学附属北京同仁医院
邱士军　广州中医药大学第一附属医院　　潘　初　华中科技大学同济医学院附属同济医院
沙　炎　复旦大学附属眼耳鼻喉科医院

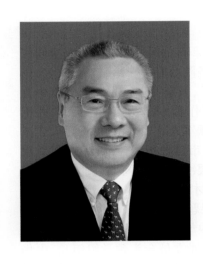

王振常

中国工程院院士。主任医师、教授、博士研究生导师。现任首都医科大学附属北京友谊医院党委常委、副院长、影像中心主任，首都医科大学医学影像学系主任、耳鸣临床诊疗与研究中心主任，北京市医学影像质量控制和改进中心主任。兼任中国医学装备协会零部件分会会长、中国医学影像技术研究会副会长、中国光学工程学会常务理事、中国民族卫生协会放射学分会会长、北京医学会数字医学分会主任委员等学会职务。

王振常教授长期从事生理病理信息探测感知技术及仪器的科学研究，是我国听觉和视觉系统影像感知与解析领域的带头人。作为第一完成人获国家科学技术进步奖二等奖 2 项（2011 年，2020 年）、教育部高等学科学技术进步奖一等奖 2 项（2010 年，2017 年），获何梁何利基金科学与技术进步奖（2022 年）等。先后主持国家自然科学基金重大科研仪器研制项目（2016 年、2023 年），国家自然科学基金重点项目（2020 年），载人航天工程航天医学实验（2020 年）等国家级科研项目十余项。牵头制定行业规范、指南等 12 部。以第一作者或通信作者发表高水平 SCI 论文100 余篇。授权国际/国家发明专利 20 余项。主编教材 4 部、专著 12 部。北京学者，国家级百千万人才，原卫生部有突出贡献中青年专家，北京市有突出贡献的科学、技术、管理人才，人力资源和社会保障部有突出贡献中青年专家等。获中国援外医疗队群体代表"时代楷模"、全国五一劳动奖章、全国优秀科技工作者等荣誉称号，享受国务院政府特殊津贴。

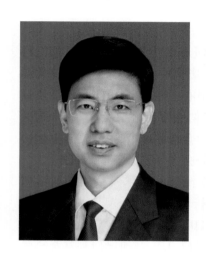

鲜军舫

　　教授,一级主任医师,博士研究生导师。首都医科大学附属北京同仁医院医学影像中心主任、放射科主任。国务院政府特殊津贴专家、人力资源和社会保障部"有突出贡献中青年专家"、国家卫生计生突出贡献中青年专家。第十六届北京市优秀思想政治工作者,入选国家百千万人才工程、北京市高层次创新创业人才支持计划领军人才、北京市百千万人才工程、第五批北京市优秀青年知识分子、北京市科技新星计划、2011年北京地区优秀中青年医师、北京市卫生系统高层次人才培养计划、北京市医管局"扬帆"计划、北京市医管中心"登峰"人才培养计划。作为负责人获国家重点研发计划和国家自然科学基金等课题资助20余项。中华医学会放射学分会第15、16届委员会常务委员、中华医学会放射学分会第14届委员会委员、中华医学会放射学分会第15届委员会头颈学组组长、中华医学会放射学分会第16届委员会医学影像质量控制与管理规范工作组组长、中国医疗保健国际交流促进会影像医学分会主任委员。《中华医学杂志(英文版)》(SCI收录期刊)编委、《中华放射学杂志》编委、《中华解剖与临床杂志》副总编辑、《磁共振成像》副主编等。

陶晓峰

　　主任医师、教授,博士研究生导师。现任上海交通大学医学院附属第九人民医院放射科主任、分子影像及影像组学实验室主任。担任上海市医学会放射科专科分会候任主任委员、上海市医师协会放射医师分会会长、中华医学会第十六届委员会委员、兼放射学分会头颈学组组长、中国医师协会放射医师分会委员、中华口腔医学会口腔颌面放射专业委员会副主任委员。《实用放射学杂志》副主编以及《中华放射学杂志》《磁共振成像》和《中国医学影像技术》等多家杂志的编辑委员。

　　主要研究方向为头颈部及神经功能影像学、分子影像学。近年来围绕头颈部和神经肿瘤临床早期诊断和生物学边界判定,以及肿瘤特异性靶点等精准医学难题,从多模态功能成像、分子影像、影像组学等方面展开了深入研究。先后主持国家自然科学基金项目7项,包括国家自然科学基金重大研究计划重点支持项目1项;省部级及局级项目近20项。以第一作者或通讯作者发表SCI学术论文100余篇,收录于 *Radiology*、*Nano Letters*、*Medical Image Analysis*、*ACS Applied Materials & Interfaces* 等期刊,最高影响因子28分。主编和参编专著10余本。牵头获得上海市科学技术进步奖二等奖、上海医学科技奖二等奖、华夏医学科技奖三等奖,获发明专利3项。

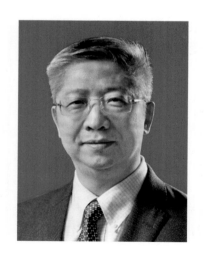

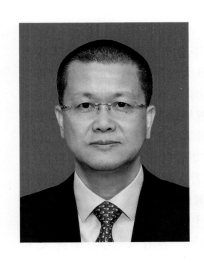

曹代荣

教授,博士生导师。现任福建医科大学医学影像学系主任、附属第一医院医学影像科主任。中华医学会放射学分会常委兼磁共振学组副组长,中国医师协会放射医师分会常委,中国医疗保健国际交流促进会影像医学分会副主任委员,中国研究型医院学会医学影像与人工智能专委会副主任委员,中国医学影像技术研究会第九届理事会常务理事、中国医学影像技术研究会放射学分会第七届委员会常务委员。国家级医疗质量控制中心放射影像专业专家委员会委员、福建省口腔医学会口腔颌面放射专业委员会主任委员等。担任《中华放射学杂志》编委,《中国医学影像学杂志》《中国临床医学影像杂志》常务编委。

从事教学工作35年,参与多部国家指南、专家共识制定,获全国住院医师规范化培训"优秀带教老师"、福建省研究生类课程思政教学名师、福建医科大学"十佳教师""十佳医师"等荣誉称号。领导建设国家级一流本科专业1项,主持省级一流本科课程2门,以第一完成人获得福建省高等教育、福建省职业教育省级教学成果特等奖各1项,以第一完成人获福建省科学技术进步奖二等奖1项。长期从事CT和MRI研究,主持国家自然科学基金面上项目2项、省部级项目10余项,以第一作者或通信作者发表论文百余篇,其中近60篇被SCI源期刊收录。

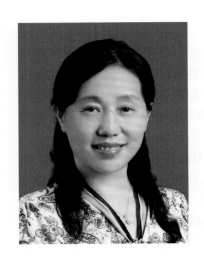

吴飞云

主任医师、教授、博士生导师、博士后合作导师。

现任职务:江苏省人民医院(南京医科大学第一附属医院)放射科主任。南京医科大学医学影像学院院长。

主要学术任职:中华医学会放射学分会委员兼头颈学组副组长,中国医师协会放射医师分会委员兼头颈专业委员会副主任委员。江苏省医师协会放射医师分会副主任委员,江苏省卒中学会医学影像专委会主任委员。

在教学方面,吴飞云教授积极推进医学影像学教学改革,开发医学影像教学与考试系统;获批中华医学会医学教育分会研究课题2项、省级教学研究课题2项。获校级教学成果奖2项,南京医科大学教学名师、校扬子江奖教金、校"三全育人"先进个人标兵及"最受欢迎研究生导师"等称号。指导研究生获江苏省优秀硕士学位论文。

在临床方面,始终以神经系统、头颈重大疾病的影像诊断为研究方向,积极参与甲状腺眼病、甲状腺癌和头颈癌多学科联合门诊。累计服务患者逾千名。目前主持各类科研项目6项,以第一或通信作者发表论文近百篇,其中英文论著60余篇,主编和参编教材及专著5部。获得江苏省医学科技奖三等奖2项、江苏省医学引进新技术奖5项。

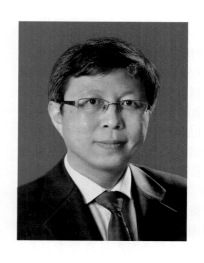

沙 炎

　　主任医师,硕士研究生导师。1988年毕业于上海第一医学院(现复旦大学上海医学院)医疗系,同年进入复旦大学附属肿瘤医院放射科工作。2001年就读复旦大学上海医学院同等学力硕士研究生,师从冯晓源教授。2002年进入复旦大学附属眼耳鼻喉科医院,任放射科主任、主任医师、学科带头人。还担任中华医学会放射学分会头颈学组副组长、上海市医学会放射科专委会头颈学组组长、《中华放射学杂志》编委等职务。

　　从事影像诊断工作30余年,学术方向为头颈五官结构和功能影像研究,视神经炎和眩晕的影像新技术研究在国内处于先进水平。每年诊断院内和外院CT、MRI病例超过1万人次。主编著作3部,主译著作1部;副主编著作2部,参与编写著作7部,发表第一作者或通信作者论文90余篇(其中中华系列期刊或SCI收录63篇)。承担省部级重点项目课题3项,参与完成国家自然科学基金海外合作项目1项。曾获2016年上海市科技进步奖二等奖(第二完成人),2021年国家科学技术进步奖二等奖(第四完成人)。

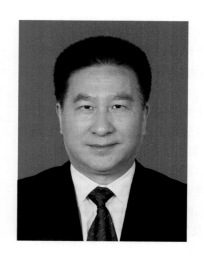

罗德红

　　主任医师、博士、博士生导师。中国医学科学院肿瘤医院(国家癌症中心)影像诊断科副主任,中国医学科学院肿瘤医院深圳医院放射诊断科主任。中华医学会放射学分会头颈专业组副组长,中国抗癌协会肿瘤影像专委会常委,中国医学装备协会放射影像装备分会常委,中国研究型医院学会肿瘤影像诊断专委会常委。

　　从事影像诊断工作三十余年,精通CT、MRI等影像解剖及肿瘤分期,熟悉全身各种肿瘤的发病规律及影像学特点,在肿瘤诊断、鉴别诊断、影像学方法及治疗方法的选择、疗效分析、预后评估等方面有丰富的理论基础及扎实的临床实践经验,尤其在头颈部、胸部及腹部肿瘤方面有较高的造诣。

　　发表第一作者或通信作者论文约150篇,主编专业书籍5部,副主编4部。主持国家级课题5项,参与国家级课题7项。2010年、2011年分别获教育部科学技术进步奖一等奖、国家科学技术进步奖二等奖(第三完成人)。2018年获评深圳市龙岗区"深龙英才"A类,2020年获评深圳市"实用型临床医学人才"I类。

出版说明

　　医疗资源分布不均、区域不平衡是我国医疗卫生体系中长期存在的突出问题。2024年政府工作报告指出,提高基层医疗卫生服务能力和引导优质医疗资源下沉依然是政府保障和改善民生的工作重点。相信在今后较长的时期内,这项工作重点一直会是我们卫生健康行业需要解决的瓶颈问题,也自然是出版工作的使命所在。

　　正是基于以上的认识和思考,人民卫生出版社联合中华医学会放射学分会和中国医师协会放射医师分会启动了"中华影像鉴别诊断学丛书·中华临床影像征象库"的编写工作。

　　相对于既往医学影像类图书以疾病为单元的内容体系,"中华影像鉴别诊断学丛书·中华临床影像征象库"在编写思路方面进行了系统性的创新。丛书以临床所能见到的影像学基本病变/征象为编写切入点,直面"同病异征,同征异病"的临床实际问题,对人体疾病在身体各部位的影像学变化/征象进行了系统梳理,对临床上能见到的各种影像学基本变化相关疾病的鉴别诊断进行了全面总结。通过"逆向"的编写思路契合临床实践中"正向"的影像诊断思维,实现了编写思路的重大突破,更好地契合了影像科医师的实际需求。

　　在纸质书稿编写的同时,构建了"以影像学基本病变/征象为单元"的中华临床影像征象库。征象库汇集了纸质书中各种基本病变/征象所对应疾病的具体病例,对各病例影像学检查DICOM格式的影像资料进行了系统展示,以类似于"情景再现"的形式为读者呈现了影像科医师在临床工作中所能获取的病例资料,并由权威专家进行了全面解读。登录中华临床影像征象库,相当于随时随地进入165家大型三甲医院影像科的联合工作站,零距离跟着知名专家学习阅片。创新性地解决了医学影像从业人员业务能力提升中"百闻不如一见"的痛点,推动了优质医疗影像资源的扩容和下沉。

　　纸质书与征象库"目录相互对应""内容相互融合""纸质载体与数字载体(手机/电脑)互补运用",为读者呈现了从所见影像学变化/征象,到诊断思路解读,再到具体疾病的诊断与鉴别诊断,全流程"闭环"的知识体系。创新了出版形式,体现了理论总结、思路梳理与临床阅片场景再现的有机结合,进一步缩短了出版物中知识的抽象性与临床工作的实践性之间的距离,创新性地落实了优质医疗影像资源下沉的国家战略。

　　基于医学影像从业人员的亚专科分工,丛书共分为9个分册,征象库包括9个分库。汇集了全国165家大型三甲医院珍贵的病例资源和近千位专家丰富的临床智慧。中华医学会放射学分会和中国医师协会放射医师分会等学术组织的专家构成了编委的核心力量。

　　该丛书将于2024年下半年陆续出版,相应的征象库也将同步上线。

神经分册	主　审	陈　敏
	主　编	马　林、朱文珍
	副主编	张　辉、余永强、廖伟华、陈　峰
头颈分册	主　审	王振常
	主　编	鲜军舫、陶晓峰
	副主编	曹代荣、吴飞云、沙　炎、罗德红
胸部分册	主　审	郭佑民、陈起航
	主　编	伍建林、萧　毅
	副主编	胡春洪、赵绍宏、于　红
心血管分册	主　审	卢光明
	主　编	郑敏文、赵世华
	副主编	吕　滨、侯　阳、张龙江、王怡宁
消化分册	主　审	梁长虹、宋　彬
	主　编	严福华
	副主编	刘爱连、孙应实、刘再毅、孟晓春
泌尿生殖分册	主　审	洪　楠、张惠茅
	主　编	赵心明、居胜红
	副主编	高剑波、薛华丹、沈　君、辛　军
骨肌分册	主　审	孟悛非
	主　编	袁慧书
	副主编	程晓光、曾献军、王绍武、陈　爽
乳腺分册	主　审	王培军
	主　编	彭卫军
	副主编	顾雅佳、汪登斌、杨　帆
儿科分册	主　审	朱　铭
	主　编	邵剑波、李　欣
	副主编	钟玉敏、宁　刚、彭　芸、严志汉

前　言

在精准医疗时代，影像学发挥着越来越重要的作用，多学科诊疗模式也应运而生并发展迅猛，显著提高了诊疗效果，切实贯彻了以病人为中心的理念。因此，很多单位相继建立了多学科团队（MDT）。影像学是MDT中不可缺少的主要部分，尤其是影像学在头颈部疾病MDT中作用更突出，对影像学解读及诊断与鉴别诊断的要求更高。为充分发挥影像学的作用，必须提升影像学医师和临床医师解读与分析影像学的能力，而根据影像学征象或表现进行规范化的临床思维训练以及提高诊断与鉴别诊断水平就是必由之路。为实现该目标，中华医学会放射学分会组织国内最权威最有经验的头颈影像专家撰写《中华影像鉴别诊断学——头颈分册》，充分体现了创新性、权威性、实用性、先进性和科学性。本书根据头颈部影像临床工作场景，对头颈部影像学征象或表现的诊断与鉴别诊断分析思路进行系统讲解和分析，培养影像医师系统性、逻辑化、规范化的思维方法和工作思路，同时为临床医师提供诊断参考书，提高疾病诊断和鉴别诊断水平。

头颈部包括的部位多，结构复杂细微，病变种类繁杂，每个部位的影像学征象和表现各有特点，据此，本书按照颅底、耳部、鼻腔与鼻窦、眼球与眼眶、咽喉部、口腔、颌面部、舌骨上颈部间隙和舌骨下颈部间隙等部位各成一章。又由于头颈部外伤性病变有其自身特点，故独立成章。每章包括若干个影像学征象或表现，每一个征象或表现从其定义、病理基础、征象解读、常见疾病和鉴别诊断等逐步剖析，进行点面结合、循序渐进、剥茧抽丝式的分析，图文并茂，鉴别诊断采用表格和思维导图结合的形式，具有全面、系统、简洁和清楚的特点，临床实战性强。同时，为帮助读者更好地理解与掌握头颈部每个部位解剖、疾病及其临床和影像学的总体特点和分析思路，第一章概论重点讲解各部位的解剖、病理、疾病发病特点、影像学表现特点与分析思路，第二章重点介绍各部位疾病的临床症状和/或体征。在纸质书稿编写的同时，还同步编写了影像征象库，征象库汇集了纸质书中各种基本病变/征象所对应疾病的具体病例，对各病例影像学检查DICOM格式的影像资料进行了系统展示，并进行了全面解读。

在本书策划、编写和修改过程中，丛书总主编刘士远教授和头颈分册主审王振常院士及很多专家提出了宝贵的建设性意见，头颈分册的主编、副主编和编委们精心设计、亲自撰写并互相审核，编写秘书刘荣老师为本书倾注了大量心血，在此一并致谢！

本书适合于影像医师、耳鼻咽喉头颈外科医师、神经内/外科医师、放射治疗科医师、眼科医师及相关人员阅读。由于本书的写作方式是一个全新的尝试，缺点甚至错误在所难免，恳请各位老师和读者批评指正，以期再版时修改。

主编　鲜军舫　陶晓峰

2024 年 10 月

目　录

第一章 概论

第一节 颅底

【解剖】

颅底结构复杂,位置深在,主要由额骨、筛骨、蝶骨、枕骨及左右两侧颞骨构成,有重要的神经血管穿行此区域。由于颅底内面和颅底外面结构不同。根据朝向,颅腔一面称为内颅底,颅腔外面称为侧颅底(或外颅底)。我们通常所称的颅底,常常是指内颅底。内颅底分别以蝶骨小翼和颞骨岩部为界,分为前颅底、中颅底和后颅底三部分,从前向后呈台阶状逐级降低。

前颅底前起额骨鳞部,后界为蝶骨小翼及鞍结节。两侧大部由额骨眶板构成,中央部分由筛骨筛板构成,后部为蝶骨小翼。额骨、筛骨交界区有盲孔,其后方骨性突起为鸡冠。前颅底构成眼眶与鼻腔的上壁,与额窦、筛窦紧密相连。大脑额叶以及嗅丝、嗅球、嗅束均位于前颅底。

中颅底前以蝶骨小翼及鞍结节与前颅底分隔,后以颞骨岩部与后颅底分隔,中间高的部分为蝶鞍。蝶鞍上面的浅窝为垂体窝,其内容纳垂体,垂体两侧为海绵窦及 Meckel 腔,蝶鞍上方为鞍上池,下方为蝶窦。视神经管、眶上裂、圆孔、卵圆孔、棘孔、破裂孔以及脑膜中动脉沟都是中颅底的重要结构。

后颅底前界为枕骨斜坡,并向上与鞍背相接,前外侧界为颞骨岩部的后缘,后缘有内听道的开口,后颅底后界为枕骨鳞部。后颅底包括内听道、前庭水管外口、颈静脉孔、舌下神经管。后颅底的最低点为枕骨大孔,其连接颅腔与椎管,两侧的骨壁内穿行舌下神经管及髁管。内听道、颈静脉孔、舌下神经管、枕骨大孔均为该区域重要结构。

【病理】

颅底病变可来源于颅底固有结构及周围结构,组织来源多样,疾病种类复杂。

1. 颅底固有病变 主要是源于颅底基本结构的病变,以骨性病变居多,多伴有骨质结构破坏。常见病变包括骨纤维性结构不良、畸形性骨炎、斜坡脊索瘤、多发性骨髓瘤、软骨肉瘤等。

骨纤维性结构不良,病理特征是受累的骨组织逐渐被增生的纤维组织所替代,病变中含有数量不等的骨样组织或未成熟的骨小梁。其颅底病变好发于额骨及蝶骨,由于纤维组织增生,颅骨骨质被纤维结缔组织所替代,颅骨增厚变形。畸形性骨炎,为慢性进行性骨病,以局部骨组织破骨与成骨、骨吸收与重建、骨质疏松与钙化并存为其病理特征,常伴有溶骨和/或成骨样改变,骨质膨胀,伴或不伴囊变区。脊索瘤,起源于残余脊索组织的一种良性/低度恶性的肿瘤。该病病程长,缓慢进行性生长,颅底脊索瘤大多位于中线的枕骨斜坡、蝶-枕软骨联合处。镜下典型表现为大量空泡细胞和黏液形成。颅底多发性骨髓瘤,为浆细胞恶性增殖性疾病,诊断标准包括骨髓浆细胞增多(>30%),组织活检有浆细胞瘤。颅盖骨多见,也可累及颅底骨质,病灶多发。软骨肉瘤,主要成分是肿瘤性软骨细胞,一般在病理学下可以看到大量的软骨成分,肿瘤常伴有钙化、骨化、黏液变,在颅底以岩-枕骨结合处最常见。

2. 周围病变累及颅底 颅底上下毗邻结构来源的病变均可累及颅底。颅底上方组织结构病变可累及颅底,包括脑内胶质母细胞瘤等恶性肿瘤可直接破坏颅底骨质。颅底下方的病变多来自鼻腔、眼眶、鼻窦。其中,以鼻窦恶性肿瘤、嗅神经母细胞瘤等较为常见。鼻窦恶性肿瘤以鳞状细胞癌最为常见,多发生在上颌窦,其次是筛窦。蝶窦及额窦者少见。病灶常呈菜花状表现,基底广泛,表面常伴有溃疡及坏死组织,易出血,病灶常破坏颅底骨质,累及颅内。嗅神经母细胞瘤是源自嗅区黏膜神经上皮细胞的恶性肿瘤,多起自鼻腔顶部,为淡红色或灰红色息肉样肿块,易出血,病理组织学特点是瘤细胞呈小圆形或卵圆形,多呈分叶状或条索状排列,免疫组化和电镜检查可以确诊。累及颅内的嗅神经母细胞瘤常破坏筛板,甚至额骨,呈哑铃状改变。

【疾病发病特点】

颅底疾病的影像诊断应建立于病变定位基础之上,以颅底各分区为例,各分区的常见疾病谱各不相同。

1. **前颅底** 前颅底病变,可来源于颅底上方的颅前窝,也可来源于其下方的鼻腔鼻窦等。常见病变包括骨纤维异常增殖症、嗅沟脑膜瘤,以及源于鼻腔的嗅神经母细胞瘤、鼻-鼻窦鳞状细胞癌等。

2. **中颅底** 中颅底结构复杂,病变来源多样,常见病变包括垂体腺瘤、脊索瘤、软骨肉瘤、浆细胞瘤等。

3. **后颅底** 常分为内听道区、颈静脉孔区和枕大孔区,分别以神经鞘瘤、颈静脉球瘤和脑膜瘤最为常见。

【影像学表现特点及分析思路】

颅底解剖复杂,对于正常解剖及各种先天变异的识别非常重要。在临床诊断中,定位诊断是基础,不同的区域具有不同的疾病谱及鉴别诊断谱。

1. **前颅底** 骨纤维异常增殖症,受累骨质膨胀增厚,病变区骨质呈磨玻璃样改变,相关孔道变窄。嗅沟脑膜瘤,表现为嗅沟的特征性增宽,病灶边界规则,增强检查明显强化,可见硬膜尾征。嗅神经母细胞瘤,常跨鼻颅生长,肿块呈哑铃形,其内可见斑点样钙化,周围骨质破坏,颅内肿瘤边缘常可见囊性成分,血供丰富,增强检查明显强化。鼻-鼻窦鳞状细胞癌,常表现为不规则软组织肿块,浸润性生长,伴有明显骨质破坏,可跨鼻颅生长,其内可见液化坏死,增强检查病灶常呈轻中度不均匀强化。

2. **中颅底** 垂体腺瘤最为常见,特别需要关注侵袭性垂体腺瘤。侵袭性垂体腺瘤的病灶常较大,形状不规则,边界模糊,向周围组织浸润,突破蝶鞍累及视交叉、海绵窦、蝶窦等结构,甚至累及邻近脑组织。MRI 常可见视交叉正常结构消失,颈内动脉海绵窦段被肿瘤包裹,病灶突破鞍底累及蝶窦。脊索瘤,多位于枕骨斜坡或蝶-枕软骨联合处的软组织肿块,边界清楚,其间散在点、片状钙化,伴有明显的骨质破坏,CT 检查呈略高密度,MRI T_2 加权成像(T_2WI)呈明显高信号,多向斜坡背侧生长,常可见拇指征。软骨肉瘤,多位于岩枕结合处,可见溶骨性骨质破坏,其内可见不规则形钙化,增强检查病灶呈

不均匀强化。浆细胞瘤,可起自斜坡,肿瘤形态规则、边界清楚,伴溶骨性骨质破坏,其内可见钙化致密影,血供较丰富,增强检查病灶明显强化。

3. **后颅底** 神经鞘瘤,沿神经走行区生长的软组织肿块,形态规则、边界清晰,增强检查明显强化,位于内听道区的"冰激凌筒"征有助于听神经鞘瘤的诊断,双侧听神经鞘瘤需考虑神经纤维瘤病Ⅱ型。颈静脉球瘤,颈静脉孔区软组织肿块,伴有颈静脉孔扩大及溶骨性骨质破坏,瘤体血供丰富,增强检查明显强化,其内可见坏死、囊变,钙化少见。MRI 可见特征性的胡椒盐征。脑膜瘤,特别需要注意发生于颈静脉孔区的脑膜瘤,常常形状不规则,呈匍匐样生长,包绕神经血管结构,伴有明显的骨质破坏,增强检查明显强化,同样可见硬膜尾征。

（刘 筠）

参 考 文 献

1. 王振常,鲜军舫,兰宝森.中华影像医学:头颈部卷[M].2版.北京:人民卫生出版社,2011.
2. 刘筠,艾琳,杨本涛.头颈部影像学:颅底卷[M].北京:人民卫生出版社,2016.
3. 哈恩斯伯格.影像专家鉴别诊断:头颈部分册[M].王振常,鲜军舫,译.北京:人民军医出版社,2012.

第二节 耳 部

【解剖】

耳分为外耳、中耳和内耳三部分。外耳道的骨部、中耳、内耳和内耳道都位于颞骨内。

1. **颞骨** 颞骨(temporal bone)左右成对,位于颅骨两侧的中、下 1/3 部,构成颅骨底部和侧壁的一部分。前方为蝶骨及颧骨,后方、内侧为枕骨,上方为顶骨。

颞骨包括 5 部分:鳞部、乳突部、岩部、鼓部和茎突部。鳞部构成颅中窝外侧壁。乳突尖是乳突后下部在出生后发育而成。岩部包括内耳、内耳道和岩尖。岩部前壁包括 2 个重要结构,分别是鼓室盖和弓状隆起。鼓室盖亦是鼓室上壁。岩部表面的隆起为弓状隆起,为上半规管上方的骨性突起,是颅中窝底的重要手术标志。鼓部呈"U"形,构成骨性外耳道大部分。茎突部在出生后形成茎突。

颞骨内有 5 个主要解剖结构:外耳道、中耳、内耳、岩尖和面神经。了解这些解剖结构有助于鉴别颞骨各种疾病。

2. **外耳** 外耳包括耳郭(auricle)及外耳道(ex-

ternal acoustic meatus）。外耳道起自耳甲腔底部的外耳门，向内直至鼓膜，长 2.5~3.5cm，由软骨部和骨部组成。软骨部约占其外侧 1/3，骨部约占其内侧 2/3。外耳道骨部的后上方由颞骨鳞部组成，其深部与颅中窝仅隔一层骨板，故外耳道骨折时可累及颅中窝。外耳道软骨在前下方常有 2~3 个垂直的、由结缔组织充填的裂隙，称外耳道软骨切迹（Santorini 切迹），可增加耳郭的可动性，亦为外耳道与腮腺之间感染互相传播的途径。外耳道内缘由鼓膜构成，鼓膜上缘连于鳞部、下缘连于鼓环。

外耳道皮下组织甚少，皮肤几乎与软骨膜和骨膜相贴，故当感染肿胀时易致神经末梢受压而引起剧痛。软骨部皮肤含有类似汗腺构造的耵聍腺，能分泌耵聍，并富有毛囊和皮脂腺。在骨部，除局限在后上壁一小部分皮肤外，骨部皮肤缺乏毛囊等结构，故耳疖、耵聍腺瘤、腺样囊性癌常发生于外耳道软骨部。

外耳道和邻近头皮的淋巴引流至腮腺淋巴结。

3. 中耳　中耳（middle ear）包括鼓室、咽鼓管、乳突窦及乳突 4 部分。狭义的中耳仅指鼓室及其内容结构。

鼓室内有 3 块听小骨，分别是锤骨、砧骨和镫骨。锤骨位置最靠前，包括锤骨头、颈、柄、短突和长突。砧骨位于后部，包括砧骨体、短脚、长脚和豆状突。镫骨位于内侧，包括镫骨头、颈、前弓、后弓和底板。

鼓室包括上、中、下鼓室。上鼓室上缘是鼓室盖，下缘为鼓室盾板与面神经鼓室段的连线。鼓室盖是位于上鼓室和颅中窝之间的薄层骨板。Prussak 间隙位于上鼓室外侧，是继发性胆脂瘤的发生部位。锤骨头和砧骨体、砧骨短脚位于上鼓室。中鼓室位于上鼓室和下鼓室之间，上缘是鼓室盾板与面神经鼓室段的连线，下缘是鼓环与耳蜗底转鼓岬部的连线。剩余部分听小骨（包括锤骨柄、砧骨长脚、豆状突和镫骨）位于中鼓室。中耳的鼓膜张肌和镫骨肌也位于中鼓室，具有控制声音功能。中鼓室后壁有 3 个重要结构：面神经隐窝、锥隆起和鼓室窦。面神经隐窝内侧为面神经乳突段，由完整或不完整的骨管覆盖。锥隆起包含有镫骨肌的肌腹和肌腱。鼓室窦是临床乳突规范化手术的盲区，胆脂瘤可隐藏其中。鼓室内侧壁包括上半规管的外缘、面神经鼓室段、蜗窗和前庭窗，前庭窗分隔鼓室与前庭。下鼓室是中耳腔下部小的腔隙。

乳突窦为鼓室后上方的含气腔，向前经其入口与上鼓室相通，向后下通乳突气房。

乳突包括 2 个重要解剖结构，分别是岩鳞隔和乳突尖。岩鳞隔构成岩鳞裂的一部分，由后外侧向前内走行穿过乳突气房，是乳突内的重要的手术标志，具有阻碍外侧乳突气房的感染向内侧乳突气房内扩散的作用。乳突尖是出生后颞骨乳突后下部继续发育形成，具有保护面神经的作用。新生儿乳突尖尚未发育，是产伤时面神经损伤容易发生的原因。

咽鼓管为沟通鼓室与鼻咽的管道，外 1/3 为骨部，位于颞骨鼓部与岩部交界处，居于颈内动脉管的前外侧，内 2/3 为软骨部，为软骨和纤维膜所构成。

4. 内耳　内耳（inner ear）位于颞骨岩部骨质内，位于鼓室和内耳道底之间。由骨迷路和膜迷路两部分组成。骨迷路与膜迷路之间充满外淋巴，膜迷路内充满内淋巴，内、外淋巴互不相通。

膜迷路是套在骨迷路内封闭的膜性管和囊，包括椭圆囊和球囊、膜半规管及蜗管。椭圆囊和球囊位于骨迷路的前庭内，膜半规管位于骨半规管内，蜗管位于耳蜗的蜗螺旋管内。

骨迷路包括耳蜗、前庭、骨半规管。耳蜗约为 2.5 转，由蜗轴和蜗螺旋管构成。耳蜗内有 3 个螺旋状的腔隙，分别是鼓阶、前庭阶和中阶（中阶含有 Corti 器）。半规管分为上半规管、后半规管和外半规管。后半规管沿着岩锥方向走行，上半规管和后半规管共同构成总骨脚。上半规管向上方隆起称弓状隆起，是外科手术的重要标志。外半规管向中耳延伸，面神经鼓室段位于外半规管的下方，上鼓室胆脂瘤累及外半规管容易引起外半规管瘘。

5. 面神经　面神经颞骨段分为内耳道段、迷路段、鼓室段和乳突段。内耳道段位于内耳道内前上方。迷路段是从内耳道底至膝状神经节。膝状神经节又称为面神经前膝，为岩浅大神经起始部位。鼓室段为膝状神经节延续，走行于外半规管下方。面神经后膝是鼓室段向下方走行，与乳突段移行的部位。乳突段为面神经后膝的延续，向下走行至茎乳孔。面神经颞骨段先分出支配镫骨肌的镫骨肌神经，然后分出鼓索神经。面神经经茎乳孔继续走行，继而离开颅底。

面神经运动纤维支配面部表情肌、镫骨肌、颈阔肌和二腹肌后腹。感觉-副交感纤维（中间神经）包括内脏感觉纤维和内脏运动纤维。内脏感觉纤维周围突经鼓索神经司腭与舌前 2/3 的味觉。内脏运动纤维分两路分布：其一经岩浅大神经分布到泪腺及鼻腔黏膜腺体，其二经鼓索神经分布到下颌下腺与舌下腺。面神经上述功能的改变有助于这一走行区域面神经病变部位的判断。

【病理】

耳部疾病种类繁多，主要包括炎性病变、肿瘤样病变、肿瘤、发育畸形、外伤性病变，其中化脓性中耳炎、胆脂瘤及前庭神经鞘瘤是前三种病变中发病率较高的疾病。本节主要介绍上述病变的病理学表现。

化脓性中耳炎的主要病理表现为中耳黏膜充血、增厚，有炎性细胞浸润，杯状细胞及腺体分泌活跃。如黏膜上皮遭破坏，炎症侵入其下方的骨质，可发生慢性骨疡，局部有肉芽或息肉生成，少数有硬化灶或组织粘连并存。

胆脂瘤的大体病理特征为边界清楚、有包膜的"珍珠样"肿块。镜下特征为层状鳞状上皮细胞，伴有进行性角蛋白样物质脱落，内容物富含胆固醇结晶。

前庭神经鞘瘤的大体病理表现为边界清楚的、有包膜的圆形或椭圆形肿块，偏心性起源于前庭神经。镜下病变分两种区域，一种细胞排列紧密的 Antoni A 区，一种细胞排列疏松的 Antoni B 区，大多数前庭神经鞘瘤主要由 Antoni A 细胞构成。

【疾病发病特点】

耳部疾病种类繁多，临床症状、体征主要表现为：耳痛、耳漏、耳聋、耳鸣、眩晕及面瘫。同一疾病可以表现出上述多种临床症状和体征，同一临床症状、体征又可见于多种不同疾病中。不同耳部疾病引起的临床症状和体征相似性高，无特异性，临床诊断价值有限，容易误诊和漏诊。耳内镜、影像学检查及病理学检查是耳部疾病的主要诊断方法。部分疾病在耳内镜、影像学检查中有较典型的表现，如鼓室球瘤耳内镜表现为鼓膜后前下方樱桃红色的搏动性肿物，MRI 检查中表现为"胡椒盐征"。部分疾病耳内镜及影像学检查的诊断价值有限，最终诊断需要依靠病理学检查。

发育畸形的症状主要为耳聋，常于儿童期发现，有时单侧聋成年后才被发现。耳部外伤后出现的症状、体征通常与外伤史有关，见于各个年龄段患者。炎性病变和肿瘤样病变（如胆脂瘤、胆固醇肉芽肿）可见于各个年龄段患者。大部分耳部肿瘤见于成年患者，多数发生于外中耳，良性较恶性多见，部分肿瘤主要发生在儿童，如朗格汉斯细胞组织细胞增生症、横纹肌肉瘤、神经母细胞瘤转移。

【影像学表现特点与分析思路】

1. **外耳道病变**　包括发育畸形、骨性病变及软组织病变。

（1）外耳道发育畸形：如外耳道缺如，诊断为外耳道闭锁，根据外耳道是否被骨性闭锁板取代判断是骨性闭锁还是膜性闭锁，外耳道被骨性闭锁板取代，诊断为骨性闭锁，外耳道内充填软组织影，诊断为膜性闭锁。如外耳道存在，但形态异常，如外耳道呈双管状，诊断为重复外耳道，外耳道前后径或上下径<4mm，诊断为外耳道狭窄。

（2）外耳道骨性病变：外耳道骨性病变主要包括外生骨疣及骨瘤。外生骨疣常见于长期冷水接触者，表现为双侧宽基底或环周性骨性肥大，常位于外耳道峡部内侧。骨瘤为单侧、带蒂的骨性肥大，常位于外耳道峡部外侧。

（3）外耳道软组织病变：外耳道软组织病变主要包括外耳道内侧部纤维化、坏死性外耳道炎、外耳道阻塞性角化病、外耳道胆脂瘤和外耳道癌等。

1）病变如呈弥漫性改变，且病变边界不清，合并脓腔，有糖尿病或其他免疫力低下的病史，考虑坏死性外耳道炎。需要与病变范围较大的外耳道癌进行鉴别，外耳道癌边界尚清，伴周围淋巴结增大或面神经等受累。

2）病变如呈局限性改变，需在外耳道内侧部纤维化、外耳道阻塞性角化病、外耳道胆脂瘤和外耳道癌之间进行鉴别。其中外耳道内侧部纤维化及外耳道阻塞性角化病不引起骨质破坏，而外耳道胆脂瘤和外耳道癌可引起骨质破坏。胆脂瘤弥散受限，增强扫描不强化。外耳道癌肿块强化，可累及面神经、腮腺、颞下颌关节等，可伴周围淋巴结增大。

2. **中耳病变**　包括发育异常、外伤、炎性病变和肿瘤等。

（1）中耳的发育异常及外伤，如前庭窗闭锁、听小骨畸形、听小骨骨折、锤砧关节脱位、砧镫关节脱位等，主要依靠 CT 诊断，诊断相对容易。颞骨骨折时需注意观察听小骨是否骨折及关节脱位。

（2）炎性病变和肿瘤需 CT、MRI 相结合进行诊断。

1）CT 示中耳黏膜增厚或有气液平面时，首先考虑中耳乳突炎。当中耳内充满软组织密度时，可提示分泌性中耳炎，但需结合 MRI 除外合并胆脂瘤、胆固醇肉芽肿、鼓室球瘤、中耳癌等，同时观察鼻咽部、咽旁间隙和颅底是否有占位性病变压迫咽鼓管。

2）CT 显示中耳局限性软组织肿物。如位于

Prussak 间隙,盾板破坏,听小骨内移,首先考虑鼓膜松弛部获得性胆脂瘤;如位于中后鼓室、听小骨内侧,首先考虑鼓膜紧张部获得性胆脂瘤;如位于听小骨内侧,且边界清晰,鼓膜完整,考虑中耳先天性胆脂瘤;如位于鼓岬,首先考虑鼓室球瘤;如位于中耳腔,呈管形肿物,首先考虑迷走颈内动脉。可通过 CT 增强扫描或 MRI 进一步明确诊断。胆脂瘤 DWI 弥散受限,增强扫描无强化或周边黏膜强化;鼓室球瘤增强扫描呈明显强化;迷走颈内动脉穿过中耳腔汇合到水平走行的颈内动脉岩骨段。

3)CT 显示中耳侵袭性软组织肿块。对于成年患者,且有慢性中耳炎病史伴血性耳漏及耳痛,首先考虑中耳癌。对于儿童患者,考虑横纹肌肉瘤、朗格汉斯细胞组织细胞增生症及神经母细胞瘤转移,CT 骨窗均表现为侵袭性、溶骨性骨质破坏。横纹肌肉瘤可累及脑神经;朗格汉斯细胞组织细胞增生症可双侧或伴其他骨发病,通常不累及脑神经;神经母细胞瘤转移常为双侧强化肿物,CT 可见针状骨膜反应。

4)中耳炎和中耳胆脂瘤需通过 CT 结合 MRI 增强检查判断是否累及内耳、面神经和岩尖,是否合并脑脊液耳漏、脑膜炎、脑脓肿、硬膜外脓肿、硬膜下脓肿、乙状窦血栓性静脉炎、耳周骨膜下脓肿、Bezold 脓肿等。中耳恶性肿瘤需通过 MRI 明确病变范围,评估周围结构侵犯情况,重点评估面神经、颈内动脉、乙状窦、颈内静脉、硬脑膜、颞叶、外耳道、腮腺及颞下颌关节。

3. 内耳及内听道病变

(1)先天性内耳畸形及蜗神经发育不良:通过 CT 及 MRI 内耳水成像观察内耳形态、大小及骨性分隔,判断内耳发育情况。在垂直于内听道的斜矢状面 MRI 内耳水成像上观察内听道内神经发育情况。

(2)迷路病变:迷路病变主要包括迷路炎和迷路内神经鞘瘤。迷路内神经鞘瘤在 T_2WI 或内耳水成像上表现为低信号,迷路炎可呈低信号或未见异常信号。当 T_2WI 或内耳水成像上内耳见低信号时,增强扫描呈结节状强化,提示迷路内神经鞘瘤,增强扫描呈弥漫强化,提示为纤维化期迷路炎,增强扫描不强化,需结合 CT 检查除外骨化性迷路炎。当 T_2WI 或内耳水成像上未见异常信号时,可行增强扫描除外迷路炎。

(3)内听道肿块:对于感音神经性聋、耳鸣或眩晕患者,高分辨率 T_2WI 或内耳水成像上显示内听道结节或肿块,且增强后中度以上强化,首先考虑前庭

神经鞘瘤,需要与脑膜瘤进行鉴别。局限于内听道的前庭神经鞘瘤与脑膜瘤鉴别困难。如肿物内侧缘圆钝,与内听道壁夹角为锐角,提示前庭神经鞘瘤;如肿物内侧缘平直,提示脑膜瘤。由内听道延伸入桥小脑角的前庭神经鞘瘤与脑膜瘤有各自影像学特点可鉴别。肿物以宽基底与硬脑膜相连、呈"蘑菇帽"样或扁平样,见"脑膜尾"征,周围骨质增生,提示脑膜瘤;内听道口呈"喇叭"样扩大,肿块呈"冰激凌"样,与岩骨后缘呈锐角相交,提示前庭神经鞘瘤。

4. 面神经病变
面神经病变有发育异常、外伤、炎症及肿瘤等。

(1)面神经外伤:颅面部外伤后面瘫,CT 可显示是否伴颞骨骨折,骨折线是否累及面神经管。横断面 T_2WI 显示面神经增粗、信号增高,增强扫描呈明显强化,提示面神经损伤,明确面神经损伤累及范围,为确定手术减压部位提供依据。

(2)面神经炎:化脓性中耳炎或中耳胆脂瘤、耳面部疱疹伴面瘫,面神经明显强化提示面神经炎。

(3)面神经肿瘤:无明确原因的面瘫,行 CT 及 MRI 检查观察是否有肿块。面神经局限性结节状增粗或肿块,T_1WI 呈等信号或略低信号,T_2WI 呈等信号或略高信号,增强后中度到明显强化,提示为面神经肿瘤。腮腺、中耳、岩尖和颅底原发恶性肿瘤可侵犯面神经引起面瘫,出现肿瘤沿面神经扩散蔓延征象时,要注意面神经"跳跃性转移"——多段面神经不连续性增粗;CT 显示面神经膝状神经节周围蜂窝样骨质改变及"由点到面"强化方式提示面神经静脉畸形;排除继发肿瘤及面神经静脉畸形后考虑面神经鞘瘤。

(4)面肌痉挛:面肌痉挛一般是由于面神经内听道段或脑池段被邻近血管压迫所致,首选 MRI 内耳水成像和 3D-TOF MRA 序列,在原始图像上发现血管压迫的位置,应行多平面重组显示面神经与血管的关系,找出责任血管。

(巩若箴 胡 娜)

参 考 文 献

1. 中华医学会放射学分会头颈学组. 耳部 3T MRI 规范及常见病变诊断专家共识[J]. 中华解剖与临床杂志,2020,25(6):590-600.

2. 中华医学会放射学分会头颈学组. 耳部 CT 和 MRI 检查及诊断专家共识[J]. 中华放射学杂志,2017,51(9):654-659.

3. 科赫,汉密尔顿,赫金斯,等. 头颈部影像诊断学:原著第 3 版[M]. 王振常,鲜军舫,燕飞,等译. 南京:江苏凤凰科学

技术出版社,2019.

4. Touska P, Juliano AF. Temporal bone tumors: an imaging update[J]. Neuroimaging clinics of North America, 2019, 29(1):145-172.

5. Campion T, Taranath A, Pinelli L, et al. Imaging of temporal bone inflammations in children: a pictorial review[J]. Neuroradiology, 2019, 61(9):959-970.

6. Sennaroğlu L, Bajin MD. Classification and current management of inner ear malformations[J]. Balkan Med J, 2017, 34(5):397-411.

第三节 鼻腔鼻窦

【解剖】

鼻腔(nasal cavity)由鼻中隔分为左右各一,每侧鼻腔为一前后开放的狭长腔隙,冠状面呈三角形,顶部较窄,底部较宽,前起于前鼻孔,后止于后鼻孔,分为鼻前庭和固有鼻腔两部分。鼻窦(paranasal sinus)是指鼻腔周围颅骨内的含气空腔,左右成对,共四对,以其所在颅骨分别命名为额窦、上颌窦、筛窦和蝶窦。依照窦口引流的位置、方向和鼻窦位置,将鼻窦分为前组鼻窦和后组鼻窦,前组鼻窦包括额窦、前组筛窦及上颌窦,后组鼻窦包括后组筛窦及蝶窦。

【病理】

鼻腔软骨膜及骨膜外覆有黏膜,分为嗅区黏膜和呼吸区黏膜两部分。嗅区黏膜分布于上鼻甲及部分中鼻甲内侧面及相对应的鼻中隔部分,为假复层无纤毛柱状上皮,由嗅细胞、支持细胞、基底细胞组成;其固有层内含分泌浆液的嗅腺,以溶解有气味物质微粒,产生嗅觉。除嗅区外,鼻腔各处均由呼吸区黏膜覆盖,该区黏膜属复层或假复层柱状纤毛上皮。黏膜内含有丰富的浆液腺、黏液腺和杯状细胞,能产生大量分泌物,使黏膜表面覆有一层随纤毛运动不断向后移动的黏液毯。鼻腔鼻窦病理学大致可分为先天性病变、外伤性病变、炎性病变、肿瘤及肿瘤样病变。鼻腔鼻窦炎性病变最常见类型为慢性鼻窦炎,根据炎性细胞浸润情况分为4种类型:①中性粒细胞浸润为主;②嗜酸性粒细胞浸润为主;③淋巴细胞/浆细胞浸润为主;④混合型。良性肿瘤及肿瘤样病变主要包括内翻性乳头状瘤、真菌球、侵袭性真菌性鼻窦炎、出血坏死性鼻息肉、黏液囊肿、海绵状血管瘤和炎性肌成纤维细胞瘤等。恶性肿瘤主要包括鳞癌、腺样囊性癌、恶性黑色素瘤和非霍奇金淋巴瘤等。

【疾病发病特点】

临床常见症状包括外鼻肿胀、鼻塞、脓涕、鼻出血及嗅觉障碍等。不同鼻部疾病引起的临床症状和体征相似性高,诊断价值有限,而因为鼻腔鼻窦肿瘤和肿瘤样病变症状无特异性,容易误/漏诊,大部分患者诊断时都较晚。鼻内镜、影像学以及活体组织检查病理是诊断鼻腔鼻窦炎症、肿瘤和肿瘤样病变的主要方法,CT和MRI常联合使用,对肿块定位、评估肿块范围及对邻近结构的累及情况、缩小鉴别诊断范围、提升活检病理准确率和肿瘤分期等具有重要价值。

【影像学表现特点与分析思路】

鼻腔鼻窦外伤性病变,多为鼻骨及鼻窦的骨折,诊断相对容易;有时难与骨缝、血管沟、鼻骨孔等正常结构鉴别。一般情况下,线状低密度影的边缘锐利、圆钝并且无任何移位,血管沟的可能性大。

对于鼻腔鼻窦炎性及肿瘤性病变,尽管CT和MRI在诊断中的作用越来越大,但诊疗指南仍明确指出,活检病理是肿瘤诊断、分期和制定治疗方案的主要依据。影像学的作用概括起来主要为:①明确肿块的定位和根基部;②明确肿块的范围,包括邻近部位是否受累以及受累范围;③明确肿块与邻近重要结构的关系,尤其是与手术中容易损伤的主要动脉和脑神经等结构之间的关系;④缩小鉴别诊断范围;⑤明确肿瘤的分期;⑥判断是否为富血供肿瘤以及评估肿瘤活检的风险,并在术前2~3天进行辅助性栓塞,减少出血;⑦鼻内镜与影像学结合提高活检病理的诊断准确率;⑧对有特异性征象的肿块作出明确诊断,减少或避免不必要的活检病理或冰冻病理检查。

1. 鼻腔鼻窦肿块的定位诊断 准确进行定位诊断是定性诊断、手术和治疗的基础,准确定位可缩小鉴别诊断范围。根据肿块中心位置将肿块定位于:上颌窦、筛窦、额窦与鼻腔、蝶窦、或鼻腔及鼻窦均累及的弥漫性肿块。例如,NK/T细胞淋巴瘤几乎全起源于鼻腔,若有单纯鼻窦肿块基本可以排除NK/T细胞淋巴瘤诊断。

2. 鼻腔鼻窦肿块的影像学分析思路 鼻腔鼻窦良性肿瘤和肿瘤样病变主要包括内翻性乳头状瘤、真菌球、侵袭性真菌性鼻窦炎、出血坏死性鼻息肉、黏液囊肿、海绵状血管瘤和炎性肌成纤维细胞瘤等。恶性肿瘤主要包括鳞癌、腺样囊性癌、恶性黑色素瘤和非霍奇金淋巴瘤等。

(1)软组织肿块伴骨质破坏:可见于鳞癌、腺样囊性癌、恶性黑色素瘤、淋巴瘤等恶性肿瘤,出血坏死性鼻息肉和黏液囊肿等良性病变以及侵袭性真菌性鼻窦炎。

鳞癌为最常见的恶性肿瘤,表现为溶骨性骨质破坏、窦腔扩大,常通过骨质破坏区侵犯周围结构,肿块的密度或信号不均匀,增强后不均匀强化,无特异性。上颌神经、翼管神经及腭大神经等脑神经增粗且强化,常提示为腺样囊性癌或鳞癌等,腺样囊性癌更常见。腺样囊性癌常含有腺样结构和散在的微囊性结构,其表观弥散系数(apparent diffusion coefficient,ADC)与良性肿瘤相似,因此,在 ADC 图上肿块信号不低时,不能除外腺样囊性癌。骨质破坏呈渗透性且骨质轮廓存在,典型表现呈"虚线状"骨质破坏,肿块与脑实质比较呈均匀等密度或等信号,弥散加权成像(diffusion weighted imaging,DWI)显示扩散受限,ADC 值明显减低,增强后呈轻度或中度均匀强化,提示为淋巴瘤。肿块内可见片状或不规则 T_1WI 高信号影、T_2WI 低信号影,可见于出血坏死性鼻息肉、侵袭性真菌性鼻窦炎、海绵状血管瘤、恶性黑色素瘤和伴出血的其他肿瘤。动态增强扫描肿块呈由点及面的"渐进性强化"(必须观察各时相图像才能准确判断),T_2WI 显示病变信号混杂、外围可见低信号环,提示为出血坏死性鼻息肉。动态增强扫描肿块呈由点及面的"渐进性强化"且最后能完全强化,T_2 呈高信号,提示为海绵状血管瘤。含色素较多的恶性黑色素瘤在鼻内镜下呈黑色或棕色肿块,T_1WI 呈高信号影、T_2WI 呈低信号影,增强后中度不均匀强化,诊断相对容易,但色素较少或无色素的恶性黑色素瘤表现不典型,常误诊为鳞癌等其他病变,只能依靠活检病理诊断。

(2)软组织肿块伴骨质破坏与增生硬化:常见于内翻性乳头状瘤、真菌球和侵袭性真菌性鼻窦炎,也可见于炎性肌成纤维细胞瘤等。

CT 显示肿块内点片状高密度影,MRI 增强扫描呈环形或分隔样强化,提示为真菌球;CT 显示骨质破坏伴骨质增生硬化,并常累及邻近的鼻窦外结构,MRI 增强扫描呈环形或分隔样强化,追问病史常有多年糖尿病或免疫低下疾病的病史,提示为侵袭性真菌性鼻窦炎。T_2WI 或增强扫描显示"脑回征",提示为内翻性乳头状瘤。如果出现以下表现则提示内翻性乳头状瘤恶变:肿块局部"脑回征"消失、ADC值明显减低或动态增强扫描曲线类型呈平台型或流出型。肿块沿上颌窦壁环形分布呈"跑道征",动态增强扫描呈由外环向内的扩散性强化,累及翼腭窝、颞下窝、眼眶或面颊部软组织等邻近结构,提示可能为炎性肌成纤维细胞瘤。需要注意的是,鳞癌等恶

性肿瘤可合并慢性鼻窦炎,也可伴有上颌窦壁骨质增生硬化。

(王新艳)

参 考 文 献

1. Nagornaya N,Saigal G,Bhatia R,et al. Malignant and nonmalignant sinonasal tumors[J]. Oral Maxillofac Surg Clin North Am,2023,35(3):377-398.
2. Ginat DT. MR imaging of nasal and paranasal sinus malignant neoplasms[J]. Magn Reson Imaging Clin N Am, 2022, 30(1):73-80.
3. 陈晓丽,鲜军舫. 鼻腔鼻窦肿瘤和肿瘤样病变的影像学分析思路[J]. 中华放射学杂志,2022,56(7):826-830.
4. 中华医学会放射学分会头颈学组. 慢性鼻窦炎诊疗关注点及鼻窦 CT 评估与结构式报告专家共识[J]. 中华放射学杂志,2021,55(3):222-230.

第四节 眼 眶

【解剖】

眼眶由骨性眶腔和眼眶内容物所构成。

骨性眼眶由额骨、蝶骨、颧骨、上颌骨、腭骨、泪骨和筛骨组成的骨腔,位于颅顶骨和颅面骨之间,左右各一,两侧基本对称。眶腔大致呈锥形,底向前,尖朝后,前后最大径线约为 40~50mm;眼眶四壁由上壁、内壁、下壁和外壁组成,分别与颅前窝、颅中窝、额窦、筛窦、上颌窦、颞窝等结构相邻。眼眶壁和眶尖部位存在多个骨孔、裂,由此通过不同的血管和神经。眶尖是指视神经孔与眶上裂之间的骨性部位;视神经管位于眶尖内上侧,由蝶骨小翼和蝶骨体外侧组成;眶上裂是蝶骨大小翼之间的骨裂,呈三角形,长约 22mm,位于眼眶后部上壁与外壁交界处。眶上裂内有第Ⅲ、Ⅳ、Ⅴ、Ⅵ对脑神经,眼静脉及交感/副交感神经通过;眶颅沟通性病变多发生于这个部位。眶下裂是蝶骨大翼下缘与上颌骨和腭骨形成的骨裂,位于眼眶外壁与下壁之间,第Ⅴ对脑神经的上颌支、颧神经以及眼下静脉由此通过。

眼眶内容物由眼球、视神经、眼外肌、血管、神经、筋膜、韧带、骨膜、腺体和脂肪体等组织结构组成。眼球位于眼眶内;外部结构包括巩膜和角膜,外部结构包括巩膜和角膜,内层是视网膜。巩膜位于眼球的外层,坚硬而保护眼内结构。在前部形成角膜。角膜是透明的圆锥形结构,是光线的第一个折射介质。脉络膜位于巩膜下,富含血管,为眼球提供

氧气和营养。虹膜是有色的圆环,调节瞳孔大小以控制进入眼球的光线量。内层的视网膜包含光感受器,负责将光信号转化为神经脉冲,包括杆状细胞和锥状细胞。玻璃体充填眼球后腔,保持眼球形状。眼外肌是眶内主要的肌肉,共有四条直肌和两条斜肌,负责眼球自主运动;泪腺位于眶上壁前外端的泪腺窝内。眼眶内各种软组织之间充填的脂肪组织。

【病理】

眼部疾病涉及眼眶内的各种组织和结构,包括眼球、眼外肌、脉络膜、神经以及眼眶周围的骨骼和软组织,病变种类繁多。

常见良性肿瘤多境界清楚,与邻近组织分界清楚。如海绵状血管瘤大体呈类圆形有完整包膜的暗红色肿物,瘤体切面呈海绵状,多孔,镜下由大小不等、形状各异的血管窦构成,内部充满血液。神经鞘瘤肿瘤形态规则,可呈圆形、椭圆形或锥形,绝大多数呈实性肿块,有完整包膜,表面光滑、切面呈灰白或黄白色,较大肿瘤内常见程度不等的出血、囊性变或钙化;镜下表现为肿瘤组织由细胞丰富区和细胞稀疏区交替分布组成。

视神经鞘脑膜瘤病理表现为源自视神经鞘膜蛛网膜粒的帽细胞增生。炎性假瘤的病理基础是以成熟的淋巴细胞为主的多形性炎细胞浸润及纤维血管增生,增生的细胞组织包绕正常的视神经。

常见恶性肿瘤多与邻近结构分界不清或累及。如恶性黑色素瘤:通常由恶性黑色素细胞组成,具有异型性和细胞增殖,极少数由无色素性黑色素瘤细胞构成。眼睑癌最常见为基底细胞癌,其肿瘤细胞较小、胞质少,癌巢周围细胞排列成栅栏状,间质结缔组织增生,可有黏液变性,癌巢与间质之间可见收缩裂隙,间质和癌巢内可见多少不等的黑色素。原发性眼眶淋巴瘤大多数属于边缘区弥漫性小 B 细胞非霍奇金淋巴瘤,为低度恶性肿瘤,主要由较单一、分化不成熟或明显异型性的淋巴细胞组成。另有视神经胶质瘤起源于神经纤维之间的胶质细胞,组织学上属于低级别星形细胞瘤,由不成熟的星形胶质细胞组成,部分可见 Rosenthal 纤维(罗森塔尔纤维)、微囊退变及小灶性钙化,瘤细胞之间散在少数的正常少突胶质细胞。儿童多为毛细胞型星形细胞瘤,成人多为胶质细胞型。

炎性病变如自身免疫性炎症中甲状腺眼病可能导致炎症浸润和免疫细胞的反应,引起眼外肌、泪腺的变化。炎性假瘤的主要特征之一是淋巴细胞和浆细胞的浸润,可以伴随着受累组织的纤维化,即正常

组织逐渐被纤维组织替代。炎性脱髓鞘性视神经炎的主要病理表现是脱髓鞘、胶质细胞增生和硬化斑形成;化脓性炎症浸润而致的急性视神经炎,主要病理表现为视神经鞘内中性粒细胞浸润,慢性期多为单核细胞浸润。

【疾病发病特点】

眼部疾病尤其是肿瘤和类肿瘤病变的发生与眼部影像学解剖区域有很大关系。

1. 眼球区 眼球大小的改变,如大眼球、小眼球改变,包括:先天性青光眼、后巩膜葡萄肿、先天性囊性眼等引起的眼球增大;严重的眼外伤、感染、疾病等引起的眼球缩小。好发的肿瘤及病变有:视网膜母细胞瘤、黑色素瘤、转移瘤、Coats 病(外层渗出性视网膜病变)等。

2. 视神经鞘区 好发病变有:视神经脑膜瘤、视神经胶质瘤,以及视神经炎等。这一区域的异常变化可能导致视神经受损,影响视觉功能。

3. 肌锥区 常见的病变有:血管瘤、炎性假瘤、神经纤维瘤、横纹肌肉瘤等。这些疾病可能影响眼球的运动和肌肉的正常功能,导致一系列眼部症状。

4. 肌锥外区 常见的肿瘤灶病变有:泪腺肿瘤和转移性肿瘤。这些肿瘤可能导致泪腺功能紊乱,以及临床上常见的眼部异物感和眼泪分泌异常。

5. 筋膜骨膜外区 血肿、皮样囊肿、巨细胞瘤。这些疾病可能与外伤、先天性异常或其他潜在的结构问题有关。

【影像学表现特点及分析思路】

对于眼部疾病的分析,首先要进行影像解剖分区的定位,再依据各分区常见病变的影像学特点进行鉴别。

1. 眼球区 视网膜母细胞瘤多见于幼儿,典型表现 CT 上眼球内高密度钙化灶;黑色素瘤在 CT 上早期表现为眼环局限性增厚。当肿瘤突入玻璃体腔后,表现为密度均匀、边界清楚或略高密度、半球形或蘑菇形肿块,通常无钙化。肿瘤较大时可占据整个玻璃体腔甚至球外,增强后一般呈明显均匀强化,少数病例强化不均,与肿瘤内坏死、出血有关;MRI 特征表现为 T_1WI 上呈高信号,T_2WI 上呈低信号。功能成像 ADC 值多比较低,时间-信号强度曲线(time-signal intensity curve, TIC)多为 Ⅱ 型或 Ⅲ 型。MRI 也能清晰地显示出伴随的视网膜脱离和巩膜浸润/侵犯。

2. 视神经鞘区 首先要判断是神经本身的病变,还是其周围病变的累及或者包绕,若是周围病变

的包绕,首先想到视神经脑膜瘤,它位于视神经周围,包绕视神经,可见"轨道征",视神经的信号是正常的;若是视神经本身的病变,则依据视神经增粗是否为肿块样,当肿块 T_2WI 为高信号并强化,强化可不均匀,提示视神经胶质瘤可能;当视神经轻度增粗,无肿块样改变,T_2WI 上视神经信号增高,增强后视神经可强化,结合临床病史,有助于视神经炎的诊断。另外,还有不规则肿块,比如淋巴瘤,淋巴瘤多由眶隔前累及球后所致,T_2WI 信号不是很高,比较有特点的是 ADC 值非常低。

3. **肌锥区**　本区可发生炎性病变或肿瘤、瘤样病变等,首先根据有无炎症表现或症状来判断有无炎性假瘤的可能。炎性假瘤,临床有疼痛肿胀相关症状,边缘欠光整,T_2WI 信号不高,增强后中等或较明显强化。炎性假瘤可表现为不规则肿块样。但病变如果是比较规则的肿块,境界清楚,则应先想到常见的良性肿瘤病变,比如:海绵状血管瘤、神经鞘瘤。海绵状血管瘤为典型的 T_2WI 明显高信号,境界清楚,增强后点到面的填充式强化,ADC 值高;而神经鞘瘤,境界清楚,T_2WI 不均匀高信号,可见典型的"靶征",逐渐强化方式。二者的 T_2WI 信号特点以及强化方式的差异可见将二者进行鉴别。

4. **肌锥外区**　泪腺肿瘤、炎症等。两侧泪腺不对称是诊断单侧泪腺增大疾病的主要提示点。双侧泪腺增大则多为均匀的整体肿大,边缘模糊、肿胀。

肿瘤可为良性或恶性,良性最常见的为泪腺混合瘤,体格检查在眼眶外上方可触及肿物,质地较韧,影像观察表现为境界清楚,可分叶,ADC 值高,强化为缓慢持续强化,恶性肿瘤泪腺癌,多与邻近结构分界不清,可侵犯邻近结构,不均匀强化,ADC 值略低。腺样囊性癌具有嗜神经生长的特点,可导致周围早期神经及眼眶结构侵犯,临床表现可出现疼痛、感觉异常、眼球突出及受压移位,甚至视力下降及眼球运动异常。除此之外,泪腺也可发生囊肿、炎性假瘤等。

5. **筋膜骨膜外区**　最常见的是血肿,有明确的外伤病史,可因时间的不同,在 MRI 表现出血肿的信号变化特点;皮样囊肿,T_1WI 高信号,无强化等特点可进行诊断。恶性肿瘤多伴有骨质破坏,呈恶性生长行为,形态不规则、边界不清,如转移瘤多为溶骨性骨质破坏,伴有软组织肿块,还有原发肿瘤的病史。

(陶晓峰　杨功鑫)

参 考 文 献

1. Snell RS, Lemp MA. Clinical Anatomy of the Eye[M]. 2nd ed. New York:Wiley Blackwell,2016.

2. 陶晓峰.眼眶影像分区在占位性病变诊断中的价值[C].全国第七届头颈影像学进展学术研讨会暨山西省第十三届放射学术年会论文集.2008:25-27.

第五节　咽　喉　部

【解剖】

鼻咽:上呼吸道组成部分,上至蝶骨体和枕骨基底部下方,下方至软腭平面经咽峡续接口咽,向前经后鼻孔通向鼻腔,后方平第1、2颈椎。可分为6个壁,即前、后、顶、左右两侧和底壁。

口咽:位于软腭与会厌上缘平面之间,后壁平第2、3颈椎,向前经咽峡与口腔相通。

喉咽:分为三个区域,梨状隐窝、环杓后区和下咽后壁。上至会厌游离缘平面,向下达到环状软骨下缘平面。

【病理】

正常咽壁分为黏膜层、纤维层、肌肉层、外膜层。

炎性病变:黏膜充血水肿,可见蜂窝织炎、化脓性炎症,间质内多发中性粒细胞或淋巴细胞浸润。部分局部可见溃疡形成。

良性肿瘤:血管肿瘤生长于声带,有蒂或无蒂,可见毛细血管呈小叶状或丛状增生性改变,密集排列的内皮细胞呈无血管腔的实性区。神经源性部分肿瘤呈梭状,呈带状或旋涡状;部分排列稀疏呈网状,富含脂质或黏液基质,常伴小囊形成。

恶性肿瘤:镜下多呈实性、不规则肿物,边界不清,突破基底膜向下方结缔组织浸润,容易向周围结构侵犯,形成溃疡和坏死,早期可见淋巴结转移。以鳞状细胞癌为主,高分化者,癌组织角化明显,可见细胞间桥,低分化者以核分裂象多见。

【疾病发病特点】

鼻咽:肿瘤病变类型多为鼻咽癌,好发于我国南方地区与东南亚国家。病变多以非角化上皮类型为主,发生率约为92%。发生部位以顶部及咽隐窝为主。转移以颈深上淋巴结转移为主。鼻咽癌分化程度低,恶性程度高,发生转移率高,EB病毒检测多为阳性。

口咽:多发生炎性病变和脓肿,常见于儿童与青少年。可累及腭扁桃体、咽旁及咽后间隙。主要病菌为链球菌和葡萄球菌。口咽癌和淋巴瘤也属于常见肿瘤。

喉咽:常见良性肿瘤性病变,多位于黏膜表面,一般无黏膜下浸润。人乳头状瘤病毒（HPV）阳性，常提示为乳头状瘤。喉癌是重要的疾病，需鉴别。

【影像学表现特点及分析思路】

1. **鼻咽癌** CT 和 MRI 上表现为鼻咽侧壁及顶后壁肿块，肿瘤边界不清，增强可见中等强化，晚期可见中心性坏死。肿瘤常向前侵犯鼻腔、上颌窦及筛窦，向两侧侵犯咽旁间隙及颞下窝，向后侵犯椎前间隙，向后外侧侵犯颈动脉鞘，向上侵犯颅底骨质和蝶窦。鼻咽癌常见淋巴结转移，最常见部位为咽后淋巴结及颈部 II 区淋巴结。

2. **口咽炎性病变及脓肿** 口咽病变部位 CT 常表现为局限性或弥漫性增大，密度均匀，当形成脓肿时，MRI 上表现为 T_1WI 上呈低信号，T_2WI 上呈高信号，DWI 呈高信号，增强扫描显示壁可见环形强化，壁厚薄均匀。

3. **喉咽** 良性肿瘤 CT 上表现为喉前庭或声门下区边界清楚的软组织肿块影，部分病灶内可有钙化，常不向黏膜下浸润。MRI 上 T_1WI 呈低信号，T_2WI 上呈高信号。喉旁间隙正常。增强扫描可见明显强化。

咽喉病变分析应从定位、是否是黏膜病变、黏膜下病变，以及增强扫描是否明显环形强化、邻近组织关系、软骨是否破坏、病毒具有相关性等诊断要素初步分析（如图 1-5-1）。

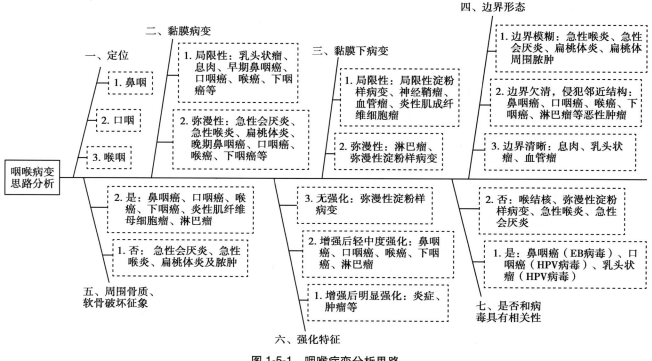

图 1-5-1　咽喉病变分析思路

（夏　爽）

第六节　口　腔

【解剖】

口腔位于颈部的舌骨上方，口咽前方，鼻腔鼻窦下方。它的上界为硬腭和上颌骨牙槽嵴，侧界为颊，后界为口咽、舌扁桃体和软腭，下界为颈阔肌，后方与咽相通，以牙槽骨和牙为分界线，分为固有口腔和口腔前庭。

口腔前庭为牙列的外围间隙，位于唇、颊与牙列、牙龈及牙槽黏膜之间，与牙列的形态一致，呈马蹄形，因唇、颊软组织与牙列通常处于贴合状态而呈一潜在腔隙。固有口腔是口腔的主要部分，其范围上为硬腭和软腭，下为舌和口底，前界和两侧界为上、下牙弓，后界为咽门。

影像上口腔可划分为：口腔黏膜间隙/黏膜面、舌下间隙和舌根部。

口腔黏膜间隙/黏膜面包括舌黏膜、唇黏膜、口底黏膜、牙槽嵴黏膜、磨牙后三角区黏膜、颊黏膜和硬腭黏膜。口腔黏膜间隙小唾液腺的上皮下病变最常位于唇、口腔黏膜和腭的内表面。

舌下间隙呈马蹄形，位于下颌体的内侧，舌的下方，下颌舌骨肌内上方，前外侧下颌骨体内侧面骨壁，后界止于舌根，相应部位无筋膜包绕。内有舌下腺、下颌下腺的深部及腺管、下颌下神经节、舌神经、舌下神经和舌下血管等。舌下间隙向后在下颌舌骨肌群后缘处与下颌下间隙相交通，向后上通翼下颌间隙，向前与对侧舌骨下间隙相交通。

舌根部是下颌舌骨肌上方与舌外肌下方的舌正中深面部分。舌根部向前止于下颌骨联合处。

【病理】

口腔涉及口腔内的各种组织和结构，包括黏膜、肌肉、神经、血管、小唾液腺等，病变种类繁多。主要分为良性肿瘤、恶性肿瘤、炎症性病变、先天性病变。

常见良性肿瘤：多境界清楚，与邻近组织分界清楚。如小唾液腺来源良性肿瘤中最常见的多形性腺瘤，表面光滑或呈结节状，肿块可夹杂半透明的黏液软骨样区域，有时可伴有囊性变、出血、梗死；神经鞘瘤界限清楚，可见完整的纤维包膜，肿瘤细胞排列成交替分布的束状区（Antoni A 区）和网状区（Antoni B 区），Antoni A 区具有栅栏状排列的肿瘤细胞，Antoni B 区细胞排列疏松，可伴有囊性变；皮样囊肿可见囊内含灰白色或黄白色角质物及油脂样物，囊壁内可见皮肤附属器如皮脂腺、毛囊、汗腺；表皮样囊肿囊腔内含角质样物质，囊壁内无皮肤附属器。

常见恶性肿瘤：多与邻近结构分界不清或累及。如口腔黏膜间隙鳞状细胞癌常呈溃疡状或外生性生长，境界不清，侵犯周围黏膜下组织或横纹肌；唾液腺来源恶性肿瘤如黏液表皮样癌或腺样囊性癌，常边界不清，浸润性生长，有时可表现为有界限的肿瘤，但无包膜；恶性黑色素瘤可表现为黏膜表面灰黑色改变并伴有局部隆起，大多数肿瘤切面呈黑色或部分区域呈黑色，少数无色素性者可呈灰黄灰白色鱼肉状改变；淋巴瘤病变无界限，病灶内有肿瘤性淋巴样细胞浸润。

【疾病发病特点】

口腔的不同影像区域内包含特异性的解剖结构，病变的发生与每个区域内所含有的解剖内容很大关系。

1. 口腔黏膜面　好发的病变有：口腔鳞状细胞癌、混合瘤、黑色素瘤等。

2. 舌下间隙　好发的病变有：淋巴管畸形、皮样/表皮样囊肿、蜂窝织炎或脓肿、脂肪瘤、混合瘤、口底癌、舌下腺/下颌下腺癌等。

3. 舌根部　好发的病变有：异位甲状腺、甲状舌管囊肿、淋巴瘤、小唾液腺来源肿瘤等。

【影像学表现特点及分析思路】

对于口腔疾病的分析，首先需先明确其病灶所在的具体解剖间隙，再进一步分析不同间隙特异性鉴别诊断。

1. 口腔黏膜间隙　口腔鳞状细胞癌常边界不清，弥散加权成像（diffusion weighted imaging，DWI）呈高信号，常见淋巴结转移和邻近骨质破坏；恶性黑色素瘤 T_1WI 常呈高信号，病变内高信号部分在增强扫描中明显强化；小唾液腺良性肿瘤中最常见的混合瘤多呈类圆形或分叶状，T_2WI 信号较高，增强动态曲线呈"持续上升"型；小唾液腺恶性肿瘤实性成分 T_2WI 以等低信号为主，增强动态曲线呈"速升缓降"型。

2. 舌下间隙　淋巴管畸形常呈多房囊样，可见"液-液平面"或"血-液"平面；皮样囊肿多位于中线区，表现为脂肪结节与囊液相嵌，可形成大理石袋样改变；表皮样囊肿 DWI 可见弥散受限；舌下囊肿可见"彗星尾征"；脓肿呈后壁环形强化肿块，中心内容物弥散受限，周围软组织炎性渗出改变；恶性肿瘤如口底癌常呈不均匀软组织密度/信号，增强不均匀强化，境界不清，可侵及相邻的舌肌、舌下腺及下颌骨。

3. 舌根部　甲状舌管囊肿常位于中线舌骨以上水平，呈液性，界清；异位甲状腺 CT 平扫呈高密度，磁共振平扫 T_1WI 呈等或稍高信号，T_2WI 呈高信号。

（曹代荣）

第七节　颌　面　部

【解剖】

以经眉间点、鼻下点的 2 条水平线，将面部三等分，中 1/3 和下 1/3 两部分组成颌面部。因口腔部分在前一章已讲述，此节颌面的口腔部分解剖不再赘述。颌面部内主要的解剖结构如下：

1. 骨骼　颌面部有上颌骨、下颌骨、颧骨、鼻骨、颞骨、腭骨、蝶骨等。

上颌骨分为四面。前外面：上界眶下缘，下方移行于牙槽突。后面：又称颞下面，参与颞下窝及翼腭窝前壁的构成。上面：又称眶面，构成眶下壁的大部分。内面：又称鼻面，构成鼻腔外侧壁。上颌骨有四突：额突、颧突、牙槽突和腭突。其中，牙槽突又称牙槽骨。自上颌体向下方伸出，系上颌骨包围牙根周围的突起部分，厚而质松，其前部较薄，后部较厚，两侧牙槽突在正中线结合形成蹄铁形的牙槽骨弓。牙槽突容纳牙根的深窝称为牙槽窝，牙槽窝的游离缘为牙槽嵴。

下颌骨外面正中联合两旁近下颌骨下缘处左右各有一隆起，称为颏结节。在下颌第二前磨牙下方或第一、二前磨牙之间的下方，下颌骨上、下缘之间的稍上方有颏孔，孔内有颏神经和血管通过。内面两侧有舌下腺窝，与舌下腺相邻。中线两侧近下颌骨下缘处有不明显的卵圆形陷窝，称为二腹肌窝。二腹肌窝后上方有下颌下腺窝与下颌下腺相连。下颌骨牙槽突与上颌骨牙槽突相似，内外骨板均由较厚的骨密质构成。

颞下颌关节由下颌骨髁突、颞骨关节窝及关节结节，以及居于两者间的关节盘、关节囊和囊内外韧带组成。

2. **肌肉** 颌面部肌肉包括表情肌与咀嚼肌。前者受三叉神经、下颌神经的前股纤维支配，后者受面神经支配。

面部表情肌起自骨壁或筋膜浅面，止于皮肤；多薄而短小，收缩力弱，肌纤维排列成环行或放射状，主要有眼轮匝肌、口轮匝肌、上唇方肌、额肌、笑肌、降口角肌和颊肌等。

咀嚼肌包括咬肌、颞肌、翼内肌、翼外肌、二腹肌、下颌舌骨肌和颏舌骨肌。

3. **神经** 口腔颌面部的神经主要有面神经和三叉神经。

面神经：经茎乳孔出颅后进入腮腺实质内分为5支，从上而下依次为颞支、颧支、颊支、下颌缘支和颈支，支配面部表情肌的活动、舌体味觉和唾液腺分泌。面神经损伤可能导致较明显的面瘫表现。腮腺的各种病变可影响面神经各支功能，发生暂时性或永久性麻痹。

三叉神经：自三叉神经半月神经节分出3支，即眼支、上颌支和下颌支。眼神经由眶上裂出颅，分布于眶、眼球和额部，以及鼻内部分皮肤及部分鼻黏膜。上颌神经属感觉神经，自圆孔出颅，向前越过翼腭窝达眶下裂，再经眶下孔分为睑、鼻、唇3个末支，分布于下睑，鼻侧和上唇的皮肤和黏膜。下颌神经为三叉神经半月节发出的最粗分支，属混合神经，含有感觉和运动神经纤维；下颌神经自卵圆孔出颅后，在颞下窝分为前、后两支，分布于颞肌、咬肌、翼内肌、翼外肌、下颌舌骨肌，二腹肌前腹司运动。

4. **唾液腺** 腮腺是唾液腺中最大的一对，位于两侧耳垂前下方和咬肌浅面，腮腺实质内有面神经分支穿过，在神经浅面的腮腺组织称为浅叶，呈三角形，位于耳前下方和咬肌浅面；在神经深面则称为深叶，呈小锥体形，经下颌后窝突向咽旁间隙。腮腺导管由浅叶前缘穿出，绕咬肌前缘垂直向内穿过颊肌，开口于正对上颌第二磨牙的颊黏膜上。因腮腺间隙病变在第十章舌骨上颈部间隙章节中讲述，故此节对应的第九章节未再重复赘述腮腺病变内容。

下颌下腺为第二对大唾液腺，位于下颌下三角，腺体主要在下颌舌骨肌下方，部分从该肌后缘转向其上方，并发出下颌下腺导管，在口底黏膜下向前走行，开口于舌系带基部的两侧。导管开口较大，常有异物进入，易被涎石堵塞而导致下颌下腺炎症。导管在行程中还接受部分舌下腺小管开口。

舌下腺位于口底舌下，是最小的一对唾液腺，其导管小而多，直接开口于口底。若导管阻塞，易形成潴留性囊肿。因下颌下腺位于口底，故其对应病变在第八章口腔疾病章节中讲述，第九节颌面部疾病不再重复。

5. **血管** 颌面部的动、静脉纵横交错，血液循环十分丰富。颌面部的动脉来源于颈总动脉和锁骨下动脉。颌面部静脉分浅静脉和深静脉两类，静脉属支多而细，互相吻合成网，变异较多，多数静脉与同名动脉伴行。浅静脉网由面静脉和下颌后静脉组成，深静脉网主要为翼静脉丛。翼静脉丛与口腔颌面各部的静脉有着广泛交通，并可经卵圆孔网与破裂孔使血流通向颅内海绵窦。

【病理】

颌面部疾病涉及颌面部多种组织和结构，包括不同颌面间隙的骨骼、肌肉、血管、神经、淋巴组织，病变种类繁多，各部位有其相应的疾病谱。

1. **颌骨囊肿** 边界清楚，颌骨膨胀或不膨胀。角化囊肿囊壁菲薄光滑，囊腔内常含黄白色角化物，内衬上皮复层鳞状上皮，囊壁为较薄的纤维组织；含牙囊肿囊壁包绕牙颈部，牙冠位于囊腔内，内衬扁平或矮立方状细胞的上皮，类似缩余釉上皮，炎症刺激时内衬上皮可表现为复层鳞状上皮，囊壁为纤维或幼稚的纤维黏液样组织；牙源性钙化囊肿囊壁由纤维囊壁和牙源性内衬上皮组成，囊壁部分区域粗糙，可见黄白色、颗粒状钙化物；单纯性骨囊肿囊壁无内衬上皮，由血管结缔组织带排列而成或为增厚的黏液纤维组织。

2. **颌骨良性肿瘤和肿瘤样病变** 引起颌骨骨质膨胀、破坏。溶骨性病变中，成釉细胞瘤可呈实性/囊实性或单纯囊性，以实性/囊实性者最多见，囊腔内含黏度较低的棕色或血性液体，实性成分为上皮团或上皮岛。牙源性黏液瘤境界常不清，呈透明黏液样外观，镜下典型表现为星形或梭形细胞分布于丰富的黏液样细胞外基质中；牙源性钙化上皮瘤大部分区域无包膜，大部分呈实性，含数量不等的钙化物；颌骨巨细胞病变骨组织被含多核巨细胞的纤维和血管取代，可伴出血和囊变；朗格汉斯细胞组织细胞增生症病理上为朗格汉斯细胞组织细胞背景下有数量不等的嗜酸性粒细胞浸润。颌骨内高密度病变中，成牙骨质细胞瘤表现为围绕在牙根周围的硬团块，为排列成小梁状的牙骨质样组织组成；牙瘤为大小、形态不一的畸形牙组织组成；骨结构不良由富含细胞的纤维组织和矿化组织构成；骨瘤由致密和/或小梁状板层骨组成。表现为颌骨磨玻璃密度的疾病中，骨化性纤维瘤由纤维组织和矿化组织以不同比例构成，矿化组织多样，可为骨样组织、编织骨或嗜碱性的团块状牙骨质样结构；骨纤维异常增殖症为正常骨组织由增生的纤维组织和发育不良的网状骨骨小梁所代替。

3. **颌骨恶性肿瘤** 常引起颌骨骨质破坏，边界不清。骨肉瘤肿瘤界限不清，无包膜，侵犯周围组织，肿瘤主要由多种形态的异型肿瘤细胞和含量多少不等的骨样基质成分构成。软骨肉瘤由成熟度和细胞丰富程度不等的软骨构成，肿瘤性软骨细胞位于软骨陷窝中，有程度不等的异型性，肿瘤切面伴有钙化或骨化时可呈白色砂粒样。尤因肉瘤由紧密成片或小叶状分布的较一致的小圆细胞构成，小叶间可见纤维间隔。原发性骨内鳞状细胞癌是起源于牙源性上皮的颌骨中心性癌，界限不清，肿瘤主体位于颌骨内，部分病变可破坏骨皮质，累及周围软组织。

4. **颌骨炎症性病变** 化脓性骨髓炎急性期病变表现为骨髓腔急性炎症改变同时伴有死骨形成，可见大量中性粒细胞形成的脓液，病变进入慢性期后，除可见死骨片和脓肿形成外，病变周边小梁间可见慢性或亚急性纤维结缔组织。硬化性骨髓炎镜下表现为骨膜下平行排列的反应性编织骨，编织骨表面较多成骨细胞围绕，小梁间的纤维结缔组织内可见散在炎性细胞浸润。化学性骨髓炎（双膦酸盐相关性骨坏死）表现为骨小梁粗细不均，周围可见增大和不规则的破骨细胞。

5. **颌面部软组织常见良性肿瘤和肿瘤样病变** 多境界清楚，与邻近组织分界清楚。神经鞘瘤界限清楚，可见完整的纤维包膜，肿瘤细胞排列成交替分布的束状区（Antoni A 区）和网状区（Antoni B 区），Antoni A 区具有栅栏状排列的肿瘤细胞，Antoni B 区细胞排列疏松，可伴有囊性变；神经纤维瘤可表现为周界相对清晰的肿块；也可表现为真皮和浅表筋膜

区的皮下组织增厚，界限不清，肿瘤由含量、比例不一的梭形细胞、黏液及胶原所构成。脂肪瘤有菲薄的纤维性包膜，内由成熟的脂肪细胞组成。血管畸形切面呈暗红色，见大小不等的海绵状腔隙，内含血液，偶尔可见静脉石。淋巴管畸形切面呈灰白半透明状，管腔较大时可见淋巴液。

6. **颌面部软组织常见中间型肿瘤** 孤立性纤维瘤境界较清，由短梭形至梭形的肿瘤细胞排列成，血管丰富，呈分支状或鹿角状排列；炎性肌成纤维细胞瘤界限不清，质地坚韧，由排列成旋涡状或束状的成纤维细胞和肌成纤维细胞组成，间质内伴有大量的炎性细胞浸润。侵袭性纤维瘤病呈类圆形或不规则形，界限多不清，由增生的成纤维细胞和肌成纤维细胞以及多少不等的胶原纤维组成，核分裂象罕见，病灶周边可见肿瘤向周围横纹肌及脂肪组织内浸润。

7. **颌面部软组织常见恶性肿瘤** 多与邻近结构分界不清或累及。横纹肌肉瘤界限不清，常浸润性生长至周围组织，质地坚实或较软，切面灰白或灰红色，呈胶冻样、鱼肉样，常伴有出血、坏死和囊性变。恶性黑色素瘤境界不清，大多数肿瘤切面呈黑色或部分区域呈黑色，少数无色素性恶性黑色素瘤切面可呈灰黄灰白色鱼肉状改变。淋巴瘤质地均匀，质嫩，病变无界限，可见大量淋巴组织取代了正常腺体，并伴有淋巴滤泡形成，在淋巴组织内可见大小、多少不等的增生上皮团。

8. **颌面部软组织炎症性病变** 蜂窝织炎为疏松结缔组织的化脓性炎症，引起局部红肿热痛，常伴软组织肿胀渗出。脓肿为不规则的囊性病变，内充满黏稠的白绿色脓液，周围由厚壁的纤维结缔组织包绕，周围组织水肿。

9. **颞下颌关节肿瘤、肿瘤样病变及代谢性病变** 骨软骨瘤与邻近骨组织相延续，病变表层可见纤维结缔组织覆盖，下方可见软骨灶，可见深层软骨逐渐形成钙化软骨和骨组织。滑膜骨软骨瘤病表现为关节腔内或滑膜上可见数个至数百个灰白或蓝白色软骨结节，部分结节可发生融合，结节大小 1 毫米至数厘米不等，软骨结节可发生钙化或骨化，结节表面可被覆纤维层或滑膜细胞，可见局灶滑膜细胞增生。腱鞘巨细胞瘤是瘤样增生性病变，滑膜组织表面不光滑，呈结节状隆起，深棕色，镜下滑膜有不同程度的增生细胞，以滑膜样单核细胞为主，可见组织细胞样单核细胞和少量多核巨细胞。焦磷酸钙结晶沉积症是代谢性疾病导致关节内或周边软骨钙化沉着

症,可在滑液中检出焦磷酸钙晶体,晶体在偏振光中呈双折射。

【疾病发病特点】

颌面部疾病病变的发生与病灶所在的颌面部影像学解剖位置相关。

1. 颌骨常见的疾病 牙源性囊肿,如角化囊肿、含牙囊肿、根尖囊肿;牙源性肿瘤和肿瘤样病变,如成釉细胞瘤、牙源性钙化上皮瘤、成牙骨质细胞瘤、牙瘤等;非牙源性良性肿瘤和肿瘤样病变如骨瘤、朗格汉斯细胞组织细胞增生症、骨化性纤维瘤、骨纤维结构不良等;非牙源性恶性肿瘤,如骨肉瘤、软骨肉瘤、淋巴瘤、转移瘤等;炎症性病变,如化脓性骨髓炎、放射性骨坏死等。

2. 颌面部软组织 主要包括位于颌面部肌肉、面部间隙、颌周间隙及其他相邻颈间隙内的肿瘤和肿瘤样病变、炎症性病变,多为间叶起源。常见的疾病有脉管畸形、神经鞘瘤、神经纤维瘤、脂肪瘤、淋巴瘤、恶性黑色素瘤、横纹肌肉瘤、蜂窝织炎、脓肿等。

3. 颞下颌关节病变常见的疾病 有骨软骨瘤、滑膜骨软骨瘤病、腱鞘巨细胞瘤等。

【影像学表现特点及分析思路】

对于颌面部疾病的分析,首先要进行影像解剖定位,再根据不同解剖区域常见病变的影像学特点进行鉴别。

1. 颌骨

颌骨囊肿:角化囊肿的颌骨膨胀常沿颌骨长轴生长;根尖囊肿为包绕病损牙的牙根单房的、类圆形囊样低密度影;含牙囊肿囊样低密度影包绕在未萌出牙牙冠周围;动脉瘤样骨囊肿呈蜂窝状、皂泡状膨胀性骨质破坏,病灶内有骨性分隔,囊腔内可见特征性的液-液平面。

颌骨良性肿瘤和肿瘤样病变:成釉细胞瘤囊实性/实性多见,颌骨膨胀明显,以唇颊侧为主,可引起牙槽骨吸收、硬骨板消失、牙根吸收;牙源性钙化上皮瘤表现为单囊样囊实性或实性病变,伴斑点状、斑片状钙化影,钙化多位于未萌出牙牙冠周围;牙源性腺样瘤呈囊实性或实性病变,散在粟粒状钙化呈"雪花状";朗格汉斯细胞组织细胞增生症多见于儿童和青少年,表现为颌骨溶骨性骨质破坏和软组织肿块,常伴层状骨膜反应;成牙骨质细胞瘤表现为与受累牙牙根融合的类圆形高密度影,界清,边缘有低密度包膜围绕;牙骨结构不良表现为颌骨内混合高密度结节,不与牙根融合;骨化性纤维瘤的颌骨骨质膨胀呈高低混合密度或高密度,可有磨砂玻璃样外观,钙

化多成团块状。

颌骨恶性肿瘤:骨肉瘤常见"日光放射状"骨针和Codman三角;软骨肉瘤可见半弧形软骨基质钙化;尤因肉瘤可见虫蚀样骨质破坏和洋葱皮样骨膜反应;淋巴瘤ADC常呈明显低信号,可伴有颈部淋巴结病变。

颌骨炎症性病变:化脓性骨髓炎可见骨质破坏、不同程度骨质硬化修复和骨膜反应;硬化性骨髓炎骨质以硬化为主,表现为骨膜成骨,骨质破坏范围较少而局限;双膦酸盐相关性骨坏死呈混合性溶骨性/骨硬化,有双膦酸盐药物治疗史;放射性骨坏死有明确的放射治疗史,呈溶骨性骨破坏和骨质硬化的混合性骨改变,少有骨膜反应。

2. 颌面部软组织

颌面部软组织常见良性肿瘤和肿瘤样病变:神经鞘瘤常沿神经干走行方向梭形生长,易囊变;神经纤维瘤常见"靶征",表现为T_2WI中心等低信号及周围稍高信号,中心明显强化;静脉畸形T_2WI呈均匀高信号,表现为渐进性强化;淋巴管畸形呈多房囊样肿块,可出现液-液平面。

颌面部软组织常见中间型肿瘤:孤立性纤维瘤MRI可表现为在T_2WI高信号中夹片状胶原成分相关的低信号影,动态增强曲线呈速升平台型;炎性肌成纤维细胞瘤表现为不规则软组织肿块,信号强度与不同组织构成比相关。

颌面部软组织常见恶性肿瘤:含黑色素颗粒的恶性黑色素瘤T_1WI、T_2WI均呈高信号,高信号部分明显强化;淋巴瘤呈弥漫信号均匀肿块,ADC值低,可伴有颈部淋巴结病变;恶性周围神经鞘瘤常表现为偏向性梭形或不规则形浸润性肿块,沿颌面部周围神经分布;转移瘤表现各异,与原发肿瘤相似,可伴有其他部位转移灶。

颌面部软组织炎症性病变:蜂窝织炎表现为广泛软组织肿胀并明显强化;脓肿呈厚壁强化软组织伴液性脓腔,脓腔DWI呈高信号,ADC图呈低信号,周围炎性渗出改变;炎性肉芽肿近期有炎性病史,与周围炎性软组织分界不清。

颞下颌关节肿瘤、肿瘤样病变及代谢性病变:骨软骨瘤多位于髁突,呈与髁突相延续的高密度新生物;滑膜骨软骨瘤病表现为颞下颌关节周围多发结节状高密度影,不形成有形肿块,伴不同程度滑膜增生;腱鞘巨细胞瘤呈低信号软组织肿块,轻度强化,位于关节内者为色素沉着绒毛结节性滑膜炎,位于关节外者为弥漫腱鞘巨细胞瘤;焦磷酸钙结晶沉积

症为伴钙化的结节性肿瘤样病变,不均匀强化,可致关节囊和关节腔扩大及下颌骨髁突变形或破坏。

(曹代荣)

参 考 文 献

1. 余强,王平仲.颌面颈部肿瘤影像诊断学[M].上海:上海世界图书出版公司,2009:185-302.
2. 曹代荣,陶晓峰,李江.头颈部影像诊断基础·口腔颌面卷[M].北京:人民卫生出版社,2020:100-247.
3. Hamilton BE,Koch HBL,Vattoth S,et al. Diagnostic imaging:head and neck[M]. 4th ed. Philadelphia:Elsevier, 2022:382-472.

第八节　颈 部 间 隙

【解剖】

颈部间隙通常分为舌骨上颈部间隙和舌骨下颈部间隙。舌骨上颈部间隙定义为舌骨上方的深部筋膜间隙,包括咽旁间隙、咽黏膜间隙、咀嚼肌间隙、腮腺间隙、颈动脉间隙、咽后间隙、危险间隙和椎周间隙。舌骨下颈部间隙主要位于舌骨下方,主要包括内脏间隙、颈后间隙、颈动脉间隙、咽后间隙和椎周间隙。

咽旁间隙与颅底相邻,呈平底三角形,无重要孔道,向下与下颌下间隙相通。咽黏膜间隙向后与蝶骨底相邻,向前至枕骨基底部,其内有破裂孔。咀嚼肌间隙向上与颅底沟通,包括颧弓、髁突窝,颅底包括卵圆孔(内含 CN V3)和棘孔(内含脑膜中动脉)。腮腺间隙紧邻外耳道底、乳突尖部,腮腺尾叶向下延伸至下颌下间隙后方。颈动脉间隙内包含颈静脉孔底部(内含 CN IX～XI)、舌下神经管(内含 CN XII)和岩骨内颈动脉管。颈动脉间隙向下延伸至主动脉弓。咽后间隙沿着枕骨斜坡下方与颅底相贴,其内无重要解剖,向下于第3胸椎与危险间隙沟通。椎周间隙紧邻枕骨斜坡底部,包绕枕骨髁和枕骨大孔。椎前间隙向下进入胸廓。

不同颈部间隙的组成结构不尽相同,具体列举如下:

1. 舌骨上颈部间隙的重要组成

(1) 咽旁间隙内含脂肪及少量小唾液腺。

(2) 咽黏膜间隙内含黏膜、咽淋巴环和小唾液腺;在鼻咽黏膜间隙可见咽鼓管开口、咽鼓管圆枕、腺样体、咽上缩肌和腭帆提肌;口咽黏膜间隙含有前部和后部的扁桃体、腭扁桃体和舌扁桃体。

(3) 咀嚼肌间隙包括下颌骨体后部及下颌骨升支、颞下颌关节、CN V3、咬肌、翼内、外肌、颞肌以及翼静脉丛。

(4) 腮腺间隙包含腮腺、CN VII 颅外段、淋巴结、下颌后静脉和颈外动脉。

(5) 颈动脉间隙包含 CN IX-CN XI、颈内静脉和颈内动脉。

(6) 咽后间隙含有脂肪和咽后间隙内侧、外侧淋巴结。椎周间隙椎前部分包含椎体、静脉、动脉以及椎前肌肉(头长肌和颈长肌);在椎周间隙脊柱旁部分包含椎体后部组成结构和椎旁肌。

2. 舌骨下颈部间隙的重要组成

(1) 内脏间隙包含甲状腺、甲状旁腺、气管、食管、喉返神经、气管前和气管旁淋巴结。

(2) 颈后间隙含有脂肪、CN XI 及 V 区淋巴结。

(3) 颈动脉间隙有颈总动脉、颈内静脉和 CN X。

(4) 咽后间隙无淋巴结,只含脂肪。

(5) 椎周间隙椎前部分有臂丛神经和膈神经、椎体、静脉、动脉和椎前斜角肌;椎周间隙脊柱旁部分只含有后方的椎体附件和椎旁肌。

【病理】

颈部间隙涉及颈部多发解剖部位,不同间隙的组织和结构组成不同,因此疾病种类繁多,对应的病理特征也不尽相同。

1. 咽旁间隙　多形性腺瘤多见,是起源于迷走涎腺的良性肿瘤,实性为主,也可伴有出血、坏死和囊变,偶尔可见骨化和钙化变形。

2. 咽黏膜间隙　Tornwaldt 囊肿是胚胎残留的脊索残留物。扁桃体炎常继发于呼吸道感染,急性渗出性扁桃体炎内部出现空洞及化脓,可演变为扁桃体脓肿。扁桃体脓肿破裂进入邻近间隙,可形成扁桃体周围脓肿。咽黏膜间隙小涎腺恶性肿瘤中,腺样囊性癌多为无包膜的小肿瘤,上皮细胞深染并具有筛状外观。黏液表皮样癌多由上皮、分泌黏液的中间物和鳞状细胞的混合构成。腺癌是由腺体起源的细胞构成的有包膜的肿瘤。咽黏膜间隙非霍奇金淋巴瘤多为 B 细胞来源。

3. 咀嚼肌间隙　咀嚼肌间隙脓肿通常来自牙源性感染或口腔操作后。三叉神经下颌支神经鞘瘤的主要病理改变是纤维囊包裹的胶原基质中的施万细胞增生,包括 Antoni A 和 Antoni B 两种组织类型。咀嚼肌间隙软骨肉瘤常为质硬、结节样肿块。显微镜下可见小叶透明软骨基质,可见可变核仁的多核陷窝。

4. 腮腺间隙　急性腮腺炎的病因可能包括细

菌、病毒、结石和自身免疫。干燥综合征的腮腺内可存在多发大小不等的囊肿和淋巴细胞聚集体。多形性腺瘤常为分叶状的不均质肿块,伴有纤维包膜,镜下可见散布的上皮细胞、肌上皮细胞和间质细胞。

5. **颈动脉间隙** 颈动脉体副神经节瘤来源于颈动脉血管球,常为分叶、红紫色肿块伴纤维状假囊,显微镜下可见细胞形成特征性"巢"。

6. **咽后间隙** 感染性疾病可见反应性淋巴结增生、化脓性淋巴结炎和咽后间隙脓肿。咽后间隙淋巴结主要负责引流后鼻孔区、鼻腔后部、筛窦、蝶窦、腭部、鼻咽、口咽及下咽的后壁区域。

7. **椎周间隙** 臂丛神经鞘瘤多为质硬、有包膜的梭形肿块,囊变和出血常见,可与神经相连或取代正常神经。多发性神经鞘瘤伴发遗传性多发神经鞘瘤、脑膜瘤、室管膜瘤和神经鞘瘤病。

8. **颈后间隙** 鼻咽癌、口咽癌、下咽原发肿瘤通常表现为淋巴结转移。非霍奇金淋巴瘤淋巴结疾病 80%~85% 为 B 细胞肿瘤,15%~20% 为 T 细胞肿瘤及 NK 细胞肿瘤。

9. **内脏间隙** 慢性淋巴细胞性甲状腺炎显微镜下可见滤泡萎缩、Hurthle 细胞化生、纤维化、淋巴细胞与浆细胞浸润。90% 以上的甲状腺原发非霍奇金淋巴瘤患者伴发有慢性淋巴细胞性甲状腺炎。分化型甲状腺癌包括乳头状癌和滤泡状癌。乳头状癌倾向于淋巴结播散,而滤泡状癌倾向于血行播散。甲状腺未分化癌 50% 发生远处转移(肺、骨、脑多见)。

【疾病发病特点】

按不同的影像学解剖区域划分,不同颈部间隙的好发病变,尤其是肿瘤和肿瘤样病变不尽相同。

1. **咽旁间隙** 多形性腺瘤多见。

2. **咽黏膜间隙** 先天性疾病可见 Tornwaldt 囊肿。感染性/炎性病变可见扁桃体炎、扁桃体(周围)脓肿。良恶性肿瘤可见咽黏膜间隙起源的多形性腺瘤、咽黏膜间隙小涎腺恶性肿瘤、咽黏膜鳞状细胞癌和咽黏膜间隙非霍奇金淋巴瘤等。

3. **咀嚼肌间隙** 感染性疾病可见咀嚼肌间隙脓肿。良性肿瘤可见三叉神经下颌支神经鞘瘤。恶性肿瘤可见三叉神经下颌支神经周围扩散肿瘤和肉瘤。

4. **腮腺间隙** 感染性疾病可见急性腮腺炎、干燥综合征等。良性肿瘤可见多形性腺瘤、腺淋巴瘤等。恶性肿瘤可见黏液表皮样癌、多形性腺癌、腺样囊性癌、腺泡细胞癌和淋巴结转移性病变。

5. **颈动脉间隙** 可见血管性疾病,如颈动脉夹层和假性动脉瘤。良性肿瘤以迷走神经副神经节瘤、颈动脉体副神经节瘤多见。

6. **咽后间隙** 化脓性淋巴结炎多由头颈部感染引起,以细菌性咽炎常见,其中以金黄色葡萄球菌和链球菌感染最为多见。化脓性淋巴结破溃可形成咽后间隙脓肿。

7. **椎周间隙** 感染和炎症性疾病可见椎周间隙感染。血管性疾病可见颈段椎动脉夹层。良恶性肿瘤可见椎体全身转移瘤、臂丛神经鞘瘤和椎周间隙脊索瘤等。

8. **颈后间隙** 良性肿瘤可见神经鞘瘤。转移瘤可见鳞状细胞癌淋巴结转移、非霍奇金淋巴瘤淋巴结疾病、分化型甲状腺癌淋巴结转移等。

9. **内脏间隙** 多为甲状腺疾病。炎性疾病可见慢性淋巴细胞性甲状腺炎。肿瘤性病变包括分化型甲状腺癌、甲状腺未分化癌、甲状腺非霍奇金淋巴瘤、颈段食管癌、甲状旁腺腺瘤等。

【影像学表现特点及分析思路】

对于颈部间隙疾病的影像诊断,首先要准确定位。较小的、局限性肿块,定位相对简单。而对于较大的肿块,定位困难会增加。通过观察脂肪移位情况可以辅助判断较大肿块的起源间隙。位于内侧的咽黏膜间隙肿块,常导致咽旁间隙外移。位于前方的咀嚼肌间隙肿块,常导致咽旁间隙后移。位于外侧的腮腺间隙肿块,常导致咽旁间隙内移。位于后外侧的颈动脉间隙肿块,常导致茎突和咽旁间隙前移。位于更后内侧的咽后间隙结节状肿块,常造成咽旁间隙前外侧移位。

完成病变定位后,再根据病变的影像学特点进行鉴别诊断。

1. **咽旁间隙** 多形性腺瘤多见,在小病灶时常表现为圆形、边界清晰的软组织肿块,在大病灶时常可分叶。T_2WI 常呈明显高信号,与脑脊液信号相似。

2. **咽黏膜间隙** Tornwaldt 囊肿常表现为鼻咽黏膜间隙中线区卵圆形囊性肿块,T_2WI 多呈均匀高信号,若蛋白成分高,可表现为 T_2WI 低信号。增强后可有囊壁轻度强化。扁桃体炎常表现为双侧或者单侧扁桃体增大,伴不同程度强化。出现中央低密度和边缘强化环,通常提示扁桃体脓肿形成。咽黏膜间隙小涎腺恶性肿瘤好发于硬腭,然后依次是软腭、舌根。病灶通常表现为以咽黏膜间隙为中心的肿块,T_2WI 常呈高信号,T_1WI 有助于显示颌骨侵犯,增强后 T_1WI 有助于显示肿块沿神经周边扩散。咽黏膜间隙非霍奇金淋巴瘤常表现为充满咽黏膜间隙的轻微强化的大肿块,往往无深部浸润,T_2WI 常呈均匀高信号,DWI 呈显著扩散受限。

3. **咀嚼肌间隙**　咀嚼肌间隙脓肿常表现为咀嚼肌间隙内局限性液性低密度影伴边缘强化,邻近的脂肪间隙可模糊。三叉神经下颌支神经鞘瘤常表现为沿着三叉神经走行、边界清楚、边缘光滑的软组织肿块。肿瘤内囊变导致的不均匀强化是神经鞘瘤的特征表现。CT 上可见钙化是咀嚼肌间隙软骨肉瘤的特征表现。MRI 在显示肿瘤范围方面存在优势,T_2WI 通常呈高信号。

4. **腮腺间隙**　急性腮腺炎可表现为腮腺增大、强化,腮腺周围蜂窝织炎,可伴有腮腺内及周围脓肿。CT 有助于显示腮腺导管内结石,有助于诊断结石诱发的腮腺炎。干燥综合征的腮腺改变取决于疾病的阶段。早期干燥综合征腮腺可表现为正常。随着病情进展,腮腺内可出现弥漫分布的粟粒性小囊肿,进一步进展为腮腺内较大囊肿和实质性肿块。腮腺导管可出现串珠样的、狭窄和扩张交替的改变。腮腺多形性腺瘤常呈边缘光滑、均匀强化、卵圆形肿块,常有较高的 T_2WI 信号,ADC 值高于其他腮腺肿瘤。腺淋巴瘤常表现为腮腺尾部边缘清楚的不均质性肿块,ADC 值低于多形性腺瘤,但与恶性肿瘤存在重叠。

5. **颈动脉间隙**　颈动脉体副神经节瘤可使颈外动脉与颈内动脉分叉增大,CT 和 MR 上呈快速强化,较大的病变在 MRI 上可见迂曲或点状血管流空信号(胡椒盐征)。

6. **咽后间隙**　增强 CT 是评估化脓性淋巴结炎的主要方法。化脓性咽后淋巴结多位于颈内动脉内侧,咽后间隙外侧。肿大淋巴结内呈低密度,可见环

形强化。化脓淋巴结扩散受限,表现为 DWI 高信号。咽后间隙鳞状细胞癌淋巴结转移常表现为颈内动脉内侧-咽后间隙内圆形或卵圆形中心坏死性肿块。MRI 对咽后间隙淋巴结的显示率优于 CT。

7. **椎周间隙**　臂丛神经鞘瘤可发生于臂丛神经任何节段,常表现为与臂丛神经走行一致的边界清楚的梭形肿块,硬膜内和硬膜外和椎间孔均可发生。3D 短反转时间反转恢复序列(short tau inversion recovery sequence,STIR)MRI 神经成像有助于显示臂丛神经正常解剖结构和神经鞘瘤。

8. **颈后间隙**　当出现坏死、边界不清伴脂肪间隙模糊、形态近圆形、数量大于 3 枚和 ADC 值减低时,需要考虑为颈部恶性淋巴结。对于难以定性的结节,可以选择超声或 CT 引导活检。明确诊断后,可选择 MRI 或者 PET/CT 明确原发灶和分期。鳞状细胞癌淋巴结转移容易出现坏死。淋巴结较大(>2cm)但内部无坏死提示非霍奇金淋巴瘤,而非鳞状细胞癌。分化型甲状腺癌淋巴结转移在 CT 上可出现钙化。

9. **内脏间隙**　超声是评估慢性淋巴细胞性甲状腺炎的首先方法。在增强 CT 上,可表现为甲状腺弥漫性轻中度增大,密度减低,不伴钙化、囊变或坏死。分化型甲状腺癌多为甲状腺局灶性肿块,可伴包膜外侵犯和淋巴结转移。B 超是诊断分化型甲状腺癌的首选方法。CT 可显示病灶大小、质地、钙化和侵袭性征象。MRI 信号多变,与甲状腺球蛋白和出血含量有关。甲状腺未分化癌常表现为甲状腺内浸润生长的不均质肿块坏死,伴出血及钙化,容易侵犯周围结构和间隙(如气管食管沟),常有淋巴结转移。

(许晓泉　吴飞云)

第二章 临床症状/体征

第一节 颅底疾病的临床症状/体征

原发或继发累及颅底骨质、颅底的管、裂、孔、缝等区域的疾病，称为颅底病变。颅底病变种类繁多，可依据病变所在的解剖部位进行分类，亦可按照病变来源进行分类。颅底病变可以同时累及几个区或沿着孔、裂等蔓延生长。颅底病变在早期常无明显症状，在病变（如肿瘤）较大时才出现症状，较多表现为脑神经麻痹，十二对脑神经均可受累。本节主要介绍十二对脑神经受累的常见的症状。

一、嗅觉损害

（一）定义及概述

嗅觉障碍（olfactory dysfunction）包括嗅觉减退、嗅觉缺失、嗅幻觉、嗅过敏及嗅觉异常等。嗅觉减退和嗅觉缺失主要见于嗅觉传导通路被阻断时；嗅幻觉、嗅过敏等主要因嗅觉中枢病变激惹时的表现。

（二）临床表现与诊断检查

1. 临床表现

（1）嗅觉障碍的来源与病因：产生嗅觉障碍的原因很多，除嗅神经系统本身病变而产生嗅觉障碍外，还有其他许多疾病亦可造成嗅觉障碍，如某些上呼吸道疾病引起嗅觉缺失，某些脑外伤和占位性病变及血管疾病亦可造成，某些精神病患者（癔症等）可有各种各样嗅觉障碍，有的由先天性缺陷而引起。临床上有重要意义的是由颅内占位性病变引起的嗅觉障碍，如能及早发现，早期诊断则十分重要。在专科门诊就诊的病例中，超过三分之二是由于鼻窦疾病、感染后或创伤后嗅觉功能障碍所致。

继发于鼻窦疾病的损伤最常见于慢性鼻窦炎（CRS），伴或不伴鼻息肉。事实上，嗅觉功能障碍被认为影响61%~83%的CRS患者（无论亚型如何）

和高达95%的鼻息肉患者。除了由水肿和息肉引起嗅裂的气味物质机械性阻塞外，CRS的损伤也可归因于炎性细胞因子介导的嗅觉受体功能障碍，以及神经上皮的组织学重塑，伴有更成熟的疾病。这种形式的功能障碍患者最常描述逐渐发作的数量障碍（嗅觉异常和幻觉很少见），其严重程度随时间波动。如果不进行治疗，继发于鼻窦疾病的嗅觉功能障碍不太可能自发改善。

感染后嗅觉功能障碍（PIOD）是上呼吸道感染后常见的损伤形式。学界对PIOD的病理生理学知之甚少，但可能涉及嗅觉神经上皮、嗅觉神经或中枢神经系统嗅觉区域水平的损伤。后者被认为是通过嗅觉神经将病原体直接传播到大脑的可能。病原体通常是病毒性，最常在中老年女性中引起症状性感染。然而，一些患者在症状轻微或无症状的感染发作后可能会出现功能障碍，后者可能导致特发性嗅觉功能障碍的错误诊断。发病往往突然，功能波动不常见，除数量性丧失外，还常发生定性功能障碍（尤其是嗅觉异常）。纵向系列研究显示，约三分之一的患者可自发恢复。

创伤后嗅觉功能障碍（PTOD）发生在颅脑外伤后，是专科门诊的常见表现。潜在的病理生理机制可能是以下一种或多种组合：①嗅裂气味通路受损（继发于变形鼻骨和/或鼻中隔骨折、血凝块、水肿和神经上皮直接损伤）；②嗅神经纤维穿过筛板时的横断或剪切（对面部中部和/或前颅底造成更大力的coup-contrecoup损伤或创伤）；③脑实质内损伤和随后的嗅觉脑区胶质增生。可能在受伤后立即发病，也可能延迟发病。迟发可归因于缺乏意识，直到患者恢复到正常环境或出现进行性中枢病变（如水肿和/或神经胶质增生）。创伤后嗅觉功能障碍比其他常见形式的功能障碍引起更严重的数量损害，并且自发恢复的预后较差，尽管这种结果是可能的。除了数量障碍外，PTOD患者还可能出现定性功能障碍,尤其是幻觉。

嗅觉功能障碍的其他原因包括神经系统疾病(特别是神经退行性疾病,如阿尔茨海默病和帕金森病)、毒素和药物、先天性疾病(综合征和非综合征)、医源性损伤和正常衰老。如果通过仔细的病史、检查和调查仍无法找到损伤原因,则可以诊断为特发性损伤。

(2)嗅觉障碍的伴随症状和体征:鼻塞、流涕、味觉减退、食欲减退、神经功能障碍或相关的全身性疾病或系统性疾病的症状。

2. 体格检查 询问嗅觉障碍从何时开始、如何开始,以及持续了多长时间。还会询问是在感冒、流感或头部损伤之前还是之后不久开始。注意其他症状,如流涕或鼻塞,鼻腔分泌物是否为水样、有血、黏浊或者有恶臭。检查是否有任何神经系统症状,尤其是那些精神状态变化(如短时记忆困难)或者脑神经相关的变化(如重影、难以说话或难以吞咽)。询问患者病史的问题涉及鼻窦疾病、头部外伤或手术、过敏、用过的治疗药物和违禁药物、接触过的化学物质或气体。

体检过程中,医生检查鼻腔是否有肿胀、炎症、分泌物和息肉。此外,还需进行侧重于精神状态和脑神经的完整的神经系统检查。理想情况下,检查应包括3次鼻内镜检查,而不是单独进行前鼻镜检查,因为鼻内镜检查可以观察嗅裂。建议使用经过验证的评分系统(如 Lund 和 Kennedy 提出的评分系统)来记录慢性鼻窦炎的体征。应注意嗅裂的可见度和通畅性以及该区域的任何异常(包括分泌物、息肉、水肿、结痂和瘢痕形成),最好使用经过验证的系统,例如嗅裂内镜量表。如果存在占位性病变,应立即对头颈部黏膜表面进行全面检查,并酌情进行进一步检查。使用鼻内减充血剂可能有助于内镜检查,但在嗅觉检查之前应避免使用局部麻醉剂,因为

这些麻醉剂可能会导致暂时性功能障碍。当怀疑嗅觉功能障碍的神经系统原因时,应进行全面的神经系统检查,但应由相应的专科医生进行详细的认知和记忆测试。

3. 诊断检查 包括影像学检查、病原学检查、病理学检查等。

徒手检查及鼻内镜检查未发现病变、病变性质不明确或需要评估病变范围的建议行影像学检查,包括 CT 和 MRI 检查,可以查看有无结构异常(如肿瘤、脓肿或炎症、骨折等)。

(三)影像学在嗅觉障碍中的应用

1. 慢性鼻窦炎(CRS),伴或不伴鼻息肉 CT 或 MRI 可以很好地显示鼻窦炎黏膜的水肿、增厚,鼻窦窦腔的积液、有无息肉,口鼻道复合体及鼻腔、鼻道的狭窄、阻塞,鼻中隔是否偏曲等。

2. 感染后嗅觉功能障碍(PIOD) 通常发生在上呼吸道感染后,可能有鼻腔、鼻道黏膜的水肿、肿胀,鼻道及鼻腔的狭窄,慢性期或没有明显显著的发现。

3. 创伤后嗅觉功能障碍(PTOD) 发生在颅脑外伤后,CT/MRI 检查可有颅骨及颅底骨折等,包括变形鼻骨和/或鼻中隔骨折、血凝块/血肿、水肿和神经上皮直接损伤,邻近脑实质内(例如额叶)挫裂伤和随后的嗅觉脑区脑软化、胶质增生。

4. 肿瘤 影像学检查 CT/MRI 检查可显示颅底、鼻腔、鼻窦肿块的形态、大小、信号、推挤、侵犯周围邻近结构及沿着颅底孔缝蔓延范围等信息(图 2-1-1)。

5. 嗅觉功能障碍的其他原因 包括神经系统疾病(特别是神经退行性疾病,如阿尔茨海默病和帕金森病)、毒素和药物、先天性疾病(综合征和非综合征)、医源性损伤和正常衰老等。影像学检查可发现先天性或继发性异常或脑萎缩等改变,或无显著改变。

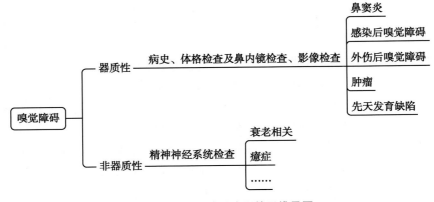

图 2-1-1 嗅觉障碍病因的思维导图

二、视觉障碍

（一）定义及概述

视觉障碍（visual deficits）指视力、视野、光觉、色觉功能不足或丧失。视觉障碍可能是由眼球和视觉通路上的多种损伤或病变引起的，神经影像学对于评估视觉通路至关重要，在专科检查的基础上，主要依赖 CT 和 MRI 对疾病进行明确诊断。

（二）临床表现与诊断检查

1. 眼球病变 眼球的病变通常会导致病变单眼的视力下降甚至失明。多种因素可以导致眼球结构的损伤或功能的失调，如外伤、炎症、血管疾病或肿瘤等。通过眼科专科查体或光学相干断层扫描（ptical coherence tomography，OCT）、眼底镜及眼底彩照等眼科专科检查可初步诊断。

2. 视神经病变 视神经可以在视乳头、视神经前段或视神经球后段受损，视乳头病变多见于颅内压增高时的视乳头淤血或代谢性疾病导致的视乳头水肿，通过眼底镜检查一般可以诊断；视神经前段病变常见于颞动脉炎等脉管炎，视神经球后段病变多见于视神经炎症。在所有这些情况下都会出现受累眼临床上长期的视力减退或丧失。

3. 视交叉病变 视交叉的病变大多是由于垂体肿瘤、颅咽管瘤或鞍结节脑膜瘤所导致，有时也可由颈内动脉瘤或颅底脑膜炎引起。占位压迫视交叉，导致视交叉中央的交叉纤维中断，双颞侧视野视觉丧失，最终患者出现双颞侧偏盲。少数情况下，由于肿瘤生长在视交叉周围，导致外侧未发生交叉的视神经纤维受损，患者出现双鼻侧偏盲。

4. 视束病变 视束病变的病因多为颞叶肿瘤向内压迫或颅底脑膜炎，少数情况下由外伤导致。发生视束病变时，患者会出现对侧视野同向偏盲，例如右侧视束神经纤维出现病变时，来自视网膜右半侧的所有神经冲动将会中断，最终导致是患者左半侧视野偏盲（即右眼鼻侧和左眼颞侧视野缺损）。

5. 视辐射病变 当视辐射的起始部发生病变时，患者出现对侧视野同向偏盲，但由于视放射纤维相互分开较远，所以常常是不完全性的同侧偏盲。若患者视辐射下部受损，则出现对侧视野同向上象限盲，多见于颞叶后部肿瘤或血管病；若患者视辐射上部受损，则出现对侧视野同向下象限盲，多见于顶叶肿瘤或血管病。

6. 视觉中枢病变 当一侧枕叶视觉中枢出现

局限性病变，可出现对侧象限盲；而当一侧枕叶视中枢完全损害，可引起对侧偏盲，但偏盲侧对光反射存在，有黄斑回避现象；当枕叶视中枢出现刺激性损害，可使对侧视野出现闪光型幻视；枕叶前部受损引起视觉失认。视觉中枢病变多见于脑梗死，枕叶出血或肿瘤压迫等。

（三）影像学在视觉障碍中的应用（图 2-1-2）

1. 眼球疾病

（1）创伤：钝性或穿透性外伤性眼眶损伤或软组织肿胀可能会限制医师进行专科检查并需要通过影像学评估。薄层眼眶 CT 检查可发现眼眶骨折和相关的卡压综合征。此外，CT 可检测异物、晶状体脱位、眼球破裂和视网膜或脉络膜脱离。同时，CT 血管成像（computed tomography angiography，CTA）或磁共振血管成像（magnetic resonance angiography，MRA）可鉴别创伤导致的血管并发症，如海绵窦血栓和颈动脉海绵窦瘘。

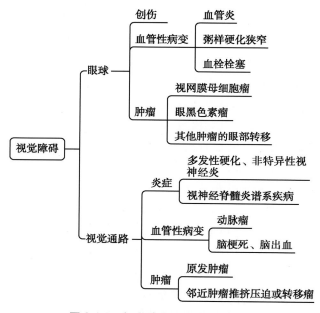

图 2-1-2 视觉障碍病因的思维导图

（2）血管病变：由于眼动脉或分支血管供血不足/闭塞，可能会出现短暂的无痛性单眼视力丧失（即一过性黑矇），可能代表潜在的血管炎症、动脉粥样硬化性狭窄或血栓栓塞性疾病。CTA/MRA 可以识别病源并描述疾病程度，指导适当的治疗。同时，CTA 或 MRA 可以识别导致视力丧失的其他血管原因，包括颈动脉海绵窦瘘和眼上静脉血栓形成。

（3）恶性肿瘤：MRI 可以评估眼内恶性肿瘤，如视网膜母细胞瘤、眼黑色素瘤等的局部范围以及转移扩散，是评估疾病程度和预后的主要成像方式。眼外恶性肿瘤（肺癌、乳腺癌等）的转移也可通过

MRI 识别和评估。

2. 视觉通路

（1）炎症：多发性硬化是最常见的与视神经炎相关的疾病之一，增强 MRI 可以评估视神经并识别大脑内的脱髓鞘病变，有利于相关疾病的早期干预。

（2）血管异常：源自颈内动脉海绵窦段或床突上段的较大的颅内动脉瘤可能会对视神经或视交叉产生占位效应。CTA 或 MRA 可以表征动脉瘤的形态、大小和范围，以确定适当的治疗方案。

（3）肿瘤：MRI 可以显示累及视觉通路的肿瘤的形态、大小、信号、病变位置、侵犯范围等信息，对鉴别肿瘤以及制订相关治疗计划至关重要。

（4）脑梗死：枕叶视觉中枢的病变大多由梗死引起，可能是由于大脑后动脉闭塞，或与硬脑膜静脉窦血栓形成有关。弥散加权成像（DWI）可以识别急性/亚急性梗死区域，并且可以通过 CTA 或 MRA 识别血管闭塞部位。

三、眼球运动障碍

（一）定义及概述

眼球运动障碍（eye movement abnormalities, EMA）指当支配眼球运动的神经、神经核团或两者合并受损时，导致眼球运动异常，完全损害时出现眼外肌全部瘫痪，眼球固定运动不能。眼球运动的调节具有极其复杂的机制，牵涉广泛的大脑皮质和皮质下结构，包括脑干、小脑、丘脑、纹状体和顶叶、额叶、颞叶皮质，形成一个复杂的神经网络。眼球运动是一项精细而协调的工作，在眼外肌中只有外直肌和内直肌呈单一水平运动，其他肌肉都有向几个方向运动的功能，既可互相抵消，又可互相协同，以完成眼球向某一方向的运动，保证影像投射在两侧视网膜的确切位置。两眼共同运动的协调，通过内侧纵束来实现。

（二）临床表现与诊断检查

根据眼肌损害部位不同可分为周围性、核性、核间性及核上性四种眼肌麻痹。如眼肌麻痹仅限于眼外肌而瞳孔括约肌功能正常，称眼外肌麻痹；相反瞳孔括约肌麻痹而眼外肌正常，称眼内肌麻痹；眼内肌与眼外肌均麻痹，称全眼肌麻痹。根据病因可分为肿瘤性、血管性、炎性、脱髓鞘病变、外伤、自身免疫疾病、精神疾病等，可根据患者的症状来推测病变累及部位。

1. 周围性眼肌麻痹

（1）动眼神经麻痹：完全损害时表现为上睑下垂，眼球向外下斜视（由于外直肌及上斜肌的作用），不能向上、向内、向下转动、复视、瞳孔散大、光反射及调节反射均消失。常见于颅内动脉瘤、结核性脑膜炎、颅底肿瘤等。

（2）滑车神经麻痹：单纯滑车神经麻痹少见，多合并动眼神经麻痹。其单纯损害表现为眼球位置稍偏上，向外下方活动受限，下视时出现复视。

（3）展神经麻痹：患侧眼球内斜视，外展运动受限或不能，伴有复视。常见于鼻咽癌颅内转移、桥小脑角肿瘤或糖尿病等。因展神经在脑底行程较长，在高颅压时常受压于颞骨岩尖部，或受牵拉而出现双侧麻痹，此时无定位意义。

动眼、滑车及展神经合并麻痹很多见，此时眼肌全部瘫痪，眼球只能直视前方，不能向任何方向转动，瞳孔散大，光反射及调节反射消失。常见于海绵窦血栓及眶上裂综合征。

2. 核性眼肌麻痹指脑干病变（血管病、炎症、肿瘤）致眼球运动神经核（动眼、滑车和展神经核）损害所引起的眼球运动障碍。核性眼肌麻痹与周围性眼肌麻痹的临床表现类似，但有以下三个特点。①双侧眼球运动障碍：动眼神经核紧靠中线，病变时常为双侧动眼神经核的部分受累，引起双侧眼球运动障碍。②脑干内邻近结构的损害：展神经核病变常损伤围绕展神经核的面神经纤维，故同时出现同侧的周围性面神经麻痹；同时累及三叉神经和锥体束，出现三叉神经麻痹和对侧偏瘫。③分离性眼肌麻痹：核性眼肌麻痹可表现为个别神经核团选择性损害，如动眼神经核亚核多且分散，病变可仅累及其中部分核团而引起某一眼肌受累，其他眼肌不受影响，称为分离性眼肌麻痹。

3. 核间性眼肌麻痹病变主要损害脑干的内侧纵束，故又称内侧纵束综合征。内侧纵束是眼球水平性同向运动的重要联络通路，连接一侧动眼神经的内直肌核与对侧展神经核，同时还与脑桥的侧视中枢相连，而实现眼球的水平同向运动。核间性眼肌麻痹多见于脑干腔隙性梗死或多发性硬化。可表现为以下三种类型：

（1）前核间性眼肌麻痹：病变位于脑桥侧视中枢与动眼神经核之间的内侧纵束上行纤维。表现为双眼向对侧注视时，患侧眼球不能内收，对侧眼球可外展，伴单眼眼震。辐辏反射正常，支配内聚的核上通路位置平面高些而未受损。由于双侧内侧纵束位置接近，同一病变也可使双侧内侧纵束受损，出现双眼均不能内收。

（2）后核间性眼肌麻痹：病变位于脑桥侧视中枢与展神经核之间的内侧纵束下行纤维。表现为两眼向病灶同侧注视时，患侧眼球不能外展，对侧眼球内收正常；刺激前庭，患侧可出现正常外展动作；辐辏反射正常。

（3）一个半综合征（one and a half syndrome）：一侧脑桥被盖部病变，引起脑桥侧视中枢和对侧已交叉过来的联络同侧动眼神经内直肌核的内侧纵束同时受累。表现为患侧眼球水平注视时既不能内收又不能外展；对侧眼球水平注视时不能内收，可以外展，但有水平眼震。

4. 核上性眼肌麻痹　核上性眼肌麻痹也称中枢性眼肌麻痹，是指由于大脑皮质眼球同向运动中枢、脑桥侧视中枢及其传导束损害，使双眼出现同向注视运动障碍。临床可表现出以下凝视麻痹：

（1）水平注视麻痹：①皮质侧视中枢（额中回后部）受损，可产生两眼侧视麻痹。破坏性病变（如脑出血）出现双眼向病灶对侧凝视麻痹，故表现双眼向病灶侧共同偏视；刺激性病变（如癫痫）可引起双眼向病灶对侧共同偏视。②脑桥侧中枢受损，位于展神经核附近的副展神经核及旁中线网状结构，发出的纤维到达同侧的展神经核和对侧的动眼神经内直肌核，支配双眼向同侧注视，并受对侧皮质侧视中枢控制。此处破坏性病变可造成双眼向病灶侧凝视麻痹，向病灶对侧共同偏视。

（2）垂直注视麻痹：上丘是眼球垂直同向运动的皮质下中枢，上丘的上半司眼球的向上运动，上丘的下半司眼球的向下运动。上丘病变时可引起眼球垂直运动障碍。上丘上半受损时，双眼向上同向运动不能，称帕里诺综合征（Parinaud's syndrome），常见于松果体区肿瘤。上丘上半刺激性病变可出现发作性双眼转向上方，称动眼危象。上丘下半损害时，可引起两眼向下同向注视障碍。

核上性眼肌麻痹临床上有三个特点：①双眼同时受累；②无复视；③反射性运动仍保存，即患者双眼不能随意向一侧运动，但该侧突然出现声响时，双眼可反射性转向该侧，这是由于颞叶有纤维与Ⅲ、Ⅳ、Ⅵ脑神经联系的缘故。

（三）影像学在眼球运动障碍中的应用

根据眼肌损害部位不同可分为周围性、核性、核间性及核上性四种眼肌麻痹；根据病因可分为肿瘤性、血管性、炎性、脱髓鞘病变、外伤、自身免疫疾病、精神疾病等。初步可以根据患者的症状来推测病变累及部位，而病变的性质的确定，对于怀疑的不同疾

病应该选择不同影像检查方法，除因外伤或排除脑出血而首先选择 CT 检查外，一般以 MRI（平扫+增强）作为首先检查。怀疑血管性病变可选用 CTA。

四、三叉神经痛及面肌痉挛

（一）定义及概述

三叉神经痛（trigeminal neuralgia，TN）是一种发作性的使人衰弱的面部疼痛综合征，表现为三叉神经的一个或多个分布区突然出现的严重的单侧、阵发性的刺痛、电击样疼痛。三叉神经痛可能由以下原因引发或诱发：轻度感官刺激，如轻触皮肤、邂逅微风、说话、洗漱、刷牙、引用热饮或冷饮、吃饭和剃须等，疼痛会扰乱患者的日常生活，严重者会导致抑郁症。

偏侧面肌痉挛（hemifacial spasm，HFS）又称面肌抽搐，为单侧面肌的阵发性不自主抽搐，发作时颜面随意运动受限。其病因尚未完全肯定，目前有学者推测面肌痉挛与面神经出脑干段（root entry zone，REZ）的血管压迫有一定关系。

因此磁共振水成像（magnetic resonance hydrography，MRH）联合 MRA 可显示三叉神经、面神经及其压迫血管，并有助于明确三叉神经痛和面肌痉挛的病因，同时对三叉神经和面神经微血管减压手术（micro-vascular decompression，MVD）的术前评估、协定手术方案及指导手术进程具有重要的意义。

（二）临床表现与诊断检查

三叉神经分为两部分，较大的一部分负责面部的痛、温、触等感觉；较小的一部分主管吃东西时的咀嚼动作。三叉神经分布在额、顶及颅面部皮肤，眼球及眶内结构，口、鼻腔黏膜，舌前 2/3 黏膜，牙及牙龈、咀嚼肌。损伤后主要表现为头面部皮肤、口鼻腔黏膜感觉障碍，咀嚼肌瘫痪、张口时下颌偏向患侧。

角膜反射：由三叉神经的眼神经和面神经共同完成，当眼神经或面神经损害时，均可出现角膜反射消失。

三叉神经痛的来源与病因：三叉神经的脑池段被邻近血管（通常为动脉）推挤压迫被认为是三叉神经痛最常见的病因；而从脑桥到三叉神经最远端分支，三叉神经任何部位发生的许多其他病变都可能导致三叉神经痛（面部疼痛）。这些病变包括肿瘤、蛛网膜囊肿、特发性炎症、损伤、脱髓鞘（例如多发性硬化症）及创伤等。

1. 三叉神经周围性损害　周围性损害包括三叉神经半月节、三叉神经根或三个分支的病变。刺激性

症状主要表现为三叉神经痛;破坏性症状主要表现为三叉神经分布区域感觉减弱或消失、咀嚼肌麻痹、张口时下颌向患侧偏斜。多见于颅中窝脑膜瘤、鼻咽癌颅底转移及三叉神经节带状疱疹病毒感染等。

(1) 三叉神经半月节和三叉神经根的病变:表现为三叉神经分布区的感觉障碍,角膜反射减弱或消失,咀嚼肌瘫痪。多数合并有第Ⅶ、Ⅷ对脑神经和同侧小脑损伤的症状和体征。

(2) 三叉神经分支的病变:表现为三叉神经各分支分布范围内的痛、温、触觉均减弱或消失。如为眼神经病变可合并角膜反射减弱或消失;如为下颌神经病变可合并同侧咀嚼肌无力或瘫痪,张口时下颌向患侧偏斜。

2. 三叉神经核性损害

(1) 感觉核:三叉神经脊束核损害表现为同侧面部洋葱皮样分离性感觉障碍,特点为:

1) 分离性感觉障碍:痛温觉缺失而触觉和深感觉存在;

2) 洋葱皮样分布:三叉神经脊束核很长,当三叉神经脊束核上部损害时,出现口鼻周围痛温觉障碍,而下部损害时,则面部周边区及耳郭区域痛温觉障碍,可产生面部洋葱皮样分布的感觉障碍。常见于延髓空洞症、延髓背外侧综合征及脑干肿瘤等。

(2) 运动核:一侧三叉神经运动核损害,产生同侧咀嚼肌无力或瘫痪,并可伴肌萎缩,张口时下颌向患侧偏斜,常见于脑桥肿瘤。

CT 可以检查是否有创伤骨折等因素累及三叉神经。MRI 可以检测是否存在肿瘤或多发性硬化症等疾病影响三叉神经。高分辨率、薄层或三维 MRI 可以揭示血管是否压迫神经,甚至可能显示压迫程度。在这些扫描中,静脉引起的压迫并不容易识别。影像学检查可以帮助排除面部疾病的其他原因。TN 的诊断通常基于患者提供的症状描述、详细的患者病史和临床评估。目前尚无针对 TN 的特异性诊断测试,因此医生必须严重依赖症状和病史。医生根据疼痛类型(突然、快速和类似休克)、疼痛的位置(三叉神经分布区)和引发疼痛的因素进行诊断。必要时进行神经系统检查,触摸和检查患者面部的某些部位,以更好地了解疼痛的位置。

HFS 可由肿瘤、血管畸形或动脉延长扩张症导致,合理的术前影像学检查对正确诊断至关重要。值得强调的是远端压迫或仅静脉压迫术后可出现持续性或复发症状,对双侧 HFS 的确诊是合理治疗所必需的,对年龄小于 30 岁患者或有痛性抽搐发作患者建议行 MVD 手术。

(三) 影像学在三叉神经痛或面肌痉挛中的应用

1. 血管源性病变 最常见的三叉神经痛是由于三叉神经在进入脑干的地方受压引起,面肌痉挛最常见于面神经出脑干段的血管压迫,颅神经水成像联合 MRA 可以清晰显示上述神经是否接触邻近血管、受压推挤及受压的程度,特别是神经脑池段与邻近血管袢的关系,识别适合微血管减压术的患者,以及椎基底动脉迂曲延长扩张的情况。CTA 及 MRA 可以清晰显示是否有血管畸形等情况。

2. 创伤 钝性或穿透性外伤性损伤或软组织肿胀可能会限制医师进行专科检查并需要通过影像学评估。薄层颌面部或颅底 CT 检查可发现颌面部、颅底骨折和相关的三叉神经孔道变窄及神经卡压综合征。CT 可检测异物,同时,CTA 或 MRA 可鉴别创伤导致的血管并发症,如海绵窦血栓和颈动脉海绵窦瘘。此外,影像也可以显示或提示继发于创伤后神经水肿和周围骨骨化导致神经压迫。

3. 肿瘤或肿瘤样病变 尽管较为少见,颅后窝肿瘤可能是另一种病因,其最常见的是前庭神经鞘瘤、脑膜瘤、蛛网膜囊肿或表皮样囊肿等。头颈部肿瘤沿神经侵犯也可能出现,最多见是三叉神经及面神经及其分支受累。CT 或 MRI 可以评估肿瘤或肿瘤样病变的密度/信号特征、大小、范围及推挤包绕情况;MRI 更佳,可详细刻画肿瘤的局部范围以及神经周围侵犯、扩散、颅底骨质破坏范围,是评估疾病程度和预后的主要成像方式。

4. 炎性/感染性病变 MRI 可以显示神经信号的改变,钆增强 MRI 可以评估神经受累情况,并识别大脑内的脱髓鞘病变及其活动性。累及眼部及双侧时,可提示多发性硬化(multiple sclerosis,MS)或其他病变。

图 2-1-3 示三叉神经痛病因的思维导图。

五、听觉障碍

(一) 定义及概述

听觉障碍(impairments of hearing)指是指感测或理解声音的能力的部分或完全降低,主要表现为耳聋、耳鸣和听觉过敏,可由听觉传导通路上各部位的病变或损害引起,影像学在听觉障碍疾病的鉴别中发挥重要作用。

(二) 临床表现与诊断检查

1. 耳聋 耳聋指听力的减退或丧失,临床上将耳

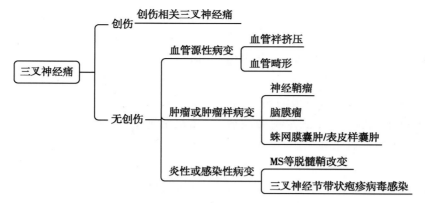

图 2-1-3 三叉神经痛病因的思维导图

聋分为传导性耳聋和感音性耳聋,下面将分别阐述。

传导性耳聋由外耳或中耳疾病引起,由于外耳和中耳向内耳传递声波的系统病变,空气振动只能部分地或完全不能进入内耳以及 Corti 器,但是通过骨传导的声音能被 Corti 器记录下来。临床表现为:低音调的听力明显减低或丧失,而高音调的听力正常或轻微减低;Rinne 试验阴性,即骨导大于气导;Weber 试验偏向患侧;无前庭功能障碍。传导性耳聋多见于鼓膜缺损,中耳炎所致鼓室积液或鼓室积血,听小骨链断裂(外伤、炎症),听小骨钙化(鼓室硬化症),耳硬化症骨破坏性病变(如胆脂瘤)或肿瘤(颈静脉球瘤、少见的听道癌等)。

感音性耳聋由 Corti 器、蜗神经及其听觉通路的病理损伤引起。临床表现为:高音调的听力明显减低或丧失,低音调听力正常或轻微减低。Rinne 试验阳性,即气导大于骨导,但两者都降低;Weber 试验偏向健侧;可伴有前庭功能障碍。感音性耳聋多见于迷路炎、听神经瘤等,当肿瘤如松果体瘤累及中脑下丘等听觉中枢通路时,也可出现感音性耳聋。

2. 耳鸣 耳鸣指在没有外界声源刺激的情况下,患者听到的一种鸣响感,由听觉传导通路上的刺激性病变导致。听神经损伤、桥小脑区听神经瘤或颅底蛛网膜炎等神经系统病变多引发高音调耳鸣,而外耳和中耳的病变多为低音调耳鸣。

3. 听觉过敏 听觉过敏指患者对于正常的声音感觉比实际声源的强度大。病因可能为鼓膜,听小骨等听觉传导器官过度紧张,多见于早期中耳炎,面神经麻痹等疾病。

(三) 影像学在听觉障碍中的应用

1. 影像学检查在耳聋中的应用 传导性聋的最佳影像诊断方法是颞骨高分辨率 CT,可以清晰显示外耳道、鼓膜、听小骨及前庭窗。MRI 软组织分辨率高,可很好地显示内耳、听神经及颅脑,可显示蜗神经发育不良、前庭神经鞘瘤、多发性硬化、脑梗死等。部分内耳病变采用 MRI 最佳,如迷路炎、迷路出血、耳梅毒、迷路内神经鞘瘤、梅尼埃病。迷路骨折、镫骨脱位、耳硬化症、骨化性迷路炎、佩吉特病(Paget disease)采用 CT 最佳。部分病例诊断需结合 CT 和 MRI。

2. 影像学检查在耳鸣中的应用 外、中耳来源耳鸣病因如外耳道异物、外耳道炎、耵聍栓塞、中耳炎、鼓室积液、耳硬化症、颈静脉球高位可通过 CT 检查。内耳、蜗后、中枢听觉径路来源耳鸣,如梅尼埃病、前庭神经鞘瘤、脑炎、脑膜炎、多发性硬化、Ramsay-Hunt 综合征的影像学诊断,推荐 MRI 检查。

六、前庭系统功能障碍——眩晕

(一) 定义及概述

前庭功能障碍(impairments of vestibular function)指前庭功能紊乱,是前庭系统,包括前庭感受器(球囊、椭圆囊、半规管)、前庭神经以及前庭神经核等结构病变,导致患者出现眩晕感、眼球震颤和平衡障碍等表现。其中,最常见的症状为眩晕。通过影像学检查,可以识别前庭系统病变的部位和病因,指导眩晕的诊断和治疗。

(二) 临床表现与诊断检查

前庭系统病变导致的眩晕可分为周围性眩晕和中枢性眩晕。

周围性眩晕指前庭感受器及前庭神经颅外段病变而引起的眩晕,临床表现为眩晕感严重,持续时间短,其眼球震颤的幅度较小,多为水平眼震,可伴有听觉损伤和恶心呕吐等自主神经症状,前庭功能试验无反应或反应减弱。周围性眩晕常见于梅尼埃病、良性阵发性位置性眩晕(BPPV)、前庭神经元炎、迷路卒中等病。

1. 良性阵发性位置性眩晕(BPPV) 发作时机:体位变化时(起床、躺下、抬低头时);持续时间:1分钟以内。眼震特点:疲劳性位置性眼震、向地性眼震;转换性:头回到原来位置时可再次诱发眩晕;发作后基本恢复正常。

2. 前庭神经元炎 急性起病、病前病毒感染史；自主神经症状剧烈；持续数天，之后仍会有不稳感；前庭反应减弱。

3. 梅尼埃病（Ménière's disease） 多次发作、每次持续20分钟至数小时、常伴自主神经功能紊乱、无意识丧失；波动性听力损失，早期多为低频听力损失，随病情进展听力损失逐渐加重；可伴有耳鸣和耳闷胀感；可有自发眼震和前庭功能异常。

中枢性眩晕指前庭神经颅内段、前庭神经核、核上纤维，内侧纵束、小脑和大脑皮质病变引起的眩晕，临床表现为眩晕感较轻，持续时间长，眼球震颤幅度大而形式多变，听觉损伤或自主神经功能障碍不明显，前庭功能试验反应正常（表2-1-1）。中枢性眩晕多见于血管性疾病导致的小脑和脑干出血或梗死、小脑肿瘤、听神经瘤等疾病。中枢性眩晕的眩晕症状较轻，持续时间长，多有意识障碍，伴有其他中枢神经系统损害的症状和体征；绝大部分病灶位于颅后窝；主要累及延髓、脑桥、小脑。

眩晕病因的鉴别诊断见图2-1-4。

表 2-1-1 周围性眩晕与中枢性眩晕对比

临床特征	周围性眩晕	中枢性眩晕
眩晕的特点	突发,持续时间短(数分钟、数小时、数天)	持续时间长(数周、数月至数年),较周围性眩晕轻
发作与体位关系	头部或体位改变可加重,闭目不减轻	与改变头位或体位无关,闭目减轻
眼球震颤	水平性或旋转性,无垂直性,向健侧注视时眼震加重	眼震粗大和持续
平衡障碍	站立不稳,左右摇摆	站立不稳,向一侧倾斜
自主神经症状	伴恶心、呕吐、出汗等	不明显
耳鸣或听力下降	有	无
脑损害表现	无	可有,如头痛/颅内压增高/脑神经损害/瘫痪或痫性发作等
常见病因	前庭周围性眩晕明显多于前庭中枢性眩晕,是后者的4~5倍。常见病因: ● BPPV ● 前庭神经元炎 ● 梅尼埃病	前庭中枢性眩晕几乎都伴随其他神经系统症状和体征,病因多样但均少见,包括: ● 血管性 ● 外伤 ● 肿瘤 ● 脱髓鞘 ● 神经退行性疾病

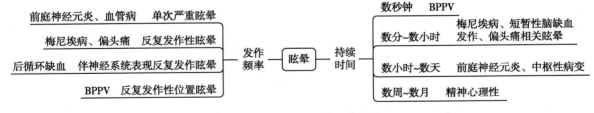

图 2-1-4 眩晕病因的思维导图

（三）影像学在前庭功能障碍中的应用

1. 影像学检查在前庭周围性眩晕中的应用 中、内耳骨性结构首选高分辨率CT，排查耳硬化症、半规管裂综合征等。疑为梅尼埃病、前庭神经炎、迷路炎、前庭神经鞘瘤的患者行MRI检查。内耳钆造影检查显示内耳内是否存在膜迷路积水，可作为梅尼埃病辅助诊断依据。MRI增强扫描显示前庭神经、内耳异常强化，分别提示前庭神经炎、迷路炎。MRI示内听道和桥小脑角占位性病变呈"冰激凌"

征，提示前庭神经鞘瘤。

2. 影像学检查在前庭中枢性眩晕中的应用 前庭中枢性眩晕的病因中，后循环障碍、脑干或小脑肿瘤、脑干脑炎等的影像学检查首选颅脑MRI检查，小脑出血首选颅脑CT检查。

3. 影像学检查在非前庭性眩晕中的应用 非前庭性眩晕的病因中，影像学检查可帮助诊断颈椎病、脑外伤、先天性心脏病、脑血管病。颈椎病、脑血管病以MRI检查为佳。脑外伤首选CT检查。先天性心脏病首先超声检查。

七、延髓性麻痹——球麻痹

(一)定义及概述

延髓性麻痹(bulbar palsy)即球麻痹,延髓内的运动神经核团或来自延髓的脑神经(包括舌咽神经、迷走神经和舌下神经)受损会出现饮水进食呛咳、吞咽困难、声音嘶哑或失音等症状,称为真性延髓性麻痹;而病变在脑桥或脑桥以上部位,造成延髓内运动神经核失去上部之神经支配而出现的延髓性麻痹,称为假性延髓性麻痹(pseudobulbar palsy,PBP)。两者的鉴别要点见表2-1-2。延髓性麻痹可见于延髓本身病变、后组脑神经病变及神经-肌肉病变。假性延髓性麻痹多见于由动脉硬化、多发性脑梗死等多种原因引起双侧皮质脑干束损害,脑卒中是临床假性延髓性麻痹发生的最常见原因。

表 2-1-2　真性球麻痹与假性球麻痹对比

鉴别要点	真性球麻痹	假性球麻痹
病变部位	疑核/舌下神经核及IX、X、XII脑神经,多为一侧性损害	双侧皮质脊髓束或皮质延髓束
病史	多为首次发病	2次或多次脑卒中
强哭强笑	(-)	(+)
舌肌纤颤或者萎缩	(+)	(-)舌肌挛缩不能快速从一侧伸到另一侧
咽/吸吮/掌颏反射	(-)	(+)
下颌反射	无变化	亢进
四肢锥体束征	多无	多有
排尿困难	无	多有

(二)临床表现与诊断检查

延髓性麻痹通常与咀嚼困难、面部肌肉无力、构音障碍、腭无力和液体反流、吞咽困难和发音困难有关,并可出现后组脑神经供应的肌肉萎缩和肌束震颤以及舌头纤维化、脂肪化。仔细查体及神经专科检查有助于定位诊断,结合病史、影像学检查及其他检查有助于进一步定性诊断。

(三)影像学在球麻痹中的应用

MRI具有很好的软组织分辨率,有助于发现延髓及后颅窝病变信号改变细节及病变范围,可以显示延髓梗死、Chiari畸形颅底凹陷程度及脊髓空洞、

肌萎缩侧索硬化(amyotrophic lateral sclerosis,ALS)锥体束的异常信号等。CTA/MRA可以识别血管病变并描述疾病程度,比如动脉硬化、闭塞或夹层情况等,数字减影血管造影(digital subtraction angiography,DSA)则是金标准。

总之,颅底病变种类繁多,关键的临床病史和查体症状及体征、精细的断面影像学检查、细致的影像学征象分析及相应的临床资料有助于作出正确的诊断。

(肖　媛)

参 考 文 献

1. Romano N,Federici M,Castaldi A. Imaging of cranial nerves:a pictorial overview[J]. Insights Imaging,2019,10(1):33.
2. Whitcroft KL,Hummel T. Clinical diagnosis and current management strategies for olfactory dysfunction:a review[J]. JAMA Otolaryngol Head Neck Surg,2019,145(9):846-853.
3. Corrêa DG,Hygino da Cruz LC Jr,Freddi TAL. The Vestibulocochlear nerve:anatomy and pathology[J]. Semin Ultrasound CT MR,2023,44(2):81-94.
4. 刘筠,艾琳,杨本涛. 头颈部影像学:颅底卷[M]. 北京:人民卫生出版社,2016.
5. Yu E,Forghani R. 颅底肿瘤影像学诊断与治疗实用指导[M]. 张明,杨军乐,译. 北京:世界图书出版公司,2019.
6. 高波,吕翠. 神经系统疾病影像诊断流程[M]. 北京:人民卫生出版社,2014.
7. 贾建平. 神经病学[M]. 9版. 北京:人民卫生出版社,2018.

第二节　耳部疾病的临床症状/体征

耳为听觉及平衡器官,本节主要介绍耳部常见的五个症状,分别是耳痛、耳漏、耳聋、耳鸣、眩晕。

一、耳痛

(一)定义及概述

耳痛(otalgia)指耳内或耳周疼痛,多为炎性疾病所致,余为牵涉性痛或反射性痛。按发生机制可分为原发性与继发性耳痛。

(二)临床表现与诊断检查

1. 临床表现

(1)耳痛的来源与病因:原发性耳痛为耳部疾病所致,炎性者居多,如耳外伤、耳郭软骨膜炎、湿疹、丹毒等耳郭疾病,外耳道疖、外耳道湿疹、外耳道炎、耵聍嵌顿、外耳道异物等外耳道疾病,大疱性鼓膜炎、中耳炎、咽鼓管功能障碍等中耳疾病,以及耳

部恶性肿瘤、Ramsay-Hunt 综合征等。

继发性耳痛是因邻近或远隔器官的疾病引起的耳痛。如下颌智齿阻生、磨牙嵌顿、龋病等牙源性疾病,错位咬合、颞下颌关节疾病,急性扁桃体炎、扁桃

体周围脓肿、咽喉部溃疡等咽喉疾病,胃食管反流、上呼吸道感染,茎突综合征、颈性骨关节炎、神经痛或邻近器官肿瘤等。

耳痛分类及病因的思维导图见图 2-2-1。

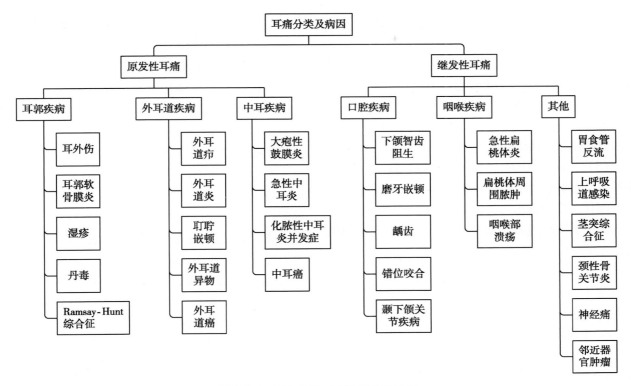

图 2-2-1 耳痛分类及病因的思维导图

(2) 耳痛的伴随症状和体征:耳漏、耳道肿胀、红斑、小疱、神经功能障碍或相关的全身性疾病或系统性疾病的症状。

2. 体格检查 相应的体格检查包括:耳、鼻、咽、喉、气管、口腔、颞下颌关节等。徒手检查及耳镜检查是耳部的常规检查,通过视诊、触诊、嗅诊、听诊初步判断病变部位、性质。观察是否合并耳漏、耳道肿胀、红斑、小疱等,是否合并神经功能障碍或其他系统疾病体征。

3. 诊断检查 包括影像学检查、病原学检查、病理学检查等。

徒手检查及耳镜检查未发现病变、病变性质不明确或需要评估病变范围的建议行影像学检查,包括 CT 和 MRI 检查,如外耳道异物、耳部肿瘤、Ramsay-Hunt 综合征。

(三) 影像学在耳痛中的应用

1. 影像学检查在原发性耳痛中的应用

(1) 急性中耳炎:急性中耳炎(acute otitis media)是中耳黏膜的急性普通炎性疾病,多数由细菌的急性感染引起,小儿多发。耳痛可为首发症状。

影像学检查:CT 和 MRI 可协助急性中耳炎的诊断,影像表现为中耳积液,可见气-液平面,未见骨质破坏。

(2) 急性外耳道炎:急性外耳道炎(acute otitis externa)是外耳道皮肤或皮下组织的广泛的急性炎症。耳痛可为首发症状。

影像学检查:一般耳镜可作出诊断,CT 和 MRI 可协助诊断,影像表现为外耳道壁增厚,外耳道狭窄,未见骨质破坏。

(3) 外耳道异物:外耳道异物(foreign bodies in external acoustic meatus)一般用耳镜检查多能发现,但有时因异物刺激,取异物损伤外耳道,致外耳道肿胀,看不清异物。外耳道底壁和鼓膜下缘的交界处比较深陷隐蔽,细小的异物可在此存留并被隆起的外耳道底壁遮挡,不易观察。

影像学检查:可协助外耳道异物的诊断,常用 CT 检查,表现为外耳道内异常密度灶,根据异物不同,CT 表现为高或低密度灶,金属异物为高密度,植物类异物为低密度。

(4) 中耳癌、外耳道癌:中耳癌(carcinoma of

middle ear）、外耳道癌（cancer of the external ear canal）以鳞状上皮癌最多见，40～60 岁为好发年龄。临床症状以耳痛为主，伴血性耳漏。约 80% 的中耳癌患者有慢性化脓性中耳炎病史，中耳炎的病程一般在 10 年以上，故认为其发生可能与炎症有关。中耳乳头状瘤亦可发生癌变。外耳道癌可以侵犯至中耳乳突腔，临床上常常无法分辨原发部位。

影像学检查：CT 可观察颞骨骨质破坏情况，MRI 增强扫描对中耳癌、外耳道癌的诊断与评估累及范围有重要作用。MRI 表现为中耳、外耳道实性肿块，边界清晰，内可见囊变坏死区，可累及颞下颌关节、咽旁间隙、腮腺间隙、颈动脉管、面神经、骨迷路及脑膜。

（5）Ramsay-Hunt 综合征：由带状疱疹病毒感染所致，占周围性面瘫的 12%。本病的特征为周围性面瘫伴耳部疱疹出现。

影像学检查：耳部疱疹未出现时，行 MRI 增强扫描可作为排他性诊断手段，排除面神经鞘瘤、面神经静脉畸形或耳部、腮腺肿瘤累及面神经。Ramsay-Hunt 综合征的 MRI 表现为面神经、前庭蜗神经及内耳明显强化，MRI 可评估病变范围，CT 多无异常征象。

2. 影像学检查在继发性耳痛中的应用

（1）下颌智齿阻生、磨牙嵌顿、龋病等牙源性疾病：可通过牙片、锥形束 CT 进行诊断并观察与邻近结构（下颌管、上颌窦）的关系。

（2）颞下颌关节疾病：颞下颌关节 CT 可观察骨质、关节对应关系。颞下颌关节 MRI 分别在开口位及闭口位进行扫描，观察骨质、关节运动情况、关节盘位置及形态等，是诊断颞下颌关节疾病，尤其是颞下颌关节紊乱病的主要检查方法。

（3）急性扁桃体炎、扁桃体周围脓肿、咽喉部溃疡等咽喉疾病：临床通过查体可基本诊断，CT、MRI 检查可观察病变范围、与周围结构的关系等，尤其是 CT、MRI 增强检查。

（4）胃食管反流：可通过消化道钡餐 X 线检查诊断胃食管反流，可见钡剂反流入食管下端，贲门收缩异常等改变。

（5）上呼吸道感染：胸部 CT 可用于肺与支气管炎性病变的诊断。

（6）茎突综合征、颈性骨关节炎：颈部 CT 可帮助诊断茎突综合征、颈性骨关节炎，可直观显示病变。

二、耳漏

（一）定义及概述

耳漏（otorrhea）指外耳道积聚或流出液体，是耳部疾病的常见症状。外耳、中耳或其周围组织的急慢性炎症、创伤、肿瘤都可引起耳漏，但以炎性病变最常见。

（二）临床表现与诊断检查

1. 临床表现

（1）耳漏类型：清澈、黏液、脓性或血性。

（2）耳漏的来源与病因：溢液仅见于外耳道，而又有耳道外伤或游泳进水病史者，多为外耳道炎症。少量黄色或棕褐色油脂样稀薄液体积附于外耳道者，多为耵聍腺分泌物。鼓室内引流出淡黄色、透明、稀薄的液体者，多为中耳黏膜浆液腺分泌物或从血管中漏出的血清，可见于分泌性中耳炎。黏液样溢液为中耳黏膜黏液腺分泌物，常见于慢性化脓性中耳炎。脓性溢液多见于急、慢性化脓性中耳炎或肿瘤伴感染，亦偶见于第一鳃裂囊肿伴感染；若脓液不多而具恶臭者，应考虑胆脂瘤可能。水样溢液者，若有耳及颅脑外伤或手术史，应考虑脑脊液耳漏可能；若非脑脊液来源，则可能是少见的 Frey 耳颞综合征。血性溢液者，应考虑大疱性鼓膜炎、耳外伤、部分中耳炎、颞骨副神经节瘤或中耳恶性肿瘤等。

耳漏来源及病因的思维导图见图 2-2-2。

（3）耳漏的伴随症状和体征：耳痛、耳道肿胀、红斑、小疱、神经功能障碍或相关的全身性疾病或系统性疾病的症状。

2. 体格检查　相应的体格检查包括：耳、颞下颌关节等及神经查体。主要应用耳镜检查外耳道，外耳道异常包括皮肤肿胀、触痛、真菌菌丝、胆脂瘤、肉芽组织、红斑、小疱等。

3. 诊断检查　包括影像学检查、病原学检查、病理学检查等。

根据耳漏的性质、量的多少、时间长短、有无臭味、伴随症状等，可对病情作出大致判断，可行病原学和病理学检查进一步确诊，一般不需要行影像学检查，如外耳道炎、阻塞性角化病、鼓膜炎等。耳漏的一些病因，如坏死性外耳道炎、胆脂瘤、肿瘤、腮腺感染、肉芽组织、中耳炎、颞骨骨折、脑膜缺损、内耳畸形、Hyrtl 缝，需要行影像学检查明确诊断、评估病变范围，CT 是耳漏病因筛查的重要影像学方法，MRI 可作为进一步明确诊断及鉴别诊断的方法。

（三）影像学在耳漏中的应用

1. 慢性化脓性中耳炎　慢性化脓性中耳炎（chronic suppurative otitis media）是中耳黏膜、骨膜或深达骨质的慢性化脓性炎症。病变不仅位于鼓室，还常侵犯乳突窦、乳突和咽鼓管。临床上以耳内

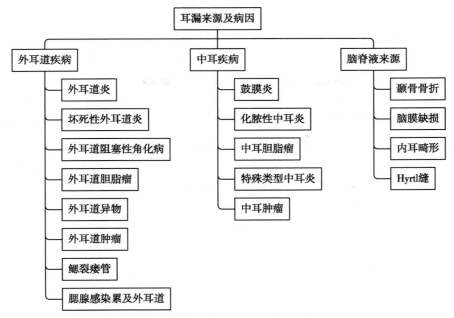

图 2-2-2 耳漏来源及病因的思维导图

长期间断或持续性流脓,鼓膜穿孔和听力下降为特点,可引起颅内、外并发症。

影像学检查:CT、MRI 均能对慢性化脓性中耳炎作出诊断。一般行 CT 检查,表现为中耳黏膜增厚、气液平面、软组织密度灶、乳突含气量减少,可观察中耳、乳突及听小骨是否有骨质破坏。中耳内见局限性软组织密度灶,建议进一步行 MRI 检查除外合并胆脂瘤、胆固醇肉芽肿、中耳癌或鼓室球瘤等。

2. **坏死性外耳道炎** 坏死性外耳道炎(necrotizing external otitis)是一种危及生命的外耳道、颅底及周围软组织的感染。以耳痛、流脓、外耳道蜂窝织炎和肉芽肿为特征,可累及面神经等多组脑神经,由于其恶性的生物学行为又称为恶性外耳道炎。

影像学检查:CT 和 MRI 可帮助诊断及鉴别诊断。MRI 表现为边界不清的异常信号,增强扫描呈不均匀强化,可累及颞下颌关节、咽旁间隙、腮腺间隙等,需与恶性肿瘤进行鉴别诊断,CT 检查可观察外耳道骨壁、鼓室壁、咽鼓管骨部等骨质情况。

3. **胆脂瘤** 胆脂瘤(cholesteatoma)是一种位于外耳道、中耳或岩尖内的囊性病变,而非真性肿瘤。胆脂瘤可继发于慢性化脓性中耳炎,慢性化脓性中耳炎也可继发于胆脂瘤的细菌感染。

影像学检查:CT、MRI 对诊断胆脂瘤均有重要价值。CT 可观察外耳道壁、盾板、鼓室壁、乳突窦壁、乳突壁、听小骨及骨迷路的骨质情况。MRI 的 DWI 序列对胆脂瘤的诊断有较高的敏感性和特异性,并可评估胆脂瘤引起的颅内外并发症,如骨膜下脓肿、乙状窦血栓性静脉炎、硬膜外脓肿、硬膜下脓肿、脑脓肿及脑膜炎等。

4. **颞骨骨折** 颞骨骨折(fracture of temporal bone)是头部外伤的一部分,分为三种类型:纵行、横行和混合型骨折,三型骨折均可引起脑脊液漏。纵行骨折同时可伴硬脑膜撕裂伤,脑脊液可经鼓室、鼓膜损伤处流出。横行骨折时,脑桥侧和颅后窝蛛网膜下腔的脑脊液经骨折缝流入鼓室亦可形成脑脊液漏。

影像学检查:颞骨骨折需影像学检查进行明确诊断,高分辨率 CT 可显示骨折线的走行、累及结构、中耳及颅内积血、积气等,亦可显示听小骨位置、形态是否正常,尤其是镫骨有无脱位,从而提示脑脊液漏的可能。

5. **内耳畸形** 内耳畸形(inner ear malformation)是胚胎发育早期(胚胎第 3～23 周)受遗传因素、病毒感染或药物及其他不良理化因素影响,致听泡发育障碍所致,是造成先天性聋的重要原因。

影像学检查:高分辨率 CT 或锥形束 CT 可清晰显示内耳畸形类型,并可显示内听道底骨质、蜗轴、镫骨底板是否缺损,上述结构的缺损可引起脑脊液漏,是内耳畸形耳漏患者重点观察的结构。MRI 亦可用于内耳畸形的诊断,但 MRI 对内听道底骨质、蜗轴、镫骨底板的显示不如 CT。

三、耳聋

(一) 定义及概述

耳聋(deafness)为人耳听觉功能损失的总称。人体听觉系统中的传音、感音或分析综合部位的任何结构或功能障碍,都可表现为听力不同程度减退。

(二)临床表现与诊断检查

1. 临床表现

(1)耳聋分类:按病变部位分为传导性聋、感音神经性聋与混合性聋。按发病时间分类,可以出生前后划分为先天性聋和后天性聋。以语言功能发育程度划分为语前聋和语后聋。先天性聋按病因不同可分为遗传性聋和非遗传性聋。

(2)耳聋分级:临床上常以纯音测听所得言语频率听阈的平均值为标准,分为五级。

1)轻度耳聋:听低声谈话有困难,语频平均听阈<40dB;

2)中度耳聋:听一般谈话有困难,平均听阈在41dB~55dB;

3)中重度聋:要大声说话才能听清,平均听阈56dB~70dB;

4)重度耳聋:需要耳旁大声说话才能听到,听阈在71dB~90dB之间;

5)极重度耳聋:耳旁大声呼唤都听不清,平均听阈>90dB。

(3)耳聋的病因:发生在外耳、中耳或内耳声音传导径路(外耳道、鼓膜、听小骨及前庭窗)上的任何结构或功能障碍都能导致传导性聋。常见病因如下:重度耳郭残缺畸形,外耳道堵塞、狭窄或闭锁,鼓膜病变,听小骨病变,咽鼓管与乳突气房病变,其中,听小骨病变临床中最常见。

由于 Corti 器毛细胞、听神经、听觉中枢传导径路或各级听中枢本身受损害,致声音感受或神经冲动传导等发生障碍,称感音神经性聋。常见病因如下:先天性聋、老年性聋、感染性聋、药物性聋、噪声性聋、创伤性聋、突发性聋、自身免疫性聋、梅尼埃病及神经系统疾病、肿瘤、全身系统性疾病引起的耳聋等。

混合性聋同时具有传导性聋与感音神经性聋因素,常发生于既有外耳和/或中耳病变,又有 Corti 器毛细胞或听神经病变。如耳硬化症同时累及听小骨和耳蜗,颞骨混合性骨折,慢性化脓性中耳炎,胆脂瘤,中耳肿瘤等。

耳聋分类及病因的思维导图见图 2-2-3。

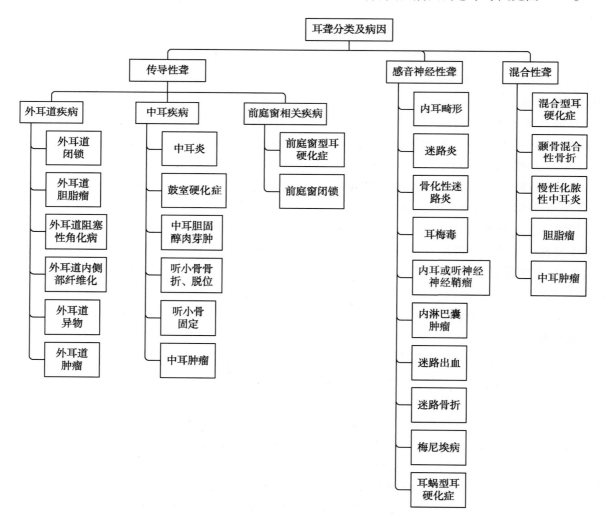

图 2-2-3　耳聋分类及病因的思维导图

（4）耳聋的时间过程：耳聋的病程可以是急性的、波动性的、长期的、逐渐进展的、快速进展的，或未知持续时间。双侧渐进性听力损失可能是老年性聋、噪声性聋或遗传性聋。波动性听力损失可见于多种疾病，最常见原因是梅尼埃病、自身免疫性聋、周围淋巴瘘和梅毒性迷路炎，不常见原因是全身性疾病（如多发性硬化、肺结核和结节病），罕见原因是内淋巴囊肿瘤。内耳免疫性疾病、全身性自身免疫疾病累及内耳、转移瘤累及脑或颞骨时，可发生快速进展性听力损失。

（5）耳聋的侧别：单侧或双侧。单侧感音神经性聋首先考虑蜗后病变所致，如果有传导性成分，应该考虑耳硬化症、伴有积液的慢性中耳炎、镫骨固定、鼓室硬化、鼓膜硬化症、鼓膜穿孔、胆脂瘤或听小骨异常等诊断。伴有积液的颈静脉孔肿瘤患者常伴有单侧听力损失。

（6）耳聋的伴随症状和体征：耳胀满感、耳痛、耳漏、眩晕、耳鸣或脑神经病变相关症状等。

2. 体格检查 专科检查：外耳道、鼓膜及耳周情况，全身检查和神经系统检查。

3. 诊断检查 听功能检查，包括音叉检查、纯音测听、声导抗检查、耳声发射、听性脑干反应、前庭功能检查、自发性眼震、咽鼓管功能检查、实验室检查和影像学检查。影像学检查可以帮助确定耳聋的病因、病变部位及范围。

（三）影像学在耳聋中的应用

1. 影像学检查在传导性聋中的应用 传导性聋的最佳影像诊断方法是颞骨 CT。传导性聋的病例中，影像检查通常可见异常，尤其是高分辨率 CT。阅片时需仔细观察外耳道、鼓膜、听小骨及前庭窗，寻找特征性的诊断线索。如果影像检查正常，需要随诊。有以下三种情况影像学检查不易诊断：前庭窗闭锁、先天性听小骨固定及慢性中耳炎累及听小骨。如伴有或怀疑颅内外并发症、侵犯内耳、神经时，行 MRI 增强扫描可帮助明确或排除诊断。

2. 影像学检查在感音神经性聋中的应用 MRI 软组织分辨率高，可很好地显示内耳、听神经及颅脑。听神经或听中枢异常采用 MRI 最佳，可显示蜗神经发育不良、前庭神经鞘瘤、多发性硬化、脑梗死等。部分内耳病变采用 MRI 最佳，如迷路炎、迷路出血、耳梅毒、迷路内神经鞘瘤、梅尼埃病。迷路骨折、镫骨脱位、耳硬化症、骨化性迷路炎、Paget 病采用 CT 最佳。内耳畸形采用 CT 或 MRI 均可，首选颞骨 CT，部分病例诊断需结合 CT 和 MRI，若考虑行人工耳蜗植入术，需进行高分辨三维内耳水成像，进行斜矢状位重建，用来评估蜗神经发育情况。

3. 影像学检查在混合性聋中的应用 混合性聋根据传导性聋和感音神经性聋的程度来选择检查方法。如：耳硬化症选用 CT 检查，可诊断前庭窗型、蜗型和混合型耳硬化症；化脓性中耳炎合并迷路炎，慢性中耳炎伴老年性聋，听小骨中断伴突发性聋，粘连性中耳炎伴梅尼埃病等，可采用 CT 与 MRI 相结合的方式。

四、耳鸣

（一）定义及概述

耳鸣（tinnitus）是指在没有外界声刺激或电刺激的情况下，耳部或颅内有声音的感觉。耳鸣是耳科临床最常见的症状之一。耳鸣发病率随着年龄增长而增加，一般人群中 10%～15% 有不同程度耳鸣，老年人耳鸣发生率可达 33%。

（二）临床表现与诊断检查

1. 临床表现

（1）耳鸣分类：一般分为主观性耳鸣和客观性耳鸣。主观性耳鸣多见，是指外界无相应声源或刺激存在，而患者主观上感觉耳内或颅内有声音。耳鸣病因复杂，发病机制尚不十分清楚，听觉系统疾病、听觉系统以外的一些全身性疾病、心理问题或疾病等均可引起耳鸣。客观性耳鸣少见，指患者和检查者都可听到耳鸣的声音，主要有血管的搏动声、肌肉的阵挛声、咽鼓管异常开放的呼吸音或颞下颌关节紊乱引起的声音。

（2）耳鸣的特征：可为持续性或间断性、波动性或非波动性。

（3）耳鸣音调的性质：可为高调、中调和低调。耳鸣声的具体描述有嗡嗡声、嘶嘶声、蝉鸣声、汽笛声、铃声等。根据是否有节律，分为搏动性和非搏动性。搏动性耳鸣与心跳节律一致时，常提示为血管源性，可分为动脉源性和静脉源性。动脉源性耳鸣常呈粗糙、尖锐的搏动性耳鸣，静脉源性耳鸣声常呈节律明显的嗡嗡样机器声。

（4）耳鸣的病因：有外耳道炎、耵聍栓塞、中耳炎、咽鼓管功能障碍、鼓室积液、耳硬化症、鼓室球瘤等外、中耳疾病，梅尼埃病、前庭神经鞘瘤、噪声性聋、药物性聋、老年性聋等内耳疾病，颅脑外伤、脑炎、脑膜炎、多发性硬化、Ramsay-Hunt 综合征、颈动脉或椎动脉系统的血管病变（动静脉瘘和动脉瘤）、乙状窦憩室、腭肌阵挛、镫骨肌或鼓膜张肌痉挛、颞下颌关节病以及一些全身性疾病,如:心血管疾病(高血压、动脉粥样硬化等)、代谢性疾病(高脂血症、糖尿病、甲状腺功能低下或亢进、锌或维生素缺乏等)、肾病、贫血、毒血症、神经症以及长期接触铅、汞、苯、砷等化学物品等。

耳鸣来源及病因的思维导图见图2-2-4。

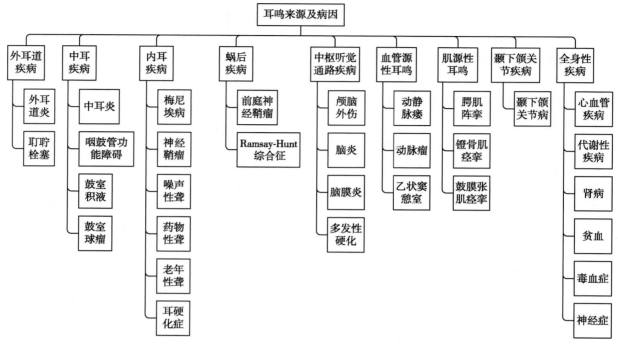

图 2-2-4　耳鸣来源及病因的思维导图

（5）耳鸣的伴随症状:由听觉系统疾病引起的耳鸣可伴有耳聋或眩晕等症状。全身因素引起的耳鸣可不伴耳聋、眩晕等症状,但可伴有某些疾病的相关症状。

2. 体格检查　包括一般全身检查、神经系统检查、专科检查、颈部检查和颞下颌关节功能检查。如为搏动性耳鸣,应作压颈试验以及头、颈侧和耳周听诊,以了解有无血管搏动声、颈转动及压迫颈动、静脉对耳鸣的影响等。

3. 诊断检查　听功能检查、前庭功能检查、耳鸣测试及影像学检查。

根据专科检查初步判断耳鸣类型,再进一步有针对性地进行影像学检查,以便明确耳鸣病因。

（三）影像学在耳鸣中的应用

1. 影像学检查在外、中耳来源耳鸣中的应用　外、中耳来源耳鸣的诊断除专科检查外,影像学检查是重要的辅助检查。外耳道异物、外耳道炎、耵聍栓塞、中耳炎、鼓室积液、耳硬化症、颈静脉球高位可通过CT检查得到进一步明确。鼓室球瘤可通过CT与MRI检查相结合的方式进行诊断,CT可显示鼓室内肿块与鼓岬的关系,MRI可见"胡椒盐"征,时间信号强度曲线为"流出型",是该病的特征性表现,血管造影可用于术前供血血管评估及栓塞。

2. 影像学检查在内耳、蜗后、中枢听觉通路来源耳鸣中的应用　噪声性聋、药物性聋、老年性聋等内耳疾病,影像学检查无异常表现,影像学检查可作为排他性诊断手段。梅尼埃病、前庭神经鞘瘤、颅脑外伤、脑炎、脑膜炎、多发性硬化、Ramsay-Hunt综合征的影像学诊断,推荐MRI检查,MRI有较高的软组织分辨率,内耳、蜗后及颅脑病变是MRI检查的适应证。

3. 影像学检查在血管源性耳鸣中的应用　血管源性耳鸣的病因影像学检查推荐CT增强扫描,即颞骨双期增强扫描或脑动脉静脉成像检查,对颈动脉或椎动脉系统的血管病变(如动静脉瘘和动脉瘤)、乙状窦憩室的诊断比较明确,但较小的硬脑膜动静脉瘘需行血管造影进一步明确。

4. 影像学检查在颞下颌关节来源耳鸣中的应用　颞下颌关节CT及MRI检查均可对颞下颌关节疾病进行诊断,CT可观察骨质、关节对应关系,MRI既可观察骨质又可观察关节运动情况、关节盘位置及形态等,是诊断颞下颌关节疾病,尤其是颞下颌关节紊乱病的主要检查方法。

五、眩晕

（一）定义及概述

眩晕(vertigo)是因机体对空间定位障碍而产生

的一种运动性或位置性错觉,感觉自身或外界景物发生运动。前庭系统、本体感觉系统和视觉系统与中枢神经系统之平衡信息整合中枢共同参与维持机体平衡,上述系统疾病皆可引起眩晕,其中前庭系统功能紊乱最为常见。

(二)临床表现与诊断检查

1. 临床表现

(1)眩晕分类:常按病变部位和病因分为前庭性眩晕和非前庭性眩晕两大类,前者又可分为前庭周围性和前庭中枢性眩晕两亚类。眩晕分类及病因

的思维导图见图 2-2-5。

(2)前庭周围性眩晕:前庭周围性眩晕是指外周前庭器官或前庭神经病变引发的眩晕。以反复发作性眩晕多见,也可表现为持续性眩晕。患者感自身或四周景物旋转或摇摆,可伴有恶心、呕吐等自主神经症状,头位变动或睁眼可使症状加重;有时伴耳鸣、耳聋,可出现水平性或旋转水平性眼震;发病时神志清楚,大多可自行缓解。常见疾病有梅尼埃病、良性阵发性位置性眩晕、前庭神经炎、突发性聋、迷路炎、外淋巴瘘、药物性前庭损伤、前庭神经鞘瘤等。

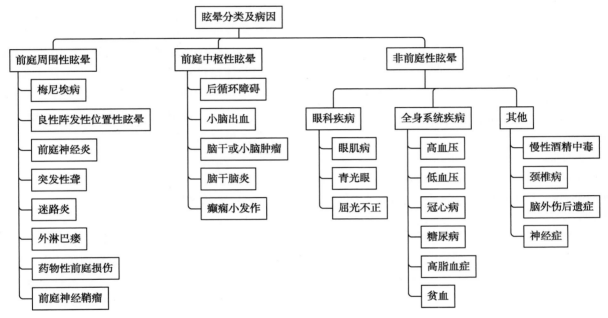

图 2-2-5 眩晕分类及病因的思维导图

(3)前庭中枢性眩晕:前庭中枢性眩晕是指脑干、小脑、大脑等前庭中枢部位病变引发的眩晕。多为持续性眩晕,程度不定,持续时间较长;眩晕可为旋转性或非旋转性,一般无耳鸣或耳聋,头位变动或睁眼少有影响;眼震多为垂直性或斜行性,发病时可有意识丧失等中枢神经系统病损的表现。常见疾病有后循环障碍、小脑出血等血管性病变,脑干或小脑肿瘤,脑干脑炎和癫痫小发作等。有些疾病可同时累及前庭外周及前庭中枢,而出现相应症状。

(4)非前庭性眩晕:非前庭性眩晕是指除前庭系统以外的其他病变引发的眩晕。程度不一,表现多样,可为平面飘浮感、倾斜感及直线晃动感,也可为头重脚轻、头昏沉或晕厥;常因原发疾病不同而伴有不同的体征。常见疾病有眼肌病、青光眼、屈光不正等眼科疾病,高血压、低血压、冠心病、糖尿病、高脂血症、贫血等全身系统疾病,慢性酒精中毒、颈椎病、脑外伤后遗症和神经症等,须予以鉴别。

2. 体格检查 全身一般检查、专科检查、神经系统检查和必要的神经耳科检查。

3. 诊断检查 精神心理状态评估、听力学检查、前庭功能检查(温度试验、头脉冲试验、前庭诱发肌源性电位、前庭自旋转试验、转椅试验等)、眼科检查、颈部检查、影像学检查、脑电图检查、实验室检查。

(三)影像学在眩晕中的应用

1. 影像学检查在前庭周围性眩晕中的应用 首选高分辨率 CT 进行检查,重点观察中、内耳骨性结构是否有病变或表现异常(如耳硬化症、半规管裂综合征等)。如经高分辨率 CT 排查结果为阴性,疑为梅尼埃病、前庭神经炎、迷路炎、前庭神经鞘瘤的患者需要进一步做 MRI 检查明确诊断。内耳钆造影检查显示内耳内是否存在膜迷路积水,可作为梅尼埃病辅助诊断依据。MRI 增强扫描显示前庭神经、内耳异常强化,分别提示前庭神经炎、迷路炎。

MRI 示内听道和桥小脑角占位性病变呈"冰激凌"征，提示前庭神经鞘瘤。

2. 影像学检查在前庭中枢性眩晕中的应用 前庭中枢性眩晕的病因中，后循环障碍、脑干或小脑肿瘤、脑干脑炎等的影像学检查首选颅脑 MRI 检查，小脑出血首选颅脑 CT 检查。

3. 影像学检查在非前庭性眩晕中的应用 非前庭性眩晕的病因中，影像学检查可帮助诊断颈椎病、脑外伤、先天性心脏病、脑血管病。颈椎病、脑血管病以 MRI 检查为佳。脑外伤首选 CT 检查，MRI 可作为脑挫伤、微出血的补充检查。先天性心脏病首选超声检查，CT 增强扫描可作为补充检查。

（胡 娜）

参 考 文 献

1. Fife TD, Tourkevich R. Tinnitus, hyperacusis, otalgia, and hearing loss[J]. Continuum (Minneap Minn), 2021, 27 (2): 491-525.

2. Ally M, Moinie A, Lomas J, et al. Aetiology and management options for secondary referred otalgia: a systematic review and meta-analyses[J]. Eur Arch Otorhinolaryngol, 2023, 280 (1): 47-59.

3. Chapel AC, Page JC, Sweeney AD. Hearing loss, pulsatile tinnitus, and otalgia[J]. JAMA Otolaryngol Head Neck Surg, 2021, 147 (7): 665-666.

4. Bardanis J, Batzakakis D, Mamatas S. Types and causes of otorrhea[J]. Auris Nasus Larynx, 2003, 30 (3): 253-257.

5. Esmaili AA, Renton J. A review of tinnitus[J]. Aust J Gen Pract, 2018, 47 (4): 205-208.

6. Dalrymple SN, Lewis SH, Philman S. Tinnitus: diagnosis and management[J]. Am Fam Physician, 2021, 103 (11): 663-671.

7. Mazurek B, Hesse G, Dobel C, et al. Chronic tinnitus[J]. Dtsch Arztebl Int, 2022, 119 (13): 219-225.

8. Narsinh KH, Hui F, Saloner D, et al. Diagnostic approach to pulsatile tinnitus: a narrative review[J]. JAMA Otolaryngol Head Neck Surg, 2022, 148 (5): 476-483.

9. Lieu JEC, Kenna M, Anne S, Davidson L. Hearing loss in children: a review[J]. JAMA, 2020, 324 (21): 2195-2205.

10. Nieman CL, Oh ES. Hearing loss[J]. Ann Intern Med, 2020, 173 (11): ITC81-ITC96.

11. Michels TC, Duffy MT, Rogers DJ. Hearing loss in adults: differential diagnosis and treatment[J]. Am Fam Physician, 2019, 100 (2): 98-108.

12. Shapiro SB, Noij KS, Naples JG, et al. Hearing loss and tinnitus[J]. Med Clin North Am, 2021, 105 (5): 799-811.

13. Shave S, Botti C, Kwong K. Congenital sensorineural hearing loss[J]. Pediatr Clin North Am, 2022, 69 (2): 221-234.

14. Omron R. Peripheral vertigo[J]. Emerg Med Clin North Am, 2019, 37 (1): 11-28.

第三节 鼻腔鼻窦疾病的临床症状/体征

鼻腔鼻窦病变种类多样，常起病隐匿，不同疾病之间临床表现及体征具有一定相似性，常导致误诊及漏诊，增加了患者的负担，治疗不及时可影响疾病预后。鼻腔鼻窦病变常见症状包括：鼻塞、流涕、涕血（鼻出血）、头痛（鼻面部痛）、嗅觉障碍等。鼻窦病变常累及邻近眼眶，部分患者以眼部症状为首发症状，如眼球突出、复视、视力下降、眼干等。详细询问病史及体格检查有助于诊断，病史包括主要症状、起病特点、持续时间、严重程度及有无伴发症状等。此外，个人史、外伤史、手术史以及既往治疗方案及治疗效果也应纳入综合分析中。

一、鼻塞

（一）定义及概述

鼻塞（nasal obstruction）：鼻腔通气不畅或不通气，主要表现为鼻通气量下降，吸气阻力增高。可见于鼻腔鼻窦异物、鼻部外伤（如鼻中隔骨折、上颌骨额突骨折）、鼻腔鼻窦炎性疾病（如慢性鼻炎、鼻窦炎、真菌性鼻窦炎）、鼻腔良/恶性肿瘤和邻近组织结构累及（如脑膜脑膨出、眼眶肿瘤侵犯鼻腔）。

（二）临床表现与诊断检查

1. 临床表现

（1）多表现为患病单侧鼻塞，也可表现为双侧鼻塞，呈进行性发展。间歇性鼻塞多见于炎症性疾病，应用鼻腔黏膜收敛类药物多可缓解。肿瘤性疾病多表现为稳固的鼻塞，随肿瘤体积增大，应用鼻腔黏膜收敛类药物后鼻塞症状缓解进行性下降。外伤性鼻塞见于外伤发生后，有明显的鼻腔结构改变。

（2）鼻塞的伴随症状：鼻塞多伴有可能伴随有流涕、打喷嚏、头痛、喉咙痛、失眠、疲劳等症状。呼吸不畅：鼻塞时，患者会感到呼吸不畅，可能需要用口呼吸来代替鼻呼吸。特别是在睡觉时，鼻塞可能导致呼吸困难，严重时甚至可能导致缺氧。鼻涕滞留：鼻塞时，鼻涕难以流出，可能会滞留在鼻腔内，导致鼻腔内的分泌物增多。鼻腔干燥：如果鼻塞持续时间过长，可能会导致鼻腔干燥，甚至出现鼻腔出血的情况。睡眠质量下降：鼻塞可能导致患者睡眠质量下降，特别是在睡觉时，鼻塞可能导致患者难以入睡或者睡眠不深。精神状态改变:长期的鼻塞可能会导致患者精神状态改变,例如容易疲劳、烦躁不安、注意力不集中等。

2. 体格检查 鼻塞的体格检查主要包括视诊和触诊。视诊主要观察患者鼻部外形、皮肤颜色,同时观察患者是否有呼吸困难、流涕、嗅觉减退、头晕、头痛等伴随症状。触诊主要是检查患者鼻部及周围组织是否存在压痛,颈部及下颌下、颏下淋巴结是否肿大及其活动度及压痛情况。

3. 诊断检查 鼻塞的诊断性检查主要包括鼻内镜检查、影像学检查和鼻通气功能检查。鼻内镜检查是发现鼻塞病因最常见的检查方法,可以清楚地观察鼻腔内的情况,能够判断鼻腔内是否有异物、鼻中隔偏曲、鼻甲肥大等情况,还可以了解鼻腔通气情况,判断是否有鼻炎、鼻窦炎等疾病鼻通气功能检查通常是指用于检查患者鼻腔通气情况,包括鼻测量和鼻阻力检查,主要评估鼻腔通气的时间、鼻腔通气量、鼻腔黏膜的通气量等,可以检查鼻腔是否存在堵塞的情况,还可以检查鼻腔黏膜的敏感性。影像学检查是评估鼻塞病因的常用检查方法,特别是对鼻腔鼻窦深部结构病变评估方面具有很大优势,常用方法包括 CT 检查和 MRI 检查,CT 可以判断患者是否存在鼻中隔偏曲、鼻息肉、鼻内肿块等,MRI 检查主要用于鼻腔鼻窦肿瘤性病变的诊断和鉴别,对恶性病变分期分级具有重要价值。

(三)影像学在鼻堵中的应用

(1)鼻窦炎:鼻窦炎(acute rhinosinusitis)是指由病毒、细菌等病原体引起鼻腔和鼻窦黏膜部位的感染,以鼻腔鼻窦流涕为特征的一组疾病。

影像学检查:CT 及 MRI 多表现双侧多组鼻窦病变,鼻腔鼻窦黏膜不同程度增厚,窦腔内可见软组织密度或 T_2WI 高信号的积液,一般无骨质破坏。急性侵袭性真菌性鼻窦炎可表现为鼻腔鼻窦黏膜及周围软组织弥漫性肿胀,多累及骨质,可见大面积死骨,MRI 增强后可见局部组织结构存在,强化缺失。

(2)鼻腔异物:鼻腔异物(foreign bodies in the nasal cavity)一般具有明确的病史,可通过鼻内镜检查直接发现并取出鼻腔异物,多不需要进行影像学检查。少数存留时间较长的鼻腔异物周围被炎性组织包裹,形成鼻石,鼻镜与肿瘤性病变难以鉴别。

影像学检查:常用 CT 检查,表现为鼻腔内具有特征形状的异物,周围可见软组织密度包裹,鼻腔黏膜软组织多肿胀增厚。根据异物不同,CT 表现为高或低密度灶,金属异物为高密度,塑料或木质异物为低密度。

(3)鼻骨骨折:鼻骨骨折(fracture of nasal bone)多具有明确的外伤病史,鼻骨骨折可导致鼻部塌陷,鼻中隔呈角偏曲,急性期可伴有严重的鼻腔黏膜水肿,导致一侧或双侧鼻腔狭窄而出现鼻塞症状。

影像学检查:CT 是评估鼻骨骨折最重要的检查方法,表现为鼻骨骨质连续性中断,多伴有骨性鼻中隔和/或上颌骨额突骨折,部分严重损伤患者可伴有眼眶骨折及眶内组织损伤。鼻部骨折需要与鼻骨内血管沟、骨缝结构和鼻中隔偏曲畸形鉴别,应注意观察可疑骨折区域软组织有无肿胀,骨皮质是否存在明确中断。

(4)鼻腔鼻窦良性肿瘤及肿瘤样病变:鼻腔鼻窦良性肿瘤(sinonasal benign tumor and tumor-like lesion)主要包括骨瘤、内翻乳头状瘤、血管瘤、神经纤维瘤、牙釉质细胞瘤和骨纤维异常增殖症等。这些肿瘤通常不会发生转移,生长缓慢,但可能会引起鼻塞、头痛、鼻出血等症状。

影像学检查:骨瘤是由骨组织异常增生形成的良性肿瘤,多见于鼻窦内,尤其是上颌窦,病变较小是多无症状,生长较大时或双侧多发骨瘤可导致鼻气流受阻,出现鼻堵标下,CT 表现为圆形或类圆形骨性高密度占位,边缘清晰,可通过窄蒂与骨壁相连。内翻乳头状瘤多发生于上颌窦和鼻腔,T_2WI 和增强后 T_1WI 多可见特征性的脑回样表现。血管瘤多位于鼻腔,青少年鼻炎纤维血管瘤多见于鼻咽部,多伴有血涕,T_2WI 可见肿瘤内部血管流空,增强后病变多明显强化。骨纤维异常增殖症是一种病因不明,缓慢进展的自限性良性骨纤维组织疾病。CT 表现为单骨或多骨骨髓腔膨胀增厚,骨小梁结构紊乱,骨髓腔密度不均匀,MRI 表现为 T_1WI 和 T_2WI 等低信号,增强后多无强化或轻度强化。

(5)鼻腔鼻窦恶性肿瘤:鼻腔鼻窦恶性肿瘤(sinonasal malignant tumor)最常见的病理类型为鳞状细胞癌,其他常见的病理类型还包括腺样囊性癌、恶性黑色素瘤、淋巴瘤、嗅神经母细胞瘤等。恶性肿瘤早期通常没有明显的症状,随着肿瘤的生长,会出现鼻塞、流涕、鼻出血、嗅觉减退等症状。

影像学表现:鳞癌及腺样囊性癌多表现为边界不清的软组织肿块,较大者多侵袭周围骨质和软组织,T_1WI 多呈等信号,T_2WI 多呈等高信号,增强后多表现为中等-明显强化,肿瘤多沿颅底孔道蔓延生长。恶性黑色素瘤主体多表现为 T_1WI 和 T_2WI 等信号肿块,内可见不均匀的 T_1WI 高信号,T_2WI 低信号的富色素区域,增强后可表现不均匀中度-明显强化。淋巴瘤多表现为信号均匀的 T_1WI 和 T_2WI 等信号肿物,DWI 呈明显高信号,增强后呈均匀的轻-中度强化。嗅神经母细胞瘤较大时多表现为颅鼻沟通性肿瘤,多侵犯前颅底嗅沟区,增强后表现为不均匀明显强化。

鼻塞分类及病因的思维导图见图 2-3-1。

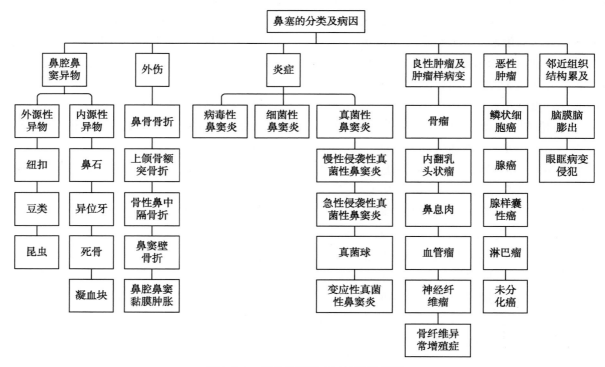

图 2-3-1 鼻塞分类及病因的思维导图

二、鼻出血

(一)定义及概述

鼻出血(epistaxis)是临床常见的症状之一,可由鼻部疾病引起,也可由全身疾病所致。鼻出血多为单侧,少数情况下可出现双侧鼻出血;出血量多少不一,轻者仅为涕中带血,重者可引起失血性休克,反复鼻出血可导致贫血。主要病因有气压性损伤、放疗性损伤、鼻部炎症、鼻腔及鼻咽部肿瘤、鼻腔异物等。也可因全身性疾病诱发,如各种出血性疾病及血液病、急性发热性传染病、心血管系统疾病等。

(二)临床表现与诊断检查

1. 临床表现

(1)局部原因引起的鼻出血多发生于一侧鼻腔,单侧血涕是鼻腔鼻窦疾病重要的伴随症状,主要由鼻腔鼻窦局部黏膜组织或肿瘤组织糜烂或溃疡所致,表现为分泌物带血,严重时可有动脉性鼻出血。血涕可分为直接血涕和回缩性血涕,对疾病定位具有一定价值。直接血涕是指鼻涕中直接带有血液,多来源于靠近前鼻孔的鼻腔鼻窦病变。回缩性血涕表现为回吸鼻涕再咳出时出现涕中或痰中带血,提示病变多位于后鼻孔或鼻咽部,约 70% 的中晚期鼻咽癌患者可表现为回缩性血涕。全身疾病引起者,可能两侧鼻腔交替或同时出血,如高血压、血液病等,都可能导致鼻出血。

(2)鼻出血伴随症状:鼻出血量较少时可无伴随症状,出血量较多时可因咽入大量血液出现恶心、呕吐,如果鼻出血严重,可能导致鼻腔内血液凝结成块状物堵塞鼻腔,从而引发鼻塞和呼吸困难。成人急性失血量达 500ml 时,多有头昏、口渴等症状,失血量达到 1 000ml 时可出现血压下降、心率加快等休克前期症状。

2. 体格检查

(1)视诊:观察患者的鼻腔状况,是否有明显的出血点或肿胀等症状。

(2)测量血压:测量患者的血压,以了解是否有血压异常的情况,监测患者生命体征。

(3)检查口腔黏膜:检查患者的口腔黏膜,观察鼻腔出血是否因牙龈炎、口腔溃疡等出血性疾病引起。

(4)检查全身情况:检查患者的全身情况,如是否有贫血、发热等症状,这些症状可能与鼻出血有关。

3. 诊断检查
鼻内镜检查是明确鼻出血病因最常用的检查方法,可通过鼻内镜直接观察鼻腔内的黏膜、血管和鼻中隔是否有异常,并可进行活检或止血。影像学检查,包括 CT 和 MRI,可帮助临床医师进一步明确鼻腔结构是否异常及肿瘤性疾病等导致鼻出血的病因,特别是发现鼻腔鼻窦深部组织病变。数字减影血管造影(digital subtraction angiography,DSA)有助于出血的责任血管,如外伤性假性动脉瘤、鼻腔鼻窦肿瘤放疗后出血等,并可进一步行栓塞止血治疗。

(三) 影像学在鼻出血中的应用

(1) 鼻咽血管纤维瘤:鼻咽血管纤维瘤(nasopharyngeal angiofibroma)是头颈部较为常见的良性肿瘤,血供丰富,可侵袭周围结构,常见于青春期(10~25岁)男性,平均15岁,25岁以后肿瘤停止生长,极个别病例可自行消退萎缩。

影像学表现:CT表现可以显示鼻咽腔内软组织密度肿块,外缘光整,肿瘤常突入后鼻孔、翼腭窝、翼上颌裂及颞下窝,相邻骨壁压迫吸收,受累肌间隙显示不清。增强扫描后肿瘤表现为均匀或不均匀明显强化。MRI表现为 T_1WI 等低信号,T_2WI 高信号,瘤内较多流空血管,增强后强化明显。

(2) 鼻咽癌:鼻咽癌(nasopharyngeal carcinoma)是鼻咽部最常见的恶性肿瘤(约70%),中国高发,广东为首,男女比约3:1,40~60岁为高发年龄段,常见的易感因素包括遗传、环境、EB病毒、化学致癌物质相关。病变起源于鼻咽黏膜上皮细胞,以低分化鳞癌最为常见,好发于咽隐窝、顶壁和后壁,淋巴结转移较常见。患者可出现回缩性血涕,鼻咽癌治疗以放疗为主,放疗后肿瘤血管或照射野内小动脉易破裂出血。

影像学表现:CT表现:为软组织密度肿块,密度均匀,肿瘤坏死可出现密度不均。MR上 T_1WI 呈中等信号,T_2WI 呈等高信号,DWI弥散受限,增强扫描可呈轻度、中度或环形明显强化。咽后淋巴结是首站转移淋巴结,其他常见转移部位为Ⅱ、Ⅲ区,坏死多见,增强多呈环形强化。

鼻出血分类及病因的思维导图见图2-3-2。

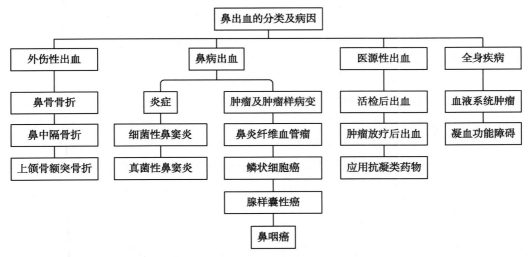

图2-3-2 鼻出血分类及病因的思维导图

三、嗅觉障碍

(一) 定义及概述

嗅觉障碍(dysosmia):对嗅素刺激没有正确反应,根据发病部位可分为传导性嗅觉障碍、感觉性觉障碍、神经性嗅觉障碍、精神性嗅觉障碍和混合性嗅觉障碍。鼻腔鼻窦疾病可导致嗅素气流受阻,嗅素不能或不能完全到达嗅区而造成传导性嗅觉障碍,也可由于鼻黏膜嗅觉感受器病变无发引起嗅觉而导致神经性嗅觉障碍,或病变累及筛板以上觉神经通路以至嗅皮质中枢病变引起神经性嗅觉障碍。

(二) 临床表现与诊断检查

1. 临床表现

(1) 临床表现:主要包括嗅觉减退、嗅觉丧失、嗅觉缺失、嗅觉倒错、嗅觉过敏、幻嗅等。多表现为对气味感知、识别、辨别能力的下降,甚至完全无法感知气味。嗅觉障碍可能是由各种疾病导致的,包括鼻部疾病、上呼吸道感染、颅脑肿瘤等。嗅觉障碍会严重影响人的生活质量,不仅影响嗅觉体验,还会影响食欲和情绪。嗅觉障碍也可见于一些神经退行性病变的早期,如帕金森病和阿尔茨海默病等。

(2) 嗅觉障碍伴随症状:主要包括头痛、鼻塞、流脓涕、外伤者可有鼻出血等症状。

2. 体格检查
主要为鼻部检查,观察是否有鼻息肉、鼻中隔偏曲、鼻甲肥大等影响气味传递的疾病,导致嗅觉障碍。

3. 诊断检查

(1) 嗅觉测试:通过嗅觉测试来评估患者的嗅

觉功能,常用的嗅觉测试包括嗅觉阈值测试和嗅觉识别测试。嗅觉阈值测试可以检测患者对不同气味的感知能力,而嗅觉识别测试可以检测患者对不同气味的识别能力。

(2)影像学检查:可及时发现鼻腔鼻窦与颅内占位性病变,其中高分辨率 CT 扫描是诊断传导性嗅觉下降的首选检查方法。

(三)影像学在嗅觉障碍中的应用

1. 嗅神经母细胞瘤 嗅神经母细胞瘤(esthe-sioneuroblastoma)是一种起源于嗅神经上皮原始基底细胞的鼻腔鼻窦恶性肿瘤。嗅神经母细胞瘤较为罕见,仅占所有鼻肿瘤的 3%～5%。其早期症状不明显,可发生于任何年龄,嗅神经母细胞瘤确诊的中位年龄是14 岁,75%患者为女性,常早期出现嗅觉障碍。

影像学检查:嗅神经母细胞瘤发病部位和生长方式是诊断要点,影像学检查可帮助准确定位病变部位和范围。大多数呈跨颅内外生长,形态不规则,CT 呈软组织密度,边界尚清,其内坏死囊变常见,部分病变内可见钙化,增强后可见均匀或欠均匀明显强化。CT 骨窗可以清晰显示骨质破坏情况,表现为骨质变薄、局部不连续。冠状位 CT 图像更直观显示形态特点及与周围解剖结构的关系。MRI:T_1WI 表现为等、稍低信号,T_2WI 表现为稍高信号。肿瘤较小时,信号多均匀,肿瘤较大时瘤内伴囊变坏死而致信号不均匀,增强后肿瘤呈均匀或不均匀明显强化。

2. 真菌性鼻窦炎 真菌性鼻窦炎(fungal rhino-sinusitis)最常见的类型是真菌球,是一种慢性非侵袭性的真菌感染,多累及单个鼻窦。镜下可见密集的真菌菌丝伴有非过敏性黏蛋白,坏死真菌球内可见磷酸钙和硫酸钙沉积,黏膜无受侵表现。变应性

真菌性鼻窦炎多发生于免疫异常或过敏体质人群,多累及双侧多个鼻窦,易反复发作,经常与多发鼻息肉并存。镜下可见嗜酸性粒细胞、嗜酸性黏蛋白、Charot-Leydon 结晶和真菌丝并存。真菌丝不侵犯鼻窦黏膜和血管。侵袭性真菌性鼻窦炎多发生于免疫功能低下或缺陷患者。毛霉菌多见,真菌菌丝侵犯黏膜、血管、窦壁骨质及窦外结构,造成黏膜和骨质坏死,短期内可侵犯颅面部及颅内结构,死亡率很高。坏死组织较多,颜色苍白,镜下可见菌丝侵入黏膜下骨质和血管内。

影像学检查:鼻窦平扫 CT 是诊断真菌球最佳影像学检查方法。真菌球通常仅局限于一个窦腔,上颌窦多见,CT 表现为窦腔实变,伴有点片状、团块状钙化,窦壁骨质以增生肥厚为主、破坏少见。MRI 显示真菌球呈 T_1WI 低信号、T_2WI 低信号团块,周围可见 T_1WI 低信号 T_2WI 高信号的炎性病变和水肿黏膜组织。变应性真菌性鼻窦炎多表现为双侧多组鼻窦发病,常伴有鼻息肉。CT 显示窦腔实变、膨胀,伴形态不一的脑回状或匍匐状高密度影,窦壁骨质变形吸收和增生可以同时存在,MRI 根据含有的蛋白和重金属成分的不同,T_1WI 呈高、低或等信号,T_2WI 低信号,甚至无信号,增强后无强化。侵袭性真菌性鼻窦炎发生于上颌窦最常见,筛窦和蝶窦次之。早期仅表现黏膜增厚,一般无气液平面,上颌窦周软组织浸润,窦壁骨质以破坏为主,并伴有窦外软组织影,病变易侵犯血管,造成血管闭塞时可出现大范围死骨。MRI 表现为混杂 T_1WI 等低信号,T_2WI 不均匀高信号,边界不清,增强后病变组织弥漫性不均匀强化,部分病变内可见无强化区域。

嗅觉障碍分类及病因的思维导图见图 2-3-3。

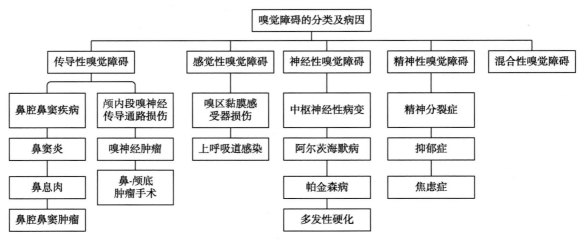

图 2-3-3 嗅觉障碍分类及病因的思维导图

（李 铮 宋法亮）

睚病变的临床症状和体征。

参 考 文 献

1. Lourijsen ES, Reitsma S, Vleming M, et al. Endoscopic sinus surgery with medical therapy versus medical therapy for chronic rhinosinusitis with nasal polyps: a multicentre, randomised, controlled trial[J]. Lancet Respir Med. 2022, 10(4): 337-346.
2. Thawani R, Kim MS, Arastu A, et al. The contemporary management of cancers of the sinonasal tract in adults[J]. CA Cancer J Clin. 2023, 73(1): 72-112.
3. Rudmik L, Soler ZM. Medical therapies for adult chronic sinusitis: a systematic review[J]. JAMA. 2015, 314(9): 926-939.

第四节　眼球与眼眶疾病的临床症状/体征

眼球及眼眶病变可以引起多种临床症状和体征,这些症状和体征的种类和严重程度取决于病变的类型、位置和程度。以下是一些常见的眼球及眼

一、眼球突出

(一)定义及概述

眼球突出是眼眶病变最常见的临床表现之一,可表现为一个或两个眼球向前突出于眼眶外部。在 CT 或 MRI 影像上,单侧或双侧眼球体积超过眼眶内外侧壁连线的 50% 以上即可诊断为突眼。按照临床症状、病因又可分为无痛性突眼和痛性突眼。

(二)临床表现与诊断检查

1. 临床表现

(1) 眼球突出病因:常见病因为眼眶良性及恶性肿瘤,良性肿瘤包括眼眶血管瘤、神经源性肿瘤等;恶性肿瘤包括黑色素瘤、淋巴瘤等。甲状腺眼病:甲状腺功能异常(甲亢)通常伴随着眼球突出症状,称为"Graves' ophthalmopathy"。其他炎症:感染性或非感染性炎症,如眼眶炎性假瘤也可导致眼球突出。眼球突出的病因详见图 2-4-1。

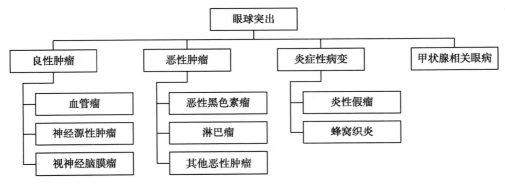

图 2-4-1 眼球突出病因的思维导图

(2) 伴随症状和体征:伴随症状可能包括眼球干涩、灼热感、疼痛和视觉问题。

2. 体格检查　使用 Hertel 眼球突出计测量患者的眼球突出度,检查眼球的大小、形状、位置,令眼球尽量向各方向转动,以观察眼球是否呈球形及活动度无异常。观察患者有无分泌物、眼睑红肿、眼眶肿物等问题。

3. 诊断检查　包括影像学检查、病原学检查、病理学检查等。

(1) 血常规检查:患者白细胞数,尤其是中性粒细胞比例增高提示有炎症的存在,多考虑感染的可能。

(2) 骨髓细胞学检查:是诊断急性白血病的主要依据和必做检查,有助于诊断急性髓系白血病绿色瘤导致的眼球突出,确定治疗方案及判断预后。

(3) 血清促甲状腺激素(TSH)、血清总甲状腺素(TT$_4$)、游离甲状腺素(FT$_4$)、血清总三碘甲腺原氨酸(TT$_3$)、游离三碘甲腺原氨酸(FT$_3$)检测。甲状相关眼病的诊断需要测定血清 TSH、TT$_4$、FT$_4$、TT$_3$、FT$_3$ 的水平。

(4) 影像学检查:CT 可显示眼球形态、球后有无占位性病变、眼外肌情况等能引起眼球突出的器质性改变,骨窗可显示病变的侵犯部位及是否引起骨质破坏和压迫。MRI 检查可直接观察病变的信号改变和范围,帮助进一步定性诊断。

(三)影像学在眼球突出中的应用

1. 痛性突眼可由炎性假瘤、眼眶蜂窝织炎引起,其病变范围较为弥漫(炎性假瘤的范围依据分型不同而不同),CT 显示球后或球周不规则的软组织

增厚,边界不清晰,眶内脂肪间隙可消失,甚至累及眶周脂肪间隙和颌面其他部位。MRI 对于炎性假瘤范围的显示优于 CT,根据病理类型的不同,其信号特点也不尽相同。炎性假瘤以淋巴细胞浸润为主时,病变呈现 T_1WI 稍低信号,T_2WI 稍高信号;以纤维增生为主时,病变在 T_1WI 及 T_2WI 上均呈现稍低信号;混合型的病灶则呈不均匀信号,增强可见病灶呈不均匀强化。

2. **肿瘤和肿瘤样病变** 是造成无痛性突眼的主要原因。主要良性肿瘤包括血管瘤、神经鞘瘤、神经纤维瘤、静脉畸形、脑膜瘤等;恶性肿瘤包括淋巴瘤和泪腺癌等。CT 和 MRI 诊断眼眶肿瘤均有较高的敏感性,但 MRI 定性诊断更有帮助,同时还需要根据不同征象分析,结合发病部位进行判断。

二、视觉异常

(一)定义及概述

视觉异常是眼眶病变的常见体征,可能包括模糊视觉、复视、视野缺损、视觉丧失。

(二)临床表现与诊断检查

1. 临床表现

(1)视觉异常的病因:可能由眼的位置变化、视神经受压迫或其他结构受累引起。视神经受累:视神经受压迫或受损可能导致视觉异常,如视野缺损或视力下降。眼外肌运动障碍:眼外肌病变可能导致斜视、复视或眼球运动异常,从而影响视觉。眼球肿瘤:眼眶肿瘤的存在可能会压迫或累及视觉通道,导致视觉异常,见图 2-4-2。

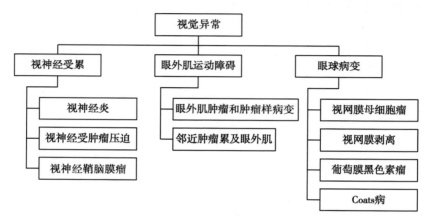

图 2-4-2 视觉异常病因的思维导图

(2)伴随症状和体征:视力模糊、眼干燥、头痛等。

2. 体格检查 要详细询问症状的部位以及症状持续的时间,对眼部及眼周进行详细检查,也可能需要酌情检查身体的其他部位。眼部检查通常包括屈光度、视野、检眼镜、裂隙灯及眼压测量等。检查眼球的大小、形状、位置,令眼球尽量向各方向转动,以观察眼球是否呈球形及活动度情况。观察患者有无分泌物、眼睑红肿、眼眶肿物等问题。

3. 诊断检查 主要观察眼球表面,检测眼睑的肿胀、红肿等异常情况;视力测试,用于评估患者的视力水平,确认是否存在视力问题;眼压测量,有助于排除眼压异常引起的水肿,特别是青光眼等疾病;眼底检查,观察眼底情况,排除眼睑水肿与眼底疾病的关联;眼眶 CT 或 MRI 扫描,通过影像学检查观察眼球、眼眶及周围组织结构,确定水肿的原因,如炎症、肿瘤或其他眼科疾病;皮肤过敏测试,若疑似过敏引起的水肿,进行皮肤过敏测试确认过敏原;实验

室检查,某些情况下可能需要进行血液或其他生化检查,排除系统性疾病引起的眼睑水肿。

(三)影像学在视觉异常的应用

对于视神经受压迫的情况,CT 能够提供详细的骨骼结构信息,帮助观察是否有骨折或骨病变压迫了视神经。而 MRI 则以其出色的软组织对比度,更适用于评估视神经及周围软组织的情况,如发现视神经受损或受压迫的细节。对于眼外肌运动障碍,CT 可用于观察眼眶骨结构,而 MRI 则更能展示眼外肌及其周围组织的详细情况。对于眼眶肿瘤,CT 可显示肿瘤的位置、大小及对周围结构的影响,而 MRI 则在描绘肿瘤与周围软组织的关系方面更为优越。综合运用 CT 和 MRI 的信息,可以全面了解视觉异常的病因。

三、眼睑水肿

(一)定义及概述

眼睑水肿是指眼睑部位出现异常的组织液体积聚,导致眼睑组织明显肿胀、厚度增加或变形的

情况。

（二）临床表现与诊断检查

1. 临床表现

（1）眼睑水肿的病因：眼睑炎症（眼睑皮肤炎症）可能导致眼睑水肿，眼眶疾病也可能引起眼睑水肿。另外，过敏性疾病或过敏反应可能导致眼睑水肿。眼睑水肿的病因见图2-4-3。

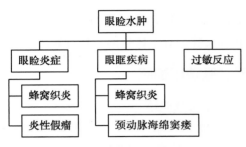

图 2-4-3　眼睑水肿病因的思维导图

（2）伴随症状和体征：眼睛周围红肿、疼痛不适、泪水增多、视力模糊、眼睑瘙痒以及分泌物增多等症状。

2. 体格检查　在大多数情况下，医生可根据症状和体格检查时的发现确定眼睑肿胀的病因，不需要检查。但是，如果医生怀疑眼眶蜂窝织炎或颈动脉海绵窦瘘，应进行 CT 或 MRI 检查。

3. 诊断检查　眼科检查包括对眼球表面的仔细观察，以观察眼睑的肿胀、红肿以及其他异常症状。视力测试用于评估患者的视力水平，以确定是否存在任何视力问题。眼压测量可用于排除眼压异常引起的水肿，而眼底检查则旨在观察眼底情况，排除眼睑水肿与眼底疾病的关联。通过眼眶 CT 或 MRI 扫描进行影像学检查，可以详细观察眼球、眼眶和邻近相关结构，以确定水肿的具体原因。对于疑似过敏引起的水肿，可进行皮肤过敏测试以确认过敏原。在一些情况下，可能需要进行实验室检查，包括血液或其他生化检查，以排除系统性疾病引起的

眼睑水肿。这些综合的检查手段有助于医生全面了解患者的眼部状况，从而制订有效的治疗方案。

（三）影像学在眼睑水肿中的应用

CT 以其高分辨率的解剖结构图像，尤其适用于显示眼眶骨骼结构和检测钙化物，有助于排除骨折、肿瘤等病变。其快速成像特性使其在紧急情况下有重要作用。相比之下，MRI 在软组织对比、血管成像和神经成像方面更为敏感，能够提供更详细的信息，尤其在评估血管性水肿和神经源性病变时表现优越。CT 和 MRI 均可以显示眼睑肿胀增厚的情况，如炎症引起的则会表现为软组织增厚、境界不清，密度增高或 T_2WI 信号增高，增强后不均匀强化。医生通常根据患者病情、症状和诊断需求综合考虑，选择合适的影像学检查方法，有时也会结合两者的优势以全面了解眼睑水肿的病理情况。

四、眼球运动异常

（一）定义及概述

眼球运动异常可能包括斜视、复视或眼球不能在正常范围内移动。这些问题通常与眼外肌受累或神经病变相关。

（二）临床表现与诊断检查

1. 临床表现

（1）眼球运动异常的病因：眼球运动异常的病因多种多样，包括眼外肌病变、神经系统障碍、颅内压力增高、眼眶肿瘤等。眼外肌病变，如斜视、复视等，可以导致眼球运动的不协调。神经系统障碍，如第三、第四或第六脑神经麻痹，也会影响眼球的正常运动。颅内压力增高可能导致眼球突出或受压，从而引起运动异常。眼眶肿瘤的存在可能压迫或累及眼球运动的神经或肌肉结构，影响眼球的正常运动。综合这些因素，眼球运动异常可能是多种疾病或情况的表现，全面的眼科检查和影像学诊断有助于明确病因，为针对性的治疗提供依据，见图2-4-4。

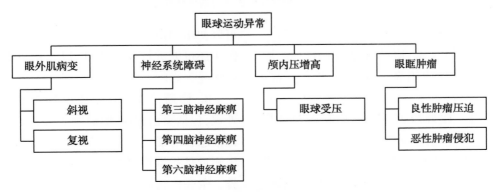

图 2-4-4　眼球运动异常病因的思维导图

（2）伴随症状和体征：伴随症状可能包括视觉模糊、眼球不协调运动、眼球颤动、眼球疼痛、头痛、眩晕、恶心、眼睑肿胀、视野缺失、复视、斜视等。这些症状的表现可能因个体差异和具体的病因而有所不同。

2. **体格检查**　眼球运动的体格检查是通过观察患者眼球的自发运动和协调性来评估其眼球功能的一项关键步骤。医生会观察眼球的水平、垂直和斜视运动，注意是否有异常的颤动或震颤。此外，追踪运动测试、水平和垂直凝视测试以及斜视测试等方法也被应用，以全面评估患者的眼球运动情况。

3. **诊断检查**　眼球运动异常的诊断检查包括全面的眼科检查，通过仔细观察眼球的自发运动、位置和协调性来评估是否存在异常。视力测试被用于评估患者的视力水平，确定是否存在视觉问题。眼压测量是排除眼压异常引起眼球运动问题的重要手段。此外，医生还可能采用一系列的眼球运动测试，如追踪运动测试和斜视测试，以全面了解患者的眼球运动功能。影像学检查，包括 CT 和 MRI，可见帮助排除引起器质性改变的疾病，如炎症、肿瘤等。

（三）影像学在眼球运动异常的应用

眼球运动异常可能涉及多种结构和神经通路，而通过使用眼眶 CT 或 MRI 扫描等影像学检查，医生能够详细观察眼球及其周围结构的解剖发现眼眶、眼外肌、视神经等组织的异常情况，帮助医生确定是否存在解剖异常、肿瘤、神经损伤等问题。解剖

异常可通过 CT 或 MRI 直接进行诊断；多种肿瘤，如累及眼外肌的肿瘤（颗粒细胞瘤、横纹肌肉瘤、转移瘤等），邻近压迫眼外肌的肿瘤（神经鞘瘤、淋巴瘤、血管瘤等）；视神经损伤，如视神经炎，在 MRI 上能够清晰显示出 T_2WI 信号增高，视神经增粗，增强后明显强化等改变，视神经胶质瘤则表现为视神经正常形态消失，在视神经走行区见到肿块样改变，T_1WI 等低、T_2WI 高信号，增强不均匀强化等表现。通过这些影像学信息，医生能够更准确地诊断眼球运动异常的病因，并制订个体化的治疗计划。

五、眼球压迫感

（一）定义及概述

患者可能感到眼球被压迫，眼眶内有异物感。这可能是由于眼球突出、肿瘤或其他疾病引起的。

（二）临床表现与诊断检查

1. 临床表现

（1）眼球压迫感的病因：眼球压迫感可能由多种病因引起。其中包括眼部炎症、感染、过敏反应、甲状腺相关眼病、眼球结构的改变、眼部肿瘤、眼压升高等。甲状腺相关眼病通常伴随着眼球突出和眼球运动障碍，导致眼球压迫感的出现。眼球结构的改变，如近视或眼球形状异常，也可能引起眼球压迫感的感觉。眼压升高可能与青光眼等眼科疾病有关，导致眼球内部压力增加，引起不适感。见图 2-4-5。

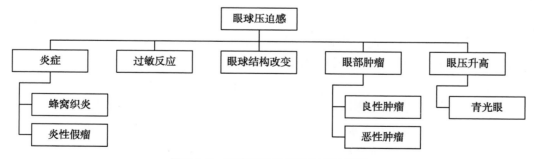

图 2-4-5　眼球压迫感病因的思维导图

（2）伴随症状和体征：包括眼部不适、眼球沉重感、眼球灼热感、眼球干涩、眼睑肿胀、视力模糊、眼球运动异常、眼睛疼痛或刺痛感，以及可能的头痛、颈部不适等。

2. **体格检查**　眼球压迫感的体格检查包括仔细观察患者的眼睛外观，包括眼球的大小、位置和对称性。医生会检查是否存在眼球突出、眼睑水肿以及眼球运动是否正常。通过观察患者的眼睑、结膜、巩膜等眼部组织的颜色、红血丝、肿胀等情况，医生

可以初步判断是否存在眼球压迫感的迹象。此外，医生还可能进行视力测试，以评估患者的视觉功能是否受到影响。

3. **诊断检查**　首先通过眼科检查观察眼球的外观，包括突出程度、眼睑肿胀等特征。视力测试将评估患者的视觉功能，确定是否存在视觉问题。眼压测量是排除眼压异常引起眼球压迫感的关键步骤。眼底检查通过观察眼底情况，有助于排除与眼球压迫感相关的眼底疾病。眼眶 CT 或 MRI 等影像

学检查则提供了更详细的眼球和眼周组织的立体图像,帮助医生确定可能的解剖异常、肿瘤或炎症。

（三）影像学在眼球压迫感中的应用

CT 和 MRI 检查在引起眼球压迫感疾病的诊断中发挥着重要作用。对于甲状腺相关眼病,这两种影像学检查能够准确显示眼眶结构、眼外肌、眼球位置等,帮助医生评估眼球的突出程度和确定病变的性质。主要表现为眼球的对称突出,眼外肌肌腹增粗,可压迫眼球和眶骨壁。在眼球结构改变引起的眼球压迫感中,CT 和 MRI 能提供清晰的眼眶图像,揭示近视、眼球形状异常等因素。对于眼球肿瘤,这两种检查方法能够全面观察肿瘤的位置、大小及对周围组织的影响。综合 CT 和 MRI 的信息,医生可以明确诊断甲状腺相关眼病、眼球结构改变和眼球肿瘤等引起眼球压迫感的病因。

六、结膜颜色改变

（一）定义及概述

一些眼眶肿瘤或血管异常可能导致结膜颜色改变,出现红斑、淤血或其他色素改变。

（二）临床表现与诊断检查

1. 临床表现

（1）结膜颜色改变的病因:结膜发红的最常见病因是感染导致的结膜炎症(传染性结膜炎或红眼病);过敏反应导致的结膜炎症(过敏性结膜炎);角膜(虹膜和瞳孔前方的透明层)刮伤和眼中异物。角膜刮伤可能由隐形眼镜、异物或落入眼睑下的微粒所致。偶然地,非常干燥的空气会造成眼睛发红和刺激。肿瘤或瘤样病变也会引起结膜颜色的改变。结膜颜色改变的病因见图2-4-6。

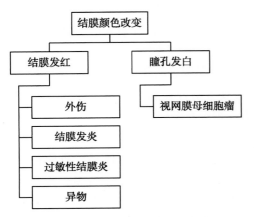

图 2-4-6 眼睛颜色改变病因的思维导图

（2）伴随症状和体征:眼睛颜色改变可能伴随视力变化、眼白颜色异常、眼睑肿胀和疼痛等症状。

2. 体格检查 包括仔细观察眼球和眼周组织的颜色变化,检查眼白是否呈现黄色或其他异常颜色。眼睑的观察可以注意是否存在肿胀、红肿或其他炎症迹象。眼球运动的检查、视力检查是确定是否有与颜色变化相关的视觉和运动问题的重要步骤。此外,医生可能通过检查泪液分泌情况、观察眼底状况以及询问患者有无眼部疼痛、干涩感等不适症状,全面评估患者的眼部健康状况。

3. 诊断检查 包括眼科检查,包括仔细观察眼球表面、眼睑的肿胀、红肿等异常。视力测试用于评估患者的视力水平,确定是否存在与颜色改变相关的视觉问题。眼压测量可用于排除青光眼等眼压异常引起的颜色改变。眼底检查有助于排除眼睑水肿与眼底疾病的关联。眼眶 CT 或 MRI 可观察眼睛周围组织,以确定颜色改变的原因,如炎症、肿瘤或其他眼科疾病。此外,皮肤过敏测试可用于确认过敏引起的颜色改变。

（三）影像学在结膜颜色改变中的应用

CT 和 MRI 在结膜颜色改变的应用涉及多个疾病的分类。对于眼球运动异常,CT 和 MRI 可用于观察眼眶结构、眼外肌和视神经路径的异常,例如眼眶肿瘤、眼眶炎症等。CT 和 MRI 可显示炎症的累及范围,评估严重程度;若是异物引起的改变,则在 CT 上大多可以明确的显示异物的存在。对于颜色改变与眼底疾病的关联,这些影像学检查可以揭示眼底结构和可能的血管异常,例如视网膜疾病,包括视网膜母细胞瘤,CT 上主要表现为眼球内视网膜区软组织肿块,内伴有钙化,这是影像诊断的最主要依据之一。

（陶晓峰　杨功鑫）

参 考 文 献

1. 王振常,鲜军舫. 中华影像医学·头颈部卷[M]. 3 版. 北京:人民卫生出版社,2019.

2. 鲜军舫,史大鹏,陶晓峰. 头颈部影像学:眼科卷[M]. 北京:人民卫生出版社,2014.

3. 陶晓峰,魏锐利,施增儒,等. 眼球内病变的 MRI 诊断[J]. 中华放射学杂志,2003,37(2):103-107.

4. Song C,Luo Y,Yu G,et al. Current insights of applying MRI in Graves' ophthalmopathy[J]. Front Endocrinol(Lausanne). 2022,13:991588.

5. 孙传宾,姜波,刘庚昊,等. 应与视神经炎鉴别诊断的视神经肿瘤的临床和影像学特征[J]. 中华眼科杂志. 2023,59:367-375.

第五节 咽喉部疾病的临床症状及表现

本节主要介绍咽喉部的常见的四个常见症状，分别为咽痛、吞咽困难、呼吸困难、声音嘶哑。

一、咽痛

（一）定义及概述

患者感觉未吞咽或吞咽时咽喉部疼痛或烧灼感，多为感染性所致，其他为神经或肿瘤性、手术后等因素。按照发生机制可分为原发性与继发性咽痛。

（二）临床表现及诊断检查

1. 临床表现

（1）咽痛的来源与病因：原发性咽痛多为感染性病变所致；急性咽炎、急性扁桃体炎、舌扁桃体炎、扁桃体周围脓肿、急性会厌炎及脓肿、喉软骨膜炎、环杓关节炎、急性上呼吸道炎性咽痛等。特异性感染疾病引起的有咽结核、溃疡性咽峡炎等。继发性咽痛可来自邻近及远隔器官引起的咽痛，如牙源性咽痛引起的有阻生牙及冠周炎、口底化脓性蜂窝织炎；颈源性引起的有颈动脉炎、茎突综合征、颈椎病、甲状腺炎；喉部创伤引起的原因有气管插管术后或刀切伤。肿瘤性咽痛包括喉癌等。

（2）咽痛的伴随症状和体征：声嘶、阵咳、咽部周围黏膜充血水肿、有黏稠分泌物、颈部淋巴结增大或伴有全身不适、恶寒、发热、头痛和四肢酸痛等全身症状。

2. 诊断检查

（1）体格检查：相应的体格检查应包括耳、鼻、咽、喉、气管、口腔、甲状腺等。喉镜检查时咽喉部常规检查，通过视诊、触诊、嗅诊、听诊初步判断病变部位、性质，观察有无其他合并症，是否伴有其他肿瘤、神经功能障碍性疾病。

（2）诊断检查包括影像学检查、病原学检查、病理学检查等。徒手检查及喉镜检查未发生病变，病变性质不明确或需要进一步评估病变的范围及边界时，建议行影像学检查，包括 CT 和 MRI 检查，必要时使用 CT/MRI 对比剂扫描检查。

（三）影像学检查在咽痛的应用

1. 急性咽喉炎、扁桃体炎等炎症性咽喉疾病引起 发生于咽喉部及扁桃体部炎症。影像学检查：CT 评估原发部位炎症的范围及周围组织受累程度，

CT 表现：病变呈低密度影，边界模糊。MRI 表现：T_2WI 图上病变呈高信号，当脓肿形成时，DWI 图病变显示明显高信号，ADC 图显示病变呈低信号，增强扫描呈特征性环形强化。

2. 牙源性咽痛引起 急性根尖牙周组织及牙周病等炎症。影像学检查：CT 表现为牙周膜间隙增宽、病源牙根尖周围低密度影。部分牙槽骨质可见吸收。

3. 喉癌等肿瘤病变引起 发生于咽喉部的肿瘤常引起黏膜的破坏。CT 上可清晰显示喉内外组织结构及周围结构的关系、骨质破坏程度。MRI 上评估肿物软组织成分及周围邻近组织结构受累情况。增强扫描可见轻中度强化。

结合患者的咽痛临床症状及影像学表现，可形成一个初步的关于咽痛的病因决策树（如图 2-5-1）。

二、吞咽困难

（一）定义及概述

食物从口腔至胃、贲门运送过程中受阻而导致咽部、胸骨后或剑突部位的梗阻停滞感觉。可伴有胸骨后疼痛。主要分为机械性吞咽困难和动力性吞咽困难。

（二）临床表现与诊断检查

1. 临床表现

（1）吞咽困难的来源与病因：口咽部疾病所引起的有口咽炎（病毒性、细菌性）、口咽损伤（机械性、化学性）、咽白喉、咽结核、咽后壁脓肿、咽肿瘤；食管疾病所引起的有食管炎（细菌性、真菌性、化学性），食管良性肿瘤（平滑肌瘤、血管瘤）及食管癌、食管异物、食管肌肉功能失调；神经肌肉疾病所引起的有延髓麻痹、重症肌无力、有机磷中毒、食管贲门失迟缓症；全身性疾病所引起的有狂犬病、破伤风、肉毒中毒等。

（2）吞咽困难的伴随症状和体征：癔症、胸部压迫感、恐食等精神症状或轻偏瘫、上眼睑下垂、疲劳性无力等神经系统性疾病。

2. 诊断检查

（1）体格检查：相应的体格检查应包括耳、鼻、咽、喉、气管、口腔、甲状腺等。喉镜检查是咽喉部常规检查，通过视诊、触诊、嗅诊、听诊初步判断病变部位、性质，观察有无其他合并症，是否伴有其他肿瘤、神经功能障碍性疾病。并可进行限时饮水和进食试验，进一步结合病史中相关病变部位、食物性状、进行性还是间歇性、症状持续的时间评估患者的情况。

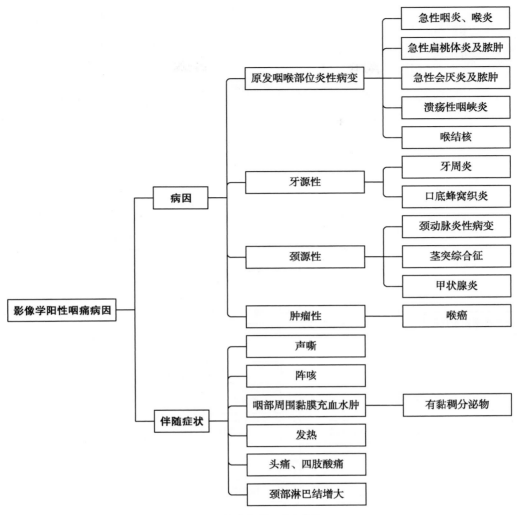

图 2-5-1　咽痛常见病因

（2）诊断检查还包括影像学检查、病原学检查、病理学检查等。徒手检查及喉镜检查未发现病变，病变性质不明确或需要进一步评估病变的范围及边界时，建议行影像学检查，包括 CT 和 MRI 检查，包括 CT 和 MRI 检查，必要时使用 CT/MRI 对比剂扫描检查。

（三）影像学检查在吞咽困难的应用

对于吞咽困难，CT 能够提供详细的影像解剖结构信息，有助于观察是否有异物堵塞咽喉腔及肿物的位置，可以实现就诊时快速排除病因。并且 CT 可用于观察喉软骨结构，判断咽喉肿物对骨质结构的累及情况。MRI 具有出色的软组织对比度，除了判断肿瘤的位置、大小，更适用于评估累及周围软组织的情况细节。结合运用 CT 和 MRI 的信息，更快帮助临床医生解决问题。

结合患者的吞咽困难临床症状及影像学表现，可形成一个初步关于吞咽困难的病因决策树（图 2-5-2）。

三、呼吸困难

（一）定义及概述

患者主观上感到空气不足，呼吸费力，客观上表现呼吸运动用力，严重时可出现张口呼吸，鼻翼扇动，端坐呼吸甚至发绀，呼吸辅助肌参与呼吸运动，并可有呼吸运动、频率的改变。主要为呼吸系统及心脏系统病变。其中呼吸系统咽喉气道阻塞是常见原因之一。

（二）临床表现与诊断检查

1. 临床表现

（1）呼吸困难的来源与病因：咽喉炎性疾病及肺源性所引起的有急性会厌炎、急性喉炎、喉水肿、喉癌、白喉、气管肿瘤、气管受压、支气管哮喘、支气管肺癌、支气管肺炎、肺水肿、肺不张、气胸、大量胸腔积液等；心源性疾病所引起的有心力衰竭、心包压缩、心缩窄性心包炎、原发性肺动脉高压和肺栓塞等；中毒性因素所引起的有急慢性肾衰竭、糖尿病酮症酸中毒、肾小管型酸中毒等；神经精神性呼吸困难

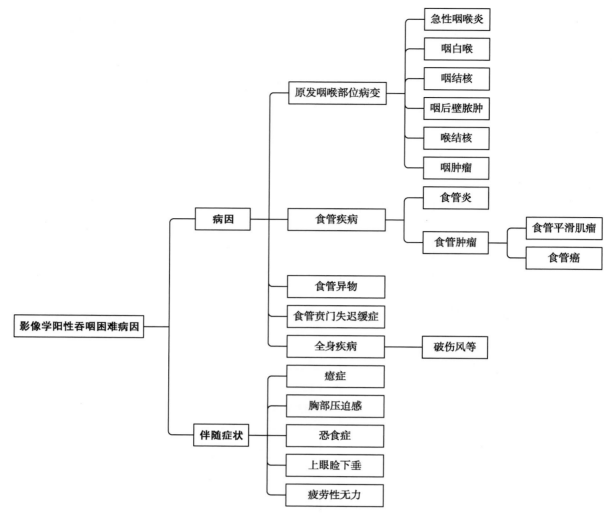

图 2-5-2　吞咽困难病因

所引起的有癔症、颅脑外伤、脑血管疾病等。

（2）呼吸困难的伴随症状和体征：张口呼吸、鼻翼扇动、端坐呼吸、肺弥漫性哮鸣音及发绀、发热、咳嗽、意识障碍等。

2. 诊断检查

（1）体格检查：相应的体格检查应包括耳、鼻、咽、喉、气管、口腔、肺等。喉镜检查是咽喉部常规检查，通过视诊、触诊、嗅诊、听诊初步判断病变部位、性质，观察有无其他合并症，是否伴有头痛、意识障碍、颅脑外伤。

（2）诊断检查还包括影像学检查、病原学检查、病理学检查等。徒手检查及喉镜检查未发现病变，病变性质不明确或需要进一步评估病变的范围及边界时，建议行影像学检查。

（三）影像学检查在呼吸困难的应用

呼吸困难可以是颈、胸部位等多部位病变的重要共同征象。CT 可以实现对病变部位的快速排除，确诊病变位置。对于咽喉部位病变来说，CT 能帮助进一步确诊炎症、肿瘤、外伤、异物等病因。CT 可以清晰地显示急性炎性病变的位置、大小、形状以及与周围软组织结构的关系，异物是否存在。对于创伤性病变，CT 在清晰地显示创伤的位置、大小、形状以及与周围软组织结构的关系。相比之下，MRI 在判断咽喉部肿瘤信息更敏感，可以进一步评估咽喉部肿瘤软组织内成分，如肿瘤的囊性或实质性成分、与邻近结构的关系以及周围软组织的受累情况，颈部淋巴结情况。CT/MRI 通过增强扫描情况进一步评估病变的血供情况，评估疾病的良/恶性质。帮助医生制订个体化的治疗方案。

结合患者的呼吸临床症状及影像学表现，可形成一个初步的关于呼吸困难的病因决策树（图2-5-3）。

四、声音嘶哑

（一）定义及概述

患者发音时声音的音质发生程度不同的音质改变：轻者音质失去圆润、清亮，声调变粗；重者明显嘶哑。主要分为器质性或功能性。

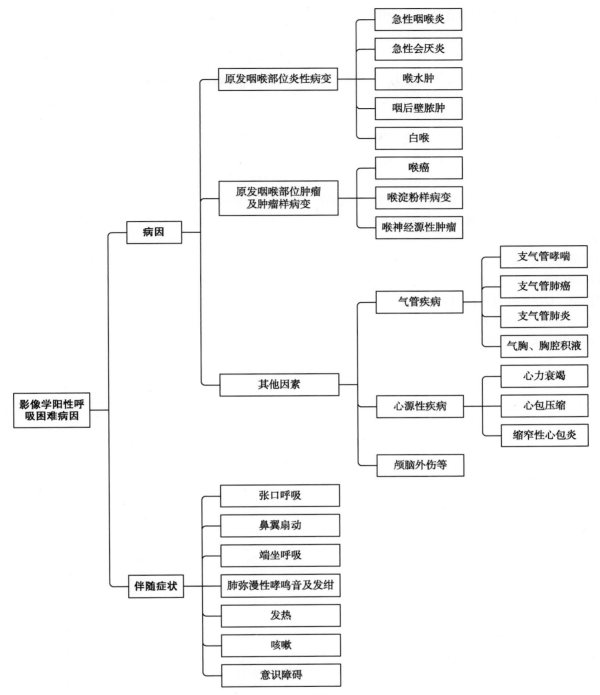

图 2-5-3 呼吸困难病因

（二）临床表现与诊断检查

1. 临床表现

（1）声音嘶哑的来源与病因：炎症性所引起的有急性上呼吸道炎症（细菌性、病毒性）、白喉、麻疹、猩红热、慢性喉炎、萎缩性喉炎、声带小结、喉结核；创伤性所引起有喉挫裂伤、切割伤、穿通伤等；肿瘤性所引起的有喉息肉、囊肿、黏膜肥厚、喉乳头状样瘤、喉鳞癌；神经源性所引起的有喉上神经瘫痪、单侧喉返神经瘫痪、双侧喉返神经后肌瘫痪。

（2）声音嘶哑的伴随症状和体征：吞咽困难、喉鸣、喉痛、咳痰带血。

2. 诊断检查

（1）体格检查：相应的体格检查应包括耳、鼻、咽、喉、气管、口腔、间接喉镜和直接喉镜检查喉功能检查。通过视诊、触诊、嗅诊、听诊初步判断病变部位、性质、变化的程度等。

（2）诊断检查还包括影像学检查、病原学检查、病理学检查等。徒手检查及喉镜检查未发现病变，病变性质不明确或需要进一步评估病变的范围及边界时，建议行影像学检查，包括 CT 和 MRI 检查，必要时使用 CT/MRI 对比剂扫描检查。

（三）影像学检查在声音嘶哑的应用

声音嘶哑常见咽喉部位病变引起,常见为炎症和肿瘤病变引起。

1. 急性咽喉炎、扁桃体炎等炎症性咽喉疾病引起的声音嘶哑,影像学检查 CT 可显示病变部位、大小、黏膜情况及周围邻近组织情况,常显示黏膜肿胀增厚,双侧声带密度减低,邻近组织间隙增高,病变严重时可以观察到喉腔变窄。MRI 上显示相应病变区域 T_1WI 上显示病变呈低信号,T_2WI 上显示病变呈高信号。

2. 声带息肉、喉癌等肿瘤或肿瘤样病变引起的声音嘶哑,影像学检查 CT 可初步判断肿瘤的位置、形态、边缘、密度等信息。MRI 在评估咽喉部肿瘤软组织内成分更为敏感,如肿瘤的囊性或实质性成分、与邻近结构的关系以及周围软组织的受累情况,颈部淋巴结情况。CT/MRI 通过增强扫描情况进一步评估病变的血供情况,评估疾病的良/恶性。对于声带息肉等肿瘤样病变或良性肿瘤,CT 表现:咽喉部位游离缘肿物,部分可突入声门裂,密度均匀,边缘清楚光滑。MRI 表现:T_1WI 上病变呈等信号,T_2WI 上病变呈等或稍高信号。CT/MRI 增强扫描病变无强化或轻度强化。对于喉癌等恶性肿瘤,CT 表现:显示咽喉部位软组织增厚,或不规则肿块,边界不清,可进一步侵犯软骨等周围组织结构,造成骨质破坏。MRI 表现:T_1WI 上病变呈等信号,T_2WI 上病变稍高信号,内部液化坏死时,T_2WI 信号更高。CT/MRI 增强扫描病变呈不同程度强化。周围颈部各区部分可见增大淋巴结。

3. 喉神经麻痹引起的声音嘶哑,影像学检查 CT 可以对胸部、颈部进行准确的影像学检查,逐步寻找病因。颈部 CT 有助于喉神经麻痹诊断,CT 表现:喉室扩大,杓状软骨向前内侧旋转,梨状隐窝扩大,杓状会厌皱襞增厚。

结合患者的呼吸临床症状及影像学表现,建议应该形成一个初步的关于声音嘶哑的病因诊疗决策树(如图 2-5-4)。

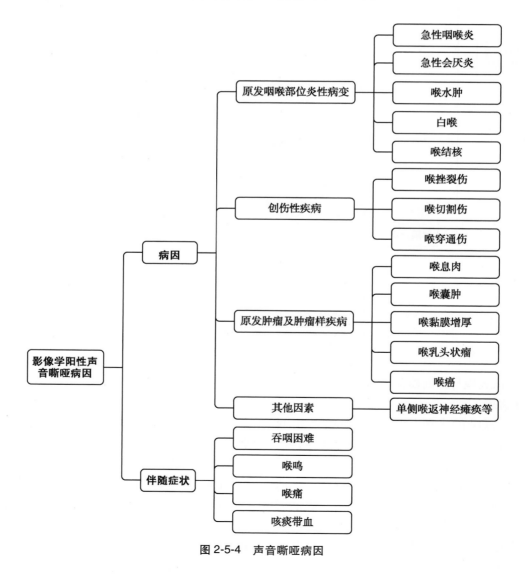

图 2-5-4 声音嘶哑病因

（夏　爽）

参 考 文 献

1. Bathala S, Eccles R, et al. A review on the mechanism of sore throat in tonsillitis [J]. J Laryngol Otol, 2013, 127 (3): 227-232.

2. Rahim I, Napolitano A, Burd C, et al. Imaging of pharyngeal pathology [J]. Br J Radiol, 2023, 96(1149): 20230046.

3. Tanigawa T, Kano F, Inukai D, et al. Adult retropharyngeal abscess [J]. IDCases, 2017, 8(10): 130-131.

4. Selvanderan S, Wong S, Holloway R, et al. Dysphagia: clinical evaluation and management [J]. Intern Med, 2021, 51 (7): 1021-1027.

5. Ferraro EL, Nelson RC, Bryson PC. Hoarseness: when to observe and when to refer [J]. Cleve Clin J Med, 2023, 90(8): 475-481.

6. Jain V. The role of imaging in the evaluation of hoarseness: a review [J]. Neuroimaging, 2021, 31(4): 665-685.

7. Jain A, Kaur J, Kumar L, et al. Dysphagia and hoarseness of voice: what is the diagnosis? [J]. Dysphagia, 2022, 37(2): 463-466.

8. Reiter R, Hoffmann TK, Pickhard A, et al. Hoarseness-causes and treatments [J]. Dtsch Arztebl Int, 2015, 112 (19): 329-337.

9. Ghauth S, Toong LY, Sakina G, et al. Laryngeal amyloidosis: a rare etiology of hoarseness [J]. QJM, 2022, 114(12): 889-890.

10. 韩丹, 杨智云, 夏爽. 头颈部影像诊断基础·咽喉卷 [M]. 北京: 人民卫生出版社, 2022.

11. 科赫, 汉密尔顿, 赫金斯, 等. 头颈部影像诊断学: 原著第3版 [M]. 王振常, 鲜军舫, 燕飞, 等译南京: 江苏凤凰科学技术出版社, 2019.

第六节　口腔疾病的临床症状/体征

口腔病变可以引起多种临床症状和体征，这些症状和体征的种类和严重程度取决于病变的类型、位置和程度。本节主要介绍疼痛、溃疡、肿块、肿胀等几个常见的口腔病变的临床症状和体征。

一、疼痛

（一）定义及概述

口腔疼痛是口腔疾病常见的症状，分为牙源性疼痛和非牙源性疼痛。

口腔组织在舌尖、硬腭、牙龈、口唇等处分布有痛点。

（二）临床表现与诊断检查

1. 临床表现

（1）疼痛的性质：口腔疼痛性质常见有锐痛、钝痛、酸痛、抽痛和刺痛等。但患者有时难以准确描述疼痛的性质。一些疼痛会受到温度、咬合、姿势、止痛药、酒精等因素的影响。例如，高温常常会加剧牙痛；触摸触发区可能会引发三叉神经痛发作；压力可能会加剧非典型面部疼痛。

（2）疼痛持续时间：牙本质暴露引起的疼痛通常较短暂（仅持续几秒钟）；牙髓炎引起的疼痛则持续更长的时间。三叉神经痛表现为反复短暂疼痛（持续约5秒左右）；而非典型面部疼痛通常持续存在。

（3）口腔疼痛的来源与病因：牙源性疼痛病因以炎症性病变居多，包括龋病、牙髓炎、牙龈或牙周炎症、冠周炎、根尖周炎、根尖周脓肿或骨膜下脓肿等疾病。

非牙源性疼痛的病因包括有口腔黏膜炎症或脓肿、口腔黏膜损伤或癌变、口腔恶性肿瘤、三叉神经痛、特发性慢性口面部疼痛如灼口综合征、牵涉性口腔疼痛如心源性颌骨牵涉痛（放射至下颌角，类似牙痛）、鼻及鼻窦疾病以及外伤等。

（4）口腔疼痛的伴随症状和体征：疼痛是一种感觉，疼痛除了主观感觉外，还可产生局部反应如受刺激部位血管扩展、皮肤潮红、反射性反应如骨骼肌收缩、诱发交感神经反应如心率加快、血压上升、瞳孔扩大、汗腺分泌反应等；惊吓反射或退缩反应。慢性疼痛可能伴有多种生理和心理障碍，包括睡眠障碍、抑郁和焦虑。口腔疼痛还可伴有唇舌麻木、张口受限、进食困难、面瘫、面部肿胀、鼻塞等表现。

2. 体格检查　相应的体格检查包括：口腔一般检查，扪诊、叩诊、视诊、冷诊、热诊、咬合关系检查。检查口腔颌面部有无与疼痛发生有关的病损如牙齿组织缺损、溃疡、外伤、肿物、肿胀等。除检查口腔外，还应检查颞下颌关节、下颌、面部、颈部、与口腔关系密切的神经查体，整合所有有用的信息用于临床评估。

3. 诊断检查　包括影像学检查、实验室检查、其他检查如纤维鼻咽喉镜检查、心电图等。

对于不明性牙痛患者，可能需要对口腔组织进行全方面 X 线摄片或锥形线束（cone beam CT, CBCT）检查，排查已经累及牙髓、根尖、牙龈、颌骨等内部组织的病理性改变。对疑为口腔恶性肿瘤需要评估病变范围或当病变性质不明确时建议行 CT 和 MRI 检查。

（三）影像学在口腔疼痛中的应用

1. 影像学检查在牙源性疼痛中的应用

（1）龋病：龋病（caries）是牙体硬组织慢性、进行性疾病，以致龋菌为主的多种因素所致，牙体无机物脱矿，有机物崩解。牙源性疼痛为常见表现。

影像学检查：一般经病史、视诊、探诊可以确诊，影像学检查的目的在于了解隐匿性病变的有无、观察病变的范围、明确病变的程度。

（2）根尖周病：急性根尖周炎为牙根尖周组织的急性炎症。根尖周脓肿、根尖周肉芽肿常为急性根尖周炎症转化而来。

影像学检查：可显示牙周膜间隙增宽、病源牙根尖周围低密度影。

（3）牙周病：牙周病（periodontal disease）是发生在牙的支持结构的炎症性、破坏性疾病。

影像学检查：可显示牙周病导致的牙槽骨骨质吸收。

（4）冠周炎：冠周炎是牙齿萌出过程中牙冠周围软组织发生的炎症。常为上、下颌第三磨牙阻生所致。

影像学检查：X线检查及CT可显示磨牙阻生、阻生牙低密度龋坏，伴根尖周感染时牙槽骨骨质吸收、牙根吸收等改变；MRI可显示清晰显示磨牙区骨髓水肿以及邻近软组织炎症渗出表现。

（5）牙外伤：牙外伤（teeth trauma）是牙齿受到机械外力作用引起牙体、牙周组织的急性损伤。

影像学检查：可诊断牙脱位、牙折及伴发的牙槽突骨折、颌骨骨折。

2. 影像学检查在非牙源性疼痛中的应用

（1）蜂窝织炎：蜂窝织炎（cellulitis）是发生于口腔的化脓性炎症，与颜面部、颌面间隙及颈上深部的化脓性炎症统称为口腔颌面蜂窝织炎。

影像学检查：有助于了解炎症的范围，CT可显示病灶区低密度影，周围脂肪间隙模糊，MRI上T_2WI呈高信号。影像学有助于明确脓肿形成的诊断，明确脓肿的大小和位置，脓肿在MRI上表现为特征的DWI高信号，ADC图呈低信号，增强环形强化。

（2）口腔黏膜恶性肿瘤：口腔黏膜恶性肿瘤早期发生于表面，诊断易通过活检获得结果。以鳞状细胞癌最多见，好发于中老年人，60岁以上人群发病率较高，大多数患者在早期阶段没有症状，可表现为口腔黏膜色变。其他临床症状还包括经久不愈的溃疡、疼痛、出血或肿块。病变范围较大时向周围结构侵犯，临床常无法判断其原发部位，难以确定病变浸润深度。

影像学检查：由于口腔黏膜恶性肿瘤位置表浅，临床易于诊断，影像学检查主要用于评估肿瘤范围与周围结构关系。CT可观察邻近颌骨骨质破坏情况，通过神经孔道有无扩大或破坏判断肿瘤神经侵犯情况。MRI对于评价肿瘤侵犯范围、判断有无淋巴结转移及肿瘤分期有重要作用，由于其较好的软组织分辨率，有助于显示神经侵犯，对颌骨骨质受累的评估优于CT检查。

（3）急性上颌窦炎：持续性面颊部胀痛有时放射至上颌后牙区，CT检查可显示患侧上颌窦腔内密度增高影，MRI有助于显示窦腔积脓。

（4）上颌窦肿瘤：肿瘤发生于上颌窦下壁时可有牙疼痛、麻木、松动等表现。

影像学检查：可显示上颌窦内占位性病变，CT可显示位于上颌窦下壁的软组织肿块，显示其骨质破坏情况、与邻近牙的关系。MRI可更加清晰评估肿瘤范围，对于上颌窦下壁内骨髓侵犯的显示优于CT，另外，功能序列如DWI有助于协助肿瘤定性诊断。

（5）三叉神经痛：三叉神经痛（trigeminal neuralgia）包括原发性和继发性三叉神经痛。原发性三叉神经痛病因尚未完全明了，目前较公认的发病机制是由多种原因引起的血管搏动性压迫所致。继发性三叉神经痛有明确病因，如肿瘤等压迫或刺激三叉神经而引起面痛。

影像学检查：MRI水成像可确认三叉神经是否存在血管卡压。CT和MRI有助于寻找继发性三叉神经痛的病因，包括轴内中央病变如脱髓鞘、脑干胶质瘤或梗死或海绵状血管瘤，和沿神经根的轴外占位病变如三叉神经鞘瘤、颌面部肿瘤侵犯三叉神经及其分支或周围肿瘤对三叉神经的压迫。

（6）舌咽神经痛：舌咽神经痛比三叉神经痛少见，疼痛性质相似，分布在咽部、软腭、舌根、扁桃体。影像学检查有助于寻找继发性神经痛的病因，包括血管卡压、肿瘤等情况。

（7）心源性牵涉痛：心源性牙痛见于缺血性心肌病，心电图检查可发现ST段下移和Q波倒置等心肌缺血表现。影像学检查主要在于急诊冠脉造影及治疗。

（8）牙源性囊肿或肿瘤：较少引起疼痛，但囊肿或肿瘤较大时会引起局部疼痛不适。影像学检查可以通过显示病灶的位置、数目、形态、与牙的关系、与下颌神经管的关系、有无硬化边、骨质是否连续、有无软组织肿块等来进行诊断和鉴别诊断。

影像学阳性的口腔疼痛病因思维导图见图2-6-1。

二、溃疡

（一）定义及概述

口腔溃疡是指发生在口腔黏膜局部的溃疡性损伤，表现为口腔黏膜上圆形溃疡点。最常见的病因是感染、免疫相关、外伤或肿瘤。

（二）临床表现与诊断检查

1. 临床表现

（1）口腔溃疡的来源与病因：炎性溃疡，如阿弗他溃疡面一般呈圆形或卵圆形，溃疡面凹陷、有白色或黄色的中心、周围充血微红肿，多在1~2周内自

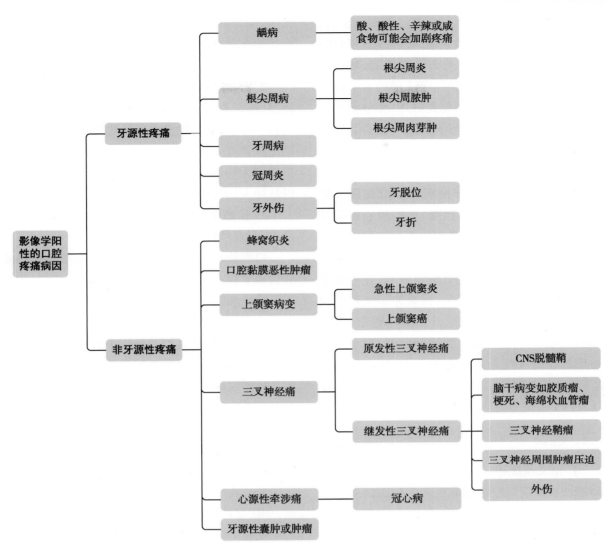

图 2-6-1 影像学阳性的口腔疼痛病因思维导图
CNS：中枢神经系统。

愈。癌性溃疡形态多不规则，其边缘隆起凹凸不平，与周围组织分界不清，触之硬韧，溃疡面的基底部不平整，疼痛不明显，多不愈合或逐渐扩大，常规抗炎效果不明显。创伤性口腔溃疡由机械性损伤、化学性灼伤或冷热刺激损伤口腔黏膜引起，去除刺激后溃疡很快愈合。

（2）口腔溃疡的伴随症状和体征：疼痛、红肿、发热、颈部淋巴结肿大、食欲不振、消瘦、贫血、乏力等，舌溃疡明显增大还可导致说话困难，牙龈恶性溃疡病变侵犯颌骨还可引起牙齿松动。

2. **体格检查** 相应的体格检查包括口腔检查和一般情况检查。主要为视诊，观察溃疡的数目、形状、大小、颜色、边界和边缘，判断口腔溃疡的类型和程度。

3. **诊断检查** 包括病原学检查、病理学检查、影像学检查等。

血细胞分析检查判断患者是否有细菌感染，免疫功能检查判断是否为因为免疫功能减退或免疫性疾病引发的口腔溃疡，活体组织检查排除癌性、结核性溃疡等，血液检查排除血液性疾病导致的口腔溃疡。口腔溃疡大部分经过这些方法可以明确诊断，对于癌性溃疡而言，影像学特别是 MRI 可以进一步评估病变的浸润深度和范围，评估有无淋巴结转移。

（三）影像学在口腔溃疡中的应用

1. **炎性溃疡和创伤性口腔溃疡** 影像学应用少，可见病变区域软组织影增厚、周围炎性渗出改变，MRI 上 T_2WI 可呈高信号，有时因病变较小影像学不易观察。慢性炎症伴肉芽肿形成时影像学检查可显示软组织肿块，与周围炎性软组织分界不清。

2. **口腔黏膜鳞状细胞癌** 口黏膜恶性肿瘤以鳞状细胞癌最多见，好发于中老年人，常以口腔黏膜经久不愈的溃疡为首发症状就诊，伴疼痛和出血。活检病理检查可明确诊断。

影像学检查：CT、MRI 主要用于评估肿瘤范围与周围结构关系,以及有无淋巴结转移。病变较小时,影像学检查不易发现;病变较大时,可表现为溃疡浸润性病变,或外生性肿物伴表面溃疡外观,MRI 上 T_1WI 呈低信号,T_2WI 呈高信号,DWI 序列常呈高信号。CT 可显示邻近颌骨有无骨质破坏,多呈溶骨性骨质破坏;MRI 有助于显示神经侵犯,对颌骨骨质受累的评估优于 CT 检查,可以显示 CT 不易显示的早期骨髓受累。

3. 其他口腔恶性肿瘤伴溃疡形成或黏膜下肿瘤破溃 相对常见的包括淋巴瘤、恶性黑色素瘤及舌下腺或口腔黏膜小唾液腺来源的恶性肿瘤。

影像学检查:影像学可显示肿块表面凹凸不平或有溃疡缺口。CT 除显示病灶的范围外,还可观察这些肿瘤颌面骨骨质破坏情况,根据肿瘤病理类型不同可表现为溶骨性、成骨性或穿凿样骨质破坏。MRI 不仅可以评估这些恶性肿瘤的范围,对于肿瘤的定性诊断也有一定帮助。如淋巴瘤 ADC 值常较低,低于其他恶性肿瘤;含黑色素的恶性黑色素瘤在 MRI 上 T_1WI 表现为高信号。

三、肿块

(一)定义及概述

口腔肿块是指口腔内的非正常的组织结构的包块。肿块是口腔疾病常见的症状之一,可出现在口腔内唇、颊、牙龈、腭部等处的包块、黏膜或黏膜下隆起。

(二)临床表现与诊断检查

1. 临床表现

(1)口腔肿块的来源与病因:口腔肿块可以是口腔良性肿瘤、恶性肿瘤、先天性病变、炎症性病变的表现。良性肿瘤,如牙龈瘤、纤维上皮息肉、神经鞘瘤、唾液腺来源良性肿瘤;恶性肿瘤,如口腔黏膜鳞状细胞癌、恶性黑色素瘤、淋巴瘤、唾液腺来源恶性肿瘤;先天性病变,如皮样囊肿、表皮样囊肿、甲状舌管囊肿、脉管畸形、异位甲状腺等;炎症性病变,如脓肿、慢性炎性肉芽肿。

(2)口腔肿块的一般表现:良性肿瘤边界多清楚,触诊质地各异,多有完整包膜,光滑可推动,常为无痛性肿物;恶性肿瘤多边界不清,可伴有黏膜/牙龈等颜色异常,多质硬不可推动,可伴有麻木、疼痛等症状。急性炎症引起的肿块多伴有周围组织肿胀;慢性炎症引起的肿块质地较硬,与周围组织粘连,有炎症病史。

(3)口腔肿块的伴随症状和体征:包括疼痛、溃疡、颈部包块、牙齿松动、进食困难、张口受限、牙关

紧闭、面部麻木等,急性炎症可伴有红、肿、热、痛等炎症性症状体征;可伴有其他全身症状如发热、消瘦、体重减轻等。

2. 体格检查 相应的体格检查包括:口腔、颌面部、颈部及颞下颌关节检查。视诊和触诊是常用的检查方法,通过视诊检查肿块的部位、形态、大小,借助触诊可了解肿块的边界、质地、活动度、与周围组织有无粘连、有无触痛和压痛,触诊可判断有无淋巴结肿大和转移。

3. 诊断检查 包括影像学检查、穿刺及细胞学检查、病理学检查等。

口腔肿块位置大多数较表浅,一般经体格检查和病理学检查可明确诊断。对不适合活检、病变性质不明确或需要评估病变范围的,建议行影像学检查,包括 CT 和 MRI 检查。

(三)影像学在口腔肿块中的应用

1. 影像学检查在口腔良性肿块中的应用 口腔良性肿块除了专科检查外,影像学检查是重要的辅助检查。良性肿块在影像学上多表现为边界清楚的占位性病变,有其各自的影像学特征,如在 MRI DWI 序列呈明显高信号,增强后呈环形强化,是脓肿的特征性表现;淋巴管畸形常出现"液-液平面";静脉畸形呈典型的渐进性强化,内有静脉石 CT 呈高密度,MRI 呈低信号;异位甲状腺 CT 密度及 MRI 信号与甲状腺类似,放射性核素显像(^{131}I 或 ^{99m}Tc)在非甲状腺床出现放射性浓聚。

2. 影像学检查在口腔恶性肿块中的应用 对于位置较为表浅的口腔恶性肿块,影像学检查主要用于评价病变侵犯范围、判断骨质侵犯情况、有无淋巴结转移。对于位置较深、范围较大的恶性肿块,影像学检查不仅能明确肿块的部位和实际大小、评估肿块的范围和侵犯深度、与周围结构的关系、有无神经侵犯或颅底侵犯,还能提供肿瘤组织的内部信息,包括肿瘤是否均质、有无坏死,根据强化程度反映血供情况,为肿瘤的定性诊断提供依据。

四、肿胀

(一)定义及概述

肿胀是指口腔黏膜或软组织水肿、体积增大。多为炎症性疾病所致,也可能与外伤、手术、肿瘤、变态反应或代谢有关。

(二)临床表现与诊断检查

1. 临床表现

(1)肿胀的来源与病因:口腔肿胀可为口腔黏

膜肿胀或黏膜下病变明显增大膨隆引起的口腔软组织的肿胀。

根据发病部位可分为牙龈肿胀、舌肿胀、口腔黏膜肿胀（包括颊、腭、唇）、口底肿胀。其中，口底肿胀多由下颌舌骨肌上方的解剖结构发生病变导致肿胀所引起。

根据病变性质可分为：炎症性病变，如牙龈炎、牙源性脓肿、蜂窝织炎、人乳头状病毒感染等口腔感染；损伤，如外伤致挫伤或血肿、手术损伤；良性肿瘤和肿瘤样病变，如血管畸形、舌下囊肿等；恶性肿瘤，如较大的口腔黏膜鳞状细胞癌、淋巴瘤、腭部、唇部及口底唾液腺来源恶性肿瘤；舌肌失神经营养改变早期；过敏反应/血管神经性水肿；代谢性疾病，如妊娠牙龈肿胀；药物，如苯妥英、钙通道阻滞剂和环孢素等引起的牙龈肿胀；全身性疾病，如克罗恩病、口面部肉芽肿、结节病导致的唇颊黏膜肿胀等。邻近结构病变也可能引起口腔肿胀，如上颌窦癌侵犯硬腭，明显的颌骨病变使口腔颊侧肿胀。

（2）肿胀的伴随症状和体征：发热、疼痛、出血、肿块、溃疡、麻木、说话及进食困难、吞咽障碍、张口受限、闭口困难、消瘦、贫血、乏力、颈部淋巴结肿大等。

2. 体格检查　相应的体格检查包括：口腔一般检查和与口腔关系密切的神经查体。

3. 诊断检查　包括影像学检查、病原学检查、病理学检查等。

根据肿胀的部位、程度、是否对称、表明有无分泌物、肿胀的温度、是否伴有触痛、肿胀的质地、表面纹理、是否伴有溃疡情况可以对病情作出大致判断，活检病理有助于确诊。当肿块可能累及颌骨或病变深在需进一步评估病变范围时，需行影像学检查。

（三）影像学在口腔肿胀中的应用

1. 根尖周炎、冠周炎　根尖周炎为牙根尖周组织的急性炎症。冠周炎是牙齿萌出过程中牙冠周围软组织发生的炎症。病变范围较局限时多引起局部的肿胀；炎症范围较大时可引起周围软组织肿胀或脓肿形成。

影像学检查：除了 X 线检查及 CBCT 检查显示牙周膜间隙增宽、病源牙根尖周围低密度影、病源牙龋坏、牙槽骨骨质吸收、牙根吸收等改变外，影像学特别是 MRI 可以显示周围软组织肿胀、渗出，T_2WI 呈高信号，T_1WI 抑脂增强图像呈明显强化，但应用较少。

2. 蜂窝织炎　见本节第一部分"疼痛"中"影像学检查在非牙源性疼痛中的应用"之（1）。

3. 外伤　口腔外伤可是轻微的软组织损伤、血肿形成甚至伴有牙折裂、颌骨及颅面骨骨折。

影像学检查：CT 和 MRI 有助于显示外伤情况，CT 检查可显示外伤所致的软组织肿胀、判断有无异物、显示有无牙折及颌骨骨折。CT 上软组织肿胀表现为外伤部位软组织体积增大，密度减低，周围脂肪间隙模糊，伴有血肿时可见高密度影；异物根据成分不同，CT 表现为高或低密度灶，金属异物为高密度，植物类异物为低密度；牙折及牙根裂可见牙的完整性中断，颌骨骨折则表现为骨质连续性中断，可伴有断端移位、分离等情况。MRI 肿胀常表现为 T_2WI 上高信号，合并血肿时根据血肿不同时期可有不同信号表现。

4. 术后改变　口腔和颌面手术术后可以导致口腔软组织肿胀。

影像学检查：CT 和 MRI 显示术区肿胀及积血、积液，以及术后皮瓣的肿胀，CT 常表现为软组织体积增大，密度不均，MRI 上可呈高低混杂信号，以 T_2WI 高信号为主。

5. 放疗损伤　放疗早期引起组织细胞坏死小动脉，静脉淋巴管内皮细胞脱落，血管通透性增加，引起间质水肿。

影像学检查：CT 可显示皮肤及深层脂肪间隙网格影，黏膜增厚，水肿。MRI 表现为 T_2WI 弥漫高信号，增强明显强化。

6. 血管瘤　口腔血管瘤是指口腔部位的良性血管性肿瘤或血管畸形性疾病，主要病因与先天发育异常和遗传有关，表现为黏膜或舌红肿。通过视诊可以观察到口腔内红肿、肿物，压迫病损变色缩小、松手后能否恢复的表现。

影像学检查：根据视诊和触诊的典型表现，结合影像学检查可以明确血管瘤诊断。常规 CT 和 MRI 检查可以明确病变的部位和范围，呈较均质的软组织密度/信号，MRI 上 T_2WI 均匀高信号，增强渐进性强化。瘤体造影可以确定血管瘤的位置、大小和形状，还可显示动静脉畸形的供血动脉及引流静脉。

7. 舌下囊肿、舌下间隙皮样囊肿/表皮样囊肿　舌下囊肿是舌下腺或小涎腺的潴留囊肿，皮样囊肿、表皮样囊肿属于发育性囊肿。一般表现为口底无痛性肿块，也可表现为口底的肿胀。

影像学检查：CT、MRI 可帮助诊断及鉴别诊断。舌下囊肿多位于口底一侧，可形成彗尾样外观；皮下囊肿可有 CT 的脂肪密度和 MRI 高信号；表皮样囊肿 DWI 可见弥散受限。

8. 口腔恶性肿瘤 口腔恶性肿瘤,如口腔黏膜鳞状细胞癌、淋巴瘤、舌下腺或腭部的唾液腺来源恶性肿瘤可导致相应部位的肿胀。

影像学检查:有助于评估肿瘤范围与周围结构关系,显示肿瘤内部成分/结构,观察颌骨骨质破坏情况,评估有无神经侵犯和淋巴结转移。在 MRI 上恶性肿瘤 DWI 常表现为高信号,增强多明显强化。

9. 舌肌失神经营养样改变早期 舌肌失神经营养样改变见于舌下神经损伤或舌下神经病变,急性期肌肉水肿肥大。

影像学检查:CT 显示舌肌不对称肿胀松弛,MRI可显示舌肌内 T_2WI 高信号水肿。

10. 上颌窦癌 上颌窦癌侵犯硬腭可引起硬腭肿胀。

影像学检查:CT 可显示上颌窦软组织占位侵犯硬腭骨质的情况,常表现为溶骨性骨质破坏,多平面重组有助于判断骨质破坏有无累及腭大孔、腭小孔。MRI 由于较好的软组织分辨率可以清晰显示病灶的侵犯范围,并可显示腭大孔、腭小孔内是否有异常信号及异常强化,从而判断有无神经侵犯。

11. 颌骨囊肿或颌骨肿瘤 颌骨囊肿或肿瘤病灶较大时可能引起颌骨舌侧肿胀。

影像学检查 CT 和 MRI 可以判断病变是否为颌骨来源、评估与牙的关系,根据病变的发生部位、形态、内部密度/信号特征、周边骨皮质是否连续、有无骨膜反应、对邻近组织结构的影响、有无牙异常、增强的密度/信号变化,判断病变的来源和性质。

影像学阳性的口腔肿胀病因、伴随症状体征如图 2-6-2。

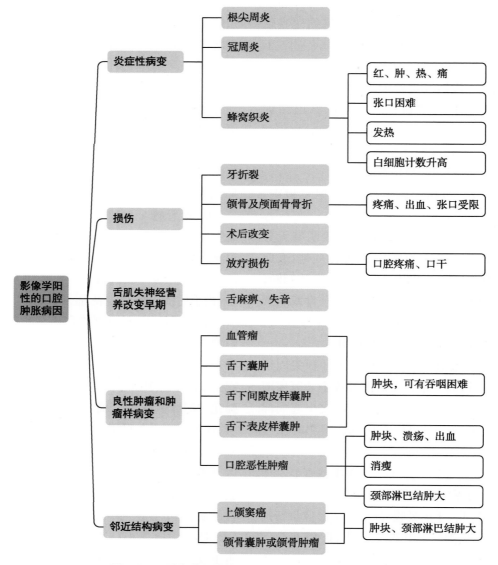

图 2-6-2　影像学阳性的口腔肿胀病因、伴随症状体征

(曹代荣)

参 考 文 献

1. 张震康,樊明文,傅民魁. 现代口腔医学[M].北京:科学出版社,2003:426-440.
2. 曹代荣,陶晓峰,李江. 头颈部影像诊断基础·口腔颌面卷[M].北京:人民卫生出版社,2020:26-158.
3. Crandall JA. An introduction to orofacial pain[J]. Dental Clinics of North America,2018,62(4):511-523.
4. Abati S,Bramati C,Bondi S,et al. Oral cancer and precancer:a narrative review on the relevance of early diagnosis[J]. International Journal of Environmental Research and Public Health,2020,17(24):9160.
5. Boeddinghaus R,Whyte A. Imaging of trigeminal neuralgia and other facial pain[J]. Neuroimaging Clin N Am. 2021,31(4):485-508.
6. Kim ST,Kim HJ,Park IS,et al. Chronic,reactive conditions of the oral cavity simulating mucosal carcinomas:CT and MR imaging findings with pathologic correlation in five patients[J]. Clin Imaging. 2005,29(6):406-411.
7. Felix DH,Luker J,Scully C. Oral medicine:11. lumps and swellings:mouth[J]. Dental Update. 2013,40(8):683-687.
8. Heikkinen J,Jokihaka V,Nurminen J,et al. MRI of odontogenic maxillofacial infections:diagnostic accuracy and reliability[J]. Oral Radiol. 2023,39(2):364-371.
9. Scully C,Felix DH. Oralmedicine--update for the dental practitioner orofacial pain[J]. British Dental Journal,2006,200(2):75-83.

第七节 颌面部疾病的临床症状/体征

颌面部病变可以引起多种临床症状和体征,这些症状和体征的种类和严重程度取决于病变的类型、位置和严重程度。本节主要介绍疼痛、颌骨膨隆、面部红肿胀、肿块、张口受限等几个常见的颌面部病变的临床症状和体征。

一、疼痛

(一)定义及概述

颌面疼痛是颌面部疾病的常见症状,可为轻度疼痛到剧烈疼痛,触诊可有轻压痛或明显触痛,这些疼痛多来源于肌肉骨骼和神经病理疾病,常与炎症性病变或肿瘤有关。

(二)临床表现与诊断检查

1. **临床表现**

(1)疼痛的性质:常见有锐痛、钝痛、抽痛和刺痛等。颞下颌关节疾病引起的疼痛通常是钝痛,三叉神经痛常为强烈、尖锐、刺痛或灼烧样疼痛,非典型三叉神经痛可表现为不太强烈的、持续性钝痛或酸痛。

(2)疼痛的频率、周期和加重因素:颞下颌关节紊乱病的疼痛与张口过度或与咬紧牙关或磨牙等夜间功能异常活动有关,醒来时疼痛可能会更严重,也会因下颌运动而加剧。触摸触发区可能会引发三叉神经痛发作。压力可能会加剧非典型面部疼痛。

(3)颌面部疼痛的来源与病因:包括有颌面部组织器官本身病变引起的疼痛,如颌面部软组织及颌骨炎症、外伤、涎石病、颌面部恶性肿瘤、颞下颌关节紊乱综合征等;因邻近或远隔器官的疾病引起的颌面部疼痛,如鼻及副鼻窦炎症或肿瘤、中耳疾病引起颞下颌关节区域疼痛;神经系统疾病,如原发性三叉神经痛、累及三叉神经的肿瘤、神经损伤等。

(4)颌面部疼痛的伴随症状和体征:发热、面部肿胀、牙关紧闭、张口受限、鼻塞、面瘫、颞下颌关节弹响、咬合异常、咀嚼无力等。

2. **体格检查** 相应的体格检查包括:口腔、颌面部、颞下颌关节和颈部检查等。

通过口腔检查排除口腔病变引起的疼痛;通过视诊观察面部表情运动、面部有无异常隆起,触诊颌面部软组织评估是否存在肌肉紧张、痉挛或肿块,评估有无面部感觉异常,检查颌面部温度和颜色变化;颞下颌关节检查评估有无颞下颌关节病变;检查咀嚼运动、咬合情况评估是否存在于咀嚼功能相关的问题。颈部检查判断有无淋巴结肿大和转移。

3. **诊断检查** 包括影像学检查、实验室检查、其他检查如纤维鼻咽喉镜检查等。

颌面部疼痛的病因很多,需要结合临床病史、症状与体征、体格检查和必要的辅助检查明确诊断。对于病因不明确的、怀疑恶性病变需要评估病变范围的需要行影像学检查。

(三)影像学在颌面疼痛中的应用

1. **颌面部蜂窝织炎** 颌面部蜂窝织炎(cellulitis)是发生于颌面部的化脓性炎症,与口腔及颈上深部的化脓性炎症统称为口腔颌面蜂窝织炎。咀嚼肌间隙、颞窝间隙感染时,由于周围有强大的肌肉、筋膜及骨壁的阻隔,使压力增大,故疼痛尤为剧烈。临床上可出现红、肿、热、痛的表现。

影像学检查:有助于了解炎症的范围,CT可显示病灶区低密度影,周围脂肪间隙模糊,MRI上T_2WI呈高信号。影像学有助于明确脓肿形成的诊断,明确脓肿的大小和位置,脓肿在MRI上表现为特征的DWI高信号,ADC图呈低信号,增强环形强化。

2. **颌骨炎症** 颌骨炎症(inflammation)可以由多种原因引起,包括感染、外伤、自身免疫疾病或长期的炎性刺激。

X线检查可以显示颌骨的整体形态、骨质破坏和骨质增生等情况。CT显示骨髓腔及骨膜反应细节较X线检查更具优势,可以显示颌骨破坏的程度和范围,了解有无死骨形成,并可显示周围软组织情况。MRI对骨髓腔及软组织的变化更为敏感,可以显示骨髓炎症、关节腔积液、软组织肿胀等情况,有助于颌骨炎症的早期诊断和评估。

3. **外伤** 颌面部外伤(trauma)临床较为常见,涉及骨折和/或软组织损伤。多由直接打击或撞击所致,且颌面部骨质形态不规则、骨块较多、解剖关系复杂、毗邻眶、鼻、口腔,外伤后极易造成多骨的骨折。软组织损伤可能包括撕裂伤、刺伤、挫伤等,伴随疼痛、肿胀、出血、溢血等症状。

影像学检查:可以显示外伤的性质和范围。X线检查显示骨折的类型、位置、程度,但现在使用较少。CT由于较好的密度分辨力,可以更好地显示骨折的细节,包括骨折线的形状、方向和周围软组织情况。MRI对于显示软组织损伤具有优势,还可显示CT难以发现的骨小梁微骨折。

4. **涎石病** 涎石病(sialolithiasis)一般根据进食后腺体肿胀伴发疼痛的特点,以及触诊可扪及导管内结石等,临床可诊断结石并发唾液腺炎。

影像学检查:可明确结石的位置,常用CT检查,阳性结石表现为导管走行区高密度影,近端导管扩张,唾液腺肿大。对于阴性结石常需要通过唾液腺造影或磁共振水成像明确,表现为导管内充盈缺损影,伴有远端导管扩张。

5. **急性涎腺炎** 急性涎腺炎(acute sialadenitis)包含腮腺、下颌下腺、舌下腺炎症,相应部位肿胀、疼痛,并有明显的触痛。

影像学检查:CT检查可表现为腺体肿胀、密度异常及周围脂肪间隙模糊;MRI上炎性的腺体T_2WI信号常增高,周围炎性、渗出,组织层次模糊。

6. **颌面部恶性肿瘤** 包括颌面部软组织来源恶性肿瘤和骨源性恶性肿瘤;病变较大时广泛累及难以判断病灶起源。颌面部恶性肿瘤可恶性肿瘤刺激周围丰富的神经末梢,从而引起疼痛;也可因侵犯神经(包括感觉神经和运动神经)引起疼痛和肌无力或麻痹的症状。深部肿瘤如翼腭窝肿瘤常表现类似三叉神经痛。颌骨恶性肿瘤破坏骨皮质,刺激骨膜神经末梢,引起疼痛。

影像学检查:显示肿瘤的部位、大小和范围,评估肿瘤范围与周围结构关系;MRI由于较好的软组织分辨率有助于评估颌面部恶性肿瘤神经侵犯、颅底侵犯情况。恶性肿瘤常表现为边界不清的软组织肿块,与周围结构分界不清。颌面部恶性肿瘤的颅底神经侵犯在MRI上常表现为颅底孔道的异常扩大、信号异常及异常强化。根据恶性肿瘤的CT和MRI表现以及强化情况,可以为肿瘤的定性诊断提供依据。

7. **颞下颌关节紊乱病** 颞下颌关节紊乱病(temporomandibular disorder)是指累及颞下颌关节和/或咀嚼肌系统具有一些共同临床症状体征(如疼痛弹响、张口受限等)的许多临床问题的总和,包括有咀嚼肌疼痛、关节盘和髁突相对位置改变引起的各种关节盘移位、关节损伤或炎症的关节源性疼痛以及关节组织的退行性改变如骨关节病。一般为颞下颌关节和咬肌区域的疼痛,可伴有关节运动异常、关节弹响、可伴有头痛、颈部、耳部疼痛。

影像学检查:磁共振检查可以显示颞下颌关节盘移位情况,根据张闭口时关节盘与髁突的相对位置判断关节盘移位为可复性还是不可复性移位;并可有无关节腔积液和颞下颌关节退行性改变。CT主要用于显示颞下颌关节退行性改变、关节脱位、关节强直。

8. **三叉神经痛** 见本章第六节"疼痛"部分的"影像学检查在非牙源性疼痛中的应用"之(5)。

9. **茎突过长综合征** 茎突过长综合征(Eagle's syndrome)是一种由于茎突延长而导致的罕见疾病,常有扁桃体区、舌根区疼痛,可放射到耳部或颈部,可能会导致咀嚼、吞咽、讲话、转头或夜间时疼痛加重。

影像学检查:X线及CT检查常显示茎突过长,或有偏斜、弯曲。CT扫描可显示茎突周围有钙化。

10. **鼻及鼻窦炎症或肿瘤** CT、MRI检查可观察病变范围、与周围结构的关系等,尤其是CT、MRI增强检查。

11. **中耳疾病** 中耳疾病可引起颞下颌关节区域疼痛。CT和MRI可观察颞骨骨质破坏情况、有无炎性病变或肿瘤性病变。

影像学阳性颌面部疼痛病因、伴随症状/体征思维导图如图2-7-1。

二、颌骨膨隆

(一)定义及概述

颌骨膨隆是指颌骨部分或整体颌骨的体积增大,引起颌骨的不正常突起,影响口腔颌面部的外观、咬合功能。

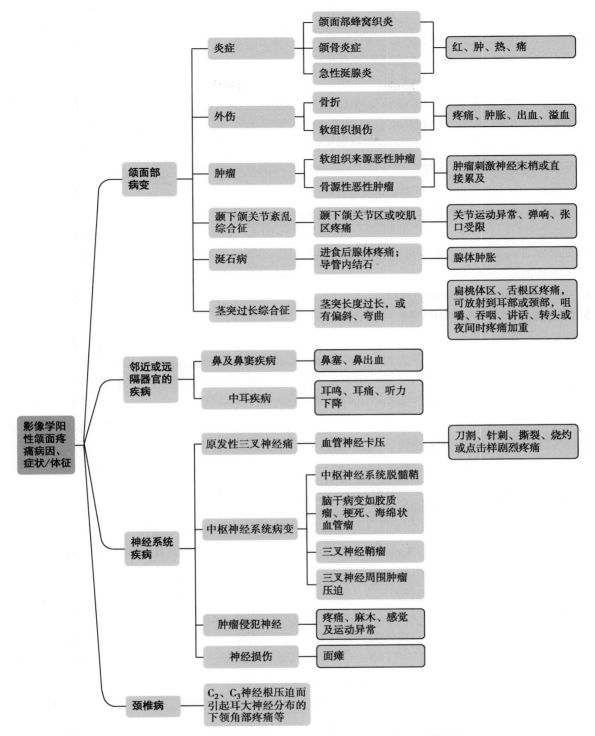

图 2-7-1　影像学阳性颌面部疼痛病因、伴随症状/体征思维导图

（二）临床表现与诊断检查

1. 临床表现

（1）颌骨膨隆的来源与病因：颌骨膨隆常见于颌骨的囊肿、牙源性肿瘤及非牙源性肿瘤和肿瘤样病变，也可见于颌面部软组织肿瘤累及颌骨引起颌骨局部体积增大。引起颌骨膨隆的颌骨囊肿，如牙源性角化囊肿、含牙囊肿、牙源性钙化囊肿、单纯性骨囊肿、动脉瘤样骨囊肿等；引起颌骨膨隆的牙源性肿瘤，如成釉细胞瘤、牙源性钙化上皮瘤、牙源性腺

样瘤、牙源性纤维瘤等；引起颌骨膨隆的非牙源性肿瘤和肿瘤样病变，如巨颌症和巨细胞肉芽肿、朗格汉斯细胞组织细胞增生症、颌骨脉管畸形、骨纤维结构不良、骨化性纤维瘤、颌骨内癌、骨肉瘤、淋巴瘤、转移瘤等。慢性颌骨骨髓炎或硬化性骨髓炎骨质硬化增生时可引起颌骨膨隆。

（2）颌骨膨隆的伴随症状和体征：面部不对称、咬合异常、疼痛、肿块、发热等症状。

2. 体格检查　相应的体格检查包括：颌面部、

口腔、颞下颌关节和颈部检查等。

通过视诊观察颌面外观左右是否对称，判断是否存在颌骨异常膨隆，触诊颌骨区域判断颌骨的形态、无肿物及其硬度如何，检查有无压痛及异常活动，评估咬合功能。口内检查明确颌骨膨隆有无对口腔内结构产生压迫如牙列异常及咬合异常等；评估颞下颌关节运动状态判断开闭口运动情况是否正常。颈部检查有助于评估是否存在病变伴有淋巴结肿大的情况。

3. **诊断检查** 包括影像学检查、病理学检查等。

颌骨膨隆常需要影像学检查进行评估，明确病因和病变的范围。

（三）影像学在颌骨膨隆中的应用

1. **颌骨囊肿** 2017年WHO分类中颌骨囊肿分为感染性牙源性囊肿、牙源性和非牙源性发育性囊肿、巨细胞病变和单纯性骨囊肿三大类。X线检查作为最常用的评估颌骨囊肿的检查方法，可以显示颌骨囊肿的形态、囊肿与邻近牙齿的关系和牙齿有无病变或牙根吸收。颌骨囊肿在X线上多表现为膨胀性透亮区，有或无硬化边。CT相较于X线检查可以显示更多关于颌骨的解剖细节，对于囊肿与下颌神经管的关系显示更为清楚，可显示囊肿内不同内容物的密度，有助于病变定性诊断。MRI可以显示囊肿内有无软组织成分。

2. **牙源性肿瘤** 颌骨牙源性肿瘤常引起颌骨的膨隆。X线检查可以显示颌骨病变的整体外观及邻牙改变，牙源性肿瘤在X线上多表现为透X线影。CT密度分辨力较X线好，可以清晰地显示肿瘤的位置、大小、形状以及与周围骨结构的关系以及牙槽骨的吸收、骨质破坏。MRI在评估肿瘤软组织成分更为敏感，可以显示颌骨牙源性肿瘤的软组织特征，如肿瘤的囊性或实质性成分、与邻近结构的关系以及周围软组织的受累情况；功能MRI如DWI有助于良/恶性病变的鉴别，恶性肿瘤实性成分常表现为DWI高信号，ADC低信号。CT及MRI还可评估恶性肿瘤有无远处转移。

3. **非牙源性肿瘤和肿瘤样病变** CT可以评估颌骨骨质破坏、有无骨膜反应或硬化，以及显示病变与周围组织结构的关系。MRI软组织分辨率佳，可以评估的形态以及可能的成分，如颌骨动静脉畸形可能表现出流空信号、肿瘤坏死部分大部分无强化、恶性肿瘤实性部分DWI常表现出高信号等，MRI还可同时提供周围组织结构、血管、神经等详细信息。

对于颌骨脉管畸形，CTA或DSA有助于诊断并评估血管结构、明确供血动脉和引流静脉。

4. **骨髓炎** 颌骨骨髓炎早期颌骨膨隆可能并不明显，随着炎症进展，颌骨骨质破坏、死骨形成，特别是骨质硬化增生时可引起颌骨膨隆。CT能够清晰地显示骨质破坏和骨质增生的程度，MRI能够显示骨髓的炎症、软组织的肿胀以及可能的脓肿，对评估周围软组织的感染情况也更有优势。

三、颌面部肿胀

（一）定义及概述

颌面部肿胀是指颌面部组织结构体积异常膨胀或增大。各种原因引起面部组织间隙内渗出液、血液或气体积聚时，临床表现为弥散性或局限性肿胀，伴有疼痛。

肿胀和疼痛的程度常与组织质地有关，如眼睑和颊部组织疏松，急性炎症感染及挫伤后肿胀比疼痛严重，额部组织较紧，常表现为疼痛较重，而肿胀较轻。由于颌面部解剖生理的特殊性，有些部位的肿胀可影响语言、进食、吞咽和呼吸困难，严重者可引起窒息，甚至危及生命。

（二）临床表现与诊断检查

1. **临床表现**

（1）肿胀的来源与病因：包括感染、机械的、化学的及细菌的损害，或损伤或肿瘤等原因。炎性肿胀，如颌面部蜂窝织炎、颌骨骨髓炎周围软组感染，受累皮肤及皮下组织充血、水肿，局部可有凹陷性水肿；各种原因引起的开放性或闭合性损伤，造成组织间隙积液、积血及积气，局部淤血或血肿；静脉或淋巴回流阻，如手术、放疗后的淋巴水肿、静脉血栓形成或静脉周围淋巴结肿大压迫、慢性上腔静脉阻塞所致的静脉回流受阻引起的水肿；变态反应性肿胀，如血管神经性水肿，患者常有对药物、食物或周围环境过敏的病史；也可见于颌面部肿瘤及肿瘤样病变。

（2）肿胀的伴随症状和体征：可伴有疼痛、触摸敏感、皮温升高、局部功能、颌面功能障碍如张口受限、咀嚼困难，可能伴有呼吸困难、心悸，可伴有全身症状如发热、全身不适等表现。

2. **体格检查** 相应的体格检查包括：颌面部软组织检查和颌面功能检查。

通过视诊观察颌面外观面部肿胀的范围（局部还是弥散性）、是否伴有红肿，评估肿胀程度。触诊判断是否合有触痛或压痛、皮温升高、有无波动感、是否有凹陷性水肿、是否合并肿块。体位试验判断肿胀是否随体位变化。功能检查评估颞下颌开合、口腔咀嚼和面部表情等功能了解有无伴有面部功能障碍。

3. **诊断检查** 包括实验室检查、影像学检查、病理学检查、病原学检查等。病变性质不明确或需要评估病变范围的建议行影像学检查,包括 CT 和 MRI 检查。

(三)影像学在颌面部肿胀中的应用

1. **炎性肿胀** 由于颌面部的炎症性病变如疖、痈、丹毒、牙源性及腺源性的感染所致的颌面部蜂窝织炎、骨髓炎、骨膜炎及淋巴结炎等。常有起病急、病程短、局部有肿胀、发红、灼热、压痛及凹陷性水肿,如有脓肿形成则有波动感,穿刺可抽出脓液。伴有体温升高、寒战、白细胞总数增高等。

影像学检查:有助于了解炎症的范围,CT 可显示病灶区低密度影,皮下脂肪层增厚、密度不均匀增高、模糊,MRI 上病灶区 T_2WI 呈高信号,可见皮质脂肪间隙网格状高信号、邻近筋膜增厚等表现。影像学有助于明确脓肿形成的诊断,明确脓肿的大小和位置,脓肿在 MRI 上表现为特征的 DWI 高信号,ADC 图呈低信号,增强环形强化。CT 和 MRI 可显示骨髓炎时骨质破坏情况。

2. **外伤** 外伤可造成颌面部软、硬组织开放性或闭合性的损伤,引起面部肿胀。开放性损伤常肿胀内常有出血。闭合性损伤常有组织内溢血,形成瘀斑或血肿,肿胀较明显。骨组织受到挫伤时,因骨营养血管断裂,可形成骨膜下血肿。损伤若波及鼻腔、鼻窦时可引起皮下气肿,扪之有捻发音。伴有骨折时,肿胀可触及骨摩擦音及台阶感。

影像学检查:CT 检查可显示外伤所致的软组织肿胀、判断有无异物、显示有无颌面骨骨折,肿胀常表现为软组织体积增大、膨胀、皮质及周围脂肪间隙模糊,CT 上密度根据渗出、出血而表现为等或高密度影。MRI 软组织肿胀常表现为 T_2WI 上高信号,对于颞下颌关节软组织损伤的评估优于 CT。

3. **静脉血栓形成及血栓性静脉炎** 由于静脉回流受阻,局部静脉分布区域有疼痛、压痛与肿胀。

影像学检查:CT 和 MRI 可显示导致肿胀的静脉内血栓,CT 平扫多表现为高密度,增强后表现为管腔内充盈缺损影,急性期及亚急性期周围软组织水肿,软组织界限模糊;血栓的信号在 MRI 上取决于血栓的时期和组成。发生栓塞的静脉周围有时可见侧支静脉形成。

4. **慢性上腔静脉阻塞综合征** 由各种不同病因引起完全或不完全的上腔静脉阻塞,使血液回流受阻的一种综合征。大多由纵隔或肺门肿瘤引起,临床表现为上肢及面部水肿及青紫,颈静脉、胸壁静脉曲张。

影像学检查:CT 及 MRI 可以明确是否存在纵隔、肺门或其他肿瘤对上腔静脉的侵犯或压迫,CT 静脉成像(CT venography,CTV)成像可以显示上腔静脉是否通畅、有无血栓。

5. **淋巴回流受阻** 见于口腔颌面部淋巴结切除后、颈淋巴清扫术后、放疗后淋巴管闭塞造成的淋巴回流受阻,也可见于淋巴系统恶性肿瘤阻塞淋巴管等。发生半侧或整个面部肿胀,质地柔软,皮肤色泽正常。

影像学检查:颈部淋巴结清扫患者根据不同的淋巴结清扫术式,CT 及 MRI 检查可显示颈动脉鞘周围脂肪组织消失、颈内静脉或胸锁乳突肌缺失。

6. **颌面部肿瘤和肿瘤样病变** 颌面部肿瘤对周围组织压迫、牵拉周围组织,可引起面部肿胀。

影像学检查:CT 和 MRI 可显示肿瘤的部位、范围、是否侵犯周围骨质,通过信号和密度特征、强化特点来判断病变的起源和性质。

7. **血管神经性水肿** 是毛细血管通透性短暂增加引起的皮下和黏膜下组织肿胀,属变态反应性疾病,常有过敏史。起病突然,肿胀迅速,消退有时也很快。皮肤、黏膜紧张发亮,质地柔韧有弹性,无压痛,可有痒感。体温正常,血嗜酸性细胞增高。

影像学检查:不是首选检查方法,应用较少。影像学可表现为弥漫性软组织肿胀,无离散的积液,通常累及口腔和咽部。弥漫性黏膜下肿胀也可能延伸至咽部和喉部。声门上、口腔舌或口底血管性水肿的患者可能引起气道梗阻,需要紧急气道管理,不应因影像学检查而推迟治疗。

影像学阳性颌面部肿胀的病因及伴随症状/体征思维导图见图 2-7-2。

四、肿块

(一)定义及概述

颌面部肿块是指在颌面部可触及的异常包块。可能涉及软组织、骨骼或其他结构。

(二)临床表现与诊断检查

1. **临床表现**

(1)颌面部肿块的来源与病因:颌面部肿块可以是颌面部软组织囊肿、良性肿瘤与肿瘤样病变、恶性肿瘤、淋巴结肿大、颌面部软组织脓肿,也可见于假性病变,如良性咀嚼肌肥大。颌骨肿瘤特别是恶

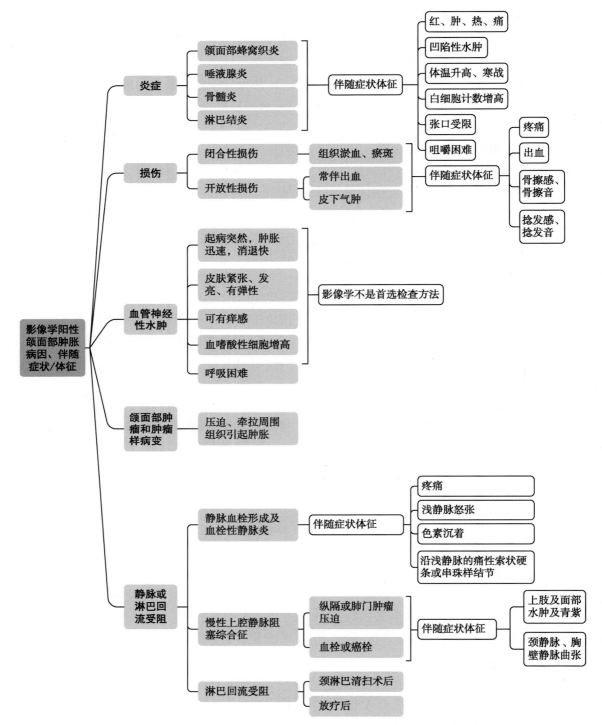

图 2-7-2　影像学阳性颌面部肿胀的病因及伴随症状/体征思维导图

性肿瘤突破骨皮质或生长至皮下时也可表现为可触及的颌面部肿块。

（2）颌面部肿块的一般特征：良性肿瘤及肿瘤样病变的肿块一般生长缓慢，病程较长，生长方式多为膨胀性生长，推挤和压迫周围组织结构，包膜多完整，一般不会累及表面皮肤或黏膜，因此表面的皮肤色泽及质地一般正常，一般无其他自觉症状，压迫邻近神经或继发感染时可有疼痛发生。恶性肿块一般生长较快，短期内体积可明显增大，多浸润性生长，

多无包膜或包膜不完整，或只有纤维包膜，边界不清，侵犯周围组织，易发生坏死，可侵犯表面皮肤，常伴有疼痛和功能障碍。炎性肿块，如蜂窝织炎伴脓肿形成时的软组织肿块触之有波动感。

（3）颌面部肿块的伴随症状和体征：可伴有疼痛、感觉异常、出血、牙松动或移位、张口受限、颌骨膨隆等表现。可伴有其他全身症状如发热、消瘦、体重减轻等。

2. **体格检查**　相应的体格检查包括：颌面部、

颈部及颞下颌关节检查。视诊和触诊是常用的检查方法,可观察和了解肿块的部位、形态、大小、边界、质地、活动度、与周围组织有无粘连、有无触痛和压痛,触诊可判断有无淋巴结肿大和转移。

3. 诊断检查 包括影像学检查、穿刺及细胞学检查、病理学检查等。

颌面部肿块的诊断需要结合病史、临床表现和辅助检查进行诊断。对不适合活检、病变性质不明确或需要评估病变范围的,建议行影像学检查,包括CT和MRI检查。

(三) 影像学在颌面部肿块中的应用

1. 颌面部软组织囊肿、良性肿瘤与肿瘤样病变 影像学可显示病灶的部位、大小、边界、与周围组织结构关系,常表现为边界清楚的占位性病变,与周围结构分界清楚,不同病变有其各自的影像学特征,如皮样囊肿DWI呈高信号;淋巴管畸形常呈多房囊样外观,可现"液-液平面";脂肪瘤密度及信号与脂肪组织相似;腮腺淋巴瘤ADC呈低信号,动态增强曲线呈"速升速降"强化等。

2. 颌面部恶性肿瘤 对于颌面部恶性肿块,影像学可评价病变的部位和范围、协助判断病变的起源、评估周围组织侵犯情况、判断骨质侵犯情况、有无淋巴结转移。还能提供肿瘤组织的内部信息,包括肿瘤是否均质、有无坏死,根据强化程度反映血供情况,为肿瘤的定性诊断提供依据。

3. 淋巴结肿大 感染或肿瘤导致淋巴结肿大可表现为颌面部的软组织肿块。影像学可显示淋巴结的肿大及密度/信号异常,化脓性淋巴结炎或淋巴结转移坏死时可呈环形强化。

4. 颌骨肿瘤 颌骨肿瘤突破骨皮质或生长至皮下时也可表现为可触及的颌面部肿块。影像学检查可见位于颌骨的骨质破坏,CT可显示病变骨质破坏周边骨皮质是否连续、有无骨膜反应、对邻近组织结构的影响,MRI由于较好的软组织分辨率可以清晰显示病灶的侵犯范围,并可通过形态学特征、病灶的信号特征来辅助鉴别诊断,如淋巴瘤ADC值常较低;朗格汉斯细胞组织细胞增生症软组织肿块的边界常较清晰,可有出血、囊变等。

5. 良性咀嚼肌肥大 可表现为侧面部的硬质肿块。影像学检查可显示咀嚼肌体积增大,外形膨隆,其内密度/信号与正常肌肉相同。

五、张口受限

(一) 定义及概述

张口受限是指开口小于正常或完全不能开口。

检查张口度时以上下中切牙切缘之间的距离为标准,正常人的张口度约相当于自身示指、中指、无名指三指末节合拢时的宽度,张口度小于正常值即为张口受限。

(二) 临床表现与诊断检查

1. 临床表现

(1) 张口受限的来源与病因:张口受限主要与累及咀嚼肌、颞下颌关节及其周围或颌骨的病变有关,或与其他全身性疾病、神经系统疾病有关。这些疾病见于炎症、肿瘤、外伤、瘢痕、咀嚼肌痉挛,如下颌智齿冠周炎、颌面间隙感染刺激咀嚼肌痉挛、化脓性颞下颌关节炎;颞下窝、翼腭窝、颞下颌关节区、上颌窦后部恶性肿瘤、鼻咽癌等侵犯咀嚼肌;下颌髁突骨折、颧弓或颧骨骨折;颞下颌关节紊乱病、颞下颌关节强直;咀嚼肌骨化性肌炎,其他全身性疾病如破伤风、嗜酸性筋膜炎等结缔组织病、癔症性所致牙关紧闭等;瘢痕如颌间瘢痕、放射性瘢痕、烧伤后瘢痕造成的牙关紧闭等。

(2) 张口受限的伴随症状和体征:可伴有咬合异常、疼痛、发热、红肿、鼻塞、耳鸣等表现。

2. 体格检查 相应的体格检查包括:口腔颌面部及颞下颌关节检查,主要包括外形与关节运动度检查、张口度和张口型检查、咀嚼肌检查和牙合关系检查。

视诊观察面部是否对称,颏部是否居中,面下1/3部分有无明显增长和缩短。通过患者做开闭口运动、下颌前伸运动和侧方运动,检查颞下颌关节的功能是否正常,包括关节有无疼痛、弹响或杂音,两侧关节动度是否一致,有无偏斜,开口度、开口型是否正常,开闭口运动中是否有关节交锁等现象。检查咀嚼肌群的收缩力,有无触压痛,两侧是否对称协调。检查咬合关系是否正常,为关节病的诊断治疗提供客观依据。

3. 诊断检查 包括影像学检查、实验室检查、病原学检查、病理学检查等。

张口受限的病因繁多,血常规白细胞计数有助于感染、炎症的诊断。肿瘤标志物检测、病理活检有助于肿瘤疾病的诊断。对于病变性质不明确或需要评估病变程度、范围的建议行影像学检查,包括CT和MRI检查,如肿瘤、外伤、颞下颌关节盘移位等。

(三) 影像学在张口受限中的应用

1. 下颌智齿冠周炎 下颌智齿冠周炎可以直接累及嚼肌和翼内肌,引起肌肉痉挛造成牙关紧闭。

影像学检查:可显示阻生磨牙低密度龋坏,伴根尖周感染时牙槽骨骨质吸收、牙根吸收等改变;MRI可显示清晰显示磨牙区骨髓水肿以及邻近软组织炎症渗出表现。

2. 颌面间隙感染 浅部间隙如下颌下间隙、颊间隙的感染临床上常有红肿热痛的表现;深部间隙感染早期在颜面部无明显红肿症状,不易发现,感染来源常是上、下磨牙感染或拔牙史,可在上颌结节后方、翼下颌韧带处有明显红肿和压痛。

影像学检查:有助于了解炎症的范围,判断炎症是否累及咀嚼肌及其周围间隙,CT可显示病灶区周围脂肪间隙模糊,MRI上病灶区及其周围间隙 T_2WI 呈高信号,咀嚼肌可有肿大或伴信号/密度异常,或表现为表面筋膜增厚及信号异常。影像学有助于明确脓肿形成的诊断,明确脓肿的大小和位置,脓肿在MRI上表现为特征的 DWI 高信号,ADC 图呈低信号,增强环形强化。

3. 化脓性颞下颌关节炎 多数为颞下颌关节附近有化脓性病灶,如中耳炎、外耳道炎、化脓性腮腺炎等,继而引起颞下颌关节疼痛、张口困难。检查时可见关节区有红肿、压痛明显,上下牙不能对牙合,稍用力即可引起关节区剧痛。

影像学检查:X 线检查可见颞下颌关节间隙增宽。CT 检查可显示关节周围软组织肿胀、增厚,脂肪间隙模糊,颞下颌关节骨质破坏情况,并可显示化脓性炎症的来源如外耳道、中耳或腮腺的炎症性改变;MRI 对关节软组织的显示优于 CT,可显示关节腔积液、滑膜增厚以及骨质信号的异常。影像学还可显示晚期关节强直,表现为关节间隙消失,髁突与关节凹融合。

4. 恶性肿瘤 颞下窝肿瘤侵犯翼肌、颞肌,翼腭窝肿瘤侵犯翼肌,上颌窦后部恶性肿瘤侵犯翼肌群,这些情况可导致张口受限甚至牙关紧闭,早期可有三叉神经分支分布区的持续性疼痛或麻木。鼻咽癌侵犯咽侧壁后破坏翼板、翼内外肌,也可导致张口受限,常伴有耳鸣、听力障碍等症状。其他颌面部晚期肿瘤广泛侵犯也可引起张口受限。

影像学检查:影像学检查有助于评估病变来源、恶性肿瘤的诊断及病变累及范围的评估,CT 还可显示恶性肿瘤是否合并颌面部和颅底骨质破坏、有无神经孔道的侵犯。MRI 软组织分辨率佳,可以更好地显示咀嚼肌受累情况,并有助于恶性肿瘤分期。

5. 外伤 下颌骨特别是髁突骨折,下颌运动受限,肌肉挫伤,肿胀疼痛,常造成张口受限。颧弓、颧骨骨折,最常见为呈"M"形颧弓双骨折,骨折片下陷妨碍喙突活动造成张口困难;颧骨体骨折后向下向后移位可使上颌骨和颧骨之间的间隙消失妨碍下颌骨活动造成开口困难。

影像学检查:CT 检查可显示骨折的骨质连续性中断,显示断端移位、分离情况及与咀嚼肌的关系,有无合并颞下颌关节脱位;MRI 可显示软组织损伤情况,评估是否伴有神经损伤。影像学检查还可显示咀嚼肌有无损伤。

6. 颞下颌关节盘移位 颞下颌关节紊乱并关节盘脱位时,脱出的关节盘在髁突运动中成为机械障碍物,甚至可嵌顿在髁突和关节结节之间导致不能开口,呈牙关紧闭状,可伴有关节弹响。

影像学检查:MRI 检查可以显示颞下颌关节盘移位情况,根据张闭口时关节盘与髁突的相对位置判断关节盘移位为可复性还是不可复性移位。

7. 颞下颌关节肿物 颞下颌关节肿物影响关节活动,可引起张口受限。

影像学检查:CT 检查可明确肿物的部位,是否累及骨质以及骨质破坏情况,判断病变有无钙化;MRI 除显示肿物外,还可显示有无合并滑膜增厚、关节腔积液、关节盘穿孔等情况,通过病变的形态和信号特征辅诊,如骨软骨瘤常与髁突相连,滑膜骨软骨瘤病常表现为多发小圆形低信号影。

8. 颞下颌关节强直 一般由关节区化脓感染或外伤后关节腔内血肿机化逐渐形成关节融合,少数可由类风湿关节炎造成。关节损伤、感染导致关节凹、关节盘和髁突破坏,并形成纤维性或骨性粘连,使下颌关节的功能完全丧失。

影像学检查:颞下颌关节侧位 X 线检查及 CT 检查可显示关节间隙消失,髁突和关节凹融合成致密团块。影像学检查还可显示类风湿性关节炎手指或脊柱的异常如手指梭形强直畸形或脊柱呈竹节样强直畸形。

9. 骨化性肌炎 由于局部创伤引起的咀嚼肌骨化性肌炎也可造成牙关紧闭。

影像学检查:早期影像学表现缺乏特征性,表现为软组织水肿及增强早期显著强化;中期可出现环状骨化影,具有特征性;晚期积水咀嚼肌水肿消失,骨化影浓密。

影像学阳性张口受限病因的思维导图详见图2-7-3。

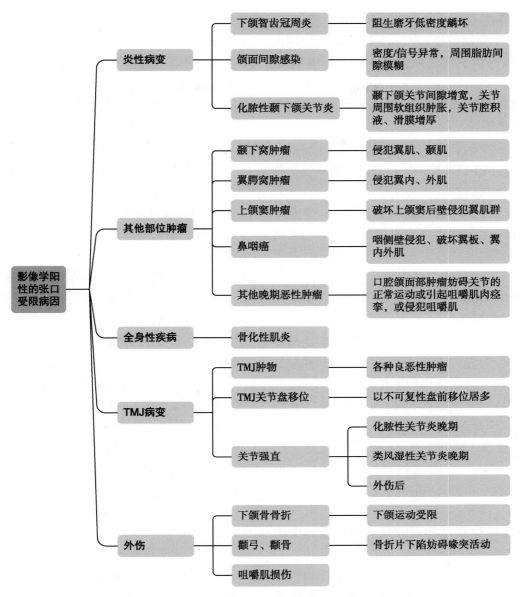

图 2-7-3 影像学阳性张口受限病因的思维导图
TMJ. 颞下颌关节。

（曹代荣）

参 考 文 献

1. 王铁梅,余强.口腔医学口腔颌面影像科分册[M].北京：人民卫生出版社,2015：329-347.
2. 曹代荣,陶晓峰,李江.头颈部影像诊断基础·口腔颌面卷[M].北京：人民卫生出版社,2020：112-159.
3. 郭菁.口腔急诊诊疗手册[M].南昌：江西科学技术出版社,2020：10-13.
4. 杜希哲,刘小彬,马巍,等.全身性疾病在口腔颌面部的表现[M].西安：陕西科学技术出版社,2023：76-81.
5. Scully C,Felix DH. Oralmedicine--update for the dental practitioner orofacial pain[J]. British Dental Journal,2006,200(2)：75-83.
6. Jeffery DT,Jeffery CC,Kelly HR. Chew on this：emergency imaging of the oral cavity and salivary glands-what the clinician really needs to know[J]. Seminars in Ultrasound,CT, and MR,2019,40(2)：104-115.

第八节 颈部间隙疾病的临床症状/体征

颈部间隙疾病种类繁多,首发症状也不尽相同。本节主要介绍颈部间隙疾病最为常见的症状,包括发热、咽痛、腮腺肿块、无痛性颈部肿块。

一、发热

（一）定义及概述

发热（fever）是指机体在致热原作用下或体温中

枢的功能障碍时,体温升高超出正常范围。当腋下、口腔、直肠温度分别超过37℃、37.3℃和37.6℃时,或在24小时内体温波动超过1.2℃以上,即称为发热。

（二）临床表现与诊断检查

1. 临床表现

（1）发热的来源与病因:导致发热的原因可分为感染性疾病和非感染性疾病。感染性疾病包括各种病原体如细菌、病毒、肺炎支原体、立克次体、真菌、螺旋体及寄生虫等侵入后引起的发热。非感染性疾病包括物理、化学因素或机械性损伤引起无菌性坏死组织吸收、某些恶性肿瘤引起的变态反应、甲状腺功能亢进等内分泌与代谢疾病、心衰或某些皮肤疾病引起皮肤散热减少、体温调节中枢功能失常及自主神经功能紊乱。

其中颈部间隙感染性疾病较为多见,如扁桃体炎、扁桃体(周围)脓肿、咽后间隙脓肿和嚼肌间隙脓肿等。颈部间隙起源的淋巴瘤患者也可出现发热。

（2）发热的伴随症状和体征:寒战、出汗量增多、肌肉酸痛、全身乏力、嗜睡等。

2. 诊断检查 腋窝下测温(腋测法)是最常用的体温测定方法,口腔测温(口测法)结果较为准确,经肛门测温(肛测法)结果稳定,耳测法多用于婴幼儿。

（三）影像学在颈部间隙疾病所致发热中的应用

1. 急性扁桃体炎、扁桃体(周围)脓肿 扁桃体炎多为双侧,扁桃体及周围脓肿多为单侧。临床通过查体可基本诊断,CT、MRI检查可观察病变范围、与周围结构的关系等,尤其是CT、MRI增强检查。

2. 咽后间隙脓肿 咽后间隙脓肿可能由椎间盘炎、骨髓炎、椎前感染向前蔓延,以及咽部异物、手术或外伤所致。急性以小儿多见,多有畏寒、高热、烦躁不安等全身症状,患儿因咽痛拒食,常见吞咽困难、语言不清、不同程度呼吸困难。慢性一般见于成年人,脓肿较大时可出现咽部阻塞及吞咽困难。

影像学检查:CT、MRI检查有助于对咽后间隙脓肿作出诊断,寻找引起咽后间隙脓肿的原因并评估脓肿的范围是影像学检查需要特别注意的方面。CT可见椎间软组织增厚,椎间肌隔模糊;脓肿形成后局部有低密度区;颈椎结核可见颈椎椎体及椎间隙破坏;增强扫描可见脓肿壁环形强化,具有诊断特异性。MRI对显示病变范围及早期椎骨骨质改变较CT有优势。

3. 咀嚼肌间隙脓肿 咀嚼肌间隙脓肿(masticator space abscess)多来源于牙周感染或下颌骨骨髓炎。患者可表现为牙痛、面部肿痛、牙关紧闭、发热等。

影像学检查:CT、MRI检查有助于评估脓肿及周围组织受累范围。CT可准确显示咀嚼肌及周围组织侵犯引起的密度变化及体积增大,MRI上受累肌肉及周围脂肪有明显的信号改变,借其信号特点结合临床表现可与肿瘤鉴别。

4. 颈部间隙淋巴瘤 淋巴瘤(lymphoma)是源于淋巴组织增生的恶性肿瘤,根据病理特点和临床表现主要分为霍奇金淋巴瘤和非霍奇金淋巴。颈部淋巴瘤引起淋巴结肿大和气管、血管、神经压迫,侵犯各器官组织引起多系统反应是颈部霍奇金淋巴瘤和非霍奇金淋巴瘤的共同临床表现。发热、消瘦、盗汗、食欲缺乏、乏力等主要是霍奇金淋巴瘤的表现,而这些症状多见于非霍奇金淋巴瘤晚期。

影像学检查:CT、MRI可帮助诊断及鉴别诊断。颈部间隙淋巴瘤CT表现多样,最常见表现为密度与肌肉相仿、质地均匀的肿大淋巴结,增强后病变可均匀强化。MRI表现为多发肿大淋巴结,边界相对清楚,常可融合,T_1WI及T_2WI多为均质的等信号,增强后轻度强化。

二、咽痛

（一）定义及概述

咽痛(pharyngalgia)指咽部疼痛,患者先有咽部干燥、烧灼感,后出现疼痛,吞咽时更甚,口水增多。任何刺激咽部及口腔黏膜的物质都可能引起咽痛。

（二）临床表现与诊断检查

1. 临床表现

（1）咽痛的来源与病因:引起咽痛的原因较多,各种颈部间隙感染性疾病包括咽黏膜间隙(如扁桃体炎和扁桃体脓肿)和咽后间隙病变(咽后间隙脓肿)的感染性炎症刺激;口腔牙齿、牙龈等邻近器官疾病;咽部的非感染性因素如异物、外伤等;流感、流脑、麻疹等全身性疾病。

（2）咽痛的伴随症状和体征:流涕、咽痒、咳嗽、咳痰、声音嘶哑、呼吸困难、异物感、头晕、发热、反酸等。

2. 体格检查 查体主要观察鼻咽及扁桃体黏膜充血、肿胀、分泌物附着情况。鼻咽喉镜检查可观察鼻咽喉黏膜的充血水肿情况、是否有异物及肿物生长。

3. 诊断检查 包括影像学检查、病原学检查、病理学检查等。

查体及鼻咽喉镜检查若未发现病变、病变性质不明确或需要评估病变范围的,建议行影像学检查,包括 CT 和 MRI 检查。

(三) 影像学在颈部间隙疾病所致咽痛中的应用

1. 急性扁桃体炎、扁桃体(周围)脓肿 扁桃体炎多为双侧,扁桃体及周围脓肿多为单侧。临床通过查体可基本诊断,CT、MRI 检查可观察病变范围、与周围结构的关系等,尤其是 CT、MRI 增强检查。

2. 咽后间隙脓肿 咽后间隙脓肿可能由椎间盘炎、骨髓炎、椎前感染向前蔓延,以及咽部异物、手术或外伤所致。急性以小儿多见,多有畏寒、高热、烦躁不安等全身症状,患儿因咽痛拒食,常见吞咽困难、语言不清、不同成都呼吸困难。慢性一般见于成年人,脓肿较大时可出现咽部阻塞及吞咽困难。

影像学检查:CT、MRI 检查有助于对咽后间隙脓肿作出诊断,寻找引起咽后间隙脓肿的原因并评估脓肿的范围是影像学检查需要特别注意的方面。CT 可见椎间软组织增厚,椎间肌隔模糊;脓肿形成后局部有低密度区;颈椎结核可见颈椎椎体及椎间隙破坏;增强扫描可见脓肿壁环形强化,具有诊断特异性。MRI 对显示病变范围及早期椎骨骨质改变较 CT 有优势。

三、腮腺肿块

(一) 定义及概述

腮腺肿块是指腮腺区域隆起,正常情况下腮腺体薄而软,在触摸耳屏、下颌角、颧弓构成的三角区时,摸不出腮腺的轮廓,但是腮腺存在病变时,在此部位可以摸到有肿块。腮腺肿块主要分为炎性包块和肿瘤两种类型。

(二) 临床表现与诊断检查

1. 临床表现

(1) 腮腺肿块的来源与病因:腮腺炎性包块可见于腮腺炎、干燥综合征及良性淋巴上皮病变等。腮腺肿瘤以良性较为多见,包括多形性腺瘤、腺淋巴瘤、基底细胞腺瘤及嗜酸细胞瘤等,大部分进行性缓慢增大;恶性肿瘤包括黏液表皮样癌、腺样囊腺癌、腺泡细胞癌等,均生长迅速。

(2) 腮腺肿块的伴随症状和体征:腮腺炎性包块可伴有颊部皮肤红肿、疼痛,腮腺导管阻塞可伴功能障碍。恶性肿瘤可伴有肿块疼痛甚至皮肤破溃,侵犯周围肌肉血管、神经,可有面部麻木、疼痛、张口受限,还可以出现听力减退、吞咽困难。良性肿瘤除

肿块外,可无特殊表现。

2. 体格检查 以触诊为主,腮腺炎性包块一般范围不清、没有明确边界,常累及整个腮腺,可能伴有触痛;腮腺良性肿瘤肿块边界清晰,具有一定活动性;腮腺恶性肿瘤肿块形态不规则、质硬、不活动、边界不清。此外,腮腺造影可观察腮腺及其导管有无病变以及病变的性质和范围,常用于慢性腮腺炎及干燥综合征的辅助诊断。

3. 诊断检查 包括影像学检查及病理学检查。

通过 CT、MRI 检查可以了解腮腺肿块的具体解剖位置、大小、是否出现转移等,MRI 对腮腺肿瘤的鉴别诊断具有较为重要的价值。对可疑部位做细针穿刺细胞学检查可以判断腮腺肿瘤的良恶性,是肿瘤诊断的金标准。

(三) 影像学在腮腺肿块中的应用

1. 影像学检查在腮腺炎性包块中的应用

(1) 腮腺炎:腮腺炎(parotitis)可由多种原因引起,包括细菌性、病毒性、自身免疫性疾病等,腮腺局部红、肿、热、痛,白细胞计数增多,若病变进入化脓期,挤压腮腺可见脓液自导管口流出,病程上可分为急性或慢性期。

影像学检查:一般根据临床表现及体征可作出诊断,CT 和 MRI 可协助诊断,最典型影像表现为腮腺肿大伴周围脂肪渗出,增强可见弥漫性强化。

(2) 干燥综合征:干燥综合征(Sjögren syndrome,SS)是一个主要累及唾液腺及泪腺等外分泌腺体的慢性炎症性自身免疫病。临床除有唾液腺和泪腺受损功能下降而出现口干、眼干外,尚有其他外分泌腺及腺体外其他器官的受累而出现多系统损害的症状。本病分为原发性和继发性两类,继发性干燥综合征最常见于类风湿性关节炎。

影像学检查:可协助干燥综合征的诊断,影像学表选取决于疾病的阶段和腮腺内是否存在淋巴细胞聚集体。特征性表现为双侧肿大的腮腺伴多发囊性和实性病变,伴或不伴有光滑、圆形的腺体内钙化。

(3) 良性淋巴上皮病变:良性淋巴上皮病变(benign lymphoepithelial lesion)是以实质萎缩伴淋巴反应增生为特征的自身免疫性疾病,属于 IgG4 相关性疾病。临床上常表现为双侧腮腺的无痛性肿大。

影像学检查:CT 和 MRI 可协助腮腺良性淋巴上皮病变的诊断,影像表现为双侧腮腺肿大,内见多发界限清晰的囊性和实性肿块,囊肿可见壁结节。

2. 影像学检查在腮腺肿瘤中的应用

(1) 多形性腺瘤:多形性腺瘤(pleomorphic ade-

noma)是一种含有腮腺组织、黏液和软骨样组织的腮腺肿瘤,也称混合瘤。腮腺混合瘤是腮腺最常见的良性肿瘤,多见于青壮年人。肿瘤生长缓慢,病程可达数年甚至数十年之久。一般无明显自觉症状,部分可见无痛性、孤立的腮腺肿块。

影像学检查:MRI可辅助多形性腺瘤的诊断及鉴别诊断。影像表现为孤立的类圆形肿块,较大病灶常信号不均,可伴有钙化、坏死、囊变、出血,弥散受限不明显,增强扫描呈渐进性、延迟强化,动态增强曲线多呈上升型。

(2)腺淋巴瘤:腺淋巴瘤(adenolymphoma)又称Warthin瘤,是腮腺第二常见的良性肿瘤。多见于老年男性,与吸烟史关系密切,部分患者有消长史。病灶多位于腮腺浅叶后下极,单发多见,多发或双侧出现则具有一定的诊断价值。

影像学检查:MRI可辅助腺淋巴瘤的诊断及鉴别诊断。影像表现以囊实性病灶较为多见,信号多不均匀,弥散受限明显,增强后不均匀明显强化,呈"快进快出"强化特点。

(3)黏液表皮样癌:黏液表皮样癌(mucoepider-

moid carcinoma)是儿童和成人最常见的原发性涎腺恶性肿瘤,患者的平均年龄约45岁,女性多见。多数表现为实性、固定的无痛性肿块,若累及周围骨质、神经等可能有疼痛、面瘫、耳溢液、感觉异常、面神经麻痹等症状。

影像学检查:CT可观察下颌骨骨质破坏情况,MRI对腮腺黏液表皮样癌的诊断与评估累及范围有重要作用。影像表现为形态不规则肿块,边界不清,内部可出现坏死,弥散受限明显,增强呈"快进慢出"表现。

(4)腺样囊性癌:腺样囊性癌(adenocystic carci-noma)是起自外周腮腺导管的恶性腮腺肿瘤。男女发病率无大差异,最多见的年龄为40~60岁。由于肿瘤易侵犯神经、嗜神经生长的特性,临床可出现受侵部位分布的神经症状,如面瘫、面部疼痛或麻木等。

影像学检查:CT和MRI有助于腺样囊性癌的诊断并评估累及范围。影像表现多为弥漫浸润型肿块,易出现大小不等的囊变区,T_2WI可见比较特征性的分隔样改变。表现为腮腺肿块的颈部间隙疾病影像诊断思维导图见图2-8-1。

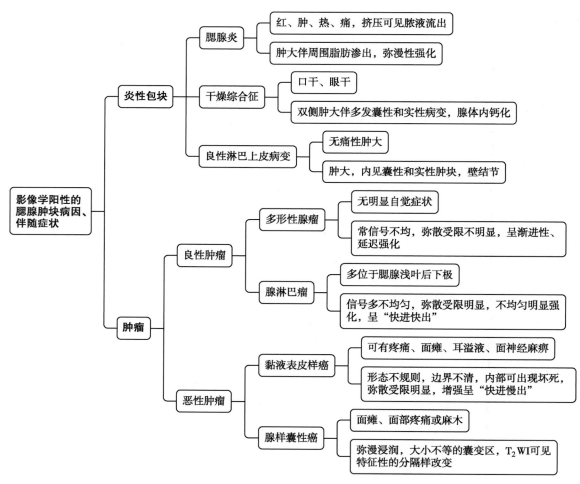

图2-8-1 表现为腮腺肿块的颈部间隙疾病影像诊断思维导图

四、无痛性颈部肿块

(一)定义及概述

无痛性颈部肿块是指颈部任何部分组织或其间隙发生的异常肿胀、膨大或隆起,是颈部间隙尤其是颈后间隙占位性病变最常见的临床症状及体征。按发生原因及病理,分为先天性、炎症性、肿瘤性。

(二)临床表现与诊断检查

1. 临床表现

(1)无痛性颈部肿块的来源与病因:先天性颈部无痛性肿块可见于甲状舌管囊肿、皮样/表皮样囊肿、鳃裂囊肿及海绵状血管瘤等。颈部炎症性无痛性肿块多见于慢性淋巴结炎(淋巴结结核)。肿瘤性肿块可见于神经鞘瘤、脂肪瘤、纤维瘤、颈动脉体瘤等良性肿瘤,也可见于转移癌、淋巴瘤等恶性肿瘤。

(2)无痛性颈部肿块的伴随症状和体征:炎症性肿块可能伴有发热、流涕、咽痛、耳痛、夜间盗汗、体重减轻、声音嘶哑、呼吸困难等。

2. 体格检查 以触诊为主,触诊颈部肿块时注意肿块的大小、部位、数目、质地、活动度、有无波动感或搏动感、是否与皮肤粘连等。甲状舌管囊肿可随吞咽活动,伸舌试验阳性。皮样/表皮样囊肿多为单发,肿块生长缓慢,触诊呈典型的"面团样"感觉。海绵状血管瘤位置浅表时表面皮肤呈蓝色或紫色,如位置深则皮肤颜色可正常,触诊肿块边缘不清,按压时柔软,且可压缩,放手后又恢复。慢性淋巴结炎多表现为数个淋巴结肿大、大小不等、质地不硬、活动度好、无发热;淋巴结结核活动度好,有时多个肿块呈串珠状。良性肿瘤多为单发,活动度好;恶性肿瘤常多发,可能与周围组织粘连。颈动脉体瘤触摸肿块可有搏动感。

3. 诊断检查 包括影像学检查、病原学检查、病理学检查等。

先天性颈部肿块可通过影像学检查辅助诊断。颈部炎症性肿块结合病史及专科查体,可对病情作出大致判断,可行病原学和病理学检查进一步确诊。CT、MRI 检查可以了解颈部肿瘤病变的具体解剖位置、大小、是否出现转移等。对可疑部位做细针穿刺细胞学检查,是肿瘤诊断的金标准。

(三)影像学在无痛性颈部肿块中的应用

1. 影像学检查在先天性颈部无痛性肿块中的应用

(1)甲状舌管囊肿:甲状舌管囊肿(thyroglossal cyst)是指在胚胎早期甲状腺发育过程中甲状舌管退化不全、不消失而在颈部遗留形成的先天性囊肿。以 30 岁以下青少年为多见。囊肿可发生于颈前正中舌盲孔至胸骨切迹之间的任何部位,以舌骨体上下最常见。

影像学检查:多行 B 超或 CT 检查,可了解肿物的性质、大小及与周围组织的毗邻关系。变位于舌盲孔与甲状腺之间,多分布在舌骨上下,与舌骨关系密切。典型的 CT 征象为圆形或扁圆形液性密度影像,囊壁多光滑完整,合并感染时可见囊壁毛糙;增强扫描病变多无强化,合并感染时囊壁可有强化。

(2)皮样/表皮样囊肿:皮样囊肿(dermoid cyst)是一种错构瘤,囊肿内可包含不同的成分,如牙齿、指甲和软骨样或骨样结构。表皮样囊肿(epidermoid cyst)是最常见的皮肤囊肿之一,囊腔内仅有上皮细胞而无皮肤附件。二者均多见于儿童或青年,以颏下区多见。

影像学检查:MRI 对于皮样/表皮样囊肿的诊断及鉴别具有重要价值。表皮样囊肿信号较均匀,液体抑制反转恢复序列(fluid attenuated inversion recovery sequence,Flair)通常不是完全无信号,皮样囊肿 T_1 呈稍高信号,有时囊内可见脂肪-液体平面,二者 DWI 均呈高信号,有助于明确诊断。

(3)鳃裂囊肿:鳃裂囊肿(branchial cleft cyst)属于鳃裂畸形,由各对鳃裂未完全退化的组织发育而成。好发于一侧颈部,位于下颌角后方,下颌下腺和胸锁乳突肌前缘之间,开口多位于颈侧胸锁乳突肌前缘中下 1/3 交界处。

影像学检查:CT、MRI 检查不仅可以准确定位,而且对病变的范围、大小、是否合并感染等都能准确诊断。典型影像表现为类圆形或椭圆形软组织块影,中心密度低,根据其囊内容物性状(蛋白含量)不同而呈 T_1WI 和 T_2WI 不同信号值,增强不强化,境界清楚。若囊壁增厚,边缘不光滑,强化扫描囊壁明显强化,与周围组织结构分界不清晰,囊内容物密度增高,提示囊肿有感染。

(4)海绵状血管瘤:海绵状血管瘤(cavernous hemangioma)是指由众多薄壁血管组成的海绵状异常血管团。该病并非真正的肿瘤,而是一种缺乏动脉成分的血管畸形。

影像学检查:CT、MRI 诊断海绵状血管瘤具有较高的诊断特异性与敏感性。CT 表现为边界清楚的圆形或类圆形等至稍高密度影,可合并斑点状钙化,

MRI 可见病灶内有条带状长 T_1、短 T_2 信号带分割而形成爆米花或网格状混杂信号团，增强扫描呈特征性不均匀的斑点状强化，动态增强扫描呈渐进性强化。

2. 影像学检查在颈部炎症性无痛性肿块中的应用

慢性淋巴结炎：慢性淋巴结炎（chronic lymphadenitis）是由致病菌反复或持续作用所引起的以细胞显著增生为主要表现的淋巴结炎。常见的致病菌为溶血性链球菌和金黄色葡萄球菌。淋巴结结核（lymph node tuberculosis）为结核分枝杆菌引起的特异性感染性疾病，儿童或青年多发，病程较长，患者可有肺结核等病史。

影像学检查：颈部炎症性肿块结合病史及专科查体，行病原学和病理学检查确诊。CT 和 MRI 可协助鉴别诊断以及筛查有无肺部的损害。

3. 影像学检查在颈部肿瘤性无痛性肿块中的应用

（1）神经鞘瘤：神经鞘瘤（schwannoma）是由周围神经的 Schwann 鞘所形成的肿瘤。好发于青壮年，以迷走神经和交感神经常见，生长缓慢，可伴有神经功能症状。肿块活动度与神经方向有关，一般肿块可沿神经干左右移动。

影像学检查：MRI 可辅助神经鞘瘤的诊断和鉴别诊断。典型 MRI 表现为肿块边界清晰，形状规则，信号和密度不均匀，增强不均匀强化，扩散轻度受限，DWI 呈低信号。

（2）脂肪瘤：脂肪瘤（lipoma）是一种常见的软组织良性肿瘤，由成熟脂肪细胞构成，可发生于颈部任何有脂肪的部位。患者年龄多较大，多见于 40～60 岁中年人。深部脂肪瘤多沿肌肉生长，可深达骨膜，但很少侵犯邻近骨骼。

影像学检查：B 超、CT、MRI 均可明确诊断，且可以判断肿物位置、大小、质地及血液供应情况。

（3）颈动脉体瘤：颈动脉体瘤（carotid body tumor）是一种化学感受器肿瘤，为副神经节瘤的一种，发生于颈总动脉分叉部位的颈动脉体。任何年龄均可发病，多数生长缓慢。颈动脉体瘤有时也有神经内分泌肿瘤的部分表现，可合并肾上腺肿瘤等其他肿瘤。

影像学检查：选择性颈动脉造影为诊断的金标准，典型表现为颈内、颈外动脉起始部"杯"样增宽，颈内、颈外动脉间密度增高的软组织影，呈富血供病变。CT、MRI 除作为补充检查手段协助诊断外，还可显示肿块范围、部位以及与血管间的关系，为手术提供重要的参考依据。

（4）淋巴结转移：多来自头颈部恶性肿瘤，主要为口咽癌、鼻咽癌、下咽癌、喉癌及甲状腺癌。

影像学检查：可判断转移灶大小、部位以及辅助原发灶的评估。肿块多发，中心伴坏死，周边脂肪间隙模糊，ADC 图显示病变弥散受限，可提示是鳞状细胞癌的转移性淋巴结。CT 图像上伴钙化可以是甲状腺分化癌转移性淋巴结的特异性征象。

（5）淋巴结淋巴瘤：淋巴瘤是源于淋巴组织增生的恶性肿瘤，根据病理特点和临床表现主要分为霍奇金淋巴瘤和非霍奇金淋巴。颈部淋巴瘤引起淋巴结肿大和气管、血管、神经压迫，侵犯各器官组织引起多系统反应是颈部霍奇金淋巴瘤和非霍奇金淋巴瘤的共同临床表现。

影像学检查：CT、MRI 可帮助诊断及鉴别诊断。颈部间隙淋巴瘤 CT 表现多样，最常见表现为密度与肌肉相仿、质地均匀的肿大淋巴结，增强后病变可均匀强化。MRI 表现为多发肿大淋巴结，边界相对清楚，常可融合，T_1WI 及 T_2WI 多为均质的等信号，DWI 显示病变弥散受限明显，增强后轻度强化。表现为无痛性颈部肿块的颈部间隙疾病影像诊断思维导图见图 2-8-2。

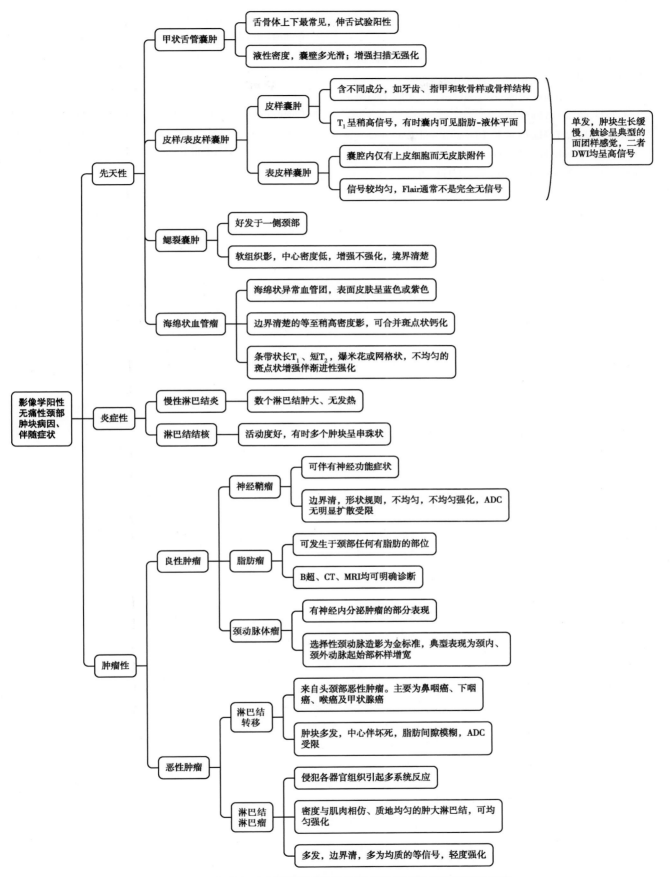

图 2-8-2 表现为无痛性颈部肿块的颈部间隙疾病影像诊断思维导图

（许晓泉 吴飞云）

参 考 文 献

1. Sheikh Z, Yu B, Heywood E, et al. The assessment and management of deep neck space infections in adults：a systematic review and qualitative evidence synthesis［J］. Clin Otolaryngol,2023,48(4):540-562.

2. Lewis A, Tong T, Maghami E. Diagnosis and management of malignant salivary gland tumors of the parotid gland［J］. Otolaryngol Clin North Am,2016,49(2):343-380.

3. Gökçe E, Beyhan M. Advanced magnetic resonance imaging findings in salivary gland tumors［J］. World J Radiol,2022,14(8):256-271.

4. Booth TN. Congenital cystic neck masses［J］. Neuroimaging Clin N Am,2023,33(4):591-605.

5. Bhattacharya K, Mahajan A, Vaish R, et al. Imaging of neck nodes in head and neck cancers-a comprehensive update［J］. Clin Oncol(R Coll Radiol),2023,35(7):429-445.

第三章　颅底病变

第一节　前颅底伴骨质缺损的软组织肿块

【定义】

前颅底伴骨质缺损的软组织肿块(soft tissue mass in anterior skull base with bony defect)起源于颅内或颅外累及前颅底区伴前颅底骨质缺损的肿块。

【病理基础】

前颅底的软组织肿块占位可使前颅底骨质被病理组织所代替或病理组织引起破骨细胞生成和活动亢进而导致骨的结构缺失(包括骨的无机成分和有机成分均缺失),包括膨胀性骨质破坏和溶骨性骨质破坏。

【征象描述】

1. CT 表现　CT 对颅底骨质的改变非常灵敏。高分辨率 CT(HRCT)扫描技术联合横断面及冠状面图像可清楚地发现前颅底骨质连续性中断情况。CT 上颅底骨质缺损的形态对病灶性质的判别有重要提示意义:骨质呈压迫性吸收变薄缺损者提示良性肿块(图 3-1-1),虫噬样骨质破坏、边缘模糊不清者往往提示恶性肿块(图 3-1-2)。部分鼻腔鼻窦

及眼眶的炎症性病变或鼻窦囊肿也可导致前颅底的骨质吸收缺损,应注意观察局部是否有实质性软组织肿瘤。此外,部分前颅底发育性病变亦可导致前颅底的骨质缺损,如先天性脑膜脑膨出等,此时应结合 MRI 增强检查明确额叶脑组织的形态结构以甄别。

2. MRI 表现　MRI 的优势在于软组织分辨率高,尤其在显示前颅底软组织肿块的边界和成分上非常清楚。不同类型的前颅底病变 MRI 信号上有较大差异,T₁WI 上肿块多呈中等信号(与脑实质相比),恶性黑色素瘤可呈稍高信号。部分恶性肿瘤,如横纹肌肉瘤可伴有瘤内的出血,T₁WI 上见肿块内伴斑片状高信号影。T₂WI 上良性肿块多呈高信号,其中,皮样囊肿呈明显均匀的高信号,神经鞘瘤呈高信号并可伴有囊变。恶性肿瘤信号不均,其中,腺样囊性癌呈高信号,其余恶性病灶多以等信号为主,部分可伴有囊变坏死,如鳞状细胞癌、腺样囊性癌。弥散加权成像上,良性肿块一般无明显弥散受限,鳞癌、嗅神经母细胞瘤表现为弥散受限明显,而横纹肌肉瘤、恶性黑色素瘤则弥散受限程度要更为显著。增强后,皮样囊肿一般无强化,其余良/恶性肿瘤均可见中等或明显强化,恶性肿瘤的强化程度通常更

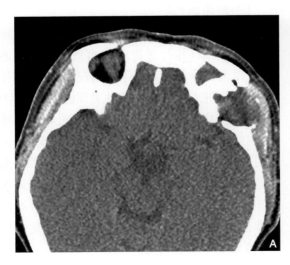
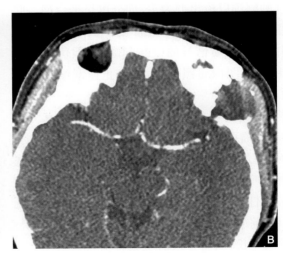

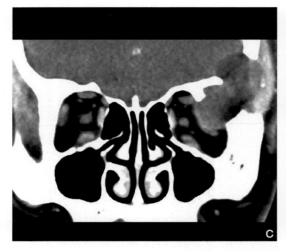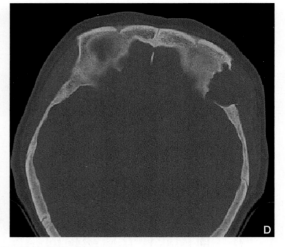

图 3-1-1　前颅底皮样囊肿致骨质压迫性吸收缺损

左侧眼眶顶-前颅底皮样囊肿,患者,女,55 岁,CT 平扫软组织窗横断面(图 A)见病灶膨胀性生长,呈低密度,横断面增强软组织窗(图 B)见病变内无明显强化,冠状面增强软组织窗(图 C)见病灶向下压迫左侧眶顶壁颞侧;横断面骨窗(图 D)示前颅底骨质压迫性吸收破坏缺损,边缘清晰。

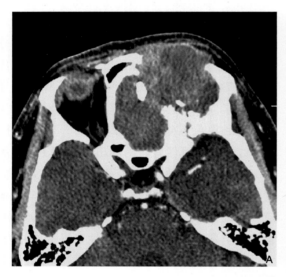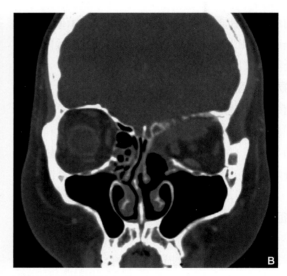

图 3-1-2　前颅底鳞状细胞癌致骨质虫噬样破坏

左侧眼眶顶-前颅底鳞状细胞癌,女,39 岁,横断面 CT 增强软组织窗(图 A)见病变密度混杂不均,增强后不均匀强化,边缘不清;冠状面骨窗(图 B)示前颅底骨质不规则虫噬样破坏。

为不均,病灶内的坏死区一般无强化(图 3-1-3)。行动态增强 MRI 检查可发现,良性肿瘤多呈流入型曲线,恶性肿瘤则以流出型为主,部分可呈平台型。此外,要注意的是,虽然 MRI 上常规平扫序列上可以观察到前颅底骨质信号的中断和缺失,但仍然需要将 CT 和 MRI 图像对照分析,以防止遗漏细小骨质缺损的观察。

【相关疾病】

多种肿瘤可累及前颅底造成颅底骨质的缺损。恶性肿瘤中最常见的是跨鼻-前颅底生长的鼻颅底沟通肿瘤:嗅神经母细胞瘤,其他恶性肿瘤如:鳞状细胞癌、恶性黑色素瘤、横纹肌肉瘤等恶性肿瘤,既可跨眼眶-前颅底及鼻-前颅底生长,也可同时跨鼻-眶-前颅底生长,从而导致前颅底骨质吸收破坏。此

外,前颅底的良性肿块如皮样囊肿、神经鞘瘤等可因膨胀性生长导致前颅底骨质压迫性吸收变薄、缺损。

【分析思路】

1. 判断前颅底肿瘤的起源及范围。当肿瘤伴发颅底骨质缺损时,常提示肿瘤呈颅内外沟通性生长,此时又可分以下几种不同情况:当肿瘤主体在颅内,少部分进入眶内或鼻腔鼻窦顶时,可诊断为颅源型前颅底沟通瘤,患者可以出现较明显的脑神经症状;当肿瘤主体位于筛窦和鼻腔顶,少部分进入前颅底时,可诊断为鼻源型前颅底沟通瘤,患者一般嗅觉减退或丧失、鼻腔堵塞等鼻部症状较重;当肿瘤主体位于眶内,少部分进入颅内或鼻-颅内时,可诊断为眶源型前颅底沟通瘤,患者通常以眼球突出等眼部症状为主诉就诊。

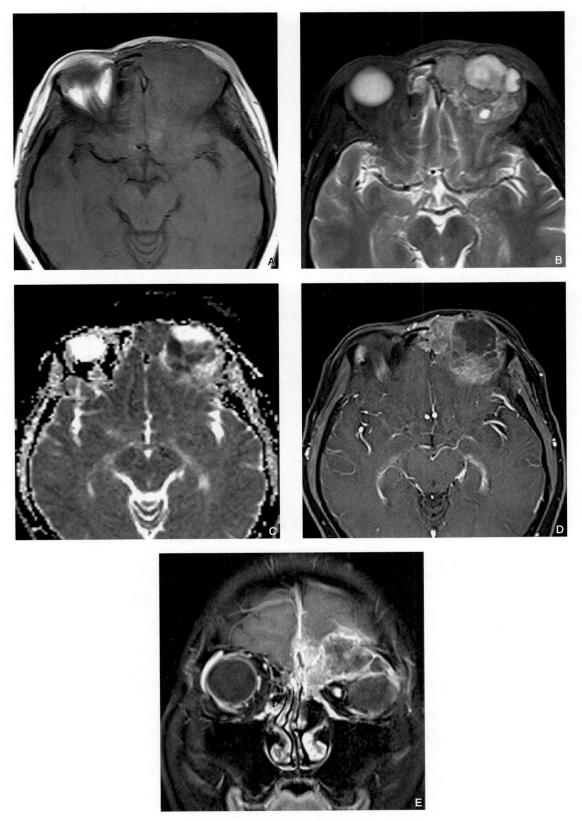

图 3-1-3　前颅底鳞状细胞癌伴骨质破坏的 MRI 表现

A~E 左侧眼眶顶-前颅底鳞状细胞癌,患者,女,39 岁,横断面 T_1WI(图 A)显示病变呈等信号,横断面 T_2WI 压脂(图 B)显示病变呈混杂信号伴多发囊变坏死,左侧前颅底脑实质内未见水肿,横断面表观弥散系数图(图 C)示病灶实质明显弥散受限,囊变区无受限,横断面 T_1WI 压脂增强(图 D)及冠状面 T_1WI 压脂增强(图 E)显示病灶不均匀明显强化,前颅底脑膜增厚伴骨质信号缺损,左眼球受压变形下移。

2. 观察肿块边界及前颅底骨质缺损的形态,当肿块边缘光滑,颅底骨质缺损清晰时通常考虑为良性,病灶一般呈膨胀性生长,进程缓慢,骨质呈压迫性吸收;肿块边缘不光滑,颅底骨质破坏模糊或呈虫噬样改变时,提示恶性病变,骨质呈侵蚀性破坏。

3. 根据病灶内的密度/信号特征进一步判断类型。良性肿块中,内部成分均匀、增强后无强化者为囊肿或皮样囊肿(囊肿含液性成分,皮样囊肿含脂性成分);内部成分不均匀,易伴囊变,DWI 上轻度弥散受限者可考虑神经鞘瘤诊断;内部强化显著,较少伴囊变者可能为孤立性纤维瘤。

4. 对判断为恶性肿瘤者,如为鼻颅底沟通性肿瘤,应首先观察病灶主体是否位于鼻腔顶嗅裂区,起源于该区域最常见者为嗅神经母细胞瘤。如病灶主体非嗅裂来源或呈眶颅沟通生长,应结合疾病进程、临床特征及 DWI 上弥散受限程度等加以综合判断,其中,横纹肌肉瘤和恶性黑色素瘤进程迅速,弥散受限显著,横纹肌肉瘤一般在儿童、青少年多见,恶性黑色素瘤则具有顺磁性物质的典型信号特征。鳞癌多见于中老年男性,DWI 上中等弥散受限,CT 上可见虫噬样骨质破坏。腺样囊性癌具有嗜神经生长特点,可沿颅底孔道播散,T₂WI 上信号较高,弥散受限程度较轻。

5. 判断前颅底脑实质是否有水肿出血等并发症,当临床上患者出现颅内压增高症状,甚至精神症状、癫痫发作,可结合头颅 MRI 明确。

【疾病鉴别】

前颅底可发生多种不同性质和组织学的肿瘤,在大多数情况下与邻近的解剖部位,如鼻腔鼻窦、眼眶相沟通。鉴别时应注意观察骨质缺损的形态特征以及肿瘤的主体部位及范围进行诊断和鉴别诊断,基于影像特征的鉴别诊断流程图见图 3-1-4。前颅底伴骨质缺损的软组织肿块主要鉴别诊断要点见表 3-1-1。

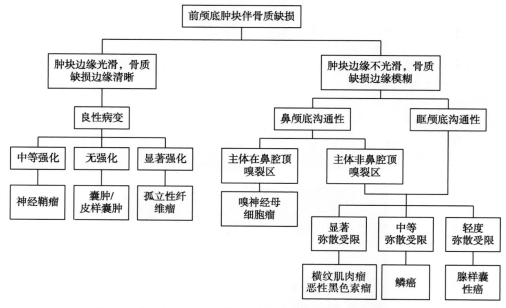

图 3-1-4 前颅底伴骨质缺损的软组织肿块的鉴别诊断流程图

表 3-1-1 前颅底伴骨质缺损的软组织肿块鉴别诊断要点

疾病	前颅底典型影像特征	鉴别要点	主要伴随征象
皮样囊肿	肿块膨胀性生长,前颅底骨质受压吸收缺损,边缘清晰	病程缓慢,增强后内部无强化	DWI 无弥散受限
神经鞘瘤	可呈眶-颅沟通性或鼻-颅沟通性生长,前颅底骨质受压吸收缺损,边缘清晰	病程缓慢,病灶内可伴囊变	DWI 上无明显弥散受限,动态增强曲线为上升型
嗅神经母细胞瘤	颅前窝骨皮质中断伴软组织肿块,与鼻腔顶相连,前颅底骨质吸收破坏明显	病程进展较快,常以失嗅为突出的临床症状,肿块主体位于鼻顶嗅裂区和筛窦区,累及前颅底	DWI 呈高信号,动态增强曲线为流出型

续表

疾病	前颅底典型影像特征	鉴别要点	主要伴随征象
鳞状细胞癌	主体多位于鼻腔鼻窦或眼眶,向上累及前颅底,前颅底骨质呈虫噬样吸收破坏	中老年男性多见,病灶生长迅速,病灶内囊变坏死多见	DWI 呈中等弥散受限,动态增强曲线为流出型或平台型
横纹肌肉瘤	主体多位于鼻腔鼻窦或眼眶,向上累及前颅底,前颅底广泛侵蚀性骨质破坏	儿童及青少年多见,病程进展迅速,鼻出血症状明显,病灶内可伴多发出血坏死	DWI 上弥散受限显著,动态增强曲线多为流出型
恶性黑色素瘤	主体多位于鼻腔鼻窦或眼眶,向上累及前颅底,前颅底侵蚀性骨质破坏	病程进展迅速,鼻出血或涕中带血症状明显,内镜下见肿块可呈黑灰色或棕色,典型 MRI 信号特点为 T_1WI 高信号,T_2WI 低信号	DWI 上弥散受限显著,动态增强曲线多为流出型
腺样囊性癌	主体多位于鼻腔鼻窦或眼眶,向上累及前颅底,T_2WI 信号偏高伴多发囊变	嗜神经生长,骨质吸收破坏伴有颅底孔道的扩大,临床神经症状或痛觉明显	DWI 上弥散受限不明显,动态增强曲线可见各种类型

(沙 炎)

参 考 文 献

1. Ivan ME,Han SJ,Aghi MK. Tumors of the anterior skull base [J]. Expert Rev Neurother,2014,14(4):425-438.

2. Snyderman CH,Lavigne P. Benign tumors of the anterior cranial base[J]. Adv Otorhinolaryngol,2020,84:106-113.

3. Veyrat M,Vérillaud B,Fiaux-Camous D,et al. Olfactory neuroblastoma[J]. Adv Otorhinolaryngol,2020,84:154-167.

第二节　前颅底伴骨质增生的软组织肿块

【定义】

前颅底伴骨质增生的软组织肿块(soft tissue mass in anterior skull base with bone hyperplasia)起源于颅内或颅外累及前颅底区伴前颅底骨质增生硬化的软组织肿块。

【病理基础】

部分前颅底区慢性生长的肿块可以刺激骨膜增生、促进骨基质形成、增强成骨细胞的活性,从而导致前颅底骨质增生性改变。此外,该区域的骨源性软组织肿块也可导致骨组织的增生,镜下见大量纤维性间质构成,其内散在骨小梁和类似骨样组织的骨岛,部分肿瘤内可伴有钙化灶。

【征象描述】

1. CT 表现　CT 软组织窗联合骨算法高分辨扫描不仅能发现前颅底的软组织肿块,还能清楚观察到前颅底骨质的改变。其中,脑膜瘤是最容易导致骨质增生性改变的占位性病变,软组织窗上可见颅板下等密度软组织肿块影,部分肿块内可见钙化,一般无囊变坏死,骨窗显示肿块导致颅底骨质增生硬化的同时可伴随骨皮质边缘的毛糙(图 3-2-1)。骨源性病灶中,骨纤维异常增殖症或骨化性纤维瘤表现为前颅底骨质为中心的增生肥厚,密度不均匀,不伴软组织密度影。其他少见的良性肿块如软骨间叶性错构瘤(图 3-2-2),也可导致前颅底的骨质增生,软组织窗及骨窗可发现肿块内典型的放射状钙化灶,边缘有清晰完整的增生硬化边环绕。前颅底恶性肿瘤中,以软骨源性的肿块最易导致骨质增生,如前颅底的软骨肉瘤(图 3-2-3),在软组织窗上显示病灶内密度不均,伴低密度影及不规则钙化,骨窗示颅底骨质增生的同时伴有吸收破坏。此外,前颅底的骨肉瘤(图 3-2-4)虽然发病率低,但也会导致明显不均匀的骨质增生。需要注意的是,部分鼻腔鼻窦慢性炎症性病变也可导致前颅底的骨质增生硬化,应观察局部是否有确切的软组织肿块占位,CT 平扫无法明确时可以结合增强 CT 扫描。

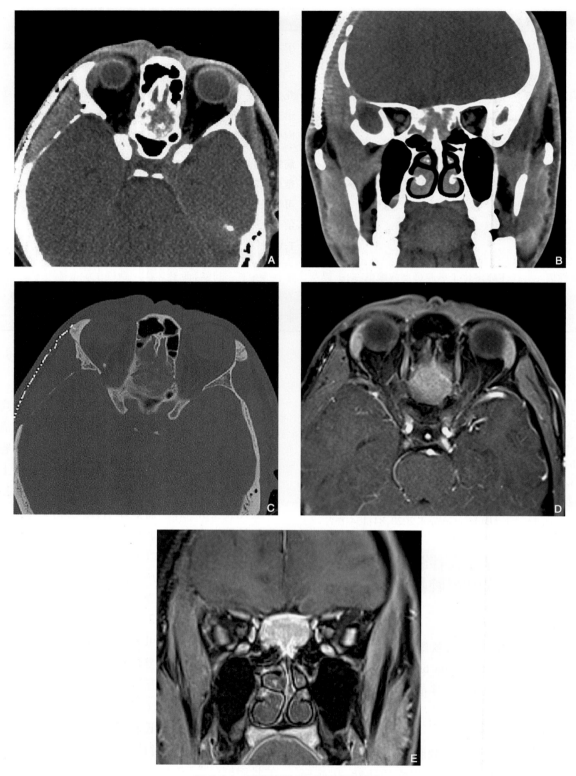

图 3-2-1 双侧鼻腔顶-前颅底脑膜瘤

A~E. 患者,男,37 岁,横断面 CT 平扫软组织窗(图 A)及冠状面 CT 平扫软组织窗(图 B)见双侧鼻腔顶-前颅底软组织肿块,其内密度不均,横断面 CT 骨窗(图 C)见病灶内多发钙化灶,周围的前颅底骨质增生硬化、边缘毛糙,横断面 T_1WI 增强脂肪抑制图像(图 D)及冠状面 T_1WI 增强压脂(图 E)示肿块强化均匀,图 E 示前颅底脑膜尾征。

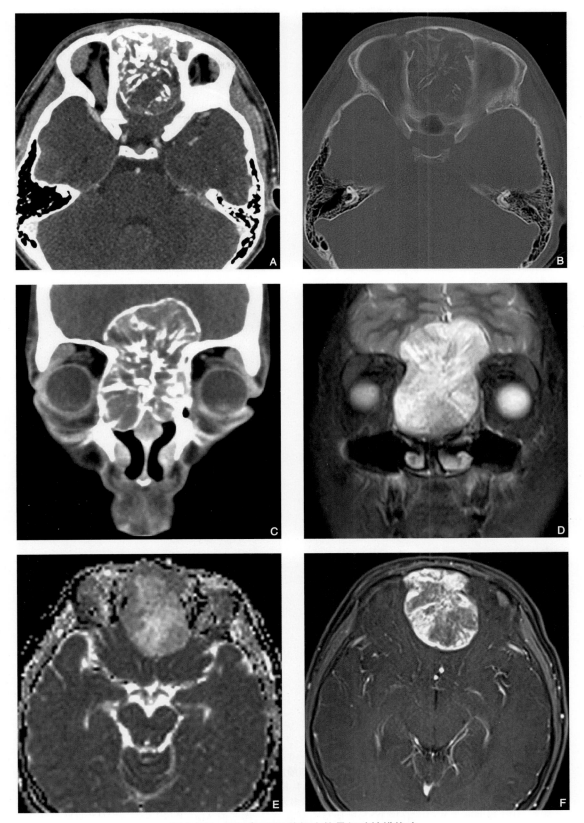

图 3-2-2　双侧鼻腔顶-前颅底软骨间叶性错构瘤

A～F. 患者,女,11 岁,横断面 CT 平扫软组织窗(图 A)、横断面骨窗(图 B)及冠状面软组织窗(图 C)见双侧鼻腔顶-前颅底软组织肿块,边缘清晰伴完整的骨质增生硬化边,内多发放射状钙化灶;磁共振冠状面 T_2WI 压脂(图 D)示肿块呈高信号,伴条状低信号影;横断面 ADC 图(图 E)示病灶无明显弥散受限,横断面 T_1WI 压脂增强(图 F)示病灶明显强化。

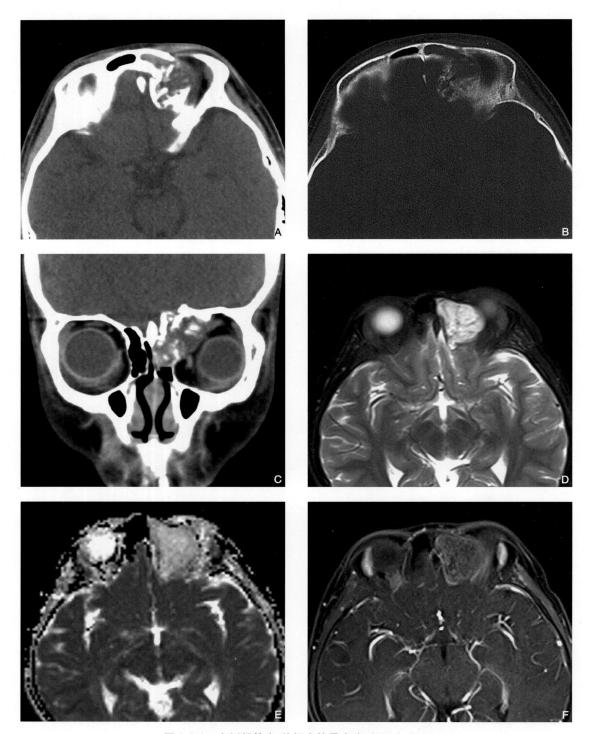

图 3-2-3　左侧额筛窦-前颅底软骨肉瘤,侵犯左眼眶

A~F. 患者,女,8 岁,横断面 CT 平扫软组织窗(图 A)、横断面骨窗(图 B)及冠状面软组织窗(图 C)见左侧额筛窦-前颅底软组织肿块,边缘不清,密度不均,伴多发不规则的骨质增生钙化及小片状低密度影,侵及左眼眶;MRI 横断面 T_2WI 压脂(图 D)示肿块呈明显高信号,横断面 ADC 图(图 E)示病灶无明显弥散受限,横断面 T_1WI 压脂增强(图 F)示病灶轻度不均匀强化,边缘不清。

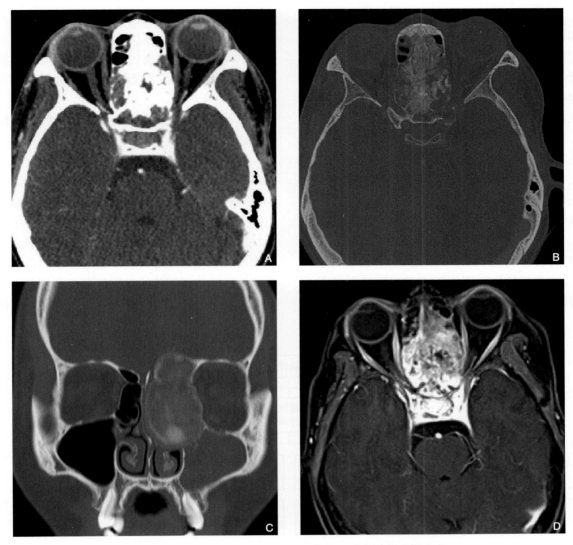

图 3-2-4　骨化性纤维瘤术后,双侧筛窦顶-前颅底新发骨肉瘤

A~D.患者,女,39岁,横断面 CT 平扫软组织窗(图 A)见双侧筛窦顶-前颅底区弥漫混杂密度软组织肿块,
横断面 CT 骨窗(图 B)及冠状面 CT 骨窗(图 C)示前颅底骨质广泛不均匀增生硬化;横断面 T₁WI 压脂增
强(图 D)示病灶显著不均匀强化,边缘不清。

　　2. **MRI 表现**　MRI 可显示前颅底肿瘤的发生部
位、形态、大小、边界、成分、与邻近结构的关系、强化方
式,预判肿瘤的性质。良性病灶中,脑膜瘤最容易导致
前颅底骨质增生,增强 MRI 上于增生的骨质区可见增
厚强化的脑膜影及特征性"脑膜尾征"(图 3-2-1)。软
骨源性的良性肿块在 T₂WI 上多呈高信号,无弥散受
限,增强后病灶边缘清晰(图 3-2-2)。恶性病灶中,软骨
源性的恶性肿瘤在 T₂WI 亦呈高信号,且弥散受限不明
显,增强后轻中度强化,病灶边缘不清,具有向周围侵袭
性生长的特征(图 3-2-3)。骨肉瘤增强后则强化明显,
提示病灶内的血供丰富(图 3-2-4)。MRI 除了对病灶本
身的显示外,还有助于观察病灶周围脑实质、眼眶受累
的情况,并能观察咽后淋巴结的肿大坏死情况。

　　【相关疾病】

　　多种肿瘤可累及前颅底造成颅底骨质的增生。

良性肿瘤中,最常见的是脑膜瘤,病灶可以局限于颅
内,也可跨鼻-前颅底、跨眶-前颅底、跨鼻-眶-前颅底
生长。其次,骨源性疾病如骨纤维异常增殖症、骨化
性纤维瘤也是导致前颅底骨质增生肥厚的较常见因
素。除上述常见良性病灶外,罕见疾病如软骨间叶性
错构瘤虽然发生率极低,但也可伴明显的钙化及前颅
底骨质增生。导致前颅底骨质增生的恶性肿瘤可包
括软骨肉瘤或骨肉瘤等,多数病灶除了不规则骨质增
生外还同时伴有不同程度的骨质侵蚀破坏,以及周围
结构(如眼眶)的侵犯,提示病灶呈侵袭性生长。

　　【分析思路】

　　1. 判断肿块的起源部位,骨源性还是非骨源性?对于骨源性病灶,应观察病变内骨质增生的密
度特征,是否呈"磨玻璃状",以及边缘是否伴有骨性
包壳等特征表现。

2. 对于非骨源性病灶，应对伴随的软组织肿块影仔细分析，观察其边缘是否清晰，形态是否规则，并在 CT 骨窗上观察前颅底骨质增生的同时是否伴骨质吸收破坏，以判断病灶良性。多数恶性肿瘤如：软骨肉瘤、骨肉瘤等，会同时出现骨质增生伴吸收破坏的征象。

3. 对判断为良性非骨源性的肿块，应结合 MRI 增强观察脑膜增厚强化的情况，尤其是典型的"脑膜尾征"，明确是否脑膜来源。此外还应注意观察病灶内的钙化特点、黏液基质、病灶周缘是否有完整的钙化边或骨包壳，以甄别来源于软骨源性的良性占位。

4. 对判断为恶性非骨源的肿块，应观察病灶的成分，是否含有黏液基质、不定型钙化，骨膜反应情况，以及增强后肿块的强化程度等以明确肿块的来源，为骨源性？软骨源性？或其他。

5. 判断病灶的伴随征象。累及眼眶时，注意是否伴有眼球的受压突出、眼外肌的增粗，以及是否伴有视神经管的狭窄；累及鼻部时，注意是否伴有鼻窦气房的闭塞、窦口引流区的狭小以及窦腔的潴留炎性灶和分泌物情况；累及颅底时，是否伴有脑组织推移、变形及水肿。

6. 评估扫描范围内的咽后或颈部淋巴结有无肿大或坏死等。

【疾病鉴别】

前颅底脑膜源性的肿瘤、骨源性的病灶均可导致颅底骨质的增生。鉴别时应注意观察骨质增生的范围、密度以及是否同时伴有骨质破坏，观察软组织肿块的形态、边界等，MRI 上还应观察肿瘤内成分及脑膜增厚强化情况等。基于影像特征的前颅底伴骨质增生的软组织肿块的鉴别诊断流程图见图 3-2-5。前颅底伴骨质增生的软组织肿块主要鉴别诊断要点见表 3-2-1。

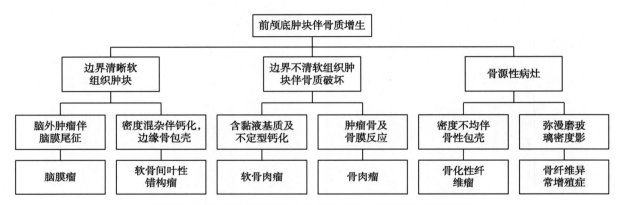

图 3-2-5　前颅底伴骨质增生的软组织肿块的鉴别诊断流程图

表 3-2-1　前颅底伴骨质增生的软组织肿块鉴别

疾病	前颅底典型影像特征	鉴别要点	主要伴随征象
脑膜瘤	前颅底脑外肿瘤，边缘清晰，病灶内密度/信号均匀，增强扫描均匀强化，因肿瘤刺激致前颅底骨质增生硬化肥厚，部分边缘毛糙	多数病灶成分均匀，内部无坏死、囊变、出血，部分伴有钙化，增强后见特征性"脑膜尾征"	脑组织受压移位、塌陷，DWI 上轻度弥散受限，侵袭性脑膜瘤可有不同程度弥散受限表现
软骨间叶性错构瘤	病灶边缘清晰，内密度/信号混杂，可伴多发低密度影及钙化，周壁见环形骨包壳，周围前颅底骨质增生肥厚	典型者病灶内部见放射状钙化，MRI 多表现为实性或囊实性肿块	DWI 上弥散受限
软骨肉瘤	可发生于筛窦、鼻腔顶及鼻中隔，边缘分叶状，向上侵入前颅底，内伴软骨基质及钙化或骨化，前颅底骨质增生同时伴骨质破坏	病灶膨胀性及侵袭性生长，内伴多发不定型钙化呈环状、点簇状或块状致密影，MRI 上见病灶大量黏液基质及多房囊样影	DWI 上轻度弥散受限，黏液区弥散受限不明显
骨肉瘤	前颅底骨质增生密度不均，边缘不清，可同时伴有不规则溶骨性骨质破坏及肿瘤骨形成	病程较快，中青年多见，病灶呈膨胀性及侵袭性生长，部分可继发于放射治疗后	DWI 上弥散受限
骨化性纤维瘤	病灶边缘伴骨性包壳	骨源性病变，膨胀性生长，病程缓慢	DWI 上弥散受限不明显
骨纤维异常增殖症	病灶内伴磨玻璃密度影	骨源性病变，膨胀性生长，病程缓慢	DWI 上弥散受限不明显

（沙　炎）

参 考 文 献

1. Snyderman CH, Lavigne P. Benign tumors of the anterior cranial base[J]. Adv Otorhinolaryngol, 2020；84：106-113.

2. Eller R, Sillers M. Common fibro-osseous lesions of the paranasal sinuses［J］. Otolaryngol Clin North Am, 2006；39：585-600.

3. Wang T, Li W, Wu X, et al. Nasal chondromesenchymal hamartoma in young children：CT and MRI findings and review of the literature[J]. World J Surg Oncol, 2014, 12：257.

第三节 中颅底中线区 软组织肿块

【定义】

中颅底中线区软组织肿块（midline mass in central skull base）是指位于中颅底中线区的软组织肿块，肿块主体位于蝶骨体及斜坡中线区，可涉及鞍区、颅内及鼻咽部。

【病理基础】

正常中颅底区为骨性结构，在胚胎发育过程中，由正中软骨板与两侧的多个骨化中心融合而成，而脊索组织、Rathke 裂均可能残留在颅底中线区。中颅底中线区软组织肿块病理类型常为脊索瘤或侵袭性垂体瘤。脊索瘤大体呈灰白色、分叶状、胶冻样肿块，部分有出血坏死，镜下脊索瘤主要由皂泡样细胞和黏液基质组成，瘤细胞呈条索状、片状或巢状排列，瘤组织被纤维组织带分隔呈小叶状，肿瘤内部可有出血、坏死以及残留的骨组织，软骨样脊索瘤指肿瘤基质呈类似透明软骨样结构。侵袭性垂体瘤镜下多由形态较为一致的肿瘤细胞组成。

【征象描述】

1. CT 表现　多表现为蝶骨体及斜坡区的软组织肿块伴骨质破坏（图 3-3-1），可突入蝶鞍、桥前池、蝶窦、鼻咽部。脊索瘤内部有时可见钙化，多为残留的骨质。侵袭性垂体瘤多伴有蝶鞍扩大及鞍底破坏。

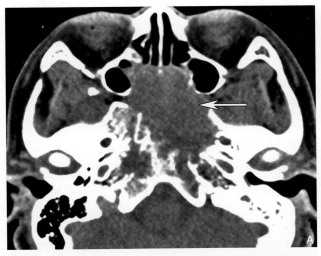

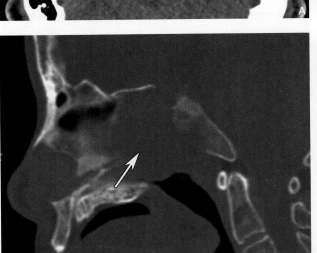

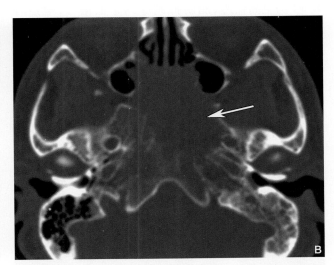

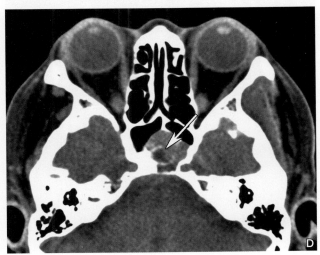

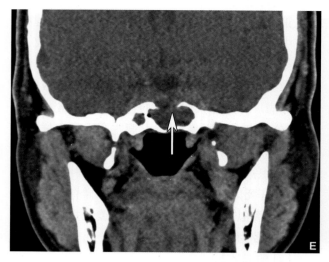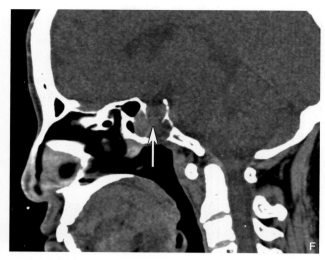

图 3-3-1　中颅底中线区软组织肿块 CT 表现

图 A~C,中颅底区脊索瘤,女,65 岁,横断面 CT 平扫软组织窗(A)、骨窗(B)、矢状面骨窗(C)示蝶骨体斜坡区中等偏低密度软组织肿块伴骨质破坏(箭)。图 D~F,中颅底区侵袭性垂体瘤,女,54 岁,横断面 CT 平扫软组织窗(D)、冠状面(E)、矢状面(F)示中颅底区蝶鞍下方中等密度软组织肿块伴鞍底骨质破坏(箭)。

2. MRI 表现　正常中颅底蝶骨体及斜坡区髓腔中多为黄骨髓,主要为脂肪组织,不压脂 T_1WI、T_2WI 均呈高信号,脂肪抑制序列呈低信号,增强后无强化。如果髓腔内为红骨髓,则表现为 T_1WI 中等信号,增强后轻度强化。中颅底区肿块表现为局部颅底髓腔脂肪信号被肿块信号取代。不同类型的中颅底中线区肿块 MRI 信号不一致。侵袭性垂体瘤 T_1WI 多呈中等信号,T_2WI 信号多变,多呈中等至较高信号,DWI 呈较高信号,增强后较明显强化,DCE-MRI 呈快进快出型强化曲线,肿块较大时可强化不均,可侵犯至海绵窦包绕颈内动脉(图 3-3-2A~E)。脊索瘤呈分叶膨胀性肿块,T_2WI 信号较高,增强后呈"蜂窝状"轻~中等强化,DWI 通常无弥散受限,ADC

值较高,增强后呈现轻至中度延迟强化,DCE-MRI 呈持续上升型曲线,肿瘤内部呈蜂窝状强化模式具有一定特征,脊索瘤常将垂体受压上抬(图 3-3-2F~J)。

【相关疾病】

中颅底中线区软组织肿块以脊索瘤、侵袭性垂体瘤最常见。中颅底区转移瘤、浆细胞瘤、朗格汉斯细胞组织细胞增生症也表现为软组织肿块伴骨质破坏。蝶窦气化发育停滞表现为中颅底中线区脂肪密度肿块。中颅底中线区骨或软骨源性肿瘤、骨纤维异常增殖症、侵袭性脑膜瘤等在 MRI 上可也表现为类似软组织肿块。脑膜脑膨出、鼻咽癌、蝶窦恶性肿瘤、蝶窦炎性病变(如黏液囊肿、真菌性炎症)、颅底骨髓炎等也可累及中颅底中线区。

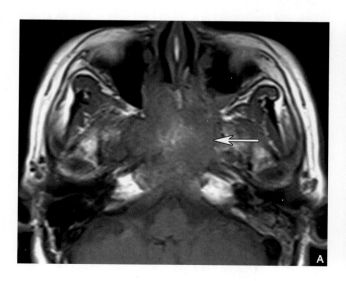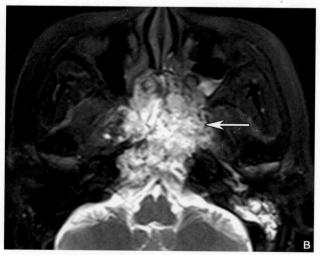

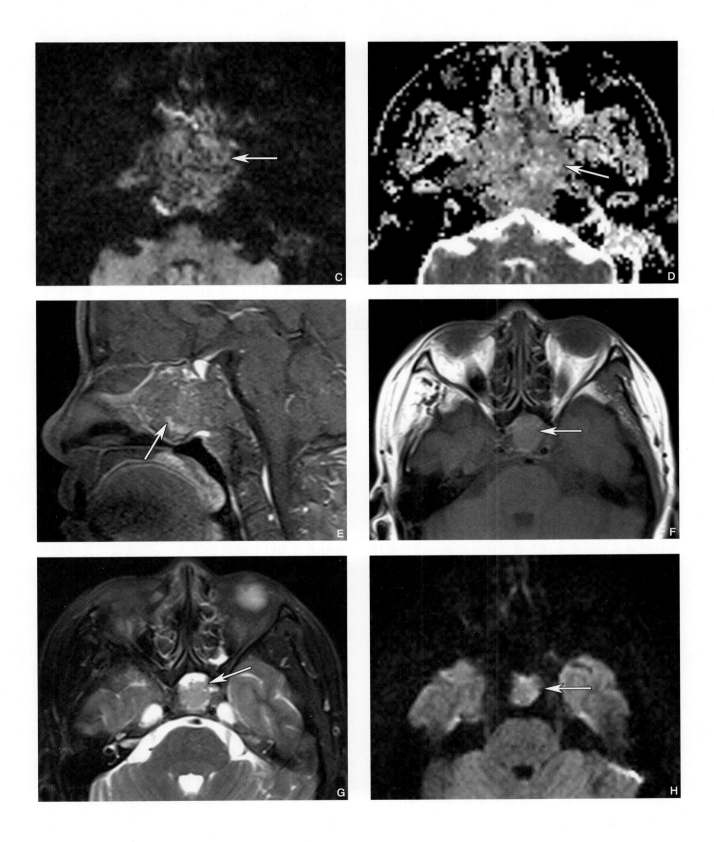

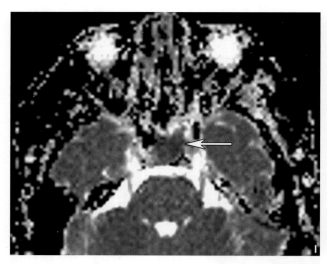
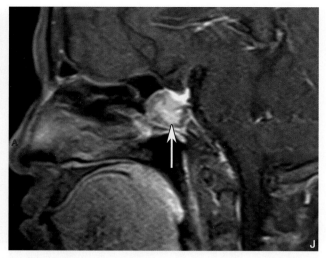

图 3-3-2　中颅底中线区软组织肿块 MRI 表现

图 A~E，中颅底区脊索瘤，女，65 岁，横断面 T_1WI（A）、T_2WI（B）、DWI（C）、ADC 图（D）、矢状面增强 T_1WI（E）示中颅底区分叶状肿块（箭），T_1WI 呈中等信号，T_2WI 呈高信号，DWI 呈稍高信号，ADC 值约（1 400~1 600）×10^{-6} mm²/s，增强后轻度不均匀强化，垂体呈受压改变。图 F~J，中颅底区侵袭性垂体瘤，女，54 岁，横断面 T_1WI（F）、T_2WI（G）、DWI（H）、ADC 图（I）、矢状面增强 T_1WI（J）示中颅底区蝶鞍下方肿块（箭），与垂体下缘分界欠清，T_1WI 呈中等信号，T_2WI 呈较高信号为主部分囊变区，DWI 呈较高信号，ADC 值约（500~700）×10^{-6} mm²/s，增强后中等强化。

【分析思路】

CT 和 MRI 对于评估中颅底中线区的病变各有优势，CT 可以直观地显示骨质结构，MRI 可以更清楚地显示病变的范围，MRI 信号特点可以反映肿块内部的成分。中颅底中线区常见病变的分析思路如下：

1. 通过 CT 判断中颅底中线区的骨质情况，包括蝶鞍和蝶窦的情况。骨纤维异常增殖症和蝶窦气化发育停滞通过 CT 检查基本可明确诊断。中颅底骨纤维异常增殖症表现为蝶骨体斜坡区弥漫性骨体增生膨大，CT 可呈均匀一致的"磨玻璃样"骨性密度，亦可表现为不均匀及不规则的疏密相间的高低混合密度，也可存在内部囊变区，无明显包壳，与正常骨分界不清，可伴有其他颅骨受累。如为骨质弥漫性硬化，则需考虑脑膜瘤、成骨性转移、畸形性骨炎、骨硬化病等。蝶窦气化发育停滞，又叫蝶骨良性脂肪性病变，为蝶骨体内具有骨皮质包绕的含脂肪性病灶，通常邻近蝶窦后壁区。CT 表现为蝶骨体内边界清晰的低密度（内部含脂肪密度）灶，周围可见骨皮质环，内部见残存骨质，无膨胀性改变。若为软组织肿块，进一步判断是否伴有骨质破坏，以及肿块与蝶鞍、蝶窦的关系。蝶窦黏液囊肿或变应性真菌性炎症通常以蝶窦为中心，可呈较高密度，窦腔可膨大。而骨质破坏多提示为恶性肿瘤。蝶鞍扩大伴鞍底骨质破坏常提示为侵袭性垂体瘤。

2. 根据 MRI 信号特点进一步分析肿块的性质及范围。矢状面及冠状面增强 T_1WI 判断垂体是否存在，如未见正常垂体，在鉴别诊断中首先考虑侵袭性垂体瘤。脊索瘤 T_2WI 呈高信号，ADC 值较高，增强后呈蜂窝状强化，动态对比增强 MRI（dynamic contrast enhanced-MRI，DCE-MRI）呈持续上升型曲线，脊索瘤通常造成垂体受压上抬。脑膜瘤常伴脑膜尾征。浆细胞瘤 T_1WI、T_2WI 多呈均匀中等或偏低信号，增强后中等均匀强化，ADC 值较低。蝶窦黏液囊肿呈膨胀性占位，MRI 信号多变，T_1WI 可呈高信号，增强后周壁均匀强化而内部无强化。鼻咽癌也可表现为以中颅底肿块为主，但通常可见肿块与鼻咽部黏膜关系密切。

3. 分析其他伴随的影像学表现，如扫描范围内的咽后或颈部淋巴结有无肿大或坏死，颅内或其他颅骨有无病变等。鼻咽癌、蝶窦鳞状细胞癌等常伴有淋巴结转移，转移瘤、多发性骨髓瘤、朗格汉斯细胞组织细胞增生症可表现为颅骨多发病灶。

4. 分析周围重要结构是否受累，如视神经管骨质有无破坏、视神经及视交叉是否受累及、海绵窦是否受累及，颈内动脉及基底动脉是否受包绕等。侵袭性垂体瘤常侵犯海绵窦及包绕颈内动脉。

5. 结合患者的临床病史、临床症状、诊疗经过等进行分析。如有无全身肿瘤病史、既往手术史，垂体功能或激素有无异常。

【疾病鉴别】

中颅底中线区常见病变的鉴别诊断流程图见图 3-3-3，鉴别要点见表 3-3-1。

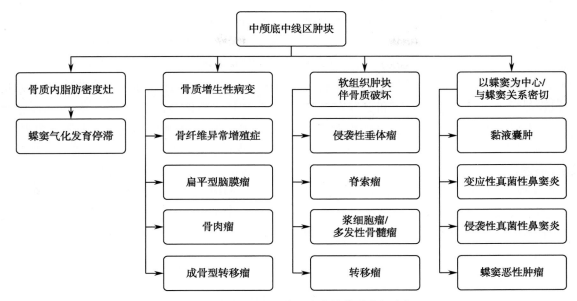

图 3-3-3 中颅底中线区常见病变的鉴别诊断流程图

表 3-3-1 中颅底中线区常见疾病的主要鉴别诊断要点

疾病	中颅底区影像特征	鉴别要点	主要伴随征象
侵袭性垂体瘤	软组织肿块伴骨质破坏	肿块与垂体相连	可侵犯海绵窦,包绕颈内动脉
脊索瘤	软组织肿块伴骨质破坏	肿块分叶状,T_2WI 呈高信号,ADC 值较高,蜂窝状强化	蜂窝状强化
蝶窦气化发育停滞	蝶骨体内具有骨皮质包绕的含脂性病灶	CT 呈脂肪密度,MRI 类似脂肪信号	无特殊
骨纤维异常增殖症	MRI 可表现为中颅底肿块	以 CT 诊断为主,骨质增生膨大及磨玻璃密度改变	伴有其他颅骨受累及
扁平型脑膜瘤	MRI 可表现为中颅底肿块	脑膜尾征,常伴有邻近颅骨受累及	脑膜尾征
浆细胞瘤	软组织肿块伴骨质破坏	骨皮质无硬化边缘,T_2WI 呈低至中等信号,DWI 呈弥散受限	伴有其他颅骨病灶(多发性骨髓瘤)
转移瘤	骨质破坏或骨质增生	多为多发病灶,有原发肿瘤	伴有其他颅骨病灶

(沙 炎)

参 考 文 献

1. Koch BL, Hamilton BE, Hudgins PA, et al. Diagnostic imaging: head and neck [M]. 3rd ed. Philadelphia: Elsevier, 2017.
2. Huang JH, Hagiwara M. Skull basetumor mimics[J]. Neuroimaging Clin N Am, 2022, 32(2): 327-344.
3. Abunimer A, Aiken A, Baugnon K, et al. Central skull base anatomy and pathology: a review [J]. Semin Ultrasound CT MR, 2021, 42(3): 266-280.

第四节 海绵窦软组织肿块

【定义】

海绵窦软组织肿块(cavernous sinus mass)是指起源于海绵窦内结构或邻近结构、生长在海绵窦区域的软组织肿块。

【病理基础】

海绵窦软组织肿块来源多种多样,病理类型包括肿瘤性病变、炎性病变及血管源性病变。肿瘤性病变主要为神经源性肿瘤,神经鞘瘤起源于神经鞘膜分化良好的施万细胞。脑膜瘤通常起源于蛛网膜帽细胞。海绵状血管瘤是内皮来源的血管性病变,由血管窦及结缔组织构成。Tolosa-Hunt 综合征(托洛萨-亨特综合征,THS)是由原因不明的炎性病程所致,组织病理学上可见海绵窦的隔和壁存在非特异性炎症,伴淋巴细胞和浆细胞浸润、巨细胞肉芽肿及成纤维细胞增生。

【征象描述】

1. CT 表现　CT 平扫多显示两侧海绵窦不对称,可见患侧增大或增宽并伴等或略低密度软组织肿块影。CT 增强扫描显示患侧海绵窦内软组织肿块及异常强化。海绵窦脑膜瘤起源于海绵窦的外侧壁硬脑膜,或起源于岩斜区、蝶骨嵴或床突的邻近硬脑膜并延伸至海绵窦。可以是①主要是外生的,从海绵窦的外侧硬脑膜横向突出;②局限于侧壁,生长在"硬膜间平面"中侧壁的两个硬脑膜层之间;③侵

入海绵窦本身。侵入海绵窦本身的脑膜瘤可以包裹颈内动脉(internal carotid artery,ICA)海绵窦段,导致其变窄,甚至可以侵入 ICA 壁。CT 平扫上,海绵窦脑膜瘤呈稍高密度影,增强扫描呈明显强化且强化均匀,硬脑膜尾征和邻近骨的骨质增生,则可以进一步加强诊断信心(图 3-4-1)。神经源性肿瘤常为三叉神经鞘瘤,表现为海绵窦扩大伴软组织肿块,可伴有 Meckel 腔的扩大,Meckel 腔或三叉神经脑池段走行区的软组织结节或肿块等。

2. MRI 表现　患侧海绵窦增宽并见异常软组织信号影,在冠状面薄层 T_1WI 上显示最清楚,依据病变的性质不同 MRI 信号有所差异。例如,较大的神经鞘瘤容易发生囊变、坏死,则 T_1WI、T_2WI 信号不均匀;可伴有 Meckel 腔的扩大,Meckel 腔或三叉神经脑池段走行区的软组织结节或肿块等(图 3-4-2);增强不均匀强化,一般不侵及鞍内结构。多发病灶或颅底多发颅神经病变常提示神经纤维瘤病的可能。脑膜瘤

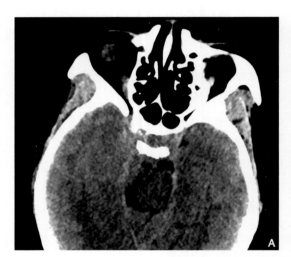
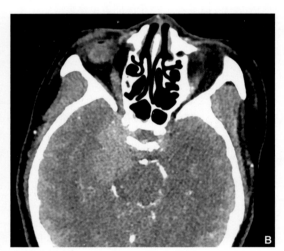
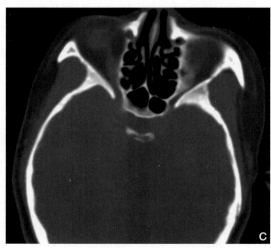

图 3-4-1　海绵窦软组织肿块 CT 表现

图 A~C,海绵窦及中颅底中线旁脑膜瘤,女,57 岁,右耳耳鸣伴头晕 4+月。头颅 CT 平扫(A)显示右侧海绵窦及中颅底中线旁宽基底软组织肿块,累及右侧鞍旁、右侧海绵窦、Meckel 腔,CT 增强(B)显示肿块较均匀强化,右侧颈内动脉海绵窦段被包绕,管腔变窄,CT 轴位骨窗(C)显示颅中窝颅底骨质稍增生、模糊。

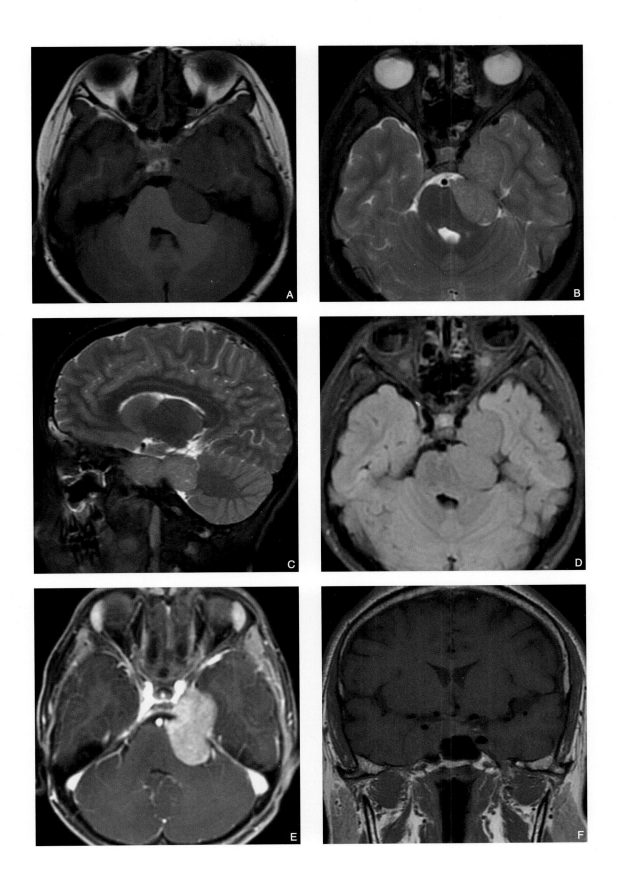

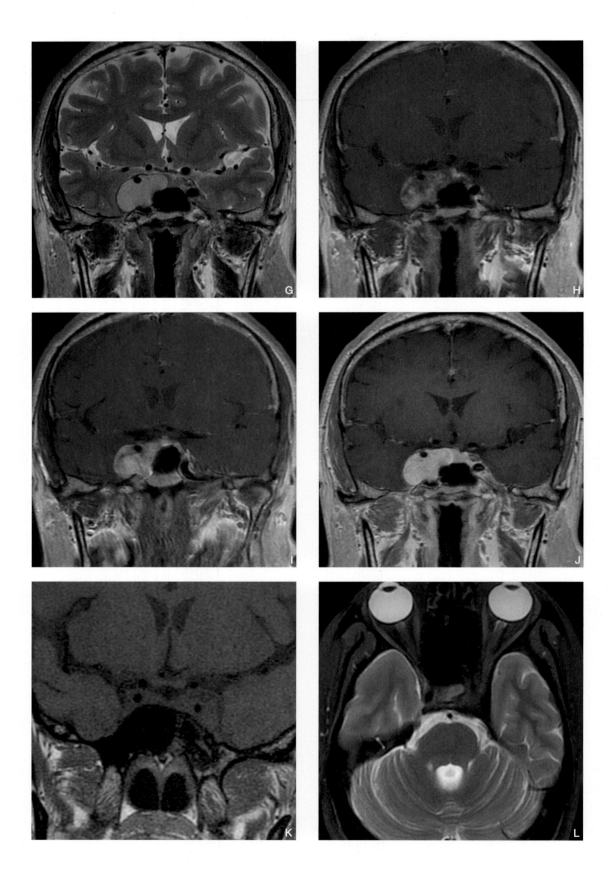

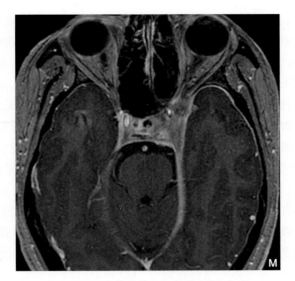

图 3-4-2　海绵窦软组织肿块 MRI 表现

图 A~E,海绵窦(颅中后窝)三叉神经鞘瘤,女,10 岁,颈部疼痛伴活动障碍 4+月。头颅 MRI 显示左侧颅中后窝肿块,左侧海绵窦明显增宽,病灶累及左侧海绵窦、Meckel 腔、桥小脑角区等,呈"哑铃"状表现,信号不均匀,横断面 $T_1WI(A)$ 显示病变呈等信号,横断面(B)及矢状面(C)T_2WI、横断面 $T_2FLAIR(D)$ 显示病变呈稍高信号,增强 T_1WI(E)显示病灶不均匀明显强化。图 F~J,海绵窦海绵状血管瘤,患者男,56 岁。头颅 MRI 冠状位平扫,右侧海绵窦软组织肿块,$T_1WI(F)$ 显示肿块呈等信号,$T_2WI(G)$ 呈高信号,增强 $T_1WI(H、I、J)$ 显示肿块明显渐进性填充强化,延迟后强化均匀,无脑膜尾征,垂体受推挤、受压改变。图 K~M,特发性海绵窦炎症,患者女,73 岁,头痛 1 个月余,左眼视力下降 1 个月。MRI 平扫冠状位 $T_1WI(K)$、横断面 $T_2WI(L)$ 及横断面增强 $T_1WI(M)$ 显示左侧海绵窦增宽伴软组织影,T_1WI 呈等低信号,T_2WI 呈等信号,增强扫描后左侧海绵窦及其相邻结构眶尖、眶上裂、颈内动脉海绵窦段强化,邻近的左侧颅中窝硬脑膜增厚、强化。

一般信号较均匀,较大者出现坏死、出血,可导致信号异质性,增强后 T_1WI 显示海绵窦内软组织肿块异常强化,患侧海绵窦强化范围增大。海绵窦海绵状血管瘤渐进性强化(图 3-4-2),延迟后强化程度明显且均匀一致,冠状面增强 T_1WI 联合使用脂肪抑制技术显示病变范围更加清楚。THS 为局限于一侧海绵窦及其相邻结构(如眶尖、眶上裂、颈内动脉海绵窦段及邻近的颅中窝硬脑膜)的炎症性病变,表现为一侧海绵窦增宽并见异常软组织影伴相邻结构硬脑膜增厚、强化(图 3-4-2);炎性病变轻者 MRI 检查可仅表现为海绵窦局部略增宽。

【相关疾病】

常见的海绵窦的病变包括肿瘤性、炎性及血管性病变(表 3-4-1)。原发肿瘤常见于神经源性肿瘤、脑膜瘤,继发肿瘤通常来源于邻近结构,如鼻咽部、颅底、蝶窦的肿瘤及沿神经周围、血源性转移瘤可侵及海绵窦;血管源性病变包括海绵窦海绵状血管瘤、颈内动脉动脉瘤、假性动脉瘤、颈内动脉血栓以及颈动脉海绵窦瘘(CCF)等,永存三叉动脉偶可见;炎性、感染性及肉芽肿性病变显示海绵窦处脑膜线状或结节状强化,但 MRI 表现常无特异性,在这些情况下他处受累往往可提示诊断。

表 3-4-1　海绵窦疾病的分类

分类		病因
肿瘤性病变		海绵窦原发肿瘤(以神经源性肿瘤、脑膜瘤为主),垂体瘤,头颈部恶性肿瘤沿神经蔓延,远处肿瘤血源性播散
血管性病变		海绵窦海绵状血管瘤,颈内动脉动脉瘤/假性动脉瘤,颈动脉海绵窦瘘,硬脑膜动静脉瘘
炎性病变	感染性病变	海绵窦血栓性静脉炎,放线菌病,鼻脑型毛霉菌病,曲霉菌病
	非感染性病变	Tolosa-Hunt 综合征,炎性假瘤

【分析思路】

正常海绵窦在 MRI 上呈不均一的等 T_1、等 T_2 信号,增强检查有明显强化,不出现流空信号。正常海绵窦双侧对称、侧壁硬脑膜呈光滑弧形,结合临床并仔细观察、两侧对比有助于发现病灶,了解病变与邻近结构的解剖关系对于术前诊断及手术等治疗方案的制订至关重要。

1. 首先第一步是进行病变定位。通过影像学检查判断病变的主体是位于海绵窦内还是邻近结构侵犯或蔓延累及海绵窦。正常海绵窦双侧对称、侧壁硬脑膜呈光滑弧形，发生疾病时常引起双侧海绵窦不对称以及侧壁硬脑膜外缘形状的改变。单侧海绵窦软组织肿块在薄层 CT 平扫显示两侧海绵窦不对称，可见患侧海绵窦增大、侧壁硬脑膜膨突并伴等或略低密度软组织肿块影，小病变极易漏诊，此时应结合临床仔细观察、比较两侧海绵窦大小及进一步 MRI 检查。邻近结构病变则常引起海绵窦侧壁硬脑膜的推挤、受压、移位，邻近孔、裂隙和管传播（传入或传出海绵窦）的病变通常伴有上述孔、裂隙和管的扩大、软组织影及不同类型的强化等。因此，重点观察海绵窦侧壁硬脑膜位置、边界是否改变是辅助判断病变来源于海绵窦还是起源于周围邻近结构较敏感的征象。确定病变主体位于海绵窦或病变来源于海绵窦则进入以下后续分析，相对应如果病变主体为邻近颅底结构（如筛窦炎累及、鼻咽癌/蝶窦癌或筛窦癌/鞍区（垂体瘤）及鞍上病变侵犯、颅底骨肿瘤或骨肿瘤样病变累及等），则参考其他相关章节的影像诊断分析思路。

2. 确定病变主体位于海绵窦（海绵窦原发），进一步可根据其信号、密度及强化特征、与海绵窦内外结构的关系来缩小诊断范围。MRI 显示患侧海绵窦异常软组织信号结节影，在冠状面薄层 T_1WI 上显示最清楚，依据病变的性质不同 MRI 信号有所差异。例如，较大的神经鞘瘤容易发生囊变、坏死，则 T_1WI、T_2WI 信号不均匀。脑膜瘤一般信号较均匀，较大者出现坏死、出血，可导致信号异质性，增强后 T_1WI 显示海绵窦内软组织肿块异常强化，患侧海绵窦强化范围增大。海绵窦海绵状血管瘤呈渐进性强化，延迟后强化程度明显且均匀一致。炎性病变患侧海绵窦强化范围较健侧增宽，病变可与邻近结构分界不清，炎性病变轻者 MRI 检查可仅表现为海绵窦局部略增宽。CT 增强扫描显示患侧海绵窦内软组织肿块及异常强化，病变还可以通过邻近孔道传播到其他区域导致相应累及区域的软组织肿块及异常强化。

3. 确定病变主体位于海绵窦（海绵窦原发），判断是否与脑神经（Ⅲ、Ⅳ、Ⅴ1、Ⅴ2、Ⅵ）（以及脑神经走行区）相关。如表现为上述脑神经走行区的结节、肿块，尤其是多发的病灶，累及海绵窦、Meckel 腔、颅后窝脑池、圆孔、卵圆孔等神经分布走行区，同时具有偏心性生长、囊变、坏死、不均匀强化或包绕神经生长、强化均匀等特征，则常需要考虑神经源性肿瘤（如神经鞘瘤、神经纤维瘤、神经纤维瘤病等）的可能性。海绵窦炎性病变也可累及脑神经，但炎性病变通常边界较模糊，与邻近结构分界不清。

4. 确定病变位于海绵窦，通过增强扫描或 CTA、MRA 判断病变与颈内动脉的关系，是否与血管直接相关或者强化方式类似海绵状血管瘤？上述征象常见于颈内动脉动脉瘤/假性动脉瘤、颈内动脉血栓、颈动脉海绵窦瘘、海绵状血管瘤等。

5. 若与血管、脑神经（以及脑神经走行区）均没有直接关系，判断是否累及海绵窦硬脑膜（线状或结节状增厚），是则多考虑脑膜瘤或炎性、感染及肉芽肿性疾病。前者通常信号较均匀，明显均匀强化伴有脑膜尾征。后者通常后续结合实验室检查等确诊炎性或感染的具体类型。

综上，MRI 是海绵窦软组织肿块的首选影像检查方式，具有卓越的软组织对比分辨率及多平面成像技术，可以清晰显示细节结构。CT 对于显示骨壁或骨质结构佳，可用于评估术前海绵窦肿块与骨的关系以及评估骨质侵蚀或硬化。CTA 和 DSA 在血管性病变中发挥补充作用，可以很好地展示海绵窦颈内动脉的病变（动脉瘤/假性动脉瘤、颈内动脉血栓、颈内动脉海绵窦瘘等）。

【疾病鉴别】

对于海绵窦病变，在排除邻近结构侵犯或累及、初步确定病变是海绵窦原发的基础上，寻找病变与海绵窦原有结构（神经、血管、硬脑膜）的潜在关系或联系，比如病变与海绵窦脑神经及相关走行区密切相关，多提示神经源性病变，并结合主体病灶本身的影像学特征及周围伴随征象、结合患者病史、症状和体征来进行诊断和鉴别诊断。海绵窦区软组织肿块的鉴别诊断流程图见图 3-4-3，鉴别要点见表 3-4-2。

表 3-4-2　海绵窦软组织肿块常见病变的主要鉴别诊断要点

疾病	典型影像特征	鉴别要点	主要伴随征象
神经鞘瘤	可同时累及海绵窦、占据 Meckel 腔等，呈哑铃形，沿起源神经走行	较大者信号混杂，可有囊变、坏死	哑铃形
脑膜瘤	信号一般较均匀，明显强化且强化均匀	明显均匀强化，脑膜尾征	邻近骨质增生

续表

疾病	典型影像特征	鉴别要点	主要伴随征象
海绵状血管瘤	长 T_1、长 T_2，渐进性强化	DCE-MRI 呈由点及面的扩散强化特征	DWI 呈低信号；^{99m}Tc 标记红细胞闪烁显像高敏感
颈内动脉动脉瘤/假性动脉瘤	结节状或囊袋状突起，假性动脉瘤常伴出血和血肿	与颈内动脉关系密切	假性动脉瘤常伴出血和血肿
颈动脉海绵窦瘘	海绵窦扩张并多发流空信号影	梯度回波序列呈高信号、MRA 流动相关增强，眼睑下垂、眼上静脉扩张	眼上静脉扩张
特发性海绵窦炎症（Tolosa-Hunt 综合征）	等 T_1/长或短 T_2 信号，强化，ICA 变扁	海绵窦软组织影伴相邻结构硬脑膜增厚、强化	临床三联症

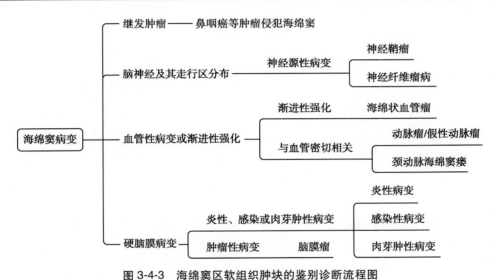

图 3-4-3　海绵窦区软组织肿块的鉴别诊断流程图

（肖　媛）

参 考 文 献

1. Mahalingam HV, Mani SE, Patel B, et al. Imaging spectrum of cavernous sinus lesions with histopathologic correlation[J]. Radiographics,2019,39(3):795-819.

2. Abunimer A, Aiken A, Baugnon K, et al. Central skull base anatomy and pathology: a review[J]. Semin Ultrasound CT MR,2021,42(3):266-280.

3. 刘筠,艾琳,杨本涛. 头颈部影像学:颅底卷[M]. 北京:人民卫生出版社,2016.

4. Yu E,Forghani R. 颅底肿瘤影像学诊断与治疗实用指导[M]. 张明,杨军乐,译. 北京:世界图书出版公司,2019.

5. 高波,吕翠. 神经系统疾病影像诊断流程[M]. 北京:人民卫生出版社,2014.

第五节　中颅底中线旁（不包括海绵窦）软组织肿块

【定义】

中颅底中线旁（不包括海绵窦）软组织肿块（pa-ramidline mass at the central skull base excluding cavernous sinus）是指位于中颅底中线旁（不包括海绵窦）区域的软组织肿块，包括（海绵窦外侧）两侧的蝶骨大翼及颞骨岩锥前部的结构，主要涉及蝶骨嵴、卵圆孔、棘孔、翼管、颈动脉管、破裂孔等结构及邻近结构的病变。

【病理基础】

病变来源：①源于颅内面的脑膜、血管、神经的病变；②源于颅底骨及软组织的病变。病变多为脑膜瘤、神经鞘瘤、动脉瘤/假性动脉瘤、软骨肉瘤、脑膜脑膨出/脑脊液鼻漏、鼻咽癌放疗后旁中线颅底骨髓炎等。神经鞘瘤是良性的、生长缓慢的有包膜的肿瘤，由分化好的施万细胞构成；大体病理呈偏心性起自于其母神经，表现为光滑或结节状完整包膜的肿块，囊变常见，有微出血，但肉眼可见的出血少见；显微镜下神经鞘瘤是一种典型的双相型结构，由两部分组织（细长的梭形细胞束的"Antoni A"结构和细胞较少、纹理松散、更随意地排列的"Antoni B"结构）构成。脑膜瘤为起源于蛛网膜脑膜上皮帽细胞的良性肿瘤,为球形、分叶形,质地坚硬、血供丰富、边界清的肿块,可出血、坏死,常有钙化。

【征象描述】

1. **CT 表现** CT 多表现为中颅底中线旁区域的软组织肿块影及可能的骨质改变。脑膜瘤常呈宽基底附着于蝶骨,表现为蘑菇帽状,边界清楚,出血、坏死、囊变少见,CT 平扫呈等或稍高密度,20%

可见钙化,邻近骨质增生硬化,增强扫描通常呈均匀明显强化(图 3-5-1)。神经源性肿瘤多表现为颅底孔道的光滑扩大,邻近骨质多有压迫性骨质吸收,肿瘤在 CT 平扫图像上较脑实质呈等或稍高密度,较大者可伴囊变、坏死,出血和钙化罕见,病灶较小时常呈均匀强化,较大时由于囊变、坏死而呈现不均匀强化。

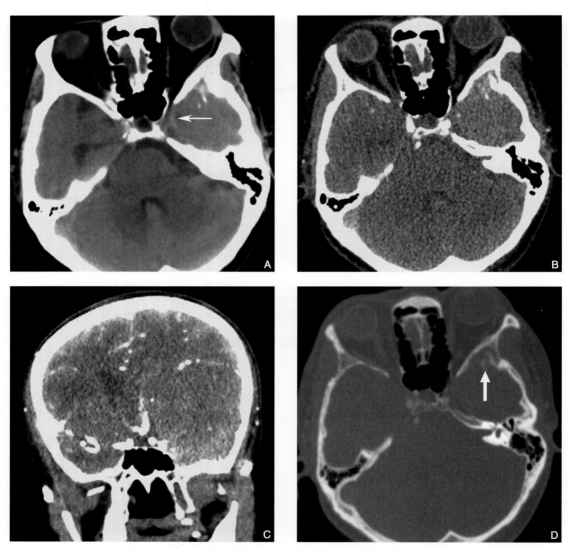

图 3-5-1 中颅底中线旁(不包括海绵窦)软组织肿块的 CT 表现
图 A~D,左侧蝶骨嵴脑膜瘤,女,55 岁,头晕,记忆力下降半年。头颅 CT 平扫显示,左侧中颅底中线旁巨大软组织肿块,CT 平扫(A)呈稍高密度影,左侧海绵窦未见受累,海绵窦侧壁硬脑膜光滑弧形轮廓存在,病灶与左侧海绵窦紧贴、分界清(细箭头),与蝶骨关系密切,横断面(B)及冠状面(C)CTA 示肿块较均匀强化,明显推挤邻近额颞叶脑实质、致其上移,CT 骨窗轴位(D)显示蝶骨骨质稍增生、模糊、毛糙(粗箭头)。

2. **MRI 表现** 脑膜瘤信号通常较均匀,T_1WI 呈等或稍低信号,$T_2WI/FLAIR$ 呈等信号,肿块和邻近脑组织间可见脑脊液分隔形成的裂隙征(图 3-5-2A~E),病灶宽基底附着于脑膜,见脑膜尾征,增强扫描呈明显强化、强化较均匀。神经源性肿瘤,如三叉神经鞘瘤,病变较小时可局限于患侧 Meckel 腔,病变在冠状位 T_2WI 上表现很典型,即"Meckel 腔眨眼"征。通

常每个 Meckel 腔至少 90% 都充满脑脊液,任何出现在 Meckel 腔中的软组织病灶,均与对侧正常的充满脑脊液的明亮信号形成鲜明对比。起源于 Meckel 腔的神经鞘瘤可以延伸入颅后窝(穿过三叉神经孔),从而累及颅中、后窝,称为双室肿瘤,双室肿瘤常见,且具有典型的"哑铃"状结构(肿瘤经过三叉神经孔的硬膜环明显受压、相对缩窄,而 Meckel 腔及颅后窝脑池段

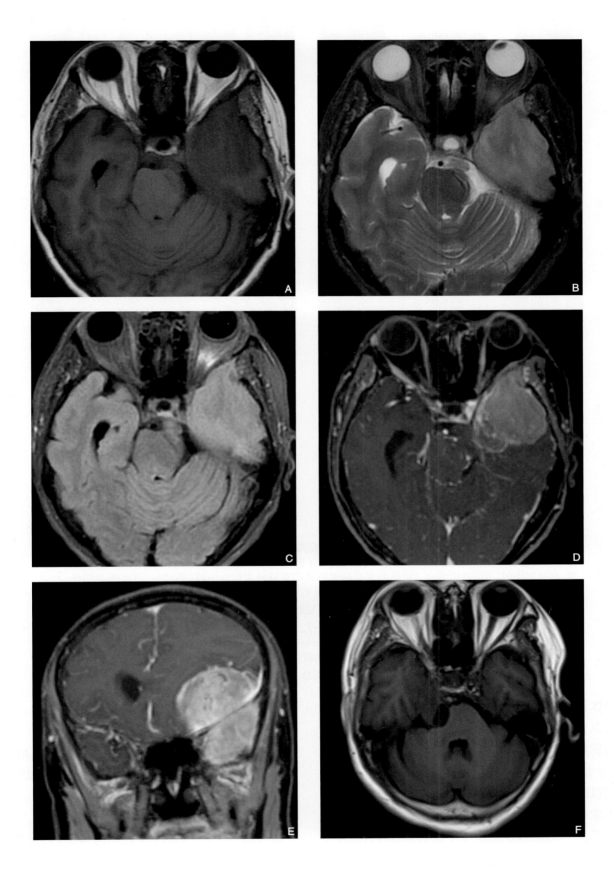

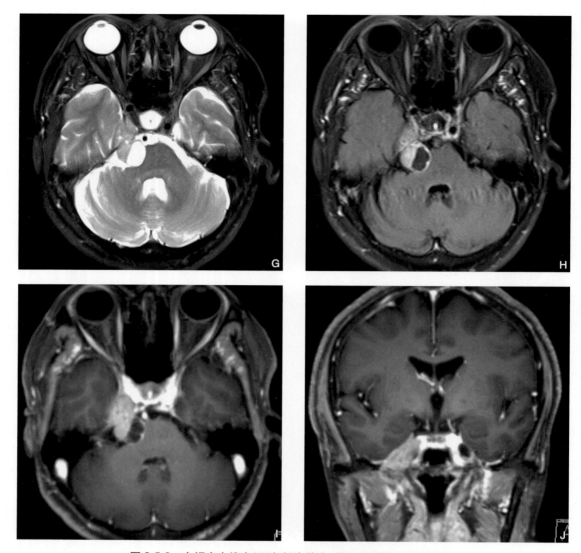

图 3-5-2 中颅底中线旁（不包括海绵窦）软组织肿块的 MRI 表现

图 A~E，左侧蝶骨嵴脑膜瘤，女，55 岁，头晕，记忆力下降半年。头颅 MR 显示左侧前颅中窝巨大软组织肿块，信号欠均匀，占位效应明显。病灶与邻近脑实质之间见脑脊液信号分隔（裂隙征）开并推挤邻近（左侧额、颞叶等）脑组织及侧脑室，提示脑外病变。横断面 T_1WI（A）显示病灶呈等信号，横断面 T_2WI（B）呈等信号，T_2FLAIR（C）呈稍高信号，增强 T_1WI 横断面（D）、冠状面（E）显示肿块明显不均匀强化，呈宽基底，与邻近脑膜关系密切，可见增厚脑膜，呈"脑膜尾征"。图 F~J，三叉神经鞘瘤，女性，67 岁，颅内占位 3 月余。头颅 MRI 显示右侧颅中后窝肿块，可见囊变，累及右侧 Meckel 腔、桥小脑角区，并沿着卵圆孔向颅外生长，呈"哑铃"状，信号不均匀，横断面 T_1WI（F）显示肿块呈等和低信号，在横断面 T_2WI（G）及 FLAIR（H）显示肿块呈不均匀高信号，增强 T_1WI 横断面（I）、冠状面（J）显示病灶不均匀明显强化。

肿瘤体积相对扩大）（图 3-5-2F~J）。三叉神经鞘瘤还可以累及三叉神经上颌支（V2）和下颌支（V3），可伴随翼腭窝、卵圆孔的扩大及软组织肿块。本例患者中，肿瘤同时累及颅后窝、颅中窝，并通过卵圆孔进入咀嚼肌间隙（图 3-5-2），累及所有这三个部位的肿瘤并不常见，被称为"三室"三叉神经鞘瘤。累及三叉神经下颌支（V3）的神经鞘瘤可导致咀嚼肌的去神经支配萎缩。双室或三室三叉神经鞘瘤的外观较独特。MRI 病变主体呈 T_1WI 等或稍低信号，T_2WI 及 FLAIR 中等高信号（图 3-5-2）；在 PWI 上，神经鞘瘤通常比脑膜瘤的相对脑血量（rCBV）低，磁共振波谱（magnetic

resonance spectroscopy，MRS）显示肌醇峰升高。

【相关疾病】

发生于中颅底中线旁（不包括海绵窦）区域的常见病变包括脑膜瘤、神经鞘瘤、动脉瘤/假性动脉瘤、皮样囊肿/表皮样囊肿、软骨肉瘤等。

【分析思路】

评估中颅底中线旁（不包括海绵窦）的病变，CT 和 MRI 各有优势，可互为补充。CT 可以直观地显示骨质结构，MR 可以更清楚地显示病变的范围，MR 信号特点可以反映肿块内部的成分。CTA、MRA 有助于血管性疾病的辅助诊断和鉴别。

影像上的基本征象描述是诊断和鉴别诊断的关键,中颅底中线旁(不包括海绵窦)软组织肿块常见征象描述如下:

1. **部位** 中颅底中线旁(不包括海绵窦)软组织肿块的病变类型具有明显的部位特异性,明确具体部位可显著缩小鉴别诊断范围。部位的征象描述包括脑膜、脑神经及血管走行区及其孔道、颅底骨等。如为脑神经及走行区、孔道病变,需进一步定位是否在第Ⅴ对脑神经走行区或颈内动脉走行区等。

2. **信号** 中颅底中线旁(不包括海绵窦)软组织肿块的信号高低通常以脑灰质为参照。在 T_1WI 表现为高信号时,需进一步鉴别脂质、出血、黑色素成分;在 T_1WI、T_2WI 均表现为脑脊液样信号时,需进一步评估 T_2FLAIR 上是否完全抑制以及 DWI 上有无明显扩散受限加重;当评估亚急性期出血时,重点关注自旋回波类 T_1WI;当评估血管流空时,需重点关注自旋回波类 T_2WI 以及增强后 T_1WI。

3. **形态** 部分中颅底中线旁(不包括海绵窦)软组织肿块的形态具有一定特征性,形态的征象描述包括哑铃状、丘形、不规则形和类圆形等。其中,第Ⅴ对脑神经鞘瘤多呈哑铃状外观;脑膜瘤呈丘形广基底附着于脑膜并有鼠尾征;表皮样囊肿因钻缝状生长呈现的"波浪"状/"卷边"状不规则形具有较强特征性。

4. **强化** 区分囊实性是中颅底中线旁(不包括海绵窦)软组织肿块评估中的关键步骤,有无强化是区分囊实性的重要手段。强化的征象描述包括血池样明显强化、均匀强化、环形强化、混杂强化、无强化等。环形强化可见于囊性神经源性肿瘤、表皮样囊肿等,均匀强化见于脑膜瘤、较小的神经鞘肿瘤、淋巴瘤等,混杂强化见于大的动脉瘤,不强化见于囊性

病变及胆固醇肉芽肿。

5. **骨质改变** 骨质改变的征象描述包括骨质受压吸收、骨质破坏、骨质硬化、新生骨形成等。骨质压迫吸收常见于神经源性肿瘤及囊性病变,骨质破坏见于转移瘤等,骨质硬化见于脑膜瘤,新生骨见于软骨瘤、软骨肉瘤等。

中颅底中线旁(不包括海绵窦)区域病变,建议首先根据病变有无强化进行粗分类,然后再基于病变的部位进一步细化。分析思路如下:

第一,依据有无强化可将病变分为两大类。强化病变常见于神经源性肿瘤、脑膜瘤、转移瘤,无强化病变常见于表皮样囊肿。对于典型的三叉神经鞘瘤、脑膜瘤和表皮样囊肿,诊断并不难。

第二,依据部位有助于缩小病变鉴别诊断的范围。基本定位包括病变主要累及或者多发生在哪里(颅底池或神经血管走行区及相关孔道、颅底骨、脑膜分布区)。其次在基本定位基础上进一步精确病变的具体部位,如具体的神经和血管走行区、脑膜分布区,是否伴神经孔道的扩大等,从而进一步缩小鉴别诊断范围。

第三,结合其他基本征象及伴随征象。部分病变的密度/信号、形态、骨质改变具有一定特征性。

第四,结合患者的临床症状、体征及病史(是否有恶性肿瘤病史、颅底周围鼻咽、鼻窦疾病)、手术史、年龄、实验室检查、疾病动态演变等综合考虑,诊断和鉴别诊断。

【疾病鉴别】

中颅底中线旁(不包括海绵窦)软组织肿块的基于影像特征的鉴别诊断流程见图3-5-3,鉴别诊断要点见表3-5-1。

表3-5-1 中颅底中线旁(不包括海绵窦)软组织肿块的主要鉴别要点

疾病	中颅底中线旁(不包括海绵窦)软组织肿块典型影像征象	鉴别要点	主要伴随征象
三叉神经鞘瘤	T_1WI 呈稍低信号、T_2WI 高信号,明显强化;发生囊变坏死时信号不均匀	可沿着 Meckel 腔—颅后窝脑池方向生长;面部麻木	"哑铃"征
脑膜瘤	T_1WI、T_2WI 呈等信号,均匀明显强化	硬脑膜广基底;无或有头疼	"脑膜尾"征,裂隙征
表皮样囊肿	T_1WI 及 T_2WI 呈脑脊液样信号,T_2FLAIR 信号未被完全抑制,无强化或边缘强化,扩散受限加重	基底池为主;无特异症状,破裂时因无菌性脑膜炎而头疼	"匍匐"征,无/轻微占位效应,包绕神经、血管
蛛网膜囊肿	各序列均呈脑脊液样信号	桥小脑角区;多无症状	类圆形,周围骨壁/脑组织受压
软骨肉瘤	T_1WI 呈低信号、T_2WI 高信号,轻微、不均匀强化	岩枕缝;无症状	软骨基质钙化
转移瘤	T_1WI 呈等或稍低信号,T_2WI 信号多变,不均匀强化	桥小脑角区或脑内;恶性肿瘤病史,头晕/眩晕	多发、侵袭生长,T_1WI 呈高信号提示为恶性黑色素瘤来源

95

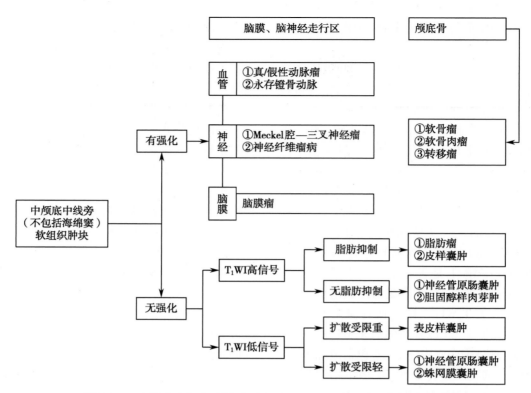

图 3-5-3　中颅底中线旁（不包括海绵窦）软组织肿块的鉴别诊断流程图

（肖　媛）

参 考 文 献

1. Koch BL, Hamilton BE, Hudgins PA, et al. Diagnostic imaging：head and neck［M］. 3rd ed. Philadelphia：Elsevier, 2017.

2. Huang J H, Hagiwara M. Skull base tumor mimics［J］. Neuroimaging Clin N Am, 2022, 32（2）：327-344.

3. Abunimer A, Aiken A, Baugnon K, et al. Central skull base anatomy and pathology：a review［J］. Semin Ultrasound CT MR, 2021, 42（3）：266-280.

第六节　鞍上区软组织肿块

【定义】

鞍上区软组织肿块（suprasellar masses）是指位于鞍上区域的软组织肿块。鞍上区一般是指颅中窝的上部，蝶骨体的上方，始于鞍膈上方，向上延续至第三脑室底部，位于乳头体、灰结节、下丘脑和第三脑室附近。鞍上区结构包括鞍上池及三脑室侧隐窝、垂体柄、视交叉、下视丘和 Willis 环。

【病理基础】

鞍上区软组织肿块来源多样，可原发于区域内组织，也可起源于周围组织结构，邻近区域肿物亦可蔓延至鞍上区。根据肿块性质可分为先天性病变、肿瘤性病变、血管性病变等。肿瘤性病变是这一区域最常见肿物，包括垂体腺瘤、颅咽管瘤、脑膜瘤、神经胶质瘤、生殖细胞肿瘤、表皮样肿瘤等。其他部位肿瘤可通过血行途径、脑膜或脑脊液转移至鞍上区。血管性病变主要为动脉瘤。先天性病变包括异位垂体、Rathke 囊肿、蛛网膜囊肿、表皮样囊肿。

【征象描述】

1. CT 表现　鞍上区范围狭小，其内走行结构均较细小，因此鞍上区肿物常表现为压迫区域内结构受压移位或区域内正常结构消失，被肿物所取代。密度可由于肿物成分不同而有较大差异。在评估鞍上软组织肿块时，需要观察以下重要征象：①确认鞍上区内正常结构是否存在，是否受压移位以及移位方向，尤其需要观察垂体是否存在。根据肿物是否以垂体柄、下丘脑、鞍上池、蝶骨或视交叉为中心，大致判断肿物起源。②密度：鞍上区软组织肿块密度高低以脑灰质为参照。低密度肿物 CT 上可进一步分为含脂病变如脂肪瘤（图 3-6-1）、表皮样囊肿。肿物密度与脑脊液接近，需考虑蛛网膜囊肿（图 3-6-2）、囊性颅咽管瘤、垂体瘤囊变、Rathke 囊肿等。脑膜瘤及生殖细胞瘤常表现为较高密度。若肿块内含有钙化成分时需要重点考虑颅咽管瘤、脑膜瘤、动脉瘤等疾

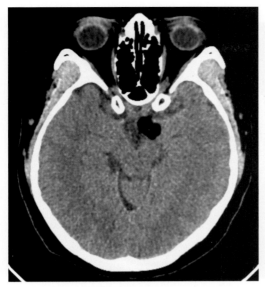

图 3-6-1　鞍上区脂肪瘤 CT 表现
头颅 CT 横断面软组织窗显示鞍上区左侧明显
低密度灶,密度均匀,CT 值为−64HU。

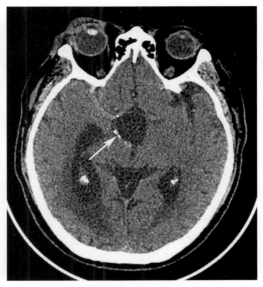

图 3-6-3　颅咽管瘤 CT 表现
头颅 CT 横断面软组织窗显示鞍上区囊性肿
物,右后壁可见弧形钙化(细白箭)。

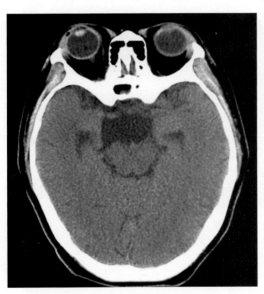

图 3-6-2　蛛网膜囊肿 CT 表现
头颅 CT 横断面软组织窗显示鞍上区脑脊液样
低密度影,密度均匀。

病。"蛋壳样钙化"多见于颅咽管瘤(图 3-6-3)。
③形态:部分鞍上软组织肿块的形态具有一定特征
性,如垂体巨腺瘤突破鞍膈进入鞍上区可出现典型
"雪人"征。鞍上区脑膜瘤呈丘状广基底附于脑膜。
表皮样囊肿形态不规则,常沿脑池向四周延展。
④强化:"血池"样明显强化可见于动脉瘤,均匀明
显强化见于垂体巨腺瘤、脑膜瘤、生殖细胞瘤、淋巴
瘤等。环形强化可见表皮样囊肿、肿瘤坏死囊变等。
不强化见于蛛网膜囊肿、Rathke 囊肿。⑤骨质改变:
在显示骨质改变方面,CT 检查更有优势,其征象包
括骨质受压吸收、骨质破坏、骨质硬化、新生骨形
成等。骨质压迫吸收常见于垂体巨腺瘤,而脑膜瘤可

引起邻近蝶骨骨质增生硬化。新生骨见于软骨瘤、
软骨肉瘤等。

2. **MRI 表现**　评估鞍上区软组织肿块时,MRI
为首选检查方式,除了可更清晰显示 CT 图像提示的
特征外,多序列图像有助于病变性质、成分、范围的
进一步评估。MRI 图像上需重点分析以下征象:

(1)信号:在 T_1WI 表现为高信号,脂肪抑制序
列为低信号,需考虑脂肪瘤(图 3-6-4)或表皮样囊
肿,表皮样囊肿常表现为 DWI 图像扩散受限加重
(图 3-6-5)。在 T_1WI 表现为高信号,脂肪抑制序列
信号无明显减低时,需考虑含高蛋白溶液肿物,如
Rathke 囊肿(图 3-6-6)或垂体大腺瘤卒中。在 T_1WI
及 T_2WI 均为脑脊液样信号时,需进一步评估信号在
T_2 FLAIR 序列上是否被完全抑制以及 DWI 上有无
明显扩散受限加重来区分蛛网膜囊肿(图 3-6-7)及
表皮样囊肿。动脉瘤常可在肿物周围见到搏动伪影
(图 3-6-8)。

(2)形态:MRI 可从多方位图像更加清晰显示
垂体巨腺瘤突破鞍膈进入鞍上区出现的典型"雪
人"征(图 3-6-9)。鞍上区脑膜瘤呈丘状广基底附
于脑膜(图 3-6-10),脑膜瘤增强检查常可见"脑膜
尾"征。表皮样囊肿形态不规则,常沿脑池向四周
延展。

【相关疾病】

鞍上区常见的软组织肿块包括垂体巨腺瘤、脑
膜瘤、囊性动脉瘤、颅咽管瘤和毛细胞型星形细胞
瘤,约占鞍上肿瘤的 75%。其他不常见肿瘤包括生
殖细胞瘤、表皮样囊肿、脂肪瘤等。

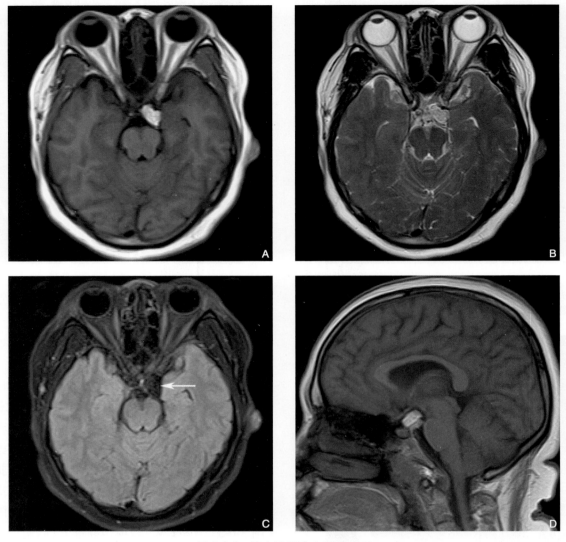

图 3-6-4　鞍上区脂肪瘤 MRI 表现

头颅 MRI 显示鞍上区均质肿物。在 $T_1WI(A)$ 和 $T_2WI(B)$ 上均呈高信号。脂肪抑制 FLAIR(C) 显示为明显低信号（白箭）。矢状位 $T_1WI(D)$ 显示肿物前下方的正常垂体。

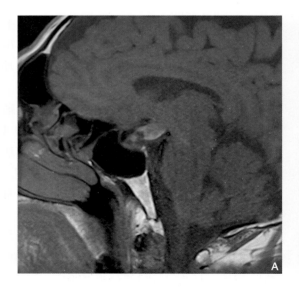

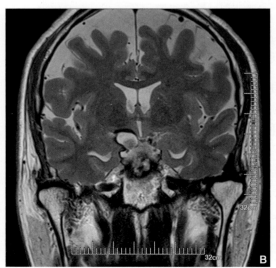

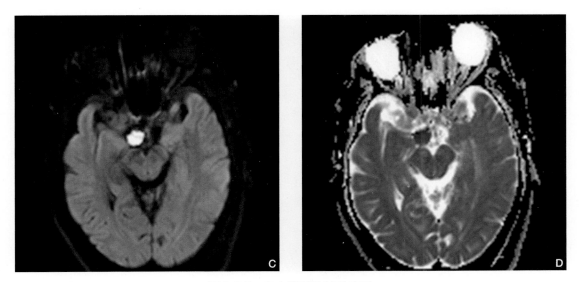

图 3-6-5　表皮样囊肿 MRI 表现

头颅 MRI 显示鞍上区混杂信号肿物。在 T_1WI（A）和 T_2WI（B）上均以高信号为主。DWI（C）呈显著高信号，ADC 图（D）呈低信号，提示扩散受限明显加重。

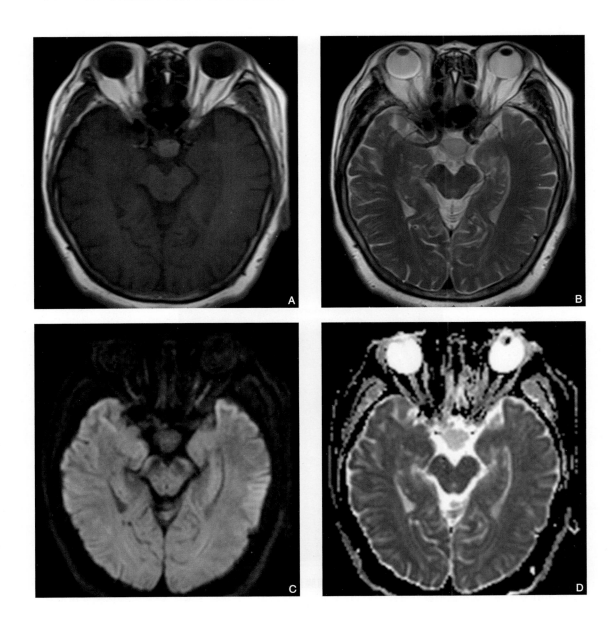

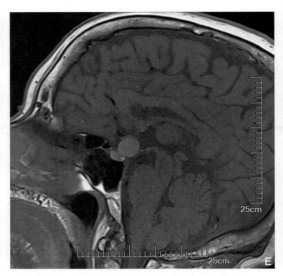

图 3-6-6　Rathke 囊肿 MRI 表现

T₁WI(A)及 T₂WI(B)显示病灶呈稍高信号。DWI(C)及 ADC 图(D)显示病灶
无扩散受限加重。矢状位 T₁WI(E)显示位于病灶前下方的正常垂体。

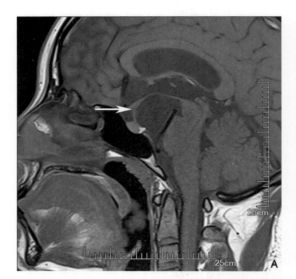

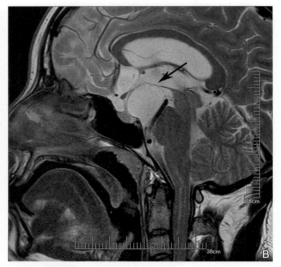

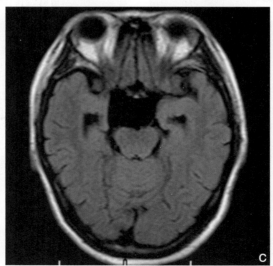

图 3-6-7　蛛网膜囊肿 MRI 表现

头颅 MRI 显示鞍上区类圆形脑脊液样信号影(A、B),信号均匀。矢状位 T₁WI(A)显示垂体柄受压前移
(白细箭)。T₂WI(B)可见菲薄的囊壁(黑细箭),FLAIR 图像(C)病灶信号被完全抑制。

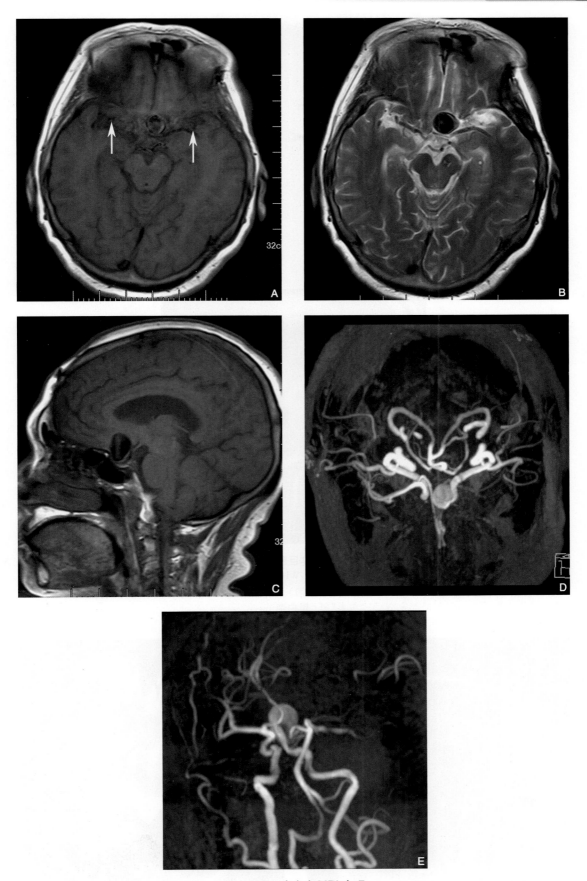

图 3-6-8 动脉瘤 MRI 表现

头颅 MRI 显示鞍上区肿物，T$_1$WI（A）显示肿物呈混杂信号，病灶两侧可见搏动伪影（细白箭）。
T$_2$WI（B）显示病灶呈流空信号。矢状位 T$_1$WI（C）显示病灶位于鞍上区，局部突入鞍内。MRA
（D、E）显示动脉瘤源自左侧颈内动脉床突上段。

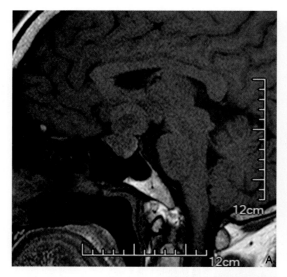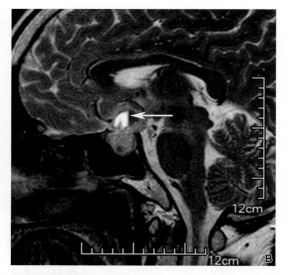

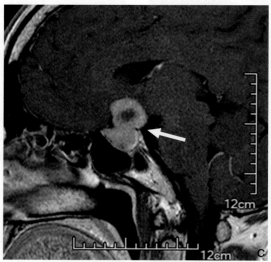

图 3-6-9 垂体巨腺瘤 MRI 表现

垂体 MR（A~C）显示鞍区及鞍上区巨大肿物。在 T_1WI（A）上呈等及稍低信号，在 T_2WI（B）以稍高信号为主，肿物上部可见卒中区，并可见卒中区分层（细白箭）。增强检查（C）肿物明显不均匀强化，卒中区无强化。肿物中央受鞍膈限制局部狭窄，呈"雪人"征（粗白箭）。

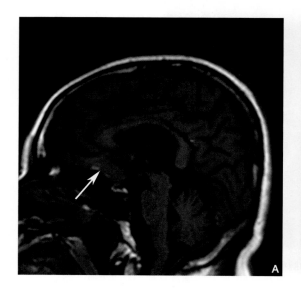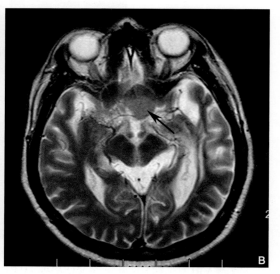

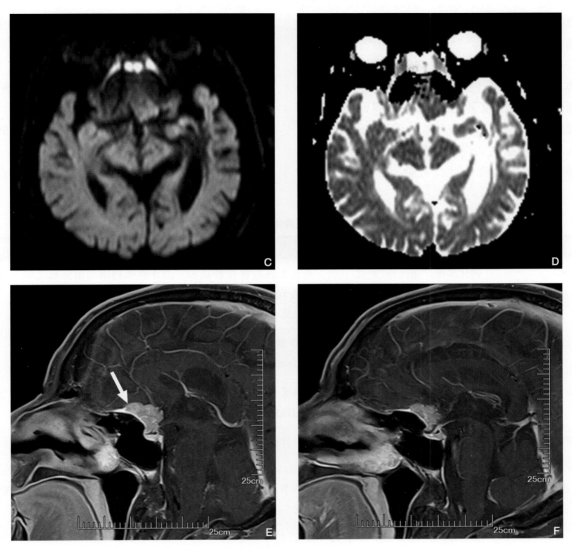

图 3-6-10 脑膜瘤 MRI 表现

头颅 MRI 显示鞍上区肿物，在 $T_1WI(A)$ 上呈等信号（白细箭）。$T_2WI(B)$ 上显示鞍上区偏左侧等信号结节（黑细箭）。DWI(C) 显示扩散受限加重，ADC 图(D)病灶等低信号。垂体增强检查(E)显示肿物呈均匀明显强化，肿物前端可见增厚脑膜，呈"脑膜尾"征（白粗箭）。增强检查正中矢状位(F)可见正常强化垂体及垂体柄，与肿物分界清晰。

【分析思路】

对于鞍上区软组织肿块的影像诊断，垂体包括垂体柄和漏斗是需要重点关注的解剖标志。建议首先判断垂体是否存在，来判断肿物是否来源于垂体。若垂体存在，则继续观察肿物与垂体的关系，是否侵犯垂体或仅有推压移位。垂体受推压移位方向也需要重点关注。分析完肿物与垂体的关系后，再根据病变质地（囊性、实性）行粗略分类，然后再基于肿物的具体影像学表现进一步细化分析。分析思路如下：

1. 在发现鞍上区软组织肿块时，首先观察正常垂体结构是否存在。无论确定肿物是垂体来源或者排除垂体来源肿物均可大范围缩小鉴别诊断范围。

2. 根据肿物质地将肿物分为囊性病变、囊实性病变和实性病变三大类。囊性病变包括蛛网膜囊肿、颅咽管瘤、Rathke 囊肿、表皮样囊肿、囊性动脉瘤、垂体巨腺瘤囊变。表皮样囊肿在 DWI 图像上表现为高信号，较具特征性。再根据囊性病变增强检查表现可以进一步分析。如囊性动脉瘤表现为"血池"样强化；颅咽管瘤、垂体巨腺瘤囊变可有边缘强化；蛛网膜囊肿、Rathke 囊肿、表皮样囊肿无强化。

3. 囊实性病变包括颅咽管瘤、毛细胞型星形细胞瘤和动脉瘤伴血栓形成等。颅咽管瘤和动脉瘤伴血栓形成可伴钙化灶，毛细胞型星形细胞瘤钙化少见。动脉瘤伴血栓形成囊性部分为"血池"样强化，颅咽管瘤、毛细胞型星形细胞瘤囊性部分无强化。

4. 实性病变同样可以依据是否强化以及强化

程度进行进一步分析。灰结节错构瘤无强化表现。脑膜瘤、颅咽管瘤、毛细胞型星形细胞瘤以及转移瘤均有强化。

5. 结合肿物相对特征性征象进一步分析。部分肿物具有相对特征性表现，可以依此进一步分析。如颅咽管瘤容易出现蛋壳样钙化；脑膜瘤增强检查易出现脑膜尾征、容易导致颅底骨质增生等。

6. 结合患者性别、年龄、病史，尤其是手术史、其他部位的影像学检查以及实验室检查进行综合分析。

【疾病鉴别】

鞍上区软组织肿块的种类多种多样，其中以垂体巨腺瘤、脑膜瘤、动脉瘤、颅咽管瘤、毛细胞型星形细胞瘤较为多见，约占鞍上区肿物的 75% 以上。其他种类相对少见。鉴别诊断流程图见图 3-6-11，鉴别诊断要点见表 3-6-1。

1. 基于影像特征的鞍上区软组织肿块的鉴别诊断路径见图 3-6-11。

2. 鞍上区常见疾病的主要鉴别诊断要点见表 3-6-1。

表 3-6-1　鞍上区常见肿物的主要鉴别诊断要点

疾病	典型影像特征	鉴别要点	主要伴随征象
颅咽管瘤	钙化多见，"蛋壳样"钙化	典型表现为囊性肿块和壁结节，囊壁、壁结节或实性部分强化	位于鼻咽到第三脑室底之间。两个发病高峰，8~12 岁和 40~60 岁
垂体巨腺瘤	突破鞍膈，进入鞍上区，呈"雪人"征	正常垂体结构消失，囊变、坏死常见	压迫视交叉等鞍上区结构
脑膜瘤	增强检查可有"脑膜尾"征	宽基底与脑膜相贴，明显均匀强化，坏死少见	多位于鞍结节或视交叉沟
动脉瘤	"血池"样强化	与血管直接相通	多起源于颈内动脉床突上段，可压迫视交叉
毛细胞型星形细胞瘤	大囊伴小壁结节最常见	壁结节及实性部分明显强化	儿童、青少年多见，位于下丘脑-视交叉
Rathke 囊肿	囊性病变，无强化，囊壁无钙化	密度、信号多变	病灶小无临床症状；较大病变可压迫视交叉或引起垂体功能障碍
生殖细胞瘤	类圆形或"三叶草"分叶状	实性肿物，囊变、出血、钙化罕见，均匀明显强化	青少年多见，激素分泌改变，易沿脑脊液播散
表皮样囊肿	DWI 高信号	多为水样密度，可出现更低密度的负值	钻缝生长，形态不规则，占位效应轻微
蛛网膜囊肿	密度及信号与脑脊液一致	囊性病变，囊壁菲薄，无强化	婴儿期或 10 岁以下的儿童多见
脂肪瘤	密度及信号与脂肪一致	密度及信号均匀，无钙化及强化	一般无临床症状
灰结节错构瘤	下丘脑后部等信号结节	无强化	痴笑性癫痫、性早熟

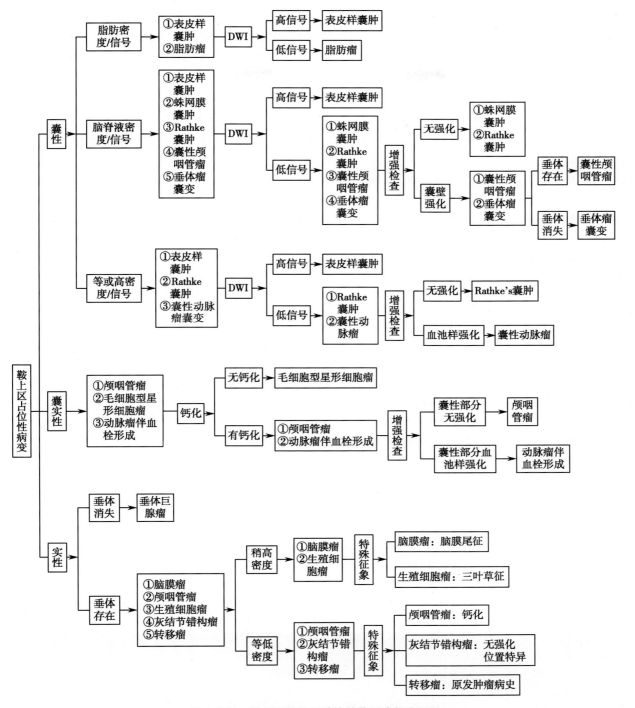

图 3-6-11　鞍上区软组织肿块的鉴别诊断流程图

（刘学焕　刘　筠）

参 考 文 献

1. Lubomirsky B, Jenner ZB, Jude MB, et al. Sellar, suprasellar, and parasellar masses: imaging features and neurosurgical approaches[J]. Neuroradiol J. 2022, 35(3): 269-283.

2. Rao VJ, James RA, Mitra D. Imaging characteristics of common suprasellar lesions with emphasis on MRI findings[J]. Clin Radiol. 2008, 63(8): 939-947.

3. Catford S, Wang YY, Wong R. Pituitary stalk lesions: systematic review and clinical guidance[J]. Clin Endocrinol. 2016, 85 (4): 507 - 521.

4. Choi SH, Kwon BJ, Na DG, et al. Pituitary adenoma, craniopharyngioma, and Rathke cleft cyst involving both intrasellar and suprasellar regions: differentiation using MRI[J]. Clin Radiol. 2007, 62(5): 453-462.

5. Daubner D, Juratli TA, Engellandt K, et al. Differential diagnosis of intrasellar and suprasellar neoplasia[J]. Rofo. 2013, 185 (6): 515-520.

6. 鲜军舫.基于病例的头颈部影像学分析思路解读［M］.北京:人民卫生出版社,2021.

第七节 垂体软组织肿块

【定义】

垂体软组织肿块(pituitary masses)是指发生于垂体的软组织肿块。垂体(pituitary gland)是人体最重要的内分泌腺体,位于蝶鞍的垂体窝内,成人垂体左右径为 10~15mm,前后径为 10mm,高度为 5mm。垂体可分为腺垂体和神经垂体两部分,腺垂体包括结节部、中间部和远侧部,神经垂体由神经部和漏斗组成。垂体占据垂体窝的大部分,其余空间多被静脉窦填充。垂体软组织肿块包括多种肿瘤及肿瘤样变。最常见的肿瘤为垂体腺瘤,约占所有原发性脑肿瘤的 15%,是颅脑第三常见的原发肿瘤。

【病理基础】

垂体原发性肿瘤包括垂体细胞起源的肿瘤和非垂体细胞起源的肿瘤。垂体细胞起源的肿瘤包括垂体腺瘤、垂体母细胞瘤、垂体细胞瘤、梭形细胞嗜酸细胞瘤等。非垂体细胞起源的原发肿瘤包括胶质瘤、神经节细胞瘤、生殖细胞瘤等。肿瘤样病变包括 Rathke 囊肿等。

【征象描述】

1. CT 表现 垂体肿物 CT 表现主要取决于垂体肿物的大小,垂体微腺瘤通常在 CT 图像上无异常表现。垂体大腺瘤常呈圆形或卵圆形软组织肿物,CT 值可稍高于脑实质,增强扫描强化明显。若为囊性病变 CT 值通常较低,如 Rathke 囊肿,但若囊肿内蛋白含量较高也可呈现为稍高密度。

2. MRI 表现 MRI 检查为评估垂体软组织肿块的首选检查方式,可更清晰显示垂体肿物形态,冠状位 MRI 图像可显示垂体微腺瘤一侧垂体稍隆起(图 3-7-1)。垂体巨腺瘤突破鞍膈进入鞍上区,压迫垂体柄移位(图 3-7-2)。垂体增生表现为垂体增大(图 3-7-3)。还可对肿物的性质、成分进行进一步的评估。区分肿物囊实性是垂体肿块评估中的重要内容,有无强化是区分囊实性的重要指标,Rathke 为囊性无强化病变,若含蛋白量较高可在 T_1WI 上呈高信号(图 3-7-4)。均匀明显强化见于垂体大腺瘤,若合并垂体瘤卒中则表现为不均匀强化。垂体增生同样为均匀强化,强化程度较高。垂体转移瘤亦可表现为肿瘤卒中,在 T_1WI 上呈高信号(图 3-7-5)。

【相关疾病】

垂体肿物包括垂体细胞起源的肿瘤和非垂体细胞起源的肿瘤。垂体细胞起源的肿瘤包括垂体腺瘤、垂体母细胞瘤、垂体细胞瘤、鞍区颗粒细胞瘤、梭形细胞嗜酸细胞瘤。非垂体细胞起源的原发肿瘤包括胶质瘤、神经节细胞瘤、生殖细胞瘤等。肿瘤样病变包括 Rathke 囊肿等。

【分析思路】

对于垂体软组织肿块的影像诊断,需首先观察正常垂体是否存在,来判断肿物是否来源于垂体。观察垂体后叶 T_1WI 高信号是否存在,判断肿物来源于垂体前叶或后叶。垂体受推压移位方向也需要重点关注。分析完肿物与垂体的关系后,再根据病变质地(囊性、实性)行粗略分类,然后再基于肿物的具体影像学表现进一步细化分析。分析思路如下:

1. 在发现垂体软组织肿块时,首先观察正常垂体结构是否存在。无论确定肿物是垂体来源或者排除垂体来源肿物均可大范围缩小鉴别诊断范围。

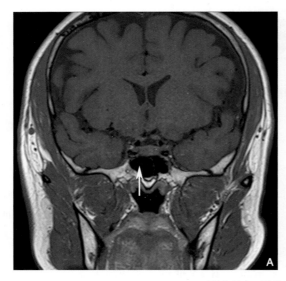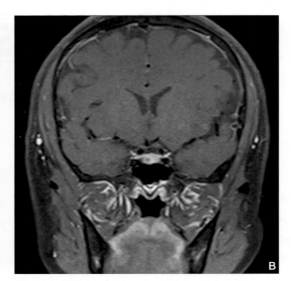

图 3-7-1 垂体微腺瘤 MRI 表现

垂体冠状位 T_1WI(A)显示垂体右侧可见稍低信号小结节,右侧鞍底稍下陷(箭头)。增强 T_1WI(B)显示低强化小结节。

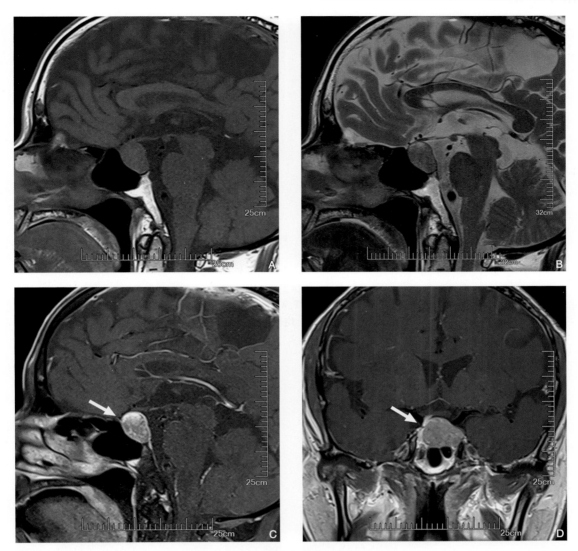

图 3-7-2　垂体大腺瘤 MRI 表现

垂体 MRI 显示鞍区肿物,正常垂体结构消失。在 T_1WI(A)上肿物呈等信号,在 T_2WI(B)以稍高信号为主,
上部可见小片状高信号灶。矢状位增强 T_1WI(C)显示明显不均匀强化。冠状位增强 T_1WI(D)显示正常
强化的垂体柄(粗白箭)。

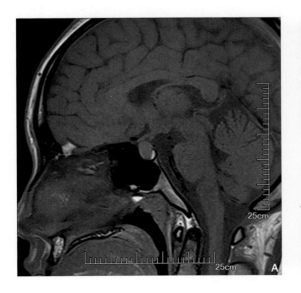

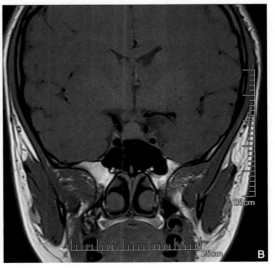

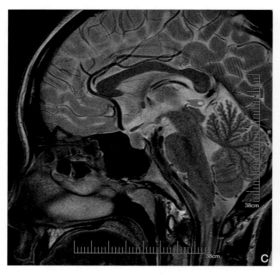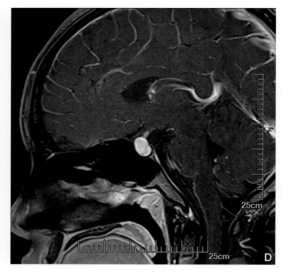

图 3-7-3　垂体增生 MRI 表现

垂体 MRI 显示垂体增大,高度超过 12mm。矢状位 $T_1WI(A)$ 显示垂体前叶呈等信号,垂体后叶高信号存在。冠状位 $T_1WI(B)$ 显示鞍底无下陷。$T_2WI(C)$ 上均呈等信号。增强 $T_1WI(D)$ 显示垂体均匀强化。

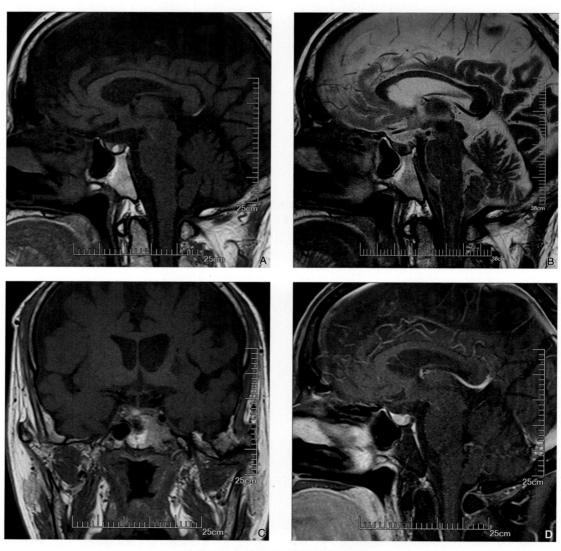

图 3-7-4　Rathke 囊肿 MRI 表现

垂体 MRI 检查显示垂体内囊性病变。在 $T_1WI(A)$ 上呈高信号,$T_2WI(B)$ 呈低信号。冠状位 $T_1WI(C)$ 显示垂体柄居中,无偏移。矢状位增强 $T_1WI(D)$ 病灶无强化。

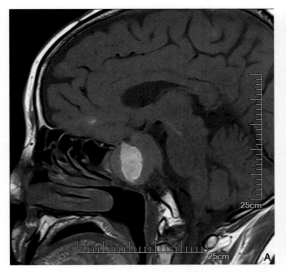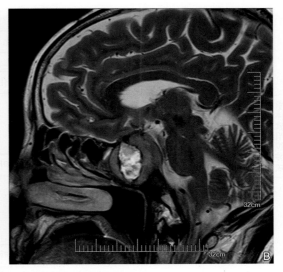

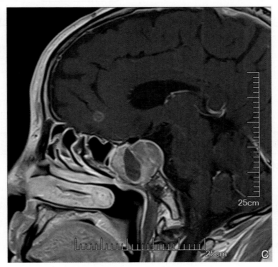

图 3-7-5 转移瘤 MRI 表现

垂体 MRI 显示鞍区肿物。T₁WI(A)显示等信号肿物中央大片状高信号区。右侧额叶可见混杂信号结节。T₂WI(B)上肿物呈稍高信号,中央呈高信号,周围可见低信号含铁血黄素环。矢状位增强 T₁WI(C)检查肿物明显不均匀强化,右侧额叶结节呈边缘强化。

2. 根据肿物质地将肿物分为囊性病变和实性病变两大类。囊性病变主要为 Rathke 囊肿,垂体腺瘤囊变也可表现为囊性肿物。根据囊性病变增强检查表现可以进一步分析。垂体腺瘤囊变有边缘强化,Rathke 囊肿无强化。

3. 实性肿物可根据形态、强化方式及发生位置进一步分析。垂体增生和垂体腺瘤起源于腺垂体。垂体增生表现为垂体增大,强化均匀。微腺瘤局限于垂体内部,不引起垂体形态的明显改变,病灶强化程度较低。垂体大腺瘤可引起垂体正常形态消失,神经垂体受压移位,且垂体大腺瘤易合并囊变、坏死,生殖细胞瘤起源于垂体后叶,明显强化,坏死少见。

4. 结合患者性别、年龄、病史,尤其是手术史及其他部位的影像学检查以及实验室检查进行综合分析。

【疾病鉴别】

垂体软组织肿块虽然种类较多,但实性肿物以垂体腺瘤最为多见,囊性肿物以 Rathke 囊肿较为常见,其他种类相对少见乃至罕见。基于影像特征的垂体软组织肿块的鉴别诊断路径见图 3-7-6。垂体常见疾病的主要鉴别诊断要点见表 3-7-1。

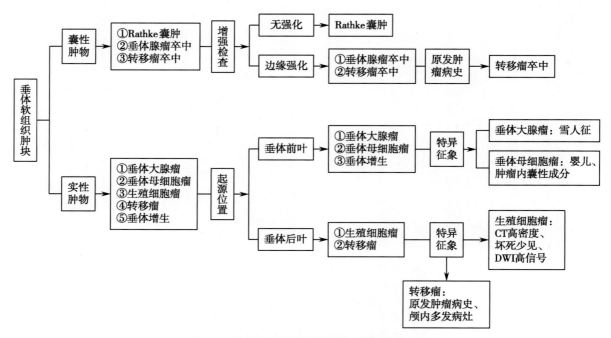

图 3-7-6　垂体软组织肿块的鉴别诊断流程图

表 3-7-1　垂体常见肿物的主要鉴别诊断要点

疾病	典型影像表现	鉴别要点	主要伴随征象
垂体微腺瘤	垂体一侧不对称性隆起	增强检查病灶强化程度低于正常垂体组织	女性略多见,常伴激素分泌异常
垂体大腺瘤	垂体窝肿物,神经垂体受压后移	明显强化,突破鞍膈形成"雪人"征	可压迫视交叉或累及海绵窦导致相应症状
垂体母细胞瘤	垂体窝肿物,神经垂体受压后移	实性肿瘤内伴有小的囊性成分	主要发生于婴儿
生殖细胞瘤	神经垂体高信号消失	CT 上为高密度,明显强化,坏死少见,DWI 高信号	90% 发生于低于 20 岁
转移瘤	类圆形或"哑铃"状肿物	可有鞍区骨质侵蚀	原发肿瘤病史
垂体增生	垂体增大	等信号,强化均匀	形态规则
Rathke 囊肿	囊性病灶	可表现为 T_1WI 高信号	位于垂体前后叶间

（刘学焕　刘　筠）

参 考 文 献

1. Louis DN, Perry A, Wesseling P, et al. The 2021 WHO Classification of tumors of the central nervous system: a summary [J]. Neuro Oncol, 2021, 23(8): 1231-1251.

2. Tsukamoto T, Miki Y. Correction to: imaging of pituitary tumors: an update with the 5th WHO classifications-part 1. Pituitary neuroendocrine tumor (PitNET)/pituitary adenoma [J]. Jpn J Radiol, 2023, 41(8): 807.

3. Tsukamoto T, Miki Y. Imaging of pituitarytumors: an update with the 5th WHO Classifications-part 2. Neoplasms other than PitNET and tumor-mimicking lesions [J]. Jpn J Radiol, 2023, 41(8): 808-829.

4. Wan XY, Chen J, Wang JW, et al. Overview of the 2022 WHO classification of pituitary adenomas/pituitary neuroendocrine tumors: clinical practices, controversies, and perspectives [J]. Curr Med Sci, 2022, 42(6): 1111-1118.

第八节　翼腭窝软组织肿块

【定义】

翼腭窝软组织肿块（soft tissue masses of pterygopalatine fossa）是指位于翼腭窝区的软组织肿块,可起源于翼腭窝或其邻近结构。

【病理基础】

翼腭窝区软组织肿块的常见病理类型包括神经源性肿瘤、鼻咽血管纤维瘤、腺样囊性癌。神经源性肿瘤通常包括神经鞘瘤和神经纤维瘤，翼腭窝区神经鞘瘤常呈分叶状，镜下由细胞较密集的 Antoni A 区和结构较疏松细胞成分较少的 Antoni B 区，肿瘤性施万细胞呈梭形，一致性表达 S-100 蛋白，瘤体内部可见囊性变和出血，无坏死；神经纤维瘤由肿瘤性施万细胞、神经束膜样细胞和成纤维细胞构成，分布在胶原纤维和黏液基质中。鼻咽血管纤维瘤呈表面有黏膜覆盖的紫红色结节状肿块，切面呈"海绵"状，镜下由错综复杂的血管网和纤维基质构成，血管多为薄壁，肌层可缺失或不完整，管腔大小不一。腺样囊性癌由导管上皮细胞和变异的肌上皮细胞构成，形成筛孔状、小管状或实性结构，肿瘤无包膜，具有浸润性，常侵犯神经，可表现为神经周围肿瘤播散（perineural tumor spread，PNS）。

【征象描述】

1. CT 表现 翼腭窝脂肪消失，翼腭窝扩大伴局部软组织肿块，良性肿瘤常造成翼腭窝周围骨质受压移位、变薄、吸收，而恶性肿瘤常造成翼腭窝区骨质破坏，可累及翼腭窝周围神经孔道（图 3-8-1）。增强扫描不同类型的肿瘤可呈不同程度的强化。

2. MRI 表现 常规 T_1WI 可以显示翼腭窝脂肪信号被软组织病变取代，脂肪抑制 T_2WI 及增强 T_1WI 可以更清晰地显示病变累及的范围。神经源性肿瘤 T_1WI 呈中等信号，T_2WI 呈较高信号，增强后不均匀强化，病变较大时内部可出现囊变区。鼻咽血管纤维瘤表现为肿块显著强化，MRA 可见肿瘤内部流空血管影。翼腭窝区恶性肿瘤通常 DWI 呈高信号，ADC 值较低。PNS 可表现为翼腭窝全程肿块及其周围神经孔道走行的神经增粗伴强化、神经周围脂肪信号缺失等（图 3-8-2）。

【相关疾病】

原发于翼腭窝区的肿瘤主要为神经源性肿瘤，包括神经鞘瘤和神经纤维瘤。鼻咽血管纤维瘤、腺样囊性癌可表现以翼腭窝为中心的肿块。有时，后鼻孔蝶腭孔区起源的恶性肿瘤也可以表现为以翼腭窝为中心的肿块沿翼腭窝向周围侵犯。

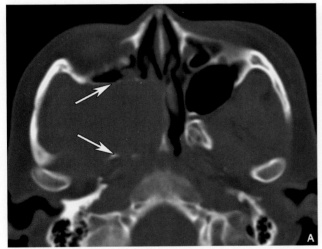
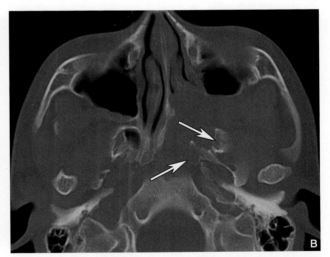
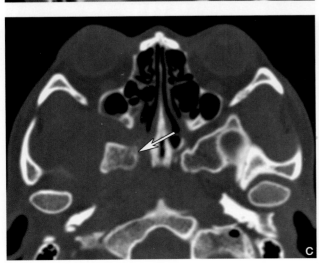
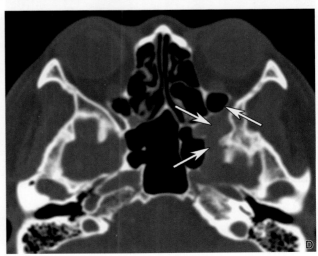

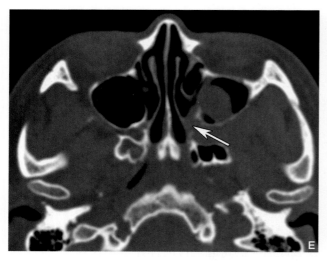
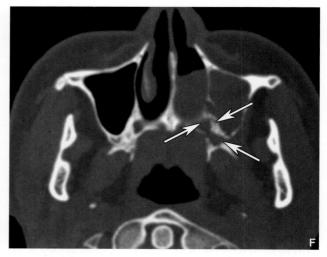

图 3-8-1　翼腭窝区软组织肿块的 CT 表现

图 A：翼腭窝区神经鞘瘤，女，49 岁，CT 骨窗示翼腭窝区明显扩大，周围骨质受压吸收（箭）。图 B：鼻咽血管纤维瘤，男，13 岁，CT 骨窗示左侧翼腭窝增宽，翼突及蝶骨底骨质破坏。图 C：翼腭窝区低分化癌，女，37 岁，CT 骨窗示右侧翼腭窝增宽，伴翼突区骨质吸收破坏及髓腔密度增高。图 D~F：翼腭窝区腺样囊性癌，女，31 岁，CT 骨窗（D）示左侧翼腭窝、眶下裂、圆孔增宽，局部骨质受压，（E）示翼腭窝增宽及蝶腭孔区骨质破坏，（F）示翼腭窝下部、上颌窦后下壁、腭大孔区骨质破坏。

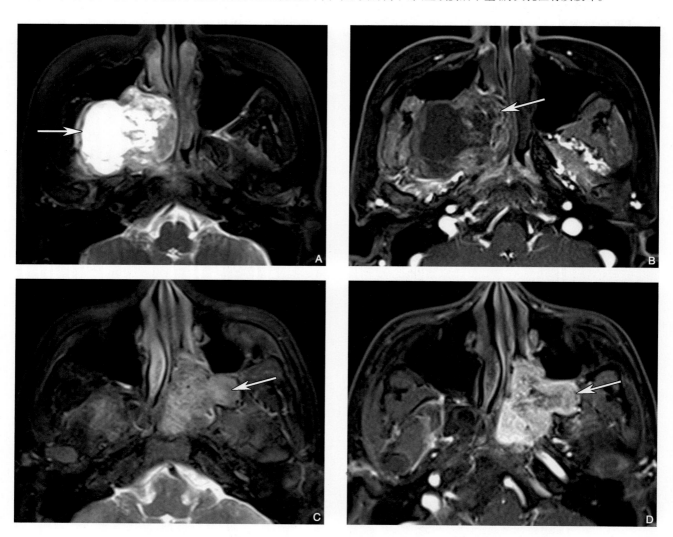

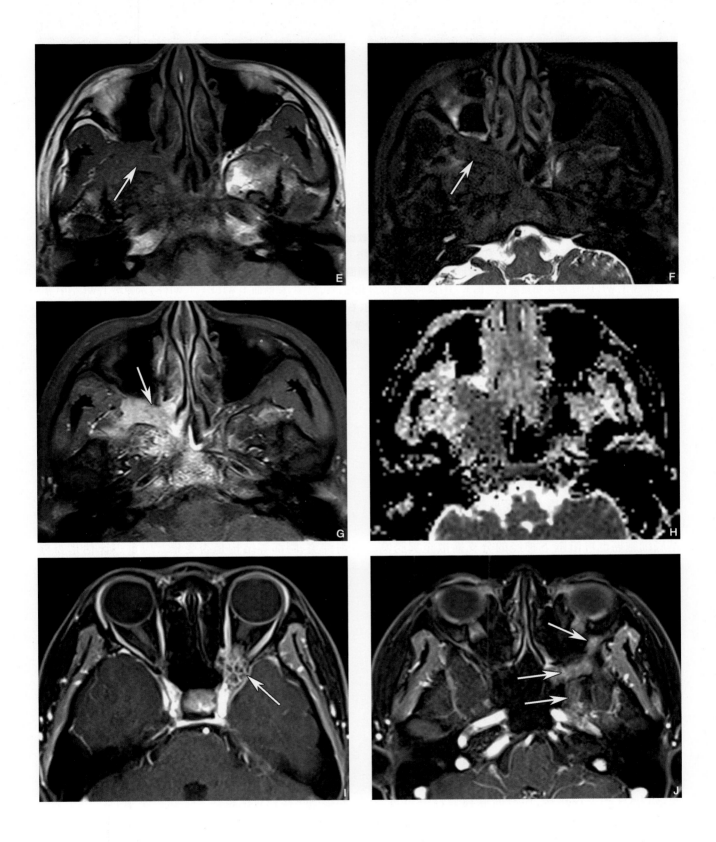

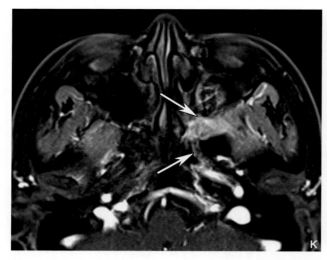
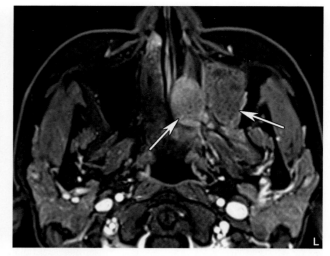

图 3-8-2　翼腭窝区软组织肿块的 MRI 表现

图 A、B:翼腭窝区神经鞘瘤,女,49 岁,横断面 T$_2$WI(A)示肿块 T$_2$WI 呈高信号伴大片囊变,增强 T$_1$WI(B)示肿块实质部分轻度不均匀强化(箭)。图 C、D:鼻咽血管纤维瘤,男,13 岁,横断面 T$_2$WI(C)示肿块 T$_2$WI 呈中等稍高信号,内部少许血管流空影,增强 T$_1$WI(D)示肿块明显强化。图 E~H:翼腭窝区低分化癌,女,37 岁,横断面 T$_1$WI(E)、T$_2$WI(F)示肿块 T$_1$WI 呈中等信号,T$_2$WI 呈偏低信号,增强 T$_1$WI 图像(G)示肿块明显强化,右侧翼突及斜坡区髓腔强化,ADC 图(H)测量 ADC 值约 750~950×10^{-6}mm^2/s。图 I~L:翼腭窝区腺样囊性癌,女,31 岁,增强 T$_1$WI 系列图像(I~L)示肿块呈中等不均匀强化伴少部分囊变,(I)示眶尖至海绵窦区肿块,(J)示翼腭窝、眶下裂、圆孔区肿块,(K)示翼腭窝及翼管处肿块,(L)示上颌窦底及硬腭区肿块、腭大孔区强化灶。

鼻咽癌常直接侵犯翼腭窝区。上颌窦肿瘤可直接累及翼腭窝,也可沿后上牙槽神经、眶下神经等上颌神经分支周围播散至翼腭窝。咀嚼肌间隙起源恶性肿瘤多为肉瘤,如横纹肌肉瘤或纤维肉瘤,常通过翼上颌裂直接侵犯翼腭窝区。腭部肿瘤如腺样囊性癌、鳞状细胞癌可沿腭大神经或腭小神经周围播散至翼腭窝,甚至可累及双侧翼腭窝区。面颊鳞癌或基底细胞癌也可沿眶下神经的分支播散至翼腭窝。累及翼腭窝的其他病例类型的肿瘤还包括黑色素瘤、淋巴瘤、脑膜瘤、血管瘤等。感染和炎症性病变也可涉及翼腭窝,如侵袭性真菌性鼻窦炎、细菌性鼻窦炎、黏液囊肿、炎性假瘤等,IgG4 相关性疾病可表现为双侧翼腭窝弥漫性软组织病灶。

【分析思路】

翼腭窝软组织肿块的分析思路如下:

1. 判断肿块与翼腭窝以及翼腭窝周围结构的关系,对肿块进行定位。神经源性肿瘤常以翼腭窝为中心,而周围肿块累及翼腭窝则可见相应部位的肿块。双侧翼腭窝区软组织占位,需考虑系统性病变,如 IgG4 相关性疾病,但有时腺样囊性癌也可累及双侧翼腭窝,可根据翼腭窝周围是否有肿块以及骨质是否破坏等进行鉴别。

2. 根据病变的 CT 和 MRI 影像特点进行分析,判断肿块的性质。CT 图像上,良性肿块多表现为骨质受压改变,而恶性肿瘤多造成骨质破坏,鼻咽癌及

侵袭性真菌病可造成翼腭窝周围的骨质硬化伴吸收破坏。MRI 图像上判断肿瘤的信号特征,包括 T$_1$WI、T$_2$WI、DWI、增强 T$_1$WI,以及磁共振功能成像如 DWI、DCE-MRI 等,如神经鞘瘤较大时常出现囊变,鼻咽血管纤维瘤强化显著,若肿瘤 ADC 值较低,或者动态增强曲线呈流出型,提示为恶性肿瘤可能。

3. 进一步详细评估病变累及的范围,如眼眶、海绵窦、腭部等结构是否受累。应重点评估是否存在 PNS,CT 图像上应注意观察整个翼腭窝全程及周围,包括眶下裂、眶下沟、蝶腭孔、圆孔、翼管、腭大孔及腭小孔等,MRI 图像上注意相应区域是否有神经增粗及强化,但需要与局部的血管相鉴别。

4. 分析其他伴随的影像学表现,如扫描范围内的咽后或颈部淋巴结有无肿大或坏死、颅内或其他脑神经有无病变等。

5. 结合患者的临床病史、临床症状、诊疗经过等进行分析。如鼻咽血管纤维瘤发生于青少年男性。对于翼腭窝区肿块术后的患者,局部软组织及骨质的密度/信号均发生改变,需要结合之前的一系列影像学检查对比观察。

【疾病鉴别】

多种肿瘤或非肿瘤性病变可累及翼腭窝,病变累及翼腭窝后亦可沿翼腭窝向周围侵犯。对翼腭窝区常见病变的鉴别诊断流程图见图 3-8-3,鉴别要点见表 3-8-1。

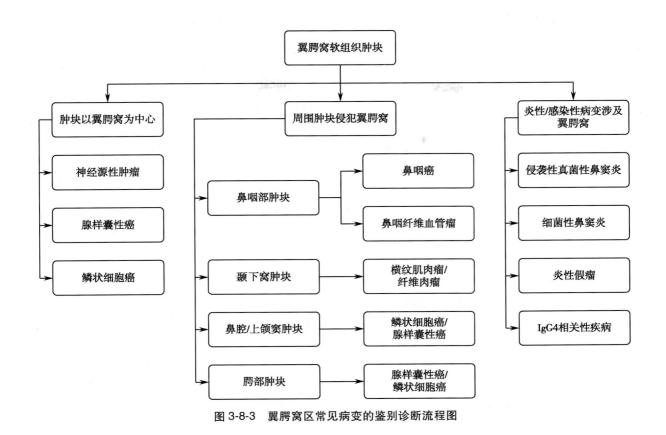

图 3-8-3 翼腭窝区常见病变的鉴别诊断流程图

表 3-8-1 翼腭窝区常见疾病的主要鉴别诊断要点

疾病	翼腭窝区影像特征	鉴别要点	主要伴随征象
神经鞘瘤	翼腭窝扩大，周边骨质受压变薄；MRI显示肿块边界清晰，T_2WI呈不均匀高信号，增强后不均匀强化	骨质受压变薄，无破坏；MRI信号与其他部位神经鞘瘤信号类似	可伴有翼腭窝周围神经孔道扩大
神经纤维瘤	翼腭窝扩大，周边骨质受压变薄；MRI显示T_2WI均匀高信号，均匀强化	骨质受压变薄，无破坏；MRI信号均匀	可伴有其他脑神经受累
腺样囊性癌	翼腭窝区肿块伴骨质受压及破坏	肿块内可有小囊变	常累及周围结构
鳞状细胞癌	翼腭窝区肿块伴骨质受压及破坏	T_2WI呈中等或偏低信号	常累及周围结构，可伴淋巴结转移
鼻咽癌	翼腭窝区软组织病灶伴骨质破坏及硬化，常累及翼管及眶下裂区	鼻咽部肿块侵犯至翼腭窝	常伴有咽后及颈部淋巴结肿大
鼻咽血管纤维瘤	翼腭窝区显著强化肿块，局部骨质破坏，起源于蝶腭孔	青少年男性，肿块血供丰富	无特殊
上颌窦癌	翼腭窝前部骨质破坏	上颌窦肿块侵犯至翼腭窝	无特殊
腭部肿瘤	翼腭窝下部、腭大孔/腭小孔扩大或破坏，表现为神经周围肿瘤播散	腭部肿块向上侵犯翼腭窝	无特殊
咀嚼肌间隙肉瘤	翼腭窝外侧区骨质破坏或翼上颌裂扩大	咀嚼肌间隙肿块侵犯至翼腭窝	无特殊
IgG4相关性疾病	双侧翼腭窝区弥漫性软组织病灶，翼腭窝轻度扩大及骨质受压	双侧翼腭窝区弥漫性软组织病灶	双侧泪腺肿大、额神经及眶下神经增粗

（沙 炎）

参 考 文 献

1. Tashi S, Purohit BS, Becker M, et al. The pterygopalatine fossa: imaging anatomy, communications, and pathology revisited [J]. Insights Imaging, 2016, 7(4): 589-599.

2. 张旭, 钟业鸣, 杨晓冬, 等. 累及颌面部多腺体并沿翼腭窝浸润 IgG4 相关性 Mikulicz 病 1 例 [J]. 中华医学杂志, 2023, 103(7): 532-533.

3. Koch BL, Hamilton BE, Hudgins PA, et al. Diagnostic imaging: head and neck [M]. 3rd ed. Philadelphia: Elsevier, 2017.

4. 杨本涛, 王振常, 于振坤, 等. 翼腭窝原发肿瘤的 CT 和 MRI 诊断 [J]. 中华放射学杂志, 2003, 37(10): 922-926.

第九节 岩尖软组织肿块

【定义】

岩尖软组织肿块(petrous apex mass)是指发生于岩尖的具有占位效应的非正常组织结构的肿物，依据岩尖骨质破坏情况分为膨胀性及溶骨性肿块。

【病理基础】

胆脂瘤大体病理表现为边界清楚的、有包膜的"珍珠白"肿块。镜下病变分为三层：囊性内容物、基质和周围基质。囊性内容物是主要成分由完全分化的无核角蛋白鳞片与皮脂物质以及脓性或坏死物质混合而成，在 DWI 图像上，囊性内容物表现为高信号。基质由过度增殖的复层鳞状上皮组成。周围基质是一种炎性上皮下结缔组织(肉芽组织)，含有胶原纤维、纤维细胞和炎症细胞，增强后 T_1WI 周围基质呈环形强化。

胆固醇肉芽肿镜下表现为不同降解时期的红细胞，结缔组织内的胆固醇结晶及周围的多核巨细胞，内有含铁血黄素的巨噬细胞、慢性炎性细胞及血管。胆固醇结晶在 T_1WI 和 T_2WI 上呈高信号，含铁血黄素可沉积在病变周边，在 T_2WI 图像上表现为病变边缘低信号。

软骨肉瘤镜下表现为肿瘤细胞排列呈条索状、簇状、网格状，分布在黏液样基质中，间质血管非常稀少。肿瘤细胞呈一致性圆形、卵圆形、短梭形。可见出血、坏死、含铁血黄素沉着。黏液样基质在 T_2WI 图像上呈明显高信号，增强后 T_1WI 呈渐进性强化。间质血管稀少，增强后 T_1WI 示轻-中度强化。肿瘤细胞形状一致，DWI 图像上表现为弥散不受限。

【征象描述】

1. CT 表现 岩尖膨胀性肿块，如胆脂瘤(图 3-9-1)、胆固醇肉芽肿(3-9-2)、脑膨出、黏液囊肿、颈内动脉动脉瘤等，岩尖骨质呈膨胀性骨质破坏，软组织肿块呈膨胀性生长，边界清晰，部分具有一定侵袭性，周围骨质变薄、局部缺损。若岩尖膨胀性病变与颈内动脉相连，提示为颈内动脉动脉瘤(图 3-9-3)。岩尖溶骨性肿块，如软骨肉瘤(图 3-9-4)、转移瘤等，岩尖骨质局部吸收、破坏，可有轻微膨胀性改变，软骨肉瘤可伴有环形、弧形钙化。无论膨胀性还是溶骨性肿块，当肿块较大时，可累及斜坡、颈内动脉管、颈静脉窝及内耳等。

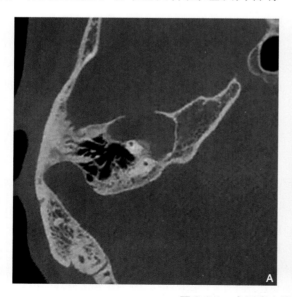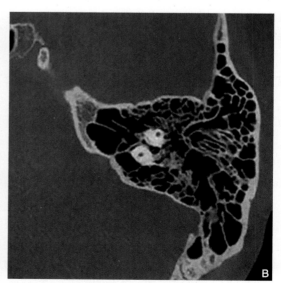

图 3-9-1 右侧岩尖胆脂瘤锥形束 CT 表现

男, 16 岁。右侧岩尖胆脂瘤。右侧颞骨横断面锥形束 CT 图像(A)显示右侧岩尖骨质呈膨胀性改变，病变边缘骨质变薄，局部骨质连续性中断，边缘硬化。左侧颞骨横断面锥形束 CT 图像(B)显示对侧正常岩尖骨质形态。

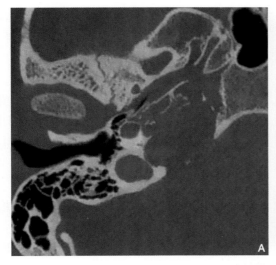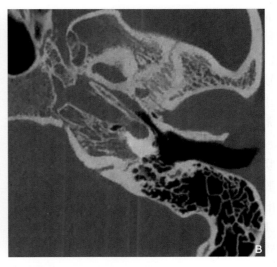

图 3-9-2 右侧岩尖胆固醇肉芽肿锥形束 CT 表现

女,17 岁。右侧岩尖胆固醇肉芽肿。右侧颞骨横断面锥形束 CT 图像(A)显示右侧岩尖骨质膨胀性改变,病变边缘局部骨质连续性中断。左侧颞骨横断面锥形束 CT 图像(B)显示对侧正常岩尖骨质形态。

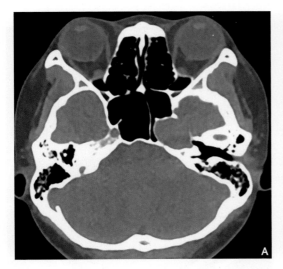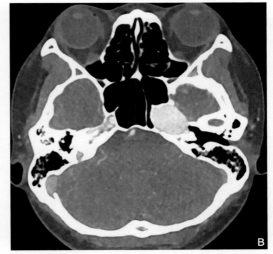

图 3-9-3 左侧颈内动脉动脉瘤 CT 表现

女,33 岁。左侧颈内动脉动脉瘤。横断面 CT 平扫软组织窗图像(A)显示左侧岩尖骨质呈膨胀性改变,骨质变薄。横断面 CT 增强扫描软组织窗图像(B)显示病变与左侧颈内动脉相连,与动脉密度一致。

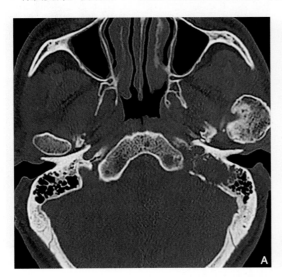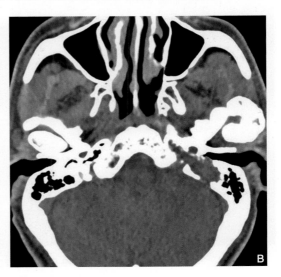

图 3-9-4 左侧岩尖、乳突软骨肉瘤 CT 表现

男,55 岁。左侧岩尖、乳突软骨肉瘤。横断面 CT 骨窗图像(A)显示左侧岩尖及乳突蜂房见溶骨性骨质改变。横断面 CT 软组织窗图像(B)显示骨质破坏区不规则软组织密度肿块。另见左侧髁突膨大。

2. **MRI 表现**　T_1WI 呈等低信号，T_2WI/FLAIR 呈高信号，DWI 弥散受限，增强后中央无强化，边缘可强化，为胆脂瘤典型 MRI 表现（图 3-9-5）。T_1WI 呈高信号，T_2WI 呈高信号，伴或不伴低信号含铁血黄素环，脂肪抑制序列呈高信号，DWI 无弥散受限，增强后无强化，为胆固醇肉芽肿典型 MRI 表现（图 3-9-6）。

肿块所有序列信号均与脑脊液一致，且与 Meckel 腔相通，增强扫描未见强化或边缘轻度强化，为脑膨出典型 MRI 表现。T_1WI 呈低信号，T_2WI 呈高信号，DWI 无弥散受限，增强扫描呈边缘轻度强化，为黏液囊肿典型 MRI 表现，其内蛋白质含量增高，可使 T_1WI 信号增高，T_2WI 信号减低。T_1WI 为低信号或混杂信号，T_2WI 为低信号或混杂信号，病变与颈内动脉相连，提示为颈内动脉瘤（图 3-9-7）。

T_1WI 呈等或低信号，T_2WI 呈明显高信号，增强后 T_1WI 呈"花环"状渐进性强化，为软骨肉瘤 MRI 表现（图 3-9-8）。

【相关疾病】

岩尖常见软组织肿块为岩尖胆固醇肉芽肿、转移瘤等；不常见的软组织肿块包括岩尖脑膨出、脑膜瘤、胆脂瘤、软骨肉瘤等；罕见软组织肿块包括岩尖黏液囊肿、颈内动脉动脉瘤、脊索瘤等。

【分析思路】

1. 首先判断是否存在岩尖软组织肿块。观察双侧岩尖气化情况，排除岩尖不对称气化。

2. 判断岩尖软组织肿块呈膨胀性改变还是溶骨性改变。

3. 岩尖膨胀性肿块的鉴别诊断。首先判断 DWI 图像是否呈高信号。

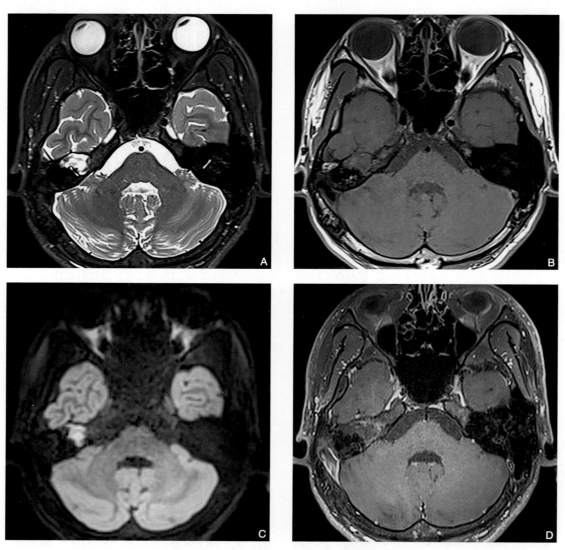

图 3-9-5　右侧岩尖胆脂瘤 MRI 表现

男，16 岁。右侧岩尖胆脂瘤（与图 3-9-1 为同一患者）。横断面 T_2WI（A）显示右侧岩尖病变呈高信号，横断面 T_1WI（B）显示病变呈等低信号，横断面 DWI（C）显示病变呈高信号，横断面增强后脂肪抑制 T_1WI（D）显示病变呈边缘强化，内部未见强化。

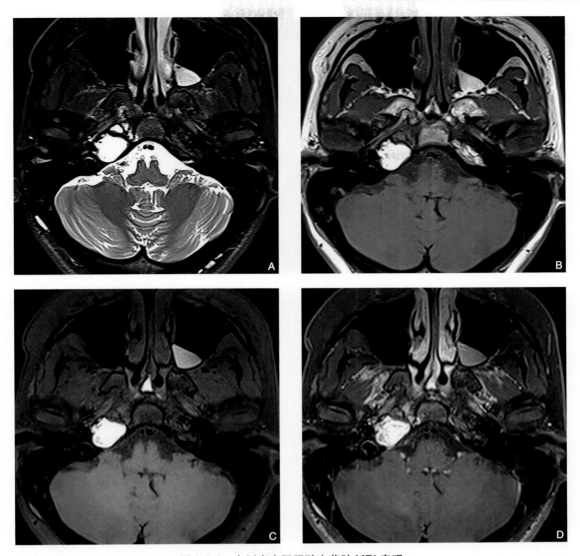

图 3-9-6　右侧岩尖胆固醇肉芽肿 MRI 表现

女,17 岁。右侧岩尖胆固醇肉芽肿(与图 3-9-2 为同一患者)。横断面 T$_2$WI(A)显示右侧岩尖病变呈高信号,横断面 T$_1$WI(B)显示病变呈高信号,横断面脂肪抑制 T$_1$WI(C)显示病变呈高信号,横断面增强后脂肪抑制 T$_1$WI(D)显示病变未见强化。

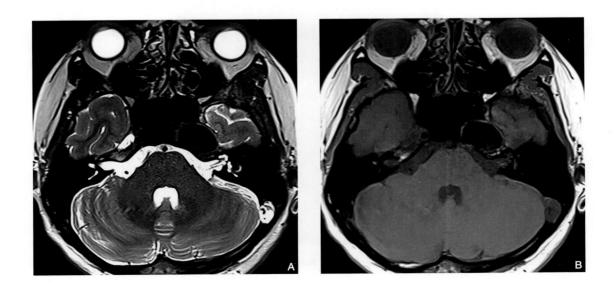

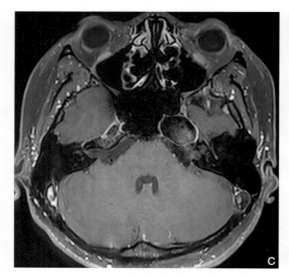

图 3-9-7 左侧颈内动脉动脉瘤 MRI 表现

女,33 岁。左侧颈内动脉动脉瘤(与图 3-9-3 为同一患者)。横断面 $T_2WI(A)$、横断面 T_1WI(B)显示左侧颈内动脉走行区椭圆形流空信号,横断面增强后脂肪抑制 $T_1WI(C)$显示病变呈流空信号,管壁强化,病变与左侧颈内动脉岩骨段相连,左侧 Meckel 腔及颞叶受压。

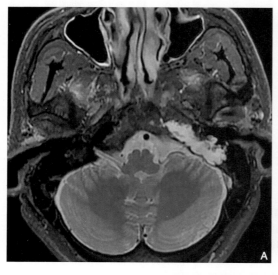

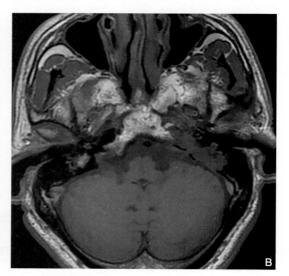

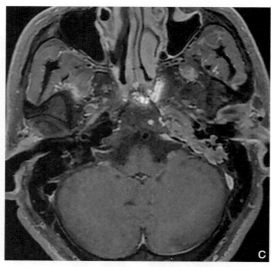

图 3-9-8 左侧岩尖、乳突软骨肉瘤 MRI 表现

男,55 岁。左侧岩尖、乳突软骨肉瘤(与图 3-9-4 为同一患者)。横断面 $T_2WI(A)$显示左侧岩尖及乳突蜂房病变呈高信号,形态不规则,横断面 $T_1WI(B)$显示病变呈低信号,横断面增强后脂肪抑制 $T_1WI(C)$显示病变呈不均匀强化,与左侧颈内动脉岩骨段分界欠清。

（1）如果呈高信号，提示胆脂瘤。

（2）如果不呈高信号，再观察 T_1WI 图像是否呈高信号。如 T_1WI 图像呈高信号，提示胆固醇肉芽肿，如不呈高信号，提示脑膨出、黏液囊肿及颈内动脉动脉瘤，三者再根据其他影像学征象进行鉴别诊断。Meckel 腔扩大向下疝入岩尖提示脑膨出；黏液囊肿 T_1WI 为低信号，T_2WI 为低信号，增强扫描呈边缘轻度强化；病变与颈内动脉相连，平扫及增强扫描 CT 密度同颈内动脉密度，MRI 见流空信号，提示为颈内动脉动脉瘤。

4. 岩尖溶骨性肿块的鉴别诊断。首先判断 T_2WI 是否呈显著高信号。

（1）如呈显著高信号，提示软骨肉瘤或脊索瘤。进一步分析，如 CT 显示多发环形、弧形钙化，提示软骨肉瘤。如 CT 显示少量钙化，且钙化细小、不规则，提示脊索瘤。

（2）肿块在 T_2WI 图像不呈显著高信号的，如有原发肿瘤病史，提示转移瘤。

5. 岩尖邻近结构肿块累及岩尖，考虑为岩尖继发性肿块。岩尖继发性肿块包括：三叉神经鞘瘤、展神经鞘瘤、脑膜瘤、鼻咽肿瘤及副神经节瘤等。其中脑膜瘤可表现为以硬脑膜为宽基底向岩尖浸润性生长的肿块，岩尖骨质增生硬化，可见"脑膜尾"征。

6. 岩尖软组织肿块除需定性诊断外，还需重点关注邻近颈内动脉、Meckel 腔、海绵窦、视神经管、内耳、内听道、面神经管受累情况。

【疾病鉴别】

1. 基于影像特征的岩尖软组织肿块的鉴别诊断流程图见图 3-9-9。

2. 岩尖软组织肿块的主要鉴别诊断要点见表 3-9-1。

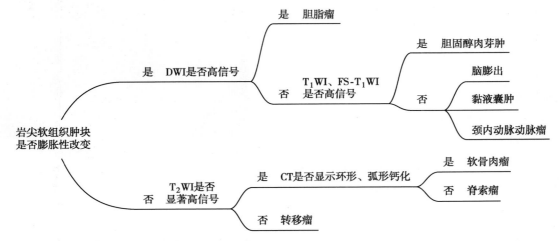

图 3-9-9 岩尖软组织肿块的鉴别诊断流程图

表 3-9-1 岩尖软组织肿块的主要鉴别诊断要点

疾病	典型影像特征	鉴别要点	主要伴随征象
胆固醇肉芽肿	T_1WI、T_2WI、脂肪抑制序列均呈高信号	T_1WI、T_2WI、脂肪抑制序列均呈高信号	膨胀性骨质破坏
脑膨出	CT 密度、MRI 各序列信号均与脑脊液一致，且与 Meckel 腔相通	与 Meckel 腔相通	膨胀性骨质破坏
胆脂瘤	DWI 弥散受限	DWI 弥散受限	膨胀性分叶状
黏液囊肿	T_1WI 低信号，T_2WI 高信号，DWI 未见弥散受限	DWI 未见弥散受限	膨胀性骨质破坏
颈内动脉动脉瘤	与颈内动脉相连，边缘钙化或复杂层状信号	与颈内动脉相连	膨胀性骨质破坏
软骨肉瘤	T_2WI 显著高信号，多发弧形、环形钙化	T_2WI 显著高信号，多发弧形、环形钙化	溶骨性骨质破坏
脑膜瘤	宽基底	宽基底	"脑膜尾"征，骨质增生硬化

（胡　娜）

参 考 文 献

1. 中华医学会放射学分会头颈学组. 耳部 3 T MRI 规范及常见病变诊断专家共识[J]. 中华解剖与临床杂志,2020,25 (6):590-600.
2. Potter GM, Siripurapu R. Imaging of petrous apex lesions [J]. Neuroimaging Clin N Am,2021,31(4):523-540.
3. Touska P,Juliano AF. Temporal bone tumors:an imaging update[J]. Neuroimaging Clin N Am,2019,29(1):145-172.
4. CampionT, Taranath A, Pinelli L, et al. Imaging of temporal bone inflammations in children:a pictorial review[J]. Neuroradiology,2019,61(9):959-970.

第十节 桥小脑角软组织肿块

【定义】

桥小脑角区软组织肿块(soft tissue masses of cerebellopontine angle)是指位于桥小脑角区(cerebellopontine angle,CPA)的软组织肿块,占颅内肿块的 5%～10%,按发生率高低依次为神经鞘瘤、脑膜瘤、表皮样囊肿、转移瘤等,其中听神经瘤最常见。

【病理基础】

CPA 软组织肿块来源多种多样(表 3-10-1)。神经鞘瘤起源于神经鞘膜上分化良好的施万细胞,最常见于下前庭神经。脑膜瘤通常起源于蛛网膜细胞。表皮样囊肿起源于外胚层,由神经管闭合期间外胚层上皮被包裹而成,主要成分是鳞状上皮碎屑囊肿。转移瘤常见于乳腺癌、肺癌、恶性黑色素瘤、甲状腺癌。副神经节瘤多起源于颈静脉球体外膜以及迷走神经耳支和舌咽神经鼓室支的神经内分泌细胞。脂肪瘤起源于原始脑膜的异常分化。

表 3-10-1 桥小脑角区常见软组织肿块种类及起源

起源	肿块种类
神经	神经鞘瘤(CN Ⅴ～Ⅻ),神经纤维瘤病Ⅱ型
脑膜	脑膜瘤,蛛网膜囊肿,转移瘤
脑池间隙	表皮样囊肿,皮样囊肿,脂肪瘤
血管	动脉瘤,动静脉畸形,颈静脉球瘤
脑及脑室	淋巴瘤,室管膜瘤,胶质瘤,转移瘤
颅底	软骨瘤,软骨肉瘤,垂体腺瘤,胆固醇样肉芽肿

【征象描述】

1. CT 表现　CT 能够发现大部分 CPA 软组织

肿块,并可根据 CT 值进一步判断病变为脑脊液样低密度(图 3-10-1)、脂肪低密度,或以脑实质作为参照评价为高、等或低密度(图 3-10-2),以及密度是否均匀;CT 可以评价病变区骨质改变,骨质改变的征象描述包括骨质受压吸收、骨质破坏、骨质硬化、新生骨形成等。骨质压迫吸收常见于神经源性肿瘤(图 3-10-3)及囊性病变,骨质破坏见于副神经节瘤、转移瘤(图 3-10-4)、内淋巴囊肿瘤等,骨质硬化见于脑膜炎、脑膜瘤,新生骨见于软骨瘤、软骨肉瘤等。

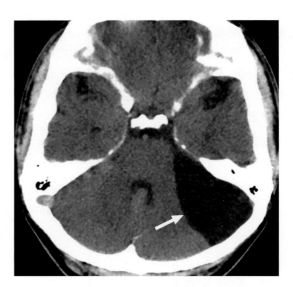

图 3-10-1　CPA 脑脊液样低密度病变 CT 表现
男性,36 岁,左侧 CPA 蛛网膜囊肿,头颅 CT 横断面软组织窗显示病变呈脑脊液样低密度影(粗箭),边界清,密度均匀,邻近脑实质明显受压。

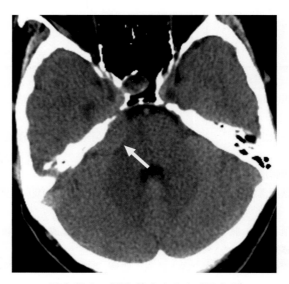

图 3-10-2　CPA 等密度病变 CT 表现
女性,38 岁,右侧 CPA 脑膜瘤,头颅 CT 横断面软组织窗显示病变呈宽基底附着于颞骨岩部的均匀等密度肿块(粗箭)。

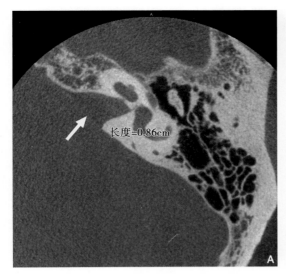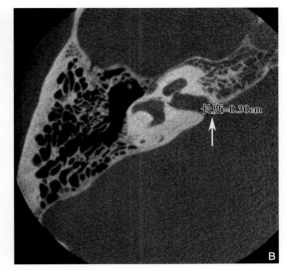

图 3-10-3　CPA 病变累及内听道伴骨质压迫吸收改变 CT 表现

男性,47 岁,左侧 CPA 至内耳道听神经鞘瘤,颞骨 CT 横断面骨窗显示左侧内听道呈喇叭口样增宽(A),内口管径约 0.86cm(粗箭);颞骨 CT 横断面骨窗图像显示右侧正常侧内听道内口管径约 0.30cm(B,细箭)。

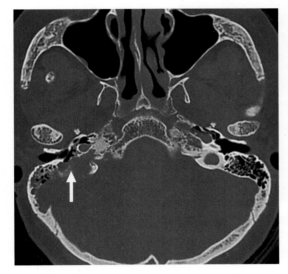

图 3-10-4　CPA 病变区骨质破坏 CT 表现

女性,37 岁,右侧颞骨区转移瘤累及 CPA,颞骨 CT 横断面骨窗显示右侧颞骨岩部及乳突部骨质破坏,病灶内见残存骨质(粗箭)。

2. **MRI 表现**　MRI 显示病变的性质、成分、范围优于 CT,在评估 CPA 软组织肿块时,MRI 和 CT 检查可互为补充。MRI 检查的常规序列包括高分辨率的 T_2WI、T_1WI、DWI,脂肪抑制后增强 T_1WI 有助于病变性质、成分、范围的进一步评估,必要时可行 MRA、PWI 和 MRS 检查辅助鉴别。MRI 影像上的基本征象描述是诊断和鉴别诊断的关键:大部分 CPA 软组织肿块的形态具有一定特征性,形态的征象描述包括冰激凌状(图 3-10-5)、哑铃状、丘形、不规则形和类圆形等;CPA 软组织肿块的信号高低以脑灰质为参照,在 T_1WI 表现为高信号时,需进一步鉴别脂质、出血、黑色素成分,在 T_1WI 及 T_2WI 均表现为

脑脊液样信号时,需进一步评估 T_2FLAIR 上是否完全抑制以及 DWI 上有无明显扩散受限加重(图 3-10-6),当评估亚急性期出血时,重点关注自旋回波 T_1WI,当评估血管流空时,需重点关注自旋回波 T_2WI 以及增强后 T_1WI;区分囊实性是 CPA 软组织肿块评估中的关键步骤,有无强化是区分囊实性的重要手段,强化的征象描述包括血池样明显强化、均匀强化、环形强化、不均匀强化(图 3-10-5C)、无强化(图 3-10-6F)等。

【相关疾病】

CPA 软组织肿块种类较多,常见的是原发于 CPA 的神经鞘瘤、脑膜瘤、蛛网膜囊肿、表皮样囊肿等,大部分病变在影像上特征性明显,诊断并不困难,也可能是邻近结构病变累及 CPA,如副神经节瘤、内淋巴囊肿瘤、转移瘤、淋巴瘤及胆固醇肉芽肿等,需仔细判读影像征象,根据病变的起源部位、形态以及影像特征,结合患者的临床病史及特点,作出相应的诊断与鉴别诊断。

【分析思路】

对于 CPA 软组织肿块,建议首先根据病变有无强化进行粗分类,然后再基于病变的部位进一步细化。分析思路如下:

1. 在发现 CPA 可疑病变时,首先要排除正常结构。CPA 正常结构包括小脑小叶、高位的颈静脉球、脉络丛、脑脊液搏动伪影。

2. 依据有无强化可将病变分为两大类。强化病变最常见于听神经瘤,其次为脑膜瘤,无强化病变最常见于表皮样囊肿。对于典型的听神经瘤、脑膜瘤和表皮样囊肿,诊断并不难。

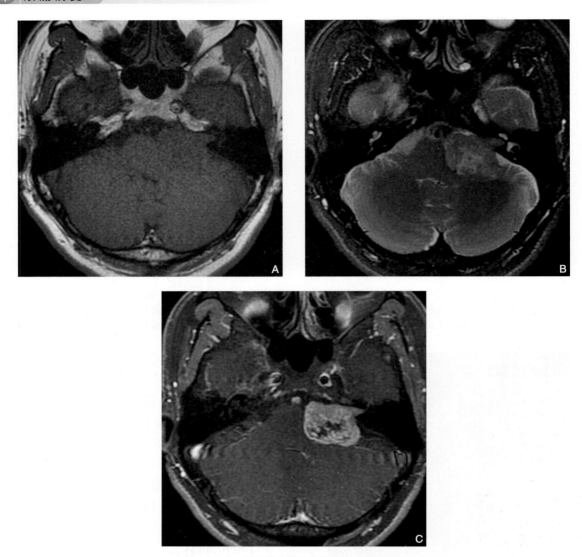

图 3-10-5　CPA"冰激凌"状病变 MRI 表现

男性,47 岁,左侧 CPA 至内耳道听神经鞘瘤,头颅 MRI 显示病变呈"冰激凌"状,信号不均匀,在 T_1WI 上呈等、稍低信号(A),在 T_2WI 上呈等、稍高信号(B),增强扫描病灶呈不均匀强化(C)。

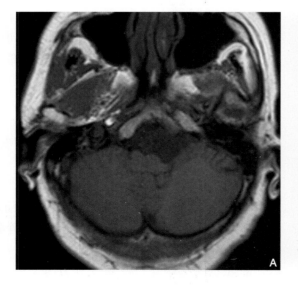

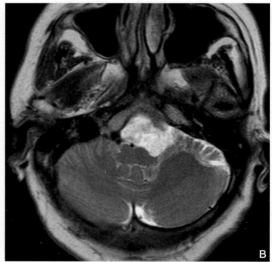

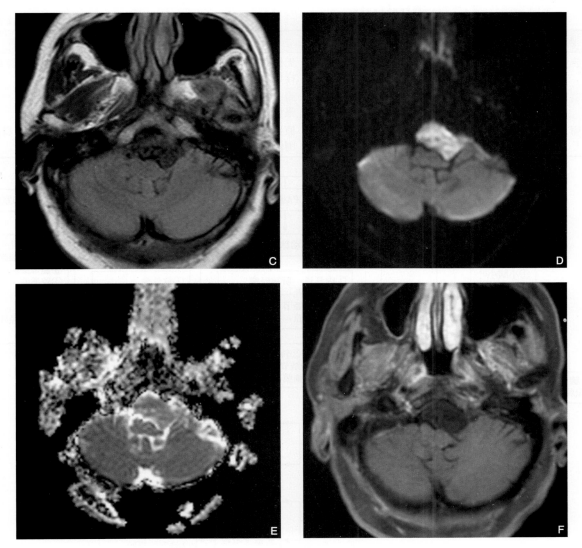

图 3-10-6　CPA 扩散受限加重病变 MRI 表现

女性,71 岁,左侧 CPA 及邻近脑池表皮样囊肿,头颅 MRI 显示病变呈不规则脑脊液样信号影(A、B),塑形生长,在 T_2 FLAIR 序列信号不均匀(C),DWI 呈明显扩散受限加重(D、E),增强扫描病灶无强化(F)。

3. 依据部位有助于缩小病变鉴别诊断的范围。基本定位包括 CPA 内、颅底骨、脑内/脑室内。其次在基本定位基础上进一步精确病变的具体部位,如具体的神经和血管走行区、脑膜分布区,从而进一步缩小鉴别诊断范围。

4. 结合其他基本征象。部分病变的密度/信号、形态、骨质改变具有一定特征性。

5. 结合患者的临床病史、年龄、手术史综合考虑。

【疾病鉴别】

CPA 软组织肿块中神经鞘瘤最为多见,占 85% 以上,其次为脑膜瘤,占 10% 左右,其他种类相对少见。鉴别诊断要点见表 3-10-2。

1. 基于影像特征的桥小脑角区软组织肿块的鉴别诊断路径见图 3-10-7。

2. CPA 常见疾病的主要鉴别诊断要点见表 3-10-2。

表 3-10-2　脑小脑角区常见疾病的主要鉴别诊断要点

疾病	典型影像征象	鉴别要点	主要伴随征象
听神经瘤	T_1WI 等稍低/T_2WI 高/明显强化	CPA-内耳道方向,不均匀明显强化	"冰激凌"征
脑膜瘤	T_1WI 等/T_2WI 等稍低/均匀明显强化	硬脑膜广基底,均匀明显强化	"脑膜尾"征,裂隙征
表皮样囊肿	T_1WI 及 T_2WI 脑脊液样信号/T_2FLAIR 信号未被完全抑制/无强化或边缘强化/扩散受限加重	扩散受限加重,无强化	"匍匐"征,无/轻微占位效应,包绕神经、血管

续表

疾病	典型影像征象	鉴别要点	主要伴随征象
蛛网膜囊肿	各序列均呈脑脊液样信号/无强化或囊壁强化/无扩散受限加重	无扩散受限加重,均匀脑脊液样信号,无强化	类圆形,周围骨壁/脑组织受压
脂肪瘤	T_1WI 高/T_2WI 高/无强化	脂肪信号,压脂信号减低,无强化	较大时周围结构受压
转移瘤	T_1WI 等低/T_2WI 多变/不均匀强化	原发肿瘤病史,骨质破坏,周围侵犯,混杂强化	多发、侵袭生长,T_1WI 高信号提示恶黑来源

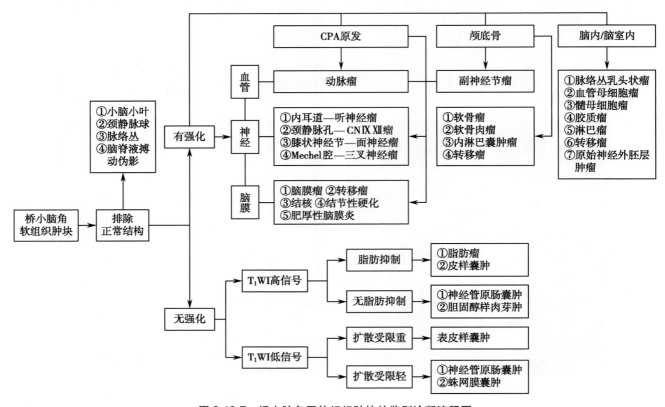

图 3-10-7 桥小脑角区软组织肿块的鉴别诊断流程图

(赵鹏飞)

参 考 文 献

1. Bonneville F, Savatovsky J, Chiras J. Imaging of cerebellopontine angle lesions: an update. Part 1: enhancing extra-axial lesions[J]. Eur Radiol, 2007, 17(10): 2472-2482.

2. Bonneville F, Savatovsky J, Chiras J. Imaging of cerebellopontine angle lesions: an update. Part 2: intra-axial lesions, skull base lesions that may invade the CPA region, and non-enhancing extra-axial lesions[J]. Eur Radiol, 2007, 17(11): 2908-2920.

3. Renowden S. Imaging of the cerebellopontine angle[J]. Pract Neurol, 2014, 14(5): 299-309.

4. Tamilchelvan P, Boruah DK, Gogoi BB, et al. Role of MRI in differentiating various posterior cranial fossa space-occupying lesions using sensitivity and specificity: a prospective study [J]. Cureus, 2021, 13(7): e16336.

第十一节 颈静脉孔区 软组织肿块

【定义】

颈静脉孔区软组织肿块(jugular foramen mass)指颈静脉孔区具有占位效应的非正常组织结构的肿物,包括起源于颈静脉孔的软组织肿块和继发累及颈静脉孔的软组织肿块。

【病理基础】

颈静脉球副神经节瘤为起源于颈静脉孔副神经节的良性肿瘤。大体病理呈分叶状、实性肿物伴纤维假包膜,切面见多条粗大供血动脉,镜下见肿瘤由Ⅰ型主细胞和Ⅱ型支持细胞构成,主细胞簇由富含大量血管腔的纤维基质分隔,这些血管形成很多毛细血管前动、静脉瘘。基于上述病理基础,MRI 可见多发血管流空信号、"胡椒盐征",增强扫描呈明显强化。

颈静脉孔神经鞘瘤为起源于颈静脉孔内第 9～11 对脑神经鞘膜的施万细胞的良性肿瘤。病理上分为 Antoni A 区及 Antoni B 区。Antoni A 区为密集梭形细胞区,T₁WI 呈等信号,T₂WI 呈稍高信号,增强扫描明显强化。Antoni B 区为细胞疏松区,T₁WI 呈低信号,T₂WI 呈高信号,增强扫描,呈缓慢延迟强化。

颈静脉孔脑膜瘤为起源于颈静脉孔内沿脑神经走行的蛛网膜帽细胞的良性肿瘤,有多种病理分型,上皮型脑膜瘤为最常见的组织学亚型,质地均匀单一,CT 多呈均匀稍高密度,T₁WI 呈等/略低信号,T₂WI 呈等/稍高信号,增强扫描多呈明显均匀强化,"脑膜尾"征多与脑膜反应性纤维血管组织强化相关。

软骨肉瘤病理基础详见第三章第九节。

浆细胞瘤大体病理示骨质缺损区充满软胶质凝胶状红色肿瘤,镜下示浆细胞恶性增殖,细胞核大、其内为大分子物质,细胞质少,核浆比大,因此 DWI 扩散受限。

朗格汉斯细胞组织细胞增生症为病理性的朗格汉斯细胞单克隆增殖形成肉芽肿,可单系统单发或多发,也可多系统累及。镜下可见载脂巨噬细胞,相应区域 T₁WI 呈高信号。

【征象描述】

1. **CT 表现** 颈静脉孔区软组织肿块可致颈静脉孔扩大,伴或不伴颈静脉孔邻近骨质破坏。颈静脉孔扩大,不伴邻近骨质破坏,提示颈静脉孔神经鞘瘤(图 3-11-1)。颈静脉孔扩大,伴邻近骨质溶骨性-硬化性改变,CT 平扫肿块呈高密度,内见钙化,提示颈静脉孔脑膜瘤(图 3-11-2)。颈静脉孔扩大,伴邻近骨质溶骨性破坏,考虑颈静脉球副神经节瘤、颈静脉孔转移瘤、软骨肉瘤、浆细胞瘤、朗格汉斯细胞组织细胞增生症等,通常肿块边缘不规则。颈静脉球副神经节瘤常见颈静脉嵴、鼓室底壁骨质侵蚀(图 3-11-3),增强扫描呈明显强化。颈静脉孔转移瘤可另见多处骨质破坏,累及颅骨及脊柱等。软骨肉瘤 50% 的病例可见软骨样基质,表现为弧形或环形钙化灶。浆细胞瘤 CT 平扫呈略高密度,增强扫描呈中度均匀强化。朗格汉斯细胞组织细胞增生症可双侧发病。

2. **MRI 表现** 肿块 T₁WI 见"胡椒盐征",T₂WI 示混杂高信号伴局灶性低信号,增强扫描呈明显强化,侵蚀鼓室底向外上方延伸至中耳,提示颈静脉球副神经节瘤(图 3-11-4)。肿块边界清晰,呈梭形或"哑铃"形,信号不均匀,可见囊变区,提示颈静脉孔神经鞘瘤(图 3-11-5)。肿物由颈静脉孔沿硬脑膜表面及周围的骨质偏心性生长,信号均匀,明显强化,脑池部分呈扁平状、以硬脑膜为宽基底,见"脑膜尾"征,提示颈静脉孔脑膜瘤(图 3-11-6)。肿物形态不规则,呈侵袭性,MRI 特点同原发病灶,可见脑实质、脑膜、脑神经多处受累,提示颈静脉孔转移瘤。T₂WI 呈显著高信号,增强扫描呈"花环"状渐进性强化,提示软骨肉瘤(图 3-11-7)。肿块信号均匀,DWI 扩散受限,提示浆细胞瘤。双侧发病,不均匀强化肿块,累及邻近脑膜,提示朗格汉斯细胞组织细胞增生症。

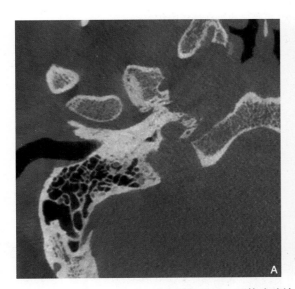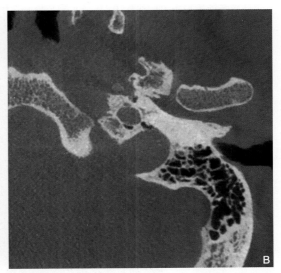

图 3-11-1 颈静脉孔神经鞘瘤锥形束 CT 表现

男,50 岁,右侧颈静脉孔神经鞘瘤。右侧颞骨横断面锥形束 CT 图像(A)显示右侧颈静脉孔略扩大,边缘光滑,邻近斜坡骨皮质变薄,左侧颞骨横断面锥形束 CT 图像(B)显示左侧正常颈静脉孔。

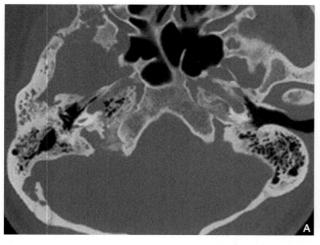
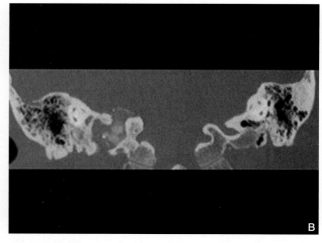

图 3-11-2　颈静脉孔脑膜瘤 CT 表现

女,52 岁,右侧颈静脉孔脑膜瘤。横断面 CT 骨窗(A)示右侧颈静脉孔内见斑片状钙化灶,邻近斜坡局部增生硬化,冠状面 CT 骨窗(B)示右侧颈静脉孔及邻近脑池内见斑片状钙化灶,右侧颈静脉结节增生硬化。

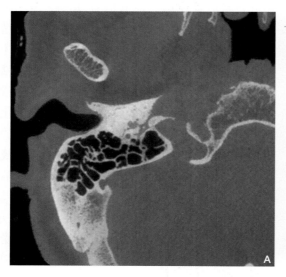
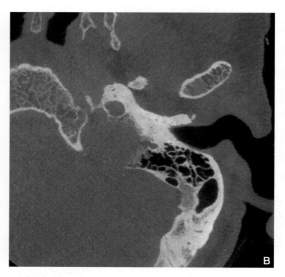

图 3-11-3　颈静脉球副神经节瘤锥形束 CT 表现

女,56 岁,左侧颈静脉球副神经节瘤。右侧颞骨横断面锥形束 CT 图像(A)显示右侧正常颈静脉孔,左侧颞骨横断面锥形束 CT 图像(B)显示左侧颈静脉孔扩大,边缘呈溶骨性骨质破坏。

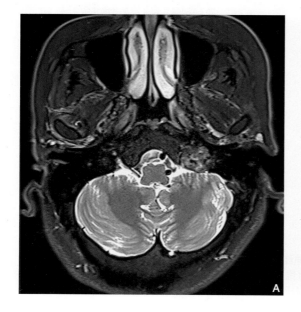
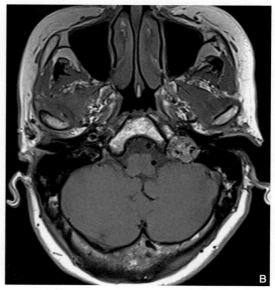

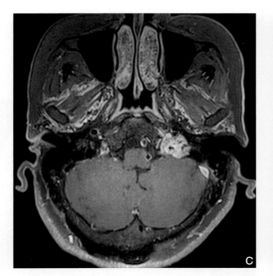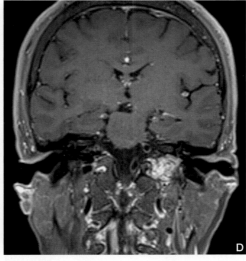

图 3-11-4 颈静脉球副神经节瘤 MRI 表现

女,56 岁,左侧颈静脉球副神经节瘤(与图 3-11-3 为同一患者)。横断面 $T_2WI(A)$、横断面 $T_1WI(B)$ 示左侧颈静脉孔肿块呈高、低混杂信号,内见多发血管流空信号,横断面增强后脂肪抑制 $T_1WI(C)$ 显示病变呈明显强化,内见多发血管流空信号,冠状面增强后脂肪抑制 $T_1WI(D)$ 显示病变向外上方累及中耳。

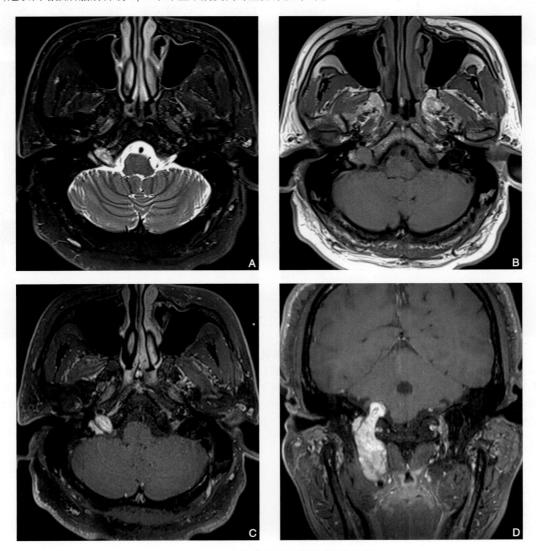

图 3-11-5 颈静脉孔神经鞘瘤 MRI 表现

男,50 岁,右侧颈静脉孔神经鞘瘤(与图 3-11-1 为同一患者)。横断面 $T_2WI(A)$ 示右侧颈静脉孔肿块呈略高信号,横断面 $T_1WI(B)$ 示病变呈等信号,横断面增强后脂肪抑制 $T_1WI(C)$ 显示病变明显强化,冠状面增强后脂肪抑制 $T_1WI(D)$ 显示病变经颈静脉孔向内上方进入脑池,向下进入颈动脉间隙。

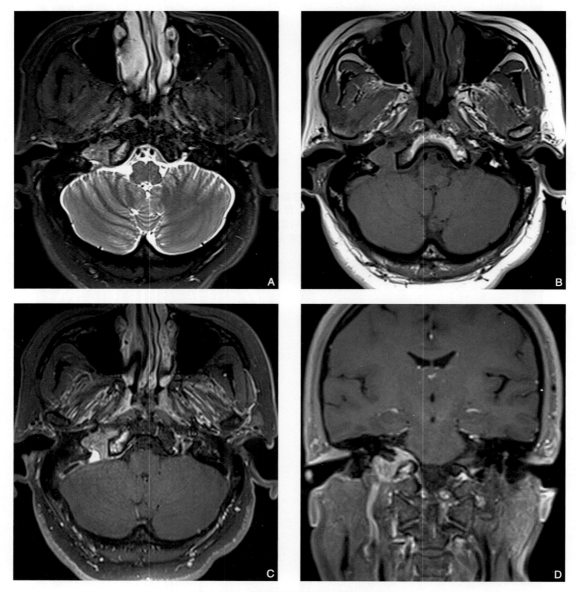

图 3-11-6 颈静脉孔脑膜瘤 MRI 表现

女,50岁,右侧颈静脉孔脑膜瘤。横断面 T_2WI(A)示右侧颈静脉孔不规则形肿块呈等、略高信号;横断面 T_1WI(B)显示病变呈等信号;横断面增强后脂肪抑制 T_1WI(C)示病变呈明显强化,脑膜强化,邻近斜坡骨质受累;冠状面增强后脂肪抑制 T_1WI(D)示肿块由颈静脉孔沿硬脑膜表面及周围骨质偏心性生长,肿物延伸入脑池的部分以硬脑膜为宽基底,呈扁平状,见"脑膜尾"征。

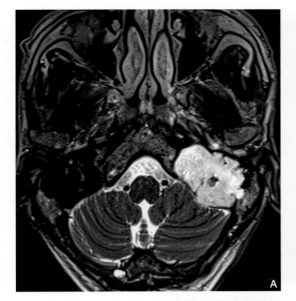
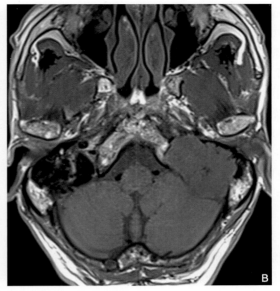
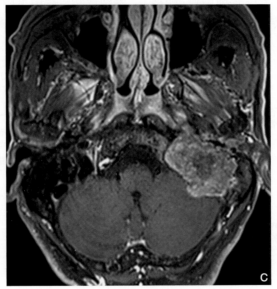

图 3-11-7　颈静脉孔区软骨肉瘤 MRI 表现

男,71 岁,左侧颈静脉孔区软骨肉瘤。横断面 $T_2WI(A)$ 示右侧颈静脉孔区不规则形肿块呈显著高信号,内见低信号残留骨质;横断面 $T_1WI(B)$ 显示病变呈低信号,内见低信号残留骨质;横断面增强后脂肪抑制 $T_1WI(C)$ 示病变呈不均匀强化。

【相关疾病】

颈静脉孔区常见软组织肿块为颈静脉球副神经节瘤、神经鞘瘤、脑膜瘤、转移瘤;不常见的软组织肿块包括软骨肉瘤、浆细胞瘤;罕见软组织肿块包括朗格汉斯细胞组织细胞增生症。

【分析思路】

1. 首先判断是否存在颈静脉孔区软组织肿块需排除颈静脉球假性病变、颈静脉球高位、颈静脉球裸露、颈静脉球憩室等,CTV 或磁共振静脉成像示上述变异与颈内静脉、乙状窦相连。

2. 判断颈静脉孔区软组织肿块是否以颈静脉孔为中心生长

3. 以颈静脉孔为中心生长的肿块的鉴别诊断

以颈静脉孔为中心生长的肿块主要有颈静脉球副神经节瘤、颈静脉孔神经鞘瘤、颈静脉孔脑膜瘤及转移瘤(硬脑膜转移)。首先判断肿块是否呈溶骨性骨质破坏。

(1) 如果是溶骨性骨质破坏,考虑颈静脉球副神经节瘤及转移瘤(硬脑膜转移)。颈静脉球副神经节瘤 MRI 可见典型的"胡椒盐征",肿瘤最常见的生长方向:由颈静脉孔向外上方侵蚀鼓室底累及中耳。转移瘤(硬脑膜转移)MRI 表现各异,与原发肿瘤相同,其生长方向为由颈静脉孔向各个方向生长,另可见多处骨质破坏和脑膜转移(包括脑神经受累)。

(2) 如果不是溶骨性骨质破坏,考虑颈静脉孔神经鞘瘤及脑膜瘤。二者在颈静脉孔边缘骨质改变、肿瘤形态、密度/信号特点、生长方向等方面均有不同,可资鉴别。神经鞘瘤:颈静脉孔扩大,边缘光滑;一般呈梭形或"哑铃"形;密度/信号不均匀;向上沿第9~11对脑神经向脑池生长,向下延伸入颈动脉间隙。脑膜瘤:颈静脉孔边缘溶骨性-硬化性改变;形态不规则,脑池部分以硬脑膜为宽基底生长,呈扁平状;CT平扫可见钙化灶,MRI除钙化灶呈低信号外,余肿瘤部分信号均匀;由颈静脉孔沿硬脑膜表面及周围的骨质偏心性生长,可向上进入脑池,向下延伸入颈动脉间隙。

4. 颈静脉孔邻近骨内肿块累及颈静脉孔的鉴别诊断 颈静脉孔邻近骨内肿块累及颈静脉孔主要包括软骨肉瘤、浆细胞瘤、朗格汉斯细胞组织细胞增生症及转移瘤(骨转移)。首先观察DWI是否弥散受限。

(1) 如果DWI弥散受限,考虑浆细胞瘤、朗格汉斯细胞组织细胞增生症及转移瘤(骨转移)。再观察肿块信号是否均匀。

1) 如果肿块信号均匀,提示浆细胞瘤。

2) 如果肿块信号不均匀,考虑朗格汉斯细胞组织细胞增生症及转移瘤(骨转移)。二者均为溶骨性骨质破坏,均可多骨病变。前者骨质破坏可呈刀切样,可双侧发病,常见于儿童、青少年。后者多有原发肿瘤病史。

(2) 如果DWI弥散不受限,且肿块内见弧形或环形钙化灶,T_2WI呈显著高信号,提示软骨肉瘤。

5. 颈静脉孔区软组织肿块除定性诊断外,需重点关注邻近骨质、颈内动脉、乙状窦、颈内静脉、内耳、内听道、舌下神经管、中耳、颅内及颈动脉间隙受累情况。

【疾病鉴别】

1. 基于影像特征的颈静脉孔区软组织肿块的鉴别诊断流程图见图3-11-8。

2. 颈静脉孔区软组织肿块的主要鉴别诊断要点见表3-11-1。

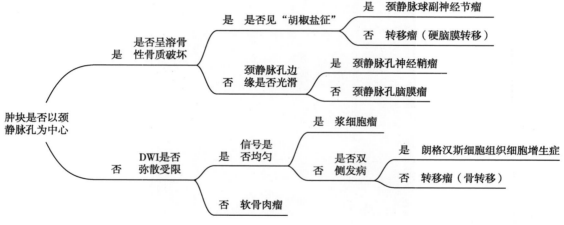

图3-11-8 颈静脉孔区软组织肿块的鉴别诊断流程图

表3-11-1 颈静脉孔区软组织肿块的主要鉴别诊断要点

疾病	典型影像特征	鉴别要点	主要伴随征象
颈静脉球副神经节瘤	溶骨性骨质破坏,"胡椒盐征"	溶骨性骨质破坏,"胡椒盐征"	由颈静脉孔向外上方生长,延伸至中耳
颈静脉孔神经鞘瘤	颈静脉孔扩大,边缘光滑,梭形或"哑铃"形	颈静脉孔扩大,边缘光滑,梭形或"哑铃"形	由颈静脉孔向内上方生长,延伸入脑池
颈静脉孔脑膜瘤	颈静脉孔边缘溶骨性-硬化型改变,颅内部分宽基底	颈静脉孔边缘溶骨性-硬化型改变,颅内部分宽基底	由颈静脉孔沿硬脑膜表面及周围骨质偏心性生长
颈静脉孔转移瘤	溶骨性骨质破坏,由颈静脉孔向各个方向生长	溶骨性骨质破坏,由颈静脉孔向各个方向生长	多发病变
软骨肉瘤	T_2WI显著高信号,多发弧形、环形钙化	T_2WI显著高信号,多发弧形、环形钙化	溶骨性骨质破坏
浆细胞瘤	MRI信号均匀,弥散受限	MRI信号均匀,弥散受限	溶骨性骨质破坏
朗格汉斯细胞组织细胞增生症	"刀切"样、"地图"样、弥漫性溶骨性骨质破坏	"刀切"样、"地图"样、弥漫性溶骨性骨质破坏	可双侧发病

(胡 娜)

参 考 文 献

1. 中华医学会放射学分会头颈学组. 耳部 3 T MRI 规范及常见病变诊断专家共识［J］. 中华解剖与临床杂志,2020,25(6):590-600.

2. Touska P,Juliano AF. Temporal bone tumors:an imaging update［J］. Neuroimaging Clin N Am,2019,29(1):145-172.

3. Olsen WL,Dillon WP,Kelly WM,et al. MR imaging of paragangliomas［J］. AJR Am J Roentgenol, 1987, 148 (1): 201-204.

4. Ong CK,Fook-Hin Chong V. Imaging of jugular foramen ［J］. Neuroimaging Clin N Am,2009,19(3):469-482.

第十二节　舌下神经管软组织肿块

【定义】

舌下神经管软组织肿块（hypoglossal canal mass）是指位于舌下神经管的软组织肿块。舌下神经管位于枕骨髁和颈静脉结节之间,双侧各一,由皮质骨围成,可部分或全部被骨性中隔分隔,内壁衬有硬脑膜,走行舌下神经、舌下神经管静脉丛及咽升动脉脑膜支。舌下神经管软组织肿块通常起源于舌下神经管内上述结构以及邻近结构。

【病理基础】

舌下神经鞘瘤是良性的、生长缓慢的有包膜的肿瘤,由分化好的施万细胞构成,表现为光滑或结节状完整包膜的肿块,囊变常见。脑膜瘤为起源于蛛网膜脑膜上皮帽细胞的良性肿瘤,为球形、分叶形,质地坚硬、血供丰富、边界清的肿块。

【征象描述】

1. CT 表现　多表现为舌下神经管扩大及重塑,伴舌下神经管软组织肿块。CT 可显示患侧舌下神经管扩大（图 3-12-1）,其内软组织肿块呈等或稍低密度影,冠状位 CT 骨窗可显示舌下神经管软组织肿块导致的舌下神经管扩大,颈静脉结节变薄、重塑（"鹰"的"头"和"喙"）。此外,CTA 可以显示潜在

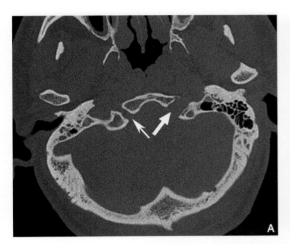
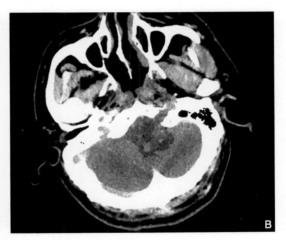
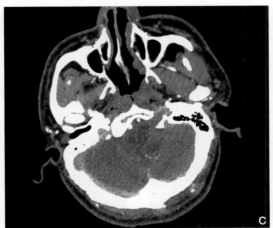

图 3-12-1　舌下神经管软组织肿块 CT 表现

图 A～C.舌下神经鞘瘤,男,44 岁,横断面 CT 平扫骨窗（A）显示左侧舌下神经管增宽（粗箭头）,右侧舌下神经管宽度正常（细箭头）可作为对比参考;软组织窗（B）显示扩大的左侧舌下神经管内软组织肿块影;增强扫描软组织窗（C）显示肿块轻中度强化。

的永存舌下动脉，为增粗的动脉起自颈动脉系通过扩大的舌下神经管入颅，与基底动脉相连，可同时发现椎动脉的发育异常。

2. MRI 表现 MRI 可以展示舌下神经管病变更多细节。舌下神经管内神经源性肿瘤，如舌下神经鞘瘤，可以局限或多发，病变早期或较小时，可局限在单侧舌下神经管内，且无舌下神经管扩大或扩大不明显。神经鞘瘤病变较大时，舌下神经管较光滑地扩大，可伴囊变、坏死，T_1WI 相对大脑灰质皮层呈等信号，T_2WI 和 FLAIR 上呈不均匀高信号（图 3-12-2）。增强扫描病灶较小时强化均匀，较大时不均匀强化，实性成分和边缘明显强化，囊变、坏死部分无明显强化。病变还可累及颅后窝、颅外区域。舌下神经鞘瘤累及舌下神经管、颅内、外多处时通常呈"哑铃"状表现，骨性舌下神经管段体积相对缩窄，脑池段、颅外部分病灶相对较大。侵犯舌下神经管的颅颈交界处关节旁囊肿位于硬膜外，与颅颈交界滑膜关节相

沟通、连续，可显示薄的边缘强化。舌下神经管非强化囊性病变局限于舌下神经管，信号强度与脑脊液相当，无强化。

【相关疾病】

舌下神经管软组织肿块病变，主要包括原发肿瘤如神经源性肿瘤（神经鞘瘤为主）、颅颈交界处关节旁囊肿、舌下神经管非强化囊性病变，也可见于继发于脑膜瘤、颅骨转移瘤和副神经节瘤（颈静脉孔病变延伸）。鼻咽肿瘤以及其他头颈部肿瘤可向后扩散至下斜坡和舌下神经管导致舌下神经受累。此外，舌下神经也可能受到外伤的影响（如颈部穿透伤、通过舌下神经管的颅底骨折或枕骨骨折）、感染（如颅骨骨髓炎）和血管病变（如椎动脉夹层）。此外，永存舌下动脉（persistent hypoglossal artery, PHA）也可以导致舌下神经管扩大及舌下神经受压，常因其他疾病行血管检查时偶然发现；临床中患者出现舌咽神经痛、舌下神经麻痹等症状时要注意永存舌下动脉对相邻神经的压迫。

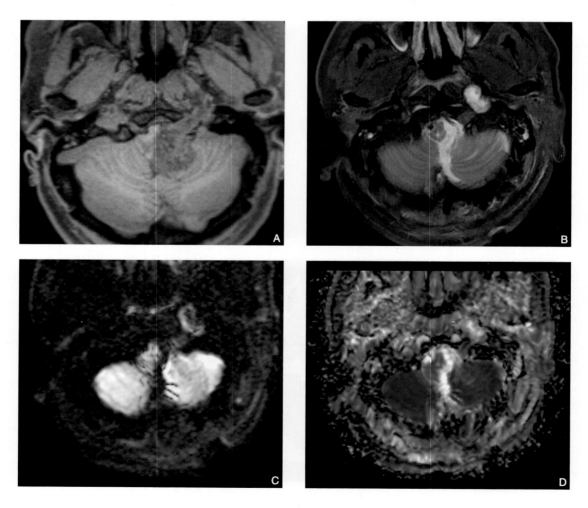

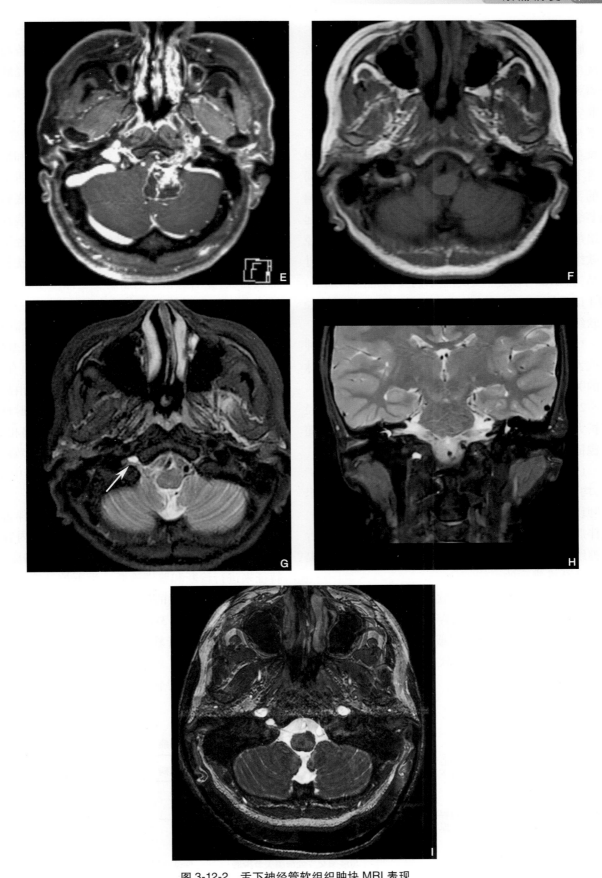

图 3-12-2　舌下神经管软组织肿块 MRI 表现

图 A~E，舌下神经鞘瘤，男，44 岁，头颅 MRI 显示左侧舌下神经管增宽，右侧舌下神经管宽度正常可作为对比参考，延髓前池-舌下神经管-颅外区域的囊实性肿块影，呈"哑铃"状，信号不均匀，T₁WI(A)示肿块呈等、稍低信号，T₂WI(B)呈等、稍高信号，DWI 及 ADC 图(C、D)示肿块轻度扩散受限，增强 T₁WI(E)示肿块不均匀明显强化。图 F~I，舌下神经管囊肿，男，33 岁，头颅 MRI 显示右侧舌下神经管囊性结节，轴位 T₁WI(F) 及 T₂WI(G)显示病变呈均匀长 T₁、长 T₂信号，冠状位 T₂WI(H)及轴位水成像序列(I)显示未见其与颅颈交界处滑膜关节相沟通、延续。

【分析思路】

临床工作中首先观察患者舌体的大小、信号,若发现单侧舌肌萎缩,提示舌下神经受累。舌下神经受累可以由邻近结构病变累及,如鼻咽癌、颅后窝脑膜瘤、颅底转移瘤、颈静脉孔区肿瘤等侵犯或压迫。舌下神经管软组织肿块,通常会引起舌下神经管扩张及重塑,压迫舌下神经等后组脑神经。病变局限于舌下神经管时,通常引起舌下神经相关症状,如局限的舌下神经鞘瘤,90%以上表现为舌去神经性偏侧萎缩。病变向颅内外生长或病变多发时,常引起后组颅神经症状等。CT和MRI对于评估舌下神经管软组织肿块病变各有优势,CT可以直观地显示骨质结构,MRI可以更清楚地显示病变的范围和细节,MRI信号特点可以反映肿块内部的成分。舌下神经管软组织肿块的分析思路如下:

1. 首先判断是否有舌下神经管内异常信号肿块或舌下神经管的扩大,注意舌下神经管与颈静脉孔的关系及鉴别。

2. 在舌下神经管内异常信号肿块或舌下神经管扩大的基础,根据病变的密度、信号特点以及伴随影像征象来进行下一步的可能定性诊断。

(1)舌下神经管软组织肿块或舌下神经管扩大,均匀强化或不均匀强化(结节状边缘强化)软组织肿块,局限于舌下神经管或伴脑池段软组织肿块、或伴病变向颅外延伸呈成"哑铃"状肿瘤,病变沿舌下神经走行,考虑为舌下神经鞘瘤。多发病变常提示神经纤维瘤病的可能。

(2)舌下神经管扩大、软组织肿块为增粗血管影或血管流空影,考虑为永存舌下动脉。进一步检查头颈部血管有无发育变异或发育异常。

(3)舌下神经管扩大、软组织肿块呈囊性T_2WI高信号,边缘强化或不强化。若与颅颈交界处滑膜关节相沟通连续、关系密切,边界清晰的硬膜外病变,具有薄的T_2WI低信号边缘和中心高信号并显示边缘强化,考虑颅颈交界处关节旁囊肿。若与颅颈交界处滑膜关节缺乏沟通关系,无舌下神经麻痹或舌的半侧萎缩,考虑舌下神经管非强化囊性病变(单纯囊肿)。

本节的重点是舌下神经管的原发性病变,但颅底转移瘤、鼻咽鳞状细胞癌、后颅窝脑膜瘤和继发侵犯舌下神经管的颈静脉副神经节瘤是引起舌下神经麻痹的更常见原因。侵犯舌下神经管的颅底转移瘤和鼻咽鳞状细胞癌可根据患者临床病史及病灶的主体位置与舌下神经管原发性病变如舌下神经鞘瘤相鉴别。颅底转移瘤的病灶主体位置多位于枕骨基底部或斜坡,鼻咽鳞状细胞癌病变主体位于鼻咽部,上述病变较大时,肿块蔓延或延伸而引起继发性舌下神经管侵蚀。累及舌下神经管的颅后窝脑膜瘤引起舌下神经偏心性改变,病变具有广泛的硬脑膜基底,可导致继发性骨肥厚、不规则侵蚀或两者兼而有之,在头部CT平扫上通常显示为相对于脑干呈稍高密度影,并且很少包含非强化的囊性成分。颈静脉球瘤是一种高度血管化的肿瘤,经常与搏动性耳鸣相关,在MRI上显示为明显强化和"胡椒盐征",并导致渗透性的骨侵蚀改变。相关疾病在本章其他节内容中详述。

【疾病鉴别】

典型征象是舌下神经管内软组织肿块伴舌下神经管的扩大,进一步通过扩大舌下神经管内容物的性质、密度或信号特征、周围伴随征象及临床症状、特征来进行诊断和鉴别诊断。舌下神经管软组织肿块的基于影像特征的鉴别诊断流程图见图3-12-3,鉴别诊断要点见表3-12-1。

1. 舌下神经管软组织肿块的鉴别诊断流程图见图3-12-3。

2. 舌下神经管软组织肿块的主要鉴别诊断要点见表3-12-1。

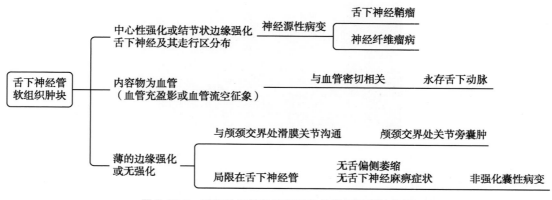

图3-12-3　舌下神经管软组织肿块的鉴别诊断流程图

表 3-12-1　舌下神经管软组织肿块的主要鉴别诊断要点

疾病	典型影像特征	鉴别要点	主要伴随征象/症状
舌下神经鞘瘤	舌下神经管扩大伴软组织肿块；病灶小，信号均匀；病灶大可伴囊变，不均匀结节状边缘强化	舌下神经管单发或伴脑池段、颅外生长	"哑铃"征：舌下神经鞘瘤脑池段呈"哑铃"状，骨性舌下神经管段体积相对缩窄，颅外部分相对较大
神经纤维瘤病 2 型(NF2)	舌下神经管扩大伴软组织肿块、双侧前庭神经软组织肿块	双侧前庭神经受累	"冰激凌锥"征：内听道内的肿瘤部分代表冰激凌的"锥"，如果其穿过耳门，常会在桥小脑角区扩张，形成锥上的"冰激凌"；脑脊液帽征：仅局限于内听道内，有脑脊液信号位于病变和耳蜗轴之间
神经纤维瘤病	舌下神经管扩大伴软组织肿块、多发结节或肿块、大多非前庭神经鞘瘤	双侧前庭神经不受累	多发，双侧前庭神经不受累
颅颈交界处关节旁囊肿	T_2WI 高信号、边缘薄层低信号，薄层边缘强化	与颅颈交界处滑膜关节相沟通、连续	常伴有舌下神经麻痹
舌下神经管非强化囊性病变	边界清楚、单纯的、囊性 T_2WI 高信号；无强化	不与颅颈交界处滑膜关节相沟通	偶然发现，无明显临床症状
永存舌下动脉	舌下神经管扩大伴有增粗血管影	扩大舌下神经管内为增粗血管影	充盈血管影或流空影；由颈内动脉颈段发出经舌下神经管入颅后汇入基底动脉

（肖　媛）

参 考 文 献

1. Weindling SM, Wood CP, Hoxworth JM. Hypoglossal canal lesions: distinctive imaging features and simple diagnostic algorithm[J]. AJR Am J Roentgenol, 2017, 209(5): 1119-1127.

2. Wilton-Clark, M, MacIsaac, R, & Camara-Lemarroy, C. Hypoglossal Canal Cyst Causing Unilateral XII Nerve Palsy[J]. Canadian Journal of Neurological Sciences, 2021, 48(4): 560-561.

3. Tubbs RS, Rizk E, Shoja MM, et al. Spinner. Nerves and Nerve Injuries[M]. Netherlands: Academic Press, 2015: 417-425.

4. Chang YS, Moonis G, Juliano AF. Posterior skull base anatomy and pathology[J]. Semin Ultrasound CT MR, 2021, 42(3): 295-306.

5. 严家川, 王延江, 张猛, 等. 永存舌下动脉一例[J]. 中华医学杂志, 2015, 95(37): 3070.

第十三节　颅底多发或弥漫性病变

【定义】

颅底多发或弥漫性病变(multiple or diffuse lesions at the skull base)是指位于颅底的多发或弥漫性病变，可以起源于组成颅底的骨质、表面的脑膜、穿行颅底孔道的血管和神经，也可以起源于周围结构或其他部位疾病播散或扩展至颅底。

【病理基础】

颅底多发或弥漫性病变，可原发于区域内结构（骨、脑膜、神经及血管等），也可起源于周围组织结构或其他部位病变的直接蔓延、血行途径、脑膜或脑脊液、神经途径播散、转移（表 3-13-1）。颅底多发或弥漫性病变，常见于肿瘤、肿瘤样病变以及炎性病变，常见疾病包括脑膜瘤、神经鞘瘤、转移瘤、淋巴瘤、骨纤维异常增殖症和头颈部恶性肿瘤的扩散。神经源性病变，多见于神经鞘瘤和神经纤维瘤病，神经鞘瘤起源于神经鞘膜上分化良好的施万细胞，而神经纤维瘤由施万细胞和成纤维细胞共同组成。脑膜源性病变，常见于脑膜瘤，通常起源于蛛网膜细胞。转移瘤最常见于累及斜坡、岩尖和蝶骨，最常见的原发肿瘤是乳腺癌、前列腺癌、肺癌。头颈部肿瘤可能通过直接侵入或神经周围扩散侵入颅底，常见于腺样囊性癌、鳞状细胞癌、淋巴瘤和黑色素瘤，通常沿着脑神经(CN) Ⅴ 或 CN Ⅶ 的分支发生。骨纤维异常增殖症又称骨纤维结构不良，是由于原始间叶组织发育异常，大量增殖的纤维组织代替了正常的骨组织，最终形成编织状骨为特征，可单一或多个骨骼发生。

表 3-13-1 颅底多发或弥漫性病变常见
疾病的种类及起源

起源	病变种类
神经	神经纤维瘤病Ⅱ型、神经纤维瘤病Ⅰ型、神经鞘瘤病
脑膜	脑膜瘤、转移瘤、脑膜炎
脑池间隙	表皮样囊肿、皮样囊肿、脂肪瘤
血管	动脉瘤、动静脉畸形
颅底骨质	转移瘤、骨纤维异常增殖症、畸形性骨炎、软骨肉瘤、横纹肌肉瘤、组织细胞增生症、骨髓炎

【征象描述】

1. CT 表现 颅底骨质来源的多发或弥漫性病变多表现为多发颅底骨质密度改变(图 3-13-1),骨纤维异常增殖症多表现为受累颅面骨呈磨玻璃样改变,板障闭塞,骨小梁消失,骨质密度不均匀增高,其内散在颗粒状透亮区,可累及眼眶、鼻腔、鼻窦、外中内耳及颅底神经孔道致其变形、狭窄,邻近结构受压。转移瘤多表现为多发骨质破坏,溶骨性或成骨性,最常见于斜坡、岩尖和蝶骨。神经源性肿瘤,如神经鞘瘤在平扫 CT 上表现为低到中等密度,在 CT 骨窗上显示骨孔的平滑扩张/重塑,囊变常见,肿瘤内出血少见,钙化罕见,典型表现为增强后呈明显或中度不均匀的强化。

2. MRI 表现 正常颅底蝶骨体及斜坡区等髓

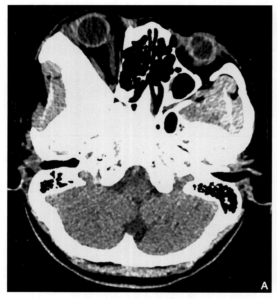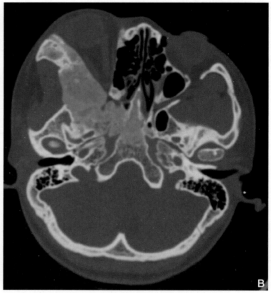

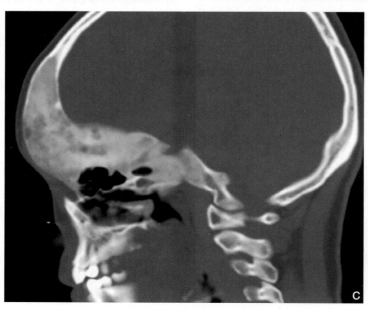

图 3-13-1 颅底多发或弥漫性病变的 CT 表现

图 A~C,骨纤维异常增殖症,患者,女,20 岁,右侧突眼及右侧额眶部突起 10 余年。头颅 CT 轴位软组织窗(A)、轴位骨窗(B)、矢状位骨窗(C)显示额骨及邻近双侧眶板、右侧蝶骨大翼及邻近蝶骨体、部分中颅底呈连续的膨胀性改变,骨质密度呈磨玻璃样影,右侧眼眶内容物受上述病变压迫,右侧眼球突出,眶额部膨突。

腔中多为黄骨髓,主要为脂肪组织,不压脂 T_1WI、T_2WI 均呈高信号,脂肪抑制序列呈低信号,增强后无强化。颅底多发或弥漫性病变多表现为颅底正常高信号脂肪骨髓被病变组织替代。颅底骨转移瘤 T_1WI 上多呈等至低信号,内部出现高信号时可能是出血或黑色素等,T_2WI 信号多变,多呈中等至较高信号,DWI 呈较高信号,增强后较明显强化(图 3-13-2A～E)。颅底多发转移的患者常有原发恶性肿瘤病史。颅底多发神经源性病变多考虑神经纤维瘤病(主要包括 NF1 型和 NF2 型)、神经鞘瘤病。神经鞘瘤通常在 T_1WI 上相对脑灰质呈等信号,在 T_2WI 和 FLAIR 上呈不均匀高信号,运动神经的神经鞘瘤可继发性肌肉水肿或去神经支配,引起受其支配的肌肉萎缩和脂肪浸润,迷走神经的神经鞘瘤可引起声

带麻痹。几乎所有的神经鞘瘤都会明显强化,大约 15% 的神经鞘瘤有瘤内囊变。NF2 的特征是多发性神经鞘瘤、脑膜瘤和室管膜瘤,几乎所有患者都有双侧前庭神经鞘瘤,这是 NF2 的标志(图 3-13-2F～H)。丛状神经纤维瘤几乎只发生在神经纤维瘤病 I 型患者,最典型的位置是头皮、眼眶、翼腭窝和腮腺,眶上裂可扩大,病变可蔓延至海绵窦。头皮和眼眶丛状神经纤维瘤最常累及三叉神经眼支。腮腺丛状神经纤维瘤累及面神经的周围分支。丛状神经纤维瘤的典型表现为多发性、弥漫性、浸润性病变,具有独特的"蠕虫"或"虫袋"状外观(图 3-13-2I～L),约 5% 会恶变为恶性周围神经鞘瘤。肿块快速/疼痛性增大,考虑伴侵袭性可能,需考虑恶性周围神经鞘瘤可能。

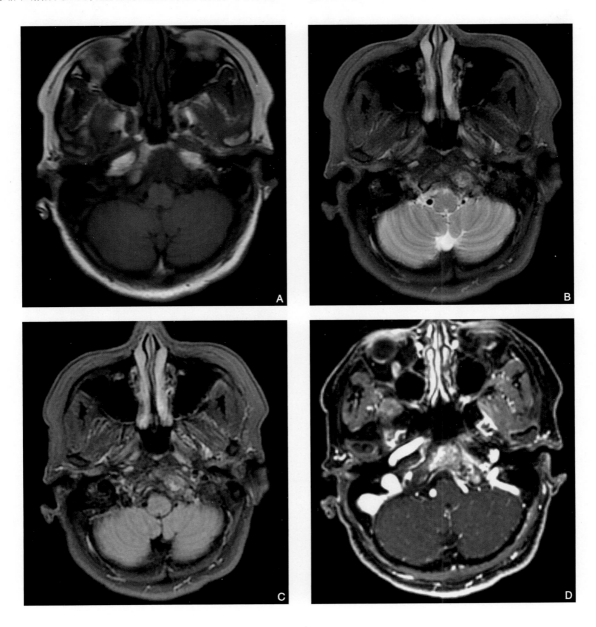

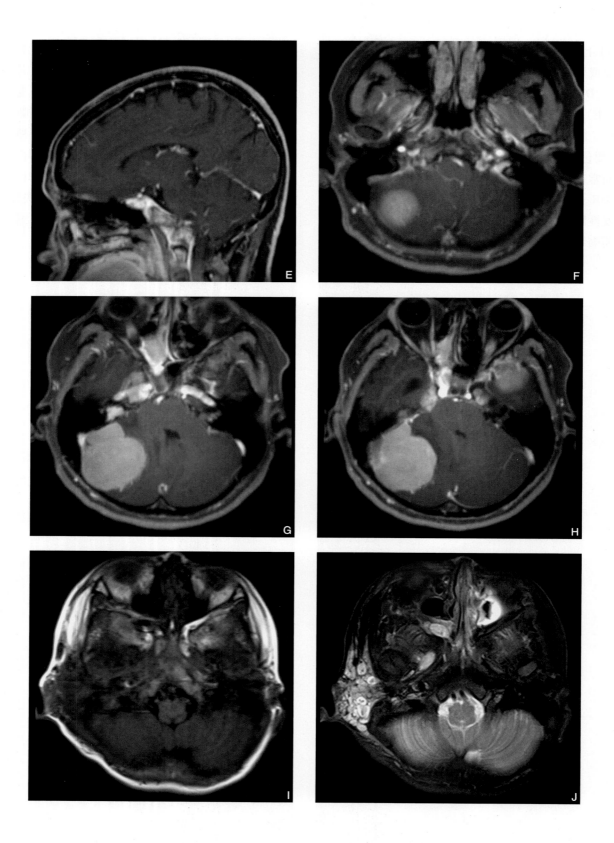

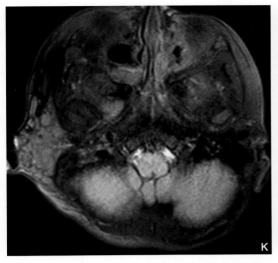
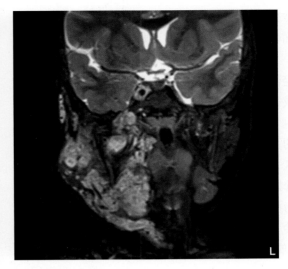

图 3-13-2 颅底多发或弥漫性病变的 MRI 表现

图 A~E,颅底多发骨转移瘤,女,65 岁,乳腺癌术后,头痛。头颅横断面 MRI 平扫轴位 T_1WI(A)显示斜坡、左侧岩尖及寰枢椎呈低信号,T_2WI(B)及 T_2 FLAIR(C)呈不均匀高信号,增强 T_1WI 横断面(D)及矢状面(E)示病变呈不均匀强化。图 F~H,神经纤维瘤病 2 型,女,36 岁,左侧耳鸣 2 年余。头颅 MRI 横断面 T_1WI 增强扫描(F、G、H)显示双侧舌下神经管、内听道、Meckel 腔及右侧海绵窦多发强化结节及肿块影,伴局部颅底孔道扩大,部分呈"哑铃"状,同时可见脑膜多发结节,提示颅内多发神经鞘瘤及脑膜瘤。图 I~L,丛状神经纤维瘤,男性,6 岁。头颅 MRI 横断面平扫 T_1WI(I)、T_2WI(J)及 T_2 FLAIR(K)显示右侧腮腺、咽旁间隙、颌面部、外耳道周围、下颌下、右侧翼腭窝、海绵窦、Meckel 腔区域多发等 T_1WI、稍高 T_2WI、稍高 T_2 FLAIR 信号结节,冠状位 T_2WI(L)示上述多发病灶呈"蠕虫"或"虫袋"状外观。

【相关疾病】

颅底多发或弥漫性病变,疾病种类较多,包括炎性病变、神经源性肿瘤、骨源性肿瘤性病变或肿瘤样病变、转移瘤等。

【分析思路】

影像上的基本征象描述是诊断和鉴别诊断的关键,颅底多发或弥漫性病变常见征象描述如下:

1. 部位 明确具体部位可显著缩小鉴别诊断范围。部位的征象描述包括颅底池内、脑神经走行区孔道、脑膜、颅底骨等。如为脑池内、脑神经走行孔道区孔道病变,需进一步定位是否在第 Ⅲ~Ⅻ 对脑神经走行区及颅内部分血管走行区。

2. 信号 病变的信号高低通常以脑灰质为参照。在 T_1WI 表现为高信号时,需进一步鉴别胆固醇肉芽肿、脂质、出血、黑色素成分;在 T_1WI 及 T_2WI 均表现为脑脊液样信号时,需进一步评估 T_2FLAIR 上是否完全抑制以及 DWI 上有无明显扩散受限加重;当评估亚急性期出血时,重点关注自旋回波 T_1WI;当评估血管流空时,需重点关注自旋回波 T_2WI 以及增强后 T_1WI。脑膜瘤在 T_1WI 和 T_2WI 上与脑灰质类似呈等信号并显著强化。

3. 形态 神经源性病变及脑膜源性肿瘤的形态具有一定特征性,形态的征象描述包括冰激凌状、哑铃状、丘形、不规则形和类圆形等。其中,听神经瘤同时累及 CPA 与内耳道时呈冰激凌状外观;第

Ⅴ、Ⅸ~Ⅻ 对脑神经鞘瘤多呈哑铃状外观;脑膜瘤呈丘状宽基底附着于脑膜并有脑膜尾征/鼠尾征;表皮样囊肿因钻缝状生长呈现的波浪状/卷边状不规则形具有较强特征性。

4. 强化 区分囊实性是颅底多发病变评估中的关键步骤,有无强化是区分囊实性的重要手段。强化的征象描述包括均匀强化、环形强化、混杂强化、无强化等。其中环形强化可见于囊性神经源性肿瘤、结核性脑膜炎、表皮样囊肿等;均匀强化见于脑膜瘤、小的神经鞘瘤、淋巴瘤等;混杂强化见于大的动脉瘤;不强化见于囊性病变及脂肪瘤;脑膜瘤的硬脑膜尾增强呈鼠尾状强化。

5. 骨质改变 骨质改变的征象描述包括骨质受压吸收、骨质破坏、骨质硬化、新生骨形成等。骨质压迫吸收常见于神经源性肿瘤及囊性病变,骨质破坏常见于转移瘤等,骨质硬化见于脑膜炎、脑膜瘤,新生骨见于软骨瘤等。骨纤维异常增殖症常表现为磨玻璃样密度。T_1WI MRI 图像颅骨板障黄骨髓呈高信号,疾病情况下显示呈低信号时,往往提示颅骨和骨髓的病变。

对于颅底多发或弥漫性病变,建议首先根据病变有无强化进行粗分类,然后再基于病变的部位进一步细化。分析思路如下:

1. 依据有无强化可将病变分为两大类 强化病变常见于神经源性肿瘤、脑膜瘤、转移瘤,无强化

病变常见于表皮样囊肿。对于典型的听神经瘤、脑膜瘤和表皮样囊肿，诊断并不难。

2. 依据部位有助于缩小病变鉴别诊断的范围
基本定位包括病变主要累及或者多发生在哪里(颅底池或神经血管走行区及相关孔道、颅底骨、脑膜分布区)。其次在基本定位基础上进一步尽可能精确病变的具体部位，如具体的神经和血管走行区、脑膜分布区，是否伴神经孔道的扩大等，从而进一步缩小鉴别诊断范围。如果病变的主体位置及主要累及的结构为颅底骨质，那么首先考虑颅底骨相关疾病，同时可参考骨质改变分析辅助诊断。例如多发的颅骨"磨玻璃"样密度改变，累及额骨和颞骨等，并可能跨越颅缝，常考虑骨纤维异常增殖症；具有明确原发肿瘤病史，颅底富含红骨髓区域的多发骨质破坏，考虑转移瘤。颅底多发神经孔道、脑池区域的软组织结节、肿块，例如 Meckel 腔、海绵窦区、颅后窝脑池的多发结节，考虑神经源性病变，如神经鞘瘤、神经纤维瘤病等。

3. 结合其他基本征象及伴随征象 部分病变的密度/信号、形态、骨质改变具有一定特征性。例如骨纤维异常增殖症 CT 常表现为磨玻璃样密度；T_1WI 出现高信号时可能是出血或黑色素等；丛状神经纤维瘤的典型表现为多发性、弥漫性、浸润性病变，具有独特的"蠕虫"或"虫袋"状外观。

4. 结合患者的临床症状、体征及病史(是否有恶性肿瘤病史、颅底周围鼻咽、鼻窦疾病)、手术史、年龄、脑脊液实验室检查、疾病动态演变等综合考虑，诊断和鉴别诊断。

颅底解剖结构复杂且神经血管结构较小，使用薄层扫描进行成像并提供多平面重建至关重要。CT是描绘精细骨细节、检测基质钙化以及识别侵袭性特征(例如骨质破坏和侵蚀)的首选方式。CT 应使用 0.5~1mm 的层厚进行扫描，并采用骨算法重建，包括多平面重建成像。CT 在评估瘤内钙化和骨破坏或骨硬化方面优于 MRI。

高分辨率 MRI 应至少在 1.5T、理想情况下在 3.0T 磁共振扫描仪进行，因为后者提供更高的信噪比，这对于解析小结构、提供病变细节和识别神经周围疾病非常重要。常规颅底 MRI 方案应包括 T_1WI、T_2WI 和扫描层厚≤3mm 的对比增强 T_1WI。等体素 3D 扫描对比增强 T_1WI 是显示神经周围肿瘤扩散的最敏感技术，神经周围肿瘤扩散的存在与较差的预后相关，并且是治疗计划的重要考虑因素。为了获得最佳分辨率，可以使用小视场以≤0.8mm 的扫描层厚。脂肪抑制技术在 T_2WI 和对比增强 T_1WI 中至关重要，可通过抑制脂肪的明亮背景信号来准确评估肿瘤范围和神经周围扩散。DWI 对于显示化脓性物质(如颅底骨髓炎)或高度细胞化的肿瘤性病变很有价值。平扫 T_1WI 对骨髓侵犯敏感，可显示出异常信号取代了正常的颅底骨髓脂肪。CTA 和 MRA 技术提供有关颅内动脉狭窄及通畅情况及其与肿瘤关系的信息，这对于手术计划非常重要。

【疾病鉴别】

对于颅底多发或弥漫性病变，首先通过颅底影像学检查判别病变是否有强化，其次主要累及的部位或颅底结构，从而缩小诊断的范围，进一步通过主体病灶本身的影像学特征及周围伴随征象、结合患者病史、症状和体征来进行诊断和鉴别诊断。颅底多发或弥漫性病变的基于影像特征的鉴别诊断流程图见图 3-13-3，鉴别诊断要点见表 3-13-2。

1. 基于影像特征的鉴别诊断流程图见图 3-13-3。

2. 颅底多发或弥漫性病变在几种常见疾病的主要鉴别诊断要点见表 3-13-2。

表 3-13-2 颅底多发或弥漫性病变在几种常见疾病中的主要鉴别诊断要点

疾病	典型影像特征	鉴别要点	主要伴随征象/临床特征
神经鞘瘤及神经纤维瘤病	脑神经走行区管、孔道的扩大伴软组织肿块	颅底神经管、孔或伴脑池段、颅外生长	"哑铃"征:脑池段及颅外肿瘤体积相对大,骨性神经管、孔体积相对缩窄
脑膜瘤	丘状、明显均匀强化块	颅底脑膜增厚、强化呈脑膜尾征	邻近骨质增生硬化
淋巴瘤	极其罕见,斜坡和鞍旁区域最常受累,T_1 低 T_2 高,不规则强化,ADC 值非常低	ADC 值非常低	静脉注射皮质类固醇治疗后临床症状迅速改善
骨纤维异常增殖症	受累骨呈"磨玻璃"样改变,板障闭塞,骨小梁消失	受累骨质膨胀增厚,病变区骨质磨玻璃样密度	可伴眼球突出等

续表

疾病	典型影像特征	鉴别要点	主要伴随征象/临床特征
畸形性骨炎（Paget 病）	颞骨及颅顶骨为主，受累骨多发破棉絮样斑片状高密度影	多见于中老年男性，症状轻，头颅不断增大，受累骨同时出现骨质吸收和增生改变	负重部位常发生畸形和病理骨折；实验室碱性磷酸酶升高
组织细胞增生症	溶骨性骨质破坏伴软组织肿块	溶骨性骨质破坏	多见于儿童，多依靠病理诊断
转移瘤	显著的骨质破坏，溶骨或成骨性改变。DWI 通常扩散受限	溶骨或成骨性骨质破坏	患者有原发恶性肿瘤病史

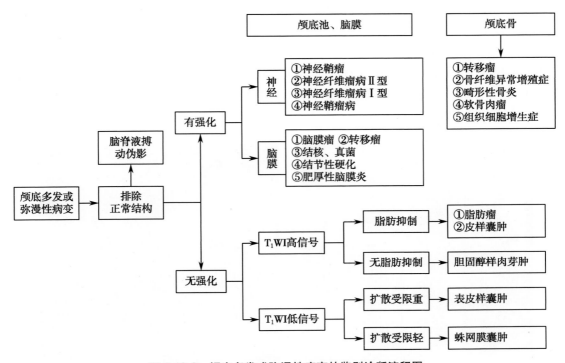

图 3-13-3　颅底多发或弥漫性病变的鉴别诊断流程图

（肖　媛）

参 考 文 献

1. Battal B, Zamora C. Imaging of skull base tumors[J]. Tomography, 2023, 9(4):1196-1235.
2. Bello HR, Graves JA, Rohatgi S, et al. Skull base-related lesions at routine head ct from the emergency department: pearls, pitfalls, and lessons learned[J]. Radiographics, 2019, 39(4):1161-1182.
3. Khodarahmi I, Alizai H, Chalian M, et al. Imaging spectrum of calvarial abnormalities[J]. RadioGraphics, 2021, 41(4):1144-1163.
4. Huang JH, Hagiwara M. Skull basetumor mimics[J]. Neuroimaging Clin N Am, 2022, 32(2):327-344.
5. Gomez CK, Schiffman SR, Bhatt AA. Radiological review of skull lesions[J]. Insights Imaging, 2018, 9(5):857-882.
6. Soni N, Gupta N, Kumar Y, et al. Role of diffusion-weighted imaging in skull base lesions: a pictorial review[J]. The Neuroradiology Journal, 2017, 30(4):370-384.
7. Casselman JW. The skull base: tumoral lesions[J]. Eur Radiol, 2005, 15(3):534-542.

第十四节　胡椒盐征

【定义】

胡椒盐征（salt and pepper pattern）通常指在磁共振自旋回波类图像上，肿瘤实质内亚急性期出血形成的斑点/斑片状高信号（盐）以及血管流空形成的斑点状/迂曲管状低信号（胡椒）；其中"盐"常在平扫 T_1WI 图像上评估，"胡椒"常在平扫 T_1WI、T_2WI 或增强后 T_1WI 图像上评估。该征象常见于副神经节瘤，但非特异性征象。

【病理基础】

胡椒盐征中的"盐"是指肿瘤实质内的亚急性期

出血灶，主要成分为正铁血红蛋白；"胡椒"是指肿瘤实质内的供血动脉和快血流回流静脉。

【征象描述】

1. **CT 表现**　胡椒盐征基于磁共振图像评估，因此该征象 CT 表现不做描述。

2. **MRI 表现**　学者们对胡椒盐征的认知历程经历了一些演变，至今仍未形成共识。1987 年，W. L. Olsen 等人首次提出了胡椒盐征的概念，他们基于 T_2WI 图像评估，将肿瘤实质或慢血流产生的高信号定义为"盐"，将快血流形成的低信号定义为"胡椒"。然而，此后 *Radiology* 杂志多次在增强 T_1WI 的基础上评估此征象。2012 年，*RadioGraphics* 杂志提出基于平扫 T_1WI 来评估，此时"胡椒"的内涵保持不变，但是"盐"转为指肿瘤实质的亚急性期出血。2017 年由 Elsevier 出版的专著 *Diagnostic Im-aging：Head and Neck* 沿用了 *RadioGraphics* 杂志的描述方式。当前，这种描述方式被国内外专著、文献以及高水平学术平台广泛接受并采用。因此，本书也采纳了这种表述。

在颅底和颈部，胡椒盐征通常见于直径为 1cm 以上的副神经节瘤，其发病部位具有较强的特征性：约 60% 发生于颈动脉分叉处，30% 发生于颞骨（颈静脉孔或鼓室），10% ～ 15% 发生在迷走神经走行区，其余 5% ～ 10% 发生在其他区域。

对于这一征象的评估，平扫 T_1WI 是主要图像序列（图 3-14-1）。在胡椒盐征的两种信号中，低信号的血管流空相对于高信号的出血更为常见。对于这种低信号的血管流空，除了 T_1WI 外，也可采用 T_2WI 和增强后 T_1WI 进行评估，二者对于对血管流空的显示敏感性强于平扫 T_1WI（图 3-14-1）。

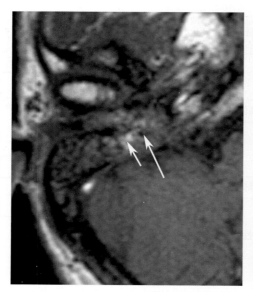
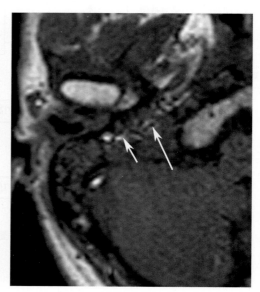
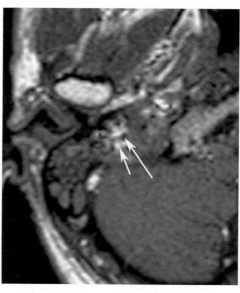

图 3-14-1　颈静脉球瘤胡椒盐征在 T_1WI 上的典型表现
盐：斑点及斑片状高信号（短箭）；胡椒：斑点及条状低信号（长箭）。

在评估胡椒盐征时,必须首先注意扫描序列的基本类型。胡椒盐征的评估默认是建立在自旋回波类序列基础上,而梯度回波类序列对"胡椒"的敏感性较差,通常表现为等甚至高信号。原因是自旋回波序列具有90°激发脉冲和180°重聚焦脉冲。当血管内的血流经过90°脉冲激发后离开扫描层面,就无法接受180°的重聚焦脉冲以产生信号,因此在图像上会表现为低信号流空影。然而,梯度回波类序列依赖于梯度场的切换来产生信号,无须进行层面选择,也不需要180°的重聚焦脉冲。尽管经过小角度脉冲激发产生的宏观磁化矢量血流离开了扫描层面,只要其未超出有效梯度场和采集线圈的有效范围,仍可以接受梯度磁场的切换产生回波,因此不会表现为血管流空(图3-14-2)。

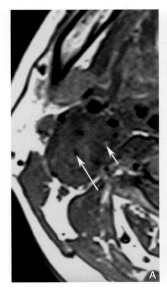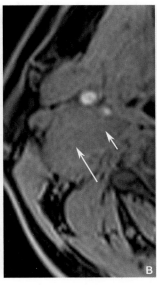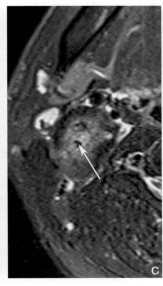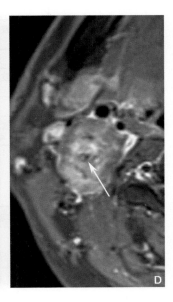

图3-14-2 不同序列对胡椒盐征的显示情况

患者男,44岁,右侧颈动脉鞘迷走神经副神经节瘤,基于快速自旋回波的T_1WI(A)可见胡椒盐征,即斑点状高信号出血(短箭)及斑点状低信号血管流空(长箭);基于梯度回波的T_1WI(B)未见明确低信号血管流空及高信号出血灶;基于快速自旋回波的T_2WI(C)及增强后T_1WI(D)可清晰显示血管流空(长箭)。

亚急性期的出血持续时间较长,其主要成分为正铁血红蛋白,这种物质会产生质子弛豫加速效应,从而使T_1弛豫时间缩短,导致在基于自旋回波类和梯度回波类的T_1WI上均表现为高信号。然而,由于自旋回波T_1弛豫更为充分,亚急性出血在自旋回波类序列上的信号通常比在梯度回波类序列上更明显(图3-14-2)。

在行动态增强的增强前梯度回波类序列T_1WI上常常可看到中等高信号,此时需要结合其他序列,尤其是平扫的自旋回波类序列T_1WI及DWI的b0图像来判断是否为出血。在T_2WI及增强后T_1WI上有时可看到条形低信号,需要与钙化进行鉴别,往往从其走行可以帮助诊断。此外,需注意在梯度回波序列的增强后T_1WI上看不到血管流空影。

【相关疾病】

胡椒盐征在头颈部副神经节瘤中最为常见,包括鼓室球瘤、颈静脉球瘤、颈静脉鼓室球瘤、迷走神经球瘤以及颈动脉体瘤。然而,这一征象并非副神经节瘤的独特标志,诸如青少年鼻咽血管纤维瘤、内淋巴囊肿瘤、富血供的转移瘤(如甲状腺癌的转移)以及部分神经源性肿瘤也可能展现此类征象。值得注意的是,鼓室球瘤在被发现时通常较小,并不总是伴随有胡椒盐征的出现。

【分析思路】

1. 胡椒盐征的评估需要结合合适的序列 通常使用自旋回波的平扫T_1WI,在评估"胡椒"部分时也参考T_2WI和增强T_1WI。

2. 必须将病变部位紧密结合进行分析 颅底和颈部的副神经节瘤通常有特定的发病部位。

3. 在位置不典型的情况下,除了副神经节瘤,需考虑甲状腺癌转移、内淋巴囊肿瘤和神经源性肿瘤等可能性 需结合病变部位、信号特征以及是否存在原发灶进行进一步评估。

4. 在胡椒盐征表现较为轻微时,需要考虑神经源性肿瘤的可能性 这类肿瘤在DSA检查中可能无明显深染表现,多难以找到具体供血动脉。

5. 需要特别关注病变范围以及与周围重要结构的位置关系 尤其是肿瘤与颈内动脉的关系,这对辅助临床制定个性化治疗方案具有重要意义。

【疾病鉴别】

胡椒盐征在颅底和颈部副神经节瘤中很常见，但该征象并非副神经节瘤的特异性征象，也可见于其他富血供肿瘤，需要联合其他影像学特征及临床信息进行诊断和鉴别诊断。

1. 基于临床信息及影像特征的胡椒盐征的鉴别诊断流程图见图 3-14-3。

2. 胡椒盐征在几种不同常见疾病的主要鉴别诊断要点见表 3-14-1。

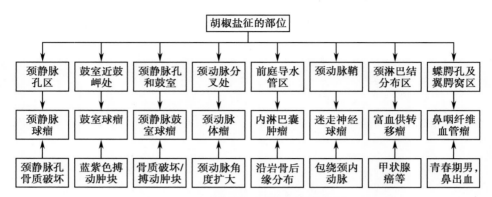

图 3-14-3　胡椒盐征的鉴别诊断流程图

表 3-14-1　胡椒盐征在不同疾病的主要鉴别诊断要点

疾病	典型影像特征	鉴别要点	主要伴随征象
颈静脉球瘤	无特殊	中心在颈静脉孔	颈静脉孔区虫蚀状骨质破坏
鼓室球瘤	由于病灶发现时长较小，椒盐征出现几率低	中心在鼓室，紧邻鼓岬	鼓膜后蓝紫色搏动肿块
颈静脉鼓室球瘤	无特殊	同时累及颈静脉孔和鼓室	颈静脉孔区虫蚀状骨质破坏+鼓膜后蓝紫色搏动肿块
颈动脉体瘤	无特殊	中心位于颈动脉分叉	颈内外动脉角度增大
迷走神经球瘤	无特殊	位于颈动脉鞘内，中心多位于颈静脉孔下方 2cm 处	常包绕颈内动脉
内淋巴囊肿瘤	出血范围相对更大	中心位于前庭水管走行区	常沿颞骨岩部后缘分布
富血供转移瘤	血管流空数量相对少	位于颈部淋巴结分布区	常伴坏死，多可见原发灶
神经源性肿瘤	出血和血管流空相对轻微	多位于咽旁间隙区	强化程度相对较轻，不侵犯邻近血管，不伴骨质破坏
鼻咽血管纤维瘤	无特殊	蝶腭孔及翼腭窝	沿孔道生长

（赵鹏飞）

参 考 文 献

1. Koch BL,Hamilton BE,Hudgins PA,et al. Diagnostic imaging：head and neck［M］. 3rd ed. Philadelphia：Elsevier,2017.

2. Razek AA,Huang BY. Lesions of the petrous apex：classification and findings at CT and MR imaging［J］. Radiographics,2012,32（1）:151-173.

3. Guichard JP,Fakhry N,Franc J,et al. Morphological and functional imaging of neck paragangliomas［J］. Eur Ann Otorhinolaryngol Head Neck Dis,2017,134（4）:243-248.

第四章　耳部疾病

第一节　外耳道骨性异常

【定义】

外耳道骨性异常（bony abnormality of external auditory meatus）是指发生于外耳道的骨性病变，主要包括以下疾病：骨性外耳道闭锁、外耳道骨瘤、外耳道外生骨疣、颞骨朗格汉斯细胞组织细胞增生症、骨纤维异常增殖症，以及外耳道癌、外耳道胆脂瘤、坏死性外耳道炎等造成的外耳道骨性结构改变。

【病理基础】

外耳道的骨性异常主要包括增生性病变及破坏性病变。外耳道骨瘤病理上表现为在大量散在的纤维血管性管道周围有不规则的薄片状骨质。外耳道外生骨疣是由外耳道骨壁的骨质局限性过度增生而形成的一种慢性良性的结节状隆起。颞骨朗格汉斯细胞组织细胞增生症大体病理上为大片状骨质破坏区和软组织肿块，以朗格汉斯细胞大量增生和浸润为特征。骨纤维异常增殖症病理上由纤维结缔组织及病变内骨小梁组成，纤维组织基质由黏液纤维组织和血管组成。外耳道癌、外耳道胆脂瘤、坏死性外耳道炎是以外耳道软组织肿块为主要表现的疾病，均可以造成外耳道的骨质破坏，其病理基础请参阅"第二节　外耳道软组织肿块"。

【征象描述】

1. **CT 检查表现**　CT 因为具有较高的空间分辨力，可以直观显示外耳道骨性异常的征象，是首选检查方法。常见的骨性异常有骨质增生、骨质破坏。骨质增生表现为骨质密度增高影，骨质破坏可表现为溶骨性骨质破坏、膨胀性骨质破坏。骨性外耳道闭锁表现为外耳道缺如，被骨性闭锁板替代。常伴有鼓室腔小、砧锤关节融合或旋转、锤砧骨形态异常、锤砧骨与鼓室外壁融合等，也可伴有卵圆窗狭窄或闭锁（图 4-1-1）。外耳道骨瘤表现为外耳道壁局部隆起，造成外耳道狭窄或闭塞（图 4-1-2），外耳道表面皮肤无异常，骨瘤常与下方的外耳道骨质没有联系，可能与外耳道手术史有关。外耳道外生骨疣表现为外耳道骨壁的骨质局限性过度增生所致的结节状隆起，多为双侧发生，具有多发性，常发生于外耳道峡部内侧，呈宽基底、环形、分叶状与外耳道壁相连。颞骨朗格汉斯细胞组织细胞增生症表现为颞骨的溶骨性病变，可累及外耳道骨质，边界清晰，伴

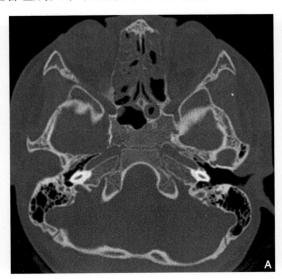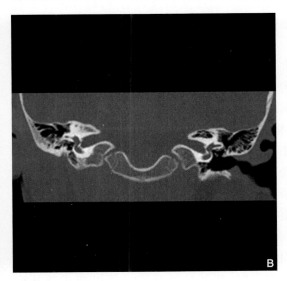

图 4-1-1　右侧骨性外耳道闭锁 CT 图像
A. 横断面图像；B. 冠状面图像，显示右侧骨性外耳道闭锁。

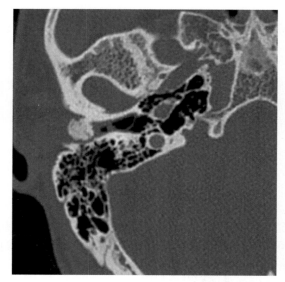

图 4-1-2　右侧外耳道骨瘤 CT 图像
右侧外耳道内见一结节状高密度骨质密度影堵塞外耳道口,外耳道内可见软组织影。

乳突、中耳腔内不均匀强化的软组织肿块。颞骨骨纤维异常增殖症:表现为外耳道周围骨质膨胀,密度不均,磨玻璃样密度与囊样低密度混合存在(图 4-1-3)。外耳道癌常造成外耳道的骨质破坏,肿瘤较小时局限于外耳道内,骨质破坏在外耳道后壁出现较早;晚期骨质破坏范围广泛,如鼓室、耳蜗、面神经管、颈静脉窝、岩尖等部位均可出现大片骨质破坏,其中外耳道后壁骨质破坏常较前壁严重,骨质破坏为溶骨性,形态不规则,边缘较清楚,无硬化(图 4-1-4)。外耳道胆脂瘤表现为外耳道内不规则软组织肿块伴外耳道骨质破坏,局部外耳道扩大,破坏的边缘相对光滑(图 4-1-5)。坏死性外耳道炎表现为外耳道内弥漫性肉芽组织伴有骨质破坏,骨质破坏一般从外耳道下壁开始逐渐累及其他壁,破坏的骨质边缘不整(图 4-1-6)。

　　2. MRI 检查表现　　MRI 检查对显示外耳道骨性异常表现并无帮助,但是当外耳道骨性异常为软组织病变所引起时,MRI 能更好地显示软组织病变的范围和特点,对协助诊断有很大帮助。

　　【相关疾病】
　　外耳道骨性异常可见于多种疾病,可以是外耳道骨质本身的病变,也可以是软组织病变累及骨质所致。其中,骨性外耳道闭锁、外耳道骨瘤、外耳道外生骨疣、骨纤维异常增殖症,为骨质增生性病变,影像表现特征性明显,比较容易诊断。颞骨朗格汉斯细胞组织细胞增生症、外耳道癌、外耳道胆脂瘤、坏死性外耳道炎等可造成外耳道骨质破坏。

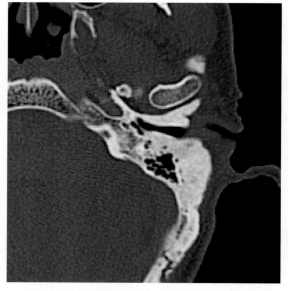

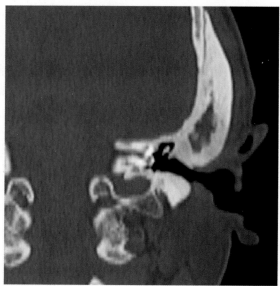

图 4-1-3　左侧颞骨骨纤维异常增殖症 CT 图像
左侧颞骨骨质膨胀,密度不均,大部分呈磨玻璃样改变,累及外耳道骨壁。

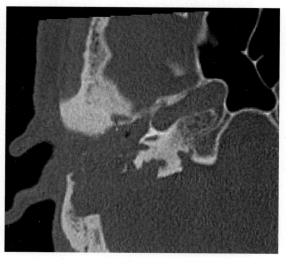

图 4-1-4　外耳道癌 CT 图像
CT 横断面图像显示右侧外耳道骨质明显溶骨性破坏,破坏边缘毛糙、无硬化边。

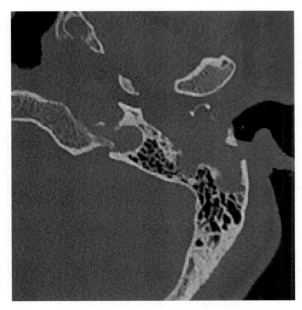

图 4-1-5　外耳道胆脂瘤 CT 图像
CT 横断面图像显示左侧外耳道见团块状软组织密度影,外耳道广泛骨质破坏,呈膨胀性改变,破坏边缘光整、清晰、锐利。

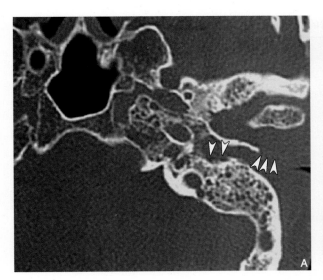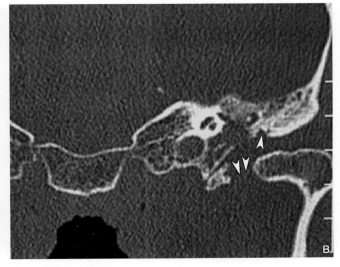

图 4-1-6　坏死性外耳道炎 CT 图像
A. CT 横断面示左侧外耳道及周围软组织肿胀,外耳道前、后壁部分骨质破坏缺损(箭头),乳突蜂房内软组织密度影;B. CT 冠状面示左侧鼓室下壁、颞下颌关节的颞骨关节面骨质破坏,边缘不规则(箭头),鼓室及颞下颌关节窝内软组织密度影。

【分析思路】

外耳道骨性异常如果表现为骨性外耳道闭锁及外耳道内骨质增生性病变时,如外耳道骨瘤、外耳道外生骨疣、颞骨骨纤维异常增殖症等,HRCT 因其较高的空间分辨力可以非常清楚地显示病变,影像表现比较具有特征性,诊断相对容易,MRI 检查对这几种病变的诊断并无帮助,此时不需要进行 MRI 检查。当外耳道骨质异常为软组织病变伴发的骨质破坏时需要进一步 MRI 检查来协助判断病变性质。当外耳道软组织肿块伴溶骨性骨质破坏时,且肿块明显强化,则需考虑外耳道癌的可能。外耳道软组织肿块伴外耳道扩大及边缘清晰的膨胀性骨质破坏时需考虑外耳道胆脂瘤的可能。当广泛软组织影伴边缘不清的溶骨性破坏时,结合患者如果是免疫力低下的患者有可能是坏死性外耳道炎。当年轻人,尤其是 10 岁以内的儿童出现边界清晰的溶骨性破坏伴有明显强化的软组织肿块时要考虑颞骨朗格汉斯细胞组织细胞增生症的可能。

【疾病鉴别】

1. 基于影像特征的外耳道骨性异常鉴别诊断流程图见图 4-1-7。

2. 外耳道骨性异常在几种常见疾病中的主要鉴别要点见表 4-1-1。

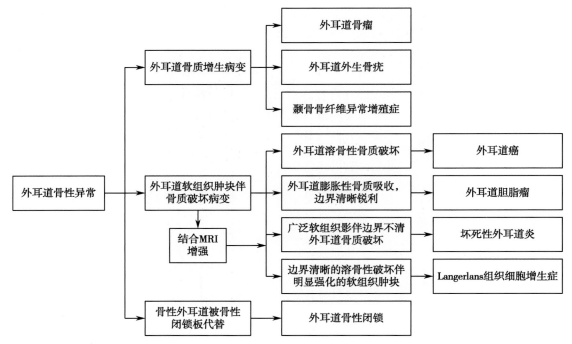

图 4-1-7 外耳道骨性异常的鉴别诊断流程图

表 4-1-1 外耳道骨性异常的主要鉴别诊断要点

疾病	主要征象	鉴别要点	主要伴随征象
外耳道闭锁	外耳道缺如,被骨性闭锁板替代	无正常骨性外耳道结构	中耳发育异常
外耳道骨瘤	外耳道壁局部隆起,造成外耳道狭窄或闭塞	外耳道内结节状骨质影常不与外耳道壁相连	无特殊
外耳道外生骨疣	与外耳道壁相连的带蒂的骨性突起	常双侧发生	无特殊
颞骨朗格汉斯细胞组织细胞增生症	颞骨的溶骨性病变累及外耳道	破坏广泛,可有多发颅骨病灶	骨缺损区软组织强化病灶
颞骨骨纤维异常增殖症	磨玻璃样密度,骨质膨胀	常累及多骨	无特殊
外耳道癌	溶骨性骨质破坏,以外耳道后壁破坏明显,肿块呈浸润性生长	软组织肿块明显强化	侵犯腮腺等周围结构
外耳道胆脂瘤	外耳道膨胀性骨质破坏,边缘光滑	软组织无强化	外耳道膨大
坏死性外耳道炎	外耳道内弥漫性肉芽组织伴有骨质破坏,骨质破坏一般从外耳道下壁开始逐渐累及其他壁	常发生在免疫力低下的糖患者	咽旁间隙及咀嚼肌间隙肿胀

(马　辉)

参 考 文 献

1. 鲜军舫,王振常,罗德红,等.头颈部影像诊断必读[M].2版.北京:人民军医出版社,2019.

2. 王振常,鲜军舫.中华影像医学:头颈部卷[M].3版.北京:人民卫生出版社,2019.

3. 杨本涛,王振常,鲜军舫,等.颞骨朗格汉斯细胞组织细胞增生症的CT及MRI表现[J].中华放射学杂志,2002,36(3):254-257.

4. 胡丽敏,高雪,王曦,等.坏死性外耳道炎的研究进展[J].临床耳鼻咽喉头颈外科杂志 2023,37(10):843-852.

5. 赵鹏飞,王振常,鲜军舫,等.外耳道胆脂瘤的 CT 诊断[J].临床放射学杂志,2011,30(1):26-28.

6. 戴慧,漆剑频,张进华,等.先天性外耳道闭锁的多层螺旋CT临床应用价值[J].临床放射学杂志,2007,26(7):668-670.

第二节　外耳道软组织肿块

【定义】

外耳道软组织肿块(soft tissue mass of external

auditory meatus)是指在外耳道内出现的软组织密度或信号的肿块影。常见疾病有以下几种：外耳道癌、外耳道胆脂瘤及坏死性外耳道炎。这三种疾病外耳道内都可以出现软组织肿块影，同时都可以伴有外耳道的骨质破坏，本节主要讲述软组织肿块的征象，其伴发的骨质异常影像征象及鉴别要点请见本章"第一节　外耳道骨性异常"。

【病理基础】

外耳道软组织肿块根据疾病来源不同，其病理表现也不同。外耳道癌病理上多为不同分化程度的鳞癌，少数为基底细胞癌、腺样囊性癌、腺癌、乳头状瘤恶变等。外耳道胆脂瘤病理表现为位于黏膜下层较软的蜡样物质，表面因炎症改变而变色，不呈珍珠白色，镜下表现类似于表皮样囊肿，表面为分层鳞状上皮，内富含胆固醇结晶。坏死性外耳道炎常发生于外耳道骨部与软骨部结合处，早期仅表现为软组织感染，

无骨质破坏及死骨形成，晚期则引起骨质破坏及死骨。

【征象描述】

1. **CT 检查表现**　外耳道软组织肿块常伴有外耳道的骨质破坏，HRCT 图像因为有更高的空间分辨力，可以更好地显示骨质破坏的详情，主要骨质异常影像征象及鉴别要点在本章"第一节　外耳道骨性异常"中已讲述，详情请参阅第一节。

2. **MRI 检查表现**　因 MRI 检查具有较好的软组织分辨力，外耳道软组织肿块的影像诊断主要依赖 MRI 检查。肿块常呈 T_1WI 呈略低信号影，T_2WI 呈高信号，增强后肿物可强化或不强化，强化与否通常是疾病之间鉴别的重要指标。外耳道癌表现为 T_1WI 呈略低信号影，鳞癌在 T_2WI 呈不均匀低信号，耵聍腺癌在 T_2WI 常呈不均匀高信号；增强后肿块强化，较小的肿块均匀强化，较大的肿块由于坏死呈不均匀强化（图 4-2-1）。外耳道胆脂瘤：MRI 表现为 T_1WI 呈中等偏低信号，T_2WI 呈略高信号，增强后肿

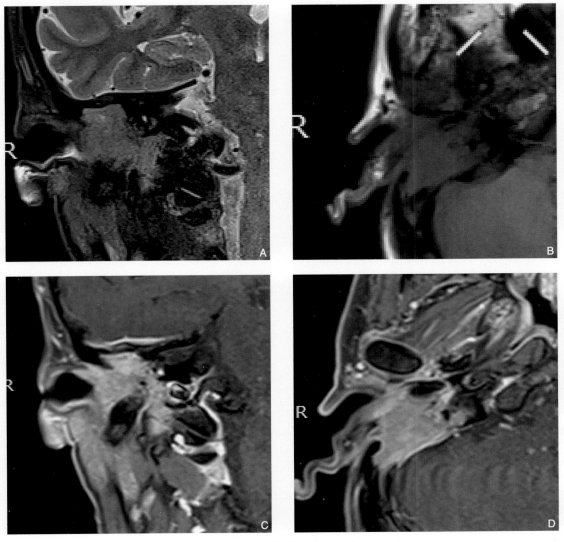

图 4-2-1　外耳道癌 MRI 图像
A. T_2WI 显示外耳道及其周围见团片状高信号影；B. T_1WI 呈低信号；C、D. 增强冠状面及增强横断面可见病变明显强化，外耳道后壁明显骨质破坏，肿瘤累及乳突，鼓室天盖骨质破坏，肿瘤累及右侧颞叶脑膜，脑膜增厚并强化，右侧颞下颌关节受累。

块中央不强化,边缘呈环形强化(图 4-2-2),DWI 通常呈高信号。坏死性外耳道炎:为外耳道严重的感染性病变,多见于老年人、糖尿病患者、免疫抑制或免疫功能性低下者,病原菌主要为铜绿假单胞菌。病理表现为外耳道皮下组织内严重的炎症伴坏死。外耳道及周围软组织影在 T₁WI 呈低信号,T₂WI 呈混杂信号,T₁WI 显示受累的下颌骨和颅底骨质的骨髓腔脂肪高信号影被低信号所取代,增强后 T₁WI 显示弥漫性强化,骨髓腔低信号影不均匀强化(图 4-2-3)。

【相关疾病】

外耳道软组织肿块常见疾病有外耳道癌、外耳道胆脂瘤及坏死性外耳道炎。这三种疾病外耳道内都可以出现软组织肿块影,同时都可以伴有外耳道的骨质破坏。

【分析思路】

外耳道软组织肿块最常见的病变是外耳道胆脂瘤,外耳道癌及坏死性外耳道炎较少见。MRI 检查是显示软组织肿块的最佳方法,CT 对肿块造成的骨质破坏显示清晰。首先判断肿块是否有强化,如果肿块无强化,且 DWI 可见明显弥散受限,结合 CT 显示的骨质破坏为膨胀性改变,边缘清晰锐利,则考虑胆脂瘤。如果肿块有强化,当骨质破坏为溶骨性改变,结合外耳流脓流血的症状,考虑为外耳道癌的可能性大。如果糖尿病患者或免疫力低下的患者,出现外耳道周围弥漫性软组织影并且伴有边界不清的骨质破坏,则考虑为坏死性外耳道炎的可能性大。

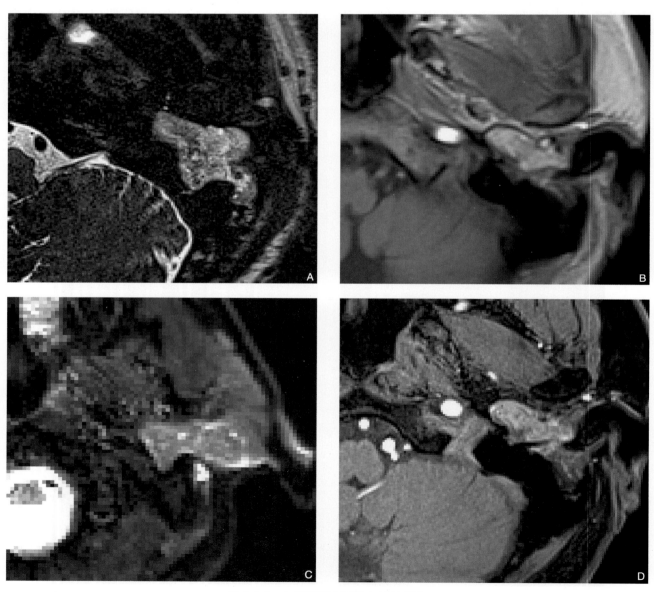

图 4-2-2　左侧外耳道胆脂瘤 MRI 图像
A. T₂WI 图像示左侧外耳道见结节状高信号影;B. T₁WI 呈高信号;C. DWI 图像呈高信号;D. 增强显示无强化(T₁WI 平扫呈高信号)。

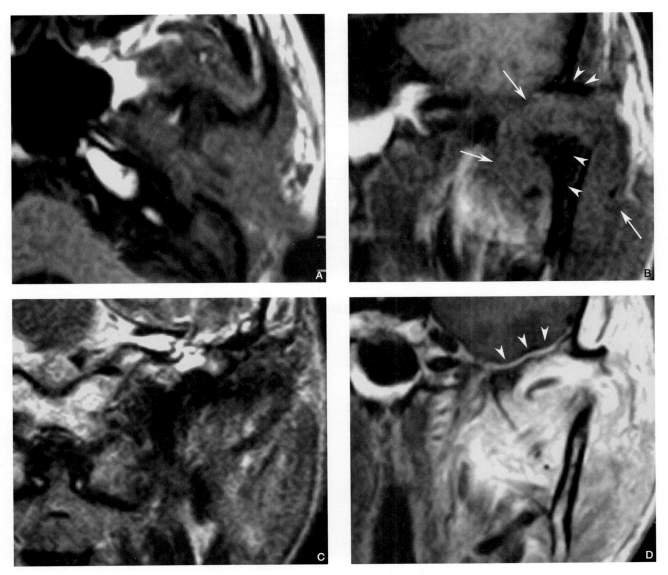

图 4-2-3　坏死性外耳道炎 MRI 图像

A.横断面 T_1WI 示左侧颞骨区、颅中窝底和颞下窝弥漫分布不规则等信号影;B.冠状面 T_1WI 示左侧颞下颌关节内及周围、下颌骨升支周围、颞下窝弥漫分布不规则等信号影(箭),颅底、下颌头和下颌骨升支骨髓高信号影被低信号影取代(箭头);C.冠状面 T_2WI 示病变呈稍高信号;D.增强冠状面 T_1WI 示病变中度强化,左侧颞叶底部脑膜增厚强化(箭头)。

【疾病鉴别】

1.外耳道软组织肿块基于影像特征的疾病鉴别诊断流程图见图 4-2-4。

2.外耳道软组织肿块常见疾病的主要鉴别诊断要点见表 4-2-1。

表 4-2-1　外耳道软组织肿块的主要鉴别诊断要点

疾病	主要软组织异常征象	鉴别要点	主要伴随征象
外耳道癌	软组织肿块明显强化	溶骨性骨质破坏,浸润性生长	侵犯腮腺等周围结构
外耳道胆脂瘤	软组织中央无强化,边缘可见强化	外耳道膨胀性骨质破坏,边缘光滑	DWI 呈高信号
坏死性外耳道炎	弥漫性软组织病灶	常发生在免疫力低下的患者,外耳道内弥漫性肉芽组织伴有骨质破坏,骨质破坏一般从外耳道下壁开始逐渐累及其他壁	咽旁间隙及咀嚼肌间隙肿胀

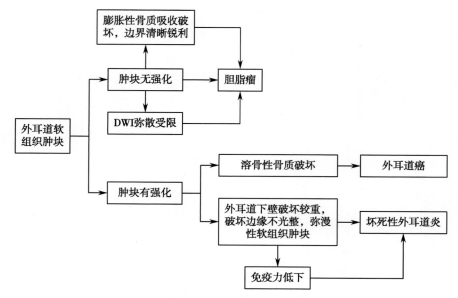

图 4-2-4 外耳道软组织肿块的鉴别诊断流程图

（马　辉）

参 考 文 献

1. 鲜军舫,王振常,罗德红,等.头颈部影像诊断必读[M].2版.北京:人民军医出版社,2019.
2. 王振常,鲜军舫.中华影像医学:头颈部卷[M].3版.北京:人民卫生出版社,2019.
3. 赵鹏飞,王振常,鲜军舫,等.外耳道胆脂瘤的CT诊断[J].临床放射学杂志,2011,30(1):26-28.
4. 胡丽敏,高雪,王曦,等.坏死性外耳道炎的研究进展[J].临床耳鼻咽喉头颈外科杂志 2023,37(10):843-852.
5. 段楚玮,何波,沈进,等.颞骨鳞状细胞癌的临床及影像学特点分析[J].临床放射学杂志,2016,35(12)1814-1817.

第三节　中耳乳突腔密度增高影

【定义】

中耳乳突腔密度增高影(increased density of the middle ear and mastoid cavity)是指在颞骨高分辨CT图像上中耳乳突腔内出现软组织密度影,主要见于急性化脓性中耳乳突炎、单纯型慢性化脓性中耳乳突炎、骨疡型慢性化脓性中耳乳突炎、胆脂瘤、胆固醇肉芽肿、中耳癌、鼓室球瘤等疾病。

【病理基础】

中耳乳突腔密度增高影在不同的疾病中病理表现不同。急性化脓性中耳乳突炎的病理表现为中耳黏膜、黏膜下层及骨膜化脓性炎症,局部贫血或小静脉血栓形成,黏膜及黏膜下组织坏死。许多新生毛细血管和未成熟的纤维组织增生,以及淋巴细胞、浆

细胞、中性粒细胞浸润。单纯型慢性化脓性中耳乳突炎的病理表现为中耳黏膜的炎症,不侵犯骨质;骨疡型慢性化脓性中耳乳突炎的病理表现是炎症呈肉芽组织或息肉状生长,破坏黏膜及其下方骨质形成慢性骨疡。胆脂瘤是鼓膜穿孔或退缩导致中耳内层状的鳞状上皮细胞堆积而形成,大体病理表现为软的蜡样的白色物质,镜下主要表现为层状的鳞状上皮细胞伴进行性角化物脱落,内富含胆固醇结晶。胆固醇肉芽肿是由于咽鼓管功能不良、中耳炎等导致鼓室、岩部通气不良、形成负压,鼓室及岩部黏膜充血肿胀,血管破裂出血,红细胞降解成胆固醇结晶,周围组织对其产生异物反应,形成肉芽组织,进一步加重鼓室及岩部通气补偿,反复恶性循环,形成膨胀性生长等胆固醇肉芽肿。囊壁为含铁血黄素等异物巨细胞及炎性细胞的纤维性炎性肉芽组织,囊内容物为含陈旧出现及胆固醇结晶。中耳癌病理上多为不同分化程度的鳞癌,少数为基底细胞癌、腺样囊性癌、腺癌、乳头状瘤恶变等。鼓室球瘤为发生在中耳内的副神经节瘤,起源于沿耳蜗岬的下鼓室神经(Jacobson神经)分布的球体,为非嗜铬性副神经节瘤,生长缓慢,肿瘤为实性或囊实性,包膜完整或不完整,常有出血、坏死和囊变,典型的表现是由血管纤维性间质包绕的瘤细胞巢或腺泡样结构。

【征象描述】

CT 检查表现　中耳乳突腔密度增高影是特指在颞骨高分辨CT图像上,中耳鼓室及乳突腔内出现

软组织密度影,发生于中耳乳突的炎症和肿瘤都可以有这一表现,征象不具有特异性,因此仅凭此征象往往不足以对疾病作出准确诊断,常需要结合周围骨质改变、MRI 平扫及增强特征共同分析判断病变性质。急性化脓性中耳乳突炎典型 CT 表现为鼓室和/或乳突蜂房内软组织密度影,可见一个或多个气液平面。早期无明显骨质破坏,晚期听小骨及乳突蜂房骨质可有不同程度的破坏,边缘模糊,严重者听小骨可以被完全破坏而消失。骨质破坏可能是由于黏膜充血、局部的酸性物质堆积和钙质的不断溶解吸收所致。病变常直接破坏邻近骨质,侵犯周围结构而引起颅内外并发症,也可通过血行途径(颅内与鼓室黏膜之间的血管)或解剖途径(蜗窗、前庭窗等)引起颅内、外并发症。病变在 MRI T_1WI 上表现为低信号,T_2WI 表现为高信号。该病起病急,病程短。单纯型慢性化脓性中耳乳突炎 CT 表现为鼓室及乳突内软组织密度影,多呈条索状或小片状,病变周围骨质及听小骨无破坏征象,可有乳突气房间隔骨质增生、硬化;少部分患者仅表现为鼓膜增厚和/或乳突部骨质增生、硬化(图 4-3-1)。骨疡型慢性化脓性中耳乳突炎 CT 表现为鼓室和乳突内软组织密度影,呈大片状或团块状,一般局限于上鼓室、乳突窦入口和乳突窦,病变周围骨质破坏,边缘模糊,呈虫蚀样表现,有时可见游离死骨。病变亦可破坏听小骨,砧骨长脚最易受累,严重者可致听骨链中断。因病变富含毛细血管,所以与脑白质相比,病变 MRI T_1WI 表现为等、低信号,T_2WI 表现

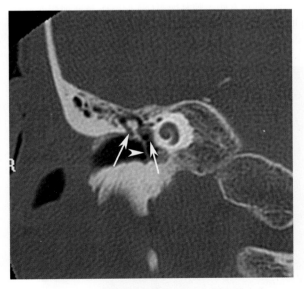

图 4-3-1 右侧单纯型慢性化脓性中耳乳突炎
CT 冠状面示右侧鼓室内可见条索状及小片状软组织密度影,与听小骨粘连(箭),右侧鼓膜增厚(箭头),听小骨及鼓室周围骨质未见破坏征象。

为高信号,增强 T_1WI 病变明显强化(图 4-3-2)。胆脂瘤根据发生部位不同,CT 可见以下表现:①Prussak 间隙增宽,其内可见软组织密度影;②上鼓室软组织影向下突入到鼓室上部;③乳突窦扩大,其内充以软组织密度影,可向乳突其余部位及岩尖扩展;④鼓室盾板破坏、变钝;⑤听小骨向内侧移位、侵蚀破坏;⑥乳突窦入口扩大,岩鳞隔破坏;⑦外半规管及面神经管侵蚀破坏;⑧鼓室盖和/或乳突窦盖破坏;⑨乙状窦壁破坏;⑩鼓前棘破坏。病变破坏的骨质边缘光整、硬化。胆脂瘤 MRI T_1WI 表现为低至中等信号,T_2WI 表现为高信号,增强 T_1WI 胆脂瘤本身无强化,胆脂瘤边缘炎性反应可见环形强化,DWI 可见弥散受限(图 4-3-3)。胆固醇肉芽肿好发于上鼓室及乳突窦入口,发生于鼓室和/或乳突内较小的胆固醇肉芽肿,CT 表现为位于鼓室和/或乳突内的软组织密度影,无骨质破坏;发生于鼓室和/或乳突内较大的胆固醇肉芽肿表现为膨胀性生长、边缘清楚的软组织密度影,病变周围骨质及听小骨受压、破坏,边缘光整,可造成上鼓室及乳突窦入口扩大。病变 MRI T_1WI、T_2WI 均表现为高信号,其内含铁血黄素沉着表现为灶性低信号(图 4-3-4)。中耳癌当肿瘤较小时表现为局限于中下鼓室的软组织影,累及部分乳突气房或外耳道骨壁,骨质破坏在外耳道后壁出现较早。肿瘤增大后可充满鼓室、乳突窦,窦口可扩大,部分可出现听小骨移位,骨质破坏不明显;晚期肿瘤破坏范围广泛,如鼓室、耳蜗、面神经管、颈静脉窝、岩尖等,以及邻近枕骨、蝶骨均可出现大片骨质破坏,其中外耳道后壁骨质破坏常较前壁严重。肿瘤向下可累及鼻咽部、咽旁间隙,累及颞下窝、颞下颌关节,向上可破坏鼓室盖累及大脑额叶,形成边界清楚的软组织肿块。骨质破坏为溶骨性,形态不规则,边缘较清楚,无硬化。MRI T_1WI 呈等或较低信号,T_2WI 呈等或较高信号,信号均匀,增强扫描明显强化(图 4-3-5)。鼓室球瘤是发生于鼓室内侧壁耳蜗岬球体的副神经节瘤,较小的肿瘤发生于耳蜗岬外侧的下鼓室的小肿块,较大的肿瘤可充满中耳腔,破坏听小骨,但鼓室下壁骨质保持完整,鼓室上隐窝阻塞和/或肿瘤蔓延导致乳突蜂房内充满软组织影。肿块在 T_1WI 呈等信号,T_2WI 呈高信号,乳突蜂房内可见长 T_2 信号影,颈静脉窝无异常软组织,增强后肿块明显强化,乳突蜂房内阻塞性炎症无强化(图 4-3-6)。

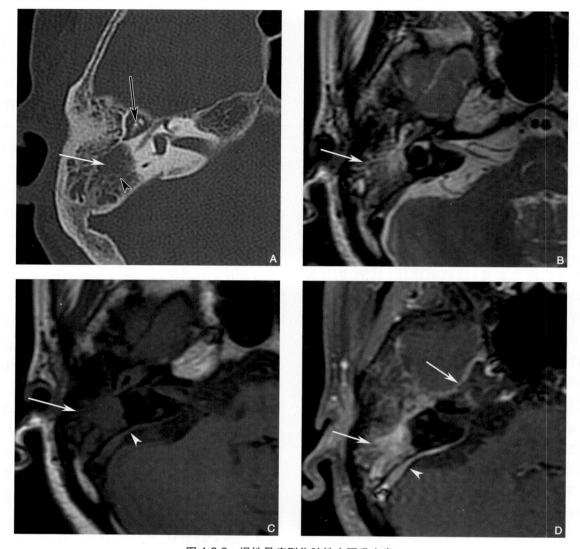

图 4-3-2 慢性骨疡型化脓性中耳乳突炎

A. CT 横断面示右侧鼓室、乳突蜂房及乳突窦软组织密度影（白箭），乳突蜂房间隔呈虫蚀样破坏（黑箭头），听小骨边缘模糊，密度减低（黑箭）；B. 横断面 T_2WI 示右侧鼓室、乳突窦及乳突蜂房内高信号（箭）；C. 横断面 T_1WI 示右侧鼓室、乳突蜂房及乳突窦病变呈低信号（箭），右侧小脑幕增厚（箭头）；D. 横断面脂肪抑制增强 T_1WI 示右侧鼓室、乳突蜂房及乳突窦内病变明显强化（箭），右侧颞叶底、小脑幕脑膜增厚、强化（箭头）。

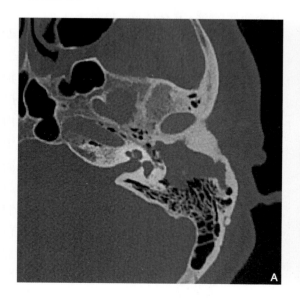

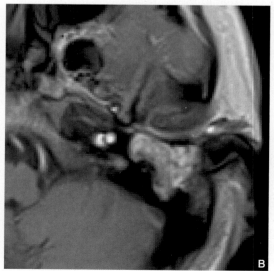

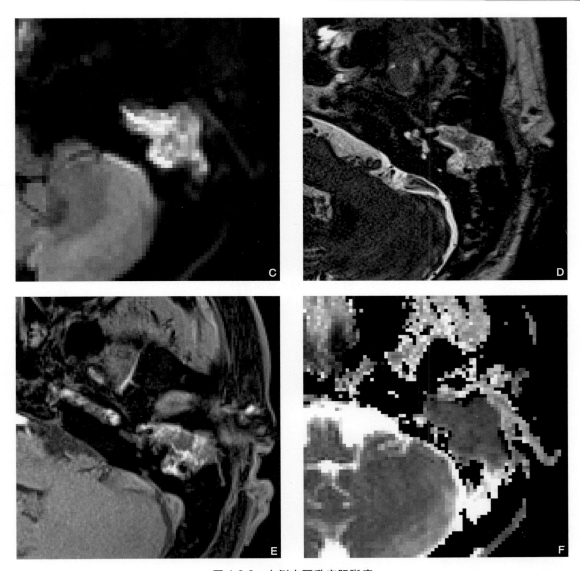

图 4-3-3 左侧中耳乳突胆脂瘤
A. CT 横断面图像显示中耳乳突内充填软组织密度影,乳突窦入口扩大,鼓室及乳突窦骨质膨胀性破坏,破坏边缘锐利、清晰;B. MRI T$_1$WI 图像显示病变呈高信号;C. DWI 图像显示病变呈高信号;D. T$_2$WI 图像显示病变呈高信号;E. 增强后病变未见强化;F. ADC 图显示病变弥散受限。

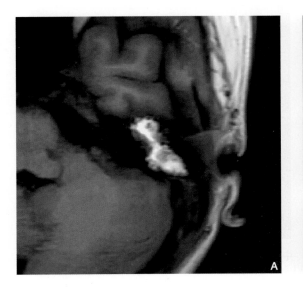

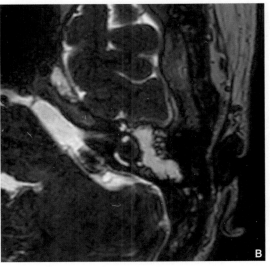

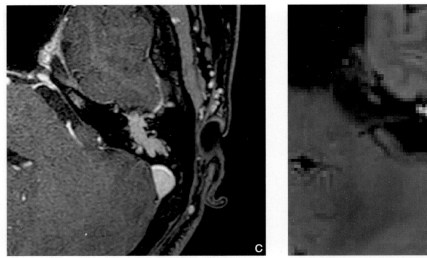

图 4-3-4　胆固醇肉芽肿
A. MRI T$_1$WI 显示左侧上鼓室及乳突窦内见高信号影；B. T$_2$WI 呈高信号；C. 增强可见强化；D. DWI 呈高信号。

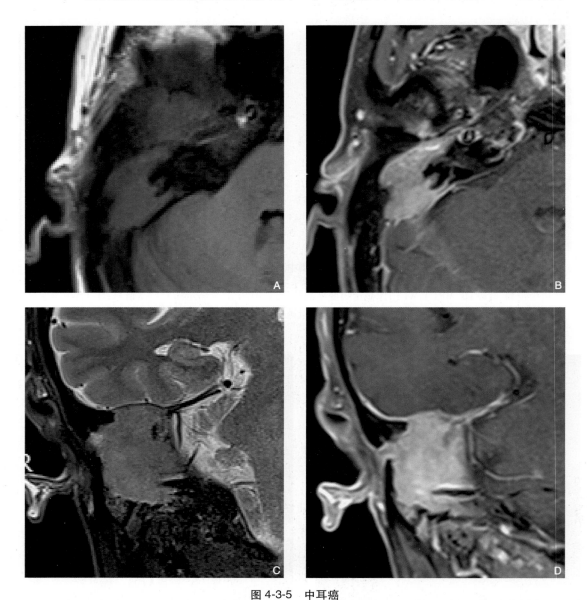

图 4-3-5　中耳癌
右侧外耳道及中耳鼓室内充填软组织影，A. MRI T$_1$WI 显示病变呈低信号；C. T$_2$WI 呈高信号；B. 横断面
增强、D. 冠状面增强图像显示病变明显强化，外耳道壁、鼓室及乳突窦明显骨质破坏，鼓室天盖破坏，肿
瘤侵犯颅内，右侧颞叶脑膜增厚并明显强化。

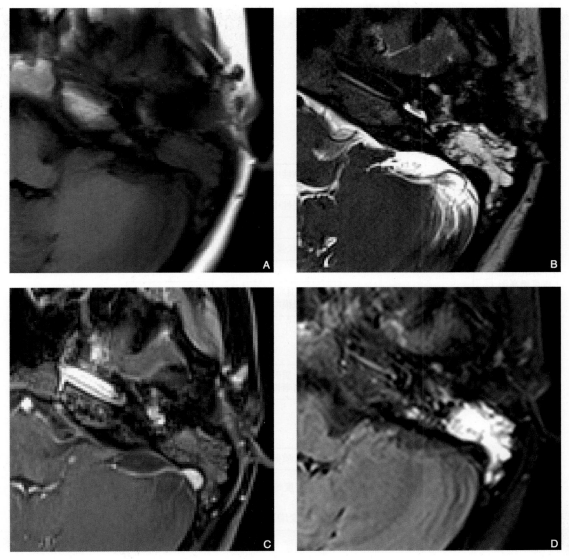

图 4-3-6　鼓室球瘤
A. 左侧鼓室内见 T_1WI 等或稍高信号结节影；B. T_2WI 呈稍高信号；C. 增强后鼓室内结节影明显强化；
D. FLAIR 呈高信号影。乳突窦内阻塞性炎症 T_2WI 信号更高，增强后未见强化。

【相关疾病】

中耳乳突腔密度增高影主要见于急性化脓性中耳乳突炎、单纯型慢性化脓性中耳乳突炎、骨疡型慢性化脓性中耳乳突炎、胆脂瘤、胆固醇肉芽肿、中耳癌、鼓室球瘤等疾病。

【分析思路】

中耳乳突腔密度增高影是颞骨 CT 中常见的异常征象，可见于多种疾病，常见的是炎性病变，少见的是胆固醇肉芽肿、中耳癌和鼓室球瘤。具体分析思路如下：

1. 中耳乳突腔内密度增高影首先要考虑几种常见的炎性病变　首先观察是否伴有邻近结构的骨质破坏，如果并无骨质破坏，则考虑急性化脓性中耳乳突炎和慢性单纯型化脓性中耳乳突炎，急性化脓性中耳乳突炎起病急，病程短，可与慢性单纯型化脓

性中耳乳突炎进行鉴别。

2. 如果伴有骨质破坏，则需进一步分析骨质破坏的部位和范围　如果骨质破坏范围局限，仅表现为听小骨的破坏，且破坏边缘模糊，则考虑骨疡型慢性化脓性中耳乳突炎的可能；如果骨质破坏为边界清晰锐利的膨胀性破坏，且伴有上鼓室及乳突窦扩大，则考虑胆脂瘤和胆固醇肉芽肿的可能，如果骨质破坏为广泛的溶骨性骨质破坏，则要考虑中耳癌的可能，此时需进一步 MRI 检查。

3. 一定要结合 MRI 增强扫描及 DWI 检查综合考虑　如果 DWI 显示病变明显弥散受限，并且增强后病变无强化，则支持胆脂瘤的诊断。如果 MRI 显示病变强化，则需考虑以下三种疾病：胆固醇肉芽肿、中耳癌和鼓室球瘤。T_1WI 高信号是胆固醇肉芽肿的典型征象，结合 CT 显示边界清晰的骨质破坏，

诊断相对容易。鼓室球瘤因为有相对固定的发病部位，且病变明显强化，乳突内病变常为阻塞性炎症或积液而不强化，且骨质破坏局限。如果中耳乳突腔内软组织密度影弥漫性强化，且骨质破坏广泛，呈溶骨性改变，则需考虑中耳癌的可能。

【疾病鉴别】

1. 基于影像特征的中耳乳突腔密度增高影的鉴别诊断流程图见图4-3-7。

2. 中耳乳突腔密度增高影在几种常见疾病中的主要鉴别要点见表4-3-1。

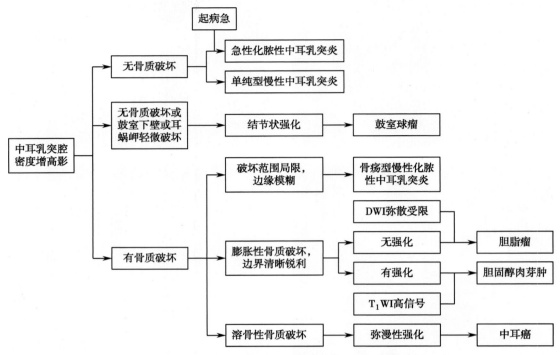

图4-3-7　中耳乳突腔密度增高影的鉴别诊断流程图

表4-3-1　中耳乳突腔密度增高影的主要鉴别诊断要点

疾病	中耳乳突腔密度增高征象	鉴别征象	主要伴随征象
急性化脓性中耳乳突炎	中耳乳突腔密度增高	起病急，病程短，无骨质破坏	无特殊
单纯型慢性化脓性中耳乳突炎	中耳乳突腔密度增高	多为硬化型乳突，骨质增生硬化，无骨质破坏	无特殊
骨疡型慢性化脓性中耳乳突炎	中耳乳突腔密度增高	病变周围骨质破坏，边缘模糊，呈虫蚀样表现，有时可见游离死骨	中耳乳突骨质增生硬化及破坏
胆脂瘤	上鼓室或乳突窦区密度增高	中耳腔及乳突腔膨胀性骨质破坏，可见硬化边，DWI可见弥散受限	上鼓室扩大、听小骨破坏
胆固醇肉芽肿	中耳乳突腔密度增高	T_1WI 高信号，可见强化，骨质破坏边界清晰	无特殊
中耳癌	中耳腔肿块影	溶骨性骨质破坏，范围较广，边缘无硬化边	中耳乳突骨质破坏
鼓室球瘤	下鼓室鼓岬表面软组织影	增强后鼓室内明显强化结节影，蓝鼓膜	肿块可能被中耳乳突腔积液掩盖

（马　辉）

参 考 文 献

1. 鲜军舫,王振常,罗德红,等.头颈部影像诊断必读[M].2版.北京:人民军医出版社,2019.
2. 王振常,鲜军舫.中华影像医学:头颈部卷[M].3版.北京:人民卫生出版社,2019.
3. 徐平,王春英,李艳,等.中耳胆固醇肉芽肿[J].听力学及言语疾病杂志,2007,15(3):252-253.
4. 宋光义,刘俊华,韩丹.中耳癌的CT表现(附6例报道)[J].放射学实践,2005,20(7):575-577.
5. 沙炎,黄文虎,迟放鲁,等.鼓室球瘤的影像学表现[J].中华放射学杂志,2006,40(12):1265-1268.

第四节 中耳乳突腔积液

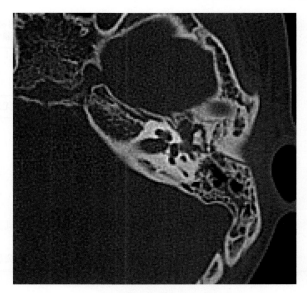

图 4-4-1 右侧颞骨骨折伴中耳乳突腔积液

【定义】

中耳乳突腔积液(effusion in the middle ear and mastoid)是指液体在中耳鼓室及乳突腔内异常积聚,中耳及乳突内见 T_1WI 低信号 T_2WI 高信号的液体影,常见于颞骨外伤后中耳乳突积液积血、分泌性中耳炎以及脑脊液耳漏的患者。

【病理基础】

中耳乳突腔积液是液体在中耳鼓室及乳突腔内异常积聚,颞骨骨折时积液常为积血。分泌性中耳炎为非化脓性炎症,常为中耳通气功能障碍导致鼓室内负压,黏膜毛细血管扩张、渗出。脑脊液耳漏的患者有时可在中耳腔内出现脑脊液的异常积聚。

【征象描述】

1. CT 检查表现 中耳乳突腔积液在高分辨颞骨CT图像上表现为在中耳乳突腔内出现液性密度影及液气平面,如果颞骨骨折合并中耳乳突腔积液积血,则密度略高。增强后积液无强化。颞骨骨折时常伴有中耳乳突腔积液,中耳乳突腔积液是颞骨骨折的并发症及间接征象(图 4-4-1),乳突部骨折是最常见的颞骨骨折,分为纵行骨折、横行骨折、粉碎性骨折。分泌性中耳炎表现为中耳鼓室及乳突腔内液体密度或信号影,可见液气平面,听小骨及鼓室壁骨质多无异常。通常内科治疗后积液可吸收消失。也可发展为化脓性中耳炎。脑脊液耳漏也可造成中耳乳突腔积液,包括先天性和获得性两种,后者多见。先天性脑脊液耳漏常伴有内耳畸形,获得性脑脊液耳漏多由颞骨骨折、炎症或肿瘤引起。先天性脑脊液耳漏CT表现为内耳道与前庭或耳蜗之间可见骨质缺损区,中耳乳突腔内

有液体密度影以及伴随的内耳炎症。获得性脑脊液耳漏可见骨折或骨质破坏形成的骨质缺损区,鼓室内脑膜膨出及伴随的外伤、炎症或肿瘤等表现。T_2WI 和水成像显示鼓室内脑膜膨出和颅腔脑脊液高信号影与耳内高信号影相连,它们之间的骨质或脑膜形成的线状低信号影在此处终端,此中断处就是漏口。

2. MRI 检查表现 中耳乳突腔积液在 MRI 图像上表现为 T_1WI 低信号, T_2WI 明显高信号影,增强后无明显强化。CT 常不能鉴别渗出液与出血,MRI 如在 T_1WI 呈高信号,则提示出血。

【相关疾病】

中耳乳突腔积液常见于颞骨外伤后中耳乳突积液积血、分泌性中耳炎以及脑脊液耳漏的患者。

【分析思路】

中耳乳突腔积液相对较容易诊断,最常见于颞骨骨折后的中耳乳突腔积液积血和分泌性中耳炎,也可见于脑脊液耳漏。颞骨骨折后的中耳乳突腔积血有明确的外伤史,常伴有颞骨骨折,诊断比较明确。分泌性中耳炎患者多为儿童,经过治疗后积液可消失。脑脊液耳漏时如果看到颅腔脑脊液高信号影与耳内高信号影相连,比较容易判断,但有时漏口较小,无法显示此征象时诊断有困难。需高度关注鼻咽部肿块引起的中耳乳突腔积液。

【疾病鉴别】

1. 基于影像特征的中耳乳突腔积液的鉴别诊断流程图见图 4-4-2。
2. 中耳乳突腔积液常见疾病中的主要鉴别诊断要点见表 4-4-1。

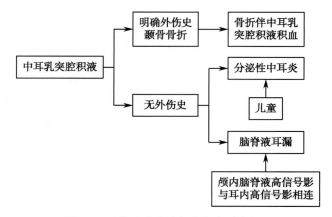

图 4-4-2　中耳乳突腔积液的鉴别流程图

表 4-4-1　中耳乳突腔积液主要鉴别诊断要点

疾病	中耳乳突积液征象	鉴别要点	主要伴随征象
颞骨骨折伴中耳乳突腔积液	中耳乳突积液/积血	明确的外伤史及颞骨骨折征象	颞骨骨折线
分泌性中耳炎	中耳乳突积液	儿童,治疗后消失	鼻咽增殖体肥厚或占位等
脑脊液耳漏	中耳乳突积液与脑脊液信号一致	颅腔脑脊液高信号影与耳内高信号影相连	中耳乳突区脑板骨质缺少、内耳畸形等

（马　辉）

参 考 文 献

1. 鲜军舫,王振常,罗德红,等.头颈部影像诊断必读[M].2版.北京:人民军医出版社,2019.
2. 王振常,鲜军舫.中华影像医学:头颈部卷[M].3版.北京:人民卫生出版社,2019.
3. 刘中林,杜兴亚,兰宝森,等.高分辨率 CT 对诊断颞骨骨折的价值(附 50 例报告)[J].中华放射学杂志,1996,30(6):385-388.
4. 孙贺,孙中武,朱旭,等.脑脊液耳漏的 MRI 诊断分析[J].中国现代医药杂志,2018,20(2):71-72.

第五节　上鼓室及乳突窦扩大

【定义】

上鼓室及乳突窦扩大(expansion of atticus and mastoid sinuses)是指在 CT 图像上出现的上鼓室及乳突窦腔骨质膨胀、窦腔扩大,常为中耳乳突腔密度增高影伴随的骨质异常征象,征象不具有特异性,最常见于中耳胆脂瘤,也可见于中耳癌及中耳胆固醇肉芽肿。

【病理基础】

中耳胆脂瘤、中耳癌、胆固醇肉芽肿的病理表现在"第三节　中耳乳突腔密度增高影"已有详细介绍。

【征象描述】

1. **CT 检查表现**　CT 表现为中耳乳突腔内见软组织密度影,上鼓室及乳突窦腔扩大,胆脂瘤时骨质呈膨胀性压迫吸收、破坏,边缘较光整,中耳癌时骨质呈溶骨性破坏,形态不规则,边缘无硬化边(图4-5-1)。

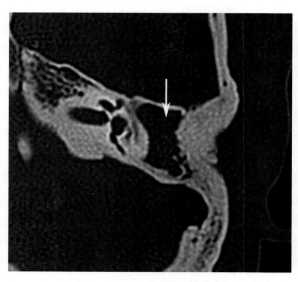

图 4-5-1　左侧中耳胆脂瘤 CT 图像

CT 横断面示左侧鼓室、乳突窦内软组织密度影,呈膨胀性生长(白箭),乳突窦入口扩大,病变周围骨质破坏,破坏的骨质边缘光整、硬化

2. MRI 检查表现 MRI 增强显示胆脂瘤无强化,中耳癌可见弥漫性软组织强化。胆固醇肉芽肿可见强化,T_1WI 为高信号,T_2WI 呈不均匀等高信号。

【相关疾病】

上鼓室及乳突窦扩大是中耳胆脂瘤最常见的征象,也可见于中耳癌及中耳胆固醇肉芽肿。

【分析思路】

上鼓室及乳突窦扩大为 CT 上表现出的骨质异常征象,是中耳鼓室及乳突腔内出现软组织影时造成上鼓室及乳突窦腔骨质吸收破坏进而扩大。最常见于中耳胆脂瘤,中耳癌和胆固醇肉芽肿较少见。

当上鼓室及乳突窦扩大的骨质边缘清晰光整时,要考虑胆脂瘤和胆固醇肉芽肿,二者可通过 MRI 鉴别,胆脂瘤无强化,DWI 可见明显高信号,胆固醇肉芽肿 T_1WI 多为高信号,增强后可无强化或轻度强化。上鼓室及乳突窦扩大表现为边界模糊不清的溶骨性破坏时,如 MRI 增强后可见病变弥漫性强化,则提示可能为中耳癌。

【疾病鉴别】

1. 基于影像特征的上鼓室及乳突扩大的鉴别诊断流程图见图 4-5-2。

2. 上鼓室及乳突窦扩大的常见疾病鉴别见表 4-5-1。

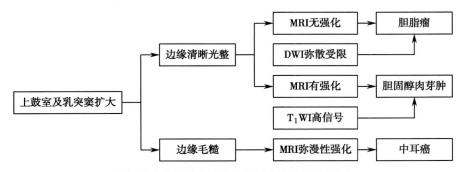

图 4-5-2 上鼓室及乳突窦扩大的鉴别流程图

表 4-5-1 上鼓室及乳突窦扩大的鉴别诊断要点

疾病	上鼓室及乳突窦扩大征象	鉴别要点	主要伴随征象
中耳胆脂瘤	上鼓室及乳突窦呈膨胀性改变	软组织影无强化,骨质破坏呈膨胀性改变,边缘清晰锐利	听小骨破坏
中耳癌	鼓室/乳突窦扩大伴骨质破坏	弥漫性软组织强化,广泛溶骨性骨质破坏	侵犯周围结构
中耳胆固醇肉芽肿	上鼓室及乳突窦稍膨大	T_1WI 高信号	无特殊

(马 辉)

参 考 文 献

1. 鲜军舫,王振常,罗德红,等. 头颈部影像诊断必读[M]. 2版. 北京:人民军医出版社,2019.
2. 王振常,鲜军舫. 中华影像医学:头颈部卷[M]. 3版. 北京:人民卫生出版社,2019.
3. 宋光义,刘俊华,韩丹. 中耳癌的 CT 表现(附6例报道)[J]. 放射学实践,2005,20(7):575-577.
4. 刘星,梅凌云,卢善翊,等. 颞骨巨大胆固醇肉芽肿1例及文献复习[J]. 中华耳科学杂志,2021,19(1):174-176.

第六节 中耳乳突腔弥散高信号

【定义】

中耳乳突腔弥散高信号(middle ear mastoid cav-ity diffuses high signal)是指中耳乳突腔内的病变部位在 MRI 的弥散加权成像(diffusion-weighted imaging,DWI)序列呈现高信号的表现。

【病理基础】

DWI-MRI 是一种建立在组织内水分子随机布朗运动概念上的成像形式。水分子容易扩散的组织(如脑脊液),不会有明显的净运动,表现为低信号。相比之下,水分子难以扩散的组织(如胆脂瘤),会显得明亮,这种现象称为扩散受限。胆脂瘤时中耳乳突腔弥散高信号是因为胆脂瘤内部的胆固醇晶体和坏死的上皮细胞会限制水分子的自由扩散,导致局部的高信号。

【征象描述】

1. CT 表现 乳突内见密度增高影,可伴有骨质的破坏或者是吸收。

2. MRI 表现 中耳乳突腔弥散高信号通常指乳突任何区域在低 b 值（0s/mm²）弥散加权成像（diffusion-weighted imaging，DWI）中高于脑实质的信号强度，在高 b 值（800～1 000s/mm²）DWI 图像中表现为持续高信号或信号强度进一步增加。非平面回波扩散加权成像（non-echo planar diffusion-weighted magnetic resonance imaging，non-EPI DWI）图像是显示中耳乳突腔弥散高信号的最佳方法，其扫描层厚更薄、空间分辨率更高并且减少了颅后窝伪影，很大程度上克服了传统 EPI DWI 的局限性，可以显示直径大于 2mm 的病变。但除了真性弥散受限外，T_2 的透过效应也可能会导致 DWI 高信号，我们可以通过表观扩散系数（apparent diffusion coefficient，ADC）对其进行区分，即 T_2 透过效应的 ADC 图呈等或高信号，而真性弥散受限的 ADC 图呈低信号。中耳乳突腔弥散高信号最常见疾病是胆脂瘤，其内丰富的角蛋白会产生较特异的弥散受限，DWI 呈高信号，ADC 值通常略低于脑实质[(0.8～1.1)×10⁻³mm²/s]（图4-6-1）。除此之外，中耳乳突腔脓肿，因脓液内较多的黏蛋白成分也会使得水分子扩散速度明显下降，DWI 呈明显高信号，与胆脂瘤不同的是，其 ADC 值更低[(0.4～0.6)×10⁻³mm²/s]（图4-6-2）。较为少见的中耳乳突腔胚胎型横纹肌肉瘤也表现为弥散高信号，其内高密度的细胞堆积使细胞外空间减少，DWI 呈高信号，ADC 值范围与胆脂瘤相似[(0.7～1.1)×10⁻³mm²/s]，然而其发病年龄通常更小，恶性程度极高，生长迅速，骨质侵蚀性破坏累及范围广泛，加之增强扫描呈明显不均匀强化有助于鉴别。

值得注意的是，胆固醇肉芽肿有时会误判为弥散高信号（图4-6-3），在这种情况下，需要结合 ADC 及 T_1WI 综合分析，T_1WI 高信号是胆固醇肉芽肿的特异性影像表现，病灶区域 ADC 图呈等信号或高信号。

【相关疾病】

中耳乳突腔弥散高信号最常见于：胆脂瘤、中耳乳突炎、脓肿、鼓室球副神经节瘤。

【分析思路】

中耳乳突腔弥散高信号的判定主要与中耳乳突炎、脓肿等鉴别，分析思路如下。

1. 依据临床表现判断 急性中耳乳突炎常常有耳痛，伴或不伴有耳漏，以及耳后疼痛，伴或不伴有肿胀、发热，好发于婴幼儿。

2. 结合颞骨 CT 特点分析 急性中耳乳突炎密度增高，骨小梁和骨皮质不同程度受侵破坏，乳突外侧壁骨质破坏多提示骨膜下脓肿；乳突尖皮质破坏提示 Bezold 脓肿（沿胸锁乳突肌内侧面的颈侧脓肿）或者 Mouret 脓肿（沿二腹肌向咽侧方向的颈深脓肿）；乳突顶壁骨质破坏多提示硬膜外或颞叶脓肿；乳突内侧壁骨皮质破坏多提示硬膜外或脑脓肿。

3. 结合增强 CT 特点分析 骨膜下脓肿：耳周液体聚集，明显增厚强化的壁是炎性骨膜。Bezold 脓肿：包绕在胸锁乳突肌内和周围的脓液；颅中窝脓肿：硬膜外或颞叶脓肿，表现为边缘强化的液性病变；颅后窝脓肿：硬膜外或脑内边缘强化的液性病变。

4. 结合 MRI 表现 急性中耳乳突炎 T_2WI 呈高信号，硬膜外或脑实质脓肿 T_2WI 呈高信号，乙状窦

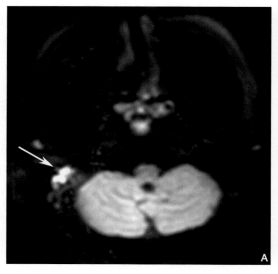
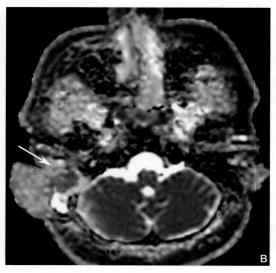

图 4-6-1 中耳乳突腔弥散高信号 MRI 表现

男性，28 岁，右侧中耳乳突腔胆脂瘤，DWI 图像（A）显示为片状明显高信号，相应区域 ADC 图（B）呈低信号。

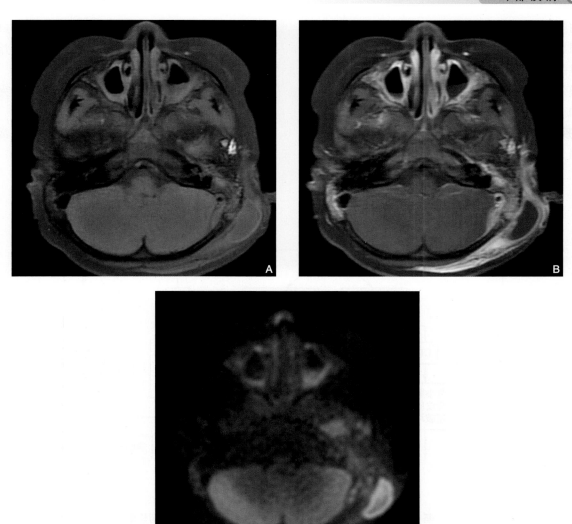

图 4-6-2　急性中耳乳突炎伴耳后脓肿的 MRI 表现

男,9 岁,耳后疼痛性肿块,伴发头疼、发热症状。T_2WI 脂肪抑制(A)显示,中耳乳突炎高信号呈高信号影,增强 T_1WI 脂肪抑制(B)显示乳突区病变明显强化,伴耳周脓肿形成。DWI(C)显示广泛延伸的耳周脓肿弥散受限。

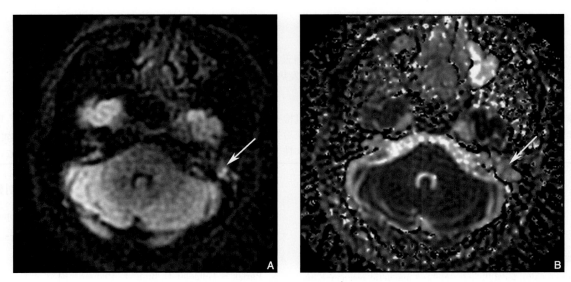

图 4-6-3　中耳乳突弥散稍高信号 MRI 表现

男性,40 岁,左侧中耳乳突腔胆固醇肉芽肿,DWI 图像(A)表现为点状稍高信号,相应区域 ADC 图(B)呈稍低信号。

或颈内静脉血栓形成则表现为低信号。脓肿 DWI 弥散受限显著，ADC 值下降。增强 T_1WI 脂肪抑制序列无明显强化或周边黏膜呈环形强化。颅外骨膜下、颅内硬膜外或实质性脓肿表现为边缘强化的脓腔，如乙状窦和/或颈内静脉血栓形成，表现为充盈缺损。

【疾病鉴别】

虽然中耳乳突腔弥散高信号诊断胆脂瘤的敏感度和特异度较高，但也可见于其他肿瘤或炎性病变，需联合多种影像学特征及临床信息进行综合诊断和鉴别诊断。

1. 基于临床信息及影像特征的中耳乳突弥散高信号影的鉴别诊断流程图见图 4-6-4。

2. 表现为"中耳乳突腔弥散高信号"的常见疾病的主要鉴别诊断要点见表 4-6-1。

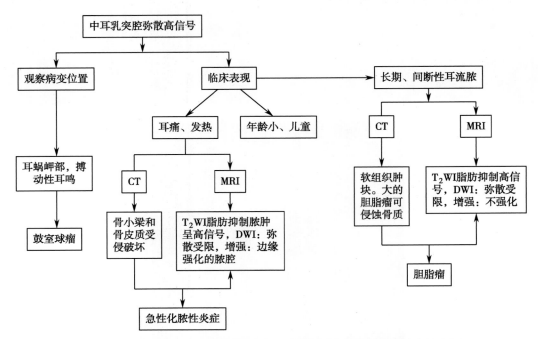

图 4-6-4　基于临床信息及影像特征的中耳乳突弥散高信号影鉴别诊断流程图

表 4-6-1　中耳乳突腔弥散高信号影的主要鉴别诊断要点

疾病	典型影像特征	鉴别要点	主要伴随征象
胆脂瘤	软组织肿块，大的胆脂瘤可侵蚀听小骨和窦壁，累及外侧半规管壁、鼓室外侧壁，T_1WI 呈低信号，T_2WI 高信号	听骨链受侵，鼓室盾板受侵常见	增强扫描不强化，周围包绕的炎性肉芽组织可能强化
急性中耳乳突炎	液体聚集，邻近乳突骨质受侵合并乳突气房密度增高，T_1WI 呈低信号，T_2WI 高信号	耳痛及耳后疼痛，伴或不伴有肿胀、发热。好发于婴幼儿	增强扫描边缘强化
鼓室球副神经节瘤（鼓室球瘤）	耳蜗鼓岬区局限性肿块伴扁平基底是其特征，无骨质破坏	耳镜检查见位于鼓室前下象限的鼓膜后搏动性肿块，好发于 40~60 岁女性	瘤体较大时，T_1WI 及 T_2WI 均可显示血管流空，即"胡椒盐征"，增强扫描明显强化

（刘建华）

参 考 文 献

1. Hervochon R，Elmaleh-Berges M，Francois M，et al. Positive predictive value for diffusion-weighted magnetic resonance imaging in pediatric cholesteatoma：a retrospective study[J]. Int J Pediatr Otorhinolaryngol，2020，139：110416.

2. Mas-Estelles F，Mateos-Fernandez M，Carrascosa-Bisquert B，et al. Contemporary non-echo-planar diffusion-weighted imaging of middle ear cholesteatomas[J]. Radiographics，2012，32(4)：1197-1213.

3. Parlak S，Gumeler E，Bulut E. Pediatric head and neck rhabdomyosarcoma：the role of MRI in differentiation from other common pediatric malignant head and neck tumors[J]. Turk J Pediatr，2022，64(3)：519-530.

第七节　中耳乳突腔强化软组织肿块

【定义】

中耳乳突腔强化软组织肿块（enhanced soft tissue mass in the middle ear and mastoid cavity）是指在 CT 或 MRI 图像上中耳乳突腔出现软组织肿块影，增强扫描后可见强化。可见于炎性肉芽肿型病变（包括浆细胞性肉芽肿、嗜酸性肉芽肿）、鼓室球瘤、颞骨脑膜瘤、中耳神经鞘瘤、内淋巴囊肿瘤、朗格汉斯细胞组织细胞增生症、中耳横纹肌肉瘤等。

【病理基础】

多种病变都可形成中耳乳突腔软组织肿块，例如炎性肉芽肿型病变或肿瘤性病变，炎性肉芽肿型病变的强化多为肉芽肿及纤维结缔组织强化；鼓室球瘤由上皮样细胞组成，间质血管网丰富，类似血管性肉芽组织，肿瘤细胞周围有无数薄壁的血管，造影剂填充后可见明显强化；神经鞘瘤来源于神经鞘细胞，根据细胞密集程度分为 Antoni A 型与 Antoni B 型，其中 A 型细胞密集、微血管丰富，强化明显；颞骨脑膜瘤起源于颞骨蛛网膜帽状细胞，分为上皮型、纤维型、移行型、砂粒体型、血管瘤型和其他混杂类型，强化方式也有所不同；中耳横纹肌肉瘤和中耳鳞癌的软组织强化主要是由于肿瘤细胞引起的。

【征象描述】

1. CT 检查表现　该征象 CT 表现为中耳乳突腔软组织密度影，增强扫描可见强化，较小的肿瘤性病变常常不伴邻近骨质的增生或破坏（图 4-7-1）；炎性肉芽肿型病变可以出现骨质吸收、破坏，破坏边缘锐利，可见骨质增生硬化（图 4-7-2）；较大的鼓室球

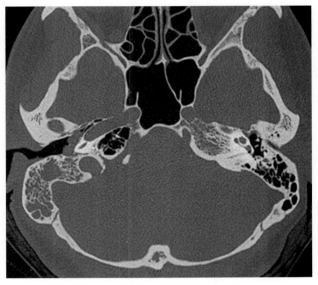

图 4-7-1　鼓室球瘤 HRCT 表现

患者，女，39 岁，右侧中耳鼓室球瘤，HRCT 轴位图显示右侧耳蜗岬部下缘分叶状软组织肿块，未见骨质改变，病变向外侧推挤鼓膜，向前延伸至骨性咽鼓管。

瘤和中耳神经鞘瘤呈膨胀性改变可压迫邻近骨质、骨质吸收，破坏的骨质边缘锐利（图 4-7-3）；颞骨脑膜瘤通常穿过骨质生长，引起浸润性、硬化性骨质表现，邻近骨质肥厚，呈轻度膨胀性改变；内淋巴囊肿瘤表现为软组织肿块伴虫蚀样骨质破坏，肿块内部细针样骨质或钙化，后缘薄层钙化（图 4-7-4）；朗格汉斯细胞组织细胞增生症表现为溶骨性骨质破坏，轮廓不规则，边界清晰，边缘无硬化带，骨质破坏可为双侧性或多发颅骨破坏，可伴有听小骨及内耳破坏，当发现多发溶骨性骨质破坏应考虑到此病（图 4-7-5）；中耳乳突恶性肿瘤（横纹肌肉瘤、鳞癌等）表现为中耳乳突不规则软组织肿块，肿块边界不清，伴广泛虫蚀样、浸润性骨质破坏，易侵犯邻近结构。CT 骨窗对于骨质改变的观察具有重要作用。

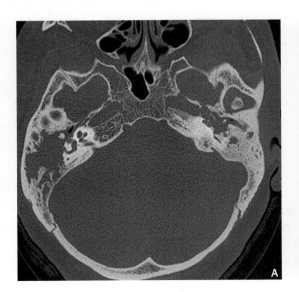

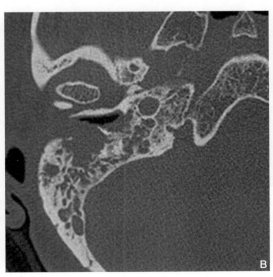

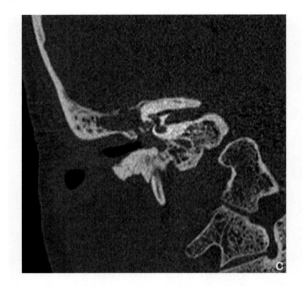

图 4-7-2 炎性肉芽肿型病变 HRCT 表现
患者,女,41 岁,右侧中耳乳突腔浆细胞肉芽肿,HRCT 轴位图(图 A)显示双侧中耳乳突腔软组织肿块影,以右侧为主,邻近骨质增生、硬化,右侧砧骨短脚骨质吸收,轴位图(图 B)可见病变邻近乳突前壁、外耳道后壁骨质破坏,边缘锐利、清晰,冠状位图(图 C)显示鼓室盖骨质吸收,连续性中断。

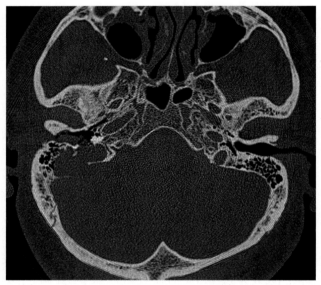

图 4-7-3 神经鞘瘤 HRCT 表现
患者,男,49 岁,右侧中耳乳突腔神经鞘瘤,HRCT 轴位图显示右侧中耳乳突腔软组织肿块影,邻近骨质吸收、破坏,边缘规整、锐利,软组织肿块呈轻度膨胀性改变,面神经管降段骨质破坏。

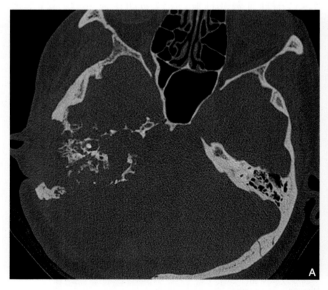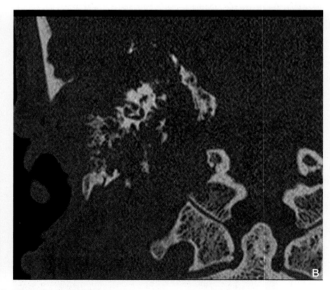

图 4-7-4 内淋巴囊肿瘤 HRCT 表现
患者,女,46 岁,右侧中耳乳突腔内淋巴囊肿瘤,HRCT 轴位图(图 A)、冠状位图(图 B)显示右侧中耳乳突腔软组织肿块影,伴邻近颞骨、枕骨骨质破坏,骨质破坏呈虫蚀样改变,软组织肿块内见斑片状、针状、不规则形骨性密度影及钙化。

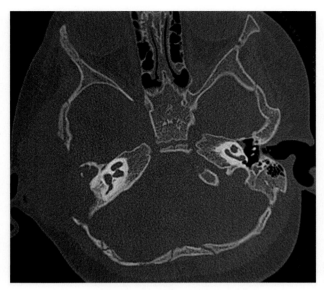

图 4-7-5　朗格汉斯细胞组织细胞增生症 HRCT 表现
患者,女,13 个月,右侧中耳乳突腔朗格汉斯细胞组织细胞增生症,HRCT轴位图显示右侧中耳乳突腔软组织肿块影,伴邻近颞骨溶骨性骨质破坏,轮廓不规则,边界清晰,边缘无硬化带。

2. MRI 检查表现　该征象 MRI 表现为中耳乳突腔的软组织肿块,T_2WI 可以显示软组织肿块,增强后 T_1WI 脂肪抑制序列是观察该征象的最佳方法,能够更好地观察病变的部位、形态、累及范围、强化方式等,不同病变的好发部位、MRI 信号及强化方式有所不同。炎性肉芽肿型病变表现为明显强化的软组织肿块,边缘清楚,T_1WI 呈低或等信号,T_2WI 呈稍高或高信号(图 4-7-6),当合并脓肿时可见环形强化,脓腔内 DWI 扩散明显受限,ADC 值下降;鼓室球瘤表现为耳蜗岬部局灶性明显强化的肿物,与颈静脉球体不连续,阻塞性分泌物不强化(图 4-7-7),肿块 T_1WI 呈等或低信号,T_2WI 病灶内可见低信号,肿瘤较大时可见血管流空信号(胡椒盐征);中耳神经鞘瘤 MRI 增强扫描 T_1WI 可见明显强化,呈分叶状、肿瘤较大时可出现囊变,囊性成分不强化,当观察到肿块与邻近神经连续且出现延续性强化有助于诊断(图 4-7-8);颞骨脑膜瘤 MRI 平扫不具特异性,当合

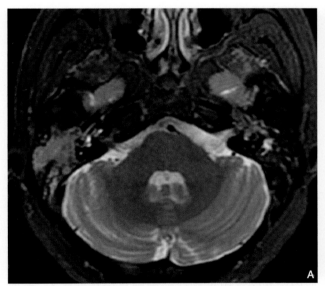

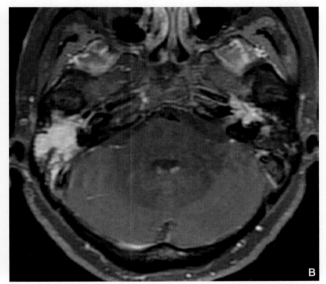

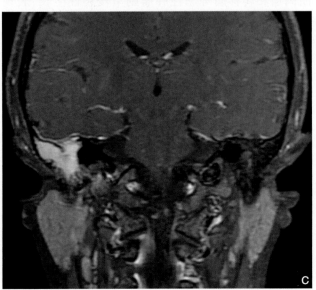

图 4-7-6　炎性肉芽肿型病变 MRI 表现
患者,女,41 岁,右侧中耳乳突腔浆细胞肉芽肿,T_2WI 脂肪抑制轴位图(图 A)显示双侧中耳乳突腔充满 T_2 稍高信号影,以右侧为著,T_1WI 脂肪抑制增强轴位图(图 B)、冠状位图(图 C)可见病变呈明显强化,边界清楚。

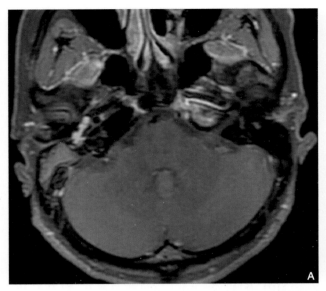
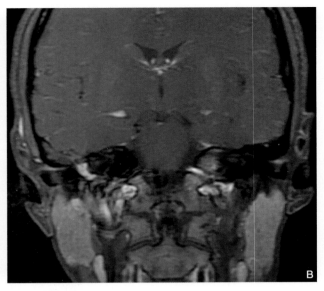

图 4-7-7　鼓室球瘤 MRI 表现

女性,39 岁,右侧中耳鼓室球瘤,T₁WI 脂肪抑制增强轴位图(图 A)、冠状位图(图 B)显示右侧耳蜗岬部下缘分叶状明显强化病灶,边缘清楚。

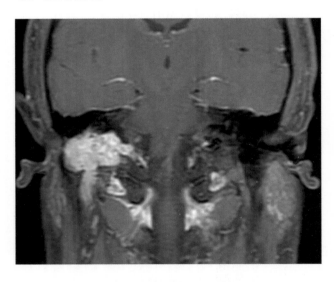

图 4-7-8　面神经鞘瘤 MRI 表现

男,49 岁,右侧中耳乳突腔神经鞘瘤,T₁WI 脂肪抑制增强冠状位图显示右侧中耳乳突腔明显强化的软组织肿块影,与邻近面神经降段分界不清,面神经可见增粗及延续性强化。

并有钙化时呈现为低信号,T₁WI 增强扫描可以显示中耳乳突腔明显强化的硬膜扁平型病变,宽基底与硬膜相连,穿过骨内生长的成分强化略弱,当发现有"脑膜尾"征则可明确诊断;内淋巴囊肿瘤由于瘤内出血和胆固醇成分使其在 T₁WI 上出现特征性的高信号,T₂WI 信号不均匀,其内的骨质和钙化呈低信号,增强扫描呈不均匀强化(图 4-7-9);朗格汉斯细胞组织细胞增生症 T₁WI 增强扫描呈中度明显强化,可以观察到肿瘤清楚的边界,其内的囊变、坏死不强化(图 4-7-10);中耳横纹肌肉瘤 T₁WI 呈等至低信号,T₂WI 呈等至高信号影,不同程度强化,肿瘤呈侵袭性生长,向周围邻近结构侵犯,可向颅内侵犯引起脑膜增厚及强化。

【相关疾病】

中耳乳突腔软组织肿块可见于多种病变,包括慢性炎性病变和肿瘤性病变,它们的发病年龄、临床表现及骨质破坏情况存在差异。在良性病变中,炎性肉芽肿型病变、鼓室球瘤、中耳神经鞘瘤可无骨质破坏或表现为轻度骨质吸收、增生,可根据其临床表现和特异性影像征象进行鉴别;而颞骨脑膜瘤常表现为跨骨质的浸润性骨质硬化、肥厚,在影像上也具有一定的特异性;朗格汉斯细胞组织细胞增生症则表现为边界清楚的溶骨性骨质破坏,当影像上与恶性肿瘤的鉴别困难时,可以观察其他部位的情况,其常可引起多发的骨质改变;内淋巴囊肿瘤、中耳横纹肌肉瘤和转移瘤等恶性肿瘤则呈侵袭性生长,表现为浸润性骨质破坏,在影像诊断困难时需要结合临床表现及病史进行鉴别诊断,其中内淋巴囊肿瘤具有其特异性的影像表现,如肿瘤内针样钙化、T₁WI 高信号等均有助于诊断。

【分析思路】

发生于中耳乳突腔强化软组织肿块可见于多种疾病,需要结合临床病史、发病部位、强化方式以及邻近骨质情况综合分析,分析思路如下:

1. 依据 CT 观察肿块邻近骨质情况,炎性肉芽肿型病变、鼓室球瘤、中耳神经鞘瘤表现出的骨质多表现为膨胀性改变,软组织周围骨质吸收,边缘锐利、清楚;颞骨脑膜瘤主要引起邻近骨质肥厚,软组织肿块穿过骨生长。内淋巴囊肿瘤表现为浸润性骨

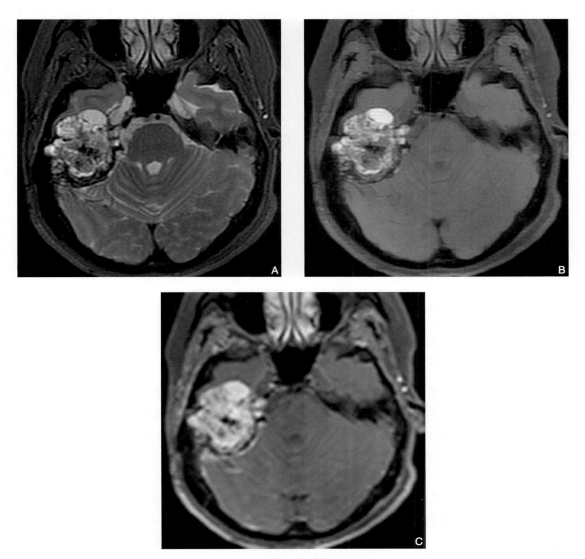

图 4-7-9　内淋巴囊肿瘤 MRI 表现

患者,女,46 岁,右侧中耳乳突腔内淋巴囊肿瘤,T_2WI 脂肪抑制轴位图(图 A)显示右侧中耳乳突腔肿块信号不均匀,形态不规则,其内骨质和钙化呈低信号,T_1WI 脂肪抑制轴位图(图 B)显示病灶内可见不规则形态的高信号影,其内的骨质及钙化亦呈低信号,T_1WI 脂肪抑制增强轴位图(图 C)显示病灶呈轻度不均匀强化。

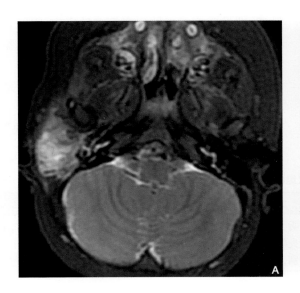

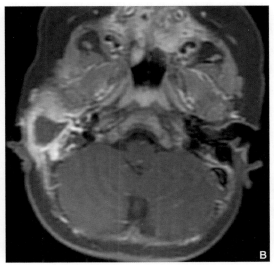

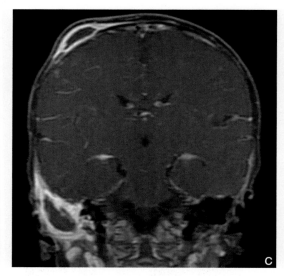

图 4-7-10　朗格汉斯细胞组织细胞增生症 MRI 表现

患者,女,13 个月,右侧中耳乳突腔朗格汉斯细胞组织细胞增生症,T_2WI 脂肪抑制轴位图(图 A)显示右侧中耳乳突弥漫高信号影,其内囊变呈更高信号,T_1WI 脂肪抑制轴位图(图 B)显示病灶呈明显强化,其内囊变未见强化,T_1WI 脂肪抑制增强冠状位图(图 C)显示右侧中耳乳突及右侧顶骨多发环形强化病灶。

质破坏,其内可见不规则骨性密度影及钙化,肿块边缘后部可见薄层钙化环,它的骨质破坏方式与脑膜瘤不同,有助于两者的鉴别;朗格汉斯细胞组织细胞增生症的骨质破坏表现为溶骨性,但边缘清楚,常为多发病灶,可累及全身多个组织或器官;中耳横纹肌肉瘤的骨质破坏则表现为明显的恶病质,呈浸润性骨质破坏,除了骨质的广泛破坏之外还易侵及邻近软组织结构。

2. 依据肿块的发病部位和形态进行分析,发生于耳蜗岬部扁平基底肿物应首先考虑到鼓室球瘤;而发生于鼓室盖的宽基底扁平肿物应考虑到颞骨脑膜瘤的可能;发生于面神经、听神经走行区的肿物,与神经关系密切且边缘清楚的多为神经鞘瘤。

3. 依据肿块强化方式及信号特点进行分析,炎性肉芽肿型病变强化相对均匀,边缘清楚,当合并有脓肿时会出现环形强化;鼓室球瘤、中耳神经鞘瘤均呈局限性明显强化的肿块,可呈分叶状、边缘清楚,其内的囊变不强化;颞骨脑膜瘤强化均匀,穿过骨质生长的部分强化相对较弱,常可见邻近脑膜的强化;中耳横纹肌肉瘤呈不均匀强化,形态不规整,边缘不

清楚,周围受累的结构出现异常强化;当发现中耳乳突强化的软组织肿块内有 T_1WI 高信号应受限考虑内淋巴囊肿瘤,需要与胆脂瘤鉴别,胆脂瘤增强扫描无强化。

4. 需要结合年龄、病史等其他特征进行综合分析,朗格汉斯细胞组织细胞增生症和中耳横纹肌肉瘤均常见于儿童,但从两者的影像表现鉴别起来并不困难;耳镜提示骨膜后红色搏动性肿块时要考虑到鼓室球瘤和颈静脉体瘤;是否有疼痛、耳鸣、听力下降、面神经症状等临床体征对于鉴别诊断也具有重要价值。

【疾病鉴别】

发生于中耳乳突腔强化软组织肿块可见于良性肿瘤、恶性肿瘤或炎性病变等多种疾病,需联合其影像学特征及临床信息进行诊断和鉴别诊断,鉴别诊断要点见表4-7-1。

1. 基于临床信息及影像特征的中耳乳突强化软组织肿块的鉴别诊断流程图见图 4-7-11。

2. 表现为"中耳乳突腔强化软组织肿块"的常见疾病的主要鉴别诊断要点见表 4-7-1。

表 4-7-1　中耳乳突腔强化软组织肿块的主要鉴别诊断要点

疾病	骨质改变影像特征	临床特点	鉴别要点
炎性肉芽肿型病变	骨质吸收、破坏,破坏边缘锐利,骨质增生硬化	可有听力下降、疼痛、耳鸣等慢性中耳炎的症状,需要注意与胆脂瘤的鉴别,胆脂瘤不强化	弥漫分布、强化均匀,边界清晰

疾病	骨质改变影像特征	临床特点	鉴别要点
鼓室球瘤	无骨质破坏或轻度骨质吸收	多见于40~60岁女性,可出现搏动性耳鸣、传导性耳聋、面神经麻痹等症状,耳镜见鼓膜后红色搏动性肿块	耳蜗岬部明显强化的扁平基底病变,仔细观察与颈静脉的关系,需要与颈静脉球瘤鉴别,两者治疗方式不同
中耳神经鞘瘤	可发生邻近骨质吸收,边缘清晰,常引起面神经管周围骨质吸收、破坏	传导性耳聋,耳镜见鼓膜后方浅白色或褐色与白色相间的肿物	多源自面神经,强化肿物与面神经鼓室段或乳突段相连,也可原发于中耳腔的鼓索神经,肿瘤边界清楚、锐利,肿瘤较大时可以出现囊变
颞骨脑膜瘤	颞骨呈浸润硬化或肥厚性变,多见于鼓室盖,肿瘤内常见钙化	好发于中年女性,根据累及部位的不同可出现传导性耳聋、感音神经性耳聋,耳镜见鼓膜后粉色富血供肿块	以硬膜为基底的球形或扁平肿块,通过鼓室盖、颈动脉管或颈静脉孔侵及颞骨,呈明显强化,可见"脑膜尾"征
内淋巴囊肿瘤	浸润性骨质破坏,肿块内针状、不规则形骨性密度影或钙化,后部薄层钙化环	好发年龄:散发型40~50岁,VHL综合征30岁左右,感音神经性耳聋、耳鸣、眩晕、面神经麻痹,耳镜见鼓膜后混合颜色的肿块	CT骨窗显示肿瘤基质内针样钙化及后部环形钙化,病变以颞骨后壁的前庭水管为中心,MRI平扫T_1WI肿块内出现高信号,增强扫描呈不均匀强化
朗格汉斯细胞组织细胞增生症	溶骨性骨质破坏,轮廓不规则,边界清楚,边缘无硬化,骨质破坏可为双侧或多发的骨质破坏	1~3岁儿童多见,可出现耳漏、乳突部肿胀、外耳道肉芽或耳后肿物	儿童或青少年颞骨边界清楚的溶骨性骨质破坏伴软组织肿块,呈不均匀强化
中耳横纹肌肉瘤	广泛虫蚀样、浸润性骨质破坏	常见于儿童或青年患者	中耳乳突不均匀强化的侵袭性肿块

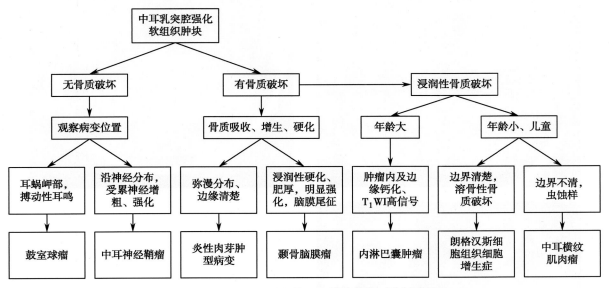

图 4-7-11 中耳乳突强化软组织肿块的鉴别诊断流程图

(刘建华)

参 考 文 献

1. Juliano AF, Ginat DT, Moonis G. Imaging review of the temporal bone: part I. Anatomy and inflammatory and neoplastic processes [J]. Radiology, 2013, 269(1): 17-33.

2. Olsen WL, Dillon WP, Kelly WM, et al. MR imaging of paragangliomas [J]. AJR Am J Roentgenol, 1987, 148(1): 201-204.

3. Hamilton BE, Salzman KL, Patel N, et al. Imaging and clinical characteristics of temporal bone meningioma [J]. AJNR Am J Neuroradiol, 2006, 27(10): 2204-2209.

4. Shimanuki MN, Nishiyama T, Hosoya M, et al. Imaging of temporal bone mass lesions: a pictorial review [J]. Diagnostics (Basel), 2023, 13(16): 2665.

5. Chevallier KM, Wiggins RH, Quinn NA, et al. Differentiating pediatric rhabdomyosarcoma and Langerhans cell histiocytosis

of the temporal bone by imaging appearance[J]. AJNR Am J Neuroradiol,2016,37(6):1185-1189.

第八节 中耳乳突腔 T₁WI 高信号病变

【定义】

中耳乳突腔 T₁WI 高信号病变(hyperintensity lesions in T₁WI in middle ear)是指中耳乳突腔内存在病变,在 T₁WI 图像上,其信号高于大脑皮层信号。

【病理基础】

能缩短 T₁ 弛豫时间的物质包括高铁血红蛋白、脂肪、大分子蛋白、黑色素及矿物质等,包含这些成分的病变在 T₁WI 上可表现为高信号。在中耳乳突腔比较常见的病变包括胆固醇肉芽肿及部分慢性中耳乳突炎。外伤导致中耳乳突腔积血亦可表现为 T₁WI 高信号。胆固醇肉芽肿是机体对血液和局部组织分解产生的胆固醇晶体的异物巨细胞反应的结果,大体病理表现为具有纤维包膜的囊性病变,其内容物为富含陈旧出血及胆固醇结晶的棕色液体。中耳乳突腔胆固醇肉芽肿常与慢性中耳乳突炎、胆脂瘤及炎性肉芽组织共存。部分慢性中耳乳突炎因病变内蛋白含量较高可表现为 T₁WI 高信号。

【征象描述】

1. MRI 检查表现 胆固醇肉芽肿通常信号较高且较均匀(图 4-8-1A),慢性炎症积液可表现为稍高信号(图 4-8-1B),出血常表现为中耳乳突腔混杂高信号(图 4-8-1C)。根据病变的性质不同,其形态可表现为局灶团块样或散在沿鼓室及乳突气房形态分布。如胆固醇肉芽肿、慢性炎症及出血常常按鼓

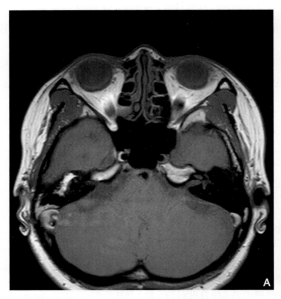

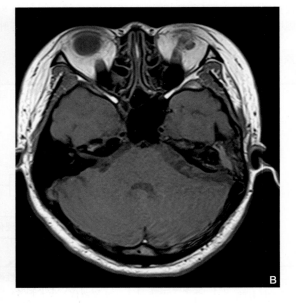

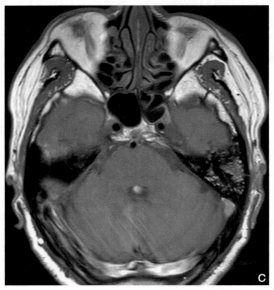

图 4-8-1 中耳乳突腔 T₁WI 高信号病变 MRI 表现
A. 右侧胆固醇肉芽肿,T₁WI 显示病变呈高信号,按照鼓室及乳突窦形态分布,未见明确窦腔扩大表现;B. 左侧慢性炎症,T₁WI 显示病变呈稍高信号,位于鼓室及乳突窦,邻近乳突气房可见散在 T₁WI 略低信号影;C. 左侧积血,T₁WI 显示病变呈混杂高信号,按鼓室及乳突气房形态分布。

室及/或乳突气房分布,而内淋巴囊肿瘤常呈不规则分叶状(图4-8-2)。在 T_2WI 上多数病变信号不具特征,常表现为稍高或高信号,中耳乳突腔内出血亦可表现为 T_2WI 低信号及气液平面形成。增强后囊性病变无强化,实性病变出现不同程度强化。因为病变本身 T_1WI 呈高信号,增强后强化与否需借助与邻近肌肉的信号差异对比或使用动态增强扫描剪影技术。需要注意的是乳突气化不全,局部呈板障型,骨髓腔内存在黄骨髓成分,T_1WI 表现为高信号,易和病变混淆,此时需结合脂肪抑制图像观察,板障型乳突的黄骨髓 T_1WI 高信号在脂肪抑制图像上信号减低(图4-8-3A、B),不同于中耳乳突腔 T_1WI 高

信号的非含脂病变。此外,结合 CT 同样可以进行鉴别诊断。中耳乳突术后的脂肪填塞物亦可表现为 T_1WI 高信号,结合病史及 CT 表现有助于帮助鉴别。

2. **CT检查表现** 由于 CT 的软组织分辨力有限,对中耳乳突腔内病变自身的密度差异显示能力有限,多数表现为中耳乳突腔内软组织密度影。但 CT 对与病变相关骨质改变显示较佳,为鉴别诊断提供重要信息。板障型乳突表现为乳突局部未气化、不含气,呈松质骨样的磨玻璃样高密度(图4-8-3C)。中耳乳突腔 T_1WI 高信号的积血多由于外伤所致,CT 可清晰显示外伤后颞骨的骨折线。

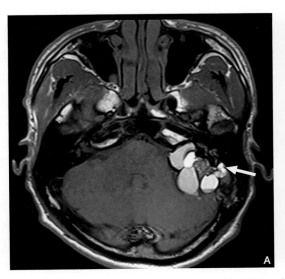
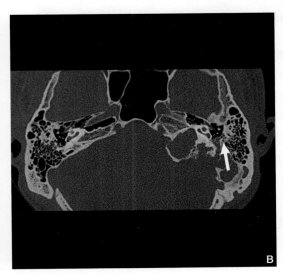

图4-8-2 内淋巴囊肿瘤
A. T_1WI 横断面图像,B. CT 横断面骨窗图像,显示左侧颞骨区病变呈 T_1WI 混杂高信号,中心位于颞骨岩部后缘,向前外累及鼓室(箭),病变呈分叶状。

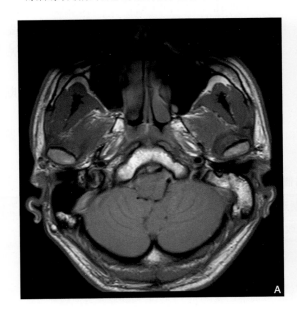
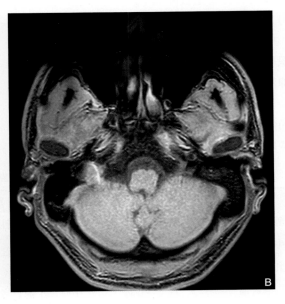

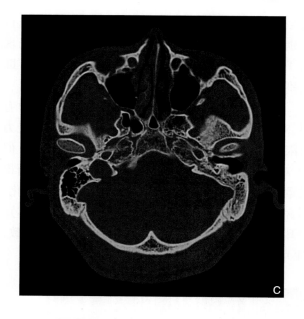

图 4-8-3 T₁WI 高信号的板障型乳突

A.T₁WI 横断面图像，显示左侧乳突区片状高信号；B.T₁WI 横断面脂肪抑制图像，显示左侧中耳乳突区高信号被抑制呈低信号；C.CT 横断面骨窗图像，显示左侧乳突呈板障型。

【相关疾病】

中耳乳突腔 T₁WI 高信号病变中比较常见的是胆固醇肉芽肿，常常合并慢性中耳乳突炎。在一些慢性中耳乳突炎中部分蛋白浓度较高的积液亦可表现为 T₁WI 稍高信号。此外，外伤可导致中耳乳突腔积血，表现为 T₁WI 高信号。内淋巴囊肿瘤为内淋巴囊起源的少见病变，可累及中耳乳突腔形成中耳乳突区 T₁WI 高信号。

【分析思路】

中耳乳突腔 T₁WI 高信号病变的判定要点是与脑皮层信号相比，中耳乳突腔的病变 T₁WI 呈高信号。具体病变诊断分析思路如下：

1. 结合 CT 及脂肪抑制图像判断中耳乳突腔内的高信号是病变还是板障型乳突。板障型乳突无乳突气房，脂肪抑制图像显示富含脂肪的黄骨髓信号减低。中耳乳突腔 T₁WI 高信号病变在 CT 上多呈软组织样密度填充鼓室和/或乳突气房，非含脂病变脂肪抑制图像信号无减低。

2. 依据病变分布形态特点判断，胆固醇肉芽肿多为局灶团块状，常并存周围中耳乳突腔弥漫分布的 T₁WI 等稍低信号、T₂WI 高信号的炎性病变，结合

CT 观察若显示 T₁WI 高信号区周围骨质膨胀性改变，可帮助诊断。T₁WI 高信号的慢性中耳乳突炎填充鼓室和/或乳突气房，几乎不造成局部气腔增宽和邻近骨质吸收。中耳乳突腔积血与炎症分布形态类似，表现为鼓室和/或乳突气房内的 T₁WI 混杂高信号，可见气液平面。内淋巴囊肿瘤自颞骨岩部后缘延伸至中耳乳突腔，边缘多呈分叶状。

3. 结合 MRI 信号特征及强化方式进行分析，胆固醇肉芽肿与慢性中耳乳突炎均无强化，前者 T₁WI 信号多数高于后者。内淋巴囊肿瘤 T₁WI 高信号区无强化，为囊变区，实性区 T₁WI 呈等或稍低信号，可见显著强化。

【疾病鉴别】

中耳乳突腔 T₁WI 高信号病变包括一组疾病，需要联合影像学特征及临床信息进行诊断和鉴别诊断，鉴别诊断流程图见图 4-8-4，鉴别诊断要点见表 4-8-1。

1. 基于临床信息及影像特征的鉴别诊断流程图见图 4-8-4。

2. 中耳乳突腔 T₁WI 高信号病变的主要鉴别诊断要点见表 4-8-1。

表 4-8-1 中耳乳突腔 T₁WI 高信号病变的主要鉴别诊断要点

疾病	T₁WI 信号	鉴别要点	主要伴随征象
胆固醇肉芽肿	高	局部气房膨胀性改变	CT 局部气腔膨胀性改变
慢性中耳乳突炎	稍高	按气房形态分布	局部骨质增生硬化
中耳乳突腔积血	高	外伤史	骨折线
内淋巴囊肿瘤	高等/稍低	中心位于颞骨岩部后缘内淋巴囊区实性区显著强化	骨质膨胀及骨质破坏并存

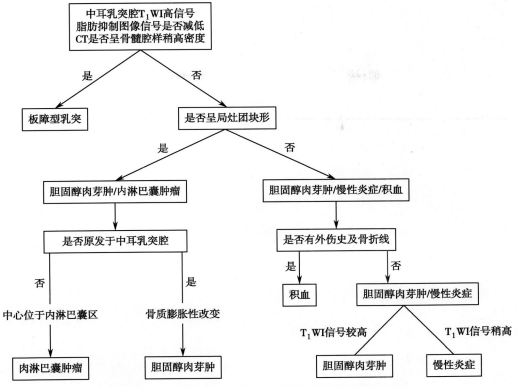

图 4-8-4 中耳乳突腔 T$_1$WI 高信号病变的鉴别诊断流程图

（张征宇）

第九节 面神经增粗

【定义】

面神经增粗（thickening of the facial nerve）是指面神经内听道段、迷路段、第一膝、鼓室段、第二膝、乳突段中一段或多段面神经形态异常增粗。本节主要关注颞骨段面神经。

【病理基础】

水肿及肿瘤均可造成面神经增粗。面神经水肿可造成神经鞘膜内高压、面神经缺血、缺氧，水肿进一步加重等恶性循环，导致神经轴突坏死、崩解、脱髓鞘的病理改变。面神经肿瘤中最常见的是面神经鞘瘤，为生长缓慢的良性肿瘤。根据肿瘤的生长方式可分为内生性和外生性，内生性面神经鞘瘤起源于面神经感觉纤维，通常沿面神经生长，可造成面神经较长范围增粗；外生性面神经鞘瘤起源于面神经凸面的神经束膜，多呈偏心性生长，造成面神经局部增粗及肿块。恶性肿瘤累及面神经通常可造成肿瘤邻近面神经局部或较长范围增粗。

【征象描述】

1. CT 检查表现 由于颞骨 CT 的软组织分辨力不佳，CT 增强检查对面神经增粗病变的诊断效能有限。在常规颞骨 CT 骨算法图像上，面神经增粗的主要征象为面神经管均匀增粗或局部膨胀样改变，可累及一段或多段。面神经良性肿瘤造成的面神经管增粗管壁多光滑，局部可吸收不完整。面神经鼓室段肿瘤常可见面神经管局部增粗、管壁缺损伴软组织密度团块影突进鼓室腔，易与鼓室内软组织病变混淆，如中耳乳突炎及胆脂瘤。此时面神经管鼓室段邻近节段，如第一膝、乳突段的形态有无增粗可帮助进行鉴别诊断，邻近面神经骨管增粗可提示病变存在沿面神经生长的趋势，多见于面神经肿瘤（图4-9-1）。若面神经增粗的程度较轻，CT 检查多无特征性表现。颞骨外伤骨折线累及面神经管可间接提示面神经损伤增粗的可能性（图 4-9-2A）。

2. MRI 检查表现 面神经增粗的 MRI 特征为面神经局部或多段增粗，T$_2$WI 为稍高或等信号，T$_1$WI 多为等信号（图 4-9-2B～C、图 4-9-3、图 4-9-4），炎性及肿瘤性病变存在明显强化（图 4-9-2D、图 4-9-5）。MRI 增强扫描可将面神经外生性肿块与邻近无强化的中耳乳突炎或胆脂瘤进行鉴别（图 4-9-6），结合邻近面神经的增粗及异常强化，常可进行准确诊断。在进行面神经增粗及异常强化的诊断时，需注意鉴别面神经正常强化。在正常情况下，除迷路段外，面神经颞骨段其他区域均可出现轻度强化，尤其

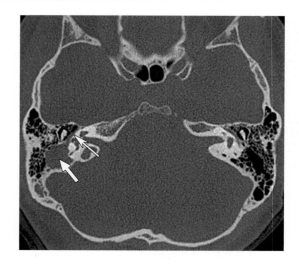

图 4-9-1　面神经鞘瘤

颞骨 CT 横断面骨窗图像,显示右侧面神经管鼓室段后部可见团块状软组织密度影(粗箭),前方面神经管鼓室段可见增粗(细箭)。

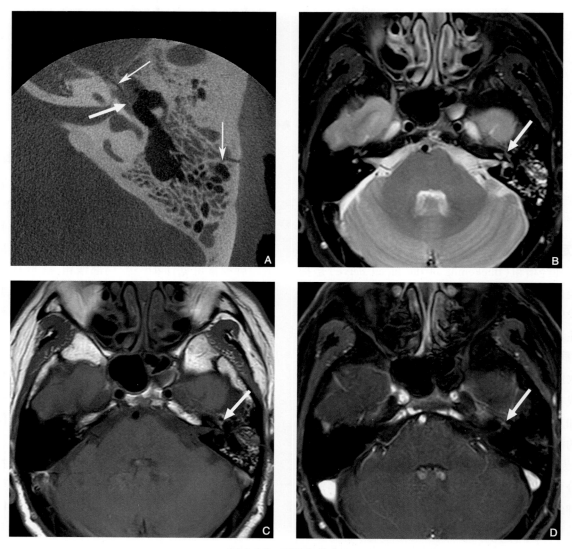

图 4-9-2　面神经外伤

A. 颞骨超高分辨力 CT 横断面骨窗图像,显示左侧颞骨纵行骨折线(细箭),深部累及面神经鼓室段前部(粗箭);B. 颞骨 MRI T_2WI 横断面脂肪抑制图像,显示左侧面神经鼓室段前部增粗(粗箭),T_2WI 呈等信号;C. 颞骨 MRI T_1WI 横断面图像,显示左侧面神经鼓室段前部增粗(粗箭),信号稍高;D. 颞骨 MRI 增强后 T_1WI 脂肪抑制图像,显示增粗面神经明显强化,累及面神经迷路段、第一膝及鼓室段前(粗箭)。

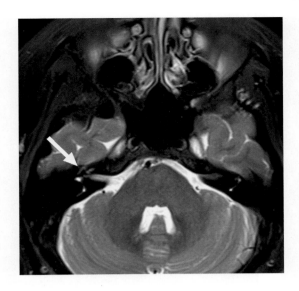

图 4-9-3 面神经增粗
颞骨 MRI 横断面 T_2WI 图像,显示右侧
面神经膝状神经节及邻近迷路段、鼓室
段前部增粗(粗箭),呈稍高信号,此为
Bell 麻痹典型表现。

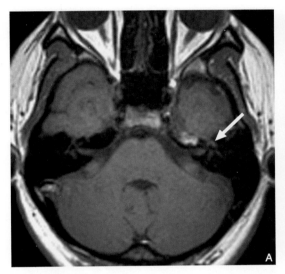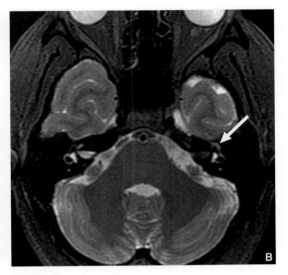

图 4-9-4 面神经增粗
A、B. 颞骨 MRI 横断面 T_1WI、T_2WI 图像,显示左侧面神经迷路段、第一膝及鼓室段前部增粗(粗箭),T_1WI
为等信号,T_2WI 呈稍高信号,病理证实为面神经纤维瘤。

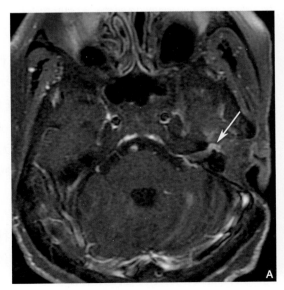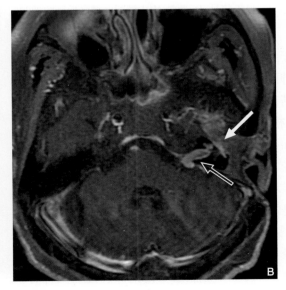

图 4-9-5 面神经增粗并异常强化
A、B. 颞骨 MRI 横断面增强后脂肪抑制图像,显示左侧面神经第一膝(A 细箭)、鼓室段(B 粗箭)明显增粗
并显著强化,同时可见内听道及耳蜗异常强化(空心箭),此为腺样囊性癌沿面神经蔓延。

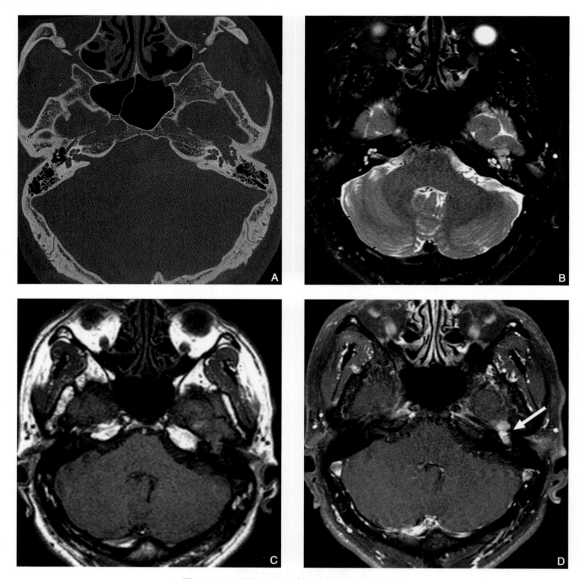

图 4-9-6 MRI 区分面神经肿块与鼓室炎症

A. 颞骨 CT 横断面骨窗,显示左侧鼓室软组织密度,与面神经管鼓室段分界不清;B. 颞骨 MRI 横断面 T_2WI 图像,显示左侧鼓室前部团块状略高信号影及鼓室散在高信号;C. 颞骨 MRI 横断面 T_1WI 图像,显示病变均呈等信号;D. 颞骨 MRI 横断面增强后脂肪抑制图像,显示鼓室前部病变明显强化(粗箭),与鼓室其他无强化病变区分明显,病理证实为面神经鞘瘤。

多见于第一膝及面神经鼓室段前部,通常双侧对称,无面神经增粗。鉴别时亦可结合 CT 观察面神经管骨质情况。

【相关疾病】

面神经增粗常见于面神经炎性病变及肿瘤。炎性病变常造成面神经轻度增粗,CT 检查无特异性,MRI 显示病变区面神经轻度增粗并明显强化。Bell 麻痹是常见的面神经炎性病变,又称为特发性面神经麻痹,多好发于第一膝并累及邻近节段面神经。其他面神经炎性病变多见于邻近炎症累及面神经,如中耳胆脂瘤,CT 可显示胆脂瘤邻近的面神经管局部骨质缺损,MRI 可见骨质缺损区及邻近面神经轻度增粗及明显强化。面神经鞘瘤是最常见的面神经肿瘤,多造成面神经局部或多段显著增粗,CT 可见特征性面神经管增粗表现,MRI 的特征为面神经走行区管状及邻近团块状强化肿块影。恶性病变沿面神经蔓延多见于外中耳区及腮腺恶性肿瘤,尤其是腺样囊性癌。此时面神经增粗程度不一,CT 可显示面神经管伴有或无增粗,可出现溶骨性骨质破坏,MRI 可直接显示原发肿瘤邻近区域面神经增粗伴显著强化并累及邻近节段。

【分析思路】

面神经增粗的判定要点是 MRI 显示面神经颞骨段局部或多节段增粗,可伴有 CT 显示面神经管增宽。具体病变诊断分析思路如下:

1. CT 对诊断面神经增粗具有一定提示作用 面神经管局部或连续多段增宽是面神经增粗的重要

CT 征象,常提示面神经鞘瘤可能。其他提示面神经可疑增粗的 CT 征象包括面神经管邻近软组织密度影并局部管壁不完整、面神经管邻近侵袭性生长的软组织肿块、骨折线累及面神经管壁。

2. 面神经轻度增粗多见于炎性病变及恶性肿瘤性病变 除结合临床病史判断外,恶性病变可侵犯面神经周围,表现为侵袭性生长的实性肿块,而炎性病变周围可无异常病变或存在无强化的炎症或胆脂瘤。

3. 面神经鼓室段的外生性神经鞘瘤需结合 CT 及 MRI 增强扫描进行分析以防止误诊为鼓室来源病变 面神经鼓室段外生性神经鞘瘤除面神经旁的实性强化肿瘤外,邻近面神经可见明显增粗,CT 多

可显示面神经管增粗。而中耳炎或胆脂瘤虽可造成面神经增粗,但通常程度较轻,不伴面神经管增宽。且胆脂瘤无实性强化区,易与面神经鞘瘤等实性强化肿块鉴别。

【疾病鉴别】

表现为面神经增粗的相关疾病需要联合影像学特征及临床信息进行诊断和鉴别诊断,鉴别诊断流程图见图 4-9-7,鉴别诊断要点见表 4-9-1。

1. 基于临床信息及影像特征的面神经增粗的鉴别诊断流程图见图 4-9-7。

2. 面神经增粗病变的主要鉴别诊断要点见表 4-9-1。

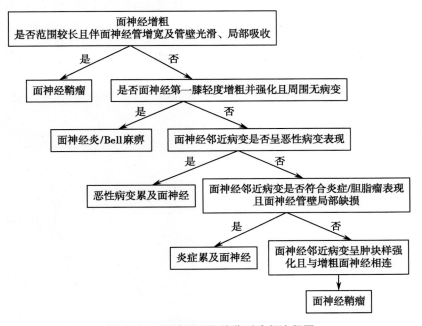

图 4-9-7　面神经增粗的鉴别诊断流程图

表 4-9-1　面神经增粗病变的主要鉴别诊断要点

疾病	病变主要部位	面神经增粗程度	主要伴随征象
Bell 麻痹	膝状神经节	轻度	无
中耳炎/胆脂瘤累及面神经	鼓室段	轻度	鼓室炎症/胆脂瘤邻近面神经管局部骨质缺损
外伤后面神经水肿	骨折线累及区	轻度	骨折线累及面神经管
面神经鞘瘤	不定	中重度,可伴外生偏心肿块	面神经管增宽,骨壁变薄、断续
恶性肿瘤累及面神经	肿瘤邻近区域	轻中度	邻近侵袭性肿块,面神经管可伴骨质破坏

（张征宇）

参 考 文 献

1. Jeon TY,Kim HJ,Chung SK,et al. Sinonasal inverted papilloma:value of convoluted cerebriform pattern on MR imaging [J]. AJNR Am J Neuroradiol,2008;29(8):1556-1560.

2. Ojiri H,Ujita M,Tada S,et al. Potentially distinctive features of sinonasal inverted papilloma on MR imaging[J]. AJR Am J Roentgenol,2004,175(2):465-468.

3. Wang XY,Zhang ZY,Chen XL,et al. Value of magnetic resonance imaging including dynamic contrast-enhanced magnetic resonance imaging in differentiation between inverted papilloma and malignant tumors in the nasal cavity[J]. Chin Med J (Engl),2014,127(9):1696-1701.

4. Fang G,Lou H,Yu W,et al. Prediction of the originating site of sinonasal inverted papilloma by preoperative magnetic resonance imaging and computed tomography[J]. Int Forum Allergy Rhinol,2016,6(12):1221-1228.

第十节 前庭及耳蜗周围骨质密度减低

【定义】

前庭及耳蜗周围骨质密度减低(decreased bone density around the cochlea and vestibule)是指前庭及耳蜗周围的耳囊骨质由于各种原因导致去矿物化或骨质吸收,表现在颞骨 HRCT 图像上,骨质密度减低。骨质密度减低可局限在前庭周围、耳蜗周围,也可前庭及耳蜗周围骨质均受累。

【病理基础】

前庭及耳蜗周围骨质密度减低是耳硬化症(海绵化期)的典型影像学表现,主要病理改变为耳囊致密骨血管增生、破骨细胞增生明显,骨质吸收破坏而脱钙,被海绵状新生骨替代,骨小梁疏松紊乱,骨质密度减低。耳囊在组织学上可分为三层:与膜迷路直接相邻的骨内膜层、中间的内生软骨层及骨外膜层,耳硬化症病变主要累及中间内生软骨层。

【征象描述】

1. CT 检查表现 该征象主要依靠颞骨 HRCT 诊断,增强 CT 对该征象的诊断无价值。前庭周围骨质密度减低主要发生在前庭窗前区(镫骨底板、匙突、鼓岬之间的三角形区域),为耳硬化症最先受累部位,表现为前庭窗前方低密度透亮区,通常为卵圆形(图 4-10-1),并可沿前庭窗边缘向后蔓延至窝窗,活动性病变可蔓延至耳蜗周围骨质,表现为耳蜗周围弧形或环形的低密度透亮区,典型的表现为"双环征"(图 4-10-2)。应注意勿将窗前裂、耳蜗裂等结构

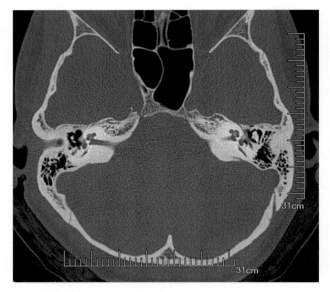

图 4-10-1 窗型耳硬化症 HRCT 表现
女性,36 岁,听力下降 3 个月,听力测试显示传导性听力损失,颞骨 HRCT 可见双侧前庭窗前区类圆形密度减低影。

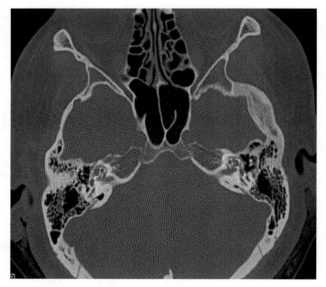

图 4-10-2 耳蜗型耳硬化症 HRCT 表现
女性,29 岁,双耳感音性聋,可见双侧耳蜗周围带状骨质密度减低影,呈"双环征"。

误判为病理性前庭及耳蜗周围骨质密度减低。窗前裂为前庭窗前方骨迷路包囊中的裂隙,内含结缔组织纤维束,是骨迷路发育、骨化过程遗留的缺陷,影像上表现为前庭窗前方骨迷路内小片状稍低密度影(图 4-10-3)。耳蜗裂为儿童耳蜗周围非骨性听囊间隙发育性的曲线状透亮影,常为双侧,呈"C"形、较细的边界清晰的透亮区,多位于耳蜗顶周和中周中顶部周围,随年龄增长逐渐不显著并消失,一般无临床症状,无须治疗(图 4-10-4)。

2. MRI 检查表现 MRI 对耳硬化症引起的耳蜗及前庭周围骨质的改变显示不佳,当耳蜗周围骨

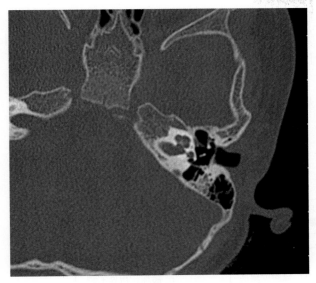

图 4-10-3 窗前裂 HRCT 表现
男性,1 岁,听力检查行颞骨 CT 检查,可见窗前裂呈小条形低密度影。

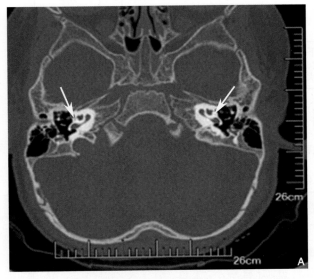

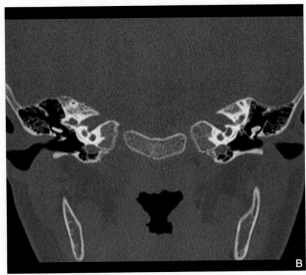

图 4-10-4 耳蜗裂 HRCT 表现
男性,2 岁,听力检查行颞骨 CT 检查,轴位图(A)可见耳蜗顶周边缘弧形低密度影,冠状位重建图像(B)可见弧形低密度影与耳蜗平行,为生理性结构耳蜗裂。

质受累时,在 T_1WI 图像上可见耳蜗周区域中等信号环,增强后呈轻度到中度强化,在 T_2WI 上可见信号增高。

【相关疾病】

前庭及耳蜗周围骨质密度减低是耳硬化症的典型影像学表现,典型的"双环征"还可见于颞骨成骨不全,单纯影像表现鉴别困难,需结合临床表现予以鉴别。另外,耳梅毒、Paget 病以及一些累及颞骨岩部的肿瘤及肿瘤样病变亦可引起耳蜗及前庭周围骨质密度减低,但病变累及范围及特点较易与耳硬化症相鉴别。

【分析思路】

结合患者的临床征象及前庭、耳蜗周围骨质密度减低的征象,不难作出耳硬化症的诊断,主要分析思路及读片要点如下:

1. 主要发生于中青年,20~50 岁多见,女性:男性≈2:1,主要表现为双侧渐进性传导性听力损失,耳蜗周围受累时,可合并感音性听力损失。典型的临床表现包括进行性传导性听力下降至约 50~60dB,镫骨肌反射缺失,鼓膜正常,无中耳炎症的证据。

2. 依据受累部位,可分为窗型和耳蜗型,以单独窗型多见,约占 85%。一般认为,耳硬化症病变从窗前裂开始,向后蔓延到窝窗,持续活动性病变蔓延至耳蜗周围时表现为窗型和耳蜗型都存在。活动性耳硬化症在卵圆窗龛修复镫骨底板使镫骨底板增厚僵硬,是传导性听力丧失的病理生理学基础。

3. 儿童颞骨 HRCT 有时会显示正常的窗前裂及耳蜗裂,前者为前庭窗前方骨迷路内小片状稍低密度影,后者为耳蜗顶周和中周中顶部周围边界清晰的"C"形透亮区。耳硬化症少见于儿童。

4. "耳海绵状化"为活动性耳硬化症的进程,典型表现为前庭窗前方透亮区和/或耳蜗周围"双环征",进展期可以累及骨迷路的任何部位,包括内耳道外侧壁,慢性愈合期,不规则新生骨的堆积可能阻塞椭圆窗和/或圆窗。放射科医生除了要评估硬化斑块的大小和位置以及椭圆窗的狭窄情况,还必须评估圆窗、面神经管、颈静脉球部、中耳腔、听骨链和内耳的状态。圆窗闭塞可能会降低镫骨切除术的疗效并加大人工耳蜗植入的难度,当狭窄的卵圆窗龛高度在冠状位 CT 重建图像上<1.4mm 时,人工镫骨置入会非常艰难,因此,这些观察都必须在影像报告中体现。

【疾病鉴别】

前庭周围密度减低 CT 表现通常比较轻微,需要仔细观察,在排除外伤、肿瘤及中耳炎等其他可能导致传导性听力损失的情况下,对于中青年患者(尤其女性),仅表现为窗前裂区骨质密度减低时,可诊断为耳硬化症。相比较而言,耳蜗周围骨质密度减低敏感度更高,但同时可见于如结缔组织病、肿瘤或炎性病变等其他多种疾病,需联合其他影像学特征及临床信息进行诊断和鉴别诊断。

1. 基于临床信息及影像特征的前庭及耳蜗周围骨质密度减低的鉴别诊断流程图见图 4-10-5。

2. 表现为"耳蜗周围骨质密度减低"的常见疾病的主要鉴别诊断要点见表 4-10-1。

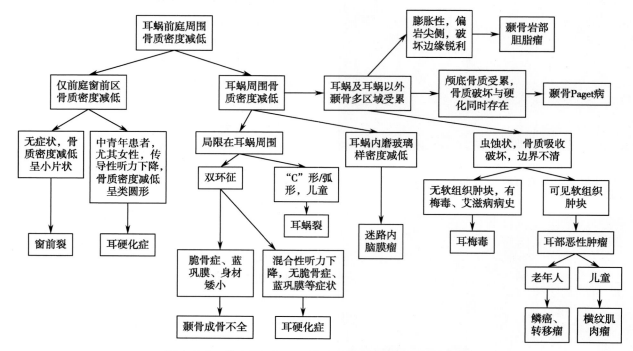

图 4-10-5　前庭及耳蜗周围骨质密度减低的鉴别诊断流程图

表 4-10-1　表现为"耳蜗周围骨质密度减低"的常见疾病的主要鉴别诊断要点

疾病	骨质密度减低的影像特征	临床特点	主要伴随征象
耳硬化症	起始于窗前裂区,前庭窗区卵圆形低密度影;耳蜗周围弧形低密度影,呈"双环征"	20～50 岁多发,女性多于男性,典型表现为传导性听力下降	前庭窗狭窄,镫骨底板增厚
颞骨成骨不全	早期:耳蜗周围带状低密度区;晚期:面神经管、前庭、半规管骨的低密度区	多发骨折、身材矮小、蓝色巩膜	骨量减少和畸形,关节松弛
耳梅毒	内耳、中耳乳突区及听小骨均可受累,呈虫蚀状浸润性骨吸收	患者有梅毒、艾滋病等病史,听力下降合并眩晕,可有面神经麻痹、脑膜受累征象	增强 MRI 可显示迷路炎、脑膜炎、面神经及前庭蜗神经增粗强化,CT 前庭窗不受累
颞骨 Paget 病	累及颞骨所有部位,呈混杂密度并骨质弥漫性增厚,继发外耳道迂曲并狭窄,中耳腔狭窄,内听道狭窄,听囊骨质密度不均匀减低	进行性听力下降至失聪,发病年龄一般大于 40 岁	颅盖骨及颅底骨质弥漫性不均匀增厚
先天性岩尖胆脂瘤累及耳囊骨质	岩尖膨胀性骨质密度减低,累及耳蜗周围骨质,靠近岩尖侧骨质受累,骨质破坏边界清晰	40 岁左右成年人伴单侧感音神经性耳聋	DWI 呈明显高信号
迷路内脑膜瘤	骨迷路内限局性磨玻璃样骨性密度影取代正常耳囊致密骨质	患侧耳鸣和感音神经性听力损失,临床罕见,无固定发病年龄	MRI 增强可见病灶区强化肿块影
鳞癌、横纹肌肉瘤等恶性肿瘤	恶性溶骨性骨质破坏征象,虫蚀状骨质密度减低,边界不清,可见软组织肿块,骨质破坏范围随肿瘤侵及范围有所不同	根据肿瘤侵及范围可出现听力下降、头痛等征象	可见确切软组织肿块

(刘建华)

参 考 文 献

1. Mangia L,Coelho L,Carvalho B,et al. Imaging studies in oto-sclerosis:an up-to-date comprehensive review［J］. Int Arch Otorhinolaryngol,2021,25(2):e318-e327.

2. Veillon F,Stierle JL,Dussaix J. Otosclerosis imaging:matching clinical and imaging data［J］. J Radiol,2006,87（11）:1756-1764.

3. Aho TR,Daspit CP,Dean BL,et al. Intralabyrinthine meningioma［J］. AJNR Am J Neuroradiol,2003,24(8):1642-1645.

4. Ogungbemi A,Dudau C,Morley S,et al. Computed tomography features of luetic osteitis(otosyphilis)of the temporal bone［J］. J Laryngol Otol,2014,128(2):185-188.

第十一节 内耳形态异常

【定义】

内耳形态异常(inner ear morphologic abnormality)是指可以通过影像学观察到的骨迷路畸形,可分为先天性内耳形态异常和获得性内耳形态异常。先天性内耳形态异常是指在胚胎发育不同阶段受遗传、基因突变或其他因素的影响,出现内耳发育停滞或变异导致的骨迷路畸形。结合 2017 版 Sennaroğlu 提出的内耳畸形的分类方法,将先天性内耳形态异常分为迷路未发育、初始听泡、耳蜗未发育、共同腔畸形、耳蜗发育不全、耳蜗不完全分隔、大前庭水管、前庭半规管畸形。获得性内耳形态异常因迷路炎症、肿瘤、外伤及手术等所致,包括骨化性迷路炎、局限性迷路炎、半规管阻塞术后等,除内耳形态异常外,还伴内耳信号异常。CT 密度分辨力高,是诊断内耳形态异常的主要依据。MRI 软组织分辨力高,内耳水成像能够重建内耳的三维图像,立体显示内耳形态。

【病理基础】

内耳起源于原始外胚层,其发育遵循特定的规律,在胚胎发育的不同阶段受到影响,可出现不同类型的内耳发育畸形。胚胎发育第 3 周,外胚层内膜形成的听板停止发育,耳蜗和前庭均未发育,形成迷路未发育。第 4 周,听板向中胚层内陷形成听泡,这时发育停止导致耳蜗和前庭形成一个共同腔体,即为共同腔畸形。胚胎发育在第 3~4 周停滞时形成不伴内听道的初级听泡。第 5 周,听泡下部停止发育形成耳蜗未发育,同时听泡上部发育不良出现半规管及前庭畸形。第 6 周开始,耳蜗自听泡下部向

外延伸并旋转,约在第 8 周时完成 1.5 转,在第 10 周时完成 2.5 转,此期停止分化则导致耳蜗体积较小且转数少,为耳蜗发育不全,其中耳蜗发育不全Ⅳ型可能与胚胎发育第 10~20 周受到损害有关。第 7~8 周,耳蜗形成底转,但中、顶转融合,耳蜗转数少,此时发育停滞形成 Mondini 畸形。当耳蜗形成后,前庭及半规管仍在发育,此时期发育停滞则形成前庭-半规管畸形。在胚胎发育的第 5~8 周,前庭水管发育受阻导致前庭水管异常扩大,即大前庭水管。

【征象描述】

1. 迷路未发育

(1) CT 表现:内耳结构完全缺如,岩骨发育不良,耳囊未发育或发育不良,鼓岬缺如或扁平,伴面神经管走行异常(图 4-11-1)。

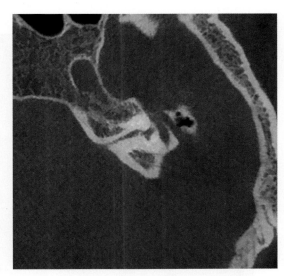

图 4-11-1 迷路未发育锥形束 CT 表现
横断面锥形束 CT 图像显示左侧迷路未发育伴耳囊发育不良。

(2) MRI 表现:内耳结构完全缺如,前庭神经和蜗神经缺如。

2. 初始听泡

(1) CT 表现:内耳表现为数毫米的圆形或椭圆形囊泡,无内听道,可存在部分半规管结构(图 4-11-2A)。

(2) MRI 表现:形态同 CT 表现(图 4-11-2B)。

3. 耳蜗未发育

(1) CT 表现:耳蜗缺如,蜗神经管缺如,鼓岬发育不良、扁平,前庭和半规管常合并畸形,可扩大或发育不良,面神经迷路段可前移至正常耳蜗位置,面神经前膝部呈钝角(图 4-11-3A)。

(2) MRI 表现:耳蜗缺如,蜗神经缺如(图 4-11-3B)。

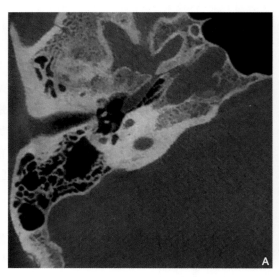
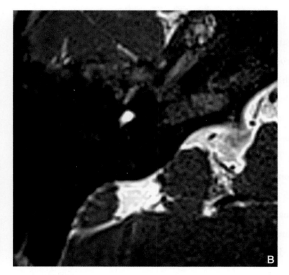

图 4-11-2 初始听泡 MRI 表现
男,32 岁,右侧初始听泡,横断面 T_2WI 图像显示内耳呈椭圆形囊泡,内听道缺如。

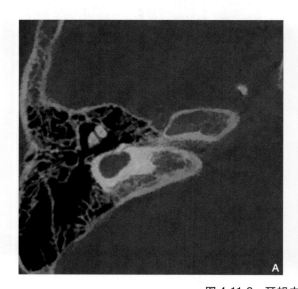
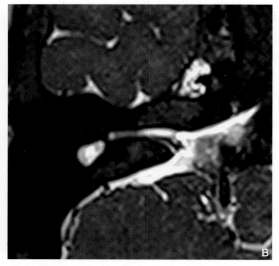

图 4-11-3 耳蜗未发育影像学表现
男,3 岁,右侧耳蜗未发育,横断面锥形束 CT 图像(A)、横断面 T_2WI 图像(B)显示右侧耳蜗缺如,前庭扩大,前庭与水平半规管融合呈囊状。

4. 共同腔畸形

(1) CT 表现:耳蜗与前庭融合成圆形或椭圆形的腔,两者分界不清,内听道常在中央进入腔内,可伴部分发育的半规管(图 4-11-4A)。

(2) MRI 表现:形态同 CT 表现(图 4-11-4B)。

5. 耳蜗发育不全 Ⅰ 型

(1) CT 表现:耳蜗呈芽状,体积小,内部结构严重畸形,没有蜗轴和骨螺旋板,可伴前庭扩大(图 4-11-5A)。

(2) MRI 表现:形态同 CT 表现(图 4-11-5B)。

6. 耳蜗发育不全 Ⅱ 型

(1) CT 表现:耳蜗体积小,没有蜗轴和骨螺旋板,但外形正常(图 4-11-6A),伴前庭水管扩大及轻度的前庭扩大。

(2) MRI 表现:形态同 CT 表现(图 4-11-6B)。

7. 耳蜗发育不全 Ⅲ 型

(1) CT 表现:耳蜗体积小、蜗轴短、转数少(少于两转),其内部、外部的结构类似正常耳蜗,常伴前庭、半规管发育不全(图 4-11-7A)。

(2) MRI 表现:形态同 CT 表现(图 4-11-7B)。

8. 耳蜗发育不全 Ⅳ 型

(1) CT 表现:耳蜗底转接近正常,中顶转发育不良,体积小、转数少,且位置更靠前内侧,形如“烟斗”(图 4-11-8)。面神经迷路段通常位于耳蜗前缘。

(2) MRI 表现:形态同 CT 表现。

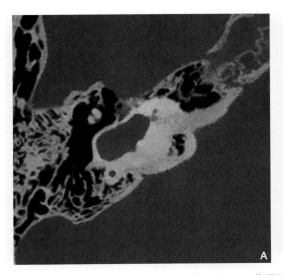
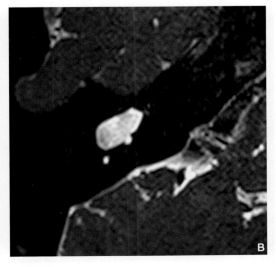

图 4-11-4 共同腔畸形影像学表现
男,3岁,右侧共同腔畸形,横断面锥形束 CT 图像(A)、横断面 T_2WI 图像(B)显示右侧耳蜗、前庭及水平半规管融合呈囊状,同时见后半规管发育。

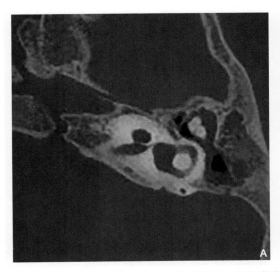
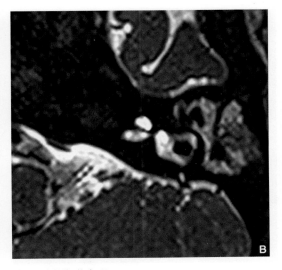

图 4-11-5 耳蜗发育不全 I 型影像学表现
女,6岁,左侧耳蜗发育不全 I 型,横断面锥形束 CT 图像(A)、横断面 T_2WI 图像(B)显示左侧耳蜗呈芽状,内部结构缺如。

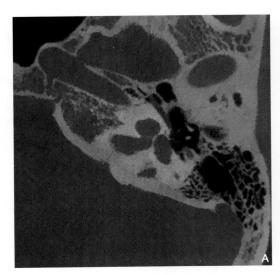
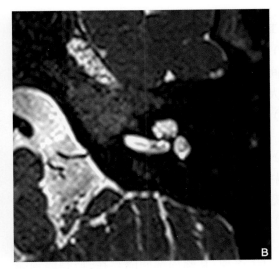

图 4-11-6 耳蜗发育不全 II 型影像学表现
男,3岁,左侧耳蜗发育不全 II 型,横断面锥形束 CT 图像(A)、横断面 T_2WI 图像(B)显示左侧耳蜗呈囊状,内部结构缺如,外形正常。

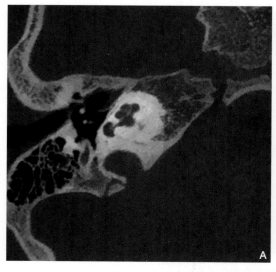
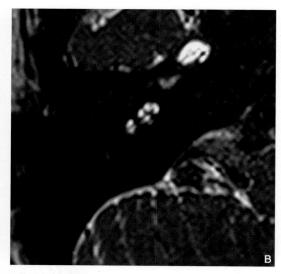

图 4-11-7 耳蜗发育不全Ⅲ型影像学表现
横断面锥形束 CT 图像(A)、横断面 T$_2$WI 图像(B)显示右侧耳蜗体积小、蜗轴短、转数少。

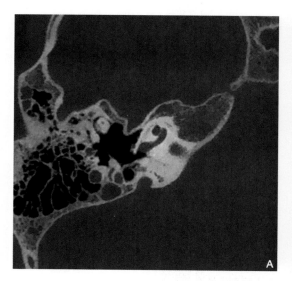
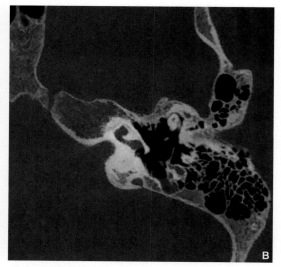

图 4-11-8 耳蜗发育不全Ⅳ型锥形束 CT 表现
女,4 岁,双侧耳蜗发育不全Ⅳ型,右侧颞骨横断面锥形束 CT 图像(A)、左侧颞骨横断面锥形束 CT 图像
(B)分别显示双侧耳蜗底转接近正常,中顶转体积小,位于底转前内侧,耳蜗形如"烟斗"。

9. 耳蜗不完全分隔Ⅰ型

(1)CT 表现:耳蜗大小正常,呈囊性外观,蜗轴及内部间隔完全缺失(图 4-11-9A),常伴前庭扩大,很少伴大前庭水管。

(2)MRI 表现:形态同 CT 表现(图 4-11-9B)。

10. 耳蜗不完全分隔Ⅱ型

(1)CT 表现:耳蜗底转的蜗轴和内部间隔存在,耳蜗中顶转融合(图 4-11-10A),伴前庭轻度扩大和大前庭水管。

(2)MRI 表现:形态同 CT 表现(图 4-11-10B)。

11. 耳蜗不完全分隔Ⅲ型

(1)CT 表现:耳蜗内部间隔存在,但是蜗轴完全缺如,外形似"糖葫芦",直接与内听道相通,内听道呈球样扩张(图 4-11-11A)。

(2)MRI 表现:形态同 CT 表现(图 4-11-11B)。

12. 大前庭水管

(1)CT 表现:前庭水管中段管径>1.5mm 或前庭水管外口直径≥2.0mm,形态各异(图 4-11-12A)。

(2)MRI 表现:T$_2$WI 上显示扩大的内淋巴管及内淋巴囊呈高信号(图 4-11-12B)。

13. 前庭半规管畸形

(1)CT 表现:前庭缺失、发育不全、扩大;半规管缺失、发育不全、扩大;前庭与半规管可融合呈囊状(图 4-11-13)。

(2)MRI 表现:形态同 CT 表现。

14. 局限性迷路炎

(1)CT 表现:骨迷路局部骨质破坏(图 4-11-14),致内耳形态异常。主要原因为中耳胆脂瘤,其

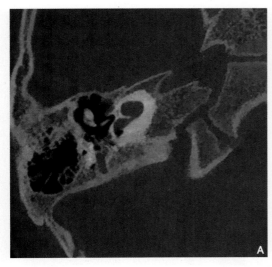
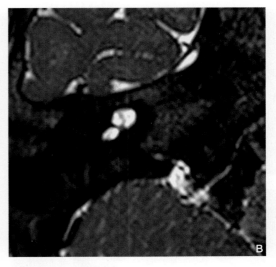

图 4-11-9　耳蜗不完全分隔Ⅰ型影像学表现
女,7 岁,右侧耳蜗不完全分隔Ⅰ型,横断面锥形束 CT 图像(A)、横断面 T₂WI 图像(B)显示在右侧耳蜗大小正常,呈囊性外观,其内结构未见显示。

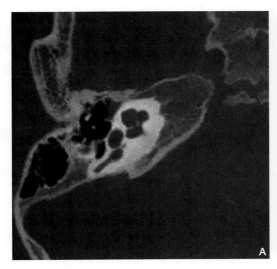
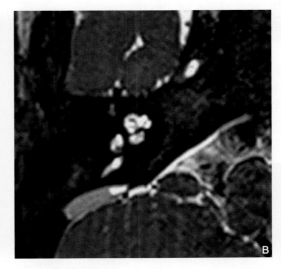

图 4-11-10　耳蜗不完全分隔Ⅱ型影像学表现
女,32 岁,右侧耳蜗不完全分隔Ⅱ型,横断面锥形束 CT 图像(A)、横断面 T₂WI 图像(B)显示在右侧耳蜗中顶转融合呈囊状,横断面 T₂WI 图像(B)另见扩大的内淋巴囊。

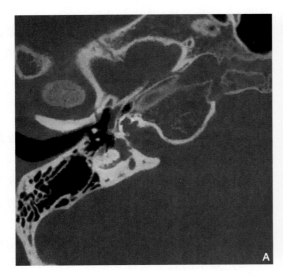
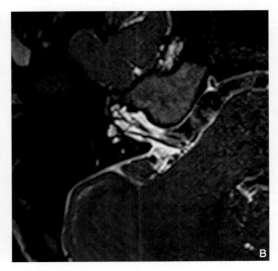

图 4-11-11　耳蜗不完全分隔Ⅲ型影像学表现
女,7 岁,右侧耳蜗不完全分隔Ⅲ型,横断面锥形束 CT 图像(A)、横断面 T₂WI 图像(B)显示左侧耳蜗内部间隔存在,蜗轴缺如,外形似"糖葫芦",直接与内听道相通。

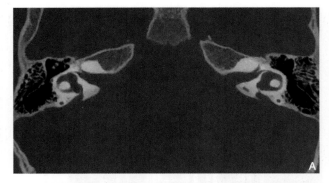

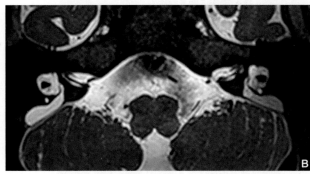

图 4-11-12　大前庭水管影像学表现
女，8岁，双侧大前庭水管，横断面锥形束 CT 图像（A）显示双侧前庭水管扩大，呈"喇叭口"样改变，横断面 T_2WI 图像（B）显示双侧扩大的内淋巴管及内淋巴囊呈高信号。

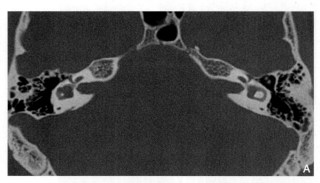

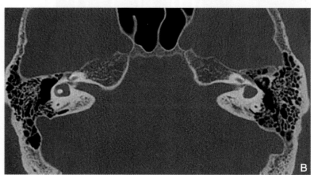

图 4-11-13　前庭半规管畸形 CT 表现
横断面 CT 平扫骨窗图像（A）显示右侧前庭扩大，外半规管短小，其内骨岛体积小，左侧前庭、外半规管形态正常。另一患者横断面 CT 平扫骨窗图像（B）显示左侧前庭与外半规管融合呈囊状，右侧前庭、外半规管形态正常。

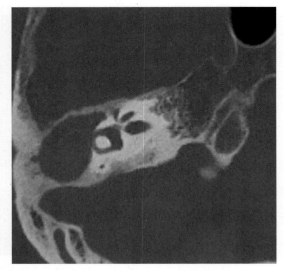

图 4-11-14　局限性迷路炎锥形束 CT 表现
横断面锥形束 CT 图像显示右侧中耳腔见软组织密度，外半规管局部骨质缺如。经病理证实中耳病变为胆脂瘤。

次为慢性化脓性中耳炎，偶见于乳突手术或外伤后。

（2）MRI 表现：骨迷路局部骨质破坏，相应区域呈长 T_1 长 T_2 信号，增强扫描明显强化。

15. 骨化性迷路炎

（1）CT 表现：内耳局部或全部呈高密度（图 4-11-15）。

（2）MRI 表现：各序列表现为内耳局部或全部呈低信号。

【相关疾病】

内耳形态异常包括先天性内耳形态异常和获得性内耳形态异常。先天性内耳形态异常属于先天骨迷路发育畸形，主要包括迷路未发育、初始听泡、耳蜗未发育、共同腔畸形、耳蜗发育不全、耳蜗不完全分隔、大前庭水管、前庭半规管畸形。获得性内耳形态异常是指由迷路炎症、外伤、手术、肿瘤等导致的形态异常，主要有骨化性迷路炎、局限性迷路炎及半规管阻塞术后等。

【分析思路】

1. 首先判断内耳结构是否存在

2. 当内耳结构未显示时，观察鼓岬是否缺如或扁平

（1）如果鼓岬缺如或扁平，提示迷路未发育或耳蜗未发育。再观察前庭半规管是否发育对二者进行鉴别。

1）如果前庭半规管发育，诊断耳蜗未发育。

2）如果前庭半规管未发育，即内耳结构完全缺如，诊断迷路未发育。

（2）如果鼓岬形态正常，提示骨化性迷路炎。

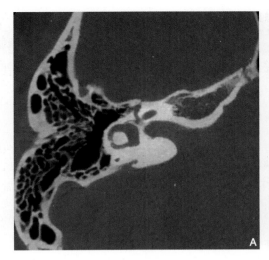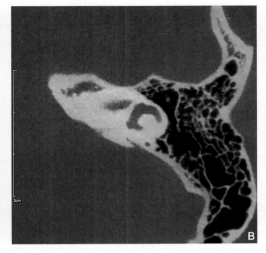

图 4-11-15 骨化性迷路炎锥形束 CT 表现

横断面锥形束 CT 图像（A）显示右侧外半规管局部密度增高。另一患者横断面锥形束 CT 图像
（B）显示左侧外半规管局部密度增高,迷路内腔消失。

3. 当内耳结构显示时,观察内听道是否存在

（1）如内听道缺如,内耳呈数毫米的圆形或椭圆形囊泡,诊断为初级听泡。

（2）如内听道存在,再观察耳蜗与前庭是否融合。

1）如果二者融合,诊断为共同腔畸形。

2）如果二者未融合,观察耳蜗体积是否正常。①当耳蜗体积小时,考虑耳蜗发育不全。根据耳蜗的不同形状及内部结构,将 4 型耳蜗发育不全进行相互鉴别。耳蜗似从内听道伸出的类圆形芽状结构,考虑耳蜗发育不全Ⅰ型;耳蜗体积小,呈囊状,耳蜗内结构缺如,提示耳蜗发育不全Ⅱ型;耳蜗体积小,蜗轴短,转数少时,考虑耳蜗发育不全Ⅲ型;耳蜗底转相对正常,中顶转体积小,位置异常,提示为耳蜗发育不全Ⅳ型。②当耳蜗体积正常时,需考虑耳蜗不完全分隔,根据耳蜗的外形及内部结构情况,将Ⅲ型耳蜗不完全分隔进行相互鉴别。耳蜗大小正常,呈囊性外观,蜗轴及内部间隔完全缺失,提示耳蜗不完全分隔Ⅰ型。耳蜗底转的蜗轴和内部间隔存在,耳蜗中顶转融合,提示耳蜗不完全分隔Ⅱ型。耳蜗外形似"糖葫芦",内部间隔存在,蜗轴完全缺如,

直接与内听道相通,提示耳蜗不完全分隔Ⅲ型。

4. 观察前庭与半规管的形态及前庭水管是否扩大 前庭与半规管畸形、前庭水管扩大可分别单独存在,也可与其他内耳畸形合并存在,如初级听泡、耳蜗未发育、共同腔畸形、耳蜗发育不全、耳蜗不完全分隔。耳蜗不完全分隔Ⅱ型合并前庭水管扩大、前庭略扩大,又称为 Mondini 畸形,为最常见的内耳畸形。

5. 判断先天性内耳形态异常是否合并其他畸形和综合征 判断是否合并内听道狭窄、内听道扩大、中耳畸形、外耳畸形及面、听神经发育不良、CHARGE 综合征、鳃裂-耳-肾综合征、Waardenburg 综合征、唐氏综合征、Pendred 综合征等。

【疾病鉴别】

不同的先天性内耳形态异常在影像学、听力学、手术方式、电极选择、手术效果的预测存在明显差异,因此需要对不同类型的内耳畸形进行精准分类,以实现个体化治疗。

1. 基于影像特征的内耳形态异常的鉴别诊断流程图见图 4-11-16。

2. 不同类型先天性内耳形态异常的主要鉴别诊断要点见表 4-11-1。

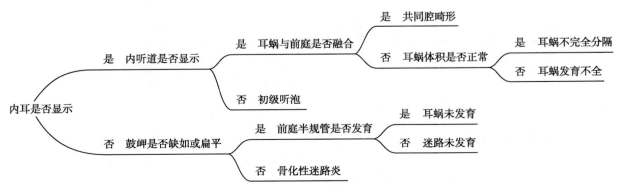

图 4-11-16 内耳形态异常的鉴别诊断流程图

表 4-11-1　先天性内耳形态异常的主要鉴别诊断要点

疾病	典型影像特征	鉴别要点	主要伴随征象
迷路未发育	内耳完全缺如	内耳完全缺如	鼓岬缺如或扁平,面神经管走行异常
初始听泡	内耳呈数毫米的圆形、椭圆形囊泡	内耳呈数毫米的圆形、椭圆形囊泡	内听道缺如
耳蜗未发育	耳蜗缺如	耳蜗缺如	鼓岬发育不良、扁平,面神经管走行异常
共同腔畸形	耳蜗与前庭融合	耳蜗与前庭融合	部分发育的半规管
耳蜗发育不全Ⅰ型	耳蜗体积小,呈芽状	耳蜗体积小,呈芽状	前庭扩大
耳蜗发育不全Ⅱ型	耳蜗体积小,没有蜗轴及骨螺旋板,但外形正常	耳蜗体积小,没有蜗轴及骨螺旋板,但外形正常	前庭水管扩大、轻度前庭扩大
耳蜗发育不全Ⅲ型	耳蜗体积小、蜗轴短、转数少;结构类似正常耳蜗	耳蜗体积小、蜗轴短、转数少;结构类似正常耳蜗	前庭、半规管发育不全
耳蜗发育不全Ⅳ型	耳蜗底转接近正常,中顶转体积小、转数少	耳蜗底转接近正常,中顶转体积小、转数少	面神经走行异常
耳蜗分隔不全Ⅰ型	耳蜗大小正常,呈囊性外观,蜗轴及内部间隔完全缺失	耳蜗大小正常,呈囊性外观,蜗轴及内部间隔完全缺失	前庭扩大
耳蜗分隔不全Ⅱ型	耳蜗底转的蜗轴和内部间隔存在,中顶转融合	耳蜗底转的蜗轴和内部间隔存在,中顶转融合	前庭轻度扩大和大前庭水管
耳蜗分隔不全Ⅲ型	耳蜗内部间隔存在,蜗轴缺如,外形似"糖葫芦"	耳蜗内部间隔存在,蜗轴缺如,外形似"糖葫芦"	内听道球样扩张
大前庭水管	前庭水管扩大	前庭水管扩大	可伴内耳畸形

（胡　娜）

参 考 文 献

1. Sennaroğlu L, Bajin MD. Classification and Current Management of Inner Ear Malformations[J]. Balkan Med J, 2017, 34 (5): 397-411.

2. Dhanasingh A, Erpenbeck D, Assadi MZ, et al. A novel method of identifying inner ear malformation types by pattern recognition in the mid modiolar section[J]. Sci Rep, 2021, 11 (1): 20868.

3. Deep NL, Carlson ML, Hoxworth JM, et al. Classifying the large vestibular aqueduct: morphometry to audiometry[J]. Otol Neurotol, 2023, 44 (1): 47-53.

4. Feraco P, Piccinini S, Gagliardo C. Imaging of inner ear malformations: a primer for radiologists[J]. Radiol Med, 2021, 126 (10): 1282-1295.

5. 洪汝建, 耿悦, 沙炎. 内耳畸形的影像学诊断[J]. 中华放射学杂志, 2022, 56 (3): 341-344.

6. 中华医学会放射学分会头颈学组. 耳部 3 T MRI 规范及常见病变诊断专家共识[J]. 中华解剖与临床杂志, 2020, 25 (6): 590-600.

7. 吴少华, 马秀岚. 前庭水管扩大患者的影像学特征及其与听力损失的相关性[J]. 中华耳鼻咽喉头颈外科杂志, 2019, 54 (10): 734-740.

8. 陆思萌, 魏兴梅, 李永新. 内耳畸形分类的发展[J]. 中华耳鼻咽喉头颈外科杂志, 2021, 56 (7): 789-796.

第十二节　内耳信号异常

【定义】

内耳信号异常（inner ear signal abnormality）是指各种原因导致内耳失去正常信号,影像学表现形式多样。正常内耳在影像学上主要显示淋巴液的信号,淋巴液与脑脊液的信号相似,T_1WI 呈低信号,

T_2WI 呈高信号,水成像呈高亮信号,3D-FLAIR 呈均匀低信号,增强扫描不强化。引起内耳信号异常的原因有炎症、肿瘤、外伤、手术及邻近结构病变累及内耳等。

【病理基础】

迷路炎是指由细菌、病毒、真菌等病原体或其产生的毒素感染内耳引起的炎症。根据影像学表现可以分为急性期、纤维化期及骨化期,其中骨化期即骨化性迷路炎。急性期和纤维化期的病理为淋巴液的变化及纤维组织增生、肉芽组织形成,CT 不能显示,MRI 可见异常信号及强化。骨化期的病理为迷路内新骨形成,MRI 各序列表现为低信号。

迷路内神经鞘瘤起源于迷路内前庭蜗神经鞘膜远端分支的施万细胞,主要由富于细胞的 Antoni A 区和结构疏松的 Antoni B 区组成,通常以 Antoni A 区为主,因此 MRI 表现为信号均匀的局灶性病变,增强扫描呈均匀强化。

内耳出血是由于红细胞破裂进入内耳微循环,血红蛋白氧化后形成的正铁血红蛋白沉积于迷路中。T_1WI、3D-FLAIR 均表现为高信号。

内耳蛋白沉积是指由于内耳毛细血管渗透性增加,淋巴液中蛋白含量增加。3D-FLAIR 呈略高信号。

耳硬化症的病理改变为耳囊正常骨被富含血管和细胞的海绵状骨代替。耳硬化症可分为海绵化期和硬化期。海绵化期即活动期,病理改变为骨质的分解与吸收,血管增多,形成海绵状新骨,MRI 可见异常信号及强化。硬化期血管间隙减少,骨质沉着,形成致密、硬化的新骨,与周围骨质密度类似,MRI 各序列表现为低信号。病变累及骨迷路骨内膜层时,可导致螺旋韧带的透明样变和血管纹的萎缩,炎

性细胞释放、电解质紊乱导致迷路内淋巴液改变,因此 3D-FLAIR 可呈高信号,可合并内淋巴积水。

耳梅毒是梅毒的少见类型,可发生在梅毒感染的任何时期,通过不同的路径影响耳蜗、前庭、前庭蜗神经等结构。其典型的病理表现为浆细胞浸润的闭塞性动脉内膜炎,并导致耳囊受累,出现梅毒性骨炎、梅毒性迷路炎-脑膜炎、内淋巴积水等。

迷路内脂肪瘤是一种罕见的先天性疾病,其形成可能与妊娠第 4～5 周耳囊发育过程中合并原始脑膜有关,由成熟的脂肪细胞组成,因此 MRI 表现为脂肪信号。

【征象描述】

1. **迷路炎 MRI 表现**

(1) 急性期:T_1WI 和 T_2WI 可为正常信号,增强扫描明显强化(图 4-12-1)。合并出血时 T_1WI 呈高信号。

(2) 纤维化期:T_1WI 呈低或等信号,T_2WI 信号减低,增强扫描病变中等或轻度强化。合并出血时 T_1WI 呈高信号。

(3) 骨化期(骨化性迷路炎):各序列表现为内耳局部或全部为低信号,增强扫描无强化(图 4-12-2)。

2. **迷路内神经鞘瘤 MRI 表现** T_1WI 呈略高或等信号,T_2WI 示迷路内边界清晰的局灶性充盈缺损,增强扫描呈均匀强化(图 4-12-3)。

3. **内耳出血 MRI 表现** T_1WI 呈高信号,T_2WI 呈高信号或略低信号,3D-FLAIR 呈高信号(图 4-12-4)。增强扫描一般不强化,合并血迷路屏障破坏时,可见强化。

4. **内耳蛋白沉积 MRI 表现** T_1WI 呈低或略高信号,T_2WI 呈高信号,3D-FLAIR 呈略高信号,增强扫描无强化。

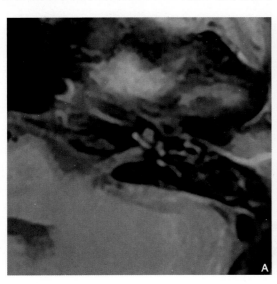

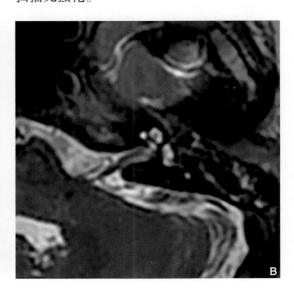

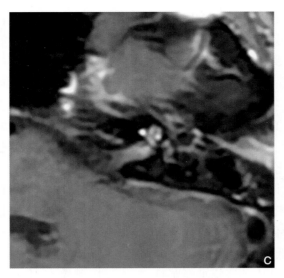

图 4-12-1 急性期迷路炎 MRI 表现

女,24 岁,左侧急性期迷路炎。横断面脂肪抑制 T_1WI 图像(A)显示左侧耳蜗呈低信号,横断面 T_2WI 图像(B)呈高信号,横断面增强后脂肪抑制 T_1WI 图像(C)显示左侧耳蜗呈明显强化,另见内听道内斑片状强化(炎性病变)。

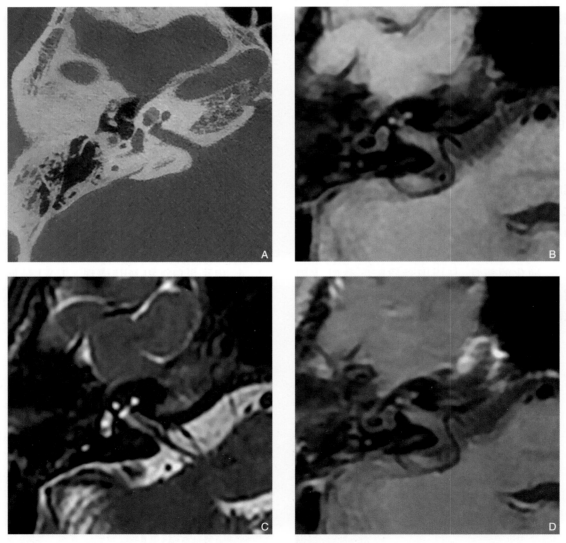

图 4-12-2 骨化性迷路炎影像学表现

女,24 岁,右侧骨化期迷路炎(与图 4-12-1 为同一患者)。横断面锥形束 CT 图像(A)显示右侧耳蜗局限性密度增高,横断面脂肪抑制 T_1WI(B)、横断面 T_2WI 图像(C)呈低信号,横断面增强后脂肪抑制 T_1WI 图像(D)显示右侧耳蜗未见强化。

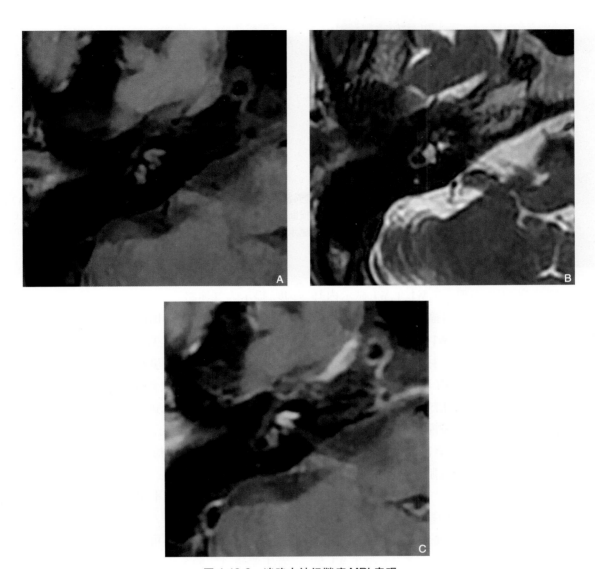

图 4-12-3 迷路内神经鞘瘤 MRI 表现

男,55 岁,右侧耳蜗迷路内神经鞘瘤。横断面脂肪抑制 T_1WI 图像(A)显示右侧耳蜗呈略高信号,横断面 T_2WI 图像(B)显示右侧耳蜗内充盈缺损,边界清晰,横断面增强后脂肪抑制 T_1WI 图像(C)显示病变呈明显强化。

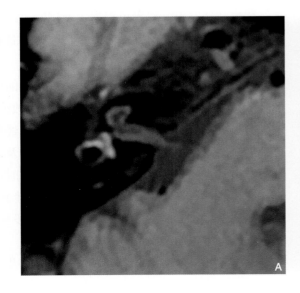
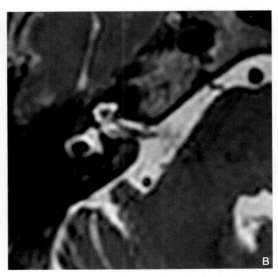

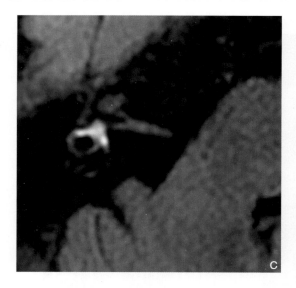

图 4-12-4　内耳出血 MRI 表现
男,58 岁,右侧内耳出血。横断面脂肪抑制 T_1WI 图像(A)、横断面 T_2WI 图像(B)、横断面脂肪抑制 3D-FLAIR 图像(C)显示右侧前庭及外半规管呈高信号。

5. **耳硬化症 MRI 表现**　T_1WI、T_2WI 显示内耳周围见环状略高信号,增强扫描轻到中度强化。内耳信号可见异常,表现为 T_1WI 等信号,T_2WI 高信号,3D-FLAIR 略高信号,增强扫描轻度强化。

6. **耳梅毒 MRI 表现**　内耳周围骨质改变在 T_1WI 呈中等信号,T_2WI 呈低信号或高信号,增强扫描可见强化。内耳信号异常表现为 T_1WI 呈等信号,T_2WI 呈高信号,3D-FLAIR 呈略高信号,增强扫描呈明显强化,并可见内听道内软脑膜强化,包括面神经、前庭蜗神经强化。

7. **气迷路 MRI 表现**　各序列表现为内耳局部或全部为低信号,增强扫描无强化。

8. **迷路内脂肪瘤 MRI 表现**　T_1WI 和 T_2WI 呈高信号,脂肪抑制序列呈低信号。

9. **半规管阻塞术后 MRI 表现**　半规管阻塞术后,半规管阻塞处见填塞物信号,一般 T_1WI、T_2WI 呈低信号,在手术后早期可能有明显强化,随着机化、钙盐沉积,强化减弱。

【相关疾病】

导致内耳信号异常常见病因包括骨化性迷路炎、内耳出血、内耳蛋白沉积、半规管阻塞术、气迷路等;不常见疾病包括非骨化性迷路炎、迷路内神经鞘瘤、耳硬化症等;罕见疾病包括迷路内脂肪瘤、耳梅毒。

【分析思路】

1. 首先判断内耳病变在 MRI 各序列是否均为低信号。

2. 内耳病变在 MRI 各序列均为低信号的鉴别诊断。观察 CT 骨窗相应区域是否呈高密度。如果是,提示为骨化性迷路炎。如果不是,且呈气体密度,提示为气迷路。

3. 内耳病变在 MRI 各序列不均为低信号的鉴别诊断。观察病变在 T_1WI 上是否呈高信号。

(1) 如果 T_1WI 呈高信号,考虑脂肪瘤和内耳出血,二者 3D-FLAIR 均呈高信号,主要根据脂肪抑制序列信号是否减低进行鉴别,信号减低者提示为脂肪瘤,未减低者提示为内耳出血。诊断为迷路内脂肪瘤时,注意观察桥小脑角、内听道是否伴发脂肪瘤。

(2) 如果 T_1WI 不呈高信号,再观察耳囊密度或信号是否异常。

1) 如果有异常,可考虑耳硬化症和耳梅毒。二者主要通过实验室检查和听力学检查进行鉴别。影像学方面,如见内听道内软脑膜强化,可为耳梅毒的诊断提供更多证据。

2) 如果没有异常,再观察病变是否强化。如果不强化,提示内耳蛋白沉积。如果强化,考虑迷路内神经鞘瘤和迷路炎。二者可根据 T_2WI 进行鉴别,迷路内神经鞘瘤在 T_2WI 表现为边界清晰的局灶性充盈缺损,而迷路炎 T_2WI 一般表现为高信号。

4. 迷路内神经鞘瘤除了病变本身所致的内耳信号异常外,病变周围的内耳信号也可发生改变,表现为蛋白沉积、血迷路屏障破坏。迷路内神经鞘瘤可局限在迷路内,也可向内侧扩展至内听道及桥小脑角,向外扩展到中耳及外耳道。肿瘤较大时需注意与面神经鞘瘤进行鉴别,二者均可累及迷路内、外,如见面神经迷路段尾征,即面神经迷路段强化,提示为面神经鞘瘤。

5. 迷路炎、迷路内神经鞘瘤、耳硬化症及耳梅毒等疾病可伴内淋巴积水,需在内耳钆造影图像上进行判断。

【疾病鉴别】

1. 基于影像特征的内耳信号异常的鉴别诊断

流程图见图 4-12-5。

2. 引起内耳信号异常的不同疾病的主要鉴别诊断要点见表 4-12-1。

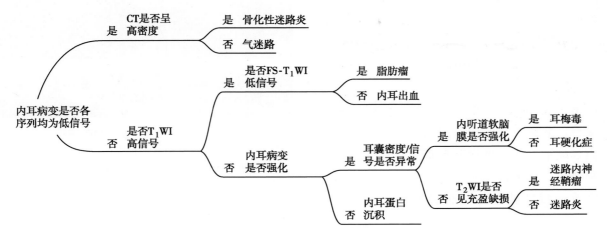

图 4-12-5　内耳信号异常的鉴别诊断流程图

表 4-12-1　内耳信号异常的主要鉴别诊断要点

疾病	典型影像特征	鉴别要点	主要伴随征象
急性期迷路炎	增强扫描明显强化,边界不清	边界不清	内听道强化
骨化性迷路炎	各序列表现为内耳局部或全部为低信号	各序列表现为内耳局部或全部为低信号	无
迷路内神经鞘瘤	T_2WI 示迷路内边界清晰的局灶性充盈缺损	T_2WI 示迷路内边界清晰的局灶性充盈缺损	肿瘤周围迷路信号异常
内耳出血	T_1WI、3D-FLAIR 呈高信号	T_1WI、3D-FLAIR 呈高信号	无
内耳蛋白沉积	T_1WI 呈低或略高信号,3D-FLAIR 呈略高信号	3D-FLAIR 呈略高信号	无
耳硬化症	内耳轻度强化	内耳轻度强化	耳囊信号异常
耳梅毒	内耳、内听道软脑膜强化	内耳、内听道软脑膜强化	耳囊信号异常
气迷路	各序列表现为内耳局部或全部为低信号	各序列表现为内耳局部或全部为低信号	无
迷路内脂肪瘤	T_1WI 呈高信号,脂肪抑制序列呈低信号	脂肪抑制序列信号减低	无

（巩若箴）

参 考 文 献

1. 中华医学会放射学分会头颈学组. 耳部 3T MRI 规范及常见病变诊断专家共识[J]. 中华解剖与临床杂志,2020,25(6):590-600.

2. Conte G,DiBerardino F,Zanetti D,et al. Early magnetic resonance imaging for patients with idiopathic sudden sensorineural hearing loss in an emergency setting[J]. Otol Neurotol,2019,40(9):1139-1147.

3. 张桐,韩维举. 耳蜗血管纹血-迷路屏障病理生理学研究进展[J]. 中华耳科学杂志,2017,02:257-262.

4. Quesnel AM,Ishai R,McKenna MJ. Otosclerosis:temporal bone pathology[J]. Otolaryngol Clin North Am,2018,51(2):291-303.

5. Kösling S,Plontke SK,Bartel S. Imaging of otosclerosis[J]. Bildgebung der Otosklerose. Rofo,2020,192(8):745-753.

6. Botti C,Castellucci A,Crocetta FM,et al. Pneumolabyrinth:a systematic review[J]. Eur Arch Otorhinolaryngol,2021,278(12):4619-4632.

第十三节 内听道扩大

【定义】

内听道扩大（enlargement of the internal auditory canal）是指内听道宽度大于 8mm。分为先天性内听道扩大和后天性（获得性）内听道扩大。

【病理基础】

在第 9 周，软骨性内听道逐渐与前庭蜗神经同步发育。胚胎发育不同阶段发育阻滞可导致不同的内耳畸形。先天性内听道扩大常伴有各种前庭耳蜗畸形。后天性内听道扩大因占位性肿块的压迫吸收或侵蚀破坏骨壁而引起内听道获得性扩大。

【征象描述】

1. **CT 表现** 内听道宽度大于 8mm（图 4-13-1）。

2. **MRI 表现** 内听道宽度大于 8mm（图 4-13-2）。

【相关疾病】

先天性内听道扩大属于先天发育畸形，可合并 Mondini 畸形、耳蜗分隔不全Ⅰ型、Goldenhar 综合征、鳃裂-耳-肾综合征、X-连锁镫骨井喷综合征、Apert 综合征、Patau 综合征、CHARGE 综合征等；后天性（获得性）内听道扩大是指由内听道肿瘤及肿瘤样病变压迫或侵蚀内听道骨壁导致的，

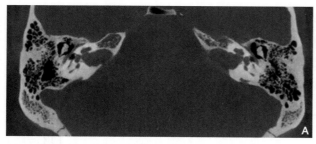
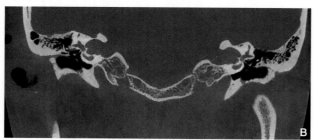

图 4-13-1 内听道扩大锥形束 CT 表现
男,53 岁,双侧先天性内听道扩大,横断面锥形束 CT 图像（A）、冠状面锥形束 CT 图像（B）显示内听道宽度大于 8mm。

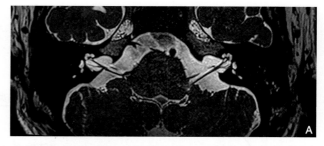
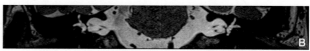

图 4-13-2 内听道扩大 MRI 表现
男,53 岁,双侧先天性内听道扩大（与图 4-13-1 为同一患者）,横断面内耳水成像图像（A）、冠状面内耳水成像图像（B）显示内听道宽度大于 8mm。

如听神经鞘瘤、神经纤维瘤病、脑膜瘤、血管畸形、脂肪瘤、蛛网膜囊肿、Ramsay-Hunt 综合征、转移瘤、神经结节病等继发原因导致的内听道扩大。

【分析思路】

1. 首先判断是否为内听道扩大,其判定要点是宽度大于 8mm。

2. 判断内听道扩大为先天性还是后天性（获得性）。内听道内除正常的神经、血管及脑脊液外,未见异常密度或信号,诊断为先天性内听道扩大。内听道内见占位性病变,判断为后天性（获得性）内听道扩大。

3. 导致后天性（获得性）内听道扩大的病因判断。详见第四章第十五节内听道内肿块。

4. 判断先天性内听道扩大是否合并其他畸形。判断是否合并 Mondini 畸形、耳蜗分隔不全Ⅰ型、Goldenhar 综合征、鳃裂-耳-肾综合征、X-连锁镫骨井喷综合征、Apert 综合征、Patau 综合征、CHARGE 综合征等。

【疾病鉴别】

内听道扩大只是一个征象,可以是先天发育障碍所致,也可以是继发原因所致,需要联合其他影像学特征进行诊断和鉴别诊断,鉴别诊断要点见表 4-13-1。

1. 基于影像特征的内听道扩大的鉴别诊断流程图见图 4-13-3。

2. 内听道扩大的主要鉴别诊断要点见表 4-13-1。

3. 导致后天性（获得性）内听道扩大常见病的主要鉴别诊断要点见表 4-15-1。

表 4-13-1 内听道扩大的主要鉴别诊断要点

疾病	典型影像特征	鉴别要点	主要伴随征象
先天性内听道扩大	内听道径线扩大,以中部为著	内听道内未见异常密度或信号	一般伴随内耳畸形或先天性综合征
后天性内听道扩大	内听道径线扩大,以内侧段为著	内听道内见占位性病变	很少合并其他畸形

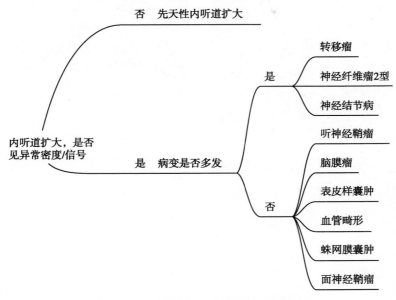

图 4-13-3 内听道扩大的鉴别诊断流程图

（巩若箴）

参 考 文 献

1. Stimmer H，Niedermeyer HP，Kehl V，et al. Nontumorous enlargement of the internal auditory canal：a risk factor for sensorineural hearing loss? a high resolution CT-study［J］. Rofo，2015，187（6）：450-458.
2. Santos S，Domínguez MJ，Cervera J，et al. Hearing loss and enlarged internal auditory canal in children［J］. Acta Otorrinolaringol Esp，2014，65（2）：93-101.
3. Li Y，Yang J，Liu J，et al. Restudy of malformations of the internal auditory meatus，cochlear nerve canal and cochlear nerve［J］. Eur Arch Otorhinolaryngol. 2015，272（7）：1587-1596.

第十四节　内听道狭窄

【定义】

内听道狭窄（stenosis of the internal auditory canal）是指内听道前后径和/或上下径小于 2mm。分为先天性内听道狭窄和后天性（获得性）内听道狭窄。

【病理基础】

前庭蜗神经发育不全或未发育是先天性内听道狭窄的常见病因。前庭蜗神经发育不全可导致内听道狭窄,前庭蜗神经未发育导致内听道闭锁。

【征象描述】

1. CT 表现　内听道前后径和/或上下径小于 2mm（图 4-14-1）。

2. MRI 表现　内听道前后径和/或上下径小于 2mm（图 4-14-2）。

【相关疾病】

先天性内听道狭窄属于先天发育畸形,包括先天性内听道闭锁、先天性内听道狭窄、重复内听道并狭窄;后天性（获得性）内听道狭窄是指由内听道骨瘤、外生骨疣、Paget 病、骨软骨瘤、耳硬化症、骨纤维异常增殖症、畸形性骨炎、Camurati-Engelmann 综合征、外伤等内听道骨质改变导致的继发性内听道狭窄。

【分析思路】

1. 首先判断是否为内听道狭窄,内听道狭窄的判定要点是内听道前后径和/或上下径小于 2mm。

2. 判断内听道狭窄为先天性还是后天性（获得性）。内听道骨瘤、外生骨疣、Paget 病、骨软骨瘤、耳硬化症、骨纤维异常增殖症、畸形性骨炎、Camurati-Engelmann 综合征、外伤等原因导致的内听道狭窄判

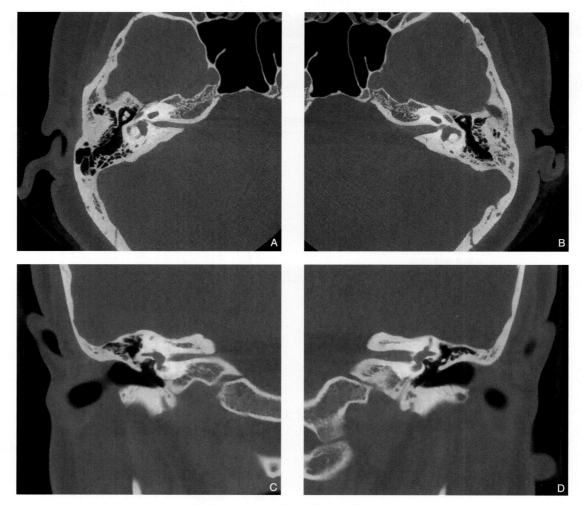

图 4-14-1 内听道狭窄锥形束 CT 表现

女,15 岁,右侧先天性内听道狭窄。横断面锥形束 CT 图像(A)显示内听道前后径小于 2mm,冠状位锥形束 CT 图像(C)显示内听道上下径小于 2mm;横断面锥形束 CT 图像(B)、冠状位锥形束 CT 图像(D)显示对侧正常内听道。

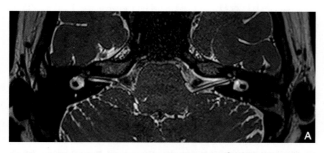

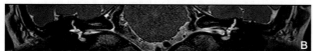

图 4-14-2 内听道狭窄 MRI 表现

女,15 岁,右侧先天性内听道狭窄(与图 4-14-1 为同一患者),横断面内耳水成像图像(A)显示内听道前后径小于 2mm,冠状位内耳水成像图像(B)显示内听道上下径小于 2mm。

断为后天性(获得性)内听道狭窄。无上述继发原因,判断为先天性内听道狭窄。

3. 先天性内听道狭窄类型的判断。内听道未见显示,判断为先天性内听道闭锁。内听道显示,并呈双管状,判断为重复内听道并狭窄。内听道显示,未见双管状,判断为先天性内听道狭窄。

4. 判断先天性内听道狭窄是否合并其他畸形。判断是否合并外耳畸形、中耳畸形、内耳畸形、面听神经发育异常、颌面骨发育不全综合征等。

【疾病鉴别】

内听道狭窄只是一个征象,可以是先天发育障碍所致,也可以是继发原因所致,需要联合其他影像学特征进行诊断和鉴别诊断,鉴别诊断要点见表 4-14-1。

1. 基于影像特征的内听道狭窄的鉴别诊断流程图见图 4-14-3。

2. 先天性内听道狭窄的主要鉴别诊断要点见表 4-14-1。

表4-14-1　先天性内听道狭窄的主要鉴别诊断要点

疾病	典型影像特征	鉴别要点	主要伴随征象
先天性内听道闭锁	内听道结构完全缺如,为骨质结构取代	婴幼儿期发现,内听道结构完全缺如	一般伴随内、中、外耳畸形
先天性内听道狭窄	内听道径线小,且未发现内听道骨质改变	婴幼儿期发现,内听道直径小于2mm	一般伴随内、中、外耳畸形
重复内听道并狭窄	内听道呈双管状,两者直径小于2mm	内听道呈双管状	面神经管畸形

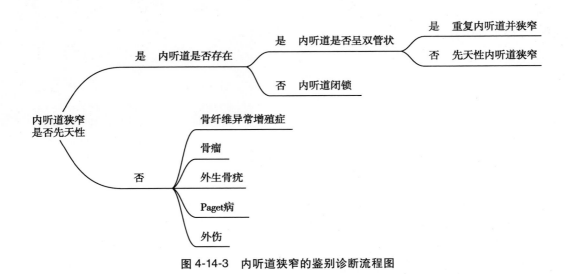

图 4-14-3　内听道狭窄的鉴别诊断流程图

（巩若箴）

参 考 文 献

1. 王林省,张丽红,李晓瑜,等. 先天性内耳道狭窄的多层螺旋 CT 和 MRI 表现[J].中华耳鼻咽喉头颈外科杂志,2011,07:533-538.

2. El Sadik AO, Shaaban MH. The relationship between the dimensions of the internal auditory canal and the anomalies of the vestibulocochlear nerve [J]. Folia Morphol (Warsz), 2017,76(2):178-185.

3. Sakina MS, Goh BS, Abdullah A, et al. Internal auditory canal stenosis in congenital sensorineural hearing loss[J]. Int J Pediatr Otorhinolaryngol. 2006,70(12):2093-2097.

第十五节　内听道内肿块

【定义】

内听道内肿块(internal auditory canal mass)是指发生于内听道的具有占位效应的非正常组织结构的肿物。依据肿块的密度分为骨性肿块及软组织肿块。内听道骨性肿块主要包括骨瘤、外生骨疣。内听道软组织肿块主要包括听神经鞘瘤、脑膜瘤、表皮样囊肿、面神经鞘瘤、血管畸形、脂肪瘤、蛛网膜囊肿、Ramsay-Hunt 综合征、转移瘤、神经纤维瘤病 2 型及神经结节病等。

【病理基础】

听神经鞘瘤大体病理表现为边界清楚的、有包膜的圆形或椭圆形肿块,大多偏心性起源于听神经。镜下病变分两种区域,一种细胞呈梭形,排列紧密的区域(Antoni A),大多数听神经鞘瘤主要由 Antoni A 细胞构成,在 T_1WI 图像上与脑组织相比通常为等信号,T_2WI 图像上表现为略高或高信号,在增强后 T_1WI 图像上呈明显强化。一种细胞稀少,排列疏松的区域(Antoni B),在 T_1WI 图像上表现为低信号,T_2WI 图像上表现为高信号,在增强后 T_1WI 图像上呈延迟强化。

面神经鞘瘤起源于面神经表面的神经鞘膜,病理表现同听神经鞘瘤。

脑膜瘤大体病理表现为"蘑菇帽"样或扁平样外观,在 CT 或 MRI 图像上表现为宽基底肿块;邻近硬脑膜反应性增厚,在增强后 T_1WI 图像上表现为"脑膜尾"征;邻近骨质增生硬化,在 CT 图像上表现为骨质肥厚、密度增高。

表皮样囊肿大体病理表现为"珍珠白"肿块,表面呈分叶状、菜花状,囊壁为层状鳞状上皮的内层,有纤维膜覆盖,囊内充满固体胆固醇结晶、角质碎屑,在 DWI 表现为高信号。

血管畸形镜下表现为肿块无包膜,由大小不等的扩张血管构成,在增强后 T_1WI 图像上表现为明显强化,呈"由点到面"的强化方式;病变内钙化常见,在 CT 图像上表现为点状高密度。

【征象描述】

1. CT 表现

(1)内听道内骨性肿块的 CT 表现:内听道内孤立性、带蒂肿块,提示骨瘤;边界清晰的、宽基底高密度骨性肿块,提示外生骨疣。

(2)内听道内非骨性肿块的 CT 表现:听神经鞘瘤较小时在 CT 上可能会被漏诊,病变较大时可使内听道扩大(图 4-15-1)。面神经鞘瘤 CT 可见面神经管迷路段扩大,伴或不伴膝状神经节窝扩大。脑膜瘤可见内听道骨质增生肥厚或弥漫性的骨质硬化改变,与听神经鞘瘤相比,内听道扩大少见(图 4-15-2)。表皮样囊肿与蛛网膜囊肿 CT 平扫密度均与脑脊液类似,增强扫描无强化,前者较后者易压迫侵蚀内听道骨壁。血管畸形在 CT 上表现为内听道肿物,内见点状钙化,当病变较大时,可引起内听道骨质破坏和扩大。脂肪瘤呈脂性低密度,CT 值范围 $-100\sim-50HU$,增强扫描无强化。转移瘤较小时,CT 不易诊断,较大或多发时可在 CT 图像中显示。

2. MRI 表现 内听道内椭圆形肿块或延伸入桥小脑角呈"冰激凌"征,T_1WI 呈等信号,T_2WI 呈等、高信号,增强扫描呈明显不均匀强化,病变内侧缘圆钝,提示神经鞘瘤。如面神经迷路段强化,即面神经迷路段尾征,提示面神经鞘瘤,如未见该征象,提示听神经鞘瘤(图 4-15-3)。与脑灰质相比,肿块

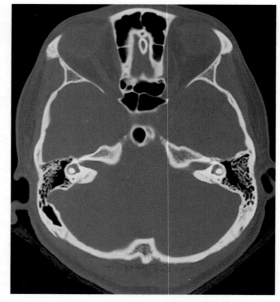

图 4-15-1 内听道听神经鞘瘤 CT 表现

女,29 岁,左侧内听道听神经鞘瘤。横断面 CT 平扫骨窗图像显示左侧内听道局部略增宽,与对侧正常内耳道相比呈球状。

T_1WI 呈等信号或略高信号,T_2WI 呈等信号或高信号,增强扫描呈明显强化,病变延伸入桥小脑角可见"脑膜尾"征,病变边缘与颅底夹角呈钝角,形态呈"蘑菇帽"样或扁平样为脑膜瘤典型 MRI 表现(图 4-15-4)。肿块 T_1WI 呈低信号,T_2WI 呈高信号,DWI 弥散受限,增强扫描无强化为表皮样囊肿典型 MRI 表现。在所有磁共振序列上,肿块信号与脑脊液相似,即 T_1WI 呈低信号,T_2WI 呈高信号,DWI 弥散不受限,增强扫描无强化为蛛网膜囊肿典型 MRI 表现。T_1WI 呈等信号并局灶性点状低信号,T_2WI 呈高信号,增强扫描呈"由点到面"的渐进性强化方式,

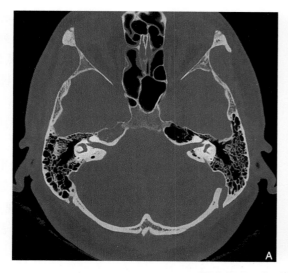
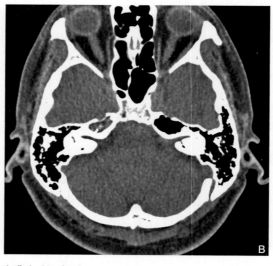

图 4-15-2 内听道脑膜瘤 CT 表现

女,52 岁,左侧内听道脑膜瘤。横断面 CT 平扫骨窗图像(A)显示左侧内听道局部略增宽,内听道骨质未见明显异常。横断面 CT 平扫软组织窗图像(B)显示左侧内听道、桥小脑角内见略高密度。

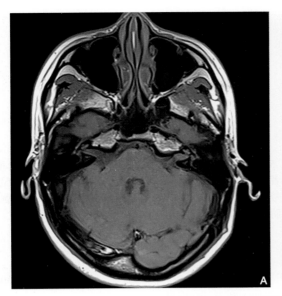
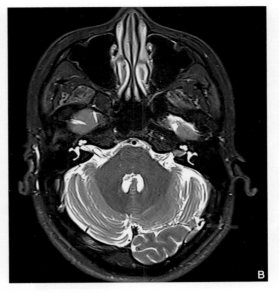

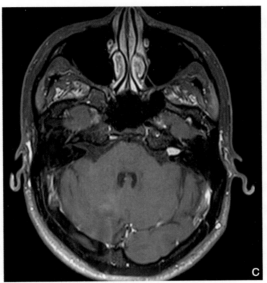

图 4-15-3 内听道听神经鞘瘤 MRI 表现
女,29 岁,左侧内听道听神经鞘瘤(与图 4-15-1 为同一患者),横断面 T₁WI(A)显示左侧内听道病变呈等信号,横断面 T₂WI(B)显示病变呈略高信号,横断面增强后脂肪抑制 T₁WI(C)显示病变呈明显强化。

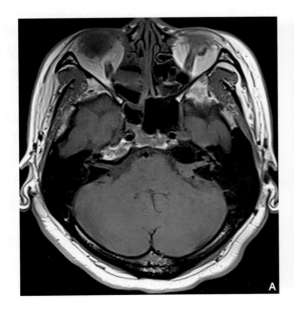
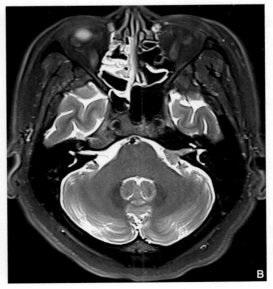

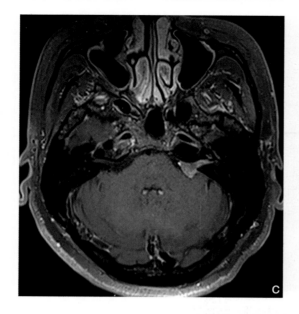

图 4-15-4 内听道-桥小脑角脑膜瘤 MRI 表现

女,52 岁,左侧内听道-桥小脑角脑膜瘤(与图 4-15-2 为同一患者),横断面 $T_1WI(A)$ 显示左侧内听道-桥小脑角病变呈等信号,横断面 $T_2WI(B)$ 显示病变呈略高信号,横断面增强后脂肪抑制 $T_1WI(C)$ 显示病变呈明显强化,见"脑膜尾"征。

为血管畸形的 MRI 表现。T_1WI 呈高信号,T_2WI 呈高信号,脂肪抑制序列呈低信号,增强扫描无强化为脂肪瘤典型 MRI 表现。增强扫描表现为双侧内听道多发异常强化肿块,考虑转移瘤、神经纤维瘤病 2 型和神经结节病,如有原发恶性肿瘤病史,伴多发脑神经、脑膜强化,提示转移瘤(图 4-15-5)。

【相关疾病】

内听道内肿块常见疾病为听神经鞘瘤;不常见疾病包括脑膜瘤、表皮样囊肿、蛛网膜囊肿、转移瘤等;罕见疾病包括神经纤维瘤病 2 型、神经结节病、脂肪瘤、面神经鞘瘤、血管畸形、骨瘤、外生骨疣等。

【分析思路】

1. 首先判断是否存在内听道内肿块。观察双侧内听道发育情况,排除内听道闭锁或狭窄。

2. 判断内听道内肿块是骨性肿块还是软组织肿块。

3. 内听道骨性肿块的鉴别诊断。判断肿块是双侧还是单侧。如果是双侧的,并且边缘光滑、以宽基底与内听道相连,提示外生骨疣。如果是单侧的,基底与内听道相连,内有骨髓存在,提示骨瘤。

4. 内听道软组织肿块的鉴别诊断。首先判断软组织肿块是否强化。

(1) 如果软组织肿块未见强化,考虑表皮样囊肿、蛛网膜囊肿和脂肪瘤。三者的鉴别首先判断 DWI 图像是否呈高信号。

1) 如果呈高信号,提示表皮样囊肿。

2) 如果不呈高信号,再观察 T_1WI 是否呈高信号,且脂肪抑制图像信号减低。如果是,提示脂肪瘤;如果否,提示蛛网膜囊肿。

(2) 如果软组织肿块强化,再判断肿块是否多发。

1) 如果为多发肿块,需要考虑转移瘤、神经纤维瘤病 2 型和神经结节病。如有原发恶性肿瘤病史,临床症状为快速进展的面神经麻痹伴感音神经性聋,可伴多发脑神经、脑膜强化,提示转移瘤。如为年轻患者,无恶性肿瘤病史,双侧内听道听神经鞘瘤改变,首先考虑神经纤维瘤病 2 型。如脑膜多发强化肿块伴漏斗部受累及肺结节,提示神经结节病。

2) 如果为单发肿块,判断肿块是否局限并边界清晰。①如果不是,并且存在外耳疱疹,提示 Ramsay-Hunt 综合征。②如果肿块局限且边界清晰,观察是否为"由点到面"的渐进性强化方式。如果是,提示血管畸形。如果不是,提示可能为神经鞘瘤和脑膜瘤。神经鞘瘤和脑膜瘤局限于内听道时,二者鉴别困难。如肿物内侧缘圆顿,与内听道壁夹角为锐角,提示神经鞘瘤;如肿物内侧缘平直,提示脑膜瘤。神经鞘瘤与脑膜瘤由内听道延伸入桥小脑角时有各自影像学特点可帮助鉴别。肿物以宽基底与硬脑膜相连,呈"蘑菇帽"样或扁平样,见"脑膜尾"征,周围骨质增生,提示脑膜瘤;内听道口呈"喇叭"样扩大,肿块呈"冰激凌"样,与岩骨后缘呈锐角相交,提示神经鞘瘤。内听道神经鞘瘤包括听神经鞘瘤和面神经鞘瘤,二者鉴别诊断如下。肿瘤较小时可通过内耳水成像垂直于内听道神经的斜矢状面图像判断肿瘤来源,病变起源于前庭神经或蜗神经,考虑为听神经鞘瘤,病变起源于面神经,考虑为面神经鞘瘤。肿瘤较大时,若显示面神经迷路段尾征,提示面神经鞘瘤,否则考虑听神经鞘瘤。

【疾病鉴别】

1. 基于影像特征的内听道内肿块的鉴别诊断流程图见图 4-15-6。

2. 内听道内肿块的主要鉴别诊断要点见表 4-15-1。

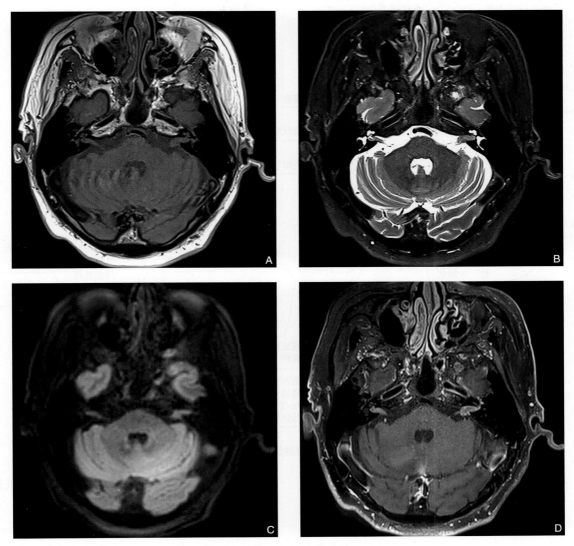

图 4-15-5 双侧内听道转移瘤 MRI 表现

男,68 岁,肺癌病史,双侧内听道转移瘤。横断面 T_1WI(A)显示双侧内听道病变呈等信号,横断面 T_2WI(B)显示病变呈略高信号,横断面 DWI(C)显示病变呈高信号,横断面增强后脂肪抑制 T_1WI(D)显示病变呈中度强化。

表 4-15-1 内听道内肿块的主要鉴别诊断要点

疾病	典型影像特征	鉴别要点	主要伴随征象
听神经鞘瘤	"冰激凌"征	"冰激凌"征	与颅底夹角呈锐角
面神经鞘瘤	面神经迷路段尾征	面神经迷路段尾征	与颅底夹角呈锐角
脑膜瘤	宽基底	宽基底	"脑膜尾"征,骨质增生硬化
血管畸形	"由点到面"的渐进性强化方式	"由点到面"的渐进性强化方式	肿块内点状钙化,骨质破坏
表皮样囊肿	塑形成长,DWI弥散受限	DWI弥散受限	分叶状
蛛网膜囊肿	密度或信号接近脑脊液,无强化	密度或信号接近脑脊液	无
脂肪瘤	T_1WI呈高信号,脂肪抑制序列呈低信号	脂肪抑制序列信号减低	神经、血管包埋征

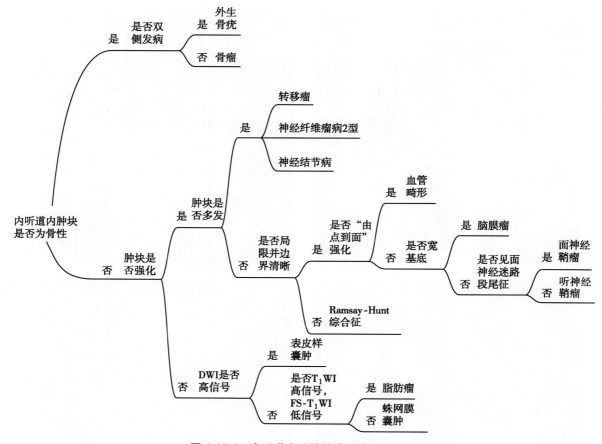

图 4-15-6　内听道内肿块的鉴别诊断流程图

（巩若箴）

参 考 文 献

1. 中华医学会放射学分会头颈学组.耳部 3 T MRI 规范及常见病变诊断专家共识[J].中华解剖与临床杂志,2020,25(6):590-600.
2. 科赫,汉密尔顿,赫金斯,等.头颈部影像诊断学:原著第 3 版[M].王振常,鲜军舫,燕飞,等译南京:江苏凤凰科学技术出版社,2019.
3. Baik FM,Nguyen L,Doherty JK,et al. Comparative case series of exostoses and osteomas of the internal auditory canal[J]. Ann Otol Rhinol Laryngol. 2011,120(4):255-260.
4. 杨冰倩,杨希林,吴展元,等.内听道少见肿瘤[J].中华耳鼻咽喉头颈外科杂志,2022,07:843-847.

第五章 鼻腔鼻窦疾病

第一节 窦腔内密度增高影

【定义】

鼻窦窦腔内密度增高影(increased density shadow in the sinus cavity)指鼻窦 CT 显示的鼻窦窦腔低密度气体影部分或全部由密度增高影取代,可表现为黏膜增厚、窦腔积液、肿块等改变。出现高密度影改变可能是鼻窦炎(sinusitis)、鼻窦出血(paranasal sinus hemorrhage)、鼻窦肿物(paranasal sinus mass)等原因引起。

【病理基础】

窦腔内密度增高影可以是黏膜的炎症改变,常继发于急性鼻炎或上呼吸道感染,也可为变态反应继发感染或邻近器官炎症的扩散,还可以是炎症刺激黏膜发生水肿和肥厚形成息肉,或为窦口堵塞形成黏液囊肿,黏膜腺体分泌物在腺泡内潴留而形成黏膜囊肿。而肿瘤组织增生也可造成窦腔密度增高影,其病理基础为相应肿瘤组织。另外,外伤后可出现积液、积血甚至脑脊液鼻漏,均表现为密度增高影。

【征象描述】

1. CT 表现　鼻窦内出现密度增高影替代气体,密度可以从水样密度到骨性高密度不等,可呈局限性或弥漫改变。黏膜增厚表现为沿着窦壁条带状软组织密度影(图 5-1-1),息肉及囊肿则可显示局灶性圆形低密度影(图 5-1-2)。真菌球形成可出现软组织团块中斑块高密度钙化影(图 5-1-3)。肿瘤多表现为相应软组织肿块,密度可均匀或不均匀,可出现骨质破坏(图 5-1-4)。外伤引起的窦腔密度增高影,多伴有气液平面,邻近可显示骨折表现。

2. MRI 表现　黏膜增厚常常表现为 T_1WI 低信号、T_2WI 高信号,增强扫描均匀明显强化。积液则呈均匀的水样信号,合并气液平面(图 5-1-5)。黏膜囊肿表现为窦腔内类圆形 T_1WI 低信号、T_2WI 高信号影,边界清楚,信号均匀。积血依据出血的不同时期呈现不同的信号,T_1WI 和 T_2WI 均呈高信号是亚急性期出血的特征性表现,多可见气液平面。肿瘤大多数表现为 T_1WI 稍低信号、T_2WI 稍高信号的肿块,可以显示邻近骨质信号异常。增强扫描可呈均匀或不均匀强化,强化程度依据肿瘤血供不同而有不同的表现,多表现为中等强化,可伴有或不伴有骨质破坏。

【相关疾病】

窦腔内密度增高影可由多种原因引起,包括窦腔内黏膜增厚、渗出、出血、肿瘤等。根据其分布范

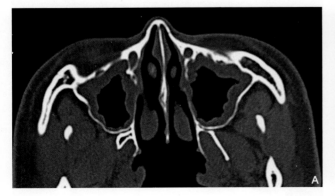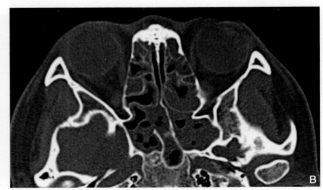

图 5-1-1　双侧鼻窦炎 CT 表现

鼻窦 CT 平扫显示双侧上颌窦(图 A)、筛窦、蝶窦(图 B)广泛黏膜增厚,窦壁骨质未见异常改变。

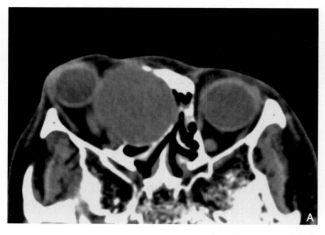
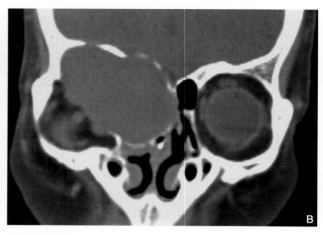

图 5-1-2 右侧额窦黏液囊肿 CT 表现

CT 平扫横轴位(图 A)及冠状位(图 B)显示右侧额窦类圆形密度增高影,密度均匀,边界清楚,表面光滑,邻近骨质受压移位、变薄,突入右侧眼眶,邻近眼外肌受压移位,造成眼球突出,同时突入筛窦和鼻腔,相应结构受压变形移位。

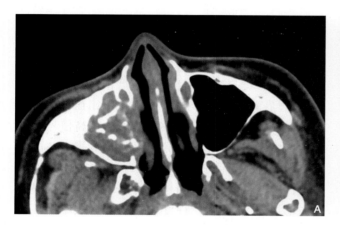
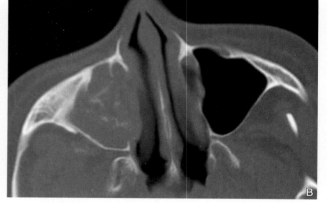

图 5-1-3 右侧上颌窦真菌感染 CT 表现

横断面 CT 平扫软组织窗(图 A)及 CT 平扫骨窗(图 B)显示右侧上颌窦内充满软组织密度影,其内可见斑点高密度影,窦壁骨质增生。

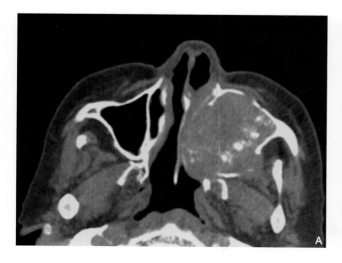
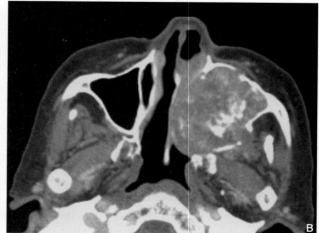

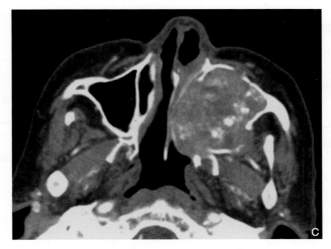

图 5-1-4　左侧上颌窦腺癌 CT 表现
横断面 CT 平扫（图 A）显示左侧上颌窦内混杂密度肿物，可见斑片高密度影，窦壁骨质破坏，肿物累及左侧鼻道及左侧颞下窝。横断面增强扫描动脉期（图 B）、静脉期（图 C）显示肿物不均匀中等强化。

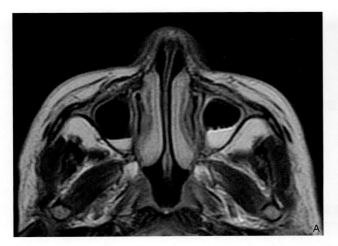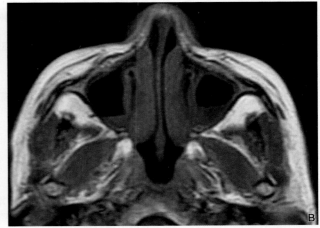

图 5-1-5　双侧上颌窦炎 MRI 表现
双侧上颌窦黏膜增厚，横断面 T_2WI（图 A）高信号，T_1WI（图 B）低信号，双侧上颌窦内均可见气液平面。

围、形态、密度、窦壁骨质结构改变，并结合临床相关检查等其他资料进行诊断和鉴别诊断。

【分析思路】

1. 首先判断是否为窦腔内密度增高影。密度增高影为弥漫黏膜增厚，常见的原因为炎症，可合并气液平面，需根据临床相关检查确定病因。如果表现为息肉样软组织密度肿块，可单发或多发，窦壁受压变形，呈膨胀性改变，增强扫描黏膜线样强化，为鼻息肉。如果为局限病灶，形态半球形或类圆形囊性肿块，密度均匀，边缘光滑呈弧形，基底位于窦壁，为潴留囊肿改变，多位于上颌窦（图 5-1-6）。椭圆形或类圆形等或低密度，也可为高密度影，窦腔呈膨胀性改变，窦壁骨质受压移位、变薄或骨质缺损，为黏液囊肿（图 5-1-2），多见于筛窦、蝶窦及额窦。

2. 如果呈窦腔软组织影，内有片状或团块状高密度影，符合真菌球表现（图 5-1-3），窦壁可合并骨质增生肥厚和吸收破坏。如果为局灶病灶，呈软组织密度改变，密度可均匀可不均匀，增强扫描如果出现"脑回样强化"，多为鼻腔蔓延至鼻窦，以上颌窦最常见，为内翻乳头状瘤，应重点查找其根部，多表现为局灶骨质增生硬化的区域。

3. 局灶骨性密度影，圆形、椭圆形、不规则形或分叶状，为骨瘤，多位于额窦、筛窦。类圆形混杂高密度肿块，边缘有骨性包壳，其下方常见薄环形低密度影，为骨化性纤维瘤，多位于筛窦、额窦、上颌窦。

4. 鼻窦内不规则的软组织肿块，密度不均匀，周围骨质弥漫性破坏，可伴有出血、囊变，如位于上颌窦、筛窦、鼻腔，考虑鳞状细胞癌。如果出现骨性神经孔道扩大则提示腺样囊性癌侵犯神经。而均匀、等密度的肿块，呈低或中度强化，考虑淋巴瘤，位于鼻腔

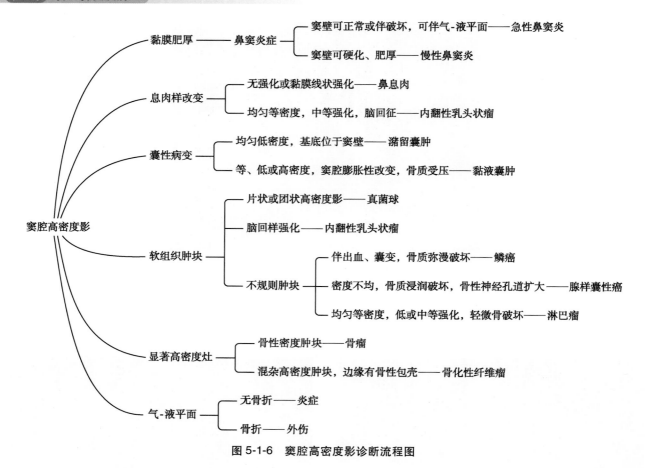

图 5-1-6 窦腔高密度影诊断流程图

或下鼻甲,易浸润,可呈轻微骨质破坏和塑形。

【疾病鉴别】

窦腔内密度增高影只是一个征象,众多鼻窦疾病均可出现此表现,需要联合其他影像学特征进行诊断和鉴别诊断,诊断流程图见图 5-1-6,鉴别诊断要点见表 5-1-1。

表 5-1-1 窦腔密度增高影的主要鉴别诊断

疾病	典型影像特征	鉴别要点	主要伴随征象
鼻窦炎症	鼻窦弥漫黏膜增厚,可合并窦腔积液	窦壁硬化肥厚,提示慢性鼻窦炎。具体原因需根据临床相关检查确定病因	没有骨质破坏,可出现囊肿
内翻性乳头状瘤	局灶病灶,呈软组织密度改变,密度可均匀可不均匀,增强扫描"脑回征"	鼻窦病变多同时可见鼻腔病变,为鼻腔病变蔓延至鼻窦,以上颌窦最常见	局灶骨质增生硬化,提示为根部
息肉	息肉样软组织密度肿块,可单发或多发,窦壁受压变形,呈膨胀性改变,增强扫描黏膜线样强化或无强化	常合并鼻窦炎,黏膜肥厚,局部息肉样软组织	没有骨质破坏
潴留囊肿	局限病灶,形态半球形或类圆形囊性肿块,密度均匀,边缘光滑呈弧形,基底位于窦壁	多位于上颌窦,均匀低密度囊肿	没有骨质破坏;常可合并鼻窦黏膜增厚
黏液囊肿	椭圆形或类圆形等或低密度,也可为高密度影,窦腔呈膨胀性改变	多见于筛窦、蝶窦及额窦,密度均匀囊性病变	窦壁骨质受压移位、变薄或骨质缺损
真菌球	窦腔软组织影,内有片状或团块状高密度影	上颌窦多见,窦腔片状或团块高密度影	可合并骨质增生、骨质破坏
癌	不规则的软组织肿块,密度不均匀,可伴有出血、囊变	周围骨质弥漫性破坏	如果出现骨性神经孔道扩大则提示肿瘤神经周侵犯
淋巴瘤	均匀、等密度信号的肿块,呈低或中度强化	肿瘤以单侧鼻腔鼻窦多见,密度尚均匀,内部少见坏死,增强后轻到中度强化	易侵犯眼眶、面部皮肤等邻近结构,可呈轻微骨质破坏和塑形

续表

疾病	典型影像特征	鉴别要点	主要伴随征象
骨瘤	局灶骨性密度影,圆形、椭圆形、不规则形或分叶状	多位于额窦、筛窦,密度可与骨皮质、骨松质密度一致	无骨质破坏及软组织肿块
骨化性纤维瘤	类圆形混杂高密度肿块,边缘有骨性包壳	致密骨组织与磨玻璃样骨组织之间夹杂低密度影,低密度区明显强化	下方常见薄环形低密度影
骨折	窦腔积液,可见气液平面	外伤病史	窦壁骨质中断

（王丽君）

参 考 文 献

1. 魏先梅,麻晓峰,窦鑫,等. CT 和 MRI 对原发鼻腔鼻窦结外鼻型 NK/T 细胞淋巴瘤的临床诊断价值[J]. 医学研究生学报,2018,31(5):481-484.

2. 何占旭,曹志伟,丁长伟. 32 例鼻腔鼻窦淋巴瘤 CT 及 MRI 临床分析[J]. 临床耳鼻咽喉头颈外科杂志,2016,30(7):516-519.

3. Fang G,Lou H,Yu W,et al. Prediction of the originating site of sinonasal inverted papilloma by preoperative magnetic resonance imaging and computed tomography[J]. Int Forum Allergy Rhinol,2016,6(12):1221-1228.

4. 王新艳,陈青华,王英,等. 多参数 MRI 鉴别鼻腔鼻窦内翻性乳头状瘤恶变的价值[J]. 中华放射学杂志,2017,51(7):500-504.

5. 于春水,郑传胜,王振常,等. 医学影像诊断学[M]. 5 版. 北京:人民卫生出版社,2023.

第二节 窦腔内黏膜增厚

【定义】

窦腔内黏膜增厚(mucosa thickening)是鼻窦黏膜增生的一种炎症反应。正常状态下,黏膜呈细线状或不能显示。超过 4mm 的黏膜厚度更有可能是病理性的。尽管 MRI 有时会看到黏膜高信号,厚度小于 3mm,但这种表现很有可能是一种生理性改变。

【病理基础】

窦腔内黏膜增厚可能是由于炎症反应,也可能代表黏膜水肿或增生。上颌窦黏膜增厚在无症状患者中很常见,当黏膜厚度小于 4mm 时被认为是正常的。筛窦黏膜可能会经历周期性变化,被称为鼻周期,在筛窦中正常黏膜厚度最多可达 2mm。急性卡他性炎症时,鼻窦黏膜充血水肿,黏膜上皮尚完整,伴有多量浆液性/黏液性分泌物。过敏性病变黏膜水肿更加明显,黏液性分泌物更多。慢性鼻窦炎时,上皮基底膜增厚,固有膜水肿,血管壁增厚,间质内有较多炎细胞浸润。急性化脓性炎症转入慢性期后,部分黏膜被破坏,常伴有鳞状上皮化生和肉芽组织形成,固有膜明显增厚,其内有大量淋巴细胞、浆细胞浸润;局部可有息肉形成。

【征象描述】

1. CT 表现 无症状患者上颌窦黏膜的厚度小于 4mm,筛窦黏膜的厚度小于 4mm,正常健康人的额窦和蝶窦在 CT 中不应该显示黏膜。鼻窦的炎性疾病及肿瘤性疾病所致的黏膜病变一般在 CT 平扫上呈低密度,过敏性鼻窦炎时,窦腔黏膜增厚呈环带状或息肉样,邻近骨质无异常改变。急性化脓性鼻窦炎时,窦腔黏膜呈环带状增厚,窦腔分泌物增多,窦腔内可有气液平面或气泡,无骨质破坏(图 5-2-1)。慢性

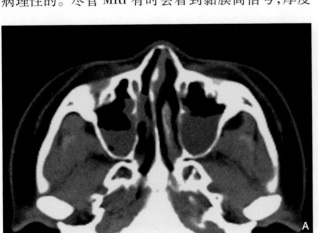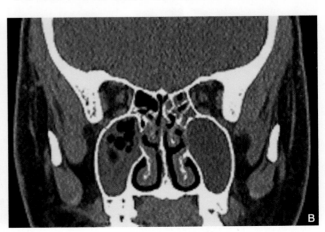

图 5-2-1 急性化脓性鼻窦炎 CT 表现

CT 平扫横轴位(图 A)及冠状位(图 B)显示双侧上颌窦、筛窦黏膜增厚,双侧上颌窦窦腔内见气液平面,右侧上颌窦可见气泡影。

化脓性鼻窦炎的 CT 征象包括弥漫性或局灶性黏膜增厚,伴有部分或全部窦腔混浊,或伴有息肉形成(图 5-2-2)。长期慢性黏膜炎症的刺激可导致邻近鼻窦骨壁的增生和硬化,CT 上表现为窦壁的增厚及密度增高。CT 需要关注窦口鼻道复合体的异常,如大筛泡、中鼻甲气化等导致窦口狭窄的变异,还有窦口区肿瘤所致的梗阻等。

2. **MRI 表现**　MRI 比 CT 更适合于评估鼻窦黏膜的改变,并可将其与窦腔内的分泌物及肿瘤组织区分开。活动性炎症及新鲜肉芽组织在 T_1WI 呈低或中等信号,T_2WI 为高信号,信号多均匀;而纤维化或瘢痕在 T_1WI 呈低或中等信号,在 T_2WI 亦呈低或中等强度信号。一般来说,T_2WI 上明显高信号是良性病变的标志,因为黏膜疾病通常含水量较高。急性化脓性鼻窦炎黏膜的主要特征是黏膜下水肿和黏膜表面分泌物的增多,在 T_1WI 上呈低信号,在 T_2WI 图像上呈高信号,注入对比剂后黏膜明显强化,而分泌物不强化(图 5-2-3)。慢性化脓性鼻窦炎时,增厚的黏膜在 T_1WI 上呈低或中等强度信号,在 T_2WI 上呈高信号,注入对比剂后,黏膜明显强化。真菌感染可叠加于慢性鼻窦炎的病程中。真菌通常含有超过28%的蛋白质,真菌菌丝含有钙和顺磁性元素,如锰和铁,使磁共振信号有很大变化,T_1WI 呈低信号、T_2WI 呈明显低信号,这可能成为真菌感染的特征表现(图 5-2-4)。

【相关疾病】

窦腔内黏膜增厚可能是由外伤、炎症、化学制剂、异物反应、肿瘤或呼吸道疾病(如过敏、鼻炎或哮喘)、全身系统性疾病(如 IgG4 相关性疾病、肉芽肿性血管炎等)引起的,特异度不高。

【分析思路】

1. 观察黏膜增厚的形态特征,若为弥漫性增厚,且边缘较光滑,考虑鼻窦炎性疾病或是系统性疾病引起的鼻窦黏膜反应性改变所致;若为结节状增厚,可考虑慢性鼻窦炎、鼻息肉等。观察增强特征,大部分鼻窦黏膜病变增强后明显强化,但是侵袭性真菌性鼻窦炎,黏膜可不强化,提示黏膜的坏死。

2. 黏膜增厚本身不具有特异性,我们可以从其他的一些伴随征象获得诊断线索。观察窦腔内是否有气液平面或气泡,如果有,可以考虑急性鼻窦炎、颅面部近期外伤及手术,有时鼻窦潴留囊肿内也可伴有气液平面;另外一些先天性或后天性的原因导致鼻窦的引流途径阻塞,可以引起非感染性的窦腔积液。仔细观察增厚黏膜周围窦壁的骨质改变,若有窦壁增厚、骨质密度增高的影像表现,考虑慢性鼻窦炎、非侵袭性真菌性鼻窦炎。若出现窦壁骨质侵蚀破坏,考虑侵袭性真菌性鼻窦炎、鼻窦恶性肿瘤、韦格纳肉芽肿病、结节病等。仔细观察受累的窦腔的形态,若出现窦腔扩大,提示变应性真菌性鼻窦炎、鼻窦黏液囊肿、鼻窦息肉病。观察病变主体的位置,若同时累及鼻窦及鼻腔,提示鼻窦息肉病、孤立性鼻窦息肉、韦格纳肉芽肿(肉芽肿性多血管炎)及非霍奇金淋巴瘤。

【疾病鉴别】

窦腔内黏膜增厚只是一个征象,最常见于慢性鼻窦炎,但不具有特异性。窦腔内黏膜增厚也可见于其他肿瘤性及炎性病变,需要联合其他影像学特征进行诊断和鉴别诊断,基于影像特征的鉴别诊断流程图见图 5-2-5。窦腔内黏膜增厚的主要鉴别诊断要点见表 5-2-1。

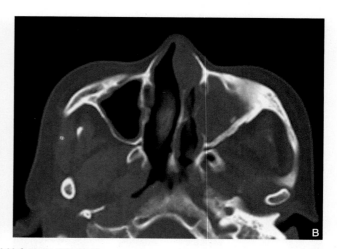

图 5-2-2　慢性化脓性鼻窦炎 CT 表现

CT 平扫横轴位软组织窗(图 A)及骨窗(图 B)显示双侧上颌窦黏膜增厚,同时左侧上颌窦窦腔被软组织密度影填充,窦壁骨质弥漫增厚,局部见结节状骨性密度影。

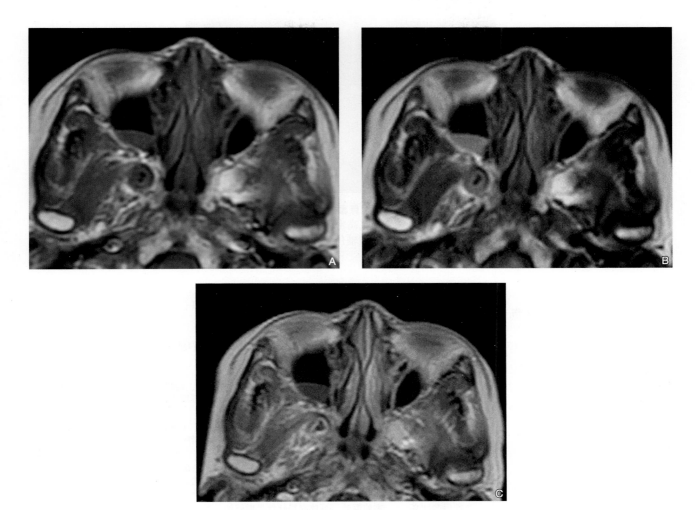

图 5-2-3 急性化脓性鼻窦炎 MRI 表现

横轴位 T_1WI(图 A)显示右侧上颌窦内 T_1WI 低信号影,横轴位 T_2WI(图 B)呈高信号,局部可见气液平面,增强扫描(图 C)分泌物未见强化。右侧翼突根部气房可见黏膜增厚及强化。

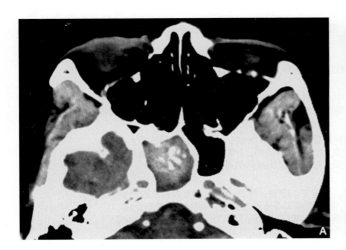
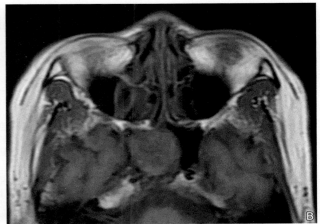

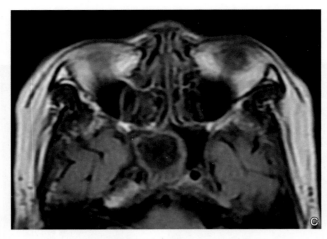

图 5-2-4 真菌球性鼻窦炎 CT 及 MRI 表现

横轴位 CT 平扫(图 A)右侧蝶窦内见高密度影,其内见斑点状致密影,横轴位 T_1WI(图 B)右侧蝶窦见等低信号,横轴位 T_2 FLAIR 序列(图 C)呈低信号为主,周围见环状高信号(黏膜增厚)。

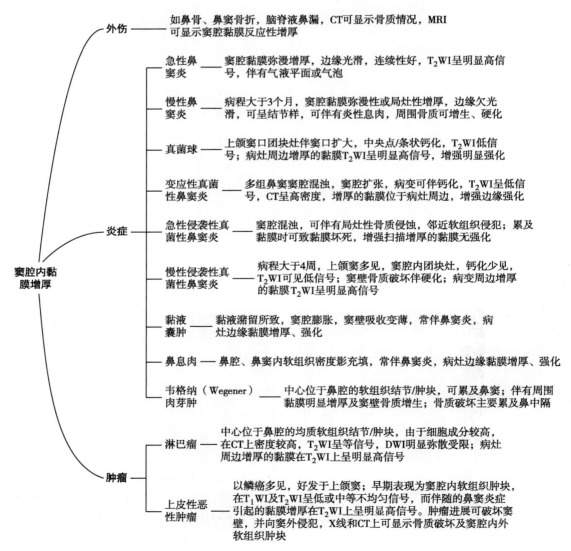

窦腔内黏膜增厚

外伤 —— 如鼻骨、鼻窦骨折,脑脊液鼻漏,CT可显示骨质情况,MRI可显示窦腔黏膜反应性增厚

炎症

急性鼻窦炎 —— 窦腔黏膜弥漫增厚,边缘光滑,连续性好,T_2WI呈明显高信号,伴有气液平面或气泡

慢性鼻窦炎 —— 病程大于3个月,窦腔黏膜弥漫性或局灶性增厚,边缘欠光滑,可呈结节样,可伴有炎性息肉,周围骨质可增生、硬化

真菌球 —— 上颌窦口团块灶伴窦口扩大,中央点/条状钙化,T_2WI低信号;病灶周边增厚的黏膜T_2WI呈明显高信号,增强明显强化

变应性真菌性鼻窦炎 —— 多组鼻窦窦腔混浊,窦腔扩张,病变可伴钙化,T_2WI呈低信号,CT呈高密度,增厚的黏膜位于病灶周边,增强边缘强化

急性侵袭性真菌性鼻窦炎 —— 窦腔混浊,可伴有局灶性骨质侵蚀,邻近软组织侵犯;累及黏膜时可致黏膜坏死,增强扫描增厚的黏膜无强化

慢性侵袭性真菌性鼻窦炎 —— 病程大于4周,上颌窦多见,窦腔内团块灶,钙化少见,T_2WI可见低信号;窦壁骨质破坏伴硬化;病变周边增厚的黏膜T_2WI呈明显高信号

黏液囊肿 —— 黏液潴留所致,窦腔膨胀,窦壁吸收变薄,常伴鼻窦炎,病灶边缘黏膜增厚、强化

鼻息肉 —— 鼻腔、鼻窦内软组织密度影充填,常伴鼻窦炎,病灶边缘黏膜增厚、强化

韦格纳(Wegener)肉芽肿 —— 中心位于鼻腔的软组织结节/肿块,可累及鼻窦;伴有周围黏膜明显增厚及窦壁骨质增生;骨质破坏主要累及鼻中隔

肿瘤

淋巴瘤 —— 中心位于鼻腔的均质软组织结节/肿块,由于细胞成分较高,在CT上密度较高,T_2WI呈等信号,DWI明显弥散受限;病灶周边增厚的黏膜在T_2WI上呈明显高信号

上皮性恶性肿瘤 —— 以鳞癌多见,好发于上颌窦;早期表现为窦腔内软组织肿块,在T_1WI及T_2WI呈低或中等不均匀信号,而伴随的鼻窦炎症引起的黏膜增厚在T_2WI上呈明显高信号。肿瘤进展可破坏窦壁,并向窦外侵犯,X线和CT上可显示骨质破坏及窦腔内外软组织肿块

图 5-2-5 窦腔内黏膜增厚鉴别诊断流程图

表 5-2-1　窦腔内黏膜增厚在不同疾病的主要鉴别诊断要点

疾病	典型影像特征	鉴别要点	主要伴随征象
急性鼻窦炎	弥漫分布、边缘光滑、连续，T_2WI 明显高信号，增强扫描明显强化	弥漫分布、黏膜连续性好，边缘光滑	气液平面、气泡
慢性鼻窦炎	弥漫分布或局灶性分布；边缘欠光滑，可呈结节样，可伴有炎性息肉；窦腔全部或部分混浊；可伴周围骨质增生硬化	弥漫分布或局灶性分布；边缘欠光滑，可呈结节样	窦壁骨质增厚、密度增高；炎性息肉
侵袭性真菌性鼻窦炎	窦腔混浊，伴有局灶性骨质侵蚀，邻近软组织侵犯，黏膜无强化	累及的黏膜无强化	局部骨质侵蚀，软组织浸润
变应性真菌性鼻窦炎	多组鼻窦窦腔混浊，窦腔扩张；CT 上表现为中心高密度，周边低密度；T_2WI 中心低信号，周边高信号	病灶中心部分 CT 高密度；T_2WI 低信号，可与气体信号相同；代表了真菌的代谢产物及重金属成分	窦腔可扩张，常无骨质破坏
鼻腔鼻窦息肉	鼻窦内息肉样软组织肿块混合慢性炎性分泌物	增厚的黏膜分布于息肉样肿块周围、明显强化	息肉本身无强化、周围黏膜明显强化
韦格纳肉芽肿	中心位于鼻腔的软组织结节/肿块，可累及鼻窦	病变中心位于鼻腔；软组织结节/肿块 T_2WI 信号较低（与周围炎性水肿的黏膜对比）	伴有周围黏膜明显增厚及窦壁骨质增生；鼻中隔骨质破坏、穿孔；累及眼眶及脑膜
非霍奇金淋巴瘤	中心位于鼻腔的均质软组织结节/肿块，可累及鼻窦；伴有周围黏膜增厚及邻近骨质重塑或骨质破坏	病变中心位于鼻腔；均质软组织结节/肿块，CT 上密度较高；T_2WI 可呈低信号；DWI 弥散受限	周围黏膜增厚及邻近骨质重塑或骨质破坏

（王丽君）

参 考 文 献

1. Joshi VM, Sansi R. Imaging in sinonasal inflammatory disease [J]. Neuroimaging Clinics of North America, 2015, 25 (4): 549-568.

2. Reddy CE, Gupta AK, Singh P, et al. Imaging of granulomatous and chronic invasive fungal sinusitis: comparison with allergic fungal sinusitis [J]. Otolaryngol Head Neck Surg, 2010, 143 (2): 294-300.

3. Sandner A, Surov A, Bach AG, et al. Primary extranodal Non-Hodgkin lymphoma of the orbital and paranasal region: a retrospective study [J]. Eur J Radiol, 2013, 82 (2): 302-308.

4. Aribandi M, McCoy VA, Bazan C 3rd. Imaging features of invasive and noninvasive fungal sinusitis: a review [J]. Radiographics, 2007, 27 (5): 1283-1296.

5. Eggesbø HB. Radiological imaging of inflammatory lesions in the nasal cavity and paranasal sinuses [J]. Eur Radiol, 2006, 16 (4): 872-888.

6. Aribandi M, Nadgir R, Fujita A, et al. Granulomatous disease in the head and neck: developing a differential diagnosis [J]. Radiographics, 2014, 34 (5): 1240-1256.

第三节　窦腔内积液

【定义】

窦腔积液（paranasal sinus effusion）是指存在于鼻窦中的液体聚积，通常是由于感染、炎症、创伤、过敏等原因导致的。在正常情况下，窦腔在 CT 上表现为周围骨性密度影内含有气体密度影，在 MRI 上，窦腔的气体和骨皮质表现为无信号，而窦腔积液呈液体密度影或信号影，常可见气液平面。通过结合临床表现，CT 和 MRI 可诊断和评估窦腔积液严重程度及窦腔积液相关疾病。

【病理基础】

窦腔积液可由炎症反应等因素导致。急性鼻窦炎时，炎症反应引起血管通透性增加，淋巴细胞、中性粒细胞的浸润，血管内的液体成分渗漏到鼻窦，渗出液为浆液，蛋白质含量少。慢性鼻窦炎时，炎症反应引起鼻腔黏膜血管舒缩功能紊乱，导致血管扩张、血流增加，进而造成鼻腔黏膜肿胀、腺体分泌增多，窦口狭窄，最终引发鼻腔积液。上颌窦最多见，且细菌感染最常见，在 25%~50% 细菌感染的患者可见鼻窦气液平面。窦腔冲洗操作后也常见窦腔内气液平面，为残存的生理盐水所致，常在 5 天~1 周后消失。鼻胃管置入也是窦腔积液常见原因，长期仰卧位、导管导致的刺激和水肿，均影响正常鼻窦引流，在 24 小时内可导致任何一个或全部鼻窦积液，数日后鼻窦完全充满分泌物，鼻导管去除后数日即可完全消失。窦口任何原因阻塞都可能出现相应窦腔的积液，比如肿瘤堵塞窦口也会引起窦腔积液。外伤也会导致黏膜撕裂出血，钝性创伤后常可见窦腔积血，出现气液平面，可不合并窦壁骨折。气压创伤常见于飞行员、跳伞者、潜水员和沉箱工人，窦口黏膜水肿阻止了窦口内外的快速压力平衡，从而产生窦内负压，导致黏膜下血管破裂和窦腔出血,气液平面常常出现在上颌窦。而出血性毛细血管扩张症也可见窦腔出血。血液系统疾病(如血友病、急性白血病、凝血障碍等)均可导致窦腔积液。额窦内积液还有可能为脑脊液鼻漏所致,常存在脑膜膨出。

【征象描述】

1. **CT 表现** 急性鼻窦炎时,多见于上颌窦,窦内有分泌物的潴留,呈低密度影,有气泡或气液平面,可以随着体位变动,骨质破坏少见。慢性期常见骨质增生硬化,可合并急性炎症,出现气液平面。鼻胃管置入常可见导管影,表现为任何一个或全部鼻窦积液,出现迅速,而拔除导管后又会在数日内消失。如果合并脑膜膨出,脑脊液鼻漏可见鼻窦内低密度液体影,可出现气液平面。窦腔内高密度影常见于出血性改变(图5-3-1),周边与骨壁之间常可见黏膜水肿及渗出形成的低密度带,有时可见气液平面,需结合病史分析原因,如潜水等原因考虑气压伤所致。而肿瘤阻塞窦口可以见到大多数为窦口区软组织密度影,相应鼻窦内可见液体密度影(图5-3-2)。

2. **MRI 表现** MRI具有较高的软组织分辨力,对窦腔疾病的诊断及鉴别诊断具有重要价值。急性鼻窦炎时,T_1WI呈低信号,T_2WI呈高信号,若窦腔内蛋白质含量较高,T_1WI呈等或高信号,T_2WI呈高信号。窦腔内出血信号依据其出血不同时期而呈现不同的表现,可呈现T_1WI和T_2WI高信号。MRI对引起窦口梗阻的肿瘤显示清晰,并可使用增强提供肿瘤范围及血供信息(图5-3-2)。

【相关疾病】

窦腔积液可能与炎症、感染、外伤、减压病、血液系统疾病、肿瘤阻塞窦口等有关,特异性不高。

【分析思路】

窦腔内积液主要考虑急性炎症、卧床及鼻胃管置入、外伤出血、囊肿破裂等。具体分析思路如下:

1. 首先明确窦腔内为液体,再观察窦腔内低密度影的形态特征及密度,若窦腔内为低密度液体影,可见气液平面,倾向于鼻窦炎,临床合并鼻塞、发热、头痛等,首先考虑鼻窦炎,如果窦壁骨质无明显变化,多为急性鼻窦炎,如窦壁骨质增生硬化,考虑慢性鼻窦炎急性发作。如果显示鼻胃管插管,提示与插管相关。如果发现位于积液鼻窦的引流通道的肿瘤,引起窦口堵塞,则可明确病因。窦腔内充满液体密度影时,积液和肿瘤不易鉴别,若窦腔出现明显骨质破坏,增强扫描出现强化,考虑恶性病变,若增强扫描内部不强化,仅黏膜强化,考虑急性炎症。

2. 发生于额窦的气液平面,常见原因为急性鼻窦炎,并且此时需要立即积极进行治疗,否则有引起颅内感染的可能。另外窦腔内的气液平面,需警惕脑膜膨出引起的脑脊液鼻漏。

3. 筛窦气液平面相对少见,多见于久卧床和意识丧失的患者,因引流不畅所致。如果筛窦黏液囊肿破裂,可形成气液平面,这也是筛窦气液平面的最常见病因。

4. 蝶窦气液平面如果合并急性炎症症状,提示急性鼻窦炎;如发生在卧床或意识丧失鼻胃管插管的患者,提示鼻窦引流不畅;如果合并外伤,则提示出血或颅底骨折脑脊液漏,常常合并颅前窝底或者颞骨乳突骨折。仰卧位时脑脊液经过蝶筛隐窝进入

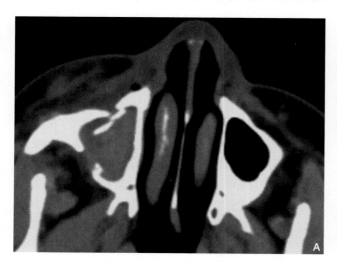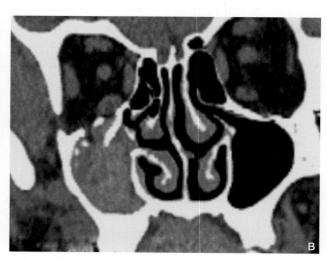

图5-3-1 窦腔积血的CT表现

CT平扫横轴位(图A)和冠状位(图B)可见右侧上颌窦前壁、后外侧壁、上壁见多发骨质不连续影。右侧上颌窦内见弥漫高密度影,周边与骨壁之间可见纤细黏膜水肿及渗出形成的低密度带。

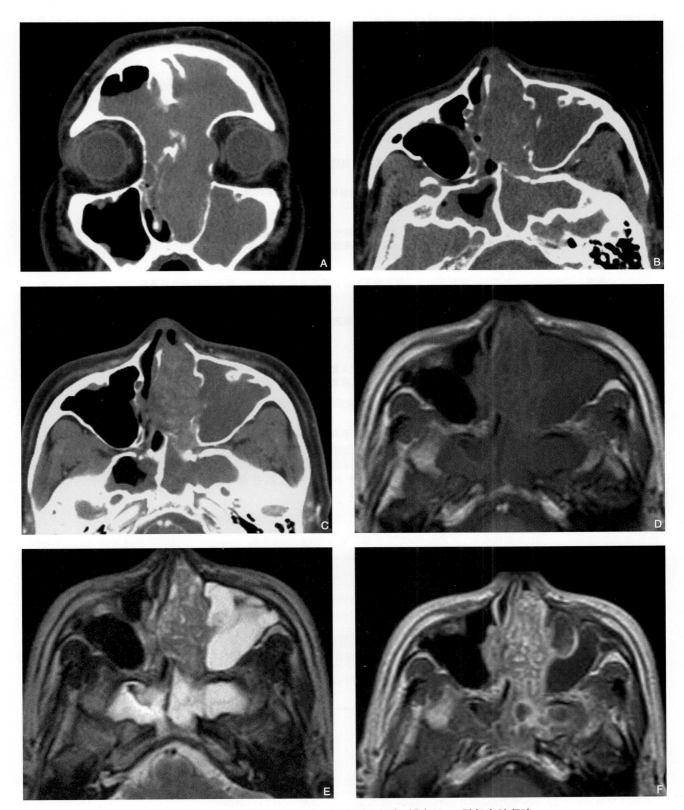

图 5-3-2　左侧鼻腔翻乳头状瘤累及左侧上颌窦、蝶窦开口,引起窦腔积液
冠状位 CT 平扫(图 A)、横轴位 CT 平扫(图 B)及增强(图 C)显示左侧鼻腔软组织影,呈不均匀强化,左眼眶内壁破坏,并见少许软组织影向眼眶内突出。左上颌窦内侧壁、筛窦间隔、鼻中隔见多处骨质破坏。左侧上颌窦及蝶窦内充满均匀低密度影,增强扫描未见强化。横轴位 T_1WI(图 D)、横轴位 T_2WI(图 E)、横轴位增强(图 F)显示左侧鼻腔内见不规则异常信号影,T_1WI 以略低信号为主,T_2WI 略高信号为主,信号不均;增强呈脑回状强化。左侧上颌窦及蝶窦内呈显著 T_1WI 低、T_2WI 高信号,增强扫描黏膜部分强化,余窦腔内未见强化。

蝶窦。而颞骨骨折时鼓膜完整,脑脊液进入下鼓室,经过咽鼓管进入鼻咽上部,从而进入蝶窦。蝶窦内积液也可能因为侧窦隐窝上壁不连,可能是脑膜颗粒所致,也可能与空蝶鞍有关。

5. 窦腔内积血,有气压创伤(飞行员、跳伞者、潜水员和沉箱工人等)病史,可考虑为气压创伤所致。

【疾病鉴别】

窦腔积液是一种基本影像学表现,窦腔积液见于炎症、外伤、气压创伤等,需要联合病史进行鉴别诊断,鉴别诊断要点图见图5-3-3。

1. 基于影像特征的鉴别诊断流程图见图5-3-3。

2. 窦腔积液在不同常见疾病中诊断鉴别表5-3-1。

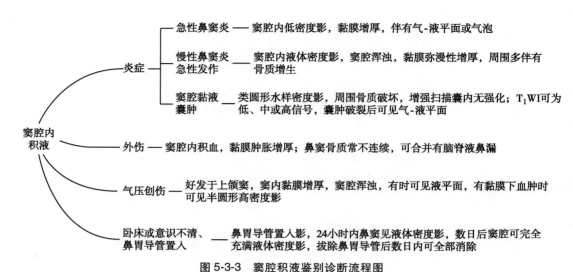

图 5-3-3　窦腔积液鉴别诊断流程图

表 5-3-1　窦腔积液在不同常见疾病中诊断鉴别

疾病	典型影像特征	鉴别要点	主要伴随征象
急性鼻窦炎	窦内低密度影,见气液平或气泡;T_1WI可为低、等、高信号,T_2WI为高信号	气液平面、气泡,窦壁骨质常无改变	鼻窦黏膜增厚
慢性鼻窦炎急性发作	窦内低密度影;窦腔全部或部分混浊	窦壁骨质增厚、密度增高	黏膜弥漫性增厚,可合并炎性息肉;合并感染时,可见气液平面
窦腔积血	窦腔内较均匀高密度影	外伤病史,可伴窦壁/颅底骨折;减压创伤史	可出现气液平面
长期卧床、意识丧失、鼻胃管置入	多个窦腔内积液,可见气液平面	鼻胃管置入,置管后24小时可出现,常在拔除导管后数日内消失	不出现骨质破坏
内翻乳头状瘤等各种肿瘤堵塞窦口	受累窦腔内液体积聚,窦口可见肿物	窦腔内密度常较均匀,窦口堵塞	内翻乳头状瘤常可见"脑回征",附着的窦壁局部硬化

(王丽君)

参 考 文 献

1. Joshi VM, Sansi R. Imaging in sinonasal inflammatory disease [J]. Neuroimaging clinics of North America, 2015, 25(4): 549-568.

2. Reddy CEE, Gupta AK, Paramjit S, et al. Imaging of granulomatous and chronic invasive fungal sinusitis: comparison with allergic fungal sinusitis[J]. Otolaryngology-Head Neck Surgery, 2010, 143(2): 294-300.

3. Aribandi M, McCoy VA, Bazan C. Imaging features of invasive and noninvasive fungal sinusitis: a review[J]. Radiographics, 2007, 27(5): 1283-1296.

4. 匡英. 真菌性鼻窦炎的CT影像诊断分析[J]. 中国医学文摘(耳鼻咽喉科学), 2021, 36(5): 125-127.

5. 刘垚, 徐伟, 黄英, 等. 鼻窦囊肿81例临床及影像学分析 [J]. 中国中西医结合耳鼻咽喉科杂志, 2016, 24(5): 363-366.

6. Peter MS, Hugh DC. Head and neck imaging[M]. Philadelphia: ELSEVIER, 2011.

第四节 窦腔内弥漫性
高密度病变

【定义】

窦腔内弥漫性高密度病变(diffuse high density leision in the paranasal sinus)是指在鼻部CT图像上原鼻窦内气体密度影被弥漫性高密度影取代,原气性窦腔变小或消失;可表现为黏膜弥漫性增厚、肿块、窦腔积液等改变。窦腔内弥漫性高密度影可见于鼻窦真菌感染、鼻窦炎症性病变、鼻窦肿物或息肉、黏液囊肿等疾病。

【病理基础】

窦腔内弥漫性高密度影病理基础可以为蛋白含量高、出血、钙化、细胞密度大。可见于窦腔内囊肿合并感染,也可见于真菌感染,另外高细胞密度肿瘤或含有钙化时也可表现为高密度,外伤后窦腔弥漫积血也呈高密度改变。黏液囊肿系鼻窦自然开口因炎症黏膜肿胀和浓稠的腺体分泌物,以及窦口处肿瘤、息肉等阻塞的结果。黏液囊肿壁即窦腔黏膜因受压而变薄,纤毛柱状上皮变为扁平形,黏膜下层可见炎性细胞浸润,有时呈现息肉或纤维性变;囊肿内容为淡黄、棕褐或淡绿等色的黏稠液体,内含胆固醇。合并感染时或囊内蛋白含量较高时,可表现为高密度影。出血坏死性鼻息肉常常可见片状出血所致高密度影。真菌感染可引起鼻窦内大量真菌滋生,同时刺激鼻窦黏膜,可短期内迅速充满窦腔,并常累及多组鼻窦,而真菌的代谢物含有重金属,从而导致密度增高。鼻窦肿瘤性病变,亦可表现为窦腔内弥漫性高密度影,此时窦腔内为异常增生的肿瘤

细胞,如骨化性纤维瘤、淋巴瘤等。外伤后窦腔积血多伴有窦壁或颅底骨折或有减压创伤的病史。

【征象描述】

1. CT表现 鼻窦原有气性窦腔减小或消失,代之以弥漫性密度增高影,密度可均匀,或不均匀,可累及单个鼻窦,也可累及多组鼻窦。黏液囊肿密度较均匀,窦腔膨胀改变,骨质可出现吸收变薄(图5-4-1)。出血坏死性鼻息肉单侧多见,常见于上颌窦和/或鼻腔,呈密度不均匀软组织肿块,病变边缘及内部可见高密度影,上颌窦和鼻腔呈膨胀性改变,骨质呈受压吸收改变,局部骨质不连续,以上颌窦内壁最易受累,增强呈结节状强化或斑片状强化,一般不侵及周围软组织及翼腭窝。

真菌感染中的真菌球可呈现窦腔内软组织团块并伴有斑点状高密度钙化影。变应性非侵袭性真菌感染表现为多组鼻窦膨胀性改变,窦腔内容物可见片状高密度影。鼻窦肿瘤主要表现为单个或邻近的窦腔内软组织密度肿块影,窦壁骨质破坏;腺样囊性癌密度常不均匀,其内可见多发斑点状钙化,增强可呈"筛状"强化。鳞癌可呈均匀稍高密度影,周围骨质多有破坏(图5-4-2)。转移瘤依据原发灶不同可能呈现略高密度影,一般软组织肿块较大,密度大部分较均匀,可见明显骨质破坏。骨化性纤维瘤密度多不均匀增高,可合并钙化、囊变及坏死(图5-4-3)。骨瘤表现为圆形或分叶状致密骨块,边缘多清楚光滑,可分为致密型、松质型及混合型。鼻窦外伤后积血显示为鼻窦内弥漫高密度影,可含有气液平面,窦壁可见骨折改变和/或颅底骨折。气压创伤、出血性毛细血管扩张症则可见窦腔高密度影,但没有伴发骨折。

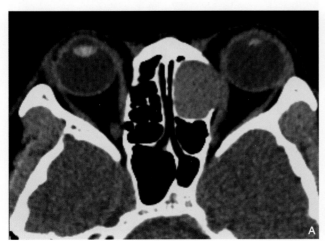
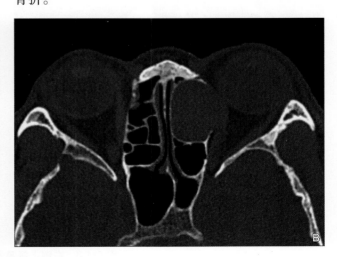

图 5-4-1 左侧筛窦黏液囊肿 CT 表现

横断面CT平扫软组织窗(图A)及骨窗(图B)可见左侧筛窦椭圆形稍高密度影,大小约2.4cm×1.8cm,CT值约53.75HU;呈膨胀性改变,周围骨质受压吸收,左侧内直肌受压。

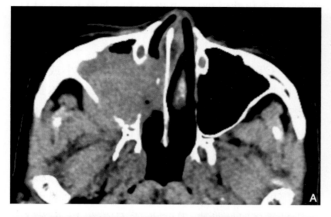
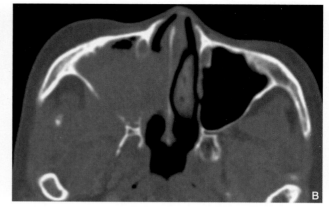

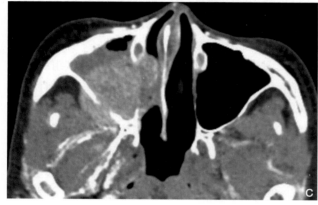

图 5-4-2 右侧上颌窦鳞癌 CT 表现

横断面 CT 平扫软组织窗(图 A)及骨窗(图 B)见右侧上颌窦内团块状稍高密度影,大小约 3.9cm×3.0cm,平扫 CT 值约 53.75HU;上颌窦内侧壁、后外侧壁骨质破坏,部分突入颞下窝。增强扫描 CT 值约为 88HU(图 C),均匀强化,肿物前方可见无强化液体影。

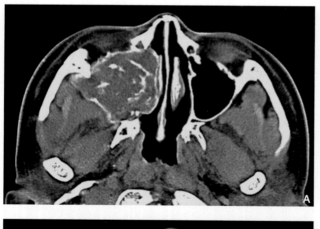
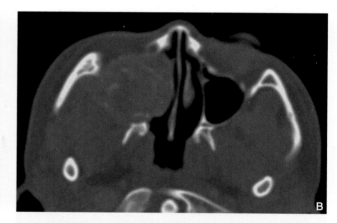

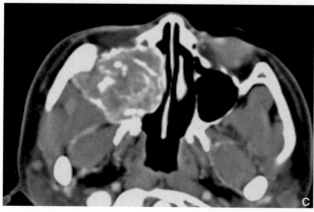
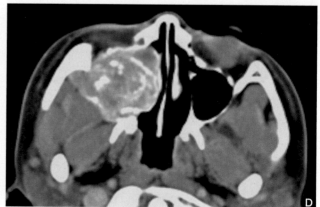

图 5-4-3 右侧上颌窦骨化性纤维瘤 CT 表现

横断面 CT 平扫软组织窗(图 A)及骨窗(图 B)见右侧上颌窦内一混杂密度肿块影,肿块内密度不均,其内见结节状、条状更高密度影,软组织区 CT 值约 32HU,增强扫描动脉期和静脉期(图 C 和图 D)表现为明显强化,强化略欠均匀,邻近骨质膨胀变薄,周围未见软组织肿块。

2. MRI 表现 黏液囊肿表现为囊状均匀异常信号影,因蛋白含量较多,多呈 T_1WI 和 T_2WI 高信号改变,增强扫描内部无强化,边缘可见线状强化。出血坏死性鼻息肉 MRI 信号混杂,T_1WI 低信号,T_2WI 在高信号病变周边见低信号环绕以及内部低信号分隔-陈旧性出血及纤维化,增强呈结节状强化或斑片状强化,动态增强呈"渐进性"强化,曲线为持续上升型。真菌感染表现为 T_1WI 稍低信号或等高信号,T_2WI 混杂高信号,其内可见 T_1WI 和 T_2WI 低信号的矿物质沉积区域。肿瘤多表现为 T_1WI 稍低信号、T_2WI 稍高信号的肿块影,增强扫描呈均匀或不均匀强化,强化程度依据肿瘤血供不同而有不同的表现,多表现为中等强化,DWI 呈现高信号,ADC 值降低。淋巴瘤可呈 T_2WI 等信号影,其 ADC 降低更加明显。恶性肿瘤邻近骨质信号可出现异常,提示骨质受侵。骨瘤表现为 T_1WI 和 T_2WI 低信号影,呈圆形或分叶状,致密性无强化,松质型及混合型可有不同程度强化。外伤后出血依据出血不同时期可呈相应信号改变,多合并气液平面。

【相关疾病】

鼻窦内弥漫性高密度影可见于鼻窦黏液囊肿、出血坏死性鼻息肉、真菌感染、肿瘤病变等;此外还可见于外伤、炎症、化学刺激、肿瘤等引起的窦腔内积液、积血、黏液囊肿以及炎症细胞浸润等,这些病变可单一存在,亦可多种病变混合存在于单一或多组鼻窦内。

【分析思路】

窦腔内弥漫性高密度病变可见于多种疾病。具体分析思路如下:

1. 若为弥漫性高密度影,呈均匀一致高密度,增强扫描内部无强化,边缘线状强化,厚度均匀一致,且位于额窦或筛窦,窦腔扩大,首先考虑鼻窦黏液囊肿,且囊内蛋白含量较高,如患者合并炎症状,边缘强化线影较粗,考虑黏液囊肿合并感染。窦壁骨质可受压移位、变薄或骨质缺损,窦腔呈膨胀性改变。

2. 青壮年上颌窦和/或鼻腔内团状软组织影合并病变边缘及内部高密度影,并呈膨胀性改变,骨质呈受压吸收改变,局部骨质不连续,动态增强扫描呈"渐进性"强化,考虑出血坏死性鼻息肉。

3. 若鼻窦内,尤其上颌窦内弥漫分布软组织密度影,且其内见斑点状、斑片状致密影,位于窦口,则考虑为真菌球,可合并骨质增生肥厚和吸收破坏。若多组鼻窦内大片高密度影,周围低密度影环绕,考虑变应性真菌性鼻窦炎,结合患者年轻,40%合并哮喘病史,多可作出诊断。

4. 窦腔内弥漫分布的高密度液体影气液平面,可见于窦腔出血性病变,累及多组鼻窦,常见原因为外伤,并可观察到窦壁骨折征象。窦腔内积血也可见于气压创伤、出血性毛细血管扩张症,结合病史可作出诊断。

5. 单个或邻近的窦腔内软组织密度肿块影,合并钙化、囊变或坏死,且窦壁骨质破坏,为肿瘤性病变,不同组织来源肿瘤表现不一。

6. 窦腔内弥漫性高密度影还可见于上述两种疾病或多种疾病的混合存在,可表现为窦腔内弥漫分布的软组织密度、液性密度及残余少许气体密度的混合密度。

【疾病鉴别】

窦腔内弥漫性高密度病变可见于众多鼻窦疾病,单一鼻窦疾病、两种或多种鼻窦疾病混合均可表现为窦腔内弥漫性高密度影,需要联合其他影像学特征进行诊断和鉴别诊断,鉴别诊断流程图见图5-4-4,鉴别诊断要点见表5-4-1。

表 5-4-1　窦腔内弥漫性高密度病变的主要鉴别诊断

疾病	典型影像特征	鉴别要点	主要伴随征象
真菌球	窦腔软组织影,内伴多发斑片状、斑点状高密度影,窦口多见	窦腔内斑片或斑点高密度影	可合并骨质增生肥厚和吸收破坏,窦腔可扩张
变应性真菌性鼻窦炎	多个窦腔软组织影,并弥漫高密度影	多个窦腔内片状弥漫高密度影,周围低密度影环绕。年轻人,部分有哮喘史	周围环状低密度影,为黏膜增厚;窦壁可骨质增生和骨质破坏
黏液囊肿	弥漫性高密度影,呈均匀一致高密度,增强扫描内部无强化,边缘线状强化,厚度均匀一致	囊内蛋白含量较高,合并炎症时,边缘强化线影较粗	窦壁骨质可受压移位、变薄或骨质缺损,窦腔呈膨胀性改变
出血坏死性鼻息肉	团状软组织影合并病变边缘及内部高密度影,动态增强扫描呈"渐进性"强化	好发于上颌窦和/或鼻腔,青壮年多见	骨质呈受压吸收改变,局部骨质不连续

续表

疾病	典型影像特征	鉴别要点	主要伴随征象
窦腔出血性病变	窦腔内弥漫分布的高密度液体影，并气液平面	多合并有外伤，常可累及多组鼻窦	窦壁可见骨折改变和/或颅底骨折
腺样囊性癌	密度常不均匀，其内可见多发斑点状钙化	增强可呈"筛状"强化	窦壁骨质破坏
淋巴瘤	均匀稍高密度影	均匀稍高密度软组织密度肿块，内部少见坏死，增强后轻到中度强化	易侵犯眼眶、面部皮肤等邻近结构，可呈轻微骨质破坏和塑形
骨化性纤维瘤	密度多不均匀，包含致密骨组织与磨玻璃样骨组织、软组织密度影。磨玻璃密度改变区域轻至中等强化，软组织密度区呈明显强化	致密骨组织与磨玻璃样骨组织之间夹杂低密度影，低密度区明显强化	下方常见薄环形低密度影，边缘有骨性包壳
骨瘤	圆形或分叶状致密骨块，边缘多清楚光滑	密度可与骨皮质、骨松质密度一致	无骨质破坏及软组织肿块

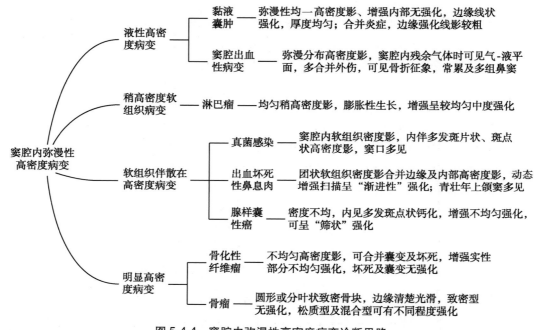

图 5-4-4　窦腔内弥漫性高密度病变诊断思路

（王丽君）

参 考 文 献

1. 陈长生. 真菌性鼻窦炎的 CT 和 MR 特征性表现特征及其诊断价值［J］. 中国医学文摘（耳鼻咽喉科学），2022，37（3）：85-86+80.

2. 狄宝申. MRI 和 CT 对鼻腔鼻窦恶性肿瘤的诊断价值［J］. 影像研究与医学应用，2022，6（10）：164-166.

3. 于敏，袁振国，肖连祥. 鼻腔鼻窦原发恶性肿瘤影像学诊断价值［J］. 中国 CT 和 MRI 杂志，2022，20（2）：27-29.

4. 吴燕妮，金鑫，吕世霞. 研究真菌性鼻窦炎的 CT 和 MR 特征性表现及其诊断价值［J］. 影像研究与医学应用，2021，5

（15）：72-73.

5. 胡凤玲，李艳艳，王军大. CT 多征象诊断及鉴别诊断鼻-鼻窦真菌感染研究［J］. 影像科学与光化学，2021，39（6）：798-802.

6. Peng XL, Yue ZZ, Zhang YL, et al. Nasal sinus mucoceles manifesting ocular symptoms［J］. J Craniofac Surg, 2023, 34（2）：e141-e145.

7. Shi Q, Geng C, Wang M. Maxillary sinus mucocele with fungal ball［J］. J Craniofac Surg, 2023, 34（8）：e759-e760.

8. Erwin AD. Imaging for otolaryngologist［M］. Stuttgart: Thieme, 2007.

第五节 窦腔内局限性高密度病变

【定义】

窦腔内局限性高密度病变(localized hyperdense in the paranasal cavity)是指在CT图像上鼻腔鼻窦内局限性的密度增高,多见于真菌球型鼻窦炎、外伤骨折等,也可见于一些肿瘤内出血、骨源性或软骨源性病变及窦壁局限性骨质增生。

【病理基础】

创伤导致窦壁骨折移位于鼻腔鼻窦。真菌菌丝可蓄积钙盐、锰、铁、镁等金属离子,在CT图像上表现为点片状不规则高密度影。鼻石以鼻腔异物为核心,周围炎性渗出物、鼻腔分泌物经气流浓缩分解出多种无机盐沉积而逐渐形成,主要包括磷酸钙、碳酸钙、磷酸镁、硬脂酸钙及不定型氧化铁等。以内生性异物为核心的鼻石因日久变质而消失,称为无核结石,也称真性结石;而以外生性异物为核心的鼻石称为假性结石。肿瘤内出血由可溶性的纤维蛋白原转变为不溶性的纤维蛋白,在CT图像上密度逐渐增高。内翻性乳头状瘤附着的根基部可形成局限性骨炎,炎症细胞刺激局部骨皮质增厚,骨小梁增多,形成丘状或三角形骨质凸起。骨瘤内见纤维结缔组织间质中间穿插着编织状、片状骨和嗜碱性牙骨质样钙化岛,周围少见成骨细胞;随着病程进展,钙化成分增多,反转线明显,血管成分减少,最终可形成硬化性肿块。软骨肉瘤是一组多种形态特点和临床行为的侵袭性或恶性透明软骨性肿瘤,其特点是肿瘤内具有小叶状、灰褐色的切面透明软骨,并伴有黏液或黏液样物质的囊性改变和矿化的钙沉积物。

【征象描述】

1. CT表现 真菌球内高密度(图5-5-1)多表现为弯曲条状或点片状,CT值约160~350HU,病灶周围黏蛋白可表现为团片状略高密度影,与周围水肿的鼻窦黏膜形成很好的对比。鼻腔鼻窦骨瘤多见于额窦,其次为筛窦,表现为有蒂或无蒂的边界清楚的骨性致密肿块,偶尔呈骨和软组织混杂密度。鼻和鼻窦软骨肉瘤好发于30~40岁,多起源于颅底,伴有继发性的鼻腔鼻窦受累,表现为软骨样基质伴有"环状及弧形"的钙化。鼻石因炎性物质包裹的异物不同而呈现不同形状的高密度,多呈条状或结节状。肿瘤出血凝固后表现类似于黏蛋白,呈"团片状",多位于肿瘤内部,CT值约60~90HU。内翻性乳头状瘤附着处局限性骨质增生呈三角形或丘状骨性隆起,与窦壁骨质相连,CT值多大于1 000HU。鼻腔鼻窦骨折表现为骨质连续性中断,断裂的骨片可移位于鼻腔或鼻窦中。

2. MRI表现 真菌球及窦壁局限性骨质增生在T$_1$WI及T$_2$WI图像上均表现为低信号(图5-5-2)。增强后T$_1$WI脂肪抑制序列表现为无强化,真菌球周围炎性水肿的黏膜边缘可见强化。内翻性乳头状瘤在T$_2$WI和增强后T$_1$WI脂肪抑制序列可见脑回征。凝固性出血在T$_2$WI表现为等至低信号,由于出血时期不同,T$_1$WI信号可表现为混杂高至低信号,常发生出血的出血坏死性鼻息肉在脂肪抑制增强后T$_1$WI显示点片状不均匀强化,动态增强呈渐进性强化是其特点。软骨肉瘤T$_2$WI多表现为混杂高信号,增强后呈"蜂窝状"不均匀强化是其特点。

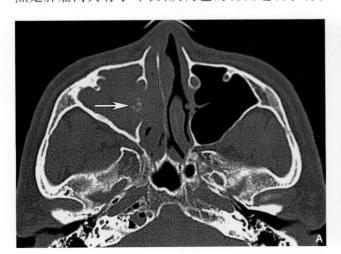 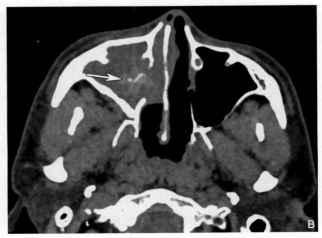

图5-5-1 真菌球中的高密度表现

男性,43岁,右侧上颌窦真菌球型鼻窦炎。横断面平扫CT图像显示右侧上颌窦口点片状高密度菌丝(,箭A)及周围略高密度的黏蛋白(,箭B)。

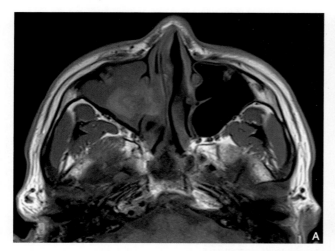
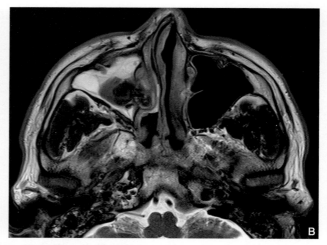
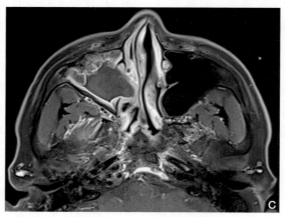

图 5-5-2 男性,43 岁,右侧上颌窦真菌球

横断面 $T_1WI(A)$ 显示右侧上颌窦内团片状高信号,为真菌周围聚集的黏蛋白。横断面 $T_2WI(B)$ 显示真菌球呈低信号,增强后脂肪抑制 $T_1WI(C)$ 显示真菌球和周围黏液无强化,上颌窦水肿的黏膜呈不均匀的条带状强化。

【相关疾病】

窦腔内局限性高密度病变多见于真菌球和骨瘤,具有特征性的极高密度区域。其他窦腔内局限性高密度也可见于软骨性肿瘤钙化,肿瘤内出血,如出血坏死性鼻息肉,恶性肿瘤内出血等,局限性窦壁骨质增生多见于内翻性乳头状瘤根基部附着处的骨壁。

【分析思路】

1. 窦腔内高密度物质的形态特征是判断病变的重要依据。真菌球中高密度物质多呈弯曲条状结构,密度可以极高,发生于上颌窦时注意与窦口鼻道复合体的骨性结构相区分。鼻石中高密度物质形态可类似于真菌球,但往往密度更高。骨瘤呈类圆形的高密度,通过蒂或直接与窦壁相连。软骨肉瘤内的钙化呈环状及弧形。肿瘤内出血无固定形态,多呈团片状。内翻乳头状瘤根基部附着处的骨质增生硬化多呈"三角形"或"丘形",根基范围广的肿瘤可导致附着的骨壁弥漫性增厚。骨折可见骨片移位。

2. 真菌球与鼻石可根据高密度物质所在位置进行鉴别。真菌球多发生于鼻窦内,其中蝶窦及上颌窦多见。鼻石几乎只见于鼻腔中。

3. 肿瘤内出血不是鉴别鼻腔鼻窦良恶性肿瘤的标志特征,一些良性肿瘤易发生出血,如出血坏死性鼻息肉。T_2WI 图像上病变内不均匀低信号的含铁血黄素沉积及动态增强图像上扩散性强化是出血坏死性鼻息肉的标志性特征。

4. 内翻性乳头状瘤根据附着部位不同需要采用不同的手术入路,因此术前准确判断肿瘤附着处是诊断的重点和难点。CT 图像上局限性骨质增生硬化是帮助寻找内翻性乳头状瘤附着点的重要标志,多呈三角形,突出于正常的鼻腔鼻窦骨性结构。此外,还可在 T_2WI 图像及增强后 T_1WI 脂肪抑制序列寻找脑回征聚集的位置帮助判断肿瘤根基。

【疾病鉴别】

窦腔内局限性高密度病变可见于多种疾病,高密度物质定性需要联合 CT 及 MRI 影像学特征进行诊断和鉴别诊断,诊断要点见表 5-5-1。

窦腔内局限性高密度病变的鉴别诊断流程图 5-5-3。

表 5-5-1　窦腔内局限性高密度病变的主要鉴别诊断要点

疾病	高密度影像特征	鉴别要点	主要伴随征象
内翻性乳头状瘤附着处	三角形或丘状骨质增生	与正常骨质相连	肿瘤显示脑回征
真菌球	弯曲条状及点片状	位于鼻窦内	T_2WI 低信号团块,周围伴随炎症反应
鼻石	弯曲条状或结节状	位于鼻腔内	异物伴周围炎症
肿瘤内出血	团片状略高密度	依据出血时间不同而呈多样性 MRI 信号	周围有软组织肿块
软骨源性肿瘤	环形或弧形	蜂窝状强化	多位于颅底 T_2WI 高信号肿瘤
骨瘤	类圆形	多呈均匀的骨性密度	有蒂或直接与窦壁相连
骨折	片状	骨质连续性中断	外伤史+软组织肿胀

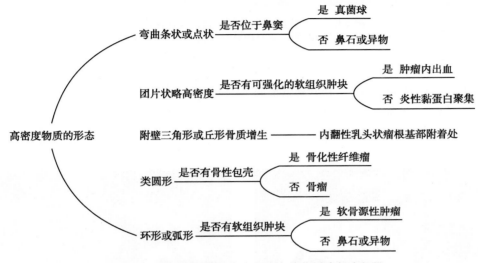

图 5-5-3　窦腔内局限性高密度病变的鉴别诊断流程图

（李　铮　宋法亮）

参 考 文 献

1. Raz E, Win W, Hagiwara M, et al. Fungal sinusitis[J]. Neuroimaging Clin N Am, 2015, 25(4): 569-576.
2. 陈晓丽, 鲜军舫. 鼻腔鼻窦肿瘤和肿瘤样病变的影像学分析思路[J]. 中华放射学杂志, 2022, 56(7): 826-830.
3. Meng Y, Fang G, Wang X, et al. Origin site-based staging system of sinonasal inverted papilloma for application to endoscopic sinus surgery[J]. Head Neck, 2019, 41(2): 440-447.

第六节　T_1WI 高信号病变

【定义】

　　T_1WI 高信号病变（hyperintensity on T_1WI）是指在 T_1WI 图像上与脑灰质或周围肌腹相比,鼻腔鼻窦内呈高信号的病变,多见于炎症、外伤或肿瘤内出血及含黑色素或脂肪的病变。

【病理基础】

　　鼻窦炎卡他期表现为鼻窦黏膜短暂缺血,继而血管扩张和充血,上皮肿胀,白细胞和淋巴细胞浸润纤毛运动缓慢、浆液性或黏液性分泌亢进。如卡他期病理改变加重,上皮坏死纤毛脱落,小血管出血,分泌物转为脓性期。窦腔内黏蛋白含量提高可缩短 T_1 弛豫时间,表现为 T_1WI 高信号。亚急性期出血中高铁血红蛋白、黑色素及钙磁性钙化具有较强的顺磁性效应,可以引起 T_1 弛豫时间变短,从而表现为 T_1WI 高信号。脂肪自身具有较短的 T_1 弛豫时间,导致脂肪在 T_1WI 图像上多呈高信号。

【征象描述】

　　1. CT 表现　慢性鼻窦炎表现为沿窦壁的"条带状"低密度水肿黏膜,窦腔内黏液多表现为低密度,随着黏液浓度增高可表现为高密度。肿瘤内出血表现为软组织密度肿瘤内点片状的略高密度。恶性黑色素瘤细胞密度较高,出血坏死较少见,表现为较均一的略高密度肿物（图 5-6-1）。鼻腔鼻窦骨化性纤维瘤或骨纤维异常增殖症呈高密度,其内可见含脂肪的黄骨髓及少量纤维组织,可呈软组织密度。

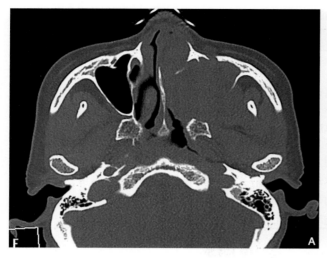
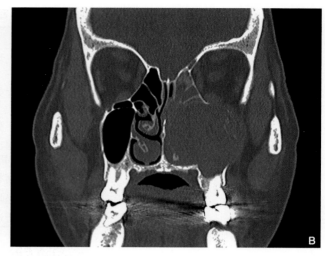

图 5-6-1　女性,47 岁,左侧上颌窦恶性黑色素瘤
横断面(A)及冠状面(B)平扫 CT 图像显示左侧上颌窦内软组织密度团块,上颌窦上壁、后外侧壁及内壁骨质破坏。

2. **MRI 表现**　慢性鼻窦炎水肿的黏膜表现为沿窦腔边缘的 T_1WI 低信号 T_2WI 高信号,其分泌聚集的黏蛋白可呈 T_1WI 高信号,T_2WI 可呈低信号,增强后水肿的黏膜边缘可见线状强化,水肿的黏膜下组织及窦腔内聚集的黏蛋白无强化。肿瘤内部亚急性出血在 T_1WI 图像上可表现为斑片状高信号,T_2WI 图像可呈低信号或混杂等高信号,增强后肿瘤组织可见强化,出血区域无强化。恶性黑色素瘤(图 5-6-2)

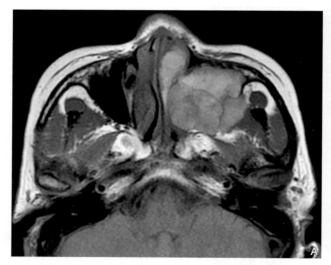
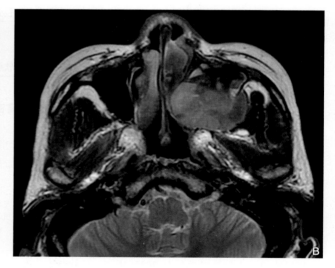
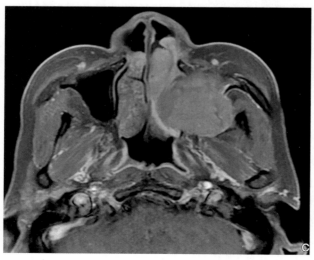

图 5-6-2　女性,47 岁,左侧上颌窦恶性黑色素瘤
横断面 T_1WI(A)显示左侧上颌窦内高信号肿物,T_2WI(B)显示病变以等高信号为主,其内见不均匀低信号区域,增强后脂肪抑制 T_1WI(C)显示病变呈不均匀中度强化。

T_1WI 和 T_2WI 多表现为等信号肿块,部分病变内可见斑片状富含黑色素的 T_1WI 高信号、T_2WI 低信号区域,增强后肿瘤不均匀明显强化。骨化性纤维瘤和骨纤维异常增殖症 T_1WI 多呈低信号,内部常可见含脂肪的黄骨髓,T_1WI 呈高信号。T_2WI 图像多呈混杂低信号,增强后不均匀中等-明显强化。真菌性鼻窦炎常表现为 T_1WI 高信号,T_2WI 低信号。

【相关疾病】

鼻腔鼻窦 T_1WI 高信号多为脂肪组织、亚急性出血、黏蛋白或黑色素,可见于炎性病变,如慢性鼻窦炎(含真菌性鼻窦炎)或肿瘤类病变,多见于出血坏死性鼻息肉和恶性黑色素瘤。

【分析思路】

1. 形态特征是判断病变的基础,炎性病变增强后 T_1WI 脂肪抑制图像表现为水肿黏膜线状强化,包裹着无强化的积液或积脓。肿瘤性病变可见明显的软组织肿块,增强后可见强化。需要注意的是,恶性黑色素瘤在平扫 T_1WI 图像上已表现为高信号,仅通过视觉观察增强后 T_1WI 脂肪抑制图像会误认为肿瘤无强化,动态增强曲线可帮助诊断和鉴别诊断。

2. 结合 T_2WI 图像判断产生 T_1WI 高信号的物质基础,如黏蛋白聚集或亚急性出血、脂肪或黑色素。脂肪 T_2WI 呈高信号,而黏蛋白及黑色素在 T_2WI 图像上呈低信号,亚急性出血 T_2WI 多表现为高低混杂信号。

【疾病鉴别】

T_1WI 高信号病变多见于炎性病变及肿瘤性病变,需要联合其他 MRI 序列或 CT 影像学特征进行诊断和鉴别诊断,鉴别诊断流程图见图 5-6-3,鉴别诊断要点见表 5-6-1。

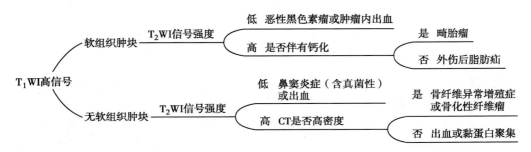

图 5-6-3 T_1WI 高信号病变的鉴别诊断流程图

表 5-6-1 T_1WI 高信号病变的主要鉴别诊断要点

疾病	T_2WI 信号特点	鉴别要点	主要伴随征象
黑色素瘤	低信号	软组织肿块±骨质破坏	DWI 高信号,有强化
眼眶脂肪疝	高信号	外伤史	眼眶骨折
鼻窦炎	等低信号	无强化	黏膜水肿线状强化
出血坏死性鼻息肉	高低混杂信号	软组织肿块	扩散性强化
骨化性纤维瘤	高信号	椭圆形	骨性包壳/膨胀性改变
骨纤维异常增殖症	高信号	骨质肥厚	无软组织肿块

(李 铮 宋法亮)

参 考 文 献

1. Liu H, Wang X, Su M, et al. Differentiating sinonasal malignant melanoma from squamous cell carcinoma using DWI combined with conventional MRI [J]. Neuroradiology, 2023, 65 (8):1263-1270.
2. Wang X, Liu Y, Chen Q, et al. Evaluation of multiparametric MRI differentiating sinonasal angiomatous polyp from malignant tumors [J]. Neuroradiology, 2019, 61(8):891-896.

第七节 T_2WI 低信号病变

【定义】

T_2WI 低信号病变(hypointensity on T_2WI)是指在 T_2WI 图像上与脑灰质或周围肌腹相比,鼻腔鼻窦内呈低信号的病变,可见于炎性病变、骨源性病变、出血性疾病及部分肿瘤类病变。

【病理基础】

含有钙化、骨化、黑色素、金属螯合物、真菌成分、出血产物的病变在 T_2WI 上可呈低信号。钙化、骨化内含游离氢质子数量少，难以产生 MRI 信号。钙、黑色素、金属螯合物、真菌成分及亚急性出血中的高铁血红蛋白等物质具有顺磁性特性，使得质子失相位，导致 T_2 弛豫变快，呈低信号。高浓度蛋白类物质与游离氢质子结合，形成含有氢键的结合水，可缩短 T_2 弛豫时间，导致 T_2WI 信号减低。

【征象描述】

1. **CT 表现** 慢性鼻窦炎表现为窦腔边缘黏膜增厚，窦腔内黏液可呈液体密度或软组织密度。真菌球性鼻窦炎表现为窦腔内软组织影内点片状高密度。变应性真菌性鼻窦炎表现为单侧或双侧多组鼻窦窦壁膨胀，窦腔内呈略高密度。鼻窦骨瘤表现为窦腔内类圆形、边缘规整的高密度。骨化性纤维瘤表现为类椭圆形高密度占位，中心可呈软组织密度，周围可见高密度骨性包壳（图 5-7-1）。骨纤维异常增殖症表现为鼻腔鼻窦多骨骨髓腔膨胀，呈均匀或不均匀的磨玻璃密度。鼻腔鼻窦肿瘤内出血表现为软组织肿块内点片状略高密度。黑色素瘤表现为软组织密度肿物，可伴有周围骨质破坏。

2. **MRI 表现** 慢性鼻窦炎中，窦腔内浓缩的黏液 T_1WI 可呈等高信号，T_2WI 可呈等低信号，增强后无强化，窦腔边缘黏膜水肿，T_1WI 呈低信号，T_2WI 呈高信号，增强后黏膜边缘呈线状强化；窦壁炎性骨质增生硬化在 T_2WI 图像上也表现为低信号。真菌球 T_2WI 呈团块状低信号，周围聚集的黏液和水肿的黏膜可呈高信号，增强后病变无强化。变应性真菌性鼻窦炎表现为窦腔内填充 T_2WI 低信号的真菌和重金属螯合物，由于窦腔内物质蛋白与水比例不同，T_1WI 信号多样，窦腔边缘水肿黏膜呈 T_2WI 高信号，增强后可见强化。骨瘤表现为形态规整的类圆形 T_1WI 低信号，T_2WI 低信号病变。骨化性纤维瘤内部骨化区域及边缘包壳表现为 T_1WI 及 T_2WI 低信号，病变内纤维化成分可表现为 T_2WI 高信号（图 5-7-2）。骨纤维异常增殖症表现为受累骨质呈均匀或不均匀的 T_1WI 及 T_2WI 低信号，增强后骨髓腔可有轻度强化。肿瘤内急性或早期亚急性出血表现为斑片状 T_2WI 低信号，T_1WI 多呈等高混杂信号，增强后出血区域无强化。黑色素瘤主体表现为 T_1WI 等信号，T_2WI 等信号肿块，病变内部可见斑片状 T_1WI 高信号，T_2WI 低信号区域，增强后病变多呈轻中度强化。

【相关疾病】

鼻腔鼻窦含有钙化、骨化、黑色素、金属螯合物、真菌成分、出血产物的病变在 T_2WI 上可呈低信号，分析病变成分可帮助诊断及鉴别诊断。

【分析思路】

1. **形态特征是分析病变的基础** 炎性病变多位于窦腔内，窦腔边缘可见不同程度增厚的黏膜组织，增强后黏膜呈线状强化，无软组织肿块。骨瘤及骨化性纤维瘤呈规整的圆形或类圆形，边缘清晰，病变较大时周围窦壁骨质膨胀，增强后无软组织肿块。骨纤维异常增殖症表现为多骨骨髓腔膨胀增厚，骨小梁紊乱，骨髓腔呈"磨玻璃"样改变。恶性肿瘤可破坏周围骨质，增强后可见软组织肿块。

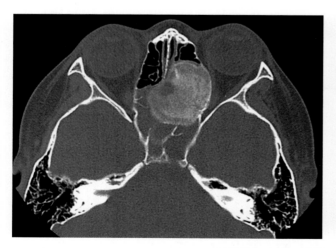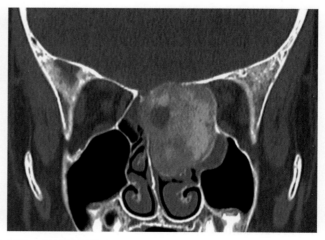

图 5-7-1 男性，16 岁，左侧筛窦骨化性纤维瘤

平扫 CT 骨窗横断面和冠状面图像显示左侧筛窦团块状高密度肿块，其内见斑片状不规则低密度区，病变边缘清晰，可见线状高密度骨性包壳。

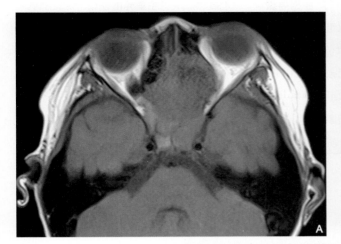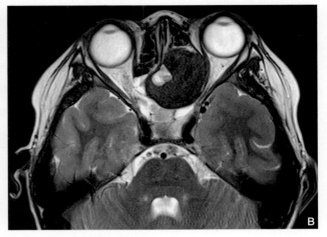

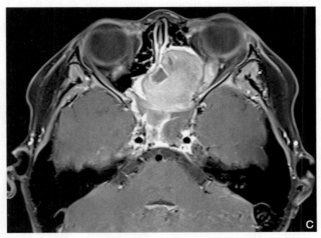

图 5-7-2　男性,16 岁,左侧筛窦骨化性纤维瘤

横断面 T₁WI(A)显示左侧筛窦内团块状等低信号,边缘清晰。横断面 T₂WI(B)显示病变主体呈低信号,内部可见斑片状高信号区,横断面增强后脂肪抑制 T₁WI(C)显示病变不均匀明显强化,双侧蝶窦内阻塞性炎症无强化。

2. 结合 T₁WI 图像判断产生 T₂WI 低信号的物质基础,钙化、骨化、金属螯合物、真菌成分在 T₁WI 图像上呈高信号,黑色素在 T₁WI 图像上呈高信号,亚急性出血及黏蛋白成分 T₂WI 多表现为高低混杂信号。

【疾病鉴别】

T₂WI 低信号病变可见于炎性病变,骨源性病变及多种肿瘤性病变,需要联合 T₁WI 和 CT 影像学特征进行诊断和鉴别诊断,鉴别诊断流程图见图 5-7-3,鉴别诊断要点见表 5-7-1。

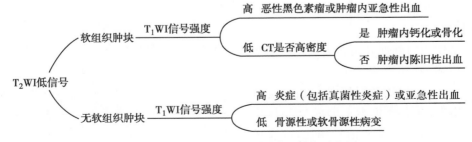

图 5-7-3　T₂WI 低信号病变的鉴别诊断流程图

表 5-7-1　T₂WI 低信号病变的主要鉴别诊断要点

疾病	T₁WI 信号特点	鉴别要点	主要伴随征象
黑色素瘤	点片状高信号	软组织肿块±骨质破坏	DWI 高信号,有强化
真菌球	点片状高信号	CT 点条状高密度影	增强后无强化
慢性鼻窦炎	等高信号	无强化	黏膜水肿线状强化
出血坏死性鼻息肉	高低混杂信号	软组织肿块	扩散性强化
骨化性纤维瘤	低信号	椭圆形	骨性包壳/膨胀性改变
骨纤维异常增殖症	低信号	骨质肥厚	无软组织肿块

（李　铮）

参 考 文 献

1. Liu H,Wang X,Su M,et al. Differentiating sinonasal malignant melanoma from squamous cell carcinoma using DWI combined with conventional MRI[J]. Neuroradiology,2023,65(8):1263-1270.

2. Wang X,Liu Y,Chen Q,et al. Evaluation of multiparametric MRI differentiating sinonasal angiomatous polyp from malignant tumors[J]. Neuroradiology,2019,61(8):891-896.

3. Wang X,Song L,Chong V,et al. Multiparametric MRI findings of sinonasal rhabdomyosarcoma in adults with comparison to carcinoma[J]. J Magn Reson Imaging, 2017, 45(4):998-1004.

第八节　脑 回 征

【定义】

脑回征(convoluted cerebriform pattern)是指在T₂WI 或增强后 T₁WI 图像上,肿瘤内高低信号相间的卷曲条状影,与卷曲的脑回或栅栏相似,也称为"卷曲脑回征"或"栅栏征"。脑回征可呈弥漫性分布,也可呈局限性分布。狭义的脑回征仅指实体肿瘤内部基于一定病理特征形成的高低信号相间的条状影;广义的脑回征也包括鼻窦炎症、息肉等病变导致黏膜聚集形成的高低信号相间条状影。

【病理基础】

脑回征首次是作为内翻性乳头状瘤病理组织学的一个特征进行描述的,病理表现为内翻性乳头状瘤上皮组织高度增生,上皮团块呈管状或指状返折深入到上皮下基质内,在大体标本上形成"沟回样"外观。在 T₂WI 图像上,与脑皮质信号相比,高度增生的上皮组织呈低信号,富含水分的间质成分呈高信号;增强后 T₁WI 图像上,明显强化的区域代表血管丰富的间质成分,较低强化的条状影代表高度增生的上皮组织。

【征象描述】

1. **CT 表现**　由于 CT 的软组织分辨力有限,大部分脑回征在 CT 图像上显示不清,仅部分粗大的脑回征可在增强后 CT 软组织窗上显示,表现为高低密度相间分布的条状影(图 5-8-1)。

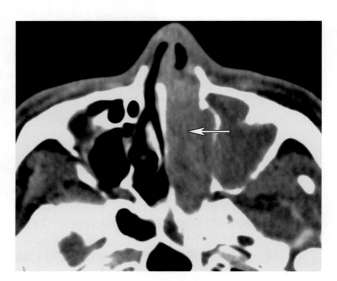

图 5-8-1　脑回征 CT 表现
男,50 岁,左侧鼻腔内翻性乳头状瘤,横断面增强 CT 软组织窗显示病变内高低密度相间排列的条状影(箭)。

2. **MRI 表现**　脑回征在 T₂WI 或增强后 T₁WI 图像上表现为高和低信号相间排列的卷曲条状影,在肿瘤内呈弥漫性或局限性分布(图 5-8-2),脂肪抑制增强后 T₁WI 是显示脑回征的最佳方法。部分文献将脑回征描述为高低信号平行排列的条状影,但实际上高度增生的上皮和间质成分卷折生长,大部分病灶并不能呈现完全平行排列的外观,而是高低信号相间的条状影。鼻腔鼻窦的炎症及息肉也可形成脑回征(广义的脑回征)。慢性筛窦炎显示筛房内炎性黏膜呈明显增厚强化,筛房的骨性分隔呈未强化的线状影(图 5-8-3),从而形成高低信号相间的类似脑回征表现,需将 CT 图像和 MRI 图像进行对照,

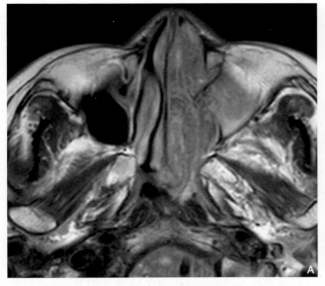
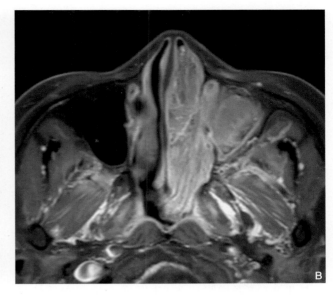

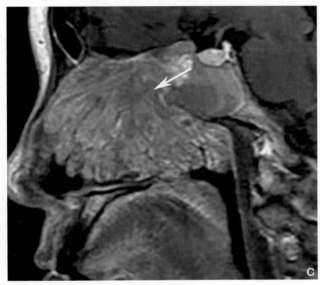

图 5-8-2　脑回征 MRI 表现

女,65 岁,左侧鼻腔及上颌窦内翻性乳头状瘤,横断面 T₂WI(A)及脂肪抑制增强后 T_1WI(B)显示病变内高低信号相间的条状影,呈弥漫性分布,矢状面增强后 T_1WI(C)显示辐射状的条状影,肿瘤根部为辐射状条状影汇聚的区域(箭)。

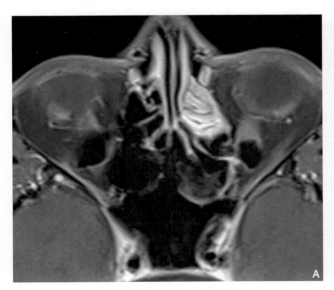
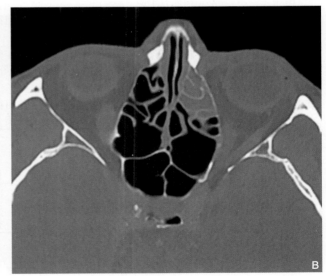

图 5-8-3　表现为脑回征的慢性筛窦炎的 MRI 及 CT 表现对照

左侧慢性筛窦炎,横断面脂肪抑制增强后 T_1WI(A)显示病变内高低信号相间的条状影,其中线状低信号影的形态和分布与横断面 CT 骨窗(B)显示的增厚的骨性筛房间隔对应。

CT 图像的筛房分隔和 MRI 图像的低信号影相对应即为筛窦炎。鼻腔鼻窦息肉黏膜高度水肿并聚集，也可形成类似脑回征的表现，但黏膜聚集仅局限于病灶的局部及息肉本身不强化有助于鉴别息肉与内翻性乳头状瘤。

【相关疾病】

脑回征常见于鼻腔鼻窦内翻性乳头状瘤，对诊断鼻腔鼻窦内翻性乳头状瘤具有较高的敏感度（93%~100%），但脑回征也可见于部分鳞癌和嗅神经母细胞瘤等恶性肿瘤和炎性病变及其他良性病变，特异度并不是很高。

【分析思路】

1. **首先判断是否为脑回征** 脑回征的判定要点是 T_2WI 或者增强后 T_1WI 图像上呈高和低信号相间排列的条状影。

2. **根据脑回征鉴别内翻性乳头状瘤与其他病变** 脑回征弥漫性分布于肿瘤内部考虑内翻性乳头状瘤；对于局限性分布的脑回征，DWI 呈低信号者考虑为良性病变，若 CT 图像的筛房分隔和 MRI 图像的低信号影相对应即为筛窦炎，若两者无对应关系且病变本身不强化考虑为鼻息肉；若 DWI 呈高信号、动态增强曲线呈流出型或者伴周围结构的侵犯，考虑恶性肿瘤（嗅神经母细胞瘤、鳞癌、内翻性乳头状瘤恶变等）。

3. **内翻性乳头状瘤恶变的判断** 依据脑回征分布特点判断有无恶变，脑回征弥漫性分布于整个肿瘤，常见于单纯内翻性乳头状瘤；若脑回征呈局限性分布或脑回征中断，同时伴有 DWI 高信号、流出型动态增强曲线或者眼眶、颅底等周围结构侵犯均提示内翻性乳头状瘤发生恶变。此外，需结合患者的临床病史、手术史考虑，内翻性乳头状瘤多次手术后复发者更易发生恶变。

4. **内翻性乳头状瘤根部的判断** 完整的切除根部可显著减少术后复发，因此，准确判断肿瘤根部非常重要。依据脑回征的信号及形态特征判断内翻性乳头状瘤的根部：根部在 T_2WI 上呈等信号且增强后仅轻度强化，而肿瘤的外周区域强化明显；还可以依据脑回征的走行逆向溯源，辐射状条状影汇聚的区域即为肿瘤根部，矢状面图像显示更佳（图 5-8-2C）。

【疾病鉴别】

脑回征只是一个征象，虽然诊断内翻性乳头状瘤的敏感度较高，但脑回征也可见于其他恶性肿瘤及炎性病变，需要联合其他影像学特征进行诊断和鉴别诊断，鉴别诊断要点见表 5-8-1。

1. 基于影像特征的鉴别诊断流程图见图 5-8-4。

2. 脑回征的主要鉴别诊断要点见表 5-8-1。

表 5-8-1 脑回征的主要鉴别诊断要点

疾病	脑回征典型影像特征	鉴别要点	主要伴随征象
内翻性乳头状瘤	弥漫分布、脑回征粗大、连续	弥漫分布、脑回征连续性好	分叶征
内翻性乳头状瘤恶变/鳞癌	脑回征局灶性分布、紊乱，脑回征有中断	脑回征中断或较局限	DWI 呈高信号、流出型动态增强曲线
嗅神经母细胞瘤	脑回征细小，呈局灶性分布	脑回征细小，呈局灶性分布	累及嗅沟及前颅底，DWI 呈高信号、动态增强曲线为流出型
筛窦炎症	脑回征仅局限于筛窦、MRI 图像的低信号条状影和 CT 图像的筛房分隔相对应	MRI 图像的低信号条状影和 CT 图像的筛房分隔相对应	DWI 呈低信号、无明确占位效应
鼻息肉	脑回征局限于黏膜聚集区域	脑回征局限、明显强化的黏膜纠集	息肉本身无强化、DWI 呈低信号

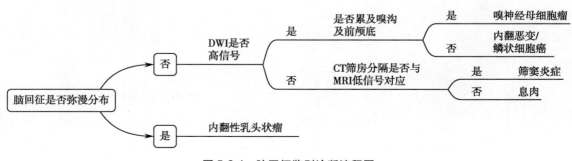

图 5-8-4 脑回征鉴别诊断流程图

（王新艳　鲜军舫）

参 考 文 献

1. Jeon TY, Kim HJ, Chung SK, et al. Sinonasal inverted papilloma: value of convoluted cerebriform pattern on MR imaging [J]. AJNR Am J Neuroradiol, 2008, 29(8): 1556-1560.

2. Ojiri H, Ujita M, Tada S, et al. Potentially distinctive features of sinonasal inverted papilloma on MR imaging[J]. AJR Am J Roentgenol, 2004, 175(2): 465-468.

3. Fang G, Lou H, Yu W, et al. Prediction of the originating site of sinonasal inverted papilloma by preoperative magnetic resonance imaging and computed tomography[J]. Int Forum Allergy Rhinol, 2016, 6(12): 1221-1228.

4. 王新艳, 陈青华, 王英, 等. 多参数 MRI 鉴别鼻腔鼻窦内翻性乳头状瘤恶变的价值[J]. 中华放射学杂志, 2017, 51(7): 500-504.

5. 房高丽, 王成硕, 张罗. 鼻腔鼻窦内翻性乳头状瘤起源部位的影像学研究进展[J]. 临床耳鼻咽喉头颈外科杂志, 2014, 28(23): 1902-1906.

第九节　明显强化的软组织肿块

【定义】

明显强化的软组织肿块(markedly enhanced soft tissue mass)是指鼻腔鼻窦内富血供的软组织肿块, 注射对比剂后表现为明显强化, 可见于良性肿瘤(如内翻乳头状瘤)及恶性肿瘤(如腺样囊性癌)。

【病理基础】

病变强化依赖于病变内毛细血管及血管外组织间隙对比剂填充。部分良性及恶性肿瘤生长活跃, 局部耗氧量及需氧量增加, 导致肿瘤微环境中缺氧加重, 进而促进血管内皮生长因子(vascular endothelial growth factor, VEGF)高表达, VEGF 可促进肿瘤内部微血管数量增多, 并提高肿瘤新生血管的通透性。对比剂进入丰富的毛细血管内, 并弥散入组织间隙, 导致病变呈明显强化。

【征象描述】

1. **CT 表现**　CT 增强可提高小病变显示能力, 清晰显示鼻腔鼻窦软组织肿块与周围组织的界限关系, 帮助病变分期分级。表现为对比剂团注后鼻腔鼻窦内软组织密度增高, CT 绝对值增加 50HU 以上, 强化的程度和方式是肿瘤诊断和鉴别诊断的重点(图 5-9-1)。

2. **MRI 表现**　增强扫描多应用于 T_1 序列, 并联合脂肪抑制或脂肪饱和技术, 显示强化的病变组织。增强图像需要与平扫的 T_1WI 进行对照观察, 注意分析病变强化程度及形式。强化程度可分为无强化、轻度强化、中度强化和明显强化, MRI 强化程度的分级主要通过主观观察进行评价, 一般增强后病变信号强度较平扫时升高两倍以上, 称为明显强化。强化形式大致可分为均匀强化、点片状强化、环状强化和不规则强化。均匀强化是指病灶信号呈均匀一致地增高; 点片状强化是指病灶呈斑点状、斑片状信号增高; 环状强化是指病变周边出现线状或带状高信号影; 不规则强化则是病变强化形态不一, 成为混杂信号灶(图 5-9-2)。动态增强扫描技术可连续评估对比剂注入不同时期病变的信号强度变化和强化形式, 并可通过后处理计算得到多种半定量及定量参数, 量化病变信号强度的变化程度。

【相关疾病】

明显强化的软组织肿块常见于鼻腔鼻窦良/恶

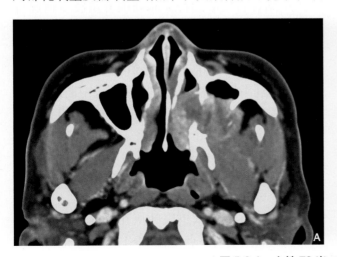
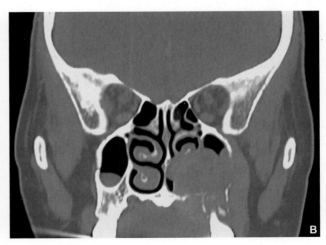

图 5-9-1　女性 72 岁, 左侧上颌窦腺样囊性癌

横断面增强 CT 软组织窗(A)显示左侧上颌窦及鼻腔内不均匀明显强化的软组织肿块。冠状位增强 CT 骨窗(B)图像显示上颌窦后外侧壁、内壁、上颌骨牙槽突骨质破坏。

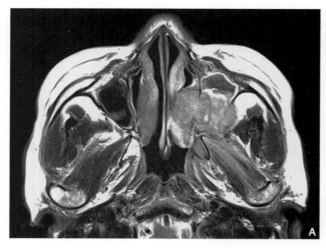 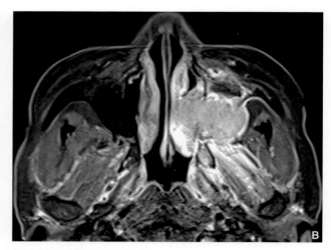

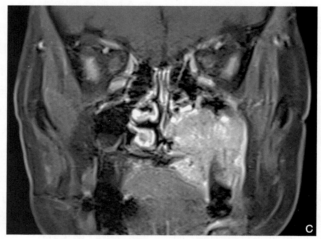

图 5-9-2　女性 72 岁，左侧上颌窦腺样囊性癌

横断面 T_2WI（A）显示左侧上颌窦及鼻腔内不均匀等-高信号肿块。横断面（B）和冠状面（C）增强后脂肪抑制 T_1WI 显示病变累及后方的窦后脂肪间隙、翼内肌、翼外肌以及上颌窦下方的口腔。

性肿瘤性病变。良性肿瘤主要见于内翻乳头状瘤、青少年鼻咽血管纤维瘤，少见的良性肿瘤包括出血坏死性鼻息肉、孤立性纤维瘤、异位垂体瘤等。恶性肿瘤可见于鳞状细胞癌、内翻乳头状瘤恶变、腺样囊性癌、横纹肌肉瘤等。

【分析思路】

1. 首先判断明显强化的肿块周围是否伴有骨质改变，骨质膨胀性改变多提示良性病变，而骨质侵蚀破坏多提示恶性肿瘤。

2. 其次根据病变强化方式对病变进行诊断及鉴别诊断，内翻乳头状瘤增强扫描可见"脑回征"，青少年鼻咽血管纤维瘤增强后可见病变内流空血管影，出血坏死性鼻息肉在动态增强图像上表现为由点到面的渐进性强化。孤立性纤维瘤 T_2WI 多呈低信号，增强后多表现为均匀的明显强化。鳞状细胞

癌、内翻乳头状瘤恶变、腺样囊性癌及横纹肌肉瘤等多表现为不均匀强化。

3. 结合病变形态特征和周围骨质改变情况可提高诊断准确率。内翻乳头状瘤根蒂部附着处骨质可出现骨质增生硬化，青少年鼻咽血管纤维瘤多起源于后鼻孔区，虽为良性病变，但可侵蚀破坏周围骨质。内翻乳头状瘤恶变可见"脑回征"中断，恶变范围较大者可破坏周围骨质。腺样囊性癌易沿神经周围蔓延生长，累及多个颅底孔道。

【疾病鉴别】

1. 基于影像及临床信息特征的鉴别诊断流程图见图 5-9-3。

2. 明显强化的软组织肿块在几种不同常见疾病的主要鉴别诊断要点见表 5-9-1。

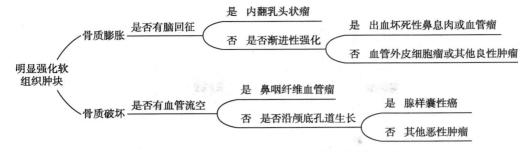

图 5-9-3 明显强化的软组织肿块的鉴别诊断流程图

表 5-9-1 明显强化的软组织肿块的主要鉴别诊断要点

疾病	骨质改变特点	鉴别要点	主要伴随征象
内翻性乳头状瘤	骨质膨胀	根蒂部骨质增生,呈三角形高密度	脑回征
出血坏死性鼻息肉	以骨质膨胀为主	DCE-MRI 呈渐进性强化	T_2WI 呈混杂低信号
孤立性纤维瘤	骨质膨胀	T_2WI 多呈低信号	均一的明显强化
鼻咽血管纤维瘤	骨质膨胀伴骨质侵蚀破坏	起源于后鼻孔区,向蝶腭孔蔓延生长	血管流空
腺样囊性癌	骨质破坏	沿神经孔道生长	点片状不均匀强化
内翻乳头状瘤恶变	骨质破坏为主	脑回征中断,周围骨质侵蚀破坏	不均匀强化

（李 铮）

参 考 文 献

1. Castelnuovo P, Turri-Zanoni M. Adenoid cystic carcinoma ［J］. Adv Otorhinolaryngol, 2020, 84：197-209.

2. Li Z, Xian M, Guo J, et al. Dynamic contrast-enhanced MRI can quantitatively identify malignant transformation of sinonasal inverted papilloma ［J］. Br J Radiol, 2022, 95 （1134）：20211374.

3. Li Z, Wang X, Jiang H, et al. Chronic invasive fungal rhinosinusitis vs sinonasal squamous cell carcinoma：the differentiating value of MRI［J］. Eur Radiol, 2020, 30（8）：4466-4474.

第十节　窦腔内软组织 肿块伴骨质增生

【定义】

窦腔内软组织肿块伴骨质增生（sinonasal soft tissue mass with osteoproliferation）是指鼻腔鼻窦的软组织密度肿块影,伴有邻近窦壁骨质密度增高、骨质肥厚,同时伴或不伴不规则骨的形成;最常见于慢性鼻窦炎和鼻腔鼻窦良性肿瘤性病变。

【病理基础】

鼻腔鼻窦长期反复的炎症或者窦腔肿瘤刺激鼻腔鼻窦骨质,引起骨质增生、吸收和新骨形成等病理改变,形成骨质的增生硬化改变即骨炎。鼻窦炎导致的骨炎（osteitis）是鼻窦黏膜下不含骨髓腔的扁平骨的非化脓性炎症,其病理特征是以编织骨形成、骨吸收、骨膜增厚及骨纤维化。内翻性乳头状瘤导致的骨炎,多发生于肿瘤起源部位,是破骨与成骨相互作用的结果,可能与肿瘤诱导局部骨质血管生成,以及肿瘤对局部骨质的刺激有关。

【征象描述】

1. CT 表现　CT 可清晰显示鼻腔鼻窦软组织肿块周围的骨质改变情况,是显示骨质改变特征的最主要方法;表现为鼻腔鼻窦内软组织密度影,邻近骨质密度增高,骨质肥厚,可伴有不规则骨的形成（图 5-10-1）。

2. MRI 表现　MRI 显示骨质增生的价值有限,

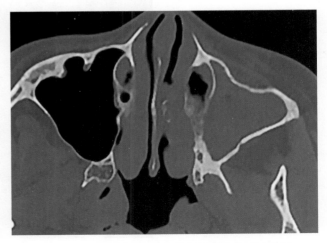

图 5-10-1 窦腔内软组织肿块伴骨质增生的 CT 表现

女,63 岁,左侧上颌窦真菌性鼻窦炎,横断面 CT 骨窗显示左侧上颌窦内软组织密度影,伴上颌窦壁骨质明显增生硬化,骨质密度增高并肥厚。

明显的骨质增生表现为长 T_1 短 T_2 信号(图 5-10-2),也可呈等 T_1 等 T_2 信号,骨髓信号减低,增强后无强化或轻度强化。MRI 在鉴别窦腔内软组织肿块伴骨质增生的病例中,其价值在于显示窦腔软组织肿块的内部特征,帮助进行窦腔肿块的鉴别诊断,而显示骨质特点的价值有限。

【相关疾病】

窦腔软组织肿块伴骨质增生硬化常见于鼻窦炎症及良性肿瘤性病变,如慢性鼻窦炎症、真菌球和侵袭性真菌性鼻窦炎,良性肿瘤性病变主要常见于内翻性乳头状瘤、炎性肌成纤维细胞瘤等。需要注意的是,鳞癌等恶性肿瘤可合并慢性鼻窦炎,也可伴有上颌窦壁骨质增生硬化。

【分析思路】

1. 首先判断是否为单纯的骨质增生硬化,判定要点是 CT 骨窗图像显示骨质密度增高、骨质肥厚,伴或不伴不规则骨的形成。

2. 再次需要判断是否同时伴有骨质破坏。若 CT 图像显示窦腔软组织肿块周围骨质可见密度增高、骨质肥厚,但同时有些区域的骨质有明确中断、破坏,即可认定为骨质增生伴骨质破坏,一般见于鼻窦真菌性炎症、炎性肌成纤维细胞瘤以及出血坏死性鼻息肉等病变。

3. 根据软组织肿块的 CT 及 MRI 特征进行不同类型病变的鉴别诊断。CT 显示肿块内点片状高密度影,MRI 增强扫描呈环形或分隔样强化,提示为真

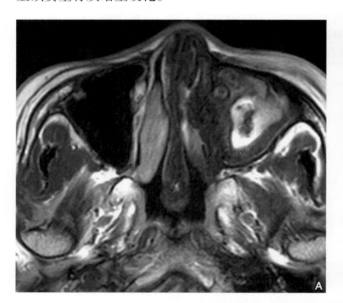
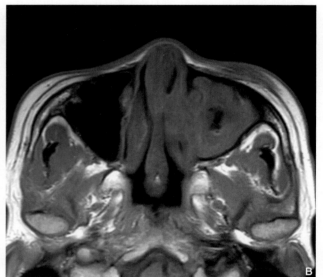
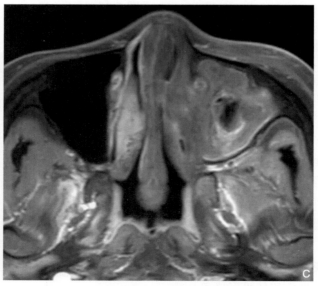

图 5-10-2 窦腔内软组织肿块伴骨质增生的 MRI 表现

女,47 岁,左侧鼻腔及上颌窦炎性肌成纤维细胞瘤,横断面 T_2WI(A)及 T_1WI(B)显示病变呈等 T_1 短 T_2 信号,横断面增强后脂肪抑制 T_1WI(C)显示病变呈轻度不均匀强化;上颌窦前壁、后壁及内壁骨质增厚,呈长 T_1 短 T_2 信号,增强后未见强化,呈增生硬化改变。

菌球;CT 显示骨质增生硬化的同时伴骨质破坏,并常累及邻近的鼻窦外结构,MRI 增强扫描呈环形或分隔样强化,没有明确强化的肿块,追问病史常有多年糖尿病或免疫低下疾病的病史,提示为侵袭性真菌性鼻窦炎;T_2WI 或增强 T_1WI 扫描显示"脑回征",提示为内翻性乳头状瘤。

【疾病鉴别】

1. 基于影像及临床信息特征的鉴别诊断流程图见图 5-10-3。

2. 窦腔软组织肿块伴骨质增生的主要鉴别诊断要点见表 5-10-1。

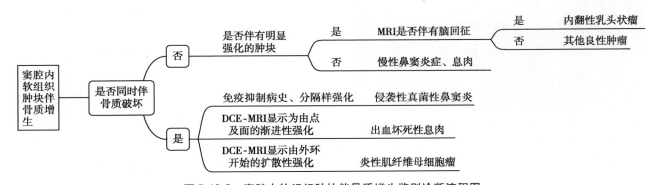

图 5-10-3　窦腔内软组织肿块伴骨质增生鉴别诊断流程图

表 5-10-1　窦腔软组织肿块伴骨质增生的主要鉴别诊断要点

疾病	骨质增生典型影像特征	鉴别要点	主要伴随征象
鼻窦慢性炎症	骨质密度增高、骨质肥厚	单纯骨质增生,无骨质破坏,无强化肿块	累及多个窦腔
内翻性乳头状瘤	肿瘤根部骨质增生,呈片状高密度影	肿瘤根部骨质密度增高影	脑回征
真菌性鼻窦炎	骨质增生同时伴骨质破坏	骨质增生伴骨质破坏,无强化肿块	T_2WI 低信号,分隔样强化
出血坏死性鼻息肉	骨质增生同时伴骨质破坏	T_2WI 信号混杂,DCE-MRI 呈渐进性强化	DWI 呈低信号
炎性肌成纤维细胞瘤	骨质增生同时伴骨质破坏	DCE-MRI 呈由外环向内扩散的强化特征	DWI 呈低信号

(王新艳)

参 考 文 献

1. Dean KE, Shatzkes D, Phillips CD. Imaging review of new and emerging sinonasal tumors and tumor-like entities from the fourth edition of the World Health Organization classification of head and neck tumors[J]. AJNR Am J Neuroradiol, 2019, 40(4):584-590.

2. 陈晓丽,鲜军舫. 鼻腔鼻窦肿瘤和肿瘤样病变的影像学分析思路[J]. 中华放射学杂志,2022,56(7):826-830.

3. 房高丽,王成硕,张罗. 鼻腔鼻窦内翻性乳头状瘤起源部位的影像学研究进展[J]. 临床耳鼻咽喉头颈外科杂志,2014,28(23):1902-1906.

第十一节　窦腔内软组织肿块伴骨质破坏

【定义】

窦腔内软组织肿块伴骨质破坏(sinonasal soft tissue mass with bone destruction)是指鼻腔鼻窦的软组织密度肿块影,伴有原有骨结构被病理组织所取代而造成骨组织缺失(无机成分与有机成分均缺失),包括膨胀性骨质破坏和溶骨性骨质破坏;最常见于慢性鼻窦真菌性炎症和鼻腔鼻窦恶性肿瘤性病变。

【病理基础】

局部骨组织消失,并为病理组织所代替,一般为炎症、肉芽肿和肿瘤组织,是骨组织对病理损害产生反应的结果。

【征象描述】

1. CT 表现　CT 可清晰显示鼻腔鼻窦软组织肿块周围的骨质改变情况,是显示骨质改变特征的最主要方法;表现为鼻腔鼻窦内软组织密度影,邻近窦壁骨质中断、骨质结构消失,相应区域为软组织肿块取代(图5-11-1)。

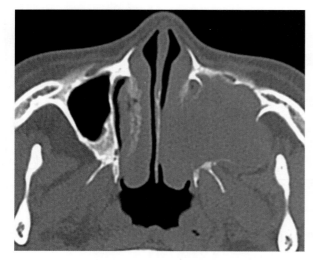

图 5-11-1　左侧上颌窦软组织肿块伴骨质破坏的 CT 表现
女,52 岁,左侧上颌窦腺样囊性癌,横断面 CT 骨窗显示左侧上颌窦内软组织密度影,伴上颌窦后壁骨质破坏,伴窦后脂肪间隙侵犯。

2. MRI 表现　骨质破坏在 MRI 图像显示为长 T_1 短 T_2 的骨质信号中断、缺失(图 5-11-2),并被异常信号取代,病理性质不同,肿瘤的 MRI 信号特点不同,若为真菌性鼻窦炎,则肿块增强后可无强化或分隔状强化,若为实性肿瘤,则依据血供特点有不同程度的强化。

【相关疾病】

窦腔软组织肿块伴骨质破坏常见于鼻窦炎症及恶性肿瘤性病变,如鼻腔鼻窦侵袭性真菌性鼻窦炎,恶性肿瘤性病变主要常见于鳞癌、腺样囊性癌、淋巴瘤及恶性黑色素瘤等。需要注意的是,鳞癌等鼻腔鼻窦恶性肿瘤合并慢性鼻窦炎也可伴有骨质增生硬化;出血坏死性鼻息肉、黏液囊肿、炎性肌成纤维细胞瘤等也可同时出现骨质破坏和骨质增生。脉管性

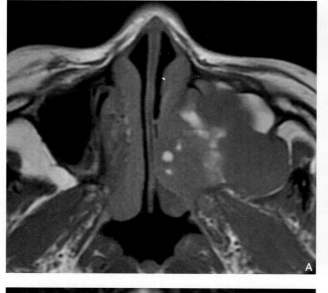

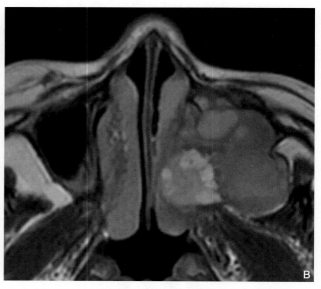

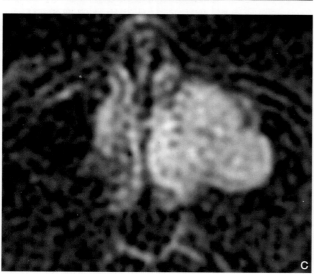

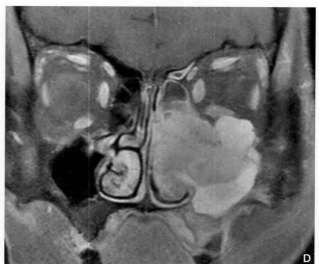

图 5-11-2　窦腔内软组织肿块伴骨质破坏的 MRI 表现
女,47 岁,左侧上颌窦腺样囊性癌,横断面 T_2WI(A)及 T_1WI(B)显示病变呈等 T_1 等 T_2 信号,信号不均,内部可见斑片状短 T_1 信号;横断面 DWI(C)显示病变呈明显高信号,提示弥散受限明显;冠状面增强后脂肪抑制图像(D)显示病变明显不均匀强化,向上破坏左侧眼眶下壁骨质,相应区域被软组织肿块取代。

肿瘤,如血管瘤、纤维血管瘤虽然是良性病变,但经常可见鼻窦骨质的破坏。

【分析思路】

1. 首先判断是单纯的骨质破坏还是同时伴有骨质增生。若在骨质中断的同时伴有肿块邻近骨质的密度增高、骨质肥厚,则可认定骨质改变特点为骨质破坏伴骨质增生。

2. 若为骨质破坏同时伴骨质增生,一般见于真菌球、黏液囊肿、炎性肌成纤维细胞瘤、侵袭性真菌性鼻窦炎等病变。CT 显示肿块内点片状高密度影,MRI 增强扫描呈环形或分隔样强化,提示为真菌球;肿块沿上颌窦壁环形分布呈"跑道征",T_2WI 呈低或等信号,提示可能为炎性肌成纤维细胞瘤。肿块信号混杂,增强扫描呈环形或分隔样强化,累及颅内眼眶等结构,伴多年糖尿病或免疫低下疾病的病史,提示为侵袭性真菌性鼻窦炎。

3. 单纯骨质破坏可见于鳞癌、腺样囊性癌、恶性黑色素瘤、淋巴瘤等恶性肿瘤,出血坏死性鼻息肉和黏液囊肿等良性病变以及侵袭性真菌性鼻窦炎也可出现骨质破坏。鳞癌为最常见的恶性肿瘤,表现为溶骨性骨质破坏,通常侵犯周围结构,肿块的密度或信号不均匀,增强后不均匀强化,无特异性 MRI 信号。肿块侵犯神经,在 ADC 图上肿块信号较高时,不能除外腺样囊性癌(实体型腺样囊性癌也可呈 DWI 高信

号,相对少见,如本文所示病例)。骨质破坏呈渗透性且骨质轮廓存在,典型表现呈"虚线状"骨质破坏,肿块与脑实质比较呈等密度或等信号,密度及信号均匀,DWI 显示扩散受限,ADC 值明显减低,增强后呈轻度或中度均匀强化,提示为淋巴瘤。肿块内见片状或不规则 T_1WI 高信号影、T_2WI 低信号影,可见于出血坏死性鼻息肉、侵袭性真菌性鼻窦炎、海绵状血管瘤、恶性黑色素瘤和伴出血的其他肿瘤。动态增强扫描肿块呈由点及面的"渐进性强化",T_2WI 图像显示病变外围的低信号环,提示为出血坏死性鼻息肉。动态增强扫描肿块呈"渐进性强化"且最后能完全强化,提示为海绵状血管瘤。含色素较多的恶性黑色素瘤在鼻内镜下呈黑色或棕色肿块,T_1WI 呈高信号影、T_2WI 呈低信号影,增强后中度不均匀强化,诊断相对比较容易,但色素较少或无色素的恶性黑色素瘤表现不典型,常误诊为鳞癌等其他病变,只能依靠活检病理诊断。窦腔扩大,窦壁呈吸收性骨质破坏导致骨壁缺损,病变突入眼眶或颌面部,增强后肿块无强化而周边黏膜环形强化,提示为黏液囊肿。

【疾病鉴别】

1. 基于影像及临床信息特征的鉴别诊断流程图见图 5-11-3。

2. 窦腔软组织肿块伴骨质破坏的主要鉴别诊断要点见表 5-11-1。

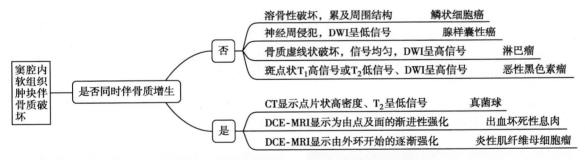

图 5-11-3 窦腔软组织肿块伴骨质破坏鉴别诊断流程图

表 5-11-1 窦腔软组织肿块伴骨质破坏的主要鉴别诊断要点

疾病	骨质破坏典型影像特征	鉴别要点	主要伴随征象
鳞状细胞癌	溶骨性破坏	侵袭性强,累及周围结构	无特异性征象
腺样囊性癌	骨质膨胀性破坏	大部分 DWI 信号较低,实体型 DWI 信号高	神经周侵犯
侵袭性真菌性鼻窦炎	骨质破坏伴骨质增生	骨质增生、破坏同时存在,范围弥漫	T_2WI 低信号,分隔样强化
出血坏死性鼻息肉	骨质破坏伴骨质增生	T_2WI 信号混杂,DCE-MRI 呈渐进性强化	DWI 呈低信号
炎性肌成纤维细胞瘤	骨质破坏伴骨质增生	DCE-MRI 呈由外环向内逐渐强化特征	DWI 呈低信号

(王新艳　鲜军舫)

参 考 文 献

1. Dean KE, Shatzkes D, Phillips CD. Imaging review of new and emerging sinonasal tumors and tumor-like entities from the fourth edition of the World Health Organization classification of head and neck tumors[J]. AJNR Am J Neuroradiol, 2019, 40(4):584-590.

2. Yuan XP, Li CX, Cao Y, et al., Inflammatory myofibroblastic tumour of the maxillary sinus:CT and MRI findings[J]. Clin Radiol, 2012, 67(12):e53-e57.

3. Luo Y, Zhu C, He B, et al, Diagnostic and therapeutic strategies of acute invasive fungal rhinosinusitis[J]. Asian Journal of Surgery, 2023, 46(1):58-65.

4. 陈晓丽, 鲜军舫. 鼻腔鼻窦肿瘤和肿瘤样病变的影像学分析思路[J]. 中华放射学杂志, 2022, 56(7):826-830.

第十二节　后鼻孔软组织肿块

【定义】

后鼻孔软组织肿块(soft tissue mass in the choana)是指后鼻孔区由软组织形成的团块样病变,可以原发于后鼻孔区,也可能是邻近结构的病变向后鼻孔的延伸。

【病理基础】

纤维血管瘤是后鼻孔最常见的良性肿瘤,起源于后鼻孔周围、蝶枕骨间特别是蝶腭孔区的纤维软骨膜或骨膜,由不同管径的血管网和纤维基质构成,无包膜,具有在黏膜下广泛侵袭性生长、骨质破坏和通过自然孔道蔓延等恶性肿瘤的生物学特点。后鼻孔息肉多起源于上颌窦,由扩大的窦口经鼻腔延伸至后鼻孔,也可起源于蝶窦、鼻中隔、鼻甲等,病理上为黏膜高度炎症水肿、黏膜下黏液潴留。内翻性乳头状瘤好发生于鼻腔外侧壁,较大者常常延伸至后鼻孔,由向基质内高度增生的上皮构成,上皮和基质间隔排列,表面呈乳头状,可恶变。鼻咽癌是鼻咽部最常见的恶性肿瘤,起源于黏膜上皮,好发于鼻咽顶后壁和咽隐窝,常多方向浸润,向前侵犯后鼻孔、鼻腔鼻窦,向上破坏颅底入颅,向下颈部淋巴结转移。

【征象描述】

1. CT 表现　　CT 容易显示正常结构以外的后鼻孔区软组织肿块的大小、形态、密度、范围等影像特点,特别是 CT 能较好地显示骨质的改变。增强后更好地显示病变的范围,强化方式、强化程度等信息帮助鉴别诊断。

鼻咽血管纤维瘤中心多位于蝶腭孔区,沿自然孔道和骨缝向周围多个间隙生长蔓延。CT 平扫呈较均匀的与肌肉相近的较高密度,增强后显著不均匀强化,可见多发血管样明显强化。翼突基底部、蝶腭孔区骨质破坏是诊断的重要线索(图 5-12-1)。

后鼻孔息肉以上颌窦后鼻孔息肉多见,表现为单侧上颌窦、鼻腔到后鼻孔乃至鼻咽部相连的软组织肿块影,内呈均匀稍低密度,边缘光滑。可伴上颌窦口扩大、阻塞性上颌窦炎,一般无骨质破坏(图 5-12-2)。

内翻性乳头状瘤好发于单侧鼻腔外壁近中鼻道处,塑形生长,累及鼻腔鼻窦,较大者常向后延伸达后鼻孔乃至鼻咽,呈不规则分叶状,游离缘呈小波浪状是本病的形态学特征。肿块呈中等密度,增强后中等强化,受累上颌窦骨质压迫吸收、窦口开大,鼻甲受压移位;有时可见骨质增生区,代表肿瘤根基部(图 5-12-3)。

鼻咽癌好发于咽隐窝,自黏膜向黏膜下及周围浸润生长形成不规则形软组织肿块,边界不清。可

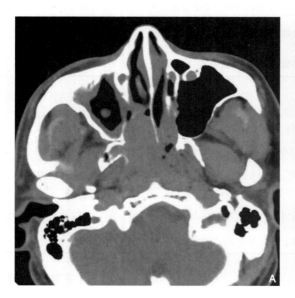

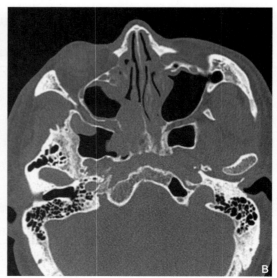

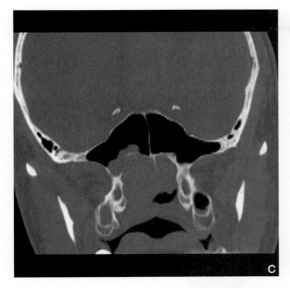

图 5-12-1　鼻咽血管纤维瘤的 CT 表现
男,26 岁,反复鼻出血 1 个月。A~C 分别为 CT 横断面软组织窗、骨窗及冠状面骨窗图像,示右侧后鼻孔区不规则形较高密度软组织肿块,蝶腭孔及翼突骨质破坏,蝶窦受侵,翼腭窝扩大,上颌窦后壁前移。

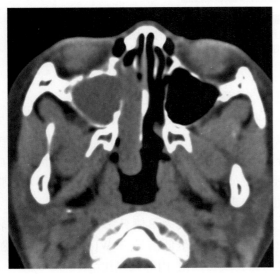

图 5-12-2　后鼻孔息肉的 CT 表现
男,7 岁,鼻塞伴打鼾 1 个月。横断面 CT 软组织窗图像示右侧上颌窦、鼻腔、后鼻孔至鼻咽见低密度软组织肿块,边缘光滑,右上颌窦口开大。

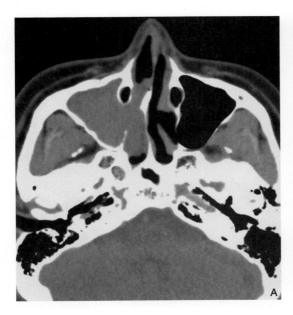
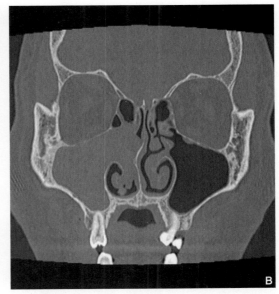

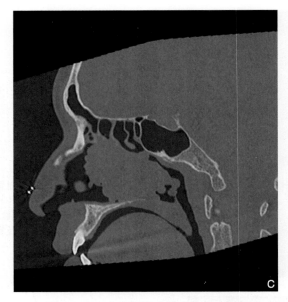

图 5-12-3　内翻性乳头状瘤的 CT 表现

男,38 岁,右侧鼻塞 1 年。A～C 分别为 CT 横断面软组织窗、冠状面及矢状面骨窗图像,示右侧
上颌窦、鼻腔、后鼻孔中等密度软组织肿块,边缘不光滑呈小波浪状,上颌窦口开大,下鼻甲受
压移位。

向前延伸至后鼻孔,并进而累及鼻腔、鼻窦、眼眶。CT 呈中等密度,增强后轻中度强化。肿块与周围组织分界不清,向外可侵犯咽旁间隙、翼内外肌、颞下窝等,咽鼓管咽口受侵并继发分泌性中耳乳突炎是重要的间接征象;向后侵犯咽后间隙及肌肉;向上可沿颅底骨性孔道或直接侵犯颅底骨入颅,常伴有咽后及颈部淋巴结转移(图 5-12-4)。

2. **MRI 表现**　MRI 组织分辨力高,能更准确地显示病变的部位、形态、边界和范围,结合多维度的 T_1WI、T_2WI 信号特征及增强后 T_1WI 的强化特点,提供更丰富的诊断信息。

鼻咽血管纤维瘤中心多位于蝶腭孔区,T_1WI 呈等或低信号,T_2WI 信号不均匀、以高信号为主,纤维成分呈低信号,肿瘤内部及周围可见点条状流空血管,形成特征性的"胡椒盐征",增强后明显不均匀强化,也可表现为"胡椒盐征"(图 5-12-5)。

后鼻孔息肉表现为单侧鼻窦、鼻腔到后鼻孔软组织肿块影,T_1WI 呈低信号,T_2WI 呈高信号,增强后表面黏膜线状强化、内部无强化(图 5-12-6)。

内翻性乳头状瘤好发于单侧鼻腔外壁,游离缘

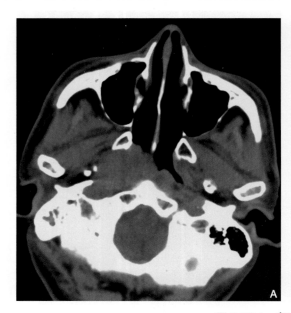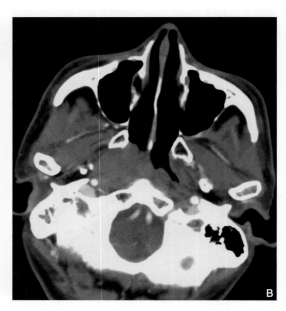

图 5-12-4　鼻咽癌的 CT 表现

男,53 岁,涕中带血,伴鼻塞、右耳有闷胀感半个月。A、B 分别为 CT 平扫及增强图像,示右侧鼻咽顶后壁、侧壁至后鼻孔不规则软组织肿块,侵犯周围结构,脂肪间隙消失,右侧乳突不含气,为继发分泌性中耳乳突炎。

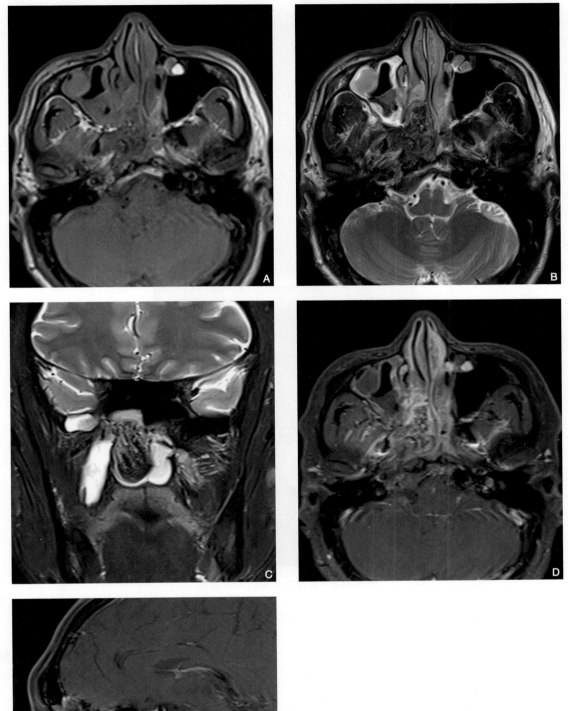

图 5-12-5　鼻咽血管纤维瘤的 MRI 表现
男,26 岁,反复鼻出血 1 个月(与图 5-12-1 为同一患者)。A~C 分别为横断面 T_1WI、T_2WI 及冠状面 T_2WI 图像,示右侧后鼻孔区不规则形肿块,T_1WI 呈不均匀等、低信号,T_2WI 呈高低混杂不均匀信号,即"胡椒盐征";D~E 分别增强后横断面和矢状面 T_1WI 图像,示病灶不均匀明显强化。

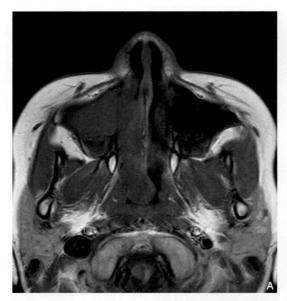
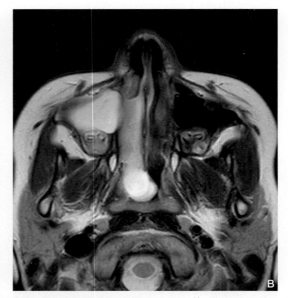
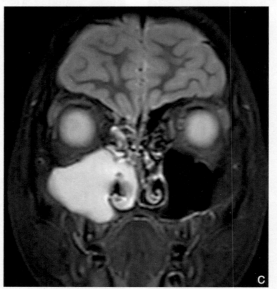

图 5-12-6　后鼻孔息肉的 MRI 表现

男,7 岁,鼻塞伴打鼾 1 个月(与图 5-12-2 为同一患者)。A～C 分别为横断面 T_1WI、T_2WI 及冠状面 T_2WI 图像,示右侧上颌窦、鼻腔、后鼻孔至鼻咽见 T_1WI 低信号、T_2WI 高信号软组织肿块,边缘光滑,右上颌窦口开大。

呈小波浪状。由于增生上皮和基质间隔排列,T_2WI 及增强 T_1WI 呈特征性的黑白相间的条纹状结构,即"脑回征"为本病的特征性表现。"脑回征"汇聚部位代表肿瘤根基部(图 5-12-7)。

　　鼻咽癌好发于咽隐窝的不规则形软组织肿块。可向前延伸至后鼻孔,并进而可累及鼻腔、鼻窦、眼眶;向外可侵犯咽旁间隙、翼内外肌、颞下窝等;向后侵犯咽后间隙及肌肉;向上可沿神经、血管周围间隙蔓延或直接破坏颅底侵犯颅内。肿块在 T_1WI 呈等或低信号,T_2WI 呈中或高信号但低于黏膜信号,增强后中等强化。蝶骨体、岩尖、斜坡等颅底骨质受侵

后黄骨髓 T_1WI 高信号被肿瘤信号取代。咽鼓管咽口受侵后继发分泌性中耳乳突炎,常伴咽后及颈部淋巴结转移(图 5-12-8)。

【相关疾病】

　　纤维血管瘤是后鼻孔最常见的良性肿瘤。鼻腔鼻窦的良性肿瘤或肿瘤样病变如后鼻孔息肉、内翻性乳头状瘤以及恶性肿瘤等常常延伸至后鼻孔。鼻咽癌可向前生长经后鼻孔达鼻腔鼻窦。另外,血管瘤、神经鞘瘤、小涎腺良恶性肿瘤、黑色素瘤、横纹肌肉瘤以及其他少见肿瘤也可出现在后鼻孔。

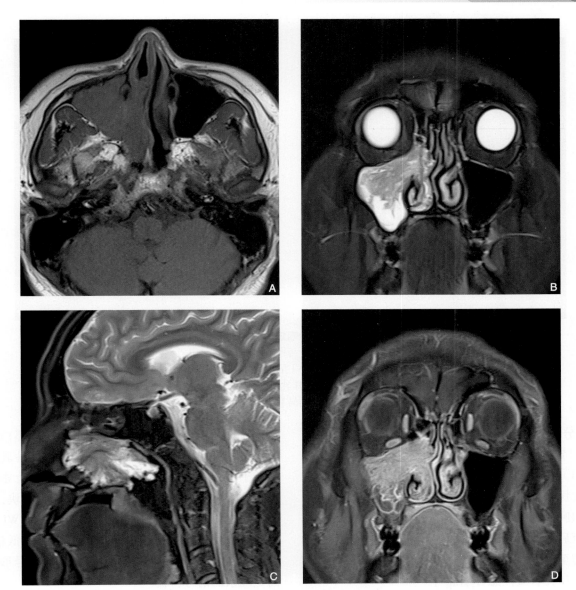

图 5-12-7　内翻性乳头状瘤的 MRI 表现

男,38 岁,右侧鼻塞 1 年(与图 5-12-3 为同一患者)。A~C 分别为横断面 T₁WI、冠状面 T₂WI 及矢状面 T₂WI 图像,示右侧上颌窦、鼻腔及后鼻孔不规则形软组织肿块,游离缘呈小波浪状,T₁WI 呈等信号、T₂WI 信号高低相间呈"脑回征";D 为冠状面增强 T₁WI,示病灶条纹状强化,呈"脑回征"。

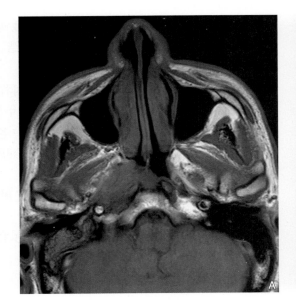

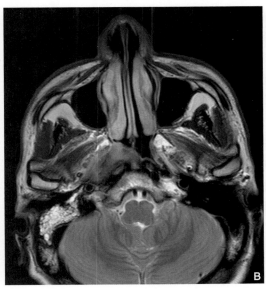

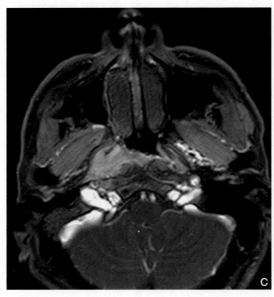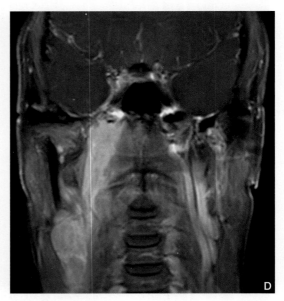

图 5-12-8 鼻咽癌的 MRI 表现

男，53 岁，涕中带血，伴鼻塞、右耳有闷胀感半个月（与图 5-12-4 为同一患者）。A、B 分别为横断面 T_1WI、T_2WI 图像，示右侧鼻咽浸润性生长软组织肿块，T_1WI 呈中等信号、T_2WI 呈不均匀稍高信号，颈后、咽侧壁肌肉受侵，黏膜线中断，右侧乳突积液，为分泌性中耳乳突炎；C、D 分别为横断面和冠状面增强 T_1WI 图像，示肿块呈中等强化，向上侵犯颅底，向下颈部淋巴结转移。

【分析思路】

1. 定位

（1）解剖定位：根据肿块中心位置或起源部位的好发病变缩小鉴别诊断范围。如蝶腭孔区起源的软组织肿块首先考虑纤维血管瘤，由鼻腔鼻窦病变延伸至后鼻孔者应考虑到后鼻孔息肉、内翻性乳头状瘤乃至一些鼻腔鼻窦恶性肿瘤，由鼻咽向前生长累及后鼻孔者要注意鼻咽癌等。

（2）组织定位：黏膜起源肿块，黏膜线可不完整，如鼻咽癌；黏膜下肿块表面可见连续完整的黏膜线。

2. 定性 根据肿块的形态、边界、累及范围以及骨质改变等分析肿块的良/恶性及可能诊断。良性病变多边界清晰，范围局限，骨质无异常或压迫性吸收、移位，如后鼻孔息肉、内翻性乳头状瘤；恶性病变边界不清，累及范围较广泛，骨质破坏，如鼻咽癌。但要注意征象并非绝对，如血管纤维瘤，虽为良性肿瘤，却表现为广泛侵袭蔓延性生长、骨质破坏等恶性肿瘤的特点，应结合特征性部位、年龄、信号特征等综合分析。

3. 根据肿块的密度/信号特点、强化方式特征分析其组织构成 如 CT 呈低密度、MRI 的 T_1WI 呈低信号、T_2WI 呈高信号，增强后表面黏膜线状强化、内部无强化，体现了后鼻孔息肉黏膜下液体积聚的

病理特征；肿块在 T_2WI 及增强 T_1WI 上呈黑白相间的条纹状结构即"脑回征"，则体现了内翻性乳头状瘤的上皮和基质间隔排列的组织特征；CT 上密度较高、T_2WI 及增强后 T_1WI "胡椒盐征"的肿块，则符合纤维血管瘤的纤维和血管组织密度高，T_2WI 上纤维成分低信号、血液成分高信号、流空血管低信号，增强后血液成分明显强化而流空血管低信号形成的高低混杂的信号特征。

4. 肿块与周围组织结构的关系 是否累及周围结构，良性病变与周围结构分界清楚，较少侵犯周围组织结构，如后鼻孔息肉；恶性病变常侵犯周围组织结构，如鼻咽癌。

5. 淋巴结 明确有无淋巴结肿大，良性病变多无肿大淋巴结，恶性病变常有肿大淋巴结，如鼻咽癌。

6. 最后，注意结合年龄、症状、体征、病程等临床资料，如纤维血管瘤好发于 15～25 岁青年男性、可有反复鼻出血；内翻性乳头状瘤好发于中老年男性等。综合分析影像特征和临床特点作出诊断。

【疾病鉴别】

1. 基于影像及临床信息特征的后鼻孔肿块的鉴别诊断流程见图 5-12-9。

2. 后鼻孔软组织肿块的鉴别要点见表 5-12-1。

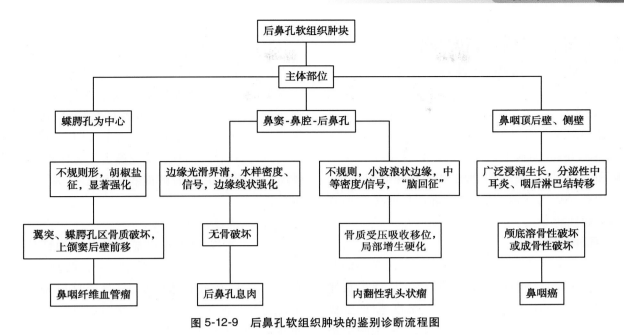

图 5-12-9　后鼻孔软组织肿块的鉴别诊断流程图

表 5-12-1　后鼻孔软组织肿块的鉴别要点

疾病	后鼻孔软组织肿块典型影像特征	鉴别要点	主要伴随征象
鼻咽血管纤维瘤	蝶腭孔为中心生长，T$_2$WI 及增强"胡椒盐征"	好发于 15~25 岁青年男性，蝶腭孔为中心，T$_2$WI 及增强"胡椒盐征"	可侵犯多个间隙呈不规则形，翼突基底部、蝶腭孔区骨质破坏
后鼻孔息肉	鼻窦、鼻腔延伸至后鼻孔的软组织肿块，低密度、水样信号，边缘光滑、线状黏膜强化	由鼻窦、鼻腔延伸至后鼻孔，低密度、水样信号，边缘光滑、线状黏膜强化	病变鼻窦窦口扩大
内翻性乳头状瘤	鼻腔鼻窦软组织肿块延伸至后鼻孔，游离缘呈小波浪状。中等密度，T$_2$WI 及增强呈"脑回征"	好发于 40~70 岁中老年男性、鼻腔外侧壁，游离缘呈小波浪状，中等密度，T$_2$WI 及增强呈"脑回征"	受累上颌窦窦口开大、骨质吸收，鼻甲受压移位；骨质增生区代表肿瘤根基部
鼻咽癌	咽隐窝软组织肿块广泛侵犯、累及后鼻孔，边界不清，颅底骨破坏，咽后及颈部淋巴结肿大	好发于中老年男性、咽隐窝，广泛浸润、咽后及颈部淋巴结肿大	分泌性中耳乳突炎

（丁长伟）

参 考 文 献

1. Ginat DT. MR imaging of nasal and paranasal sinus malignant neoplasms[J]. Magn Reson Imaging Clin N Am, 2022, 30 (1):73-80.

2. Fang G, Lou H, Yu W, et al. Prediction of the originating site of sinonasal inverted papilloma by preoperative magnetic resonance imaging and computed tomography[J]. Int Forum Allergy Rhinol, 2016, 6(12):1221-1228.

3. Kawaguchi M, Kato H, Tomita H, et al. Imaging characteristics of malignant sinonasal tumors [J]. J Clin Med, 2017, 6 (12):116.

4. 闫钟钰, 王玉辉, 梁熙虹, 等. 鼻咽纤维血管瘤 CT、MRI 和 DSA 影像学分析[J]. 临床放射学杂志, 2014, 33(7): 982-987.

5. 陈晓丽, 鲜军舫. 鼻腔鼻窦肿瘤和肿瘤样病变的影像学分析思路[J]. 中华放射学杂志, 2022, 56(7):826-830.

6. 方进, 张斌, 金哲, 等. 鼻咽病变的影像诊断思路[J]. 中华放射学杂志, 2022, 56(8):924-928.

7. 杨军乐, 李松柏, 唐作华. 头颈部影像诊断基础·鼻部卷 [M]. 北京:人民卫生出版社, 2020.

8. 王振常, 鲜军舫. 中华影像医学·头颈部卷[M]. 3 版. 北京:人民卫生出版社, 2019.

第十三节 鼻颅沟通性 软组织肿块

【定义】

鼻颅沟通性软组织肿块（nasal-cranial communicating soft tissue mass）是指源于鼻腔鼻窦穿通颅底骨质和硬膜、造成鼻颅沟通的肿瘤或肿瘤样病变。与之相对，颅内起源的病变也可累及鼻腔鼻窦形成颅鼻沟通性病变。

【病理基础】

鼻颅沟通性软组织肿块多为源于鼻腔鼻窦的恶性肿瘤。鳞癌直接破坏颅底骨质入颅，广泛累及邻近结构。腺样囊性癌起源于小涎腺，低度恶性、生长缓慢，多较大、形态不规则呈"生姜状"，癌细胞呈条索状、蜂窝状排列，其间黏液样物质形成假囊肿。腺样囊性癌有嗜神经生长的特点，易沿三叉神经分支多部位侵犯，可经圆孔及卵圆孔侵犯颅内，兼有侵袭性和膨胀性骨破坏。嗅神经母细胞瘤是起源于嗅上皮神经嵴的神经外胚叶肿瘤，属小圆细胞恶性肿瘤，好发于鼻腔顶部前 2/3 的嗅黏膜区，在黏膜下浸润生长，常广泛累及鼻腔筛窦、眼眶和前颅底，呈跨筛板的"哑铃状"，同时有侵袭、渗透性骨破坏和膨胀性骨破坏，罕见颈部淋巴结及远处转移。横纹肌肉瘤起源于向横纹肌分化的原始间叶细胞，多见于蝶筛区，恶性度高，侵袭性骨质破坏，伴有颅底及眼眶等邻近结构广泛侵犯。转移瘤多以直接破坏的形式累及颅内。

良性肿瘤形成的鼻颅沟通性软组织肿块少见。嗅沟神经鞘瘤多起源于嗅丝穿出筛孔处，多较大、包膜完整，富含梭形细胞的 Antoni A 区和细胞疏松排列在黏液样基质内的 Antoni B 区交替分布，可伴有囊变、出血。鼻窦黏液囊肿是由于长期窦口阻塞、富含蛋白的黏液潴留而成，实变鼻窦气球样膨大，窦壁骨质膨胀变薄，可由骨缺损处突入颅内，表面被覆鼻窦黏膜。

【征象描述】

1. CT 表现　CT 可以显示鼻颅沟通性软组织肿块的部位、密度、大致范围，特别是能清晰显示颅底骨质破坏、颅底孔道的扩大、骨质移位方向等骨质改变以及钙化情况。由于软组织肿块与脑组织和并发的阻塞性鼻窦炎症密度相近，平扫 CT 常不能准确判断肿块的边界和范围，增强后能更好地显示病变的范围，强化方式、强化程度等信息帮助鉴别诊断。

鼻颅沟通性鳞癌多来源于额窦和筛窦，病灶主体多在单侧或偏于一侧的鼻腔鼻窦，颅内部分呈扁平状，浸润生长，形态不规则。肿块内坏死、出血时密度不均，增强后不同程度不均匀强化，骨质破坏较显著（图 5-13-1）。

嗅神经母细胞瘤多广泛累及鼻腔筛窦、眼眶、前颅底，呈特征性的跨筛板的"哑铃状"表现。CT 呈中等密度，可不均匀，增强后中度不均匀强化。同时有侵袭性及膨胀性骨质破坏（图 5-13-2）。

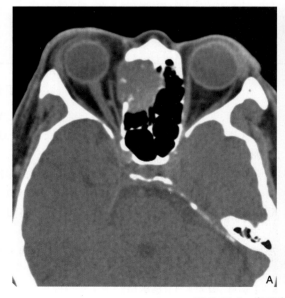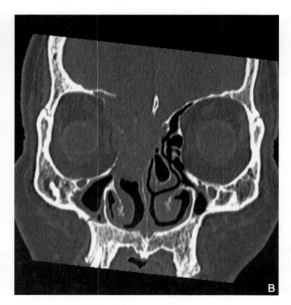

图 5-13-1　鼻腔鼻窦鳞癌的 CT 表现

男，60 岁，持续性头疼伴有头部闷胀感 2 个月。A、B 分别为 CT 横断面软组织窗及冠状面骨窗图像，示右侧额筛窦软组织肿块，广泛骨质破坏，侵犯前颅底。

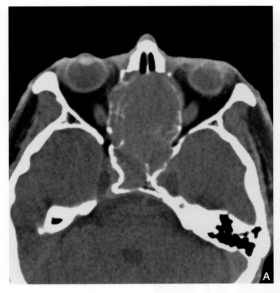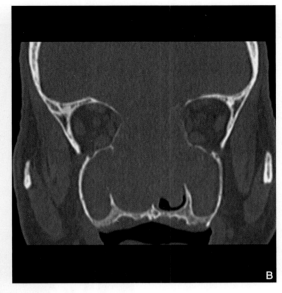

图 5-13-2 嗅神经母细胞瘤的 CT 表现

男,61 岁,鼻塞伴头部闷胀感半年,嗅觉丧失、涕中带血 2 个月,加重 1 周。A、B 分别为 CT 横断面软组织窗及冠状面骨窗图像,示双侧筛窦、鼻腔见不规则形中等密度软组织肿块,膨胀性生长,广泛侵袭性、膨胀性骨质破坏,侵犯前颅底、双眶内壁,鼻颅沟通。

横纹肌肉瘤好发于蝶筛部,呈不规则形侵袭性生长,CT 呈中等密度,均匀或不均匀,增强后中等不均匀强化。侵袭性骨质破坏。横纹肌肉瘤进展迅速,短期内可广泛侵犯眼眶、翼腭窝、颅底及颅内等邻近结构(图 5-13-3)。

腺样囊性癌体积多较大,呈"生姜状",呈等低混杂密度,增强呈中度或显著不均匀强化,增强后多发小囊变形成的"筛状强化"。腺样囊性癌可沿神经"跳跃性"生长,易沿三叉神经分支经圆孔及卵圆孔侵犯颅内,受累神经孔道扩大,也可直接破坏颅底骨质向颅内蔓延,同时有侵袭性和膨胀性骨破坏(图 5-13-4)。

鼻窦黏液囊肿最常见于额窦,其次为筛窦、蝶窦。鼻窦膨大,富含蛋白的黏液呈均匀稍低或中等密度、高于水。窦壁骨质受压膨胀变薄、缺损,可经骨质缺损处突向颅内,边缘较光整、界清,增强后周围被覆的黏膜环形强化、内部无强化(图 5-13-5)。

嗅沟神经鞘瘤多较大,主体多位于颅内,易误认为颅内起源。肿瘤膨胀性生长,多为等低混杂密度,增强后不均匀中高度强化。前颅底骨质受压吸收并移位(图 5-13-6)。

2. MRI 表现 MRI 组织分辨力高,能很好地区分肿瘤与脑组织、鼻腔鼻窦炎症,更准确地显示鼻颅沟通性软组织肿块的部位、形态、范围,结合 T_1WI、T_2WI 信号特征及增强后 T_1WI 的强化特点,分析可能的组织学构成。

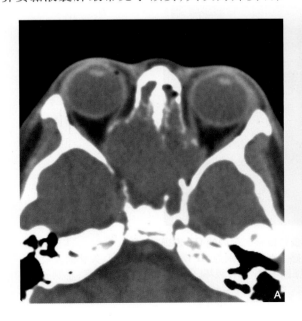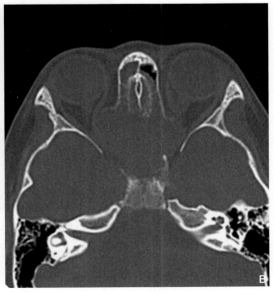

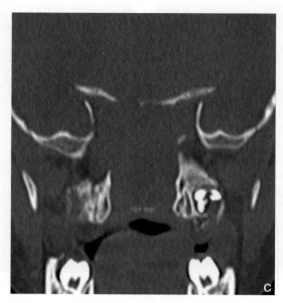

图 5-13-3　横纹肌肉瘤的 CT 表现

女,6 岁,鼻塞伴鼻腔流血水 7 天。A~C 分别为 CT 横断面软组织窗、骨窗及冠状面骨窗图像,示双侧鼻腔鼻窦不规则形稍低密度软组织肿块,骨质广泛侵袭破坏,累及颅底及双侧眼眶内壁。

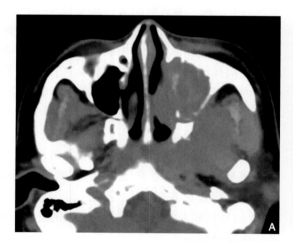

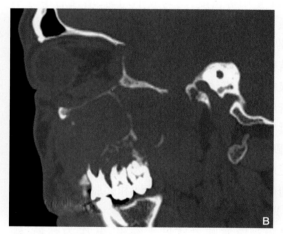

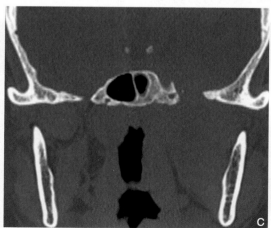

图 5-13-4　左上颌窦腺样囊性癌侵犯颅内的 CT 表现

女,51 岁,反复鼻塞 8 年,加重 8 月,伴左侧面部闷胀感。A~C 分别为 CT 横断面软组织窗、矢状面及冠状面骨窗图像,示左侧上颌窦、鼻腔不规则形软组织密度团块,广泛骨破坏,侵及左翼腭窝、颞下窝,左侧卵圆孔扩大。

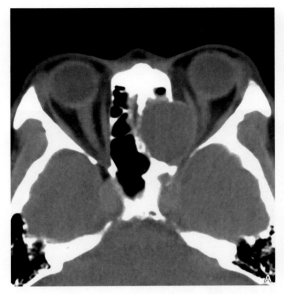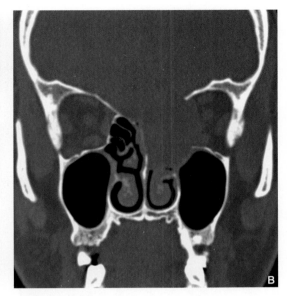

图 5-13-5 左筛窦黏液囊肿的 CT 表现
男,44 岁,左侧鼻腔持续性鼻塞半年,加重 1 个月。A、B 分别为 CT 横断面软组织窗及冠状面骨窗图像,示左侧后组筛窦膨大,内呈均匀稍低密度、高于玻璃体,骨壁变薄、颅底处骨质缺损。

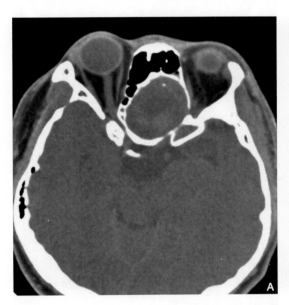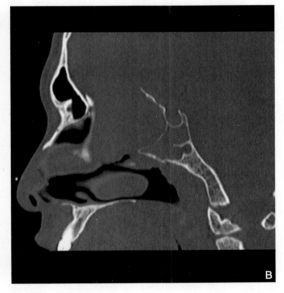

图 5-13-6 嗅沟神经鞘瘤的 CT 表现
男,23 岁,进行性嗅觉减退 2 年,头晕 5 天。A、B 分别为 CT 横断面软组织窗及矢状面骨窗图像,示左侧鼻颅沟通性软组织肿块,膨胀性生长,界清,呈等低混杂密度,前颅底骨质吸收破坏并移位。

鼻颅沟通性鳞癌主体在单侧鼻腔鼻窦,肿块内常见坏死、出血,信号不均,T_2WI 呈等或稍低信号具有一定特征,增强后不同程度不均匀强化(图 5-13-7)。

嗅神经母细胞瘤常首发于鼻腔顶部前 2/3 嗅黏膜区,广泛累及鼻腔筛窦、眼眶、前颅底,呈特征性的跨筛板的"哑铃状"表现。T_1WI 呈等或稍低信号,T_2WI 呈等或稍高信号,增强后中度强化。侵犯脑实质者边缘可囊变,被认为是较特异的征象(图 5-13-8)。

横纹肌肉瘤好发于蝶筛部,T_1WI 呈稍低信号,T_2WI 呈等或稍高信号,增强后中等不均匀强化。横纹肌肉瘤进展迅速,短期内广泛侵犯邻近结构(图 5-13-9)。

腺样囊性癌体积多较大,呈"生姜状",信号混杂,T_1WI 呈低信号为主,T_2WI 呈高信号为主,增强后多发小囊变呈"筛状强化"。腺样囊性癌有嗜神经性,沿神经"跳跃性"生长,易沿三叉神经分支经圆孔及卵圆孔侵犯颅内,受累神经分支增粗、强化,神经孔道扩大(图 5-13-10)。

鼻窦黏液囊肿随蛋白含量由低到高,T_1WI 信号升高、T_2WI 信号降低,可表现为 T_1WI 低 T_2WI 高、T_1WI 高 T_2WI 高、T_1WI 高 T_2WI 低信号,信号较均匀。可经骨质缺损突向颅内,增强后周围被覆的黏膜环形强化、内部无强化(图 5-13-11)。

251

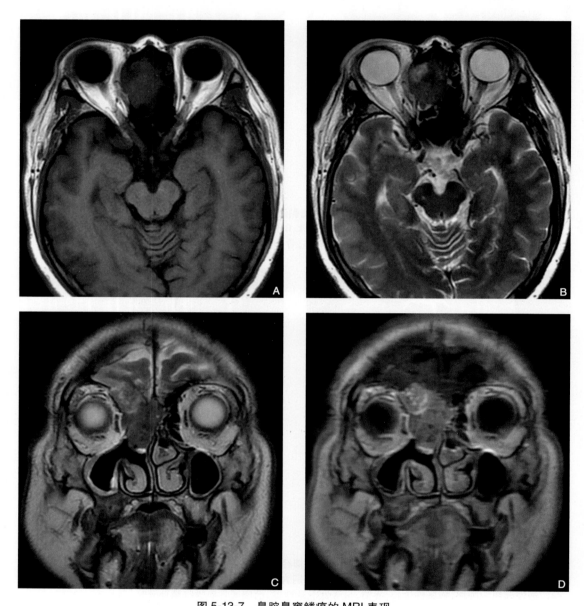

图 5-13-7 鼻腔鼻窦鳞癌的 MRI 表现

男,60 岁,持续性头疼,伴有头部闷胀感 2 个月(与图 5-13-1 为同一患者)。A~D 分别为横断面 T_1WI、T_2WI、冠状面 T_2WI 及冠状面增强 T_1WI 图像,示右侧额筛窦不规则形软组织肿块,累及前颅底,T_1WI 呈等低混杂信号,T_2WI 呈高低混杂信号,增强扫描病变中等不均匀强化。

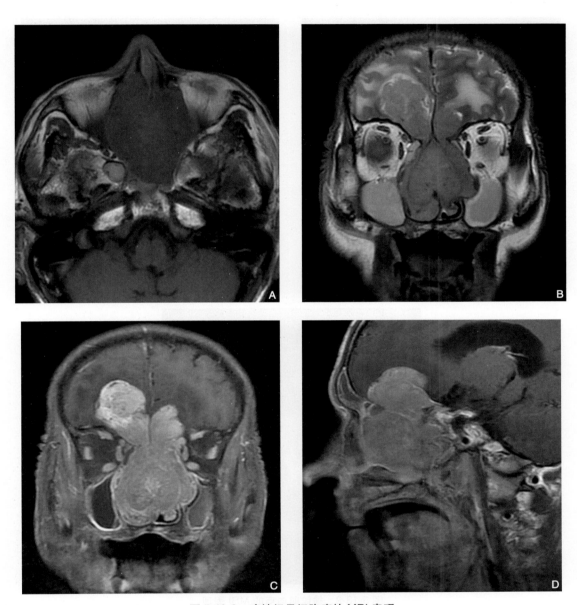

图 5-13-8 嗅神经母细胞瘤的 MRI 表现

男,61 岁,鼻塞伴头部闷胀感半年,嗅觉丧失、涕中带血 2 个月,加重 1 周(与图 5-13-2 为同一患者)。
A~D 分别为横断面 T_1WI、冠状面 T_2WI、冠状面增强 T_1WI 及矢状面增强 T_1WI 图像,示跨筛板"哑铃状"
肿块广泛累及双侧鼻腔筛窦及颅内,呈中等信号、中度不均匀强化,周围脑水肿,与肿块间见囊变。

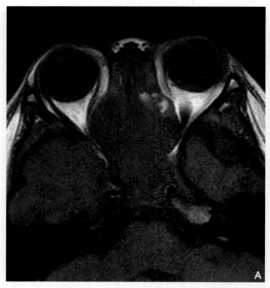
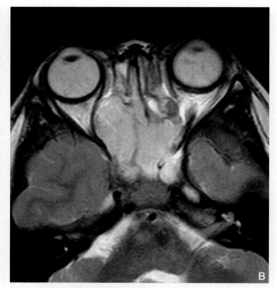
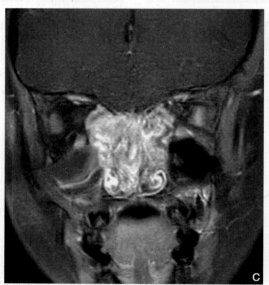

图 5-13-9　横纹肌肉瘤的 MRI 表现

女,6 岁,鼻塞伴鼻腔流血水 7 天(与图 5-13-3 为同一患者)。A~C 分别为横断面 T_1WI、T_2WI 及冠状面增强 T_1WI 图像,示双侧鼻腔鼻窦不规则软组织肿块,呈稍长 T_1 稍长 T_2 信号,不均匀明显强化,侵犯颅底及双眶。

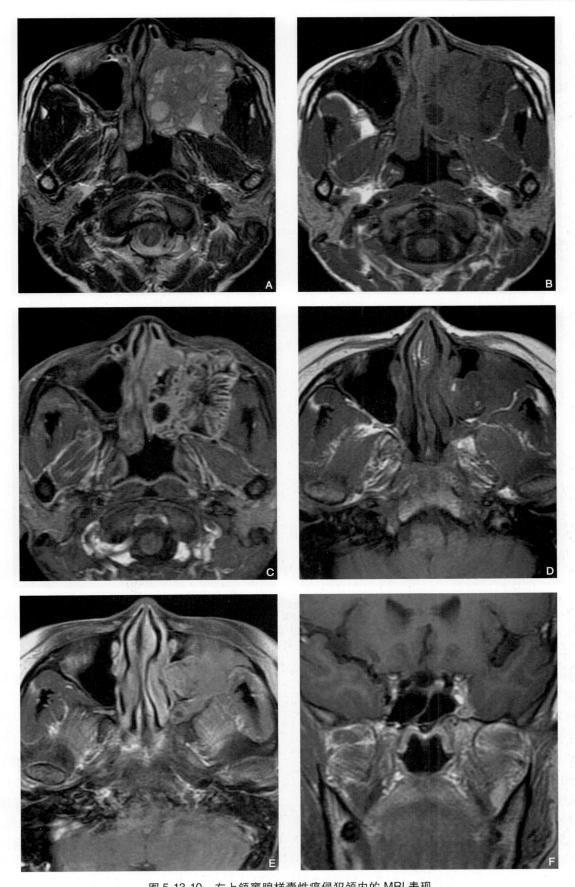

图 5-13-10　左上颌窦腺样囊性癌侵犯颅内的 MRI 表现
女,37 岁,左侧鼻塞伴面部胀痛半年。A~C 分别为横断面 T_2WI、T_1WI 和脂肪抑制增强 T_1WI 图像,示右侧上颌窦内肿块,T_1WI 呈等、低信号,T_2WI 呈等、高信号,增强后明显不均匀筛状强化,向后侵犯上颌窦后脂肪间隙,向内突至鼻腔;D、E 分别为横断面 T_1WI 及增强 T_1WI 图像,示肿瘤侵犯左侧上颌窦、翼腭窝;F 为冠状面增强 T_1WI 图像,示肿瘤经扩大的左侧卵圆孔侵犯海绵窦。

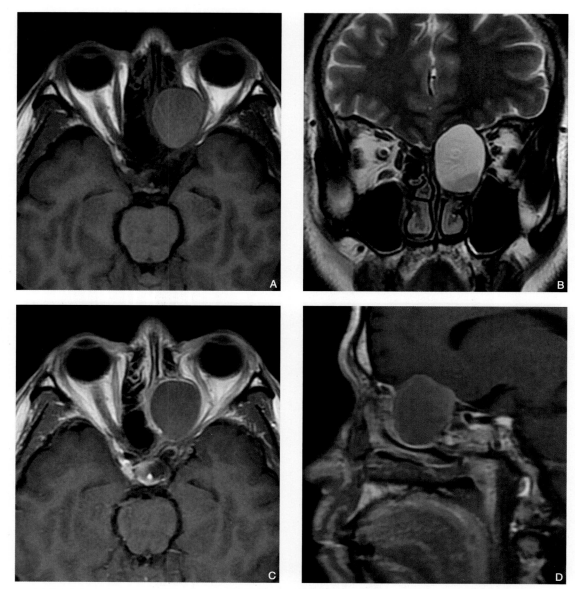

图 5-13-11　左筛窦黏液囊肿的 MRI 表现

男,44 岁,左侧鼻腔持续性鼻塞半年,加重 1 个月(与图 5-13-5 为同一患者)。A、B 分别为横断面 T_1WI、冠状面 T_2WI 图像,示左侧后组筛窦膨大,T_1WI 呈略高信号、T_2WI 为高信号,突向颅内及左眶,边缘光滑。C、D 分别为横断面及矢状面增强 T_1WI 图像,示病变周边环形强化,内部无强化。

嗅沟神经鞘瘤呈膨胀性生长,信号多不均匀,T_1WI 呈等低信号,T_2WI 呈等、高混杂信号,增强扫描后不均匀中高度强化,与组织学上 Antoni B 区相对应的水样 T_1WI 低信号、T_2WI 高信号、增强后无强化区被认为是本病的特征性表现(图 5-13-12)。

【相关疾病】

鼻颅沟通性软组织肿块多为源于鼻腔鼻窦的恶性肿瘤。鳞癌多直接破坏颅底骨质入颅;腺样囊性癌多沿孔道浸润入颅;嗅神经母细胞瘤通过筛骨筛板累及颅内;其他恶性肿瘤,如横纹肌肉瘤和转移瘤等多以直接破坏的形式累及颅内。鼻颅沟通性良性肿瘤少见,嗅沟神经鞘瘤生长于嗅丝穿出筛孔处,筛板区骨质压迫吸收形成鼻颅沟通性软组织肿块。鼻窦黏液囊肿可由骨缺损处突向颅内。此外,颅内起源的病变也可累及鼻部,如脑膜膨出、起源于颅内的间变性脑膜瘤、侵袭性垂体瘤等。

【分析思路】

1. **定位**　鼻颅沟通性软组织肿块往往较大,分析其起源部位,根据不同部位好发的肿瘤,缩小鉴别诊断范围。如鳞癌多起源于鼻窦,肿瘤主体位于单侧鼻腔鼻窦;嗅神经母细胞瘤多首发于鼻腔顶部前 2/3 嗅黏膜区,广泛累及鼻腔筛窦、眼眶、前颅底,呈特征性的跨筛板的"哑铃状"表现;鼻窦黏液囊肿多局限于单个鼻窦,常见于额窦、筛窦及蝶窦;嗅沟神经鞘瘤多起源于嗅丝穿出筛孔处等。

2. **定性**　根据肿块的形态、边界、累及范围以及骨质改变等分析肿块的良、恶性。良性病变多边界清晰,范围局限,骨质呈压迫吸收破坏、移位,如鼻窦黏

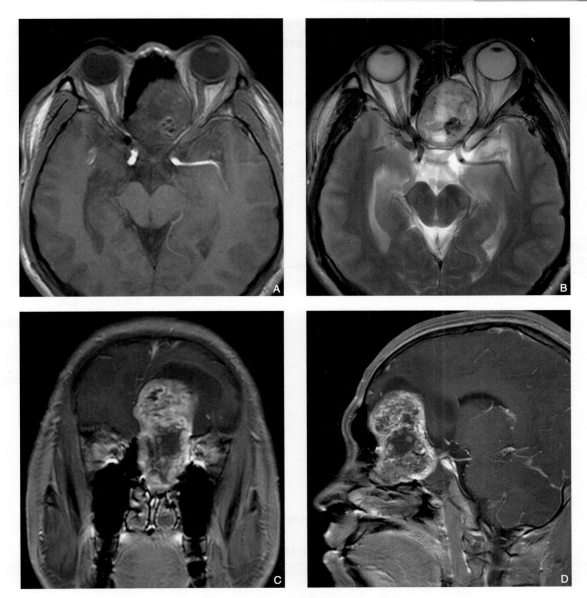

图 5-13-12　嗅沟神经鞘瘤的 MRI 表现

男,23 岁,进行性嗅觉减退 2 年,头晕 5 天(与图 5-13-6 为同一患者)。A~D 分别为横断面 T_1WI、T_2WI、冠状面增强 T_1WI 及矢状面增强 T_1WI 图像,示左侧鼻颅沟通性软组织肿块,膨胀性生长,界清,混杂信号、明显不均匀强化,内见囊变及少量出血。

液囊肿、嗅沟神经鞘瘤。恶性肿瘤多边界不清,累及范围较广泛,常直接侵袭破坏颅底骨质,如鼻腔鼻窦鳞癌;生长缓慢、恶性度低的恶性肿瘤可同时有侵袭性和膨胀性骨质破坏,如嗅神经母细胞瘤、腺样囊性癌。

3. 根据肿块的形态、密度/信号特点、强化方式等影像学特征分析其组织构成。如 T_2WI 呈较低信号是鳞癌的 MRI 信号特点;跨筛板的"哑铃状"是嗅神经母细胞瘤的形态特征;呈"生姜状"、沿神经"跳跃性"生长是腺样囊性癌的形态特征,而"筛状强化"是其强化特点;鼻窦膨大是鼻窦黏液囊肿的形态特征,呈较均匀的密度和信号,密度高于水、T_1WI 信号由低到高、T_2WI 由高到低,边缘黏膜环形强化则是黏液囊肿的密度及信号特征;边缘光滑、信号混杂、囊变,增强扫描后不均匀中高度强化,为嗅沟神经鞘瘤的特点。

4. 淋巴结　明确有无淋巴结肿大,良性病变多无肿大淋巴结,恶性肿瘤可有咽后和/或颈部淋巴结肿大,如鳞癌。

5. 最后,注意结合年龄、症状、体征、病程等临床资料　如鳞癌多见于老年男性;嗅神经母细胞瘤好发于 11~20 岁和 51~60 岁,常有嗅觉减退或丧失的临床表现;横纹肌肉瘤好发于儿童和青少年,短期迅速进展;腺样囊性癌多见于中老年人,病史较长等。综合分析影像特征和临床特点作出诊断。

【疾病鉴别】

1. 基于影像及临床信息特征的鼻颅沟通性软组织肿块的鉴别诊断流程见图 5-13-13。

2. 鼻颅沟通性软组织肿块的鉴别要点见表 5-13-1。

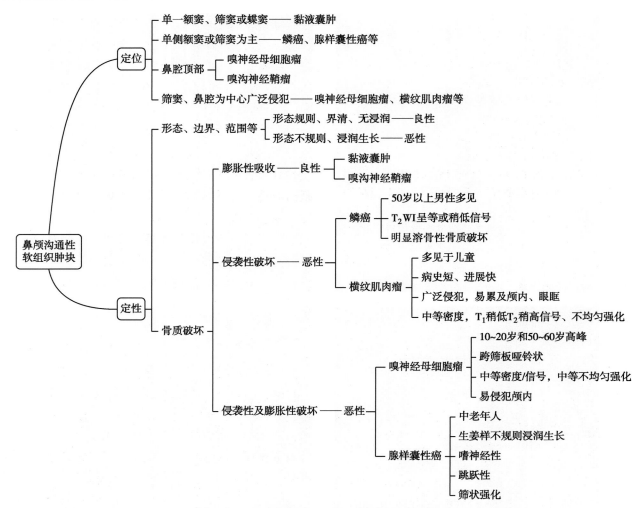

图 5-13-13 鼻颅沟通性软组织肿块的鉴别诊断流程图

表 5-13-1 鼻颅沟通性软组织肿块的鉴别要点

疾病	鼻颅沟通性软组织 肿块典型影像特征	鉴别要点	主要伴随征象
鼻腔鼻窦鳞癌	单侧鼻腔鼻窦为中心，T_2WI 呈等或稍低信号，骨质破坏显著	好发于 50 岁以上男性，单侧鼻腔鼻窦为中心，T_2WI 呈等或稍低信号，骨质破坏显著	显著的骨破坏
嗅神经母细胞瘤	呈特征性跨筛板的"哑铃状"，中等密度/信号，中等不均匀强化。兼有侵袭性和膨胀性骨质破坏	好发于 11~20 岁和 51~60 岁、嗅黏膜分布区，典型范围是累及鼻腔筛窦、眼眶、前颅底，呈跨筛板的"哑铃状"，中等密度/信号	侵犯脑实质时边缘可囊变。同时有侵袭性和膨胀性骨质破坏
横纹肌肉瘤	不规则形广泛侵犯，CT 呈中等密度；T_1WI 稍低、T_2WI 呈等或稍高信号，中等不均匀强化	好发于儿童及青少年，进展迅速，短期内可广泛侵犯颅内、眼眶等结构	侵袭性骨破坏
腺样囊性癌	"生姜样"，嗜神经性和"跳跃性"生长，多发小囊变呈"筛状强化"	好发于中老年人，"生姜样"，嗜神经性和"跳跃性"生长，"筛状强化"	同时有侵袭性和膨胀性骨质破坏
鼻窦黏液囊肿	鼻窦膨大，窦壁变薄、缺损。密度均匀、高于水，信号均匀、多变。边缘较光整、界清，增强后环形强化	鼻窦膨大，窦壁变薄、缺损。密度均匀、高于水，信号均匀、多变。环形强化	界清，邻近结构压迫性改变
嗅沟神经鞘瘤	边界清楚、光滑，密度及信号不均，可出血囊变，不均匀中高度强化	位于前颅底，边界清楚、光滑，密度及信号不均，可出血囊变，不均匀中高度强化	前颅底骨质压迫性吸收、移位

（丁长伟）

参 考 文 献

1. 陈晓丽,鲜军舫. 鼻腔鼻窦肿瘤和肿瘤样病变的影像学分析思路[J]. 中华放射学杂志,2022,56(7):826-830.
2. 杨军乐,李松柏,唐作华. 头颈部影像诊断基础·鼻部卷[M]. 北京:人民卫生出版社,2020.
3. 王振常,鲜军舫. 中华影像医学·头颈部卷[M]. 3版. 北京:人民卫生出版社,2019.
4. 李朝曦,韩林,张所军,等. 鼻颅底沟通性肿瘤的诊断及外科治疗[J]. 中国耳鼻咽喉颅底外科杂志,2023,29(2):31-35.
5. 齐草源,鲜军舫. 鼻颅底恶性肿瘤磁共振成像特征及颅底改变特点分析[J]. 中国耳鼻咽喉头颈外科,2022,29(4):231-235.
6. Wang X,Song L,Chong V,et al. Multiparametric MRI findings of sinonasal rhabdomyosarcoma in adults with comparison to carcinoma[J]. J Magn Reson Imaging,2017,45(4):998-1004.
7. Fiani B,Quadri SA,Cathel A,et al. Esthesioneuroblastoma:a comprehensive review of diagnosis, management, and current treatment options[J]. World Neurosurg,2019,126:194-211.

第十四节　鼻眶沟通性软组织肿块

【定义】

鼻眶沟通性软组织肿块(nasal-orbital communicating soft tissue mass)是指原发于鼻腔鼻窦并侵犯到眼眶的软组织肿块,不包括原发于眼部和外鼻皮肤的肿瘤。

【病理基础】

鼻腔鼻窦和眼眶的关系密切,额窦、上颌窦、蝶窦和筛窦与眼眶共用骨壁。鼻窦鳞癌直接破坏鼻眶共用骨壁侵犯眼眶。嗅神经母细胞瘤起源于嗅上皮神经外胚叶肿瘤,好发于鼻腔顶部前2/3的嗅黏膜区,在黏膜下浸润生长,常广泛累及鼻腔筛窦、眼眶和前颅底,呈跨筛板的"哑铃状",同时有侵袭性和膨胀性骨质破坏。横纹肌肉瘤起源于向横纹肌分化的原始间叶细胞,蝶筛区多见,恶性度高,侵袭性骨质破坏,广泛侵犯眼眶、颅底等邻近结构。鼻眶沟通性淋巴瘤以弥漫大B细胞淋巴瘤多见,常为完整黏膜下肿块,呈类圆形或不规则形膨胀性生长,同时有浸润性骨质破坏和组织侵袭。鼻窦黏液囊肿是由于长期窦口阻塞、富含蛋白的黏液潴留而成,依次多见于额窦、筛窦和蝶窦,鼻窦膨大,窦壁膨胀变薄,可由骨缺损处突向眼眶,表面被覆鼻窦黏膜。

【征象描述】

1. CT 表现　CT可以显示鼻眶沟通性软组织肿块的部位、密度、大致范围,特别是骨质改变,增强后能较好地显示病变范围,强化方式、强化程度等信息帮助鉴别诊断。

鼻窦黏液囊肿潴留黏液富含蛋白,CT呈均匀稍低或等密度,高于水。鼻窦膨大,窦壁骨质变薄,眼眶侧骨壁缺损时,黏液囊肿可突入眼眶、压迫眶内结构,边缘光整、界清,增强后周围被覆的黏膜环形强化而内部无强化(图5-14-1)。

鼻腔鼻窦鳞癌的骨质破坏较明显和完全而无明显膨胀,浸润性生长,常侵犯邻近结构,肿块内常见坏死、出血使密度不均,增强后不同程度不均匀强化(图5-14-2)。

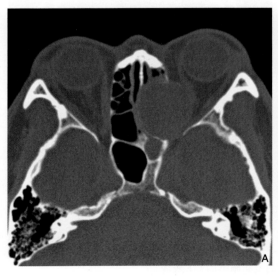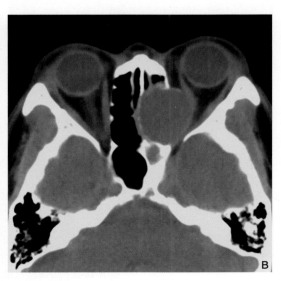

图 5-14-1　左筛窦黏液囊肿突入眼眶的 CT 表现

男,44岁,左侧鼻腔持续性鼻塞半年,加重1个月。A、B分别为CT横断面骨窗及软组织窗图像,示左侧后组筛窦膨大,内呈均匀稍低密度、高于眼球玻璃体,边缘光滑,局部骨质缺损,病变突入左眶,内直肌受压。

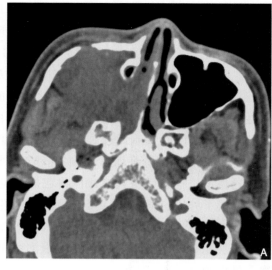
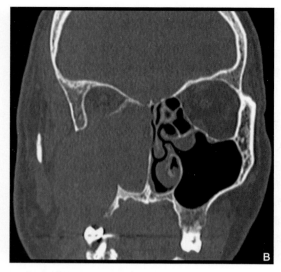

图 5-14-2 鼻腔鼻窦鳞癌突入眼眶的 CT 表现

男,54 岁,右侧间断性鼻塞 10 年,加重伴涕中带血 3 个月,鼻面部麻木、肿胀伴右眼复视 2 个月。A、B 分别为横断面软组织窗及冠状面骨窗图像,示右侧上颌窦为中心巨大软组织肿块,广泛骨质破坏,累及右眶下壁,眼眶受侵。

嗅神经母细胞瘤常广泛累及鼻腔筛窦、眼眶、前颅底,跨筛板呈特征性的"哑铃状"表现。常同时有侵袭性和膨胀性骨质破坏,CT 呈中等密度,增强后中度强化,病变内残留的鼻窦黏膜和黏液,使其密度、强化不均匀(图 5-14-3)。

横纹肌肉瘤可发生于鼻窦任何部位,以筛窦多见,其次是上颌窦,常侵犯眼眶,侵袭性骨质破坏。肿块在 CT 上呈等低密度,均匀或不均匀,增强后中等不均匀强化。本病恶性度高、进展迅速,短期内可广泛侵犯眼眶、翼腭窝、颞下窝、颅底及颅内等邻近结构(图 5-14-4)。

鼻眶沟通性淋巴瘤以弥漫大 B 细胞淋巴瘤多见,常为完整黏膜下肿块。呈类圆形或不规则形膨胀性生长,对周围邻近组织有压迫和侵袭表现,侵袭性骨质破坏。CT 呈比较均匀的中等密度,增强后轻中度均匀强化(图 5-14-5)。

2. **MRI 表现** MRI 组织分辨力高,能很好地区分肿瘤的边界、范围,提供更丰富的诊断信息。

鼻窦黏液囊肿潴留黏液富含蛋白,MRI 信号随黏液蛋白含量由低到高,T_1WI 信号升高、T_2WI 信号降低,可表现为 T_1WI 低 T_2WI 高、T_1WI 高 T_2WI 高、T_1WI 高 T_2WI 低的较均匀信号。黏液囊肿可经骨壁

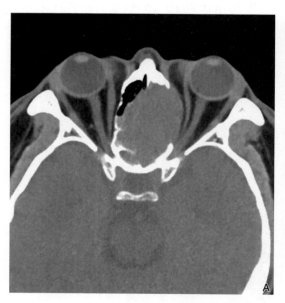
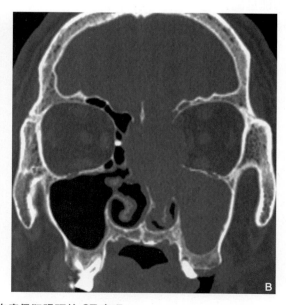

图 5-14-3 嗅神经母细胞瘤侵犯眼眶的 CT 表现

男,50 岁,鼻塞、流脓涕 2 年。A、B 分别为 CT 横断面软组织窗及冠状面骨窗图像,示左侧鼻腔筛窦为中心较均匀中等密度软组织肿块,侵袭性骨质破坏为主,同时可见病变内及左侧眼眶内壁残留骨壁被推移。病变向上直达鼻腔顶部并破坏颅底,向内侵犯对侧,向外侵犯左侧眼眶。

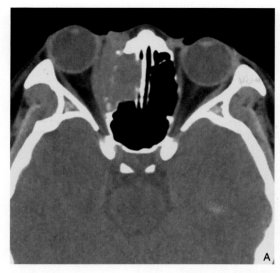
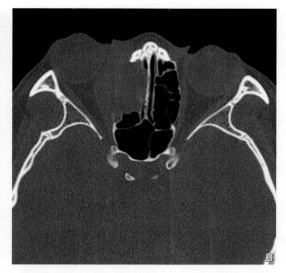

图 5-14-4　横纹肌肉瘤侵犯眼眶的 CT 表现

男,60 岁,右眼突出、复视 20 天,右侧眶鼻部疼痛 1 周。A、B 分别为 CT 横断面软组织窗及骨窗图像,示右侧额筛窦密度均匀软组织肿块,广泛骨质破坏,侵犯右眶。

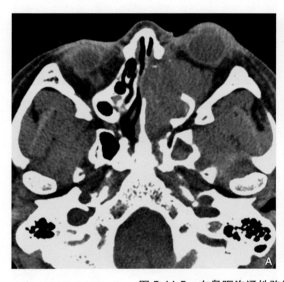
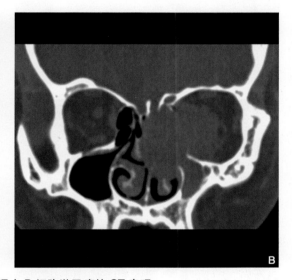

图 5-14-5　左鼻眶沟通性弥漫大 B 细胞淋巴瘤的 CT 表现

女,36 岁,左眼肿胀半月,偶有涕中带血。A、B 分别为 CT 横断面软组织窗及冠状面骨窗图像,示左侧筛窦及鼻腔见不规则中等密度软组织肿块,膨胀、浸润性生长,侵袭性骨质破坏,侵犯左眶。

缺损处突入眼眶,其边缘较光整、界清,增强后周围被覆的黏膜环形强化而内部无强化(图 5-14-6)。

鼻腔鼻窦鳞癌可坏死、出血而信号不均,T_2WI呈等或稍低信号具有一定特征,增强后不同程度不均匀强化(图 5-14-7)。

嗅神经母细胞瘤常累及鼻腔筛窦、眼眶、前颅底,跨筛板呈特征性的"哑铃状"表现。T_1WI呈等或稍低信号,T_2WI呈等或稍高信号,增强后中度强化,侵犯脑实质者边缘可出现囊性变,被认为是较特异的征象(图 5-14-8)。

横纹肌肉瘤 T_1WI 呈稍低信号,T_2WI 呈等或稍高信号,增强后中等不均匀强化。横纹肌肉瘤恶性度高、进展迅速,短期内可广泛侵犯眼眶、翼腭窝、颞下窝、颅底及颅内等邻近结构(图 5-14-9)。

鼻眶沟通性淋巴瘤以弥漫大 B 细胞淋巴瘤多见,T_1WI 为中等或稍低信号,T_2WI 为中等或稍高信号,信号较均匀,增强后轻中度均匀强化(图 5-14-10)。

【相关疾病】

鼻眶沟通性软组织肿块主要见于鼻窦恶性肿瘤侵犯眼眶,如癌、淋巴瘤、嗅神经母细胞瘤、横纹肌肉瘤等;鼻窦黏液囊肿可由骨缺损处突入眼眶形成鼻眶沟通性软组织肿块。

【分析思路】

1. 定位　根据不同部位好发的肿瘤或肿瘤样病变,缩小鉴别诊断范围。如鳞癌主体多位于单侧鼻腔鼻窦;嗅神经母细胞瘤直达鼻腔顶部,首发于鼻腔前 2/3 嗅黏膜区;鼻窦黏液囊肿多局限于单个鼻窦。

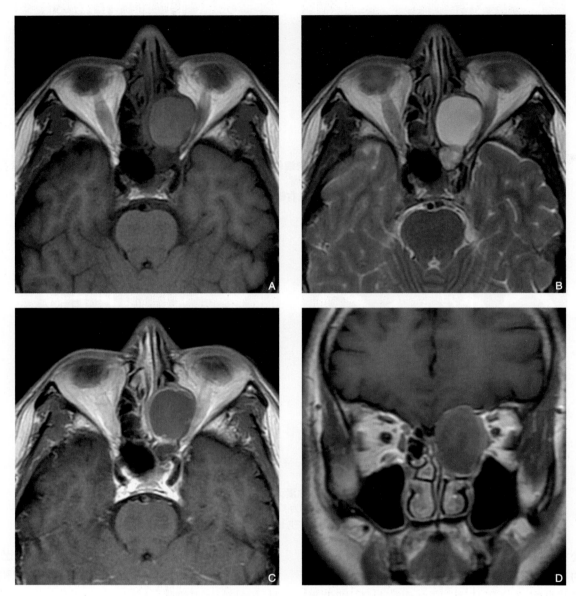

图 5-14-6 左筛窦黏液囊肿突入眼眶的 MRI 表现

男,44 岁,左侧鼻腔持续性鼻塞半年,加重 1 个月(与图 5-14-1 为同一患者)。A~D 分别为 MRI 横断面 T_1WI、T_2WI、横断面增强 T_1WI 及冠状面增强 T_1WI 图像,示左侧后组筛窦膨大,突入左眶,T_1WI、T_2WI 均呈高信号,增强后周边环形强化。

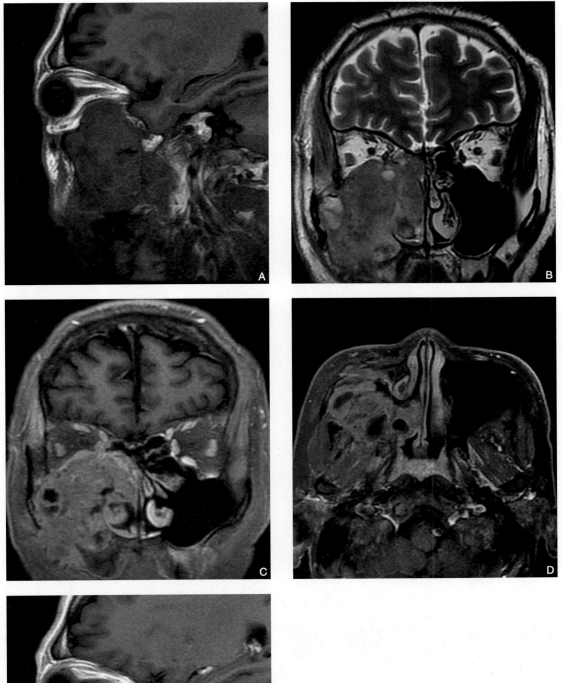

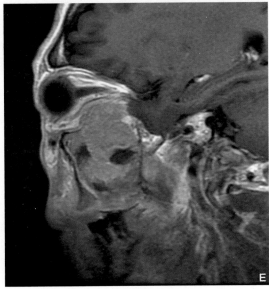

图 5-14-7 鼻腔鼻窦鳞癌突入眼眶的 MRI 表现
男,54 岁,右侧间断性鼻塞 10 年,加重伴涕中带
血 3 个月,鼻面部麻木、肿胀伴右眼复视 2 个月
(与图 5-14-2 为同一患者)。A~E 分别为 MRI 矢
状面 T_1WI、冠状面 T_2WI、冠状面增强 T_1WI、横断
面增强 T_1WI 及矢状面增强 T_1WI 图像,示右侧上
颌窦为中心巨大占位,信号不均、囊变,T_2WI 呈等
低信号,增强后不均匀强化,侵犯右眶、右上颌窦
后脂肪间隙、翼腭窝、筛窦及鼻腔。

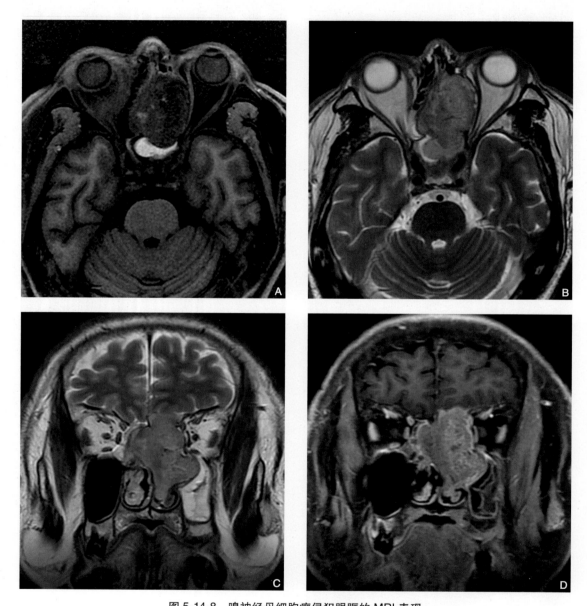

图 5-14-8　嗅神经母细胞瘤侵犯眼眶的 MRI 表现
男,50 岁,鼻塞、流脓涕 2 年(与图 5-14-3 为同一患者)。A~D 分别为 MRI 横断面 T_1WI、T_2WI,冠状面
T_2WI 及冠状面增强 T_1WI 图像,示左侧鼻腔筛窦为中心占位,向外侵犯左侧眼眶,向上直达鼻腔顶部并侵
犯颅底,向内侵犯对侧鼻腔筛窦,T_1WI 呈稍低信号,T_2WI 稍高信号,信号不均匀,增强后不均匀中等强化,
内见条纹状黏膜样强化。

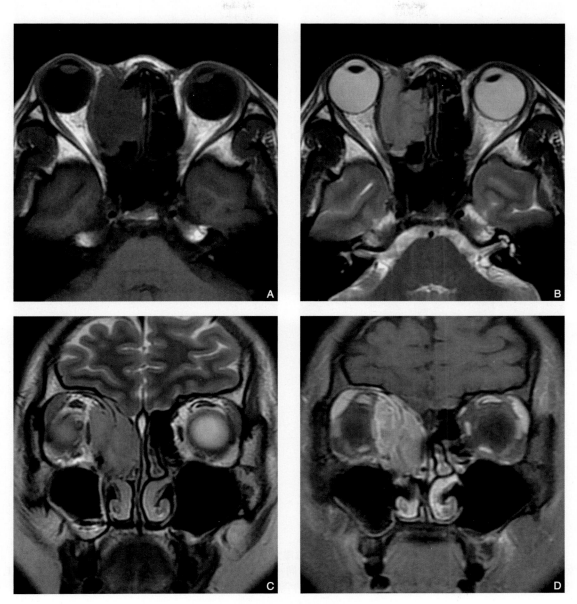

图 5-14-9 横纹肌肉瘤侵犯眼眶的 MRI 表现

男,60 岁,右眼突出、复视 20 天,右侧眶鼻部疼痛 1 周(与图 5-14-4 为同一患者)。A ~ D 分别为 MRI 横断面 T_1WI、T_2WI,冠状面 T_2WI 及冠状面增强 T_1WI 图像,示右侧额筛窦不规则形肿块,T_1WI 呈稍低信号,T_2WI 稍高信号,增强后不均匀强化,侵犯右眶,包绕浸润右侧内直肌及上直肌。

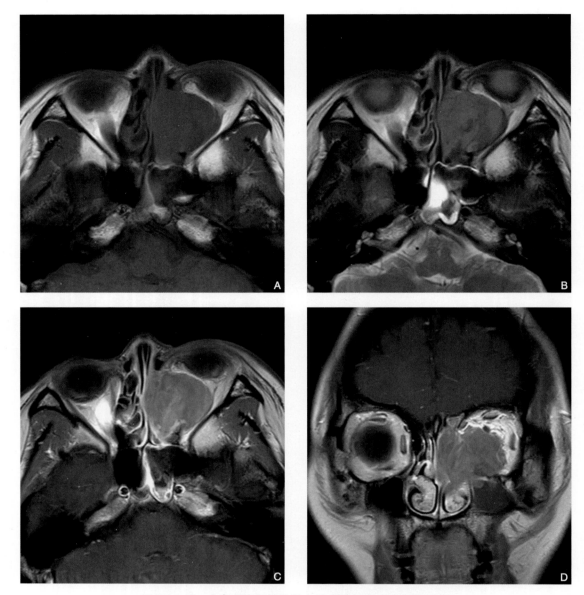

图 5-14-10　左鼻眶沟通性弥漫大 B 细胞淋巴瘤的 MRI 表现

女,36 岁,左眼肿胀半月,偶有涕中带血(与图 5-14-5 为同一患者)。A~D 分别为横断面 T_1WI、T_2WI、增强 T_1WI,
及冠状面增强 T_1WI 图像,示左侧筛窦及鼻腔不规则形中等信号肿块,侵犯左眶,增强后轻中度均匀强化。

2. **定性**　根据肿块的形态、边界、累及范围以及骨质改变等分析肿块的良/恶性。良性病变多边界清晰,范围局限,骨质呈压迫性吸收破坏,如鼻窦黏液囊肿;恶性病变边界不清,累及范围较广泛,呈侵袭性骨质破坏,如鼻腔鼻窦鳞癌。

3. **根据肿块的形态、密度/信号特点、强化方式等影像学特征分析其组织构成**　如 T_2WI 呈较低信号是鳞癌的 MRI 信号特点;跨筛板的"哑铃状"是嗅神经母细胞瘤的形态特征;鼻窦膨胀是鼻窦黏液囊肿的形态特征,呈较均匀的密度和信号,密度高于水,T_1WI 信号由低到高、T_2WI 由高到低,边缘黏膜强化则是鼻窦黏液囊肿的密度及信号特征;中等密度及信号、轻中度较均匀强化是淋巴瘤的特点等。

4. **最后,注意结合年龄、症状、体征、病程等临床资料**　如鳞癌多见于老年男性;嗅神经母细胞瘤好发于 11~20 岁和 51~60 岁,常有嗅觉减退或丧失的临床表现;横纹肌肉瘤好发于儿童和青少年,短期迅速进展。综合分析影像学表现及临床特点作出诊断。

【疾病鉴别】

1. 基于影像及临床信息特征的鼻眶沟通性软组织肿块的鉴别诊断流程见图 5-14-11。

2. 鼻眶沟通性软组织肿块的鉴别要点见表 5-14-1。

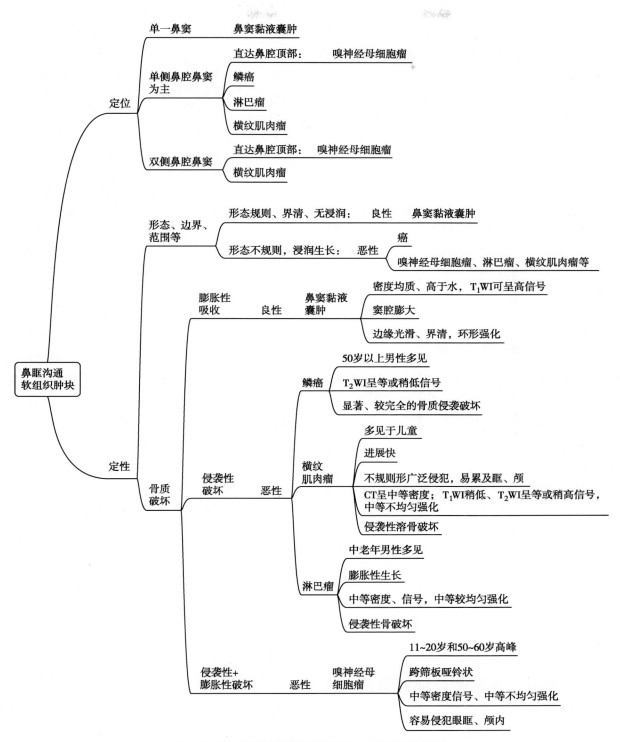

图 5-14-11 鼻眶沟通性软组织肿块的鉴别诊断流程图

表 5-14-1 鼻眶沟通性软组织肿块的鉴别要点

疾病	鼻眶沟通性软组织肿块典型影像特征	鉴别要点	主要伴随征象
鼻窦黏液囊肿	鼻窦膨大,窦壁变薄、缺损。密度均匀、高于水,信号均匀、多变。边缘较光整、界清,增强后环形强化	鼻窦膨大,窦壁变薄、缺损。密度均匀、高于水,信号均匀、多变。环形强化	界清,邻近结构压迫性改变
鼻腔鼻窦鳞癌	单侧鼻腔鼻窦为中心,T_2WI 呈等或稍低信号,骨质破坏显著	好发于 50 岁以上男性,单侧鼻腔鼻窦为中心,T_2WI 呈等或稍低信号,骨质破坏显著	显著的骨破坏
嗅神经母细胞瘤	呈特征性跨筛板的"哑铃状",中等密度/信号,中等不均匀强化。同时有侵袭性和膨胀性骨质破坏	好发于 11~20 岁和 51~60 岁、嗅黏膜分布区,典型范围是累及鼻腔筛窦、眼眶、前颅底,呈跨筛板的"哑铃状",中等密度/信号	侵犯脑实质时边缘可囊变。同时有侵袭性和膨胀性骨质破坏
横纹肌肉瘤	不规则形广泛侵犯,CT 呈中等密度;T_1WI 稍低、T_2WI 呈等或稍高信号,中等不均匀强化	好发于儿童及青少年,进展迅速,短期内可广泛侵犯颅内、眼眶等结构	侵袭性骨破坏
弥漫大 B 细胞淋巴瘤	类圆形或不规则形,均匀中等密度及信号,轻中度强化	均匀中等密度及信号,轻中度强化	同时有浸润性骨质破坏和组织侵袭

（丁长伟）

参 考 文 献

1. 陈晓丽,鲜军舫. 鼻腔鼻窦肿瘤和肿瘤样病变的影像学分析思路[J]. 中华放射学杂志,2022,56(7):826-830.
2. 杨军乐,李松柏,唐作华. 头颈部影像诊断基础·鼻部卷[M]. 北京:人民卫生出版社,2020.
3. 王振常,鲜军舫. 中华影像医学·头颈部卷[M]. 3 版. 北京:人民卫生出版社,2019.
4. 中华医学会放射学分会头颈学组. 鼻部 CT 和 MRI 检查及诊断专家共识[J]. 中华放射学杂志, 2017, 51(9): 660-664.
5. Ginat DT. MR imaging of nasal and paranasal sinus malignant neoplasms[J]. Magn Reson Imaging Clin N Am, 2022, 30(1):73-80.
6. Kawaguchi M, Kato H, Tomita H, et al. Imaging characteristics of malignant sinonasal tumors[J]. J Clin Med, 2017, 6(12): 116.

第十五节 窦壁磨玻璃样改变

【定义】

窦壁磨玻璃样改变(ground-glass opacity,GGO)是指窦壁正常骨纹理消失,病变区形成弥漫性较均匀的高密度影,类似于磨玻璃样外观,常见于骨纤维结构不良,是骨纤维结构不良的特征性表现之一。

【病理基础】

不同形成磨玻璃密度样改变的病理基础不同。骨纤维结构不良(骨化性纤维瘤及骨纤维异常增殖症)病变区由纤维组织直接化生为不成熟的骨小梁,新生骨小梁成分增多而取代正常髓腔形成磨玻璃密度样改变。慢性骨髓炎及骨结核形成磨玻璃密度影的机制可能是炎性刺激反应性成骨所致。骨 Paget 病形成磨玻璃密度影的病理基础是在同时成骨与破骨活动的过程中,增生的骨组织形成编织样骨及板层骨而成。

【征象描述】

1. **CT 表现** CT 表现为病变区弥漫性均匀的高密度影,类似于磨玻璃样外观,病变区骨质多呈膨胀性改变(图 5-15-1)。

2. **MRI 表现** 磨玻璃密度样改变在 MRI 图像显示相应区域骨质呈膨胀性改变,呈长 T_1 短 T_2 的骨质信号(图 5-15-2),沿骨质轮廓延伸,增强后呈轻中度强化。

【相关疾病】

鼻窦壁骨质磨玻璃样改变常见于骨纤维结构不良性疾病,2020 年第 5 版 WHO 分类中将其分为骨纤维性结构不良(fibrous dysplasia of bone,FD)和骨纤维结构不良(osteofibrous dysplasia,OFD);除此以外,骨骼的肿瘤、肿瘤样病变以及炎性病变也可出现磨玻璃密度样改变。鼻腔鼻窦的慢性炎症累及窦壁发展为窦壁的骨髓炎可形成磨玻璃密度影。

【分析思路】

1. 首先明确是否为磨玻璃密度影,密度介于软组织密度和骨的高密度之间,类似磨玻璃样的外观。

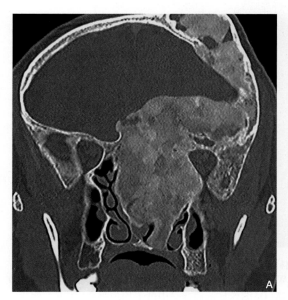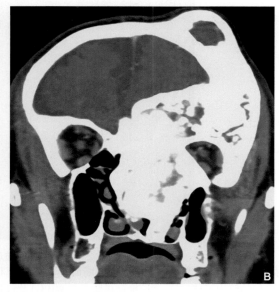

图 5-15-1 左侧颅面部骨质呈磨玻璃样改变的 CT 表现

女,67 岁,左侧颅面部骨纤维异常增殖症,冠状面 CT 骨窗(A)显示左侧鼻腔、筛窦、前颅底及额骨、蝶骨呈弥漫性磨玻璃密度影,呈膨胀性改变,左侧眼眶受压变形;冠状面软组织窗(B)显示左侧病变呈弥漫性高密度影,左侧额叶及眼眶内容物呈受压改变。

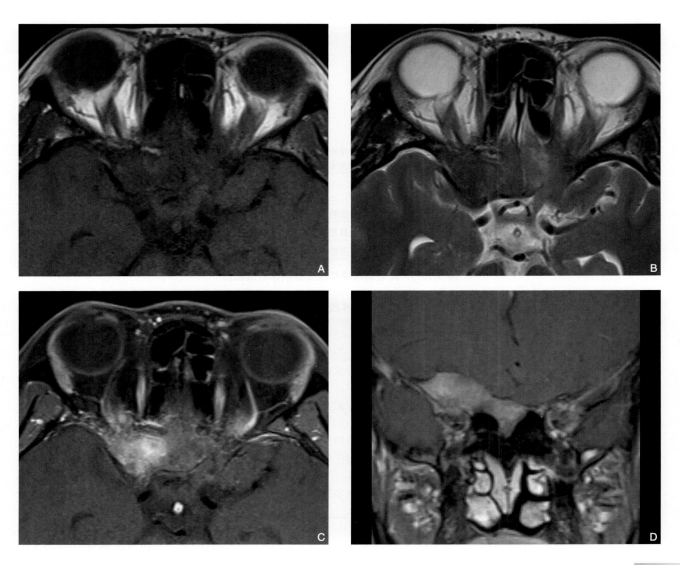

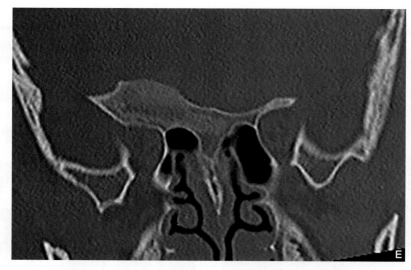

图 5-15-2　右侧蝶骨磨玻璃样改变的 MRI 及 CT 表现

女,39 岁,右侧蝶骨纤维结构不良,横断面 T_1WI(A)及 T_2WI(B)显示右侧蝶骨小翼呈长 T_1 短 T_2 信号,膨胀性改变,信号较均匀;增强后脂肪抑制横断面 T_1WI(C)及冠状面(D)图像显示病变呈中度不均匀强化,邻近右侧额叶脑组织受压。冠状面 CT 骨窗(E)显示右侧蝶骨小翼为磨玻璃密度并呈膨胀性改变。

2. 明确病变累及范围,对于鉴别诊断的意义重大。单骨发病多见于骨化性纤维瘤,内部密度不均,多发伴有软组织密度影、囊变区,病变边缘有骨性"包壳"。多骨病变常见于骨纤维异常增殖症,并且病变沿骨质轮廓蔓延,与正常骨质分界不清,呈弥漫性磨玻璃密度影,无骨质包壳。老年患者,弥漫累及颅面骨、盆骨及四肢长骨,CT 图像可见紊乱的骨小梁犹如"朽木",则提示 Paget 病。长期慢性鼻窦炎基础上,窦壁骨质呈弥漫性增厚及磨玻璃样改变,则提示慢性骨髓炎。

【疾病鉴别】

1. 基于影像及临床信息特征的鉴别诊断流程图见图 5-15-3。

2. 窦壁磨玻璃样改变的主要鉴别诊断要点见表 5-15-1。

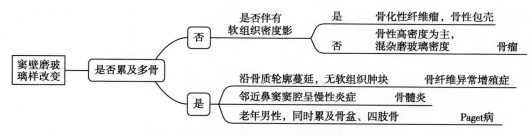

图 5-15-3　窦壁磨玻璃样改变鉴别诊断流程图

表 5-15-1　窦壁磨玻璃样改变的主要鉴别诊断要点

疾病	窦壁磨玻璃样改变典型影像特征	鉴别要点	主要伴随征象
骨化性纤维瘤	磨玻璃密度呈片状或块状	单骨发病,磨玻璃密度影伴有软组织密度影	骨性包壳,边界清楚
骨纤维异常增殖症	磨玻璃样改变弥漫累及多骨,骨质轮廓蔓延、轮廓存在	多骨累及,无软组织密度影	边界模糊
慢性骨髓炎	病变仅限于窦壁骨质	骨质增生明显	伴有鼻窦慢性炎症
Paget 骨病	弥漫累及颅面骨、颅盖骨、盆骨及四肢骨	呈特征性"丝瓜瓤""朽木"样改变	骨畸形变
鼻窦骨瘤	病变以骨质高密度为主,间以少量磨玻璃样改变	病变多发较小,无软组织密度	边界清楚

（王新艳　鲜军舫）

参 考 文 献

1. Manes RP, Ryan MW, Batra PS, et al. Ossifying fibroma of the nose and paranasal sinuses [J]. Int Forum Allergy Rhinol, 2013,3(2):161-168.

2. Kransdorf MJ, Moser RP Jr, Gilkey FW. Fibrous dysplasia [J]. Radio Graphics,1990,10(3):519-537.

3. 陈晓丽,鲜军舫. 鼻腔鼻窦肿瘤和肿瘤样病变的影像学分析思路[J]. 中华放射学杂志,2022,56(7):826-830.

4. 王永哲,陈光利,王振常,等. 鼻腔及鼻窦骨化性纤维瘤的MRI 诊断[J]. 临床放射学杂志,2007,26(11):1088-1091.

第十六节 上颌窦后脂肪间隙软组织影

【定义】

上颌窦后脂肪间隙软组织影(soft tissue in posterior fat spaces of maxillary sinus)是指上颌窦外后壁后方的脂肪间隙部分或全部被软组织密度影取代,常见于上颌窦、翼腭窝或蝶腭孔区域的病变累及该区域。此区原发的肿瘤很少见。

【病理基础】

不同疾病形成上颌窦后脂肪间隙软组织影的病理基础不同。

上颌窦鳞状细胞癌侵犯上颌窦后脂肪间隙最常见,组织学上类似于头颈部其他部位的鳞状细胞癌。有明显的鳞状细胞分化,包括细胞外角化、细胞内角化(粉红色胞质和角化不全细胞)和细胞间桥。肿瘤细胞常相互衔接以片状镶嵌排列,边缘结缔组织常反应性增生,有高分化、中分化和低分化三种类型。肿瘤呈局部浸润性生长,直接浸润上颌窦后壁从而形成窦后脂肪间隙软组织影。侵袭性真菌性鼻窦炎除鼻腔鼻窦感染外,多同时侵犯鼻窦骨壁,形成上颌窦后脂肪间隙的软组织影,病理学基础为坏死样组织、干酪样物或肉芽样物。翼腭窝神经鞘瘤也可累及上颌窦窦后脂肪间隙,神经鞘瘤的组织病理学典型表现为不同比例的两种类型区域,一种为典型的多细胞 Antoni A 型区域,含有 Verocay 小体及交错的嗜酸性基质;另一种为 Antoni B 型区域,不含Verocay 小体,细胞排列杂乱疏松呈网状,有囊性变及黏液性变。

【征象描述】

1. **CT 表现** 原发于上颌窦或翼腭窝肿块累及上颌窦后脂肪间隙 CT 表现为上颌窦或翼腭窝内的软组织密度影直接延伸至邻近上颌窦外后方的脂肪间隙(图 5-16-1),上颌窦后壁骨质呈骨质破坏或受压吸收改变。

2. **MRI 表现** 上颌窦后脂肪间隙软组织影的MRI 表现取决于具体的疾病类型,上颌窦鳞癌一般表现为等长 T_1 等长 T_2 信号,肿瘤直接破坏上颌窦外后壁骨质,累及窦后脂肪间隙(图 5-16-2),增强后明显不均匀强化,可伴有出血坏死;翼腭窝的神经鞘瘤肿块主体位于翼腭窝,肿瘤呈膨胀性改变,呈长 T_1 长 T_2 信号,信号混杂,多伴有囊变,增强后不均匀强化,向外延伸累及窦后脂肪间隙,边界清楚;翼腭窝区的腺样囊性癌可沿神经周侵犯或直接侵犯窦后脂肪间隙,信号不均,增强后呈筛网状强化;蝶腭孔区纤维血管瘤虽然为良性血管源性肿瘤,但信号混杂,并可伴有邻近骨质的破坏。

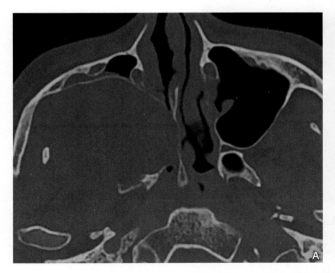
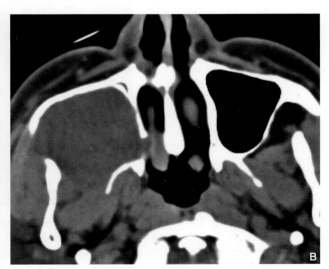

图 5-16-1 右侧上颌窦后脂肪间隙软组织影的 CT 表现

女,67 岁,右侧颞下窝、翼腭窝神经鞘瘤,横断面 CT 骨窗(A)显示右侧颞下窝、翼腭窝明显扩大,上颌窦后壁受压移位,骨质吸收变薄;横断面软组织窗(B)显示右侧颞下窝、翼腭窝及上颌窦后脂肪间隙软组织肿块,呈较均匀的低密度。

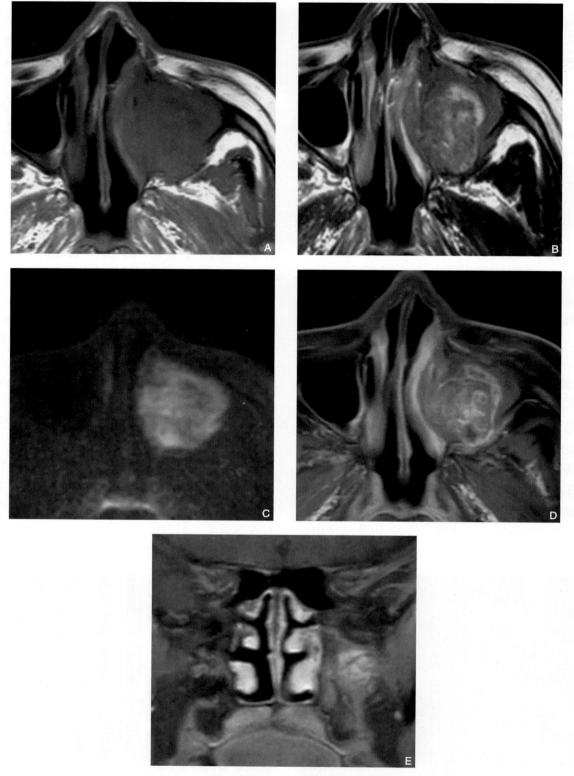

图 5-16-2　左侧上颌窦肿块累及窦后脂肪间隙的 MRI 表现

男性,73 岁,左侧上颌窦鳞状细胞癌。横断面 T_1WI(A)及 T_2WI(B)显示左侧上颌窦内软组织肿块,呈等 T_1 等 T_2 信号,信号不均,低信号的上颌窦后壁骨质信号影中断破坏,肿块延伸至窦后脂肪间隙;DWI(C) 显示病变弥散受限明显;横断面增强后脂肪抑制 T_1WI(D)显示病变呈不均匀强化,冠状面增强后脂肪抑 制图像(E)显示,与正常的对侧窦后脂肪间隙相比,左侧窦后脂肪间隙可见异常强化的软组织肿块。

【相关疾病】

上颌窦后脂肪间隙软组织影最常见于上颌窦恶性肿瘤,如鳞癌、腺样囊性癌的侵犯;侵袭性真菌性鼻窦炎等可侵袭骨质的炎性病变也可表现为上颌窦后脂肪间隙软组织影。翼腭窝、蝶腭孔原发肿瘤也可侵犯上颌窦后脂肪间隙,翼腭窝原发肿瘤最常见于腺样囊性癌和神经源性肿瘤;蝶腭孔区最常见于青少年鼻咽血管纤维瘤。咀嚼肌间隙原发病变包括炎性病变、神经源性肿瘤、血管瘤,恶性病变包括软组织肉瘤等,均可累及上颌窦后脂肪间隙。

【分析思路】

1. 首先判断肿瘤的原发部位,若是上颌窦后壁后移,则为上颌窦内原发肿瘤侵犯上颌窦后脂肪间隙;若为翼腭窝或蝶腭孔区原发肿瘤延伸至窦后脂肪间隙,则上颌窦后壁前移,伴骨质吸收或破坏。

2. 若为上颌窦原发肿瘤破坏上颌窦后壁,累及窦后脂肪间隙,则为恶性肿瘤如鳞状细胞癌、腺样囊性癌或淋巴瘤最常见,侵袭性真菌性鼻窦炎易侵犯窦后脂肪间隙。CT 显示窦壁骨质破坏明显,MRI 显示肿瘤呈侵袭性生长,信号混杂,DWI 弥散受限明显,提示为鳞状细胞癌。CT 显示骨质破坏,MRI 显示肿块呈浸润性生长或膨胀性改变,但 DWI 呈略低信号,提示可能为腺样囊性癌。骨质破坏呈渗透性且骨质轮廓存在,典型表现呈"虚线状"骨质破坏,肿块与脑实质比较呈等密度或等信号,密度及信号均匀,DWI 显示弥散受限,ADC 值明显减低,增强后

呈轻度或中度均匀强化,提示为淋巴瘤。肿块信号混杂,增强扫描呈环形或分隔样强化,累及颅内眼眶等结构,伴多年糖尿病或免疫低下疾病的病史,提示为侵袭性真菌性鼻窦炎。

3. 若为翼腭窝或蝶腭孔区肿瘤延伸至窦后脂肪间隙,可分为良性肿瘤直接蔓延或恶性肿瘤侵犯两种情况。翼腭窝最常见的恶性肿瘤为腺样囊性癌,多伴有神经侵犯,在 ADC 图上肿块信号较高。翼腭窝最常见的良性肿瘤是神经鞘瘤,形态不规则,边界清楚,内部多发囊变区域,动态增强扫描有延迟强化的特点。翼腭窝区海绵状血管瘤也可延伸至窦后脂肪间隙,动态增强图像呈由点及面的渐进性强化特点。蝶腭孔区纤维血管瘤见于青少年,CT 可见蝶腭孔的明显扩大,MRI 显示病变信号混杂,血管丰富伴有多发血管流空。

4. 若为咀嚼肌间隙肿瘤延伸至窦后脂肪间隙,也可分为良性肿瘤直接蔓延或恶性肿瘤侵犯两种情况。咀嚼肌间隙最常见的恶性肿瘤为间叶组织来源恶性肿瘤,包括骨肉瘤、软骨肉瘤以及软组织肉瘤等,间叶组织肉瘤 T_2WI 信号更高,明显不均匀强化,周围结构侵犯明显;骨肉瘤有放射状骨膜反应,软骨肉瘤多有不规则钙化及蜂窝状强化。咀嚼肌间隙最常见的良性肿瘤为神经鞘瘤与血管瘤,影像学特点与翼腭窝区病变相似。

【疾病鉴别】

1. 基于影像及临床信息特征的鉴别诊断流程图见图 5-16-3。

2. 窦后脂肪间隙软组织影的主要鉴别诊断要点见表 5-16-1。

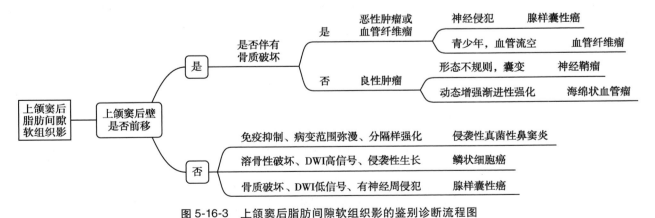

图 5-16-3 上颌窦后脂肪间隙软组织影的鉴别诊断流程图

表 5-16-1 上颌窦后脂肪间隙软组织影的主要鉴别诊断要点

疾病	窦后脂肪间隙软组织影像特征	鉴别要点	主要伴随征象
上颌窦鳞癌	窦后软组织影,上颌窦后壁溶骨性破坏、骨质后移	肿瘤主体位于上颌窦、后壁破坏后移	周围结构累及、DWI 高信号
上颌窦腺样囊性癌	窦后软组织影,破坏上颌窦后壁、骨质后移	肿瘤主体位于上颌窦,神经侵犯、DWI 低信号	神经周侵犯、DWI 低信号

续表

疾病	窦后脂肪间隙软组织影像特征	鉴别要点	主要伴随征象
侵袭性真菌性鼻窦炎	窦后软组织影范围弥漫、多发坏死	广泛累及周围结构、分隔样强化	T_2WI 低信号,环形或分隔样强化
翼腭窝神经鞘瘤	窦后脂肪间隙软组织影密度较低、边界清楚	信号混杂,多发囊变,DCE-MRI 呈延迟强化	DWI 呈低信号
海绵状血管瘤	窦后脂肪间隙软组织影形态不规则、可伴钙化	DCE-MRI 呈由点及面的渐进性强化特征	DWI 呈低信号

（王新艳　鲜军舫）

参 考 文 献

1. Kato H,Kanematsu M,Sakurai K,et al. Adenoid cystic carcinoma of the maxillary sinus：CT and MR imaging findings［J］. Jpn J Radiol. 2013;31(11)；744-749.
2. Wang Y,Ji Y,Guo L,et al. Computed tomography and magnetic resonance imaging findings contribute to differentiating solid-and nonsolid-type adenoid cystic carcinoma in maxillary sinus［J］. J Comput Assist Tomogr,2023,47(6)；989-995.
3. 陈晓丽,鲜军舫. 鼻腔鼻窦肿瘤和肿瘤样病变的影像学分析思路［J］. 中华放射学杂志,2022,56(7)；826-830.
4. 杨本涛,王振常,于振坤,等.翼腭窝原发肿瘤的CT和MRI诊断［J］. 中华放射学杂志,2003,(10),922-926

第六章　眼球与眼眶疾病

第一节　大　眼　球

【定义】

正常新生儿的眼球前后径约为 12.5~15.8mm，垂直径约为 14.5~17mm，水平径约为 17.1mm，体积约为 2.2ml。正常成人眼球前后径约为 24mm，垂直径约为 22.6~23mm，水平径约为 23.4~24.2mm，体积约为 6.6ml。如果大于正常上限，诊断为大眼球（macrophthalmia）。

【病理基础】

不同病因引起的大眼球病理基础不同。

先天性青光眼引起的大眼球于出生时出现，是由于房水从前房流出受阻，致眼压增高、眼球前后径扩大、前房变深，常并发晶状体半脱位和视神经萎缩。而获得性青光眼由于成人眼球可塑性较小，所以大眼球和前房变深少见。

后巩膜葡萄肿多见于进行性近视，由于眼轴不断增大，导致后部巩膜胶原纤维进行性破坏而明显变薄，Bruch 膜裂缝，视网膜外层、视网膜上皮层和脉络膜萎缩，视网膜内外层间隙存在，常并发视网膜脱离。

先天性囊性眼，即无眼畸形伴囊肿，是继发于胚胎发育早期原始视神经囊的退化障碍，形成囊肿而不是眼球，可见囊内充填增生性的胶质组织。出生后先天性囊性眼可膨大，表现为眼睑后膨出。

Sturge-Weber 综合征又称脑面血管瘤病（encephalofacial angiomatosis），为散发的先天性胎儿皮层静脉发育病变，导致进行性静脉阻塞及慢性静脉缺血致多发血管瘤，表现在眼部为脉络膜血管瘤，引起眼压升高，青光眼，眼球明显增大。

【征象描述】

1. **超声检查表现**　超声生物显微镜是诊断青光眼眼球改变首选的影像检查方法，青光眼具有特征性表现，能够清晰显示前房角、虹膜、睫状体及后方等结构异常，并测量前房轴深、房角开放距离、虹膜厚度、睫状体厚度等参数。超声也是后巩膜葡萄肿首选的影像检查方法，可见巩膜处向外隆起呈囊状无回声区，囊壁光滑，囊腔边界与巩膜有连续性。

2. **CT 检查表现**　后巩膜葡萄肿可见眼球前后径增大，巩膜向外膨突，致眼球体积增大，膨突囊腔内液体密度与正常玻璃体密度相同（图 6-1-1）。

3. **MRI 检查表现**　后巩膜葡萄肿可见巩膜处向外隆起的囊腔内液体与玻璃体液信号相同，表现为 T_1WI 低信号和 T_2WI 高信号，并能更好地观察到囊腔边界与巩膜有连续性（图 6-1-1）。先天性囊性眼表现为大的囊性结构，其内没有正常球内结构，与脑白质相比呈 T_1WI 低信号、T_2WI 混杂信号，常在玻璃体内可见其他发育异常所引起的形态和信号异常，同时 MRI 有利于观察合并的其他眼部和脑部畸形（图 6-1-2）。

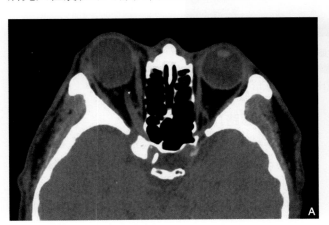

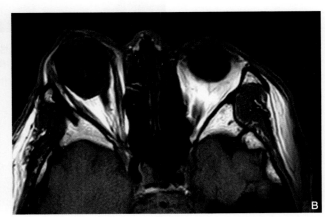

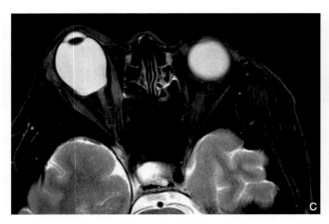
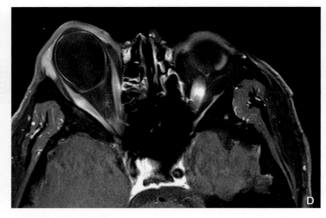

图6-1-1 后巩膜葡萄肿的 CT 及 MRI 表现

患者,男,55 岁,右眼后巩膜葡萄肿。横断面 CT 平扫(图 A)示右眼球增大伴后部局限性后凸,其内呈囊性低密度影。横断面 T_1WI(图 B)及 T_2WI(图 C)示右眼球增大伴后部局限性后凸,与玻璃体腔相通,信号相同;横断面增强 T_1WI(图 D)未见强化。

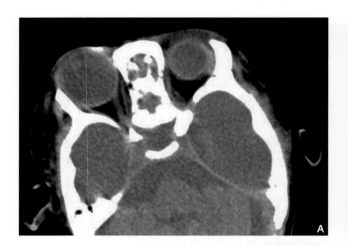
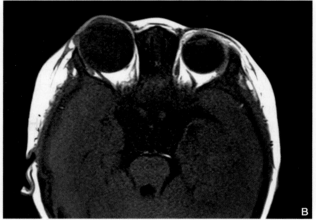

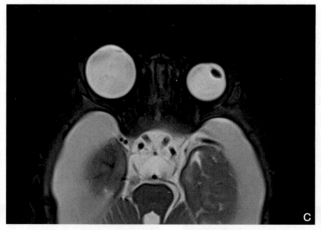

图6-1-2 先天性囊性眼的 CT 及 MRI 表现

患者,男,26 周,右侧先天性囊性眼。横断面 CT 平扫(图 A)示右侧较大的囊性结构,其内呈囊性低密度影。横断面 T_1WI(图 B)及 T_2WI(图 C)示右侧大的囊性结构,内无晶状体等结构,与脑白质相比呈 T_1WI 低信号、T_2WI 等高混杂信号。

【相关疾病】

大眼球最常见于后巩膜葡萄肿和神经纤维瘤病Ⅰ型(见后文相关章节),也可见于先天性或获得性青光眼,还可见于少见的先天性囊性眼、先天性近视、Sturge-Weber 综合征等疾病。

【分析思路】

大眼球的判定相对简单,但是引起该征象的疾病众多,要通过详细地询问临床病史和完善的眼部检查来进行鉴别诊断,分析思路如下:

1. 要区分大眼球和眼球突出。眼球突出是指眼球在眼眶内的位置前移,通常为眼眶炎症性和占位性疾病的重要体征,眼球体积正常或略增大。大眼球则是眼球前后径增大或弥漫性增大,常突向眶外,多见于先天性眼部疾病。

2. 若大眼球表现为眼球前后径延长,多继发于近视、葡萄肿或缺损。葡萄肿是进行性近视导致眼球巩膜-葡萄膜变薄、延长,表现为单侧或双侧眼球变长,后壁变薄。缺损是由胚胎裂闭合障碍导致的眼球组织缺损,多为双侧,伴有玻璃体凸出。

3. 若大眼球表现为眼球前后径和横径弥漫性增大,即"牛眼",多见于先天性青光眼、神经纤维瘤病Ⅰ型或Sturge-Weber综合征。先天性青光眼多为双侧,一般在1岁内诊断,表现为眼球弥漫扩大,前房变深,可并发晶状体半脱位和视神经萎缩。获得性青光眼因成人眼球可塑性较小,"牛眼征"和前房变深少见。神经纤维瘤病Ⅰ型累及面部及眼睑的患者中将近50%有同侧的青光眼,表现为"牛眼征",葡萄膜和巩膜层变薄及前缘扩大;若颅内容物疝入眶内,可引起搏动性突眼;伴有视神经胶质瘤可见视

神经增粗、扭曲、强化。Sturge-Weber综合征30%的患者影像学检查可见脉络膜血管瘤部位明显强化,并发的眼内压升高、青光眼、牛眼。

4. 还要注意观察是否合并其他的眼部及颅、颌面部发育畸形。

【疾病鉴别】

1. 基于临床信息及影像特征的鉴别诊断流程图见图6-1-3。

2. 表现为"大眼球"的疾病主要鉴别诊断要点见表6-1-1。

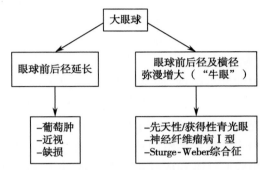

图6-1-3　基于临床信息及影像特征的鉴别诊断流程图

表6-1-1　表现为"大眼球"的主要鉴别诊断要点

疾病	大眼球典型影像特征	鉴别要点	主要伴随征象
常见:			
后巩膜葡萄肿	单侧或双侧眼球变长、后壁变薄,球壁无缺损	膨突囊腔内液体密度与正常玻璃体密度相同	常并发视网膜脱离
不常见:			
先天性青光眼	出生时出现,通常双侧,眼球前后径扩大	前房变深	晶状体半脱位,视神经萎缩
罕见:			
先天性近视	卵圆形的眼球前后径增大,单侧或双侧		
Sturge-Weber综合征	脉络膜血管瘤部位强化,青光眼,牛眼	为脑面血管瘤病眼部表现	视网膜毛细血管扩张,巩膜血管瘤
先天性囊性眼	无眼畸形伴大囊肿(不是真正大眼球,但需作为鉴别诊断)	囊内充填胶质组织,信号混杂	晶状体显示不清

(陶晓峰　司明珏)

参 考 文 献

1. Elcioglu NH, Akin B, Toker E, et al. Colobomatous macrophthalmia with microcornea syndrome maps to the 2p23-p16 region[J]. Am J Med Genet A,2007,143A(12):1308-1312.

2. Mafee MF. The Eye. Head and Neck Imaging[M]. St Louis: Mosby,2003.

3. Mafee MF,Karimi A,Shah JD,et al. Anatomy and pathology of the eye:role of MR imaging and CT[J]. Magn Reson Imaging Clin N Am,2006,14(2):249-270.

4. 李凤鸣. 中华眼科学[M]. 北京:人民卫生出版社,2005.

5. 鲜军舫,史大鹏,陶晓峰. 头颈部影像学:眼科卷[M]. 北京:人民卫生出版社,2014.

第二节　小　眼　球

【定义】

小眼球（microphthalmia）是指眼轴长度小于相似年龄平均值至少两个标准差，成年人眼轴<20mm即可诊断。小眼球分为单纯性小眼球和并发性小眼球。单纯性小眼球表现为眼球小但结构基本正常，不伴其他畸形，双眼多见。并发性小眼球伴随一种或多种眼或其他系统的发育畸形，如前房退化、缺损、囊肿、白内障和永存原始玻璃体增生症等眼部畸形，以及心脏、面、颅脑等其他系统畸形。大约80%的病例为并发性小眼球，单眼多见。

【病理基础】

单纯性小眼球，眼球体积缩小，晶状体相对较大，眼球内结构基本正常。并发性小眼球，缩小的眼球内充满肿块样组织，可有骨样组织或钙化形成。眼球内表层覆盖增殖的色素上皮细胞，全部增厚的巩膜由胶原纤维和成纤维细胞组成，扩散的肿胀胶原纤维细胞扭曲和磨损，并混合有正常纤维细胞。内皮细胞覆盖前房角结构，不能分辨小梁网和Schlemm管结构。可见角膜中等厚度分层的鳞状上皮，Bowman膜缺损，角膜基质呈多孔状，内皮细胞有空泡，视网膜胶质化皱褶。合并眼眶囊肿时囊肿壁由两层组成，内层为视网膜神经胶质组织，外层由血管性的结缔组织组成。

由于严重的眼外伤、感染使眼球内容物大量脱失，造成眼球变扁、变小、萎缩；或者由于严重的眼部疾病，导致眼内产生房水的结构失去功能，或者是视网膜功能完全丧失，长此以往引起眼球萎缩变小、钙化，称为眼球痨（phthisis bulbi）。

【征象描述】

1. CT检查表现　单纯性小眼球晶状体和玻璃体密度表现同正常眼球；并发性小眼球玻璃体密度均匀或不均匀增高，玻璃体内可有钙化。合并的其他眼部畸形，如眼眶内囊肿表现为低密度区，常位于眼球后下方，边界清楚；增强后囊内容物不强化（图6-2-1）。永存原始玻璃体增生症伴发出血使玻璃体

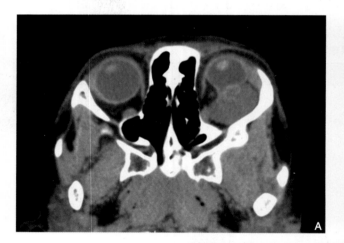
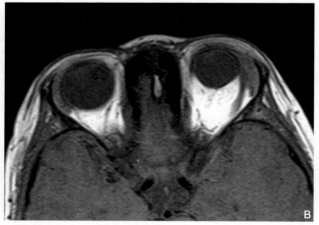
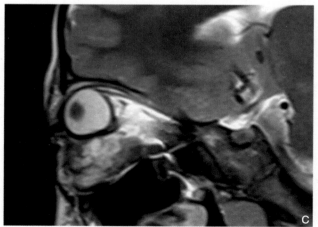

图6-2-1　先天性小眼球合并眼眶内囊肿CT及MRI表现

患者，女，8岁，先天性小眼球合并眼眶内囊肿。横断面CT平扫（图A）示左眼球体积变小，左眼晶状体相对变大，左眼眶内见一低密度囊肿，未见明显钙化灶。横断面T₁WI（图B）及矢状位T₂WI（图C）示左眼球体积变小，左眼眶内见一囊肿，囊肿呈T₁WI低信号、T₂WI高信号，与眼球不相通。

密度增高。CT 三维成像可显示眼眶发育小,或合并其他颅面部异常还可显示眶骨骨折等外伤性改变,

晚期可显示眶内萎缩、钙化的小眼球,即"眼球痨"(图 6-2-2)。

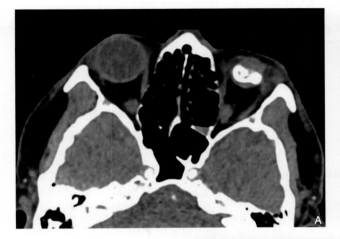
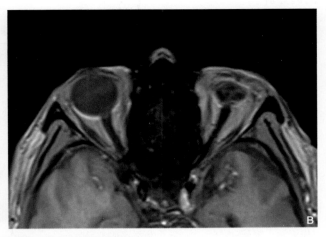
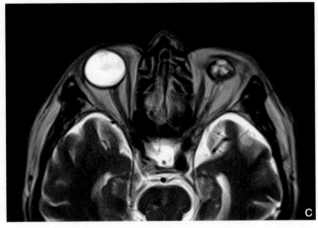

图 6-2-2 眼球痨、小眼球的 CT 及 MRI 检查表现

患者,女,83 岁,左侧小眼球。横断面 CT 平扫(图 A)示左侧眼球容积减小,玻璃体内可见高密度钙化灶。横断面 T_1WI(图 B)及 T_2WI(图 C)示左侧眼球容积减小,玻璃体内见斑块状 T_1WI 不均匀低信号、T_2WI 高低混杂信号影,对应 CT 上的钙化部分;晶状体形态欠规则。

2. **MRI 检查表现** 单纯性小眼球晶状体和玻璃体的信号同正常眼球。并发性小眼球没有正常球内结构,与脑白质相比呈 T_1WI 低信号、T_2WI 低信号。常在玻璃体内可见其他发育异常所引起的形态和信号异常。MRI 有利于观察合并的其他眼部和脑部畸形。

【相关疾病】

临床上提到小眼球主要是指胚胎发育异常引起的先天性小眼球,但其发病率较低;最常见的是眼眶创伤、早产儿视网膜病、视网膜脱离以及缺损引起的继发性小眼球,还可见于永存原始玻璃体增生症,以及罕见的眼眶内其他病原体感染与眼眶弓蛔虫病引起的继发性小眼球。

【分析思路】

小眼球的判定相对简单,主要通过测量眼轴长度来诊断。但引起该征象的疾病众多,临床需要通过详细地询问病史和完善的眼部检查来进行鉴别诊断,分析思路如下:

1. 先天性小眼球由胚胎发育异常引起,发病率较低,可单侧或双侧,表现为眼球<正常大小的 2/3 或横径<16mm,眼球完全缺失或仅留残迹,可伴有缺损或囊肿,常伴发颅内发育异常。

2. 临床常见的是继发性小眼球,由眼部外伤或者眼部发育畸形引起,如早产儿视网膜病、视网膜脱离、缺损、永存原始玻璃体增生症等。

3. 眼部外伤引起的小眼球,还需观察是否合并眶骨骨折等其他颅颌面外伤性改变;眼部发育畸形引起的小眼球,还需观察是否伴发其他眼部或心脏、面、颅脑等畸形。

4. 此外还要考虑到罕见的眼球内病原体(病毒、细菌、真菌)感染可引起继发性小眼球,多伴有葡

萄膜炎、巩膜炎、眼内炎;或眼球内弓蛔虫病引起继发性小眼球,可见视网膜后部或周围包绕死亡幼虫的肉芽肿。

【疾病鉴别】

临床表现为"小眼球"的主要疾病鉴别诊断要点见表 6-2-1,鉴别诊断流程见图 6-2-3。

表 6-2-1　表现为"小眼球"的主要疾病鉴别诊断要点

疾病	病因	影像鉴别要点
常见: 眼球创伤	创伤导致眼球破裂	患侧小眼球伴球内出血,也可伴球内积气、异物等
早产儿视网膜病	低体重早产儿的血管增殖性病变	双侧小眼球,眼球密度增高,视网膜脱离,晚期可钙化
视网膜脱离	各种原因导致的视网膜脱离	透明膜后/视网膜下/脉络膜后"V"形高密度影,小眼球伴钙化
缺损	眼球组织的裂隙或缺损累及胚胎裂的任何结构	双侧或单侧玻璃体局部突出,小眼球和球后缺损性囊肿,可伴视神经、视交叉萎缩及其他异常伴发的综合征
不常见: 先天性小眼球	先天发育异常	变形的小眼球,单侧或双侧,伴缺损或囊肿
永存原始玻璃体增生症	原始玻璃体及玻璃体动脉残留于 Cloquet 管走行区	小眼球,玻璃体内见残留组织强化,没有钙化,视网膜脱离常见
罕见: 眼球内其他病原体感染	病毒(单纯疱疹、带状疱疹等);细菌(梅毒、大肠埃希菌等);真菌(念珠菌等)	巩膜和葡萄膜增厚强化(巩膜炎和葡萄膜炎),玻璃体密度增高,眼内炎中眼球脱出,最终小眼球伴钙化
眼球内弓蛔虫病	犬弓蛔虫	眼球局部或弥漫增厚强化(脉络膜视网膜炎),包绕死亡幼虫的肉芽肿,视网膜脱离,玻璃体密度增高,最终小眼球伴钙化

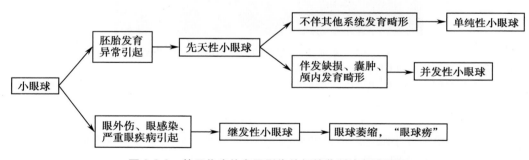

图 6-2-3　基于临床信息及影像特征的鉴别诊断流程图

(陶晓峰　司明珏)

参 考 文 献

1. 鲜军舫,史大鹏,陶晓峰.头颈部影像学:眼科卷[M].北京:人民卫生出版社,2014:25.

2. 史大鹏,李舒茵,石玉发.眼科影像诊断学[M].郑州:河南医科大学出版社,1997:110.

3. 陈涛.先天性小眼球合并眶内囊肿[J].国外医学:眼科分册,2002,26(1):59-60.

4. Kanavin J,Haakonsen M,Server A,et al. Microphthalmia and brain atrophy:a novel neurodegenerative disease[J]. Ann Neurol,2006,59(4):719-723.

5. McLean CJ,Ragge NK,Jones RB,et al. The management of orbital cysts associated with congenital microphthalmos and anophthalmos[J]. Br J Ophthalmol,2003,87(7):860-863.

6. Verma AS,Fitzpatrick DR. Anophthalmia and microphthalmia[J]. Orphanet J Rare Dis,2007,2:47.

第三节　白　瞳　征

【定义】

白瞳征(leucocoria)是指瞳孔区失去了正常的黑色而呈现白色的病态。晶状体、玻璃体及后极部白色或灰白色组织或肿块反射光线均可使瞳孔区呈白色外观即白瞳征,俗称猫眼。

【病理基础】

当瞳孔至视网膜上皮之间有白色物质,如晶状体浑浊、渗出、机化、肿瘤等,或者缺乏吸收光线的色素,如脉络膜缺失,使瞳孔区呈白色外观,病理基础和表现因病因不同而异。

视网膜母细胞瘤引起的白瞳征,起源于视网膜内层神经上皮,最初可于眼底见灰白色或黄白色半球形肿物,后期向周围浸润生长,侵犯玻璃体,并沿视神经乳头侵及视神经及颅内。

永存原始玻璃体增生症引起的白瞳征,大体可见晶状体后纤维血管膜呈不规则形、灰白色、半透明薄膜状、无色素;镜下示晶状体后纤维血管膜含有致密的纤维结缔组织,并含有大量淋巴细胞、肥大细胞等炎性细胞,含有大量黏多糖成分、I型胶原、平滑肌组织、上皮组织、血管组织和神经组织,并存在大量增殖细胞。

Coats病即外层渗出性视网膜病变,引起的白瞳征是由于视网膜毛细血管扩张伴有不同程度的视网膜内和视网膜下渗出所引起,大体见病变主要位于视网膜外层,呈局限性黄白色斑块,镜下见视网膜外层大片渗出散在胆固醇结晶、出血和畸形血管,视网膜脱离部分或完全脱离,晚期视网膜渗出被结缔组织取代,位于视网膜内和视网膜与脉络膜之间。

早产儿视网膜病是未成熟的视网膜纤维血管性增生,可能与早产儿接受重症监护状态下的低氧有关。

先天性白内障是婴儿时期出现的晶状体浑浊,一般局限于晶状体中心部,因此病灶很小时即可严重影响视力。

起源于葡萄膜的黑色素瘤,肿瘤黑色素含量不尽相同,分布也不均匀,极少数肿瘤由无色素性黑色素瘤细胞组成,呈半球形或蘑菇形实性肿物自眼球壁突向玻璃体腔,引起白瞳征。

【征象描述】

1. CT检查表现 CT的密度分辨力高,对含有钙化的病变引起的白瞳征显示清晰,但CT软组织分辨率有限,因单纯软组织肿块引起的白瞳征有时显示不清(图6-3-1)。

2. MRI检查表现 MRI软组织分辨率高,是显示软组织肿块引起的白瞳征的最佳方法。

视网膜母细胞瘤患者MRI显示为眼球内部规则软组织肿块,与正常玻璃体相比,T_1WI呈稍高信号,T_2WI呈不均匀低信号,当钙化较大时,MRI可见低信号。因为发现肿块内钙化是诊断视网膜母细胞瘤最主要的依据,但MRI对钙化不如CT或超声敏感,因此需要将CT或超声与MRI图像对照作出诊断。功能成像ADC值偏低,多低于$1.0×10^{-3}mm^2/s$,TIC多为II型(图6-3-2)。

永存原始玻璃体增生症者患侧玻璃体T_1WI信号较对侧增高,与眼外肌相比,软组织肿块T_1WI呈等信号,T_2WI呈等信号,增强后明显强化,视神经正常或略变细(图6-3-3)。

Coats病引起的白瞳征,可见视网膜下积液呈半月状、双凸透镜状或其他形状,信号强度与积液中蛋白含量有关。当蛋白含量高时,T_1WI信号高于正常玻璃体,T_2WI呈等或高信号;当蛋白含量低时,T_1WI和T_2WI类似于玻璃体信号;当伴有视网膜外层出血时,信号强度与出血时间有关,最常见的是非急性出血,T_1WI及T_2WI均呈高信号(图6-3-4)。

先天性白内障患者晶状体在T_1WI上正常分层信号消失,T_2WI上呈高信号。无色素性黑色素瘤和部分无色素性黑色素瘤,失去了原有黑色素瘤的特征性表现,T_1WI为略高信号或等信号,T_2WI上为略低信号,此时常需要依靠组织学检查明确诊断。

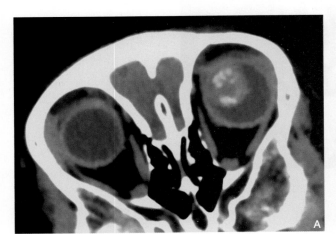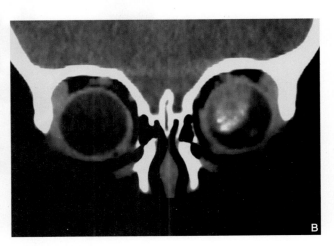

图6-3-1 钙化引起的白瞳征CT表现
患者,女,20个月,左眼视网膜母细胞瘤。CT平扫示左眼球内软组织肿块伴高密度钙化影。

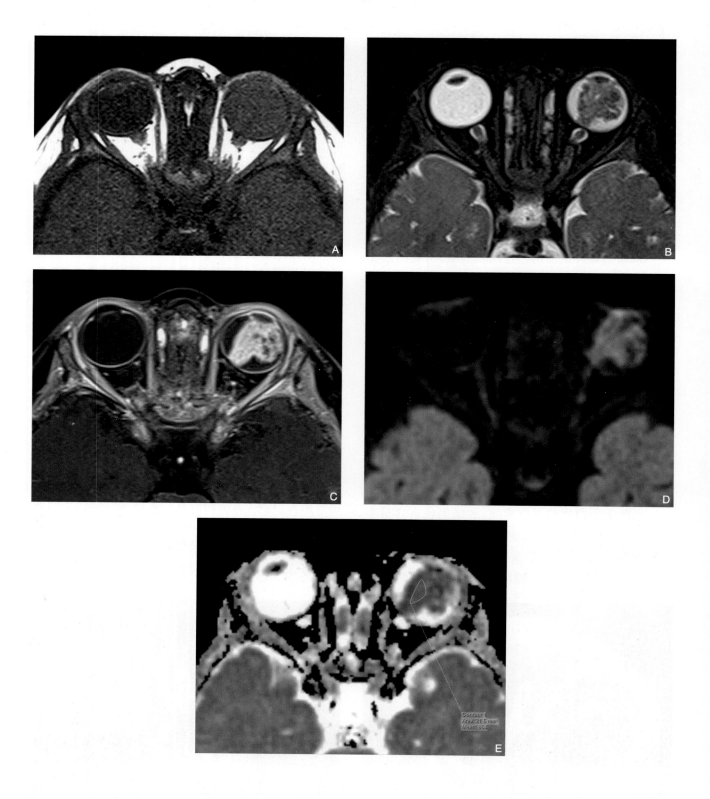

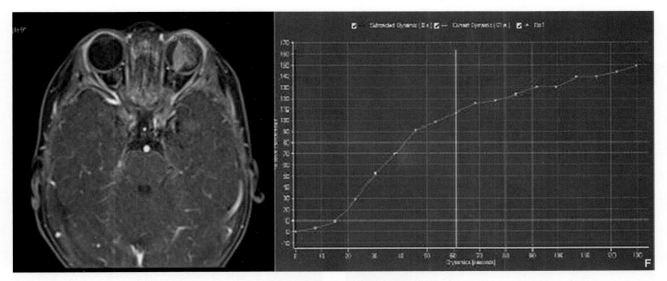

图 6-3-2　视网膜母细胞瘤的 MRI 表现

患者,女,1.5 岁,左眼球视网膜母细胞瘤。横断面 T_1WI(图 A)及 T_2WI(图 B)示左眼球大小正常,球内见软组织肿块影,与正常脑实质相比呈 T_1WI 中等偏低信号,T_2WI 呈不均匀等信号;横断面增强 T_1WI(图 C)见肿块明显不均匀强化;横断面 DWI(图 D)呈较高信号,测得 ADC 值为 $0.86×10^{-3}mm^2/s$(图 E);时间-信号强度曲线(time-signal intensity curve,TIC)呈 Ⅰ 型(图 F)。

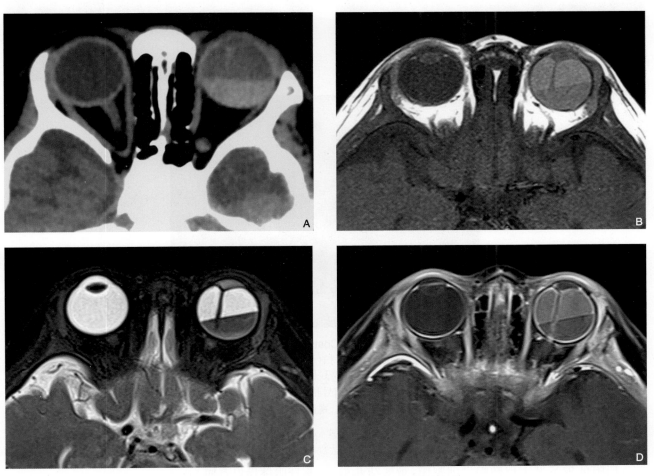

图 6-3-3　永存原始玻璃体增生症的 CT 及 MRI 表现

患者,男,4 岁,左侧眼球永存原始玻璃体增生症。横断面 CT 平扫(图 A)示左眼玻璃体内见一锥形团块影,玻璃体密度增高伴血-液平,无钙化。横断面 T_1WI(图 B)及 T_2WI(图 C)示左眼玻璃体内可见"高脚杯"状软组织团块影,杯口连于晶状体,杯底连于视乳头,左侧玻璃体弥漫性信号异常,与正常玻璃体相比呈 T_1WI 等高分层信号,T_2WI 高低分层信号;横断面增强 T_1WI(图 D)见"高脚杯"状软组织团块影明显强化。

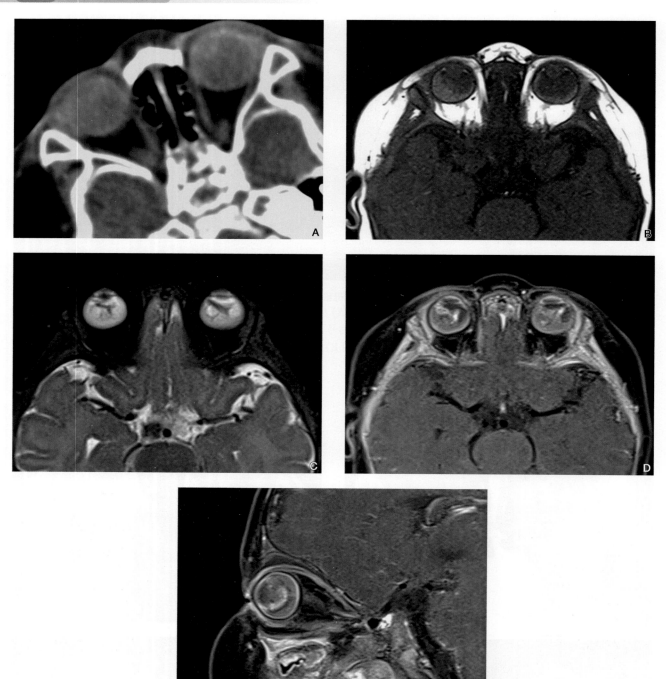

图 6-3-4 双眼家族性 Coats 病的 CT 及 MRI 表现

患者,女,2岁,双眼家族性 Coats 病。横断面 CT 平扫(图 A)示双侧眼球变小,双眼玻璃体密度弥漫性不均匀轻度增高,无钙化。横断面 T_1WI(图 B)及 T_2WI(图 C)示双侧眼球变小,双眼视网膜大范围脱离,脱离的视网膜及视网膜下积液较正常玻璃体 T_1WI 信号稍高,T_2WI 呈稍低信号;横断面增强 T_1WI(图 D)及矢状面增强 T_1WI(图 E)示脱离的视网膜明显强化,视网膜下积液无强化。

【相关疾病】

白瞳征最常见于视网膜母细胞瘤,是婴幼儿最常见的原发于视网膜的恶性肿瘤,单眼发病常见(占75%),发现眼球肿块内钙化是诊断视网膜母细胞瘤最主要的依据。此外白瞳征也可见于不常见的疾病,如永存原始玻璃体增生症、早产儿视网膜病、

Coats 病、先天性白内障,以及罕见的疾病如无黑色素性眼球黑色素瘤。

【分析思路】

白瞳征的鉴别诊断要点:

第一,根据患者发病年龄,单侧或双侧性,病变位置与形态,是否伴有钙化、眼球大小改变或视网膜

脱离,具体分析思路如下:

低体重早产儿,有重症监护吸氧史,双侧小眼球,常伴视网膜脱离和血-液平,无钙化,首先考虑早产儿视网膜病。出生后不久即出现白瞳征,双侧小眼球,晶状体后方管状、柱状或三角形残留组织强化,没有钙化,视网膜脱离常见,首先考虑永存原始玻璃体增生症。从出生到六个月大婴儿出现晶状体浑浊,双侧白内障一般为综合征性的,病变一般局限于晶状体中心部,首先考虑先天性白内障。幼童,患侧眼球内有高密度钙化的肿块,眼球正常或增大,常并发视网膜脱离,首先考虑视网膜母细胞瘤。儿童,患侧眼球内视网膜脱离,视网膜下高密度渗出/出血,眼底检查显示视网膜毛细血管扩张,首先考虑 Coats 病,晚期可出现钙化。成人最常见的眼球内肿瘤是黑色素瘤,如果 T_1WI 信号不典型,要考虑到无色素性黑色素瘤的可能性,视网膜脱离常见,无钙化。

第二,结合功能 MRI 特点分析,若肿块局部区域的 DWI 信号较高、ADC 值较低或者动态增强曲线呈Ⅲ型,提示病变恶变或恶性肿瘤。

第三,分析周围重要结构(如眼眶和颅底等)是否受累,如眼眶内壁及颅底骨质破坏、眶骨膜或颅底脑膜增厚强化均提示为恶性病变。

【疾病鉴别】

白瞳征,眼球内肿块伴钙化诊断儿童视网膜母细胞瘤的敏感度和特异度较高,但白瞳征也可见于其他婴幼儿及儿童时期的眼病,需结合患者临床信息、其他影像学检查、眼部并发改变综合分析,进行诊断和鉴别诊断,鉴别诊断要点见表6-3-1。

1. 基于临床信息及影像特征的鉴别诊断流程图见图 6-3-5。

2. 表现为"白瞳征"的主要疾病鉴别诊断要点见表6-3-1。

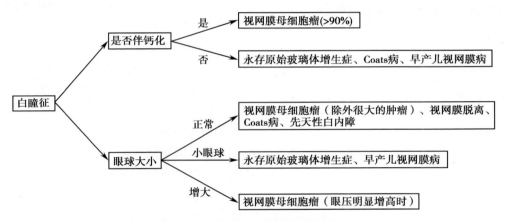

图 6-3-5 "白瞳征"的鉴别诊断流程图

表 6-3-1 表现为"白瞳征"的主要鉴别诊断要点

疾病	白瞳征典型影像特征	鉴别要点	主要伴随征象
常见:			
视网膜母细胞瘤	儿童患侧眼球内软组织肿块伴钙化	斑点状或絮状钙化>90%	视网膜脱离常见
不常见:			
永存玻璃体增生症	出生后不久双侧晶状体后方残留组织强化	无钙化	双侧小眼球+视网膜脱离常见
Coats 病	儿童患侧视网膜脱离伴高密度渗出	无钙化	视网膜脱离是绝对必要条件
早产儿视网膜病	有吸氧史的早产儿双侧小眼球伴密度增高	无钙化	双侧小眼球+视网膜脱离
先天性白内障	出生到六个月大婴儿出现晶状体浑浊	一般局限于晶状体中心部	
罕见:			
无色素性黑色素瘤	最常见成人眼球肿瘤,无色素时 T_1WI 高信号不典型	无钙化	视网膜脱离常见

(陶晓峰　司明珏)

参 考 文 献

1. 史大鹏,李舒茵,李建新.永存原始玻璃体增生症影像学诊断[J].中华眼底病杂志,1999,15(1):42-43.

2. Mafee MF,Karimi A,Shah JD,et al. Anatomy and pathology of the eye:role of MR imaging and CT[J]. Magn Reson Imaging Clin N Am,2006,14(2):249-270.

3. 刘家琦,李凤鸣. 实用眼科学[M].北京:人民卫生出版社,2010.

4. Reichstein DA,Recchia FM. Coats disease and exudative retinopathy[J]. Int Ophthalmol Clin,2011,51(1):93-112.

5. 何立岩,鲜军舫,王振常,等.葡萄膜黑色素瘤的 MRI 诊断[J].临床放射学杂志,2005,24(9):779-781.

6. 陶晓峰,魏锐利,施增儒,等.眼球内病变的 MRI 诊断[J].中华放射学杂志,2003,37(2):103-107.

7. 鲜军舫,史大鹏,陶晓峰.头颈部影像学:眼科卷[M].北京:人民卫生出版社,2014.

第四节　成人眼球内肿块

【定义】

成人眼球内肿块为定位于眼球内的占位性病变,按照病因可以分为肿瘤性、创伤性、炎性或感染性病变等。

【病理基础】

不同病因引起的成人眼球内肿块,其病理基础各不相同。

眼球恶性黑色素瘤起源于眼球壁中层的葡萄膜,其中85%为脉络膜黑色素瘤,好发于眼球后极部脉络膜外层。早期肿瘤沿脉络膜扩张,随后不断生长,穿破脉络膜基底板,凸向眼球内在视网膜下生长,肿瘤头部膨大形成蘑菇状肿物。若肿瘤将视网膜穿破,则可突入玻璃体腔内。病理组织学分为三型:混合细胞型、梭形细胞型和上皮细胞型。肿瘤黑色素含量不尽相同,分布也不均,极少数由无色素性黑色素瘤细胞构成。

脉络膜血管瘤为先天性血管发育畸形,分为孤立性血管瘤和弥漫性血管瘤。孤立性脉络膜血管瘤多发生于眼球后极部,界限清楚,早期呈淡红色扁平隆起,晚期肿瘤与色素上皮间常有结缔组织增生。弥漫性脉络膜血管瘤无明显界限,表现为后极部脉络膜弥漫性增厚,易引起广泛的视网膜脱离。

脉络膜骨瘤是由成熟骨组织构成的一种良性肿瘤,一般为扁平状或双凸球镜片形,肿瘤可有骨髓及骨小梁形成,多位于视盘附近,呈黄白色或橘红色的扁平隆起,可见色素沉着,边缘不规则,可伴有出血或浆液性视网膜脱离。

葡萄膜转移瘤可分为单眼或双眼,原发病灶以肺癌、乳腺癌、肾癌最常见,可发生于虹膜、睫状体、脉络膜,绝大多数发生于脉络膜,多数位于脉络膜后极部、视神经黄斑部周围。血液流入脉络膜后流速减缓,癌栓易在此滞留形成转移灶。病变沿脉络膜平面发展而不穿破脉络膜,呈弥漫性扁平状结构,其形态特点和生长方式与原发肿瘤相近。

创伤所致的玻璃体出血是来自视网膜、脉络膜或者睫状体的血管破裂,血液进入玻璃体内。少量出血可以吸收,大量出血吸收困难。玻璃体内血色素沉着、胆固醇结晶沉着、玻璃体部分液化、萎缩或者后脱离;出血如果长期不吸收,可导致纤维增殖、机化,进而引起视网膜脱离。

【征象描述】

1. **CT 检查表现**　脉络膜黑色素瘤早期表现为眼环局限性增厚。当肿瘤突入玻璃体腔后,表现为密度均匀、边界清楚或略高密度、半球形或"蘑菇形"肿块,通常无钙化。肿瘤较大时可占据整个玻璃体腔甚至球外,增强后一般呈明显均匀强化,少数病例强化不均,与肿瘤内坏死、出血有关。肿瘤周围可继发视网膜脱离,后者渗出液中含有蛋白质,密度明显高于水而与肿瘤相近,在 CT 上容易与肿瘤相混淆。

脉络膜血管瘤 CT 平扫表现为局限性或弥漫性眼环增厚,无钙化。肿瘤较扁小时,显示眼球后部球壁似有轻度增厚,肿块占位效应不明显,增强可见橄榄状肿块或梭形、扁平状隆起肿块强化明显,部分病例可伴有视网膜脱离。

脉络膜骨瘤在 CT 上表现为脉络膜上钙化/骨化的致密结节影,直径约 2~22mm,可厚达 25mm,球后无其他肿块,视神经无受累,CT 对本病诊断价值较大(图 6-4-1)。

葡萄膜转移瘤在 CT 上表现为眼球后极部扁平状或多发性较小结节状肿块,病灶较小时 CT 往往难以显示,病灶较大时 CT 可见眼球壁增厚伴视网膜脱离,病灶强化方式取决于原发肿瘤的性质,可伴或不伴钙化。

创伤后眼球内血肿在 CT 上除了能显示脉络膜、玻璃体或前房的眼内出血,还能显示眼球形态大小的改变、晶状体碎裂或脱位、眼内积气或异物、视网膜或脉络膜脱离以及眼眶骨折等其他外伤改变。目前首选使用高分辨率 CT 薄层扫描技术,轴位与冠状位相结合,骨窗与软组织窗相结合来观察眼外伤病变(图 6-4-2)。

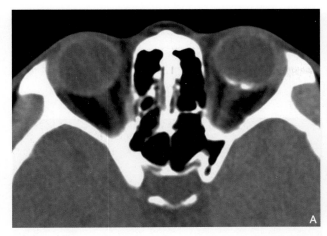
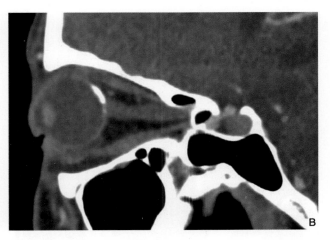

图 6-4-1 脉络膜骨瘤的 CT 表现

患者,女,30 岁,左眼球脉络膜骨瘤。横断面 CT 平扫(图 A)及矢状面重建(图 B)示左眼球后壁弧形高密度钙化影。

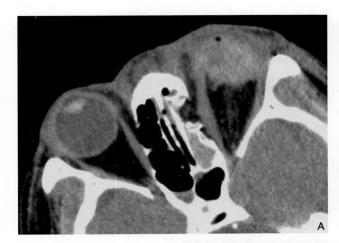
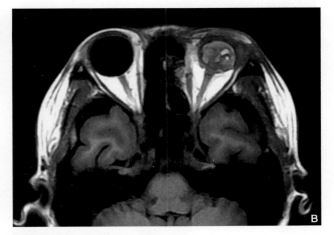
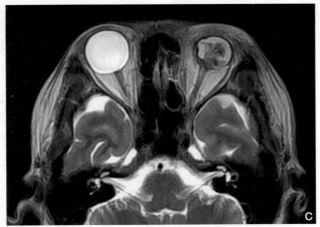

图 6-4-2 创伤后眼球内血肿的 CT 及 MRI 表现

患者,男,67 岁,左眼球创伤后破裂。横断面 CT 平扫(图 A)示左眼眶内侧壁骨折,左眼球体积变小,形状不规则,密度不均匀增高,失去正常眼球结构;横断面 T_1WI(图 B)及 T_2WI(图 C)示左眼眶内侧壁骨折,左眼球体积变小,形状不规则,眼球壁不光整,眼内看不到正常眼球结构,呈 T_1WI 等高混杂信号,T_2WI 高低混杂信号,提示眼球破裂伴出血。

2. MRI 检查表现 脉络膜黑色素瘤在 MRI 上的形态同 CT 所见,但 MRI 多方位成像能更好地反映出黑色素瘤半球形或蘑菇形的形态特征,且黑色素瘤在 MRI 上多有特征性的信号表现,即 T_1WI 上呈高信号,T_2WI 上呈低信号。功能成像 ADC 值多

低于 $1.0×10^{-3}mm^2/s$,TIC 多为 Ⅱ 型或 Ⅲ 型。MRI 也能清晰地显示出伴随的视网膜脱离和巩膜浸润/侵犯(图 6-4-3)。

脉络膜血管瘤在 MRI 上表现为眼环局限性或弥漫性增厚,与玻璃体信号相比,T_1WI 上呈等或略

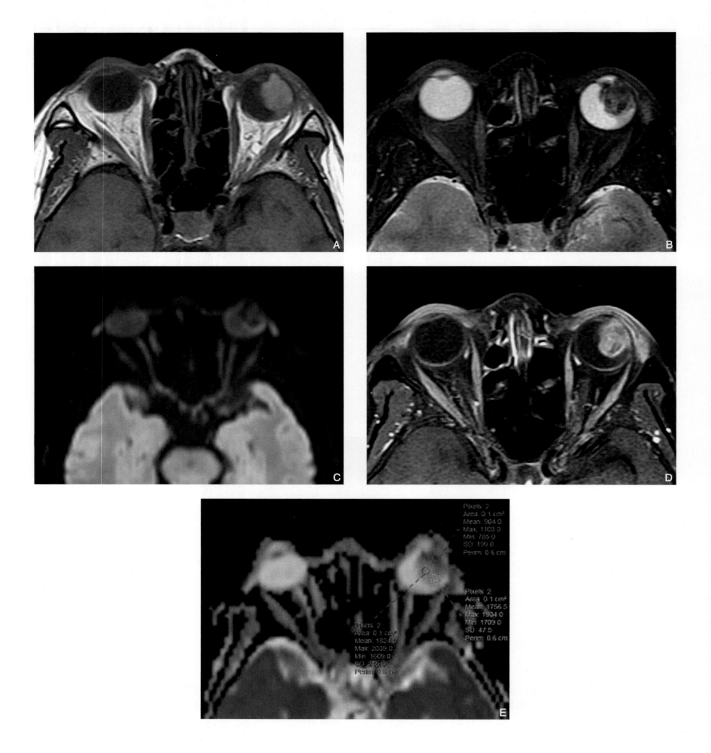

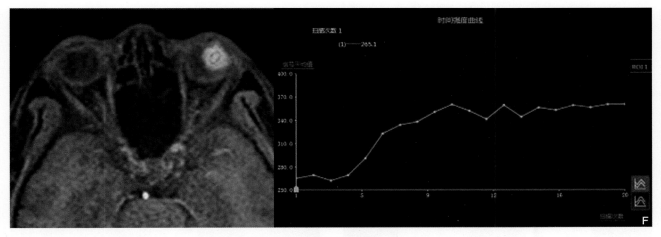

图 6-4-3　脉络膜黑色素瘤的 MRI 表现

患者,男,58 岁,左眼球脉络膜黑色素瘤。横断面 T_1WI(图 A)及 T_2WI(图 B)示左眼球颞侧类圆形肿块,呈 T_1WI 高信号,T_2WI 不均匀低信号;横断面 DWI(图 C)肿块未见明显高信号;横断面增强 T_1WI(图 D)见肿块轻度不均匀强化;测得肿块 ADC 值较低处为 $0.9×10^{-3}mm^2/s$(图 E);TIC 呈 Ⅱ 型(图 F)。

高信号,T_2WI 上呈稍低信号,增强后肿块早期明显均匀强化,TIC 呈 Ⅲ 型,常伴有视网膜脱离(图 6-4-4)。

脉络膜骨瘤 MRI 信号不同于其他肿瘤,由于骨瘤主要为致密骨成分,故 T_1WI 和 T_2WI 均呈低信号,无强化。

葡萄膜转移瘤 MRI 表现为眼环弥漫性或局限性增厚,或表现为眼环扁平状肿块,多位于眼球后壁,边界较清楚,信号表现多样,大多数表现为与玻璃体相比,T_1WI 呈略高或等信号,T_2WI 呈略低或等信号,增强后轻至中度强化,相比脉络膜血管瘤,转移瘤强化程度要低得多(图 6-4-5)。

MRI 可以发现创伤后玻璃体内或脉络膜上的出血,能够很好地显示血红蛋白的演变过程,从而显示不同时期的眼球内血肿,增强扫描无明显强化(图 6-4-2)。但当眼外伤伴眼内异物,对于磁性异物或异物性质不明时,不要使用 MRI 检查。

【相关疾病】

成人眼球内肿块按照发病率可以分为常见的

如创伤后眼球内血肿、脉络膜血管瘤,不常见的眼球内肿块如脉络膜转移瘤、葡萄膜黑色素瘤、眼眶其他病原体感染,以及罕见但重要的脉络膜骨瘤等。发生于成人的眼球恶性肿瘤中,转移瘤多于原发性肿瘤,而在原发性肿瘤中,以黑色素瘤最为常见。

【分析思路】

成人眼球内肿块定位诊断一般不难,定性诊断需根据患者病史(原发肿瘤史、外伤史等),临床相关体格检查,影像检查中病变在眼球内的位置与形态,CT 上是否伴有钙化,MRI 上的信号特点、弥散受限情况以及强化方式来综合分析其良恶性,并与其他眼球内肿瘤鉴别,分析思路如下:

第一,依据患者的眼部外伤史;临床上可直视眼球破裂,无光感,伴随的颌面部损伤;影像学检查提示眼球变形,眼环中断及增厚,晶状体损伤,眼球内出血,伴随眼眶骨折及其他颌面部损伤,即可直接诊断眼球破裂伴血肿。

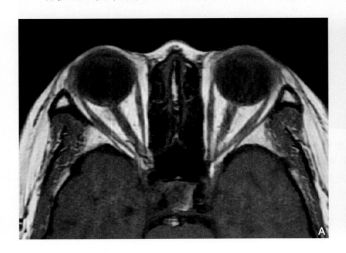

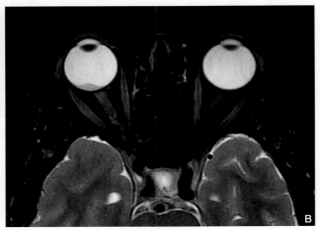

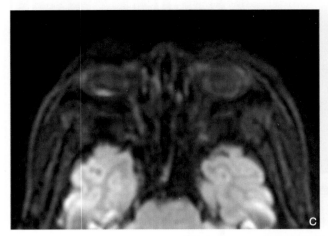
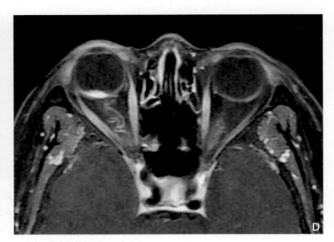
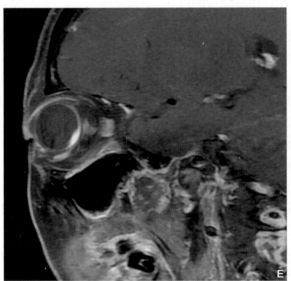
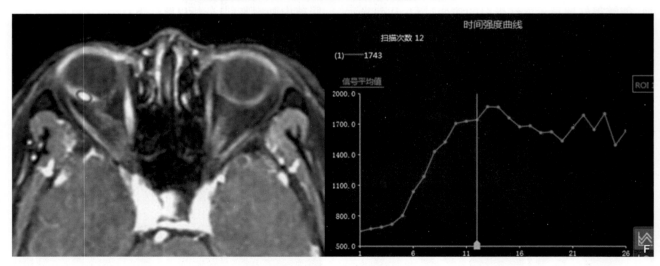

图 6-4-4 脉络膜血管瘤的 MRI 表现

患者,女,53 岁,右眼脉络膜血管瘤。横断面 T_1WI(图 A)及 T_2WI(图 B)示右侧眼环后极部梭形结节,与玻璃体信号相比,T_1WI 上呈略高信号,T_2WI 上呈稍低信号;横断面 DWI(图 C)见结节呈高信号;横断面增强 T_1WI(图 D)及矢状面增强 T_1WI(图 E)示结节明显均匀强化,TIC(图 F)呈Ⅲ型。

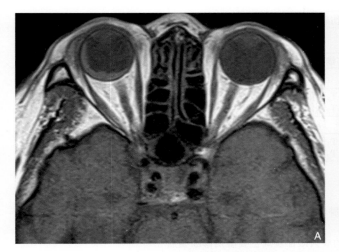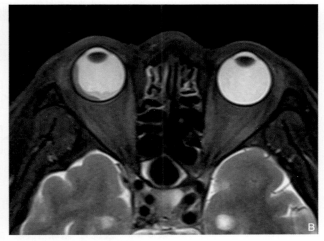

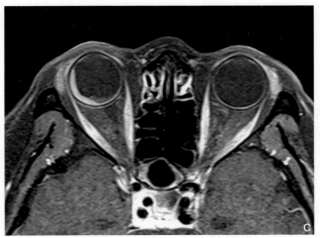

图 6-4-5 葡萄膜转移瘤的 MRI 表现

患者,男,67 岁,既往肺癌手术史,右眼葡萄膜转移瘤。横断面 T_1WI(图 A)及 T_2WI(图 B)示右侧眼球后壁扁平状肿块,边界清楚,与玻璃体信号相比,T_1WI 呈略高信号,T_2WI 呈略低信号,并伴有视网膜脱离;横断面增强 T_1WI(图 C)示肿块明显强化。

第二,依据患者的原发肿瘤病史,特别是肺癌、乳腺癌、肾癌等,单眼或双眼发生发展迅速的眼球内占位性病变,应高度怀疑转移瘤的可能。肿块绝大多数发生于脉络膜,多数位于脉络膜的后极部、视神经黄斑部周围,沿脉络膜平面发展,呈弥漫性扁平状结构,影像学特点和生长方式与原发肿瘤相近。

第三,若患者无恶性肿瘤病史,发现单侧眼球内占位,在 CT 检查上如病灶位于视乳头附近,呈局限性扁平或双凸透镜状隆起的钙化影,首先考虑脉络膜骨瘤;如 CT 上病灶位于视乳头附近但无钙化,MRI 增强扫描病灶呈梭形明显强化,边界清楚,信号均匀,首先考虑脉络膜血管瘤。如 MRI 上眼球内肿块呈半球形或蘑菇形,具有特征性的 T_1WI 高信号、T_2WI 低信号,增强后中度至明显强化,TIC 呈 III 型,流出率较高,首先考虑恶性黑色素瘤。但肿瘤黑色

素含量不尽相同,分布也不均匀,极少数肿瘤由无色素性黑色素细胞组成,MRI 上信号不典型,此时与脉络膜转移瘤和其他眼内肿瘤鉴别诊断困难。

第四,此外在影像学图像上还需仔细全面分析周围重要结构(如视神经、眼眶和颅底等)受累的情况。

【疾病鉴别】

成人眼球内肿块只是一个征象,可见于良性肿瘤、恶性肿瘤、炎性病变或眼外伤后,需密切结合病史(原发恶性肿瘤史、眼部感染史、外伤史等),并联合其他影像学特征及临床信息进行诊断和鉴别诊断。

1. 基于临床信息及影像特征的鉴别诊断流程图见图 6-4-6。

2. 成人眼球内肿块的主要疾病鉴别诊断要点见表 6-4-1。

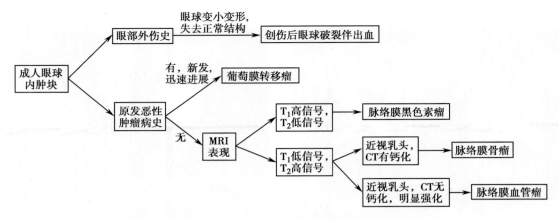

图 6-4-6　成人眼球内肿块的鉴别诊断流程图

表 6-4-1　表现为"眼球内肿块"的成人眼部疾病主要鉴别诊断要点

疾病	眼球内肿块典型影像特征	鉴别要点	主要伴随征象
创伤后眼球内血肿	根据出血时间呈不同 MRI 表现,无强化	有眼外伤史	眼眶其他外伤、异物
眼球黑色素瘤	典型的蘑菇形肿块,MRI 特征性的 T_1WI 高信号,T_2WI 低信号,明显强化	黑色素在 MRI 具有特征性信号	视网膜脱离,巩膜浸润/侵犯
脉络膜血管瘤	常为双侧,近视乳头区的梭形肿块,T_1WI 等或略高信号,T_2WI 稍低信号,早期明显强化	显著强化,强化程度>黑色素瘤	晚期可有视网膜脱离和青光眼
脉络膜骨瘤	多为单侧,视乳头附近 CT 骨性密度、MRI 无信号肿块	视乳头附近的扁平钙化	可伴有出血或浆液性视网膜脱离
眼球转移瘤	典型为葡萄膜受累,沿脉络膜平面延伸,病变多为扁平状,可多发	有原发肿瘤病史(特别是肺癌、乳腺癌、肾癌)	可有继发性视网膜或脉络膜脱离

(陶晓峰　司明珏)

参 考 文 献

1. 陶晓峰,魏锐利,施增儒,等. 眼球内病变的 MRI 诊断[J]. 中华放射学杂志,2003,37(2):103-107.
2. 田其昌,王振常,鲜军舫. 球肿瘤的 CT 和 MRI 表现及其临床价值[J]. 临床放射学杂志,2003,22(3):187-190.
3. 周蓉先,邹明舜,李逸尘. 眼球脉络膜血管瘤的影像学表现[J]. 中华放射学杂志,2003,37(2):108-111.
4. 陈青华,王振常,鲜军舫,等. 葡萄膜转移瘤的 MRI 表现[J]. 中华放射学杂志,2007,41(3):232-235.
5. 鲜军舫,王振常,罗德红,等. 头颈部影像诊断必读[M]. 北京:人民军医出版社,2007.
6. 鲜军舫,史大鹏,陶晓峰. 头颈部影像:眼科卷[M]. 北京:人民卫生出版社,2014.

第五节　眼眶内眼外肌增粗

【定义】

眼眶眼外肌增粗是指眼外肌组织肥厚,在 CT 或者 MRI 上表现为眼外肌的肌腱和/或肌腹不同程度的肥厚或增粗,包括内直肌、外直肌、上直肌、下直肌、上斜肌和下斜肌。

【病理基础】

眼外肌增粗的病理基础可以是多种因素引起的,包括炎症,如甲状腺眼病和非特异性炎症性眼病等;肿瘤,如肿瘤生长会导致眼外肌组织的局部增厚;先天性异常,如先天性外斜或其他眼肌运动障碍,可能导致眼外肌异常增粗;血管性疾病等。这些病理机制导致眼外肌组织的细胞增生、炎症反应、水肿、纤维组织增生等,最终导致眼外肌的增粗和肥厚。

【征象描述】

1. CT 表现　甲状腺眼病(图 6-5-1)又称甲状腺相关眼病,Graves 眼病,是与甲状腺疾病密切相关的一种器官特异自身免疫性、炎症性的眼眶疾病,位居成年人眼眶病的第一位,是引起眼外肌增粗的最常见的原因。CT 常表现为双侧眼外肌肌腹增粗,常

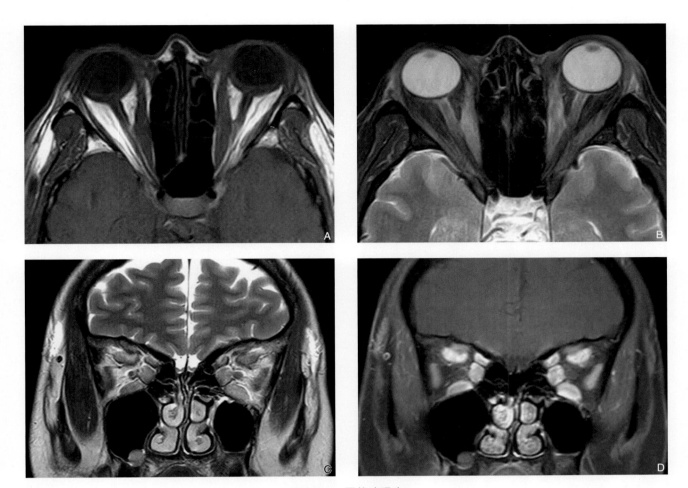

图 6-5-1　甲状腺眼病

患者,女,66岁,甲状腺眼病。轴位 T$_1$WI(图 A)和轴位压脂 T$_2$WI(图 B)显示双侧眼外肌(内、外直肌)不同程度增粗,肌腹增粗为主,T$_1$WI 呈等信号,T$_2$WI 呈高信号(提示眼外肌炎性水肿改变),增粗眼外肌周围脂肪间隙稍模糊,眶周软组织增厚且压脂 T$_2$WI 呈高信号;冠状位 T$_2$WI(图 C)显示双侧眼眶诸眼外肌包括上斜肌均可见增粗改变,冠状位压脂 T$_1$WI(图 D)可见增粗的眼外肌明显强化。

累及的眼外肌依次为下直肌、内直肌、上直肌、外直肌。严重者双侧眼眶内侧壁可见明显塌陷。

IgG4 相关性眼病(图 6-5-2)中老年多见,可发生于任何眼附属器,包括泪腺、泪囊、眼外肌等,双侧泪腺无痛性肿大常见,CT 上可见眼外肌增粗,外直肌最常受累,累及肌腱、肌腹,可见同时增粗。

眼眶炎性假瘤(图 6-5-3)是成年人单侧突眼的常见病因,肌炎型炎性假瘤可造成眼外肌肌腱及肌腹均增粗,上直肌和内直肌最易受累。详见本书第六章第八节。

眼眶外伤(图 6-5-4)可导致眼外肌增粗,内直肌常见,常常合并眶内侧壁骨折。CT 上常可见内直肌增粗,相邻的眶内侧壁骨皮质断裂、塌陷。

　　2. MRI 表现　甲状腺眼病(图 6-5-1)的 MRI 形态学表现为双侧眼外肌肌腹增粗,肌腱不增粗,在 T$_2$WI 上,非活动期常表现为等信号,活动期则表现

为高信号,此外可伴有双侧眼球突出,泪腺增大,眼睑水肿,球后脂肪增多等。

IgG4 相关性眼病(图 6-5-2)在 MRI 上除了 CT 上相应的形态学改变外,还可以显示受累的视神经鞘,可伴眶下神经增粗,增强后可见强化。

动静脉瘘(图 6-5-5)通常指颈内动脉海绵窦瘘,是由颅内海绵窦段的颈内动脉本身或其在海绵窦段内的分支破裂,与海绵窦之间形成异常的动、静脉沟通,导致海绵窦内压力增高而出现一系列临床表现。外伤导致的动静脉瘘多见,由于汇入海绵窦的静脉无瓣膜,当动脉血直接流入海绵窦后,窦内压力升高,发生逆流,致眼上静脉增粗及回流受阻,引起一系列眼部改变,MRI 上常见眼眶内增粗迂曲的流空血管影(眼上静脉),眼外肌增粗。

眼外肌转移瘤(图 6-5-6)MRI 上通常表现为眼外肌结节状增粗,有原发肿瘤病史。

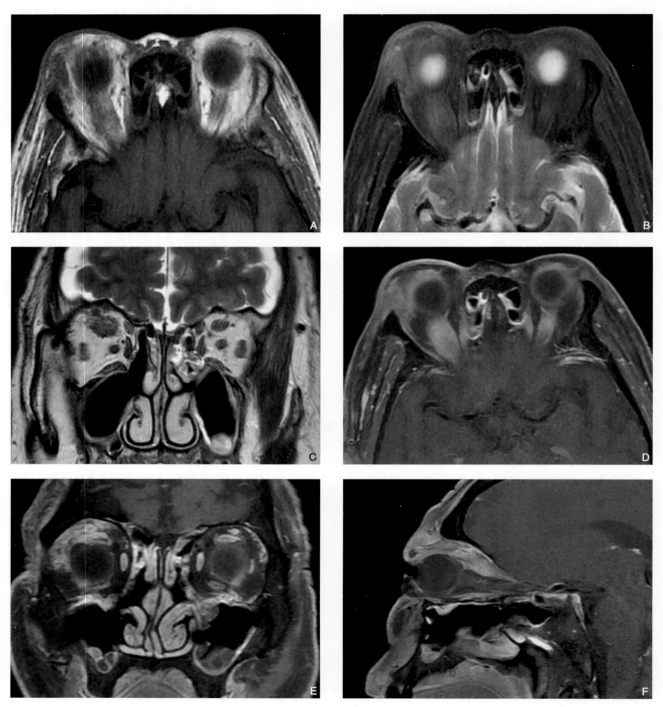

图 6-5-2　IgG4 相关性眼病

患者,男,73 岁,IgG4 相关性眼病(单侧眼外肌受累)。轴位 T_1WI(图 A)和轴位压脂 T_2WI(图 B)、冠状位 T_2WI(图 C)显示右侧眼上肌群明显增粗,T_1WI 呈稍高信号,T_2WI 呈等高信号;增强轴位、冠状位及矢状位抑脂 T_1WI(图 D、E、F)显示右侧眼上肌群明显强化,肌腹与眼球附着处的肌腱明显增粗。

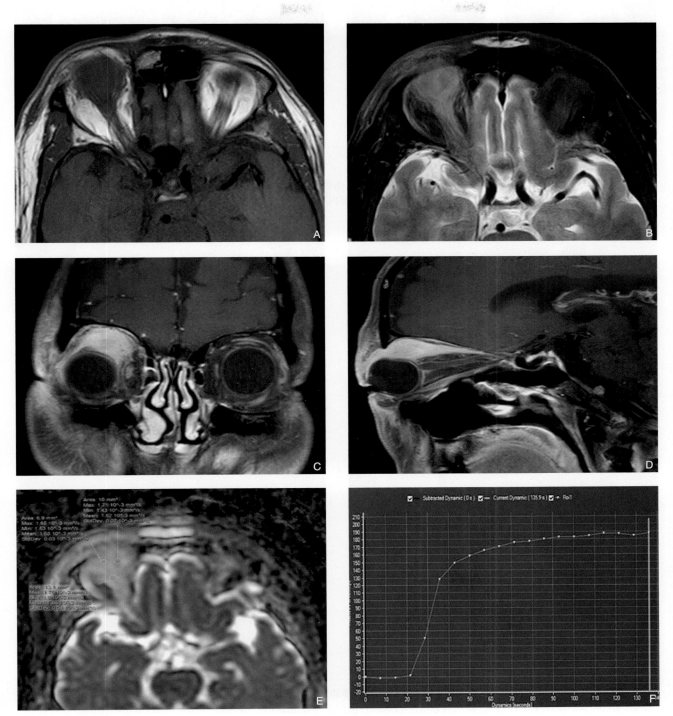

图 6-5-3　肌炎型炎性假瘤

患者,男,59 岁,肌炎型炎性假瘤。轴位 T_1WI(图 A)和轴位压脂 T_2WI(图 B)显示右侧眼上肌群明显增粗,T_1WI 呈低信号,T_2WI 呈高信号;冠状位及矢状位抑脂 T_1WI(图 C、D)显示右侧眼上肌群明显强化,肌腹与肌腱增粗。ADC 值(图 E)较高(约 $1.52 \sim 1.66 \times 10^{-3} mm^2/s$)提示扩散受限不明显。TIC(F)呈 Ⅱ 型。

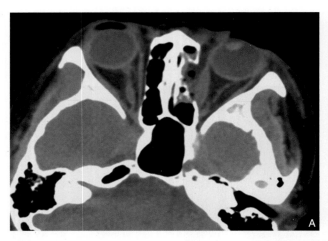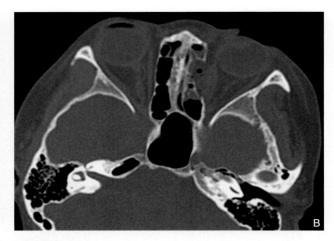

图 6-5-4 外伤致眼外肌增粗

患者,女,54 岁。轴位 CT 平扫(图 A)软组织窗示左眼内直肌增粗,眶内积气,骨窗(图 B)示左眶内侧壁塌陷。

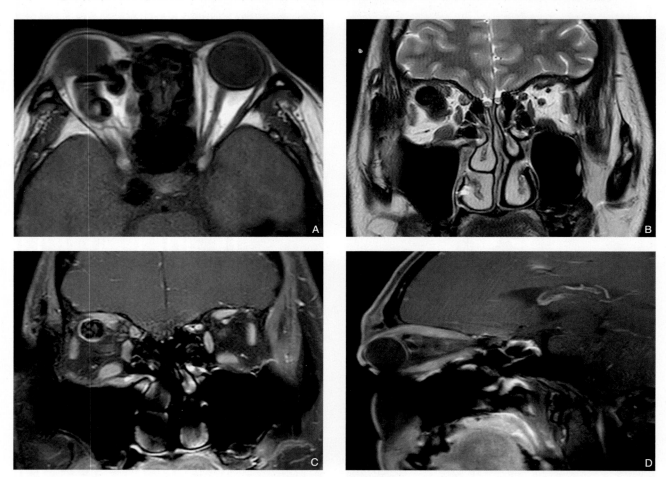

图 6-5-5 颈动脉海绵窦瘘

患者,男,34 岁。轴位 T_1WI(图 A)显示右侧眼眶内增粗迂曲的流空血管影(眼上静脉),T_2WI(图 B)显示扩张的眼上静脉压迫上直肌。冠状位及矢状位抑脂增强 T_1WI(图 C 及图 D)示右侧眼上肌群和内、下直肌及上斜肌增粗改变。

【相关疾病】

引起单侧眼眶内眼外肌增粗的疾病包括:眼眶蜂窝织炎症、炎性假瘤、转移瘤、动静脉瘘、外伤等。引起双侧眼眶内眼外肌增粗的疾病包括:甲状腺眼病、IgG4 相关性眼病等。

【分析思路】

眼眶眼外肌增粗要首先明确眼外肌增粗是单侧还是双侧,是单条眼外肌还是多条眼外肌。单侧眼外肌增粗,若同时伴红、肿、热、痛,发病急,增粗的眼外肌边缘模糊,周围脂肪间隙模糊,通常需要考虑眼眶

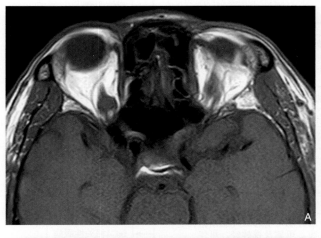
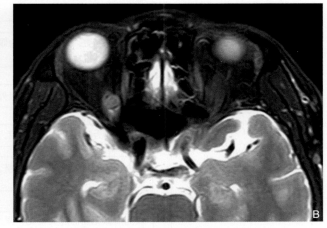
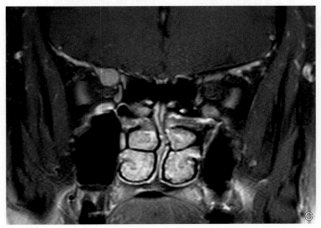
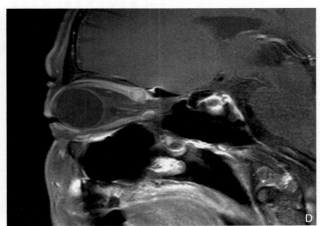

图 6-5-6　眼外肌转移瘤（本例原发灶为肺腺癌）

患者,男,60 岁。轴位 T_1WI(图 A) 显示右侧眼眶内上直肌结节状增粗,呈等信号,抑脂 T_2WI(图 B) 呈高信号。冠状位及矢状位抑脂增强 T_1WI(图 C 及图 D)示结节明显强化。

蜂窝织炎。肌炎型炎性假瘤可造成单侧眼外肌肌腱及肌腹均增粗,上直肌和内直肌最易受累。转移瘤通常有原发肿瘤病史,眼外肌可呈结节样增粗。眼眶外伤常常引起内直肌增粗,同时常伴眼眶内侧壁骨折。动静脉瘘常继发于颌面部外伤后,眼外肌增粗伴眼上静脉增粗。双侧眼外肌增粗,最常见于甲状腺眼病,中老年女性常见,肌腹增粗,不伴有肌腱增粗,结合临床表现及实验室检查不难诊断。IgG4 相关性眼病累及双侧眼外肌,眼外肌增粗,外直肌最常受累,累及肌腱、肌腹,结合血液 IgG4 升高可明确诊断。

【疾病鉴别】

1. 基于临床信息与影像特征的鉴别诊断流程图见图 6-5-7。

2. 鉴别诊断要点见表 6-5-1。

表 6-5-1　表现为眼外肌增粗的疾病主要鉴别诊断要点

疾病	影像鉴别要点
炎性假瘤	肌炎型炎性假瘤可造成眼外肌肌腱及肌腹均增粗,上直肌和内直肌最易受累
外伤	常可见内直肌增粗,相邻的眶内侧壁骨皮质断裂、塌陷
颈内动脉海绵窦瘘	CT 增强检查及 MRI 可于眼眶内见增粗迂曲的血管影(眼上静脉),眼外肌增粗
眼外肌转移瘤	眼外肌结节状增粗,有原发肿瘤病史
甲状腺眼病	双侧眼外肌肌腹增粗,常累及的眼外肌依次为下直肌、内直肌、上直肌、外直肌,同时可伴有突眼,球后脂肪增多,眼睑肿胀等改变
IgG4 相关性眼病	累及眼外肌可引起眼外肌增粗,外直肌最常受累,累及肌腱、肌腹,可累及视神经鞘,可伴眶下神经增粗、强化

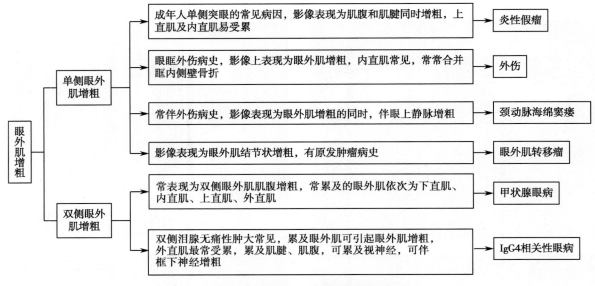

图 6-5-7 眼外肌增粗的鉴别诊断流程图

（陶晓峰 姜梦达）

参 考 文 献

1. Song C，Luo Y，Yu G，et al. Current insights of applying MRI in Graves' ophthalmopathy［J］. Front Endocrinol（Lausanne），2022，13：991588.
2. Rana K，Juniat V，Patel S，et al. Extraocular muscle enlargement［J］. Graefes Arch Clin Exp Ophthalmol，2022，260（11）：3419-3435.

第六节 泪 腺 增 大

【定义】

泪腺增大是指泪腺体积增大，可分为单侧或双侧泪腺增大，由不同原因造成，常见原因有肿瘤、炎症、外伤等。

【病理基础】

泪腺增大可由多种病理因素引起，涉及多种细胞和组织的反应。这些反应的类型和严重程度取决于引起增大的具体原因。例如，在泪腺发生炎症的情况下，包括巨噬细胞、淋巴细胞和中性粒细胞在内的多种炎症细胞会向泪腺组织移动，导致组织遭受浸润并引起泪腺体积增大。另一方面，泪腺的自身免疫性疾病会促使腺体细胞增生，同样导致泪腺体积扩大。而泪腺肿瘤，无论是良性还是恶性，都涉及肿瘤细胞的异常增殖，这个过程失去了正常的细胞生长控制，结果不仅产生不受控制的细胞增长，还形成肿块，进而引起泪腺的显著增大。

【征象描述】

1. CT 表现 泪腺多形性腺瘤（图 6-6-1）是泪腺最常见的上皮源性肿瘤，CT 表现为泪腺窝圆形或类圆形肿块，边界清楚，钙化罕见，可伴有周围眶骨骨质受压或吸收。

泪腺腺样囊性癌（图 6-6-2）发生在泪腺上皮性肿瘤中发病率仅次于多形性腺瘤，多见于中青年。CT 常表现为泪腺窝不规则肿块，边界不清，侵犯周围组织，邻近骨质可呈溶骨性破坏。肿瘤沿着眶外壁或眶顶向眶尖浸润时，可表现为"尾征"或"楔形征"。

泪腺恶性多形性腺瘤（图 6-6-3）通常为多形性腺瘤恶变而来，常有多形性腺瘤活检或不完整切除史。其恶变成分可为鳞状细胞癌、腺癌等。CT 常表现为边界不清的软组织肿块，密度常不均匀，可见高密度钙化影，此外眶周骨质可见破坏。

泪腺炎性假瘤（图 6-6-4，彩图见文末彩插）为非特异性炎性增生性病变，可局限于泪腺，好发于中青年，无性别差异，单眼发病多见。CT 表现为患者泪腺增大，边界清楚，无骨质破坏，密度多较均匀，增强可见强化。

泪腺囊肿（图 6-6-5）在眼部发病率较低，单眼发病为主，可导致泪腺增大。CT 显示低密度影结节，边界清楚，增强无强化。

泪腺淀粉样变性（图 6-6-6）主要病理特点为病变组织中有淀粉样蛋白无定形透明物质沉积。原发性、局限性眼眶淀粉样变少见，约占头颈部局限性淀粉样变的 4%。泪腺可受累，通常表现为泪腺增大，其内见多发"点状"及"结节状"高密度钙化影。

甲状腺眼病（图 6-6-7）又称甲状腺相关眼病，Graves 眼病，是与甲状腺疾病密切相关的一种器官特异自身免疫性、炎症性的眼眶疾病，是引起眼外肌增粗的最常见的原因。有研究表明泪腺组织可作为甲状腺眼病的一个靶器官，所以会引起双侧泪腺的

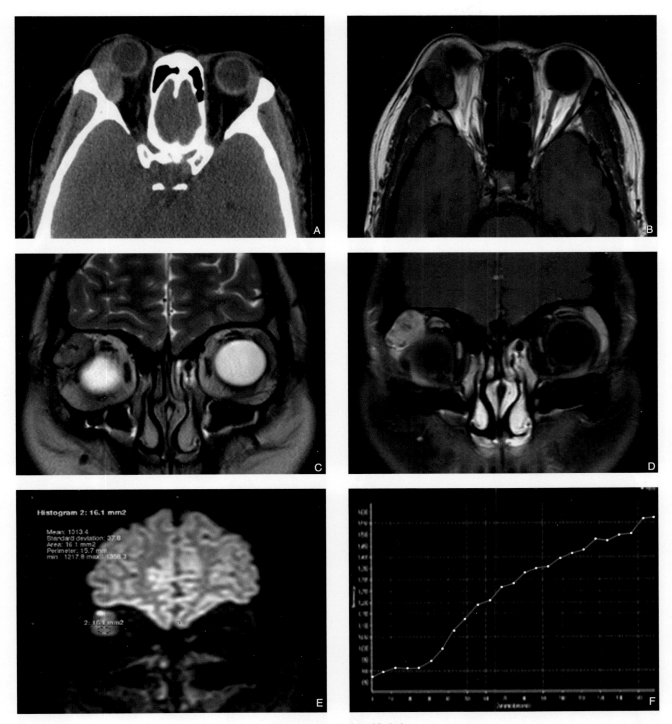

图 6-6-1 泪腺多形性腺瘤

患者,女,50 岁,右侧泪腺多形性腺瘤。CT 轴位平扫软组织窗(图 A)示右侧泪腺增大,呈密度不均匀的软组织肿块影。轴位 T_1WI(图 B)示右侧泪腺区见长椭圆形软组织肿块影,呈低信号,与前缘泪腺组织分界不清楚,在冠状位 T_2WI(图 C)上呈不均匀高信号,冠状位 T_1WI 抑脂增强(图 D)上可见明显不均匀强化。冠状位 DWI 序列(图 E)可见扩散轻度受限,ADC 值约 $1.31×10^{-3}mm^2/s$,TIC 呈 I 型(图 F)。

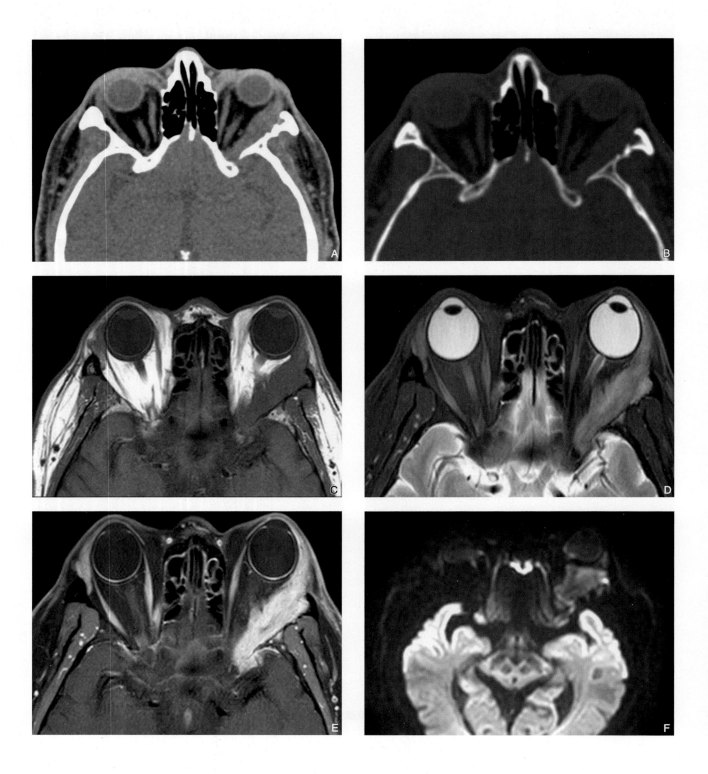

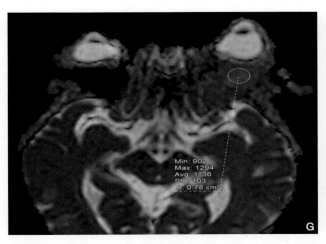
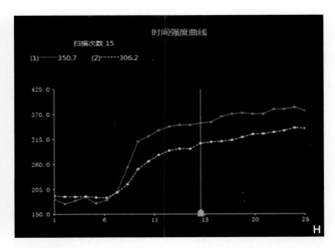

图 6-6-2　泪腺腺样囊性癌

患者,男,54岁,左侧泪腺腺样囊性癌。CT轴位平扫软组织窗(图A)示左侧泪腺增大,与左外直肌分界不清,骨窗示(图B),左侧眶外壁可见虫蚀样骨质破坏。轴位 T_1WI 及抑脂 T_2WI (图C、图D)示左侧泪腺区见长梭形软组织肿块影,边缘毛糙, T_1WI 呈等信号, T_2WI 不均匀高信号,病灶与泪腺及外直肌分界不清。在增强抑脂 T_1WI (图E)上呈明显强化,病灶蔓延至眶尖部及颅内,颅内可见"脑膜尾征"。DWI序列(图F)可见扩散轻度受限,ADC值(图G)约 $1.14 \times 10^{-3} \text{mm}^2/\text{s}$,TIC呈 I 型(图H)。

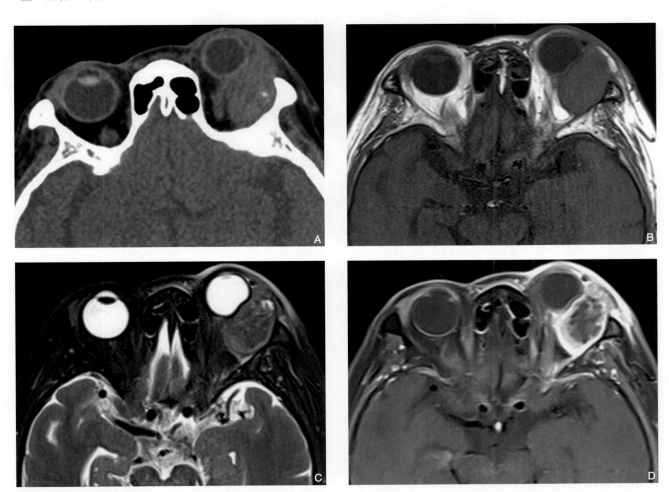

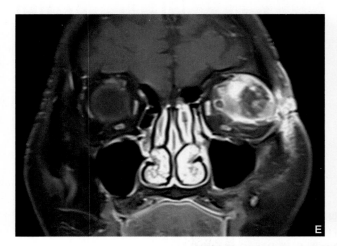

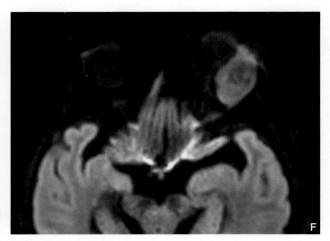

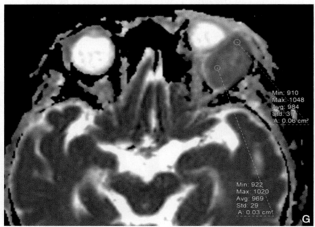

图 6-6-3 泪腺恶性多形性腺瘤

患者,女,78 岁,左侧泪腺恶性多形性腺瘤(恶性成分为鳞状细胞癌)。CT 轴位平扫软组织窗(图 A)示左侧泪腺增大,与左上、外直肌分界不清,其内可见点状钙化。轴位 T_1WI(图 B)示左侧泪腺区椭圆形软组织肿块影,T_1WI 呈等信号。轴位抑脂 T_2WI 呈等信号,内混杂点状高信号。在增强抑脂 T_1WI(图 D、E)上呈明显不均匀强化,病灶累及上、外直肌,视神经鞘和眶周软组织,呈明显强化。DWI 序列(图 F)可见扩散受限,ADC 值最低处约(0.97~0.98)×10^{-3}mm²/s(图 G)。

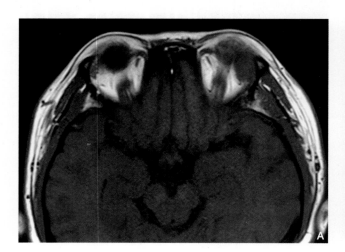

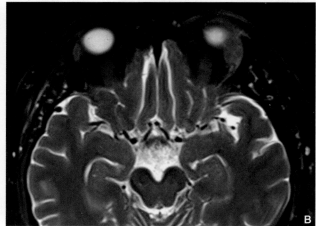

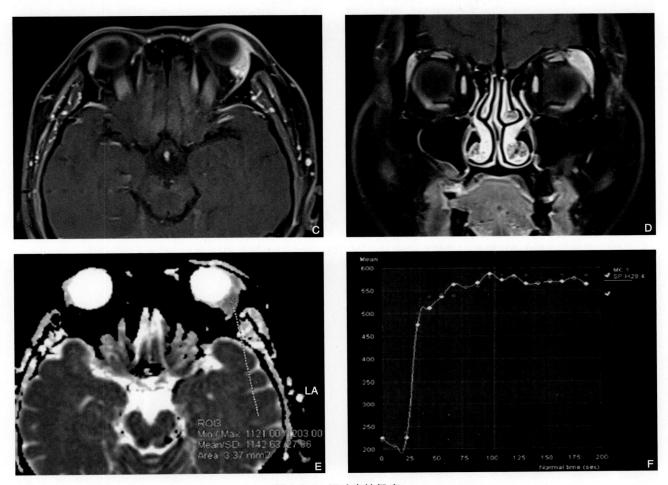

图 6-6-4　泪腺炎性假瘤

患者,男,65 岁,左侧泪腺炎性假瘤。轴位 T_1WI 及抑脂 T_2WI(图 A、B)示左侧泪腺增大,T_1WI 呈均匀等信号,抑脂 T_2WI 呈稍高信号。在增强抑脂 T_1WI(图 C、D)上呈明显均匀强化,周围软组织及骨质结构未见异常。ADC 值(图 E)约 1.14×10^{-3} mm²/s,TIC 呈 Ⅱ 型(图 F)。

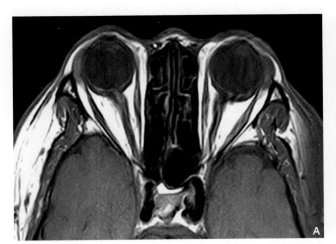

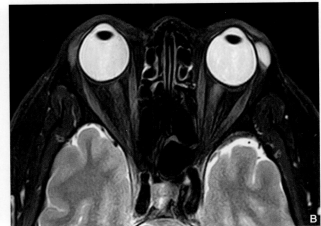

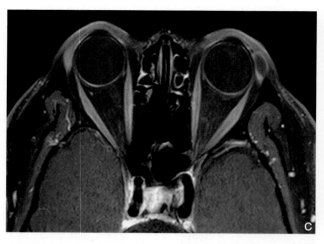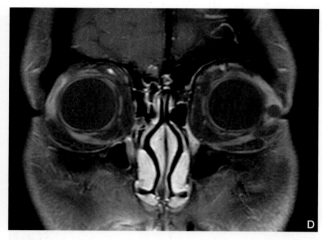

图 6-6-5 泪腺囊肿

患者,男,42 岁,左侧泪腺囊肿。轴位 T_1WI 及抑脂 T_2WI(图 A、B)示左侧泪腺增大,其内见结节样异常信号影,轴位 T_1WI(图 A)呈低信号,轴位抑脂 T_2WI(图 B)呈高信号,增强轴位及冠状位抑脂 T_1WI(图 C、D)示病灶内部未见明显强化。

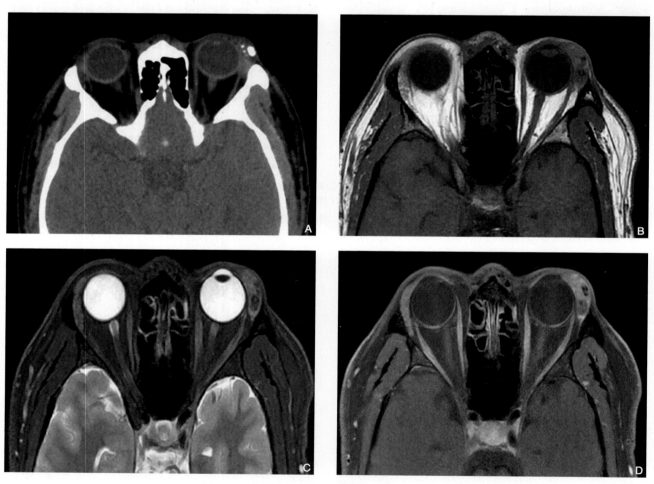

图 6-6-6 泪腺淀粉样变性

患者,男,34 岁,左侧泪腺淀粉样变性。轴位 CT 平扫软组织窗(图 A)示左侧泪腺增大,其内见多发点状、结节状高密度钙化影。轴位 T_1WI(图 B)示左侧泪腺增大,呈等信号,其内见结节样低信号影,轴位抑脂 T_2WI(图 C)呈稍高信号,其内见结节样低信号(对应 CT 钙化密度),增强后轴位抑脂 T_1WI(图 D)可见明显不均匀强化。

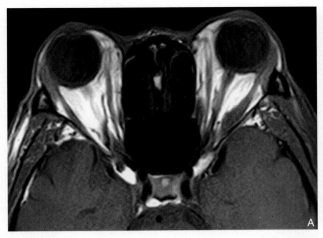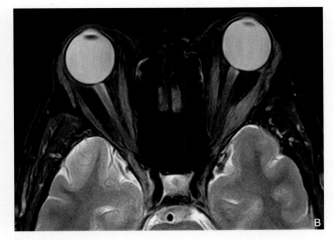

图 6-6-7　甲状腺眼病双侧泪腺增大

患者,女,35 岁,甲状腺眼病。轴位 T_1WI(图 A)和轴位压脂 T_2WI(图 B)显示双侧眼球突出,双侧眼外肌(内、外直肌)不同程度增粗,肌腹增粗为主,同时伴双侧泪腺轻度增大,向前缘疝出,T_1WI 呈等信号,T_2WI 呈高信号。

增大及疝出。CT 上通常表现为双侧泪腺对称性轻度增大,密度均匀,增强后明显强化,增大的泪腺可根据疾病的活动性而向前不同程度疝出。

　　泪腺淋巴瘤(图 6-6-8)最常见的病理类型是黏膜相关淋巴组织淋巴瘤。多见于老年人,女性多见。临床表现多为眼眶外上区无痛性缓慢生长的肿块。CT 表现为单侧或双侧泪腺区不规则软组织肿块影,包绕眼球生长,可累及眶隔前间隙、肌锥外间隙等,无骨质破坏。

　　泪腺脱垂(图 6-6-9)可为先天性病变,也可继发于外伤、眶内压力增高及泪腺支持结构减弱等。CT 表现为泪腺大小、密度正常而位置异常:泪腺向前、外、下方移位,泪腺眶部大部分位于眶缘前可诊断为泪腺脱垂。

　　IgG4 相关性眼病(图 6-6-10,彩图见文末彩插)是一种与 IgG4+淋巴细胞密切相关的多器官多系统自身免疫性疾病,血清 IgG4 增高。当累及眼眶出现相应症状时则称为 IgG4 相关性眼病。累及泪腺的 CT 表现为双侧泪腺弥漫肿大,多双侧对称,边缘光滑,无骨质破坏。T_1WI 及 T_2WI 等信号,增强均匀强化,ADC 值也较低,TIC 常呈 II 型,缺乏特异性表现,与淋巴瘤等疾病鉴别困难,需要结合全身表现和实验室检查综合判断,必要时行手术活检明确病理。

　　2. MRI 表现　泪腺多形性腺瘤(图 6-6-1)于 MRI 上 T_1WI 呈低或等信号,T_2WI 高信号,信号不均匀,DWI 提示扩散受限不明显,增强可见均匀或不均匀强化,动态增强曲线多呈 I 型。

　　泪腺腺样囊性癌(图 6-6-2)于 MRI 表现为 T_1WI 等信号,T_2WI 高信号,信号不均匀,增强扫描呈明显不均匀强化,DWI 可提示扩散受限,动态增强曲线多

呈 II 型或 III 型。需要注意的是 ADC 值和 TIC 可以根据其具体组织学成分的比例有所变化,例如病灶以管状筛状结构成分为主时,ADC 值可以略高,TIC 可以呈 I 型。

　　泪腺恶性多形性腺瘤(图 6-6-3)于 MRI 表现为泪腺区软组织肿块影,T_1WI 呈等信号,T_2WI 呈等或高信号,增强明显不均匀强化,病灶较大可累及眼外肌,视神经和眶周软组织。DWI 序列扩散受限。

　　泪腺炎性假瘤(图 6-6-4,彩图见文末彩插)于 MRI 表现为 T_1WI 等信号,T_2WI 稍高信号,增强通常较均匀强化。本病与泪腺淋巴瘤鉴别较困难,DWI 及 TIC 可辅助诊断,炎性假瘤 ADC 值通常较高,TIC 多呈 I 型或 II 改变。

　　泪腺囊肿(图 6-6-5)于 MRI 上表现为泪腺内 T_1WI 低信号,T_2WI 高信号的结节,增强边缘强化,病灶内部无强化。

　　泪腺淀粉样变性(图 6-6-6)于 MRI 上通常 T_1WI 呈等信号,其内见结节样低信号影,T_2WI 呈稍高信号,其内见结节样低信号,增强后可见明显不均匀强化。

　　甲状腺眼病(图 6-6-7)的泪腺在 MRI 上表现为双侧泪腺对称性轻度增大,且向前不同程度的疝出,MRI 信号均匀,T_1WI 等信号,T_2WI 高信号,增强明显强化。

　　泪腺淋巴瘤(图 6-6-8)MRI 上表现为泪腺区软组织肿块影,MRI 上 T_1WI 和 T_2WI 呈等信号,信号均匀,增强呈均匀强化,DWI 明显扩散受限,ADC 值明显减低,TIC 多为 II 型或 III 型。

　　泪腺脱垂(图 6-6-9)MRI 表现为泪腺大小、信号正常而位置异常:泪腺向前、外、下方移位,泪腺眶部大部分位于眶缘前可诊断为泪腺脱垂。

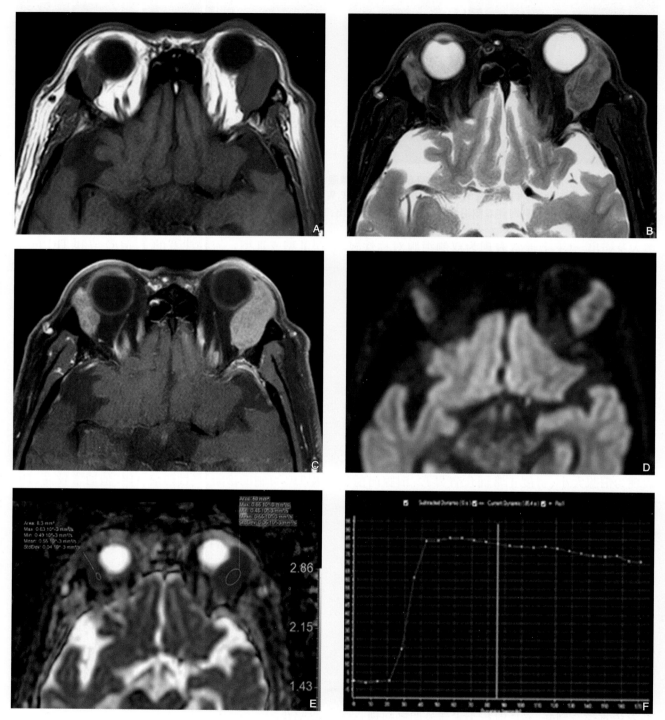

图 6-6-8 泪腺淋巴瘤

患者,男,57 岁,双侧泪腺黏膜相关淋巴组织淋巴瘤。轴位 T_1WI(图 A)示双侧泪腺明显增大,左侧为著,T_1WI 呈等信号。轴位抑脂 T_2WI(图 B)显示不均匀稍高信号,左侧眼球略受压。轴位抑脂 T_1WI 增强(图 C)示双侧泪腺区病变较明显均匀强化。DWI(图 D)示双侧泪腺病变扩散明显受限,ADC 值(图 E)约 $0.55×10^{-3}$ mm²/s(左)和 $0.66×10^{-3}$ mm²/s(右),TIC(图 F)为 Ⅲ 型。

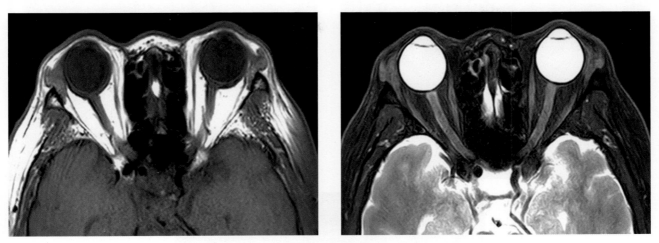

图 6-6-9　泪腺脱垂

患者,女,64 岁,双侧泪腺脱垂。轴位 T_1WI 及抑脂 T_2WI 示双侧泪腺大小及信号正常,但泪腺组织明显向眶前、外移位。

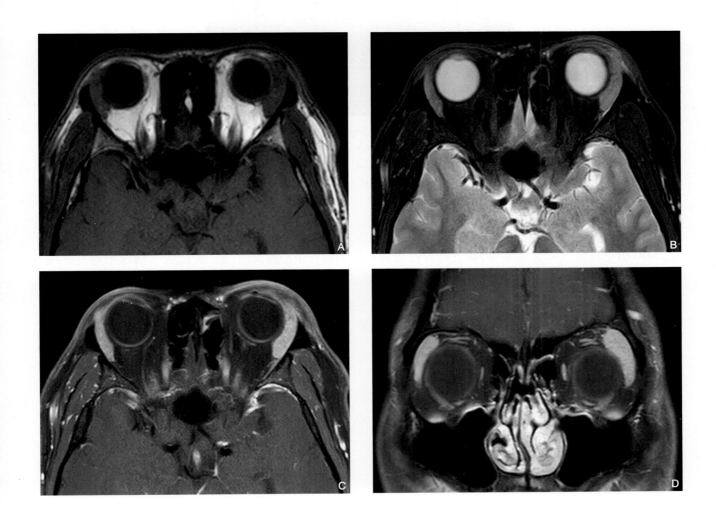

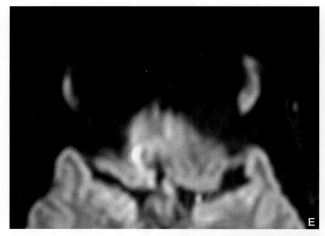
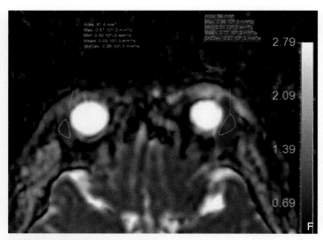
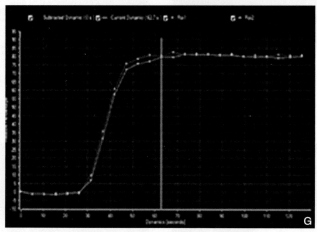

图 6-6-10　泪腺 IgG4 相关性眼病

患者,男,25 岁,双侧泪腺 IgG4 相关性眼病。轴位 T_1WI(图 A)示双侧泪腺明显增大,左侧略明显,T_1WI 呈等信号。轴位抑脂 T_2WI(图 B)显示均匀稍高信号。轴位及冠状位抑脂(图 C,D)增强示双侧泪腺区病变较明显均匀强化。DWI 示双侧泪腺病变扩散明显受限(图 E),ADC 值(图 F)约 $0.65×10^{-3}\,mm^2/s$(左)和 $0.71×10^{-3}\,mm^2/s$(右),TIC(图 G)为 Ⅱ 型。

　　IgG4 相关性眼病(图 6-6-10,彩图见文末彩插)MRI 上表现为 T_1WI 及 T_2WI 等信号,增强均匀强化,ADC 值也较低,TIC 常呈 Ⅱ 型,缺乏特异性表现,与淋巴瘤等疾病鉴别困难,需要结合全身表现和实验室检查综合判断,必要时行手术活检明确病理。

　　【相关疾病】

　　单侧泪腺增大常见于:肿瘤(多形性腺瘤、腺样囊性癌等)、炎性假瘤等。

　　双侧泪腺增大常见于:淋巴瘤、泪腺脱垂、IgG4 相关性眼病、甲状腺眼病等。

　　【分析思路】

　　泪腺大小约 20mm×12mm×5mm,虽然不同个体的泪腺大小不完全相同,但是双侧泪腺通常是对称

的。CT、MRI 各个断面可以清晰显示泪腺结构。横断面上,泪腺上部出现于眼球上缘、上直肌群层面,泪腺位于泪腺窝内,呈"杏仁状",前缘不超过眶缘,此层面显示的主要为泪腺的眶部。泪腺最大显示层面出现于晶状体上缘、外直肌上缘层面,泪腺部分位于眶缘后,部分位于眶缘内前方,此层面为泪腺的眶部、睑部同时存在。两侧泪腺不对称是诊断单侧泪腺增大疾病的主要提示点。双侧泪腺增大则需要通过泪腺的位置、形态、密度及信号特点综合判断。

　　【疾病鉴别】

　　1. 基于临床信息与影像特征的鉴别诊断流程图见图 6-6-11。

　　2. 鉴别诊断要点见表 6-6-1。

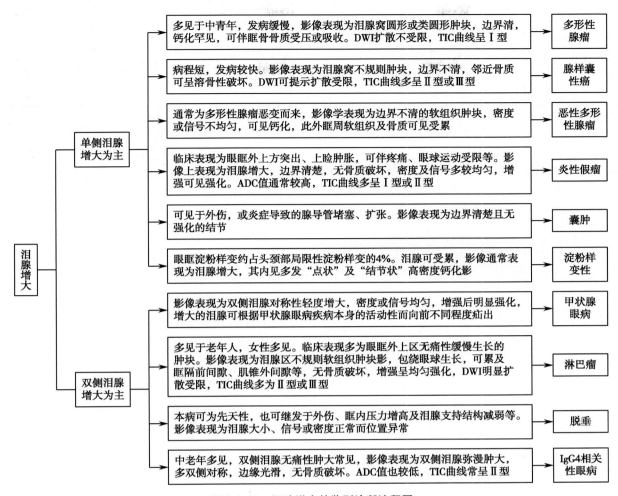

图 6-6-11　泪腺增大的鉴别诊断流程图

表 6-6-1　表现为泪腺增大的疾病主要鉴别诊断要点

疾病	影像鉴别要点
泪腺多形性腺瘤	泪腺窝圆形或类圆形肿块,边界清楚,钙化罕见,可伴眶骨骨质受压或吸收。DWI 扩散不受限,TIC 呈 I 型
泪腺腺样囊性癌	泪腺窝不规则肿块,边界不清,邻近骨质可呈溶骨性破坏。DWI 可提示扩散受限,TIC 多呈 II 型或 III 型
泪腺恶性多形性腺瘤	边界不清的软组织肿块,密度或信号不均匀,可见钙化,此外眶周软组织及骨质可见受累
泪腺炎性假瘤	泪腺增大,边界清楚,无骨质破坏,密度及信号多较均匀,增强可见强化。ADC 值通常较高,TIC 多呈 II 型或 III 型
泪腺囊肿	圆形或类圆形,边界清楚且无强化的结节
泪腺淀粉样变性	泪腺增大,其内见多发"点状"及"结节状"高密度钙化影
甲状腺眼病	双侧泪腺对称性轻度增大,密度或信号均匀,增强后明显强化,增大的泪腺可根据甲状腺眼病疾病本身的活动性而向前不同程度疝出
泪腺淋巴瘤	泪腺区不规则软组织肿块影,包绕眼球生长,可累及眶隔前间隙、肌锥外间隙等,无骨质破坏,增强呈均匀强化,DWI 明显扩散受限,TIC 多为 II 型或 III 型
泪腺脱垂	泪腺大小、信号或密度正常而位置异常
IgG4 相关性眼病	双侧泪腺弥漫肿大,多双侧对称。ADC 值也较低,TIC 常呈 II 型。血清 IgG4 增高

（陶晓峰　姜梦达）

参 考 文 献

1. Gao Y, Moonis G, Cunnane ME, et al. Lacrimal gland masses [J]. AJR Am J Roentgenol, 2013, 201(3): W371-381.
2. 许晓泉, 胡昊, 沈杰, 等. 泪腺肿块的影像诊断思路[J]. 中华放射学杂志, 2022, 56(4): 467-470.
3. 冯莉莉, 鲜军舫, 燕飞, 等. 动态增强扫描磁共振及扩散加权成像对泪腺淋巴瘤和炎性假瘤的鉴别诊断价值[J]. 中华医学杂志, 2017, 97(7): 487-491.
4. Batra J, Ali MJ, Mody K, et al. Lacrimal gland amyloidosis: a clinicopathological correlation of a rare disorder and review of literature[J]. Ocul Immunol Inflamm, 2014, 22(4): 300-5.

第七节 眶隔前及眼睑软组织增厚

【定义】

眶隔是连接于眶缘骨膜及睑板之间的纤维隔膜, 其前方的软组织肿胀、肥厚, 即为眶隔前及眼睑软组织增厚。

【病理基础】

眶隔前及眼睑软组织增厚可以由多种因素引起, 包括炎症、静脉畸形、眼睑癌、淋巴瘤等。眼睑蜂窝织炎可见炎性细胞浸润, 内部偶尔可见脓肿形成。静脉畸形可见大量毛细血管和血管内皮细胞增殖, 肿块边缘可见供血及引流的血管。眼睑癌最常见为基底细胞癌, 其肿瘤细胞较小、胞质少, 癌巢周围细胞排列成栅栏状, 间质结缔组织增生, 可有黏液变性, 癌巢与间质之间可见收缩裂隙, 间质和癌巢内可见多少不等的黑色素。原发性眼眶淋巴瘤大多数属于边缘区弥漫性小 B 细胞非霍奇金淋巴瘤, 为低度恶性肿瘤, 主要由较单一、分化不成熟或明显异型性的淋巴细胞组成。

【征象描述】

1. CT 表现 眶隔前及眼睑软组织增厚, 边界清晰或不清晰, 增强扫描可见轻度到明显强化。眼睑蜂窝织炎临床上多表现眼睑红肿、结膜充血等急性炎症表现, 可伴有皮肤表面破溃, 眼球运动障碍, CT 上呈稍低密度软组织增厚影, 边界不清。眼睑静脉畸形、眼睑癌及眶隔前淋巴瘤 CT 表现为边界清晰或不清晰, 密度均匀或不均匀的软组织肿块。眶隔前淋巴瘤多包绕眼球, 一般不引起骨质破坏。

2. MRI 表现 眼睑蜂窝织炎于 MRI(图 6-7-1) 显示眼睑软组织弥漫增厚, 周围脂肪间隙模糊, 增强压脂 T_1WI 显示炎性组织弥漫强化, ADC 值偏高。若脓肿形成时, 病变相对于脑白质, 于 T_1WI 呈低信号, T_2WI 呈高信号, 增强扫描病灶呈环形强化, 坏死区域于 DWI 呈弥散受限高信号。

眼睑静脉畸形 MRI(图 6-7-2) 表现为眼睑软组织增厚, 于压脂 T_2WI 呈高信号, 病灶内可混杂少许条状低信号分隔或点状低信号影, 增强后显著不均匀强化, 病灶内或周围可见细小的流空血管影。DWI 上无弥散受限, ADC 值偏高(大于 $1.5 \times 10^{-3} mm^2/s$)。MRI 动态增强扫描可见填充式渐进性强化。

眼睑癌多发生于中老年人, MRI(图 6-7-3) 主要表现为眼睑结节状、菜花状或不规则形软组织肿块影, 呈 T_1WI 稍低、T_2WI 压脂稍高信号, 增强扫描后可见不均匀强化。病灶早期阶段较小, 不易发现, MRI 检查仅表现眼睑局限性增厚。随着疾病的进展, 可见软组织肿块形成, 表面不光整, 可有溃疡形成, 可侵及周围软组织及骨质。MRI 动态增强扫描 TIC 呈 II 型。

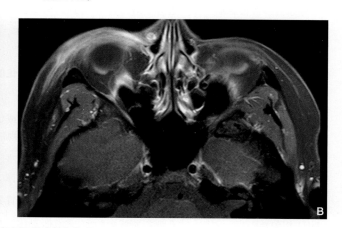

图 6-7-1 眼睑蜂窝织炎 MRI 表现

患者, 女, 47 岁, 右侧眼睑蜂窝织炎。轴位压脂 $T_2WI(A)$ 显示右侧眼睑软组织增厚, 可见片状高信号影, 边界不清; 增强压脂 $T_1WI(B)$ 呈不均匀强化。

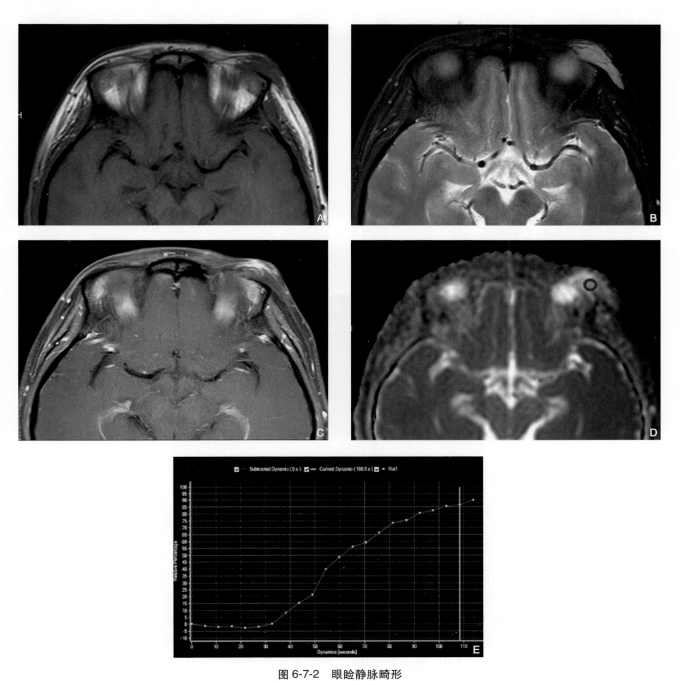

图 6-7-2　眼睑静脉畸形

患者,女,34 岁,左上眼睑静脉畸形。轴位 T_1WI(图 A)和轴位压脂 T_2WI(图 B)显示左上眼睑软组织增厚,可见条片状异常信号影,T_1WI 呈稍低信号,T_2WI 压脂呈高信号,内混杂少许低信号分隔,增强压脂 T_1WI(C)呈不均匀明显强化。ADC 值(D)为 $1.7 \times 10^{-3} mm^2/s$。MRI 动态增强扫描 TIC 呈 Ⅰ 型(E)。

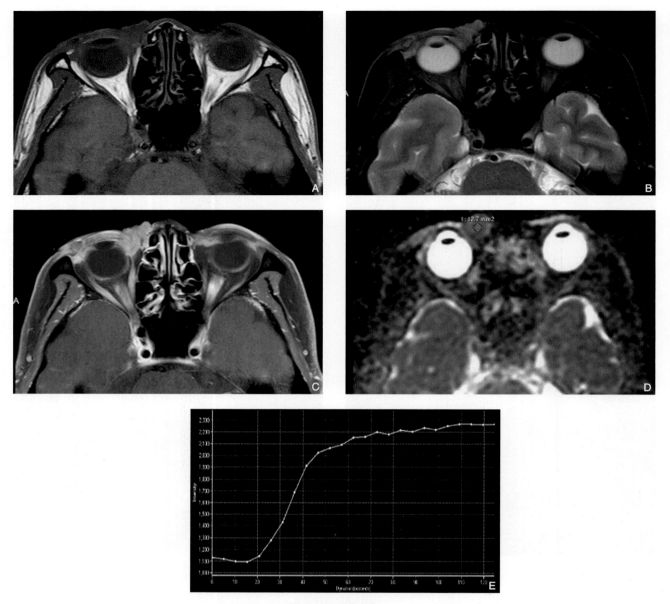

图 6-7-3　眼睑癌

患者,男,69 岁,右下眼睑基底细胞癌。轴位 T_1WI(图 A)和轴位压脂 T_2WI(图 B)显示右下眼睑不规则软组织肿块影,表面不光整,T_1WI 呈稍低信号,T_2WI 压脂呈稍高信号,增强压脂 T_1WI(C)呈明显强化。ADC 值(D)较低,为 $0.9×10^{-3}mm^2/s$。MRI 动态增强扫描 TIC 呈Ⅱ型(E)。

眶隔前淋巴瘤于 MRI(图 6-7-4,彩图见文末彩插)表现为眶隔前肿块,信号均匀,相对于脑白质,T_1WI 呈中等偏低信号,压脂 T_2WI 呈稍高信号或等信号,增强后轻至中度强化,肿块包绕眼球。DWI 表现为弥散受限,ADC 值低于 $0.8×10^{-3}mm^2/s$。MRI 动态增强扫描 TIC 呈Ⅱ型或Ⅲ型。

【相关疾病】

眼睑软组织增厚见于眼睑蜂窝织炎、静脉畸形、眼睑癌、眶隔前淋巴瘤。

【分析思路】

1. 眶隔前及眼睑软组织增厚首先观察患者是否存在明显的感染症状。眼睑弥漫肿胀、脂肪间隙密度增高,并伴有脓肿形成,考虑眼睑蜂窝织炎。

2. 眼睑静脉畸形多范围局限,呈分叶状,其内出现分隔或合并病灶内或周围流空血影。

3. 若病变表现为边界较为清晰的肿块影,则需要鉴别眼睑癌和淋巴瘤。眼睑癌多表现为睑板局限性增厚或眼睑、眶隔前结节状、菜花状或不规则肿块,表面凹凸不平,可有溃疡形成。眶隔前淋巴瘤形态相对眼睑癌规则,包绕眼球成长,密度或信号非常均匀,增强扫描呈中等强化,DWI 呈弥散受限高信号。

【疾病鉴别】

1. 基于临床信息与影像特征的鉴别诊断流程图见图 6-7-5。

2. 眶隔前及眼睑软组织增厚鉴别诊断要点见表 6-7-1。

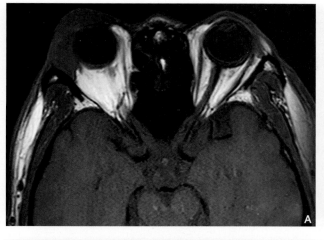
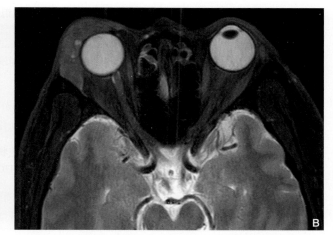
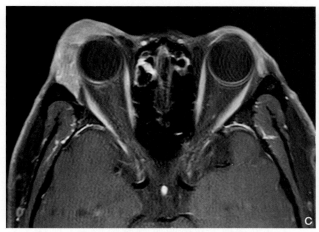
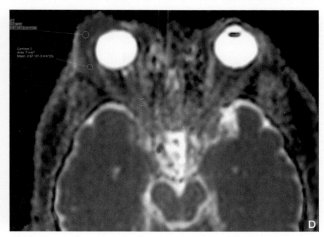
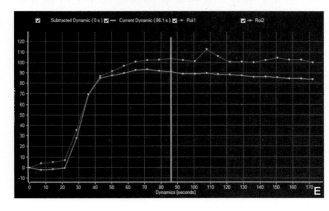

图 6-7-4　眶隔前淋巴瘤

患者,男,65 岁,右侧眶隔前淋巴瘤。轴位 T_1WI（图 A）和轴位压脂 T_2WI（图 B）显示右侧眶隔前不规则肿块影,边界清晰,包绕眼球,T_1WI 呈稍低信号,T_2WI 压脂呈中等信号,增强压脂 T_1WI（图 C）呈明显均匀强化。ADC 值（图 D）低,为 $0.6×10^{-3} mm^2/s$。MRI 动态增强扫描 TIC 呈 II 型（图 E）。

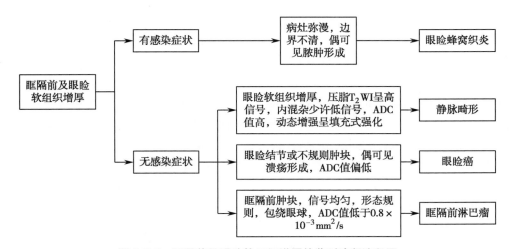

图 6-7-5　眶隔前及眼睑软组织增厚的鉴别诊断流程图

表 6-7-1　眶隔前及眼睑软组织增厚的主要鉴别诊断要点

疾病	鉴别诊断要点
眼睑蜂窝织炎	①有感染症状；②眼睑软组织弥漫增厚，周围脂肪间隙模糊；③ADC 值偏高；④脓肿形成时病灶呈环状强化，坏死区于 DWI 呈弥散受限高信号
眼睑静脉畸形	①MRI 压脂 T_2WI 呈高信号，内混杂少许分隔或点状低信号影；②ADC 值偏高（大于 $1.5×10^{-3} mm^2/s$）；③MRI 动态增强扫描可见填充式渐进性强化。
眼睑癌	①多发生于中老年人；②眼睑结节状、菜花状或不规则形软组织肿块，可有溃疡形成；③可侵及周围软组织及骨质；④ADC 值偏低，动态增强扫描 TIC 呈 Ⅱ 型
眶隔前淋巴瘤	①眶隔前肿块，信号均匀，压脂 T_2WI 呈稍高信号或等信号。②肿块包绕眼球；③ADC 值低于 $0.8×10^{-3} mm^2/s$，动态增强扫描 TIC 呈 Ⅱ 型或 Ⅲ 型。

（陶晓峰　任继亮）

参 考 文 献

1. 王振常,鲜军舫.中华影像医学:头颈部卷[M].3 版.北京:人民卫生出版社,2019.
2. 尚柳彤,杨家斐,王鑫坤,等.眼眶淋巴瘤的 MRI 征象[J].中国医学影像学杂志,2016,24:256-260.
3. Tailor TD,Gupta D,Dalley RW,et al.Orbital neoplasms in adults:clinical,radiologic,and pathologic review[J].Radiographics,2013,33(6):1739-1758.
4. 许晓泉,涂慧娟,吴飞云,等.眼眶原发性黏膜相关淋巴组织淋巴瘤的 CT、MRI 诊断[J].实用放射学杂志,2013,29(9):1410-1413.
5. 何杰,吴海涛,贾志东.睑板腺癌的 MRI 及 CT 表现[J].中国中西医结合影像学杂志,2013,11(6):660-661.

第八节　双侧眼眶弥漫软组织影

【定义】

双侧眼眶弥漫软组织影,是指双侧眼眶多发软组织肿块,常常是由于外伤、炎症刺激或者肿瘤侵犯引起。

【病理基础】

双侧眼眶弥漫软组织影可由多种因素引起,包括静脉畸形、炎性假瘤、淋巴瘤、神经纤维瘤。静脉畸形呈多发椭圆形或有分叶的肿瘤,瘤内主要由大小不等、形状各异的血窦组成。炎性假瘤的病理特征取决于病变所处阶段,可分为淋巴细胞增生型(以淋巴细胞增生为主,可见淋巴滤泡等结构,仅有少许纤维结缔组织增生)、纤维组织增生型(以纤维组织增生为主,炎性细胞浸润较少)和混合型(炎性细胞浸润及增生的纤维结缔组织混杂并存)。部分患者3 种类型可相互转换。急性期主要为水肿和炎性细胞浸润,亚急性期和慢性期大量纤维血管基质形成,病变逐渐纤维化。眼眶淋巴瘤绝大多数属于黏膜相关性淋巴组织肿瘤,主要由较单一、不成熟或明显异形性的淋巴细胞组成,多数呈弥漫分布,细胞分化程度不一。神经纤维瘤主要由成束的神经纤维及胶原纤维组成,可伴发水肿或黏液变性,瘤体内可伴有小灶神经鞘细胞增生,眶内一些组织成分如脂肪、血、眼外肌等易被卷入其中。

【征象描述】

1. CT 表现　双侧眼眶静脉畸形于 CT(图 6-8-1)上是位于肌锥内、外的圆形或椭圆形团块影,部分肿瘤有分叶,边界清晰,少数病灶内可见点状高密度静脉石形成。CT 增强扫描表现为不同程度的强化,强化程度主要取决于扫描的时相。

双侧眼眶炎性假瘤于 CT 表现为灶状或弥漫性软组织肿块,影像学特征与病理改变密切相关。眶隔前炎型主要表现为隔前眼睑组织肿胀增厚;肌炎型为眼外肌增粗,典型表现为肌腹和肌腱同时增粗;泪腺炎型表现为泪腺增大;巩膜周围炎型为眼球壁增厚;视神经束膜炎型为视神经增粗,边缘模糊;弥漫型可累及眶隔前软组织、肌锥内外、眼外肌、泪腺及视神经等,表现为眶内脂肪被软组织影取代,泪腺增大,眼外肌增粗,眼外肌与肌锥内软组织影无明确分界,视神经被眶内软组织影包绕。

双侧眼眶淋巴瘤于 CT 表现为多发结节状、团块状软组织影,边界较清晰,多包绕眼球。

双侧眼眶神经纤维瘤病有两个不同的分型(NF-Ⅰ和 NF-Ⅱ),90% 的神经纤维瘤为 NF-Ⅰ型,双侧听神经瘤是 NF-Ⅱ型最常见和最典型的征象。两种类型神经纤维瘤均可累及眼眶任何结构,包括眼睑、肌锥、眶壁等。双侧眼眶神经纤维瘤呈弥漫性生长,多表现为边界不清、形状不规则的软组织肿块,范围较

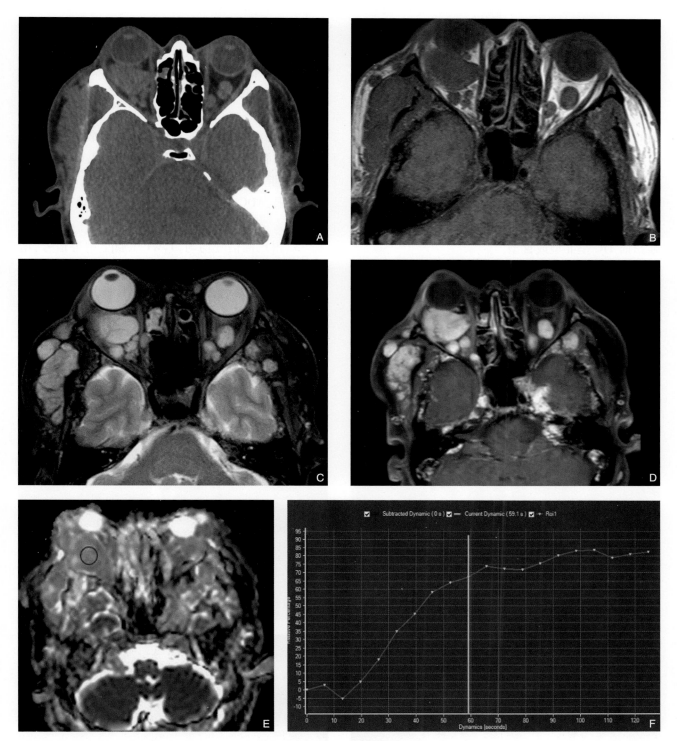

图 6-8-1 双侧眼眶静脉畸形

患者,男,49 岁,双侧眼眶、颞部及颅内静脉畸形。轴位 CT 平扫软组织窗(A)示双侧眼眶内及颞部多发结节状、团块状软组织密度影。相对脑白质,病变轴位平扫 $T_1WI(B)$ 呈稍低信号,压脂 $T_2WI(C)$ 呈高信号,增强压脂 $T_1WI(D)$ 呈明显不均匀强化。ADC 值高(E),为 $1.8×10^{-3} mm^2/s$。MRI 动态增强扫描 TIC 呈 I 型(F)。

广。CT(图 6-8-4)上呈弥漫等或稍低密度肿块影,除眼眶外,往往合并头颅颌面部弥漫软组织增厚影及骨质形态异常。

 2. **MRI 表现** 双侧眼眶静脉畸形于 MRI(图 6-8-1)上信号较均匀,T_2WI 压脂呈高信号,与玻璃体信号相似。MRI 动态增强扫描可明确显示"渐进性强化"征象,即在注入造影剂后立即扫描的第一个时相可见肿瘤内出现小片状强化,随着扫描时间的延长,肿瘤内的强化范围逐渐扩大。DWI 上肿瘤不出现弥散受限,ADC 值较高(大于 $1.5×10^{-3} mm^2/s$)。

淋巴细胞浸润型炎性假瘤于 MRI(图 6-8-2)上
T₁WI 呈低或等信号,T₂WI 压脂呈中等信号,明显强
化。硬化型炎性假瘤 T₁WI 呈低或等信号,T₂WI 呈低
信号,增强后中度至明显强化。混合型炎性假瘤影像
表现混合以上信号。炎性假瘤可出现眶上裂和海绵
窦增大,眶内和海绵窦"哑铃状"肿块。眼眶炎性假瘤
ADC 值与病理成分相关,约 $0.8\sim1.2\times10^{-3}$ mm²/s。

双侧眼眶淋巴瘤于 MRI(图 6-8-3)上信号均匀,
在 T₁WI 呈中等信号,在 T₂WI 呈稍高信号或等信
号,增强后中度或明显均匀强化。DWI 呈弥散受限
高信号,ADC 值低于 0.8×10^{-3} mm²/s。MRI 动态增
强扫描 TIC 呈 Ⅱ 型或 Ⅲ 型。

双侧眼眶神经纤维瘤于 MRI(图 6-8-4)上呈
T₁WI 稍低信号,T₂WI 压脂呈高信号,增强扫描呈较
明显强化。Ⅰ 型神经纤维瘤病,眼眶可表现为眶腔
变形、变浅,眶壁骨质发育不良,局部骨质缺损。

【相关疾病】

双侧弥漫软组织影见于静脉畸形、炎性假瘤、淋

巴瘤、神经纤维瘤。

【分析思路】

1. 双侧眼眶弥漫性软组织肿块影,若合并头颅
及颌面部其他部位弥漫软组织增厚影及神经孔道增
宽,伴有邻近骨质形态、密度异常,考虑神经纤维病
的可能。

2. 不伴骨质改变的双侧眼眶弥漫软组织肿块,
需要鉴别静脉畸形、炎性假瘤及淋巴瘤。静脉畸形
T₂WI 压脂序列信号较高,类似于玻璃体,DWI 上无
弥散受限,ADC 值较高,动态增强扫描呈填充式渐进
性强化。

3. 淋巴瘤信号均匀,T₂WI 压脂呈中等信号,增
强扫描呈明显强化,ADC 值较低。

4. 炎性假瘤可有病变消长史,激素治疗有效,
病变形态及 MRI 信号多变,可伴有双侧眼肌增粗、
泪腺及眼睑软组织肿胀、增厚,亦可呈肌锥外团片状
软组织信号影,边界不清,信号可均匀或不均匀,增
强扫描呈明显强化。

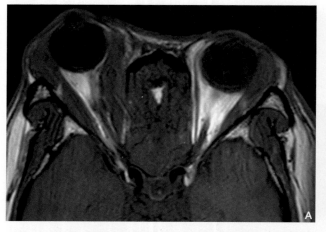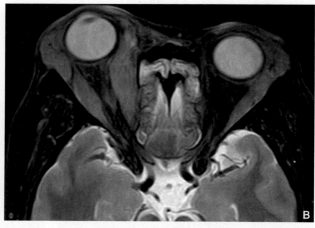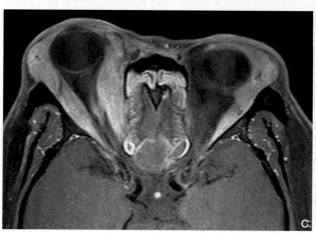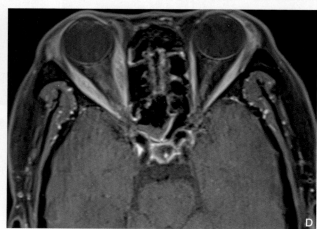

图 6-8-2 双侧眼眶炎性假瘤

患者,男,54 岁,双侧眼眶炎性假瘤。双侧眼球突出,双侧眼睑肿胀,双侧眼肌弥漫增粗,双侧泪腺肿大,相对于脑白质,T₁WI
(A)呈稍低信号,T₂WI 压脂(B)呈中等信号,增强压脂 T₁WI(C)扫描呈明显均匀强化。激素治疗后,增强压脂 T₁WI(D)显
示患者眼肌增粗及眼睑、泪腺肿胀均明显减轻。

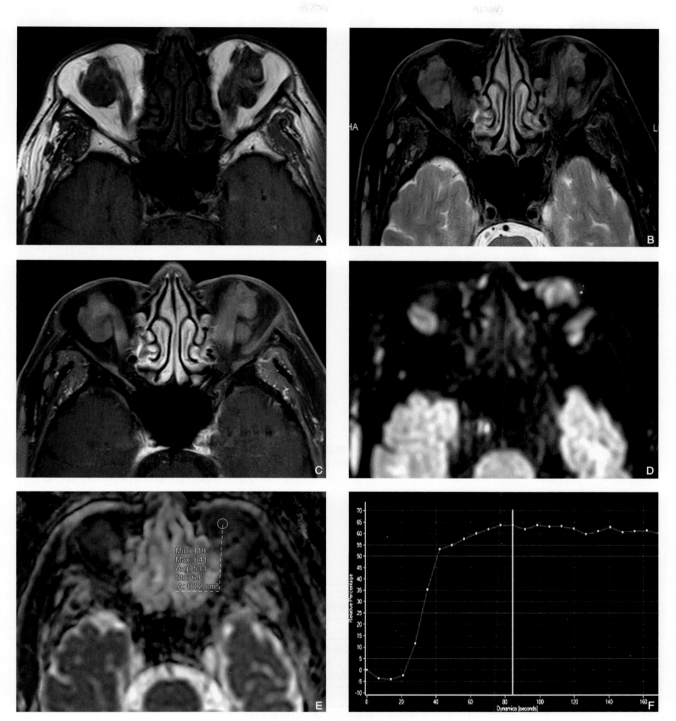

图 6-8-3　双侧眼眶淋巴瘤
患者,男,73 岁,双侧眼眶淋巴瘤。双侧眼眶下象限可见多发不规则肿块,边界清晰,信号均匀,轴位 T_1WI(A)呈稍低信号,轴位压脂 T_2WI(B)呈中等信号,增强扫描(C)呈中度均匀强化。DWI(D)上肿块呈弥散受限高信号,ADC 值(E)为 0.53×10^{-3} mm²/s。MRI 动态增强扫描 TIC 呈 Ⅱ 型(F)。

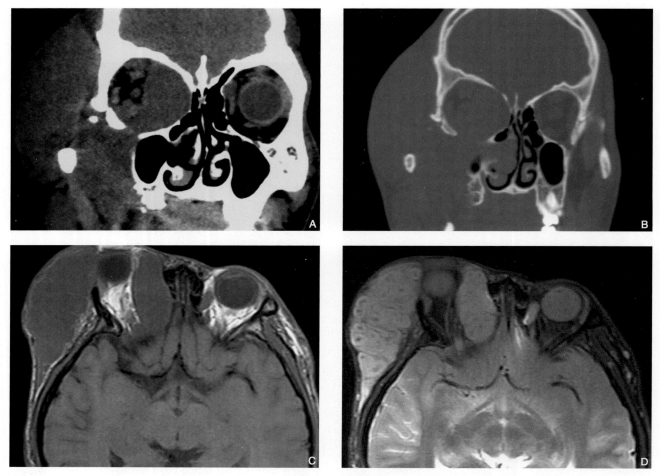

图 6-8-4　神经纤维瘤病

患者,男,22 岁,神经纤维瘤病。双侧眼眶(右侧为主)及右颅颌面部弥漫多发软组织增厚影,边界不清。冠状位 CT 平扫软组织窗(A)示肿块呈稍低密度,骨窗(B)示邻近颅颌面骨质变形、不规整。病变相对于脑白质,轴位 $T_1WI(C)$ 呈稍低信号,轴位压脂 $T_2WI(D)$ 呈高信号。

【疾病鉴别】

1. 基于临床信息与影像特征的鉴别诊断流程

图见图 6-8-5。

2. 鉴别诊断要点见表 6-8-1。

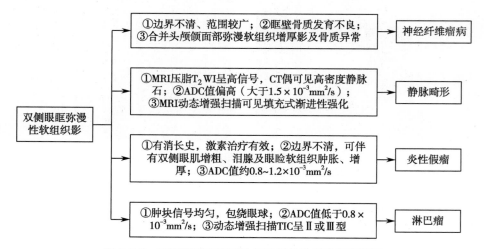

图 6-8-5　双侧眼眶弥漫性软组织影的鉴别诊断流程图

表 6-8-1 双侧眼眶弥漫性软组织影的
主要鉴别诊断要点

疾病	影像鉴别要点
双侧眼眶静脉畸形	①MRI 压脂 T_2WI 呈高信号,内混杂少许分隔或点状低信号影,CT 偶见高密度静脉石;②ADC 值偏高(大于 $1.5\times10^{-3}\,mm^2/s$);③MRI 动态增强扫描可见填充式渐进性强化
双侧眼眶炎性假瘤	①有病变消长史,激素治疗有效;②病变形态及 MRI 信号多变,边界不清,可伴有双侧眼肌增粗、泪腺及眼睑软组织肿胀、增厚;③ADC 值约 $0.8\sim1.2\times10^{-3}\,mm^2/s$
双侧眼眶淋巴瘤	①肿块信号均匀,包绕眼球;②ADC 值低于 $0.8\times10^{-3}\,mm^2/s$;③动态增强扫描 TIC 呈 Ⅱ 型或 Ⅲ 型
双侧眼眶神经纤维瘤病	①边界不清,形状不规则,范围较广;②眼眶可表现为眶腔变形、变浅,眶壁骨质发育不良;③往往合并头颅颌面部弥漫软组织增厚影及骨质形态异常

(陶晓峰 任继亮)

参 考 文 献

1. 王振常,鲜军舫.中华影像医学:头颈部卷.3 版.北京:人民卫生出版社.2019.
2. 尚柳彤,杨家斐,王鑫坤,等.眼眶淋巴瘤的 MRI 征象[J].中国医学影像学杂志,2016,24(4):256-260.
3. 高建华,李涛,崔英,等.眼眶神经纤维瘤病的 CT 表现[J].中国医学影像学杂志,2004,12(3):179-181.
4. Tailor TD, Gupta D, Dalley RW, et al. Orbital neoplasms in adults:clinical, radiologic, and pathologic review[J]. Radiographics,2013,33(6):1739-1758.
5. 许晓泉,涂慧娟,吴飞云,等.眼眶原发性黏膜相关淋巴组织淋巴瘤的 CT、MRI 诊断[J].实用放射学杂志,2013,29(9):1410-1413.
6. 付琳,王振常,鲜军舫,等.神经纤维瘤病Ⅰ型累及眶部的 MRI 表现[J].中华医学杂志,2012,92(29):2042-2045.

第九节 视神经鞘"轨道征"

【定义】

视神经鞘轨道征是指视神经鞘强化或钙化,而中间包绕的视神经不强化呈低密度或等低信号,在影像学上表现为类似轨道样改变。轨道征是视神经鞘脑膜瘤的典型影像学特征,也可见于眼眶其他病变,如炎性假瘤、转移瘤等。

【病理基础】

视神经鞘轨道征最初是作为视神经鞘脑膜瘤的一个特征进行描述的。视神经鞘脑膜瘤病理表现为源自视神经鞘膜蛛网膜粒的帽细胞增生。炎性假瘤的病理基础是以成熟的淋巴细胞为主的多形性炎细胞浸润及纤维血管增生,增生的细胞组织包绕正常的视神经。

【征象描述】

1. CT 表现 视神经鞘"轨道征"表现为眼球后方包绕视神经的软组织影,呈片状或团块状,边界清晰或不清楚,增强扫描可见明显强化,视神经形态保持完整(图 6-9-1)。

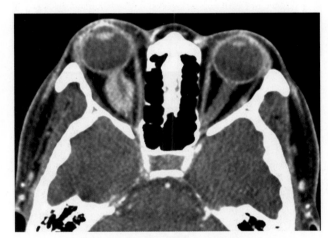

图 6-9-1 视神经鞘轨道征的 CT 表现

患者,女,39 岁,右侧视神经鞘脑膜瘤,轴位增强 CT 显示肿块明显强化,包绕无强化的视神经,呈典型轨道征。

视神经鞘脑膜瘤在 CT 上表现为沿视神经生长的管形肿块,边界清楚,有线状、斑片状或点状钙化。CT 增强图像上,肿瘤明显强化呈高密度,包绕无强化呈低密度的视神经。靠近眶骨或眶尖的肿瘤可见骨质增生,位于视神经管内者可表现为视神经管扩大。

累及视神经鞘的炎性假瘤于 CT 上多表现为视神经周围可见片状软组织增厚影,边界模糊,增强后视神经边缘强化,且多伴有眼外肌增粗或眼睑肿厚。

累及视神经鞘的转移瘤于 CT 上表现为包绕视神经的软组织肿块,形态不规则,边界不清,平扫或增强扫描密度不均匀,可伴有液化坏死,增强后可不均匀强化,邻近眼眶骨质多有吸收破坏。

2. MRI 表现 视神经鞘"轨道征"于 MRI 上表现为包绕视神经的软组织增厚影或软组织肿块影,T_1WI 呈稍低信号,T_2WI 压脂呈稍高信号,增强扫描视神经周围病变可见明显强化。

视神经鞘脑膜瘤在 T_1WI 上大多呈均匀等或低信号，T_2WI 上肿块多呈等或稍高信号，增强后肿块明显强，其内包绕的视神经无强化，在使用脂肪抑制技术增强后的 T_1WI 图像上显示更佳（图 6-9-2）。

累及视神经的炎性假瘤因其内成分不同，信号表现不一，以淋巴细胞浸润为主者，病变呈 T_1WI 略低信号，T_2WI 等信号；以纤维增生为主者，病变 T_1WI 及 T_2WI 均呈较低信号，增强扫描可有不同程度的强化（图 6-9-3）。

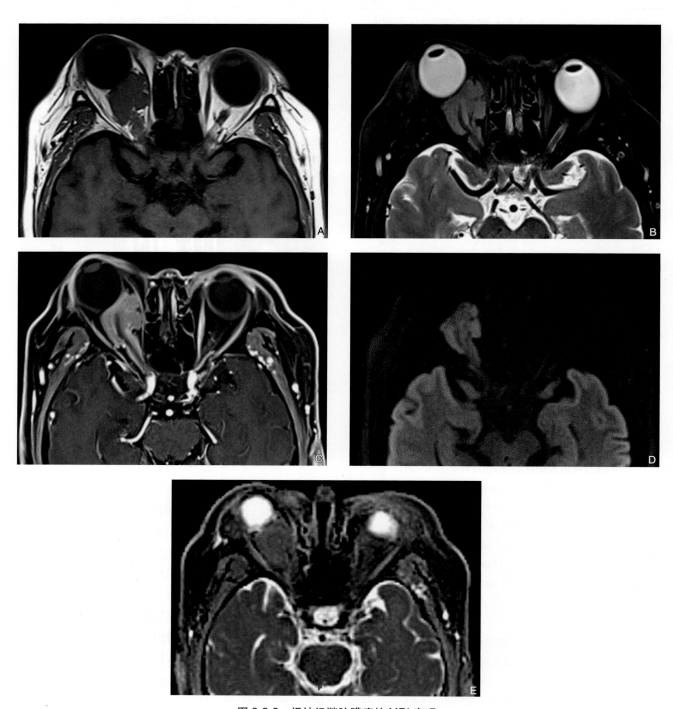

图 6-9-2　视神经鞘脑膜瘤的 MRI 表现

患者，女，68 岁，右侧视神经鞘脑膜瘤。轴位 T_1WI（A）示右侧视神经软组织肿块呈中等信号。轴位压脂 T_2WI（B）示肿块呈稍高信号，内见包绕的低信号视神经。压脂增强 T_1WI（C）显示肿块明显均匀强化，其内包绕的视神经无强化，呈典型轨道征。轴位 DWI（D）示肿瘤呈稍高信号，ADC 值（E）约 $0.8×10^{-3}mm^2/s$。

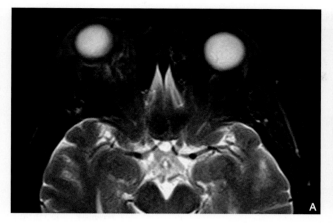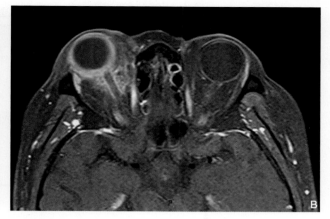

图 6-9-3　视神经鞘炎性假瘤 MRI 表现

患者,女,61 岁,右眼眶炎性假瘤。轴位压脂 $T_2WI(A)$ 示视神经周围可见斑片状软组织增厚影围绕,病变呈稍高信号,边界模糊不清,右侧眼睑及右侧眼环增厚。压脂增强 $T_1WI(B)$ 显示病变明显强化,其内包绕无强化的视神经,呈轨道征。

累及视神经鞘的转移瘤于 MRI 上,T_1WI 多呈低信号,T_2WI 中或高信号,多为不均匀强化,内有明显坏死区。

【相关疾病】

视神经鞘轨道征最常见于视神经鞘脑膜瘤,也可见于眼眶其他肿瘤,如炎性假瘤、转移瘤等,需结合临床病史进行鉴别诊断,如炎性假瘤有疼痛史,转移瘤多有身体其他部位的原发肿瘤史。

【分析思路】

视神经鞘轨道征虽然是视神经鞘脑膜瘤的特征性影像表现,但亦需要与眼眶内其他良性或恶性肿瘤相鉴别,分析思路如下:

1. 视神经鞘脑膜瘤多见于成人,临床多为隐匿起病,视力进行性下降达数月,有时可伴有视神经萎缩、眼球突出等症状。炎性假瘤患者多起病快速,有眼部疼痛、眼睑肿厚等症状,且激素治疗有效。转移瘤患者多有全身其他部位恶性肿瘤病史。

2. 约 20% ~ 50% 的视神经鞘脑膜瘤可伴有钙

化,CT 平扫上呈高密度。而炎性假瘤或转移瘤钙化少见。

3. 视神经鞘脑膜瘤累及神经管可导致视神经管扩大或骨质增生。炎性假瘤多合并有眼外肌增粗、模糊,眼睑增厚或泪腺肿大,眶骨多无增生硬化。而转移瘤多进展迅速,中老年人多见,邻近眶骨多有骨质破坏。

4. 视神经鞘脑膜瘤 MRI 显示肿块在 T_2WI 上呈低信号或等信号。炎性假瘤在 T_2WI 上多为等或稍高信号,当纤维成分较多时,可表现为 T_2WI 低信号。而转移瘤多形态不规则,T_2WI 上多为不均匀高信号伴液化坏死区,且易向眶内或眶外其他组织结构侵犯。

5. 视神经鞘脑膜瘤多无弥散受限,而转移瘤多表现为弥散受限高信号。

【疾病鉴别】

1. 基于临床信息与影像特征的鉴别诊断流程图见图 6-9-4。

2. 鉴别诊断要点见表 6-9-1。

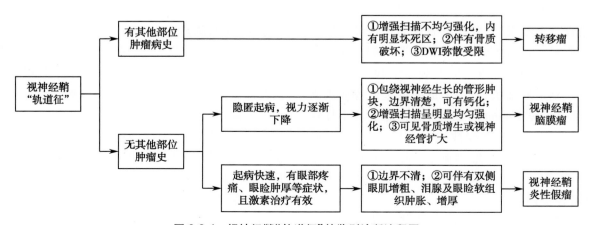

图 6-9-4　视神经鞘"轨道征"的鉴别诊断流程图

表 6-9-1　视神经鞘"轨道征"的主要鉴别诊断要点

疾病	临床病史	影像鉴别要点
视神经鞘脑膜瘤	隐匿起病,视力逐渐下降,有时可伴有视神经萎缩、眼球突出等症状	①包绕视神经生长的管形肿块,边界清楚,可有钙化;②增强扫描呈明显均匀强化;③靠近眶骨或眶尖的肿瘤可见骨质增生或视神经管扩大
视神经鞘炎性假瘤	起病快速,有眼部疼痛、眼睑增厚等症状,且激素治疗有效	①边界不清;②可伴有双侧眼肌增粗、泪腺及眼睑软组织肿胀、增厚
视神经鞘转移瘤	多有全身其他部位恶性肿瘤病史	①增强扫描不均匀强化,内有明显坏死区;②伴有骨质破坏;③DWI 弥散受限明显

（陶晓峰　任继亮）

参 考 文 献

1. 鲜军舫,史大鹏,陶晓峰. 头颈部影像学:眼科卷[M].北京:人民卫生出版社.2014.
2. 吴化民,杨杰,孔庆奎,等. 眼眶肿瘤的 CT、MRI 诊断[J].中国医学影像学杂志,2006,14(2):107-111.
3. 鲜军舫,王振常,安裕志,等. 视神经鞘脑膜瘤影像学研究[J].中华放射学杂志,2004,38(9):952-956.
4. 肖利华,鲁小中. CT 和 MRI 检查在视神经鞘脑膜瘤诊断中的价值[J].中华眼科杂志,2004,40(1):30-33.
5. Shawarinin J,Hazabbah WHW,Bakiah S. 表现为眼眶(炎性)假瘤的视神经束膜炎[J]. 国际眼科杂志,2008,8(5):878-880.

第十节　视神经增粗

【定义】

视神经增粗是指病变视神经宽度超过正常视神经,视神经分为眼球内段、眶内段、管内段及颅内段。视神经增粗可发生于视神经的任何一段或累及多段,最常见于视神经炎和视神经胶质瘤等。

【病理基础】

炎性脱髓鞘性视神经炎的主要病理表现是脱髓鞘、胶质细胞增生和硬化斑形成;化脓性炎症浸润而致的急性视神经炎,主要病理表现为视神经鞘内中性粒细胞浸润,慢性期多为单核细胞浸润。视神经胶质瘤起源于神经纤维之间的胶质细胞,组织学上属于低级别星形细胞瘤,由不成熟的星形胶质细胞组成,部分可见 Rosenthal 纤维、微囊退变及小灶性钙化,瘤细胞之间散在少数的正常少突胶质细胞。儿童多为毛细胞型星形细胞瘤,成人多为胶质细胞型。

【征象描述】

1. CT 表现　视神经炎 CT 上表现为视神经增粗,但不如肿瘤明显,无明显肿块征象,增强后部分可见视神经鞘膜强化而视神经无强化。

视神经胶质瘤 CT 表现为视神经呈梭形、椭圆形增粗,见软组织密度肿块,边界清晰,与脑实质比较,瘤体呈等密度或低密度,肿瘤内有时可见囊变区;增强后多呈轻到中度强化,少数无强化;若病变累及视神经管内段,可见视神经管扩大。

2. MRI 表现　视神经炎 MRI(图 6-10-1)上表现为视神经局部或弥漫增粗,粗细可不均,T_2WI 信号增高,增强后可见病变区明显强化。需要注意的是,视神经炎急性期视神经宽度可正常或轻度增粗,而慢性期可发生视神经萎缩。此外,视神经炎常为多发性硬化和视神经脊髓炎的早期表现或部分表现,因此视神经炎患者应常规行颅脑 MRI 检查(包括 FLAIR 序列和增强扫描),以避免漏诊颅内病变。

视神经胶质瘤于 MRI(图 6-10-2)上表现为视神经梭形增粗,有时呈偏心型或球状,亦可弥漫性增粗扭曲,边界清晰。与脑白质相比,肿瘤在 T_1WI 上呈等信号或稍低信号,压脂 T_2WI 呈高信号,增强扫描可见轻度至明显强化,DWI 上无弥散受限。病变可向后累及视交叉或视束。病变前方可见视神经周围蛛网膜下腔增宽,表现为视神经周围 T_1WI 低信号,T_2WI 高信号。

【相关疾病】

视神经增粗最常见于视神经炎,视神经炎常为单侧发病,发病年龄多在 20～50 岁,女性多见,且发病较迅速,激素治疗有效。视神经胶质瘤虽然也可表现为视神经增粗,但增粗的视神经多呈肿块样,也可表现为视神经弥漫性增粗扭曲。此外,视神经胶质瘤多发生于 10 岁以下儿童(约 75%),成人少见,且肿块生长缓慢,因此视力下降、视野缺损等临床症状的出现较视神经炎较晚,且激素治疗一般无效。此外,视神经胶质瘤多有眼眶内占位效应,表现为眼球突出,眼球及眼外肌受压和眼眶扩大等改变。

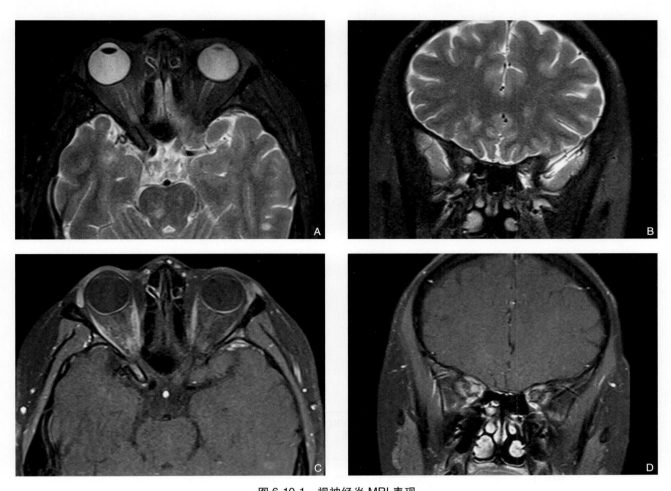

图 6-10-1　视神经炎 MRI 表现

患者,女,21 岁,右侧视力下降 2 月,右侧视神经炎。轴位压脂 T_2WI(图 A)及冠状位压脂 T_2WI(图 B)显示右侧视神经眶内段增粗,T_2WI 呈高信号;横断面压脂增强 T_1WI(C)及冠状面压脂增强 T_1WI(D)显示增粗视神经明显强化。

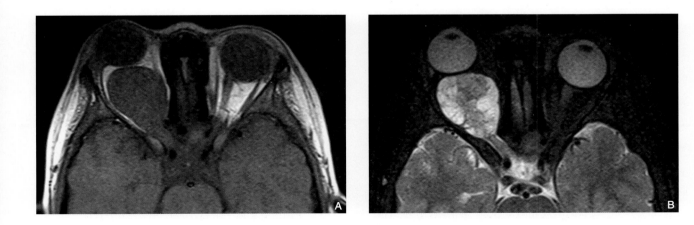

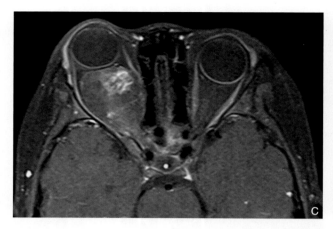 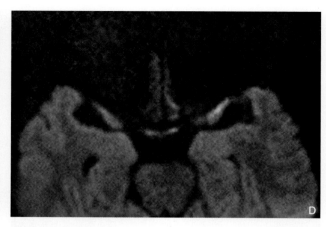

图 6-10-2　视神经胶质瘤 MRI 表现

患者,男性,4 岁,右眼突出伴视力下降 2 年余,右侧视神经胶质瘤。横断面 T_1WI(A)示右侧视神经肿块样增粗,呈等信号;横断面 T_2WI(B)示肿块呈不均匀高信号;横断面增强 T_1WI(C)呈不均匀强化;横断面 DWI(D)显示肿块未见弥散受限。

【分析思路】

视神经增粗的判断往往首先要结合正常或健侧视神经的宽度;若诊断为视神经增粗,还需判断是炎症性增粗还是肿瘤性增粗,分析思路如下:

1. 根据症状出现的部位,结合 CT 或 MRI 图像,与正常或健侧视神经比较,首先确定视神经增粗发生于单侧还是双侧。

2. 依据视神经增粗是否为肿块样,当肿块 T_2WI 为高信号,并强化,强化可不均匀,提示视神经胶质瘤可能;当视神经轻度增粗,无肿块样改变,T_2WI 上视神经信号增高,增强后视神经可强化,结合临床病史,有助于视神经炎的诊断。

【疾病鉴别】

1. 基于临床信息与影像特征的鉴别诊断流程图见图 6-10-3。

2. 鉴别诊断要点见表 6-10-1。

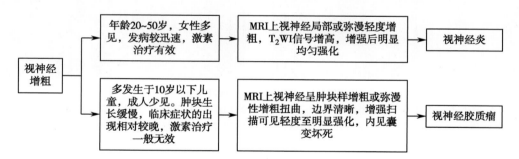

图 6-10-3　视神经增粗的鉴别诊断流程图

表 6-10-1　视神经增粗的主要鉴别诊断要点

疾病	临床病史	影像鉴别要点
视神经炎	年龄多在 20~50 岁,女性多见。发病较迅速,激素治疗有效	MRI 上视神经局部或弥漫轻度增粗,粗细可不均,T_2WI 信号增高,增强后明显均匀强化
视神经胶质瘤	多发生于 10 岁以下儿童,成人少见。肿块生长缓慢,临床症状的出现相对较晚,激素治疗一般无效	MRI 上视神经呈肿块样增粗或弥漫性增粗扭曲,边界清晰,增强扫描可见轻度至明显强化,内见囊变坏死

参 考 文 献

1. 鲜军舫,史大鹏,陶晓峰.头颈部影像学:眼科卷[M].北京:人民卫生出版社,2014.

2. 孙传宾,姜波,刘庚昊,等.应与视神经炎鉴别诊断的视神经肿瘤的临床和影像学特征[J].中华眼科杂志,2023,59(5):367-375.

3. 魏祥,李建钢,任国政,等.12 例视神经胶质瘤 MRI 分析[J].磁共振成像,2012,3(3):184-187.

4. 吴化民,杨杰,孔庆奎,等.眼眶肿瘤的 CT、MRI 诊断[J].中国医学影像学杂志,2006,14(2):107-111.

5. 周蓉先,潘宇澄,邹明舜,等.视神经胶质瘤的 CT 与 MRI 表现[J].临床放射学杂志,2003,22(10):831-834.

（袁　瑛　任继亮）

第十一节 眼眶内形态规则的软组织肿块

【定义】

眼眶内间隙(retrobulbar orbital space)是指眶隔后眼球后方区域,由眶壁及眶内容物构成,包括泪腺、脂肪、眼外肌、视神经、眶骨及其他神经血管等,其中以眶骨壁及眼外肌为界进一步分为肌锥内、肌锥外及骨膜下间隙。

软组织肿块(soft tissue mass)可因软组织的良、恶性肿瘤和瘤样病变引起,也见于骨恶性肿瘤突破骨皮质侵入软组织内以及某些炎症性包块。一般而言,良性者形态规则,而恶性者常形态不规则。

【病理基础】

组织病理学上,多种疾病均可形成此征象,多数为良性病变,包括海绵状血管瘤、神经鞘瘤、孤立性纤维瘤。海绵状血管瘤(cavernous hemangioma)是一种静脉畸形,大体呈类圆形有完整包膜的暗红色肿物,瘤体切面呈海绵状、多孔,肿瘤内可见出血、囊状变性;镜下由大小不等、形状各异的血管窦构成,内部充满血液。眼眶神经鞘瘤(neurilemoma)大体病理显示肿瘤形态规则,可呈圆形、椭圆形或锥形,绝大多数呈实性肿块;有完整包膜;表面光滑、切面呈灰白或黄白色,较大肿瘤内常见程度不等的出血、囊性变或钙化;镜下表现为肿瘤组织由细胞丰富区(束状区,Antoni A区)和细胞稀疏区(网状区,Antoni B区)交替分布组成。孤立性纤维性肿瘤(solitary fibrous tumor,SFT)是一种起源于表达CD34的树突状间叶细胞的梭形细胞肿瘤,大体病理通常表现为类圆形肿块,有假包膜,切面为灰白或黄白色,可见旋涡状条纹;镜下表现为由大量梭形细胞组成,其间穿插着数量不等的粗大或瘢痕样胶原纤维。眶壁骨膜下间隙血肿(subperiosteal hematoma)为骨膜或骨的营养血管裂伤出血、积聚于骨膜和骨壁之间所致,多呈梭形。

【征象描述】

1. **CT 表现** 形态呈规则形状,如圆形、类圆形或椭圆形、梭形,边界清。密度表现为软组织等密度,如果病灶内出血、钙化或静脉石,可见高密度影;出现坏死、囊变,则为水样低密度。增强后呈中等至明显强化,囊变、坏死区无强化。

2. **MRI 表现** 形态规则团块影,信号多数 T_1WI 呈等信号,T_2WI 压脂呈稍高或高信号,增强扫描呈明显均匀或不均匀强化。不同时期血肿信号不同,亚急性期 T_1WI、T_2WI 均呈高信号。

【相关疾病】

眼眶内形态规则软组织肿块见于海绵状血管瘤(图6-11-1)、神经鞘瘤(图6-11-2,彩图见文末彩插)、孤立性纤维性肿瘤(图6-11-3)、眶骨膜下血肿。

【分析思路】

1. **首先判断是否有外伤史** 眼外伤是导致骨膜下间隙血肿的主要原因。

2. **定位诊断是定性诊断、手术治疗的基础,准确定位可缩小鉴别诊断范围** 需要判断病变是否来源于泪腺、视神经或眼外肌,然后确定病变位于肌锥内、肌锥外间隙或眶骨膜下间隙,以及病变与周围结构的关系。海绵状血管瘤是肌锥内间隙最常见肿瘤,T_2WI 压脂序列信号较高,类似于玻璃体,DWI 上无弥散受限,ADC 值较高,动态增强扫描呈由点及面填充式渐进性强化;神经鞘瘤多位于肌锥外间隙,常常呈沿眼眶前后轴方向生长,或跨眼眶缝、裂相沟通,信号不均,T_2WI 压脂序列可见囊变、黏液区,增强扫描不均匀强化;孤立性纤维性肿瘤多位于肌锥外间隙,T_2WI 压脂序列信号较低、可见囊变高信号,动态增强多呈速升速降;血肿位于眶壁骨膜下间隙呈梭形,可伴骨折,亚急性期 T_1WI、T_2WI 均呈高信号,慢性期因含铁血黄素沉积 T_1WI、T_2WI 均呈低信号。

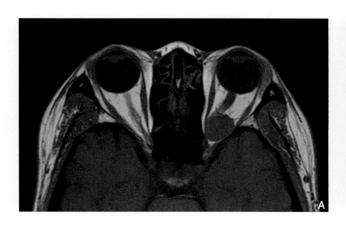

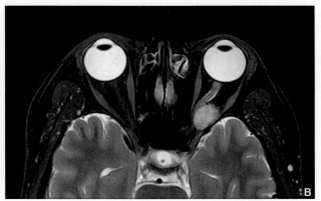

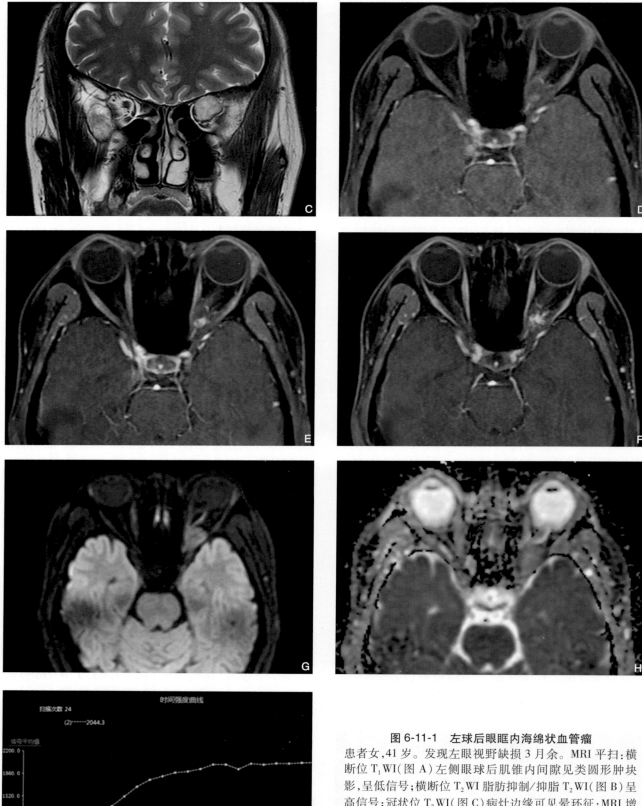

图 6-11-1 左球后眼眶内海绵状血管瘤

患者女,41 岁。发现左眼视野缺损 3 月余。MRI 平扫:横断位 T_1WI(图 A)左侧眼球后肌锥内间隙见类圆形肿块影,呈低信号;横断位 T_2WI 脂肪抑制/抑脂 T_2WI(图 B)呈高信号;冠状位 T_2WI(图 C)病灶边缘可见晕环征;MRI 增强:横断位 T_1WI 增强脂肪抑制(图 D~F)病灶呈由点及面渐进性强化;DWI 序列(图 G)呈稍高信号,ADC(图 H)约 $1.0~2.0×10^{-3}mm^2/s$;TIC(图 I)呈 I 型。

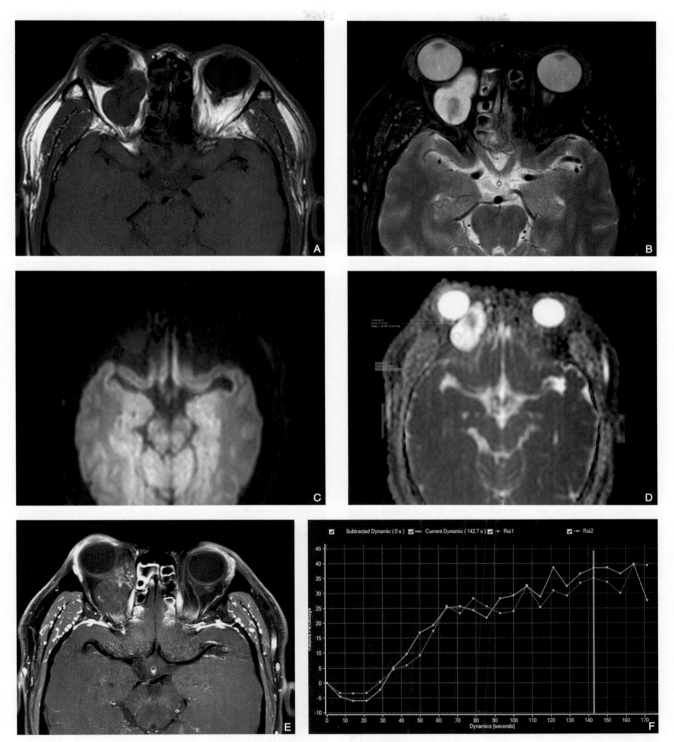

图 6-11-2　右眼眶神经鞘瘤

患者男,53 岁。右侧头痛伴眼球突出 4 月余。MRI 平扫:横断位 T_1WI(图 A)显示右侧眼球后见葫芦样异常肿块影,呈低信号;横断位 T_2WI 脂肪抑制(图 B)呈高信号、内信号不均,可见低信号影;DWI 序列(图 C)呈低信号,ADC 值(图 D)约(1.6~2.5)×10^{-3}mm²/s;MRI 增强:横断位 T_1WI 增强脂肪抑制(图 E)病灶不均匀强化,可见无强化区;TIC(图 F)为 Ⅰ 型。

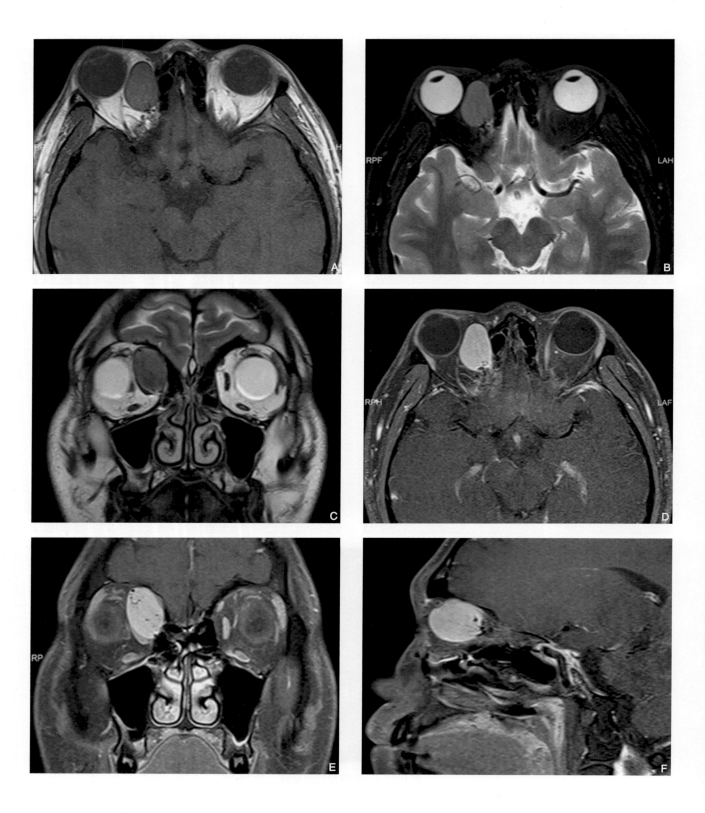

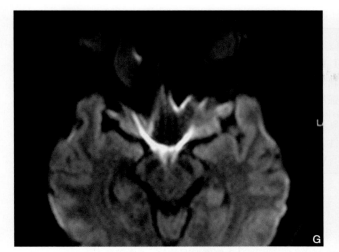
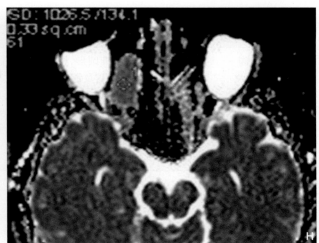
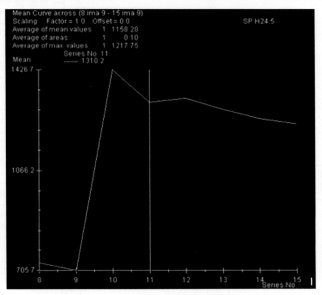

图 6-11-3　右眼眶孤立性纤维瘤

患者男,26 岁。右侧眼球无痛性渐进突出半年、眼球运动轻度受限。MRI 平扫:横断位 T_1WI(图 A)右侧眼眶鼻侧、球后肌锥外间隙见椭圆形软组织肿块影呈等信号,边界清,邻近眼外肌受压外移、眼球受压略前突;横断位 T_2WI 脂肪抑制(图 B)、冠状位 T_2WI(图 C)病变呈等、低信号,信号较均匀,内可见管状流空低信号影;T_1WI 增强脂肪抑制横断位(图 D)、矢状位(图 E)、冠状位(图 F)显示病变呈明显强化;DWI 序列(图 G)呈低信号,ADC(图 H)约 $1.0 \times 10^{-3}\,mm^2/s$;TIC(图 I)呈 Ⅲ 型。

3. 定性诊断,病变形态规则表明生物学行为多为良性

【疾病鉴别】

眼眶内形态规则的软组织肿块只是一个征象,决不能孤立看待,需要联合其他影像学特征诊断和鉴别诊断。

1. 鉴别诊断流程图见图 6-11-4。

2. 球后眼眶内形态规则的软组织肿块在几种不同疾病的主要鉴别诊断要点见表 6-11-1。

表 6-11-1　球后眼眶内形态规则的软组织肿块的主要鉴别诊断要点

疾病	典型影像特征	鉴别要点	临床特征
海绵状血管瘤	肌锥内间隙,圆形或类圆形,密度/信号均匀,少数可见钙化点或静脉石影	T_2WI 呈高信号,晕环征;增强扫描呈由点及面渐进性强化	好发于中年女性;渐进性无痛性眼球突出
神经鞘瘤	肌锥外间隙,多呈椭圆形、梭形、串珠状、哑铃状,密度/信号不均匀	T_2WI 呈混杂高信号,可见黏液、囊变区,增强不均匀强化	起源于三叉神经眼支,表现为缓慢进行突眼

续表

疾病	典型影像特征	鉴别要点	临床特征
孤立性纤维瘤	肌锥外间隙,类椭圆形,密度/信号较均匀,出血、囊变及钙化少见	T_2WI 信号较低,内部可见管状或分支状血管流空信号,增强后明显强化	成人和儿童均可发生,渐进性单侧无痛性突眼
眶壁骨膜下间隙血肿	沿眶壁走行的梭形或扁平状肿块	新鲜期 CT 高信号;MRI 亚急性期血肿较为常见,表现为 T_1WI、T_2WI 高信号	主要见于儿童,外伤史,表现为眼球突出、眼球运动障碍、复视等

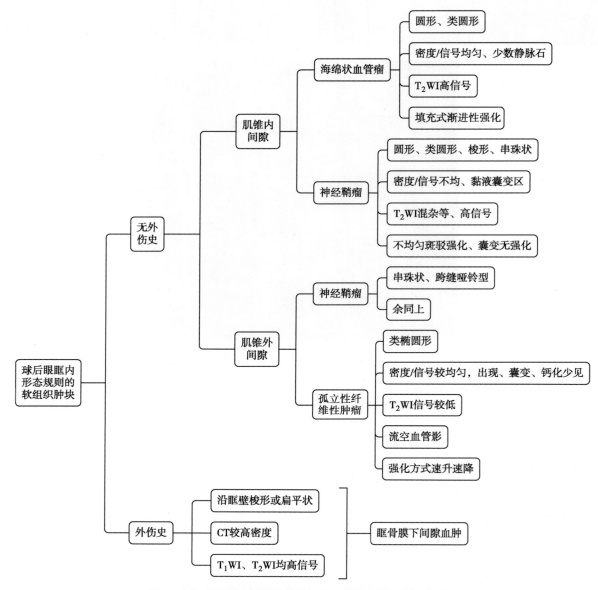

图 6-11-4 眼眶内形态规则的软组织肿块的鉴别诊断流程图

（袁 瑛 唐 言）

参 考 文 献

1. 首都医科大学眼部肿瘤临床诊疗与研究中心,中华医学会放射学分会头颈学组.眼眶肿瘤和肿瘤样病变 3.0 T MR 检查与诊断专家共识[J].中华放射学杂志,2021,55(10):1008-1023.

2. 鲜军舫,史大鹏,陶晓峰.头颈部影像学:眼科卷[M].北京:人民卫生出版社,2014.

3. 祁吉.放射学高级教程[M].北京:人民军医出版社,2009.

4. 王振常,鲜军舫.中华影像医学:头颈部卷[M].3 版.北京:人民卫生出版社,2019.

5. Mandell J.核心放射学:影像诊断图解教程[M].王维平,译.北京:人民卫生出版社,2017.

第十二节　球后眼眶内形态不规则的软组织肿块

【定义】

同第六章第十一节。

【病理基础】

组织病理学上,多种疾病均可形成此征象,包括淋巴瘤、炎性假瘤、静脉畸形、非朗格汉斯细胞组织细胞增生症、血管外皮细胞瘤、眼眶韦格纳肉芽肿、绿色瘤、毛细血管瘤、横纹肌肉瘤、神经纤维瘤。静脉曲张(varix or varicocele)又称为扩张性静脉畸形(distensible venous malformation),镜下可见不规则扩张的静脉管道,血管腔内可有血栓、静脉石形成,CT 表现为不规则等密度软组织肿块内见高密度影。眼眶埃德海姆-切斯特病(Erdheim-Chester disease,ECD),是一种罕见的非朗格汉斯(Langerhans)细胞组织细胞增生症,呈多发不规则软组织肿块,镜下可见小核泡沫状单核细胞弥漫或呈巢状浸润,混合有纤维结缔组织增生。血管外皮细胞瘤(hemangiopericytoma)是来源于毛细血管外皮的一种真性肿瘤。大体病理呈实性暗紫色肿块,边界清楚;切面灰红、灰白或灰黄色,可伴出血囊性变、微囊样改变或钙化形成。镜下肿瘤由梭形细胞构成,细胞排列密集。眼眶韦格纳肉芽肿典型的病理改变有三种:坏死、肉芽肿和血管炎。眼眶绿色瘤的病理学基础为不成熟的白细胞聚集在骨髓腔、骨膜下并累及邻近软组织形成肿块,因肿块内含有骨髓过氧化酶,在肉眼检查时呈绿色。镜下为未分化的圆形及异形细胞弥漫分布,胞质少,核不规则且分裂象明显,核染色质细小。毛细血管瘤(capillary hemangioma),又称婴儿型血管瘤(infan-

tile hemangioma),由血管内皮细胞和毛细血管构成,缺乏包膜,呈浸润性生长。电镜观察在内皮细胞胞质内可见分层结构,即 Wiebel-Palade 小体(怀布尔-帕拉德小体)。

淋巴瘤、炎性假瘤、静脉畸形、神经纤维瘤见于第六章第八节。横纹肌肉瘤见于第六章第十五节。

【征象描述】

1. CT 表现　球后眼眶内不规则软组织影,边界清。平扫时大多数肿瘤表现为等密度,出血、钙化或静脉石为高密度,坏死、囊变区为低密度。增强后呈中等至明显强化,囊变、坏死区无强化。

2. MRI 表现　T_1WI 呈等信号,T_2WI 压脂呈稍高或高信号,含纤维成分则呈低信号,增强扫描呈明显均匀或不均匀强化。

【相关疾病】

球后眼眶内形态不规则的软组织肿块,常见病变:淋巴瘤、炎性假瘤;少见病变:静脉畸形、眼眶 Erdheim-Chester 病、血管外皮瘤、眼眶韦格纳肉芽肿。儿童和青少年:毛细血管瘤、横纹肌肉瘤、神经纤维瘤病 I 型、眼眶绿色瘤。

淋巴瘤、炎性假瘤、静脉畸形、神经纤维瘤见于第六章第八节。横纹肌肉瘤见于第六章第十五节。

【分析思路】

1. 首先判断是否有炎症症状,如有眼睑肿胀、疼痛等,考虑炎性假瘤的可能。

2. 详细观察病变的位置(球内、球后眶内、眶内肌锥内间隙、肌锥外间隙、眶壁、眶外等)、大小、形状、边界、内部密度或信号,以及病变与眼球、视神经、眼外肌和眶壁的关系。

3. 定性诊断需要观察病变形态学及密度/信号特点、功能成像等影像表现综合判断。低头或感冒眼球突出或加重、加压扫描肿块明显增大可提示静脉曲张;眼眶 Erdheim-Chester 病、眼眶韦格纳肉芽肿、儿童绿色瘤、神经纤维瘤病需要结合临床病史有助于诊断,因含纤维成分而 T_2WI 压脂呈较低信号,信号均匀,增强扫描呈中至明显强化,ADC 较高。毛细血管瘤常见于婴儿,多位于眼睑向眶内蔓延,哭闹时肿物可增大,可自行性消退;横纹肌肉瘤常见于儿童(<10 岁),起病急,进行性突眼伴疼痛,生长速度快于毛细血管,哭闹时瘤体不增大,增强后中度至明显不均匀强化。

【疾病鉴别】

眼眶内形态不规则软组织肿块只是一个征象,

需要联合其他影像学特征诊断和鉴别诊断。

1. 鉴别诊断流程图见图 6-12-1。

2. 眼眶内形态不规则软组织肿块在几种不同疾病的主要鉴别诊断要点见表 6-12-1。

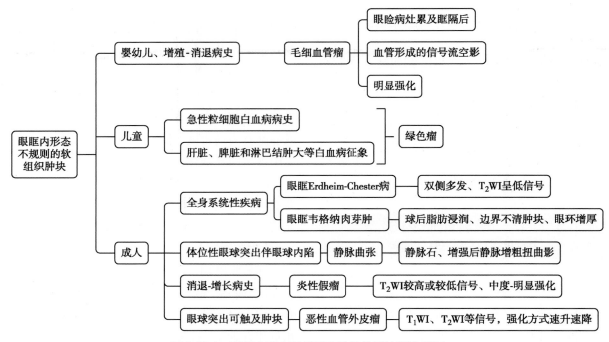

图 6-12-1 眼眶内形态不规则肿块的鉴别诊断流程图

表 6-12-1 眼眶内形态不规则软组织肿块的主要鉴别诊断要点

疾病	典型影像特征	鉴别要点	临床表现
静脉曲张	条状、小片状不规则等密度影,边界清,病灶内可有一个或数个静脉石	平扫高密度静脉石,强化后增粗、扭曲静脉影	体位性眼球突出体征伴眼球内陷
炎性假瘤（图 6-12-2,彩图见文末彩插）	境界清楚的不规则软组织肿块、T_2WI 较高或较低信号,增强扫描病灶有中度-明显强化	Tolosa-Hunt 综合征表现为眶内和海绵窦"哑铃状"肿块	病灶消长史
眼眶 Erdheim-Chester 病（图 6-12-3）	肌锥内或肌锥外的不规则肿块,CT 为等-高密度,MRI 为 T_1WI、T_2WI 呈低信号,增强后中度-明显强化	双侧多发病变、T_2WI 呈低信号	好发于 40~70 岁男性,全身系统疾病
血管外皮瘤（孤立性纤维瘤）	恶性血管外皮细胞瘤形态不规则,边界不清、密度不均,明显强化	T_1WI、T_2WI 等信号,动态增强速升速降	40~50 岁成人,眼球突出及可触及肿块
眼眶韦格纳肉芽肿	球后脂肪浸润、边界不清肿块,眼环增厚,T_1WI 呈等信号,T_2WI 呈等或略低信号,增强后明显强化	球后脂肪浸润、边界不清肿块,眼环增厚	除眼部炎性症状外,鼻腔、呼吸道及肺受侵
球后毛细血管瘤	位于眼睑、累及眶隔后不规则软组织肿块,可见流空血管影,增强后明显强化	眼睑病灶累及眶隔后,血管形成的信号流空影	婴幼儿期发病,增殖-消退史
绿色瘤	单侧或双侧骨膜下和肌锥外间隙内软组织肿块,外形不规则,边界清,多数 T_1WI 呈等/低信号、T_2WI 呈等/高信号影,增强扫描呈中到明显强化	肿瘤明显强化,动脉血流速度快的区域可表现为流空信号影	10 岁以下的急性粒细胞白血病患儿;常有肝脏、脾脏和淋巴结肿大等白血病的其他征象

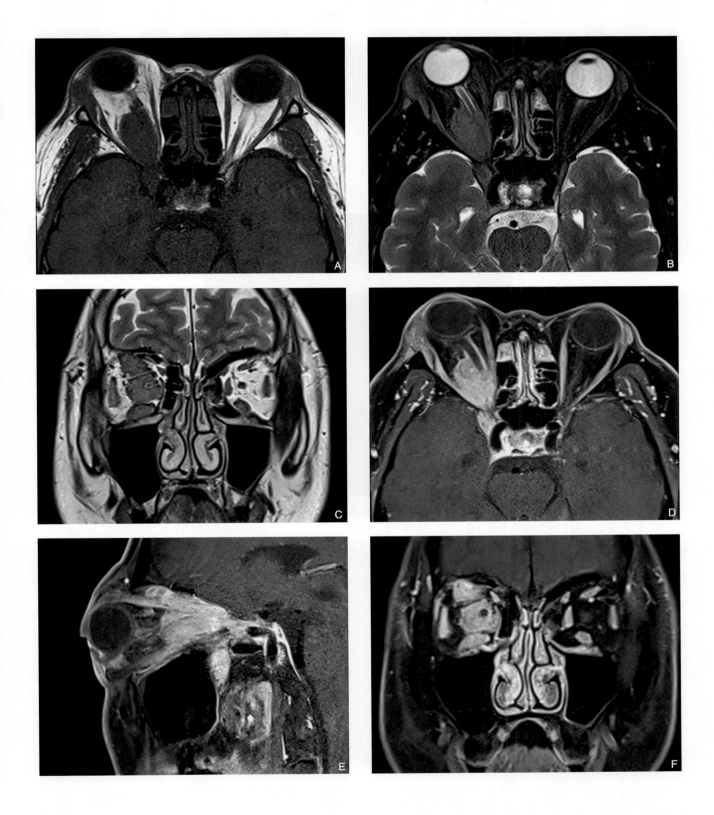

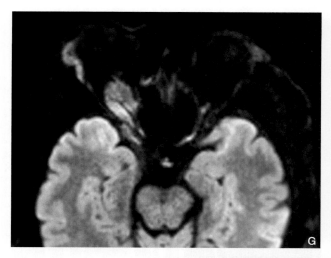

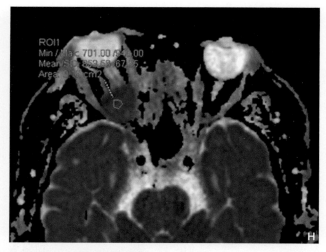

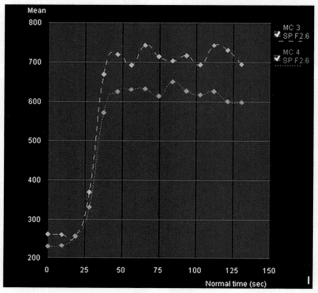

图 6-12-2　右眼眶炎性假瘤

患者男,53 岁。右侧头痛伴眼球突出 4 个月余。MRI 平扫:横断位 T_1WI(图 A)右侧眼球后眼眶内不规则软组织肿块影,呈等信号;横断位 T_2WI 脂肪抑制(图 B)呈等信号;冠状位 T_2WI(图 C)病灶呈等信号,主要位于肌锥内间隙、视神经周围,并包绕视神经,上下直肌增粗、肿胀,右侧泪腺增大,右侧海绵窦软组织肿块。T_1WI 增强脂肪抑制横断位(图 D)、矢状位(图 E)、冠状位(图 F)病灶明显强化;DWI(图 G)病灶及右侧泪腺均呈高信号,ADC 值(图 H)约 $0.8\times10^{-3}\,mm^2/s$;TIC(图 I)呈 II 型。

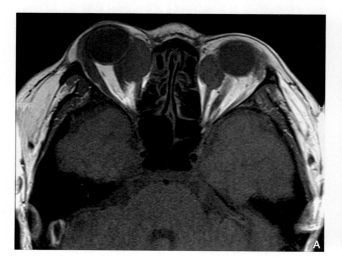

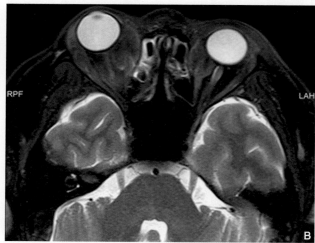

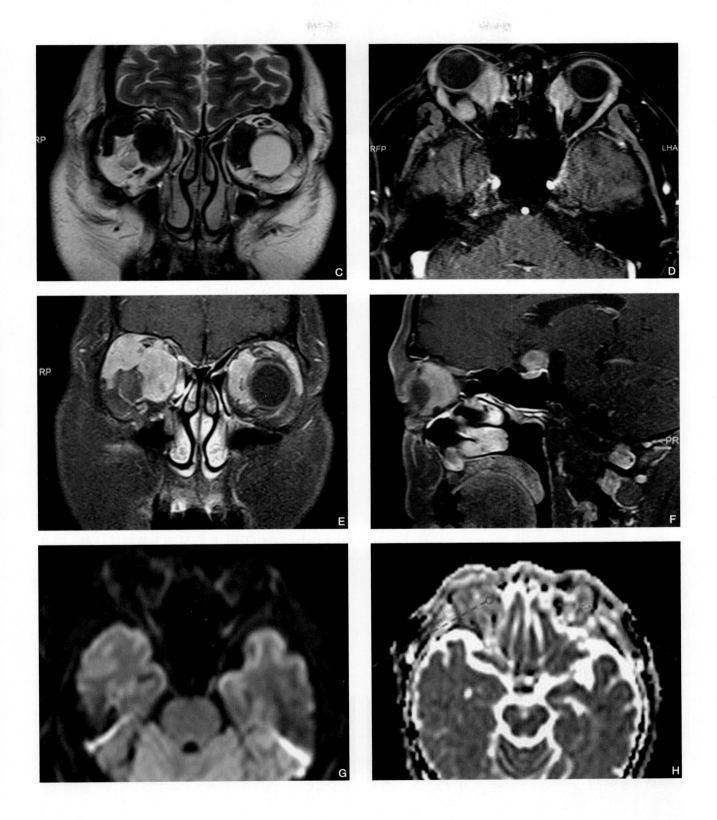

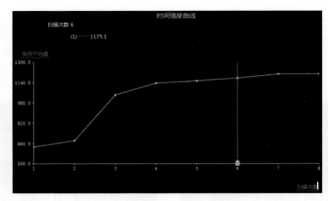

图 6-12-3　双眼眶 Erdheim-Chester 病
患者男,41 岁。右侧眼球渐进突出 2 月,时有右侧头痛。MRI 平扫:横断位 T₁WI(图 A)双侧眼眶内、肌锥外间隙见多发形态不规则软组织肿块影,呈低信号;横断位 T₂WI 脂肪抑制(图 B)及冠状位 T₂WI(图 C)病变呈低信号;MRI 增强:横断位、冠状位及矢状位 T₁WI 增强脂肪抑制(图 D~F)双侧眼眶内、鞍上病灶明显强化、欠均匀;DWI 序列(图 G)呈低信号,ADC(图 H)约 0.8~1.1×10⁻³mm²/s;TIC(图 I)呈 Ⅱ型。

（袁　瑛　唐言）

参 考 文 献

1. 首都医科大学眼部肿瘤临床诊疗与研究中心,中华医学会放射学分会头颈学组.眼眶肿瘤和肿瘤样病变 3.0 T MR 检查与诊断专家共识[J].中华放射学杂志,2021,55(10):1008-1023.
2. 鲜军舫,史大鹏,陶晓峰.头颈部影像学:眼科卷[M].北京:人民卫生出版社,2014.
3. 祁吉.放射学高级教程[M].北京:人民军医出版社,2009.
4. 王振常,鲜军舫.中华影像医学:头颈部卷[M].3 版.北京:人民卫生出版社,2019.
5. Mandell J.核心放射学:影像诊断图解教程[M].王维平,译.北京:人民卫生出版社,2017.
6. 哈恩斯伯格.影像专家鉴别诊断:头颈部分册[M].王振常,鲜军舫,译.北京:人民军医出版社,2012.
7. 杨光杰,聂佩,王振光.Erdheim-Chester 病的影像学研究进展[J].中华医学杂志,2016,96(37):3036-3038.

第十三节　眼眶囊性肿块

【定义】

囊性肿块指为内容物为液体的良性肿块,在影像学上多呈水样信号或密度,根据内部成分蛋白含量的不同,而呈现不同表现。

【病理基础】

眼眶囊性肿块按照病理来源分为上皮细胞起源及非上皮细胞起源。其中上皮细胞起源囊性肿块包括皮样囊肿、表皮样囊肿、单纯囊肿等,非上皮细胞起源囊肿包括神经源性肿瘤、血肿、脓肿、淋巴管畸形等。其中皮样囊肿及表皮样囊肿为眼眶内最常见的囊性肿块。由于其主要特点在于病变内部富含液体,并可伴有出血或富有蛋白成分。

【征象描述】

1. **CT 检查表现**　在平扫 CT 上,病变多表现为边界清晰的类圆形或椭圆形肿块。根据其病灶张力的大小及位置的不同,也会呈现为匍匐样分布。因其病变内部多为液性成分,故其密度多呈水样密度,CT 值在 0~20HU(图 6-13-1A)。若病变内部富含蛋白/脂质成分或伴有出血,则其内部密度可有均匀或者不均匀增高。对于周围骨质,多呈受压或吸收改变,罕见骨膜反应(图 6-13-1B)。增强 CT 上,病变内部无明显强化,边缘可有环形强化,强化边缘通常较光整。

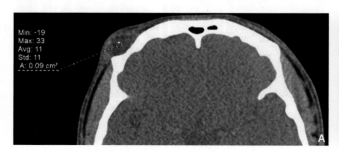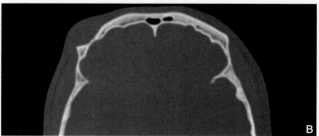

图 6-13-1　囊性肿块的 CT 表现
患者,男,38 岁,右眼眶外上方表皮样囊肿,平扫轴位 CT 软组织窗 CT 值约 11HU(图 A),平扫轴位 CT 骨窗显示邻近眶壁骨质吸收(图 B)。

2. **MRI 检查表现** 在 T_2WI 上病变呈明显高于肌肉的高信号,在抑脂序列上也呈现为高信号,"大理石袋征"是皮样囊肿的典型表现,其表现为在 T_2WI 上高信号病灶内混杂数个结节状的低信号病灶(图 6-13-2)。在平扫 T_1WI 上病变通常呈现低信号,但在部分富含蛋白/脂质成分或出血的病灶中,平扫 T_1WI 通常呈现为高信号(图 6-13-3A)。此外若病灶内部有出血,可呈现较为明显的液-液平面。抑脂 T_1WI 增强是诊断囊性肿块的最佳序列,在此序列上,病灶内部无强化,边缘可见有环形强化或不强化(图 6-13-3B),这是眼眶囊性肿块的特征性表现。DWI 有助于鉴别皮样囊肿/表皮样囊肿和单纯囊肿,在 DWI 上,皮样囊肿/表皮样囊肿多呈明显高信号,而单纯囊肿在 DWI 上呈稍高信号(图 6-13-3C)。

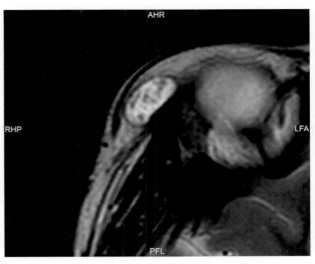

图 6-13-2 "大理石袋征"的 MRI 表现
患者,男,38 岁,轴位 T_2WI 右眼眶外上方皮样囊肿,可见"大理石袋征"。

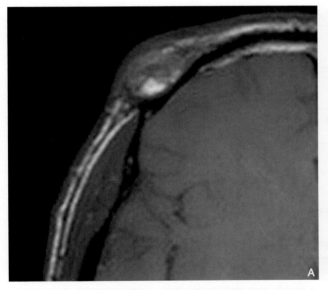

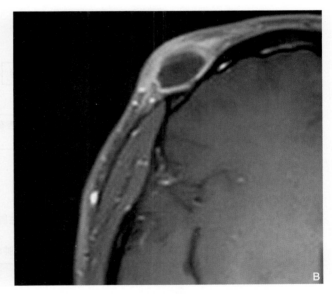

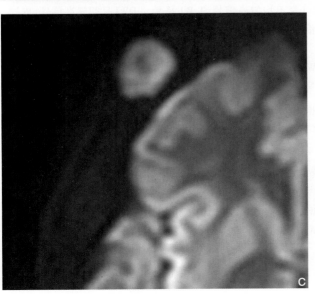

图 6-13-3 囊性肿块的 MRI 表现
患者,女,25 岁,右眼眶外上方皮样囊肿,轴位 T_2WI 显示病变呈不均匀高信号(图 A),增强轴位 T_1WI 显示病灶环形强化(图 B),轴位 DWI 呈明显高信号(图 C)。

【相关疾病】

皮样囊肿和表皮样囊肿是眼眶最常见的囊性肿块,约占眼眶囊性肿块的发病率80%以上。其次为黏液囊肿,约占10%。其他包括囊性神经源性肿瘤、血肿、脓肿、淋巴管畸形等均可表现为囊性肿块样改变。

【分析思路】

囊性肿块的判定要点是病灶内部是否有强化,并排除实性肿瘤,因此需要在不同的囊性肿块中进行鉴别,分析思路如下:

第一,确定病灶内部无强化,仅有边缘强化或完全无强化成分,这一步基本可以排除大部分眼眶实性肿瘤或肿瘤样变。

第二,病变的形态是指导诊断的重要征象,皮样/表皮样囊肿张力较高,多呈类椭圆形或圆形,而淋巴管畸形张力较低,多呈匍匐样分布。

第三,结合功能 MRI 特点分析,表皮样/皮样囊肿在 DWI 上呈现为明显高信号。

第四,分析周围重要结构(如眼眶和颅底等)是否受累,如眼眶内壁及颅底骨膜或颅底脑膜增厚强化均提示有继发感染的表现,需要与脓肿相鉴别。

【疾病鉴别】

眼眶囊性肿块病因较多,影像检查对其检出的诊断敏感性较高,但对于其定性仍需要借助多个影像学特征,见图6-13-4,鉴别诊断要点见表6-13-1。

1. 基于临床信息及影像特征的鉴别诊断流程图见图6-13-4。

2. 表现为"囊性肿块"的常见疾病的主要鉴别诊断要点见表6-13-1。

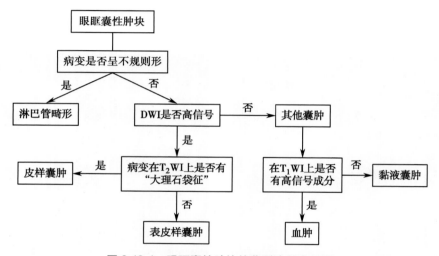

图 6-13-4　眼眶囊性肿块的鉴别诊断流程图

表 6-13-1　"眼眶囊性肿块"的主要鉴别诊断要点

疾病	CT 特征	磁共振信号要点	主要伴随征象
皮样囊肿/表皮样囊肿	类圆形/椭圆形肿块,密度不均匀,CT 值等于或略高于水	T_2WI 呈不均匀高信号,T_1WI 呈稍高信号	DWI 呈明显高信号,皮样囊肿有典型的"大理石袋"征
黏液囊肿	类圆形/椭圆形肿块,密度均匀,CT 值等于水	T_2WI 呈均匀高信号,T_1WI 呈低信号	邻近眼眶、鼻窦骨质可吸收破坏
血肿	类椭圆形肿块,密度均匀,CT 值高于水	根据不同出血时相,T_1WI 均呈不均匀/均匀的高信号,T_2WI 可呈高信号或低信号	外伤可伴有眶壁骨折错位
脓肿	边缘不规则肿块,周围脂肪间隙模糊,密度不均匀	T_2WI 呈高信号,T_1WI 呈低信号	DWI 呈高信号,增强后环形强化
淋巴管畸形	匍匐样分布,中央可见细小条状分隔,密度近水	T_2WI 呈高信号,分隔呈稍高信号,T_1WI 呈等低信号	增强后分隔可见强化

(袁　瑛　唐为卿)

参 考 文 献

1. Chawda SJ, Moseley IF. Computed tomography of orbital dermoids[J]. Clin Radiol, 1999, 54(12): 821.

2. Shields JA, Augsburger JJ, Donoso LA. Orbital dermoid cyst of conjunctival origin. Am J Ophthalmol, 1986, 101(6): 726-729.

3. Kazi I, Lemke AJ, Felix R. Magnetic resonance imaging of orbital tumors. [J]. European Radiology, 2006, 16(10). 2207-2219.

第十四节　伴眶壁骨质增生的软组织肿块

【定义】

伴眶壁骨质增生的软组织肿块是指眶内软组织肿块邻近的眶壁骨质增生肥厚、单位体积内骨量的增多。

【病理基础】

组织学上可见眶内软组织肿块邻近的眶壁骨皮质增厚、骨小梁增粗增多，是成骨活动增多或破骨活动减少或两者同时存在所致。大多因病变影响成骨细胞活动造成，少数是因病变本身成骨，如成骨肉瘤的肿瘤骨形成。骨质硬化并不意味着骨的无机成分的比例增高。

【征象描述】

1. CT　表现为眶内软组织肿块邻近的骨质增生肥厚、密度增高。增厚的骨质边缘毛糙、毛刷状，可伴有骨质破坏和骨膜反应。

2. MRI　增生肥厚的眶壁表现为骨髓腔 T_1WI、T_2WI 高信号，低信号的骨皮质毛糙。

【相关疾病】

伴眶壁骨质增生的软组织肿块见于多种疾病。多数是局限性骨质增生，见于慢性炎症、外伤后的修复和某些成骨性骨肿瘤，包括扁平型脑膜瘤、慢性侵袭性真菌性鼻窦炎、成骨肉瘤或成骨性转移瘤。少数为全身性骨增生。

【分析思路】

1. 定位　详细观察病变的位置（球内、球后眶内、眶内肌锥内间隙、肌锥外间隙、眶壁、泪腺窝、泪囊窝等）、大小、形状、边界、内部密度或信号、单发或多发，以及病变与眼球、视神经、眼外肌、眶壁及其他邻近结构的关系。

2. 定性　眼眶内形态规则占位，多不伴骨质破坏，可作出良性占位诊断。骨纤维异常增生症具有密度增高似磨玻璃的特征性改变，朗格汉斯细胞组织细胞增生症表现为边界清楚的溶骨性骨质破坏，扁平型脑膜瘤可见蝶骨大翼区骨质增生肥厚伴周围软组织肿块（图 6-14-1）。多形性腺瘤、淀粉样变性多位于泪腺区，明确部位后根据其影像特点可作出诊断。此外，ADC 值以及动态增强显示"持续性强化"的特点也有助于鉴别诊断。

3. 可根据患者年龄、性别、临床病史、体征及实验室指标，如是否儿童、是否面部畸形等，结合影像学表现综合考虑进一步定性。

【疾病鉴别】

伴眶壁骨质增生的软组织肿块只是一个征象，需要联合其他影像学特征诊断和鉴别诊断。

1. 鉴别诊断流程图见图 6-14-2。

2. 伴眶壁骨质增生的软组织肿块在几种不同常见疾病的主要鉴别诊断要点见表 6-14-1。

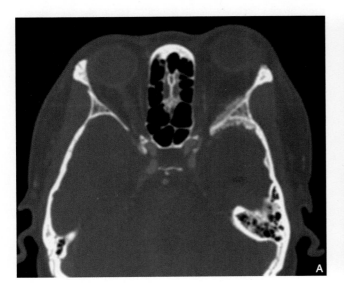

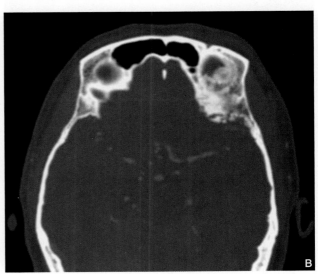

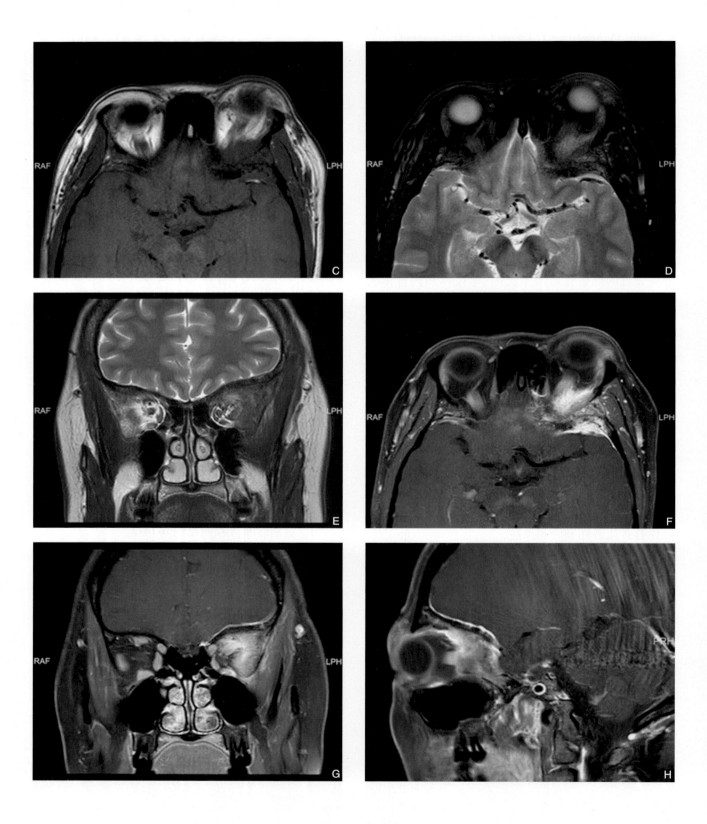

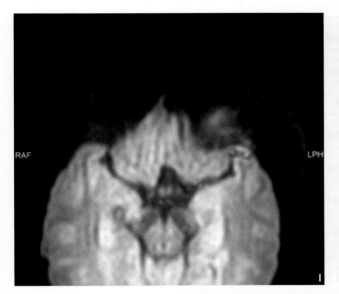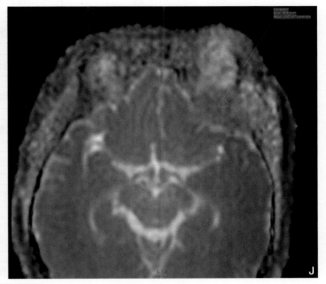

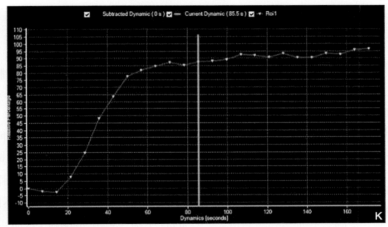

图 6-14-1　左侧眼眶扁平肥厚型脑膜瘤

患者女,44岁,左眼进行性突出2年余,伴眼胀痛,压迫感,伴左侧头痛。CT横断面骨窗(图A、B),左侧蝶骨大翼骨质增生肥厚,边缘毛糙,伴骨膜反应。MRI平扫:横断位 T_1WI(图C)左侧蝶骨大翼增厚,骨髓腔内呈等信号,周围眼眶内及颞极前方可见等信号软组织影;横断位 T_2WI 脂肪抑制(图D)、冠状位 T_2WI(图E)病变呈等、稍低信号。MRI增强:横断位、冠状位及矢状位 T_1WI 脂肪抑制(图F~H)左侧蝶骨大翼轻度强化,周围软组织肿块明显强化,显示清晰;脑膜明显增厚强化;DWI序列(图I)呈稍高信号,ADC(图J)约 $1.0×10^{-3} mm^2/s$;TIC(图K)呈Ⅱ型。

表 6-14-1　伴眶壁骨质增生的软组织肿块的主要鉴别诊断要点

疾病	典型影像特征	鉴别要点	临床特点
眼眶扁平型脑膜瘤	软组织肿块围绕眶壁生长,邻近骨质增生肥厚、边缘毛刷状。多不伴有骨质破坏和骨膜反应	骨质增生肥厚、骨质边缘毛刷状、脑膜增厚、强化	好发于中年女性,病史较长,常见症状为眼球突出
慢性侵袭性真菌性鼻窦炎	骨质破坏边缘见增生硬化;软组织影形态多不规整,密度较均匀,钙化少见	T_2WI 信号不均,早期以高信号为主,晚期以低信号为主。通常伴有受累窦腔外周阻塞性炎症	临床症状持续、反复

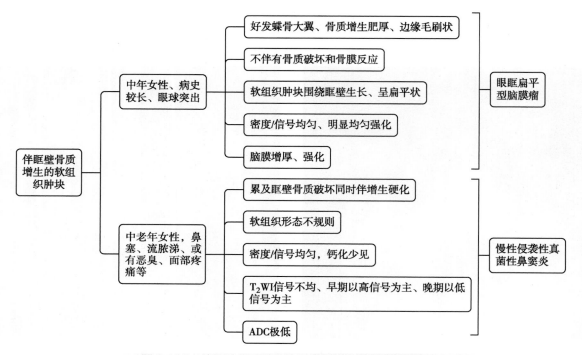

图 6-14-2　伴眶壁骨质增生的软组织肿块鉴别诊断流程图

（袁　瑛　唐　言）

参 考 文 献

1. 首都医科大学眼部肿瘤临床诊疗与研究中心,中华医学会放射学分会头颈学组. 眼眶肿瘤和肿瘤样病变 3.0 T MR 检查与诊断专家共识[J]. 中华放射学杂志,2021,55(10):1008-1023.

2. 鲜军舫,史大鹏,陶晓峰. 头颈部影像学:眼科卷[M]. 北京:人民卫生出版社,2014.

3. 祁吉. 放射学高级教程[M]. 北京:人民军医出版社,2009.

4. 王振常,鲜军舫. 中华影像医学:头颈部卷[M]. 3 版. 北京:人民卫生出版社,2019.

5. Mandell J. 核心放射学:影像诊断图解教程. 王维平,译. 北京:人民卫生出版社,2017.

第十五节　伴眶壁骨质破坏的软组织肿块

【定义】

伴眶壁骨质破坏的软组织肿块(bone destruction of orbital wall)是指眼眶内软组织肿块导致邻近眶壁为病理组织所取代而造成的骨组织的缺失,可以由病理组织本身直接溶解骨组织使之消失,或由病理组织引起的破骨细胞生成和活动亢进所致。骨皮质和骨松质均可发生破坏。

【相关疾病】

伴眶壁骨质破坏的软组织肿块常见有眼眶骨膜下脓肿、朗格汉斯细胞组织细胞增生症、转移瘤、横纹肌肉瘤、骨或软骨肉瘤等。

【病理基础】

在炎症的急性期或恶性肿瘤,骨质破坏常较迅速,轮廓多不规则,边界模糊,可称为溶骨性骨质破坏;而炎症的慢性期或良性骨肿瘤,则骨质破进展较缓慢,边界清楚,有时在骨破坏区边缘还可见一致密的骨质增生硬化带围绕;骨质破坏靠近骨外膜时,一方面骨质破坏区不断向周围扩大,另一方面骨膜下新骨不断形成,从而造成骨轮廓的膨胀,可称为膨胀性骨破坏。眶骨膜下脓肿(orbital subperiosteal abscess,OSPA)是眶骨和骨膜间化脓性感染。眼眶转移瘤(orbital metastasis)多为一侧发病,成人常见原发肿瘤常为肺癌、乳腺癌、胃癌、前列腺癌;儿童常见原发肿瘤常为神经母细胞瘤、尤因肉瘤。朗格汉斯细胞组织细胞增生症(Langerhans cell histiocytosis,LCH)是一种多系统累及的以朗格汉斯组织细胞异常聚集为特征的罕见病。横纹肌肉瘤(rhabdomyosarcoma,RMS)是儿童期最常见的一种软组织肉瘤,来源于横纹肌组织或向横纹肌分化的原始间叶组织的恶性肿瘤,由不同分化程度的横纹肌母细胞组成,属中肝层来源恶性肿瘤。眼眶骨肉瘤(osteosarcoma)罕见,部分为原发,部分继发于 Paget 病、骨纤维结构不良或放疗后,尤其是视网膜母细胞瘤放射治疗后继发性骨肉瘤。软骨肉瘤(chondrosarcoma)起源于软骨或成软骨结缔组织,其中眼眶是间叶性软骨肉瘤(mesenchymal chondrosarcoma,MCS)第三好发部位,主要由未分化的原始间叶细胞和透明软骨小岛组成。

【征象描述】

1. **CT** 表现为软组织肿块邻近眶骨壁局部骨质密度减低、正常骨结构消失。松质骨破坏显示骨小梁稀疏、缺损,骨小梁破坏区的骨髓被病理组织取代,其 CT 值常在软组织范围内。皮质骨的破坏显示小透亮区,此为扩大的哈氏管;或为不规则"虫蚀样"改变。

2. **MRI** 正常情况下,T_1WI 上黄骨髓表现为与皮下脂肪相似的高信号,红骨髓信号介于皮下脂肪和肌肉之间;T_2WI 上,红、黄骨髓信号相似,其信号高于肌肉而低于水。皮质骨自由质子含量很少,因此在任何序列上均表现为低信号。当骨发生破坏时,则松质骨(T_1WI 高信号、T_2WI 稍高信号)、皮质骨(T_1WI、T_2WI 低信号)被软组织信号取代。骨膜在 MRI 上不能显示。

【分析思路】

1. **定位** 详细观察病变的位置(球内、球后眶内、眶内肌锥内间隙、肌锥外间隙、眶壁、泪腺窝、泪囊窝等)、大小、形状、边界、内部密度或信号,单发或多发,以及病变与眼球、视神经、眼外肌、眶壁及其他邻近结构的关系。

2. **定性** 恶性肿瘤多伴有骨质破坏,呈恶性生长行为。其中淋巴瘤呈铸型生长,均质密度和信号、不伴骨质破坏及 ADC 值极低;腺样囊性癌具有嗜神经生长和少有骨质破坏或表现为膨胀性骨质破坏,交界性或低度恶性肿瘤有类似骨质破坏特点;绿色瘤、转移瘤结合临床病史有助于诊断;儿童患者(年龄小于 10 岁)、起病急,进行性突眼伴疼痛,肿块同时伴有邻近骨质破坏高度提示横纹肌肉瘤(图 6-15-1)可能;儿童转移瘤多为神经母细胞瘤转移,多发生于蝶骨大翼区,周围可见软组织肿块形成,并可见到放射状骨针形成;青少年边界清楚的溶骨性破坏伴软组织肿块提示朗格汉斯细胞组织细胞增生症,多发生于眼眶外上壁,累及邻近颞窝及颅内,MRI 多呈 T_1WI 低信号、T_2WI 等或高信号,中度至明显强化(图 6-15-2)。

3. 可根据患者年龄、性别、临床病史、体征及实验室指标,如是否儿童、是否原发肿瘤、是否急性粒细胞白血病等,结合影像学表现综合考虑进一步定性(图 6-15-3)。

【疾病鉴别】

伴眶壁骨质破坏的软组织肿块只是一个征象,需要联合其他影像学特征诊断和鉴别诊断。

鉴别诊断流程图见图 6-15-4。

伴眶壁骨质破坏的软组织肿块在几种不同常见疾病的主要鉴别诊断要点见表 6-15-1。

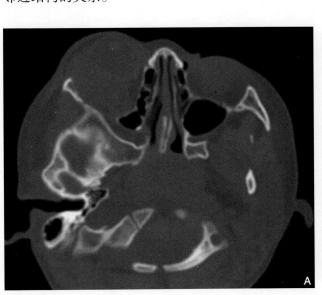

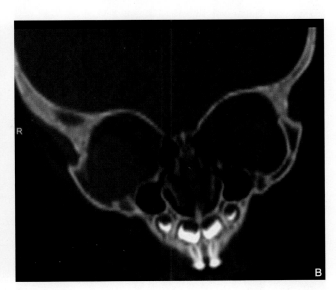

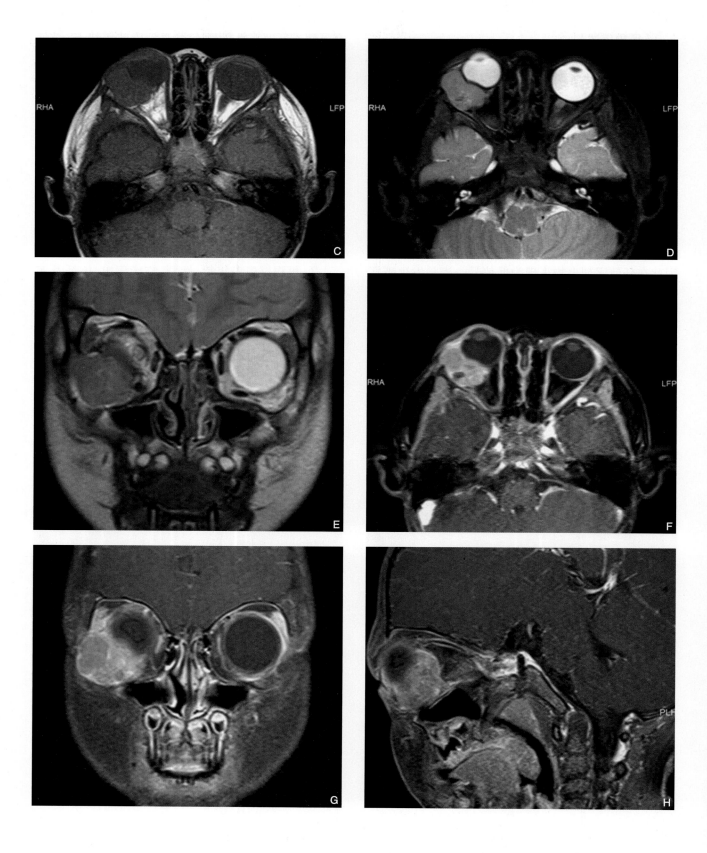

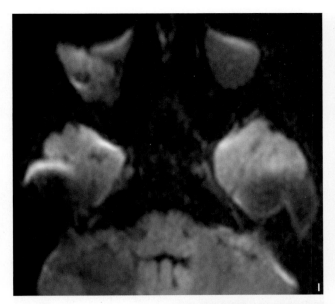

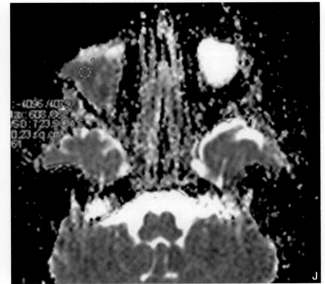

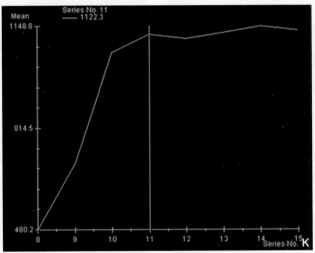

图 6-15-1　右眶胚胎性横纹肌肉瘤

患者男,22 月,右眼红肿伴眼球突出 1 月余。CT 横断面骨窗(图 A)、冠状位骨窗(图 B)右眶外壁骨质吸收破坏。MRI 平扫:横断位 T_1WI(图 C)右眶外下象限、肌锥外间隙不规则软组织肿块,呈低信号。横断位 T_2WI 脂肪抑制(图 D)、冠状位 T_2WI(图 E)病变呈稍高信号、内信号不均,可见低信号影,邻近眼外肌、眼球受压变形。MRI 增强:横断位、冠状位及矢状位 T_1WI 脂肪抑制(图 F～H)病灶可见强化,内见无强化区。DWI 序列(图 I)呈高信号,ADC 值(图 J)约 $1.2×10^{-3}mm^2/s$。TIC(图 K)呈 Ⅱ 型。

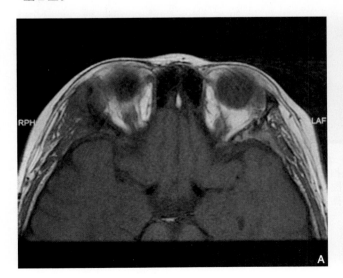

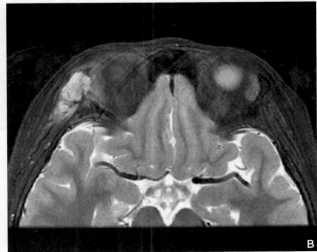

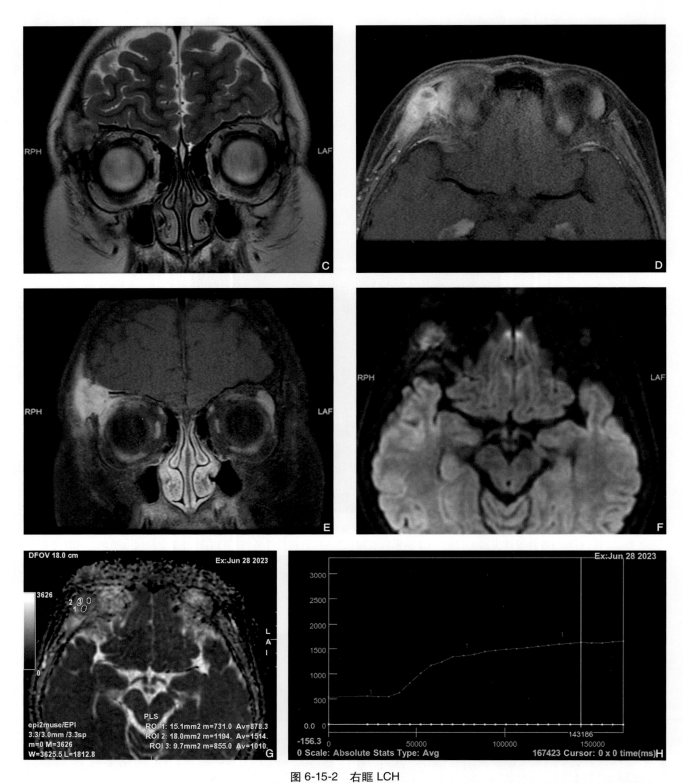

图 6-15-2 右眶 LCH

患者男,9月,右眼发现肿物 1 月余,伴肿物压迫疼痛。MRI 平扫:横断位 T_1WI(图 A)右眶外壁骨质破坏,见不规则软组织肿块,呈等信号。横断位 T_2WI 脂肪抑制(图 B)及冠状位 T_2WI(图 C)病变呈稍高信号。T_1WI 增强脂肪抑制横断位(图 D)、冠状位(图 E)病灶明显不均匀强化,可见无强化区。DWI 序列(图 F)呈高信号,ADC 值(图 G)约(0.9~1.5)×10^{-3} mm²/s。TIC(图 H)呈 II 型。

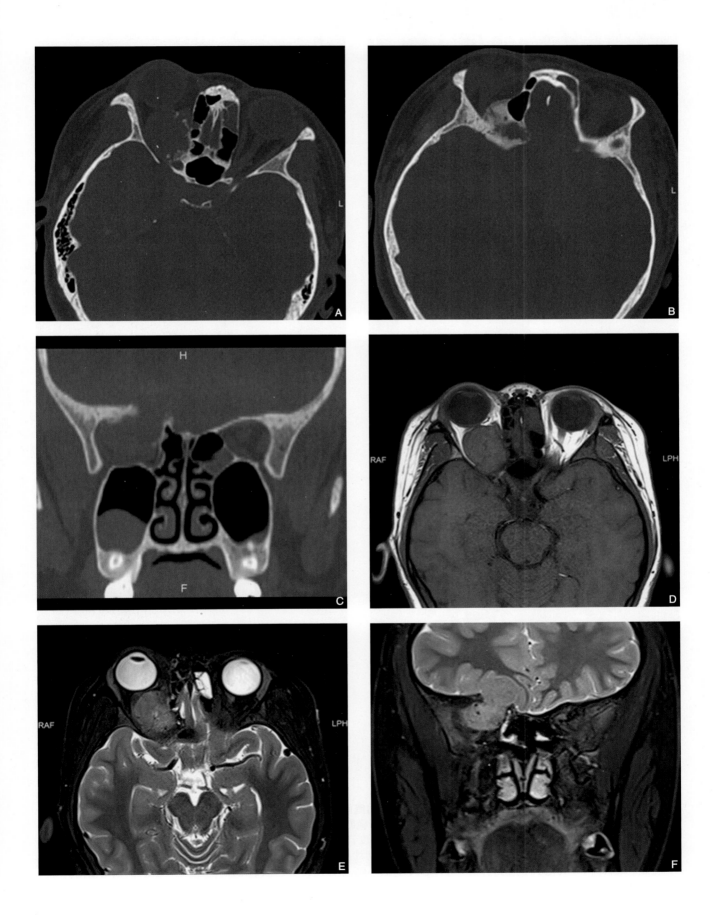

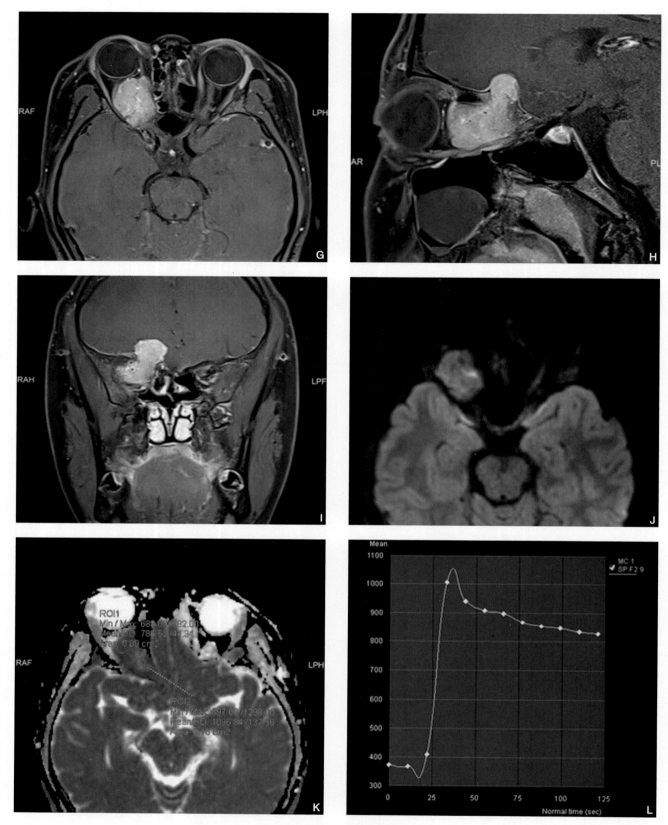

图 6-15-3 右眶间叶软骨肉瘤

患者女,14 岁,右眼球突出半年余,无眼痛、无视力下降。CT 横断面骨窗(图 A、B)、冠状位骨窗(图 C)右眶顶、内壁骨质吸收破坏、伴不规则软组织肿块,肿块边缘见斑点、结节状高密度、稍高密度钙化(骨化)灶。MRI 平扫:与脑皮质相比,横断位 T_1WI(图 D)病灶呈等信号。横断位 T_2WI 脂肪抑制(图 E)病灶呈稍低信号,内见低信号小条形流空血管影及点状、结节状钙化灶。冠状位 T_2WI(图 F)病变跨骨壁呈哑铃形,邻近眼外肌、眼球及额叶受压,右眼球轻度前突。MRI 增强:横断位、矢状位及冠状位 T_1WI 脂肪抑制(图 G~I)病灶可见明显强化。DWI 序列(图 J)呈高信号,ADC 值(图 K)约 $1.0×10^{-3}\,mm^2/s$。TIC(图 L)呈 III 型。

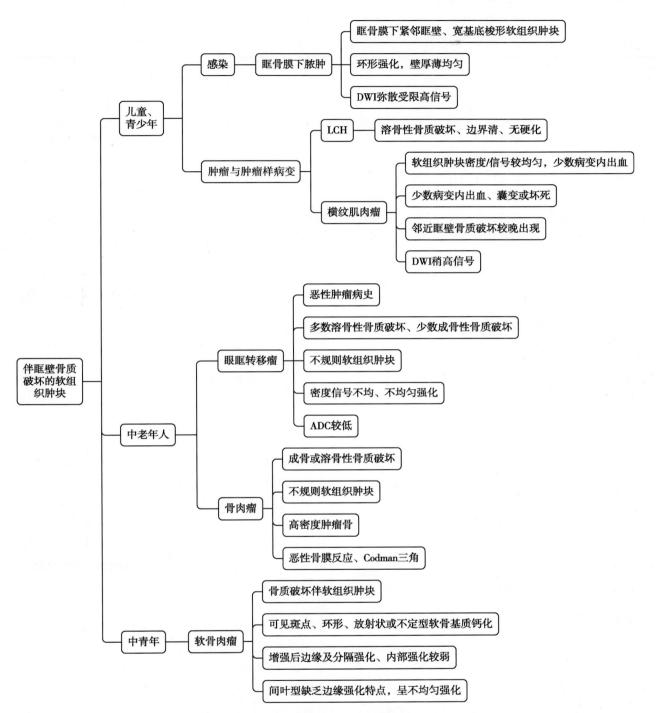

图 6-15-4　伴眶壁骨质破坏的软组织肿块的鉴别诊断流程图

表 6-15-1　伴眶壁骨质破坏的软组织肿块在几种不同常见疾病的主要鉴别诊断要点

疾病	典型影像特征	鉴别要点	临床特点
眶骨膜下脓肿	眶骨膜下间隙紧邻眶壁、宽基底梭形软组织肿块,骨质破坏边缘硬化	环形强化,厚薄往往比较均匀。DWI 可显示脓肿弥散受限	主要见于儿童、青少年
眼眶转移瘤	多为溶骨性骨质破坏,少数可发生成骨性	骨质破坏被病理组织信号取代,信号不均	恶性肿瘤病史
朗格汉斯细胞组织细胞增生症	溶骨性骨质破坏,边界清楚,无硬化	溶骨性骨质破坏伴密度不均匀软组织肿块	儿童
横纹肌肉瘤	眶壁呈虫蚀状或筛孔状的骨质破坏	肿瘤内可见出现、囊变,增强后中等至明显不均匀强化	儿童,迅速发生和发展的眼球突出及移位
骨肉瘤	眶骨局部成骨性或溶骨性骨质破坏,高密度瘤骨,Codman 三角	肿瘤骨、骨膜新生骨破坏	一侧性进行性眼球突出
软骨肉瘤	骨质破坏伴软组织肿块,可见软骨基质钙化。增强后不均匀强化	点状、结节、环形、斑片状、放射状或不定型软骨基质钙化,边缘及分隔明显强化,而内部强化较轻,钙化区域不强化	中年人、眼球突出为首发症状

（袁　瑛　唐言）

参 考 文 献

1. 首都医科大学眼部肿瘤临床诊疗与研究中心,中华医学会放射学分会头颈学组. 眼眶肿瘤和肿瘤样病变 3.0 T MR 检查与诊断专家共识[J]. 中华放射学杂志,2021,55(10):1008-1023.
2. 鲜军舫,史大鹏,陶晓峰. 头颈部影像学:眼科卷[M]. 北京:人民卫生出版社,2014.
3. 祁吉. 放射学高级教程[M]. 北京:人民军医出版社,2009.
4. 王振常,鲜军舫. 中华影像医学:头颈部卷[M]. 3 版. 北京:人民卫生出版社,2019.
5. Mandell J. 核心放射学:影像诊断图解教程. 王维平,译. 北京:人民卫生出版社,2017.

第十六节　眼上静脉增粗

【定义】

眼上静脉位于近鼻根眼眶内上方,由于病理原因造成其迂曲、扩张改变称之为眼上静脉扩张,在 T_1WI 及 T_2WI 图像上均可见低信号的"流空效应"。

【病理基础】

眼上静脉是沟通颌面、眼眶和海绵窦的重要血管,接纳额部静脉、内眦静脉和来源于眶内上部血液,占眼眶总回流血量的 70%。正常的眼上静脉直径约 2~2.5mm,因此在影像学上较难观察。引起眼上静脉扩张的原因主要有 3 种:①眼上静脉动脉化,此多发生于颈动脉-海绵窦瘘,因为大量动脉血进入海绵窦内形成高压,因而逆流至眼上静脉造成扩张;②海绵窦肿瘤,肿瘤压迫使眼上静脉回收受阻;③海绵窦与眶上裂处的非特异性炎症所形成的肉芽肿导致的眼上静脉扩张。

【征象描述】

1. **CT 检查表现**　平扫横断位 CT 上眼上静脉扩张可表现为眼眶内上象限异常迂曲条状等密度影,管径通常大于 3mm,扩张范围可达 3~7mm,常常呈"S"形走行。对于有外伤史的患者,CT 也需要观察眶壁骨折及错位情况,错位的骨性结构是否引起眼眶缩小,进一步压迫血管。增强后多期强化对于眼上静脉扩张定性诊断具有重要价值。颈动脉-海绵窦引起的眼上静脉扩张在动脉期时,不但颈内动脉有明显强化,海绵窦及眼上静脉同样有明显强化,强化程度与颈内动脉一致,这提示海绵窦及眼上静脉内有大量动脉血,并且通过 CTA 可见找到动静脉瘘口(图 6-16-1)。而其他由于病变压迫引起的眼上静脉扩张则只能在静脉期观察到眼上静脉强化,在动脉期则无明显强化。

2. **MRI 检查表现**　由于"流空效应",在 MRI 上增粗的眼上静脉在 T_1WI 及 T_2WI 上均表现为无信号区域。形态上,横断位上眼上静脉呈条状走行,而冠状位呈圆形管腔。同时在海绵窦区也可发现大片无信号区域,这是颈动脉-海绵窦瘘的磁共振特征性表现。若海绵窦肿块压迫引起的眼上静脉扩张,则在 T_2WI 呈稍高信号,T_1WI 呈等信号,信号可不均匀,增强后有明显均匀强化,多为肿瘤性病变(图 6-16-2)。由炎性假瘤或甲状腺相关性眼病引起的眼肌增厚累及眶尖后压迫小血管同样能够引起眼上静脉扩张,两者不同在于前者通常单侧眼肌弥漫增厚,后者仅有眼外肌肌腹增厚。

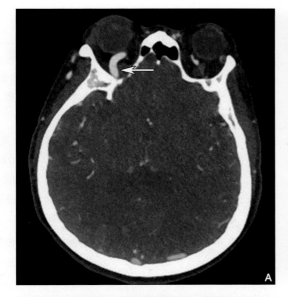
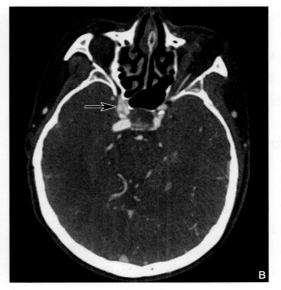
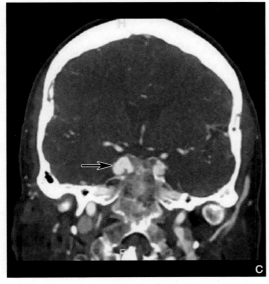

图 6-16-1 眼上静脉增粗的 CTA 表现

患者,男,21 岁,外伤后右侧眼上静脉增宽,诊断为颈动脉-海绵窦瘘,CTA 可见右侧眼眶内上方迂曲增粗眼上静脉(图 A,白色箭头),CT 值与动脉相近。轴位(图 B,黑色箭头)和冠状位(图 C)图像可见右侧颈动脉-海绵窦瘘口。

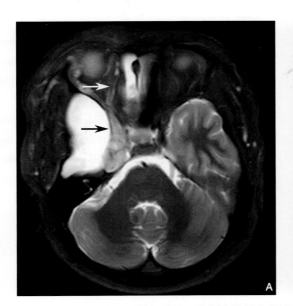
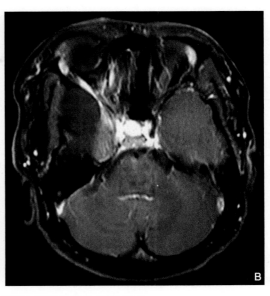

图 6-16-2 右侧海绵窦占位引起眼上静脉增粗的 MRI 表现

患者,男,6 岁,诊断为神经纤维瘤病,轴位 T₂WI 可见右侧海绵窦肿块(图 A,黑色箭头),呈稍高信号。轴位增强 T₁WI 可见右侧眼上静脉增宽(图 B),在轴位 T₂WI 及轴位增强 T₁WI 呈低信号,增强 T₁WI 可见血管壁内侧条状强化。

【相关疾病】

眼上静脉扩张最常见于颈动脉-海绵窦瘘,诊断具有较高的敏感性,但特异度相对较低,因为眼上静脉扩张需要排除海绵窦、眼眶病变压迫小血管引起的扩张,因此需要综合影像学表现进行判断。

【分析思路】

眼上静脉扩张的诊断要点是增强 CT 上看到明显增宽、迂曲的眼上静脉,在 MRI 上能够看到流空血管影,同时能够发现海绵窦区大片无信号区域,分析思路如下:

第一,判断眼上静脉扩张程度,管腔扩张情况,其 CT 特征在于增强可看到眼眶内上方条状强化灶,T_2WI 及 T_1WI 可见流空信号。

第二,明确颈内动脉-海绵窦是否有异常沟通,海绵窦 T_2WI 及 T_1WI 呈大片状无信号改变。

第三,若由病变压迫引起的眼上静脉扩张,则需要注意原发病变位置及影像特征。

第四,外伤患者需要分析眶壁骨折情况,及眼眶内容物体积大小。

【疾病鉴别】

虽然眼上静脉增宽诊断颈动脉-海绵窦瘘的敏感度和特异度较高,但其只是一个征象,也可见于其他良性肿瘤、恶性肿瘤或炎性病变,需联合其他影像学特征及临床信息进行诊断和鉴别诊断,鉴别诊断要点见表 6-16-1。

基于临床信息及影像特征的鉴别诊断流程图见图 6-16-3。

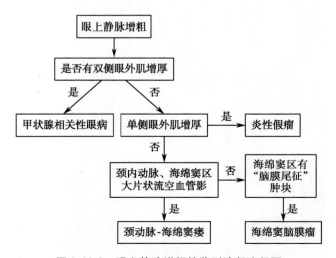

图 6-16-3　眼上静脉增粗的鉴别诊断流程图

表现为"眼上静脉增粗"的常见疾病的主要鉴别诊断要点见表 6-16-1。

表 6-16-1　"眼上静脉增粗"的主要鉴别诊断要点

疾病	主要机制	影像特征
颈动脉-海绵窦瘘	眼上静脉动脉化	颈内动脉、海绵窦区大片状流空血管影,呈无信号改变
海绵窦脑膜瘤	压迫海绵窦、眼上静脉受阻	海绵窦区不规则软组织肿块,T_2WI 呈稍高信号,T_1WI 呈等信号,增强后明显均匀强化,可见"脑膜尾征"
甲状腺相关性眼病	眼上静脉机械性受压	双侧眼外肌弥漫增粗,以肌腹增粗为主
炎性假瘤	眼上静脉机械性受压	眼肌型炎性假瘤表现为单侧眼外肌增粗,肌腹及肌腱均有改变
Tolosa-Hunt 综合征	眼上静脉阻塞	位于海绵窦与眶上裂间特异炎症,边缘模糊,T_2WI 稍低信号,T_1WI 呈等信号,均有强化

(袁　瑛　唐为卿)

参 考 文 献

1. Rana K, Juniat V, Patel S, et al. Extraocular muscle enlargement[J]. Graefes Arch Clin Exp Ophthalmol, 2022, 260(11):3419-3435.

2. Song C, Luo Y, Yu G, et al. Current insights of applying MRI in Graves' ophthalmopathy[J]. Front Endocrinol(Lausanne), 2022, 13:991588.

3. van Rooij WJ, Sluzewski M, Beute GN. Ruptured cavernous sinus aneurysms causing carotid cavernous fistula: incidence, clinical presentation, treatment, and outcome[J]. AJNR Am J Neuroradiol, 2006, 27(1):185-189.

4. Toulgoat F, Raoul S, Guillon B. Ehlers-Danlos syndrome type Ⅳ and recurrent carotid-cavernous fistula: review of the literature, endovascular approach, technique and difficulties[J]. Neuroradiology, 2005, 47(4):300-304.

第十七节　成人无痛性眼球突出

【定义】

眼球突出,又称突眼,是指眼球向前移位并外突的异常状态,是眼眶疾病常见的体征。在 CT 或 MRI 上,单侧或双侧眼球体积超过眼眶内外侧壁连线的

50%以上即可诊断为突眼。按照临床症状、病因又可分为无痛性突眼和痛性突眼,本节主要介绍无痛性突眼。

【病理基础】

眼球在正常解剖上位于双侧眼眶内,球后内容物包括眼眶内脂肪、眼外肌、视神经和眶壁骨性结构等。当眶内病变使眶内容物增加或眶腔缩小时,所产生的占位效应均可使眼球位置前移,发生眼球突出。在影像上通常可见眼球后/眼球周肿块、眼眶骨折等。

【征象描述】

1. **CT 检查表现** 眼球突出表现眼球体积超过眼眶内外侧壁外侧连线的 50% 以上,可有双侧突眼或单侧突眼。多数单侧无痛性突眼由眼眶肿瘤引起。神经鞘瘤和神经纤维瘤在 CT 上多呈眼球后方规则或不规则的软组织团块/增厚影(图 6-17-1),边界清晰,对于眼球、视神经均有明显的压迫移位,相较于神经鞘瘤,神经纤维瘤形态多不规则,部分可累及眶外。对于邻近骨质多呈受压吸收改变,少有骨膜反应。增强后,神经鞘瘤和神经纤维瘤均呈中度的不均匀强化。

2. **MRI 检查表现** 在平扫 T_2WI 上,神经鞘瘤多呈不均匀高信号,其中 Antoni A 区富含由密集肿瘤细胞排列,呈稍高信号,Antoni B 区则富含黏液成分,呈明显高信号(图 6-17-2)。T_1WI 上,神经鞘瘤多呈等信号。眼眶神经鞘瘤并非来源于视神经,因此除了压迫眼球外,邻近视神经亦可见明显受压移位改变,这是与视神经胶质瘤及视神经脑膜瘤的鉴别的要点之一。增强后,神经鞘瘤呈不均匀强化,其中 Antoni B 区域多无明显强化,因此部分肿瘤可呈环形强化,需要与囊性肿块进行鉴别。神经纤维瘤范围较为弥漫,通常可以填充整个眼眶内并蔓延至眶外,肿瘤通常边界不明显,与邻近脂肪间隙混杂,平扫 T_2WI 呈不均匀稍高信号,T_1WI 呈等信号,不均匀强化(图 6-17-3)。功能磁共振上,通常 ADC 值较高,TIC 呈 I 型,磁共振波谱上两种肿瘤可见胆碱峰。

【相关疾病】

肿瘤、炎性、血管性、内分泌、自身免疫性、外伤性及先天发育异常均可造成突眼,其中肿瘤是造成无痛性突眼的主要原因。主要良性肿瘤包括神经鞘瘤、神经纤维瘤、视神经胶质瘤、静脉畸形、脑膜瘤等;恶性肿瘤包括淋巴瘤、腺样囊性癌、恶性多形性腺瘤等。CT/MRI 诊断眼眶肿瘤均有较高的敏感性,但特异性较低,需要根据不同征象分析。此外,炎症、内分泌、自身免疫性疾病常引起痛性突眼,因此需要结合临床症状予以鉴别。

【分析思路】

无痛突眼的判定相对简单,但是引起此体征的疾病众多,鉴别相对困难;首先需要判断肿瘤良/恶性,再根据具体影像征象对于疾病进行判断,分析思路如下:

第一,明确是单侧突眼还是双侧突眼,引起突眼病变的形态、位置,一般按照眼眶肿瘤的五区法划分为眼球、球后、视神经、眼眶及泪腺区,不同区域的病变应有不同的诊断思路。

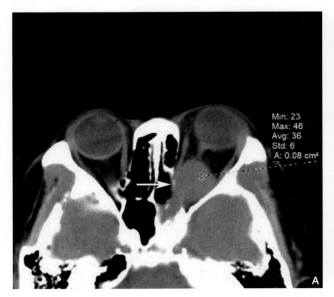 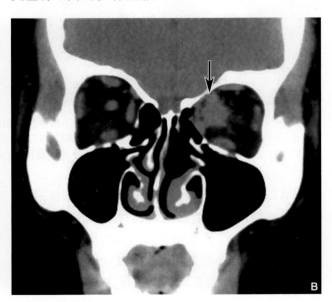

图 6-17-1 眼眶无痛性肿块的 CT 表现

患者,男,51 岁,左侧眼眶神经鞘瘤,平扫轴位 CT 软组织窗(A)左眼球后近眶尖类椭圆形软组织团块影,CT 值约 36HU,局部眼眶内侧壁骨质吸收破坏(白色箭头),冠状位 CT(B)可见左侧视神经受压向内上移位(黑色箭头)。

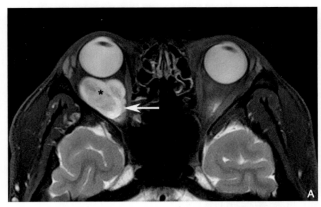
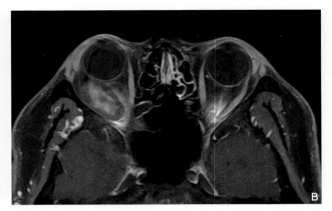

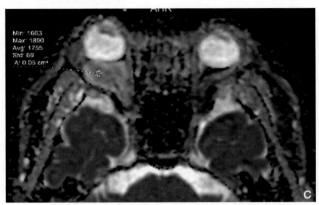

图 6-17-2　规则肿块引起无痛性突眼的 MRI 表现

患者,男性,35 岁,右侧眼眶神经鞘瘤,图中轴位 $T_2WI(A)$ 显示右侧眼眶类椭圆形肿块,分叶状,轴位 T_2WI 呈不均匀高信号,其中星号区域提示为 Antoni A 区,白色箭头区域信号更高,提示为 Antoni B 区,增强轴位 $T_1WI(B)$ 上看到仅有 Antoni A 区轻度强化,同时在轴位 ADC(C)上神经鞘瘤的 ADC 值也较高,约 $1.7×10^{-3}mm^2/s$。

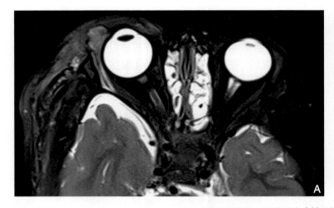
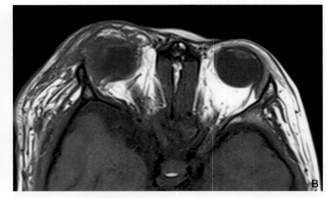

图 6-17-3　不规则肿块引起无痛性突眼的 MRI 表现

患者,男性,16 岁,右侧眼眶神经纤维瘤,轴位 MRI 上右侧眼眶及颞部不规则软组织肿块,轴位 $T_2WI(A)$ 呈稍高信号,轴位 $T_1WI(B)$ 呈等信号,边界不清晰。右侧眼眶外壁骨质缺损,右侧颞极蛛网膜囊肿,并突入眼眶。

第二,神经鞘瘤多位于眼球后方的外上象限,根据和视神经的关系能够鉴别视神经胶质瘤和脑膜瘤。在形态学上,神经鞘瘤和静脉畸形鉴别有一定困难,但在信号改变上,平扫 T_2WI 上神经鞘瘤多呈不均匀高信号,增强后不均匀强化,而静脉畸形呈均匀的高信号,其内可有低信号静脉石,增强后呈渐进性强化,以此鉴别两者。

第三,分析周围眶壁结构,如眼眶壁及颅底骨质

破坏、瘤骨形成,均提示恶性肿瘤改变。

第四,结合功能 MRI 特点分析,神经鞘瘤或神经纤维瘤 ADC 值较高,TIC 多呈 Ⅰ 型,同时 MRS 可见明显胆碱峰,若肿瘤局部区域的 DWI 信号较高、ADC 值较低或者动态增强曲线呈 Ⅲ 型,提示肿瘤恶变或恶性肿瘤。

【疾病鉴别】

无痛突眼影像诊断的敏感度高,但特异度较低,

只是病变的一个征象,可见于多种病变,需联合其他影像学特征及临床信息进行诊断和鉴别诊断。

1. 基于临床信息及影像特征的鉴别诊断流程

图见图6-17-4。

2. 表现为"无痛性眼球突出"的常见疾病的主要鉴别诊断要点见表6-17-1。

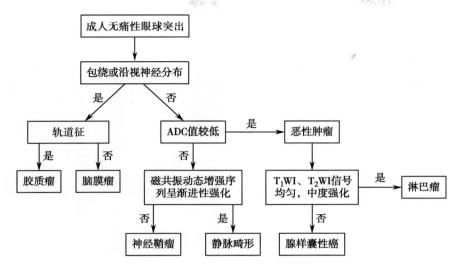

图 6-17-4　成人无痛性眼球突出的鉴别诊断流程图

表 6-17-1　成人无痛性眼球突出的主要鉴别诊断要点

疾病	常规图像	功能磁共振	主要伴随征象
神经鞘瘤/神经纤维瘤	椭圆形或不规则性,T_2WI 呈不均匀高信号,增强后不均匀强化	ADC 值较高,动态增强曲线呈 I 型,可见胆碱峰	眼球、视神经压迫
视神经胶质瘤	沿视神经分布肿块,T_2WI 呈稍高信号,轻度均匀强化	ADC 值较高,动态增强曲线呈 I 型,可见胆碱峰	视神经增粗,视神经管可增宽
视神经脑膜瘤	包绕视神经的肿块,T_2WI 呈稍高信号,增强后明显均匀强化,轨道征	ADC 值较低,动态增强曲线呈平台型,无胆碱峰	视神经纤细,可见沿视神经管累及至脑膜,颅骨骨质可增厚
静脉畸形	类椭圆形或不规则肿块,边缘浅分叶,T_2WI 呈明显均匀高信号,增强后不均匀强化	动态增强呈渐进性强化	DWI 呈低信号、无明确占位效应
腺样囊性癌	位于泪腺区,包绕眼球肿块,边界不清晰,T_2WI 呈混杂稍高信号,不均匀强化	ADC 值较低,动态增强曲线可呈 III 型,可见胆碱峰	累及范围广泛,可见沿视神经管累及至颅内,邻近骨质伴有溶骨样破坏
淋巴瘤	不规则肿块,可包绕眼球,T_2WI 呈均匀稍高信号,中度均匀强化	ADC 值极低	DWI 明显高信号

（袁　瑛　唐为卿）

参 考 文 献

1. Song C, Luo Y, Yu G, et al. Current insights of applying MRI in Graves' ophthalmopathy[J]. Front Endocrinol(Lausanne), 2022, 13: 991588.

2. Rana K, Juniat V, Patel S, et al. Extraocular muscle enlargement[J]. Graefes Arch Clin Exp Ophthalmol, 2022, 260(11): 3419-3435.

3. Tamraz JC, Outin-Tamraz C, Saban R. MR imaging anatomy of the optic pathways[J]. Radiol Clin North Am, 1999, 37(1): 1-36.

4. Wippold FJ 2nd, Lubner M, Perrin RJ, et al. Neuropathology for the neuroradiologist: Antoni A and Antoni B tissue patterns[J]. AJNR Am J Neuroradiol, 2007, 28(9): 1633-1638.

5. Fatima Z. Ichikawa T. Ishigame K. Orbital masses: the usefulness of diffusion-weighted imaging in lesion categorization[J]. Clinical Neuroradiology, 2014, 24(2): 129-134.

第十八节　成人痛性眼球突出

【定义】

眼球突出又称突眼,是指眼球向前移位并外突的异常状态,是眼眶疾病常见的体征。在 CT 或 MRI 影像上,单侧或双侧眼球体积超过眼眶内外侧壁连线的 50% 以上即可诊断为突眼。按照临床症状、病因又可分为无痛性突眼和痛性突眼,本节主要介绍痛性突眼。

【病理基础】

眼球在正常解剖上位于双侧眼眶内,球后内容物包括眼眶内脂肪、眼外肌、视神经和眶壁骨性结构等。当眶内病变使眶内容物增加或眶腔缩小时,所产生的占位效应均可使眼球位置前移,发生眼球突出。产生痛性突眼的原因通常有炎性假瘤、眼眶蜂窝织炎、眼眶骨折以及活动期甲状腺相关性眼病等。其中炎性假瘤是引起痛性突眼的主要原因。

【征象描述】

1. CT 检查表现　眼球突出表现眼球体积超过眼眶内外侧壁外侧连线的 50% 以上,可有双侧突眼或单侧突眼。痛性突眼可由炎性假瘤、眼眶蜂窝织炎引起,其病变范围较为弥漫,CT 平扫上表现为球后或球周不规则的软组织增厚,边界及范围不清晰,眶内脂肪间隙可消失,甚至累及至眶周脂肪间隙及颌面其他部位(图 6-18-1)。同时,炎性病变对于眼眶骨质可造成吸收及刺激增生,因此部分病灶可观察到眼眶壁骨质密度增高或层状骨膜反应。CT 是

诊断眼眶骨折的首选检查方法,主要表现为眶壁的骨皮质连续性中断,并且单个或多个眶壁骨质的中断、错位(图 6-18-2)。眼眶骨折诊断要点在于不要遗漏骨折范围,以及重点观察视神经管情况。活动期甲状腺相关性眼病造成的痛性突眼多为双侧,其影像表现详见相关章节。

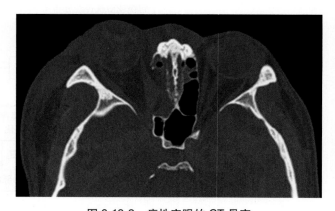

图 6-18-2　痛性突眼的 CT 骨窗
患者,男,21 岁,轴位 CT 显示右侧眼眶多发骨折,眶周软组织肿胀,脂肪间隙模糊。

2. MRI 检查表现　MRI 对于炎性假瘤范围的显示优于 CT,根据病理类型的不同,其信号特点也不尽相同。平扫序列上,炎性假瘤以淋巴细胞浸润为主时,病变呈现 T_1WI 稍低信号,T_2WI 稍高信号;以纤维增生为主时,病变在 T_1WI 及 T_2WI 上均呈现稍低信号;混合型的病灶则呈不均匀信号,增强可见病灶呈不均匀强化(图 6-18-3)。眼眶蜂窝织炎主要表现为皮下脂肪或眶后脂肪间隙模糊,抑脂 T_2WI 呈弥漫性高信号,增强检查抑脂 T_1WI 有强

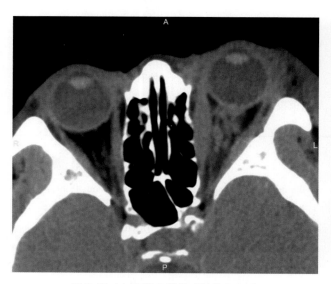

图 6-18-1　痛性突眼的 CT 软组织窗
患者,男,51 岁,左侧眼眶炎性假瘤,平扫轴位 CT 软组织窗显示左侧眶周软组织弥漫肿胀,局部脂肪间隙模糊,眼外肌增粗。

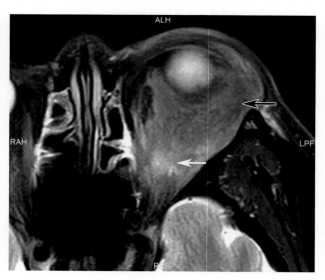

图 6-18-3　单侧痛性突眼 MRI 表现
患者,女,47 岁,左侧眼眶炎性假瘤,在轴位 T_2WI 上,病变呈混杂信号,高信号区域(白色箭头)中以淋巴细胞浸润为主,低信号区域(黑色箭头)以纤维组织增生为主。

化。脓肿性病变 MRI 表现为平扫呈 T_1WI 低信号、抑脂 T_2WI 高信号,周边为 T_1WI 等信号脓肿壁,壁较厚、光滑;增强扫描脓肿壁强化,中心不强化。当累及眼肌时表现为眼外肌肌腱及肌腹均有增厚(图 6-18-4);累及视神经时表现为视神经增粗,边缘条状强化;累及海绵窦时可表现为海绵窦扩张及眼上静脉增粗。

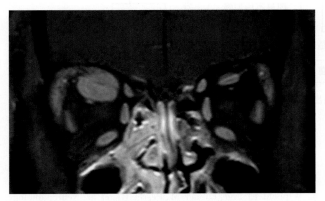

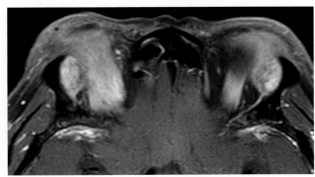

图 6-18-4 右侧痛性突眼的 MRI 表现

患者,女,63 岁,右侧眼肌型炎性假瘤,增强冠状位 T_1WI 序列上右侧上直肌肌腱弥漫增粗,均匀强化。

【相关疾病】

炎性、外伤性及内分泌是造成痛性突眼的主要原因。CT/MRI 诊断眼眶肿瘤均有较高的敏感性,但特异性较低,需要根据不同征象分析。同时应仔细观察病变累及范围,给予临床指导治疗。

【分析思路】

痛性突眼的判定相对简单,但是引起此体征的疾病众多,鉴别相对困难;首先需要判断疾病来源,再根据具体影像征象对于疾病进行判断,分析思路如下:

第一,明确患者病史、外伤史及实验室检查;判断单侧突眼还是双侧突眼,引起突眼病变的形态、位置,基本思路同无痛性突眼诊断,但由于炎性病变多累及范围广泛,因此需要仔细观察病变范围。在眼眶蜂窝织炎中,要观察脓肿形成情况,以备及时穿刺引流。

第二,重点观察病变与视神经、眶尖及颅内海绵窦结构的关系,是否有所累及。

第三,部分炎性假瘤可仅表现为眼肌增粗,要明确眼肌是否是弥漫增粗,或仅为肌腹增粗,以此与甲状腺相关性眼病鉴别。

第四,分析周围眶壁结构,是否有连续性中断或者骨折错位。对于有骨质破坏的病例,观察骨膜反应和骨质破坏情况有助于炎症及肿瘤的鉴别。

第五,肿块型炎性假瘤通常与淋巴瘤难以鉴别,必须结合功能 MRI 特点分析,其中 ADC 图尤为重要,炎性假瘤的 ADC 值略高于淋巴瘤的 ADC 值。

【疾病鉴别】

痛性突眼影像诊断的敏感度高,但特异度较低,只是病变的一个征象,可见于多种病变,需联合其他影像学特征及临床信息进行诊断和鉴别诊断。

1. 基于临床信息及影像特征的鉴别诊断流程图见图 6-18-5。

2. 表现为"痛性眼球突出"的常见疾病的主要鉴别诊断要点见表 6-18-1。

表 6-18-1 痛性眼球突出的主要鉴别诊断要点

疾病	常规图像	功能磁共振	主要伴随征象
炎性假瘤	不规则型肿块,范围弥漫,T_2WI 呈均匀等或低信号,强化均匀	ADC 值略低,TIC 呈 I 型,无胆碱峰	眼外肌和泪腺可受累肿大
甲状腺相关性眼病	双侧眼外肌弥漫增厚,肌腹增厚为主,信号及密度均匀	ADC 值较高,TIC 呈 I 型	双侧眼球受压突出,眶壁骨质受压变薄
眼眶蜂窝织炎伴脓肿	不规则的软组织增厚影,边界模糊,信号及密度不均匀	ADC 值较低,动态增强曲线呈 I 型,无胆碱峰	眼睑肿胀、眼环增厚、球后脂肪间隙模糊
腺样囊性癌	位于泪腺区,包绕眼球肿块,边界不清晰,T_2WI 呈混杂稍高信号,不均匀强化	ADC 值较高,动态增强曲线可呈 III 型,可见胆碱峰	累及范围广泛,可见沿眶上裂累及至颅内,邻近骨质伴有溶骨样破坏
淋巴瘤	不规则肿块,可包绕眼球,T_2WI 呈均匀稍高信号,中度均匀强化	ADC 值极低,动态增强曲线多呈 II 型	DWI 明显高信号,范围较弥漫,可累及眼外肌及颅内

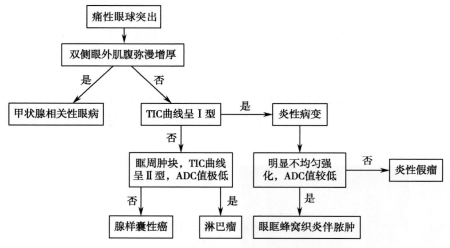

图 6-18-5 痛性眼球突出的鉴别诊断流程图

（袁　瑛　唐为卿）

参 考 文 献

1. Song C, Luo Y, Yu G, et al. Current insights of applying MRI in Graves' ophthalmopathy[J]. Front Endocrinol(Lausanne), 2022, 13:991588.

2. Rana K, Juniat V, Patel S, et al. Extraocular muscle enlargement[J]. Graefes Arch Clin Exp Ophthalmol, 2022, 260(11):3419-3435.

3. Tamraz JC, Outin-Tamraz C, Saban R. MR imaging anatomy of the optic pathways[J]. Radiol Clin North Am, 1999, 37(1):1-36.

4. Wippold FJ 2nd, Lubner M, Perrin RJ, et al. Neuropathology for the neuroradiologist:Antoni A and Antoni B tissue patterns[J]. AJNR Am J Neuroradiol, 2007, 28(9):1633-1638.

5. Fatima Z. Ichikawa T. Ishigame K. Orbital masses:the usefulness of diffusion-weighted imaging in lesion categorization[J]. Clinical Neuroradiology, 2014, 24(2):129-134.

第七章　咽喉部疾病

第一节　鼻咽软组织弥漫性增厚

【定义】

正常成人鼻咽部黏膜较薄,表面光整、连续,黏膜下结构分界清楚,两侧壁的咽鼓管咽口、咽鼓管圆枕及咽隐窝显示清晰,在 MRI 各序列信号正常。鼻咽软组织弥漫性增厚是在 CT 和/或 MRI 图像上表现为鼻咽顶、后、侧壁弥漫性软组织增厚,最常见于鼻咽慢性炎症,也可见于淋巴瘤、鼻咽癌等肿瘤性病变。

【病理基础】

鼻咽顶部和后壁移行相连,呈倾斜的圆拱形,常合称顶后壁,此壁黏膜下有丰富的淋巴组织,称咽扁桃体,即腺样体。鼻咽部慢性炎症病理为鼻咽黏膜充血肥厚,黏膜下结缔组织及淋巴组织增生、炎性细胞浸润,咽后壁淋巴滤泡增生。鼻咽癌是发生在鼻咽部黏膜的恶性肿瘤,在光镜和超微结构中被证实具有鳞状上皮分化,包括鳞状细胞癌、非角化性癌(分化型或未分化型)和基底样鳞状细胞癌。80%起自咽隐窝及咽侧壁,最常见的组织学类型为低分化鳞癌。根据 TNM 分期,T_2 型鼻咽癌表现为鼻咽壁软组织增厚,肿瘤可侵及口咽、咽旁间隙,未侵及颅底及鼻窦旁,多伴有颈部淋巴结转移。鼻咽淋巴瘤是鼻咽常见的恶性肿瘤,病理类型主要为非霍奇金淋巴瘤。根据来源细胞的不同,肿瘤分为 B 细胞型、T 细胞型和 NK 细胞型 3 种类型。

【征象描述】

1. X 线检查表现　鼻咽部顶后壁软组织肿块,成人多为鼻咽癌和淋巴瘤,儿童以腺样体肥大为常见。鼻咽部侧位 X 线平片能够很好地观察鼻咽腔的宽窄情况;通过测量增殖体(adenoid,A)厚度、鼻咽腔(nasopharyngeal,N)宽度、后气道间隙(pharyngeal

airway space,PAS)的宽度,用增殖体—鼻咽腔比率 A/N 值及 PAS 宽度来评估增殖体大小和鼻咽腔的阻塞情况,为临床诊断和治疗提供可靠依据。在以上病变中,若不伴有腺样体明显增生表现,仅为弥漫的黏膜增厚,平片难以评估,需进一步做 CT 及 MRI 检查确定。

2. CT 检查表现　鼻咽慢性炎症表现为鼻咽顶后壁弥漫性、对称性增厚,表面光滑或凹凸不平(图7-1-1);增厚的顶后壁密度均匀,稍低于肌肉密度;双侧咽隐窝可被挤压狭窄、但轮廓清晰;无骨质破坏;增强扫描明显均匀强化,薄层呈条索状强化,与周围组织界限清楚。鼻咽癌的软组织弥漫增厚通常是不规则、不对称的(图 7-1-2),单侧或双侧咽隐窝会变浅、消失,增强扫描多呈明显强化,肿块内坏死区无强化,与周围结构分界欠清。淋巴瘤的鼻咽后壁及侧壁弥漫不规则增厚可形成肿块,膨胀性生长,密度多较均匀,其内坏死少见;增强扫描轻度强化;颈部淋巴结肿大;与周围结构分界清,多无颅底和邻近骨质破坏。

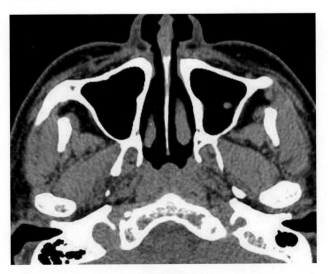

图 7-1-1　鼻咽慢性炎症 CT 表现
男性,46 岁,鼻咽慢性炎症,横断面 CT 平扫显示鼻咽顶后壁弥漫性、对称性增厚,因腺样体肥大导致前缘凹凸不平。

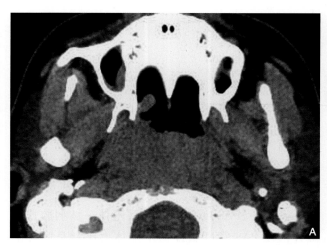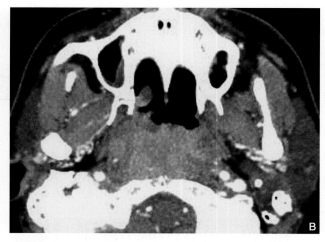

图 7-1-2　鼻咽癌 CT 表现

女性,51 岁,鼻咽癌,横断面 CT 平扫(图 A)显示鼻咽顶后壁弥漫性增厚,双侧不对称,双侧咽隐窝消失,增强扫描(B)明显不均匀强化,可见颅底骨质破坏。

3. **MRI 检查表现**　鼻咽慢性炎症表现为鼻咽顶、后壁对称性增厚,黏膜厚度通常大于 3mm,信号均匀(图 7-1-3);与肌肉相比,T_1WI 呈等信号(图 7-1-3B),T_2WI 呈高信号(图 7-1-3A);双侧咽隐窝可被挤压狭窄、但轮廓清晰;咽后壁肌间脂肪间隙完好,咽旁无浸润;颅底骨质无破坏;脂肪抑制增强后 T_1WI(图 7-1-3C)是显示条纹征的最佳方法,可见垂直明暗相间条索状结构(其中低信号可能为增生的淋巴组织,高信号可能为黏膜及黏膜下层的其他成分如纤维、血管等);常合并鼻窦炎、中耳乳突炎、扁桃体肿大、颈部淋巴结肿大。鼻咽癌的软组织弥漫增厚(图 7-1-4),通常是不规则、不对称的,单侧或双侧咽隐窝会变浅、消失,MRI 增强扫描多呈明显强化,肿块内坏死区无强化,与周围结构分界欠清,DWI 上呈高信号,ADC 图呈低信号。淋巴瘤表现为鼻咽后壁及两侧壁不规则软组织肿块(图 7-1-5),信号多较均匀,T_1WI 呈等信号,T_2WI 呈稍高

信号,DWI 为明显高信号,增强扫描肿块常轻-中度均匀强化,液化坏死少见,颈部淋巴结肿大常见,鼻咽部肿块虽较明显,但咽旁间隙较清晰,或只有受压改变。

【相关疾病】

鼻咽软组织弥漫性增厚最常见于慢性炎症,也见于部分恶性肿瘤,包括鼻咽癌、淋巴瘤等恶性病变。除此以外,也见于其他非肿瘤病变,包括鼻咽部淀粉样变性等。

【分析思路】

鼻咽软组织弥漫性增厚的判定要点是鼻咽壁弥漫性的软组织增厚,分析思路如下:

第一,依据鼻咽软组织弥漫性增厚的形态特征判断病变是否为良恶性,对临床治疗方式的选择至关重要。慢性鼻咽炎症在 CT 及 MRI 图像上表现为鼻咽顶后壁软组织对称性增厚,双侧咽隐窝可被挤压狭窄、但轮廓清晰(图 7-1-3C)。

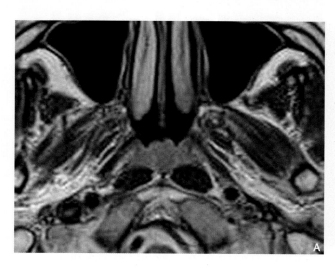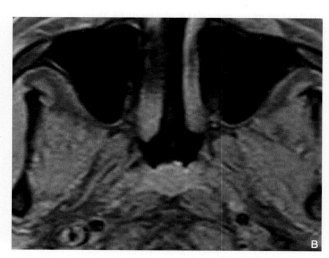

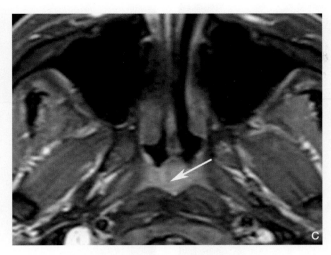

图 7-1-3　鼻咽慢性炎症 MRI 表现

患者,男,46 岁,鼻咽慢性炎症,横断面 T_2WI(图 A)及脂肪抑制 T_1WI(图 B)可见鼻咽软组织弥漫增厚,双侧对称,前缘凹凸不平,脂肪抑制增强后 T_1WI(图 C)可见病变内高低信号相间的条状影。

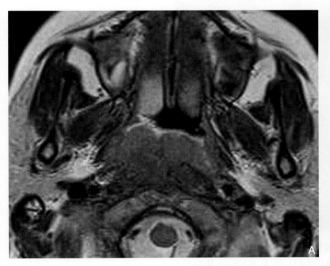

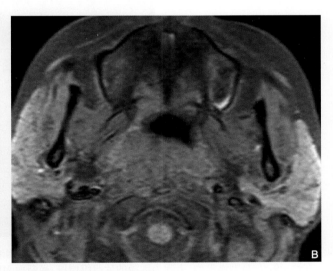

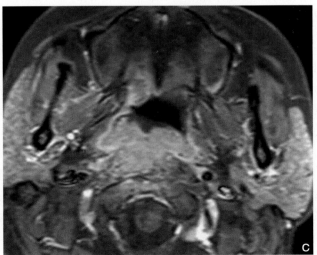

图 7-1-4　鼻咽癌 MRI 表现

女性,51 岁,鼻咽癌,表现为弥漫的软组织增厚,横断面 MRI 平扫(图 A、B)显示鼻咽顶后壁弥漫性增厚,双侧不对称,双侧咽隐窝消失,增强扫描(C)明显不均匀强化,条纹征消失,头长肌受累,斜坡骨质破坏。

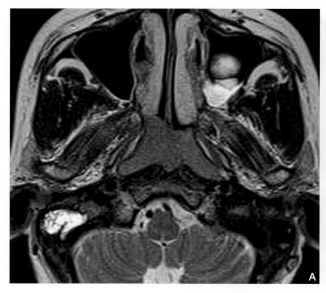
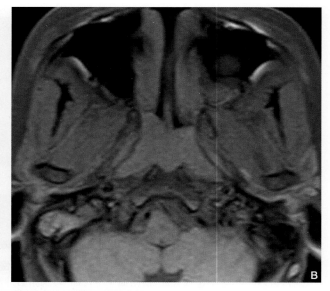
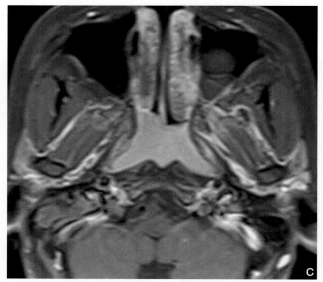

图 7-1-5 鼻咽淋巴瘤 MRI 表现

女性,49 岁,鼻咽淋巴瘤,表现为弥漫的软组织增厚,横断面 MRI 平扫(图 A、B)显示鼻咽顶后壁弥漫性不对称增厚,右侧肿块形成,增强扫描(C)明显均匀强化,条纹征消失,与周围结构分界清晰。

第二,依据 CT 及 MRI 增强图像的条索征判断病变良恶性,条索征连续为良性炎性增生,条索征中断常提示恶性。

第三,结合功能 MRI 特点分析,若病灶局部区域的 DWI 信号较高、ADC 值较低或者动态增强曲线呈流出型,提示为恶性肿瘤,若未见弥散受限则为鼻咽慢性炎症。

第四,分析周围重要结构(如头长肌、咽旁间隙、颅底骨质)是否受累,如头长肌、咽旁间隙、颅底骨质受侵则为鼻咽癌。

第五,分析颈部淋巴结情况,若颈部淋巴结轻度肿大或无肿大,则考虑鼻咽部慢性炎症可能大;若淋巴结肿大明显,边缘规则,内部密度或信号均匀,增强扫描轻度强化则为淋巴瘤可能;若颈部淋巴结肿大,其内伴坏死,则考虑鼻咽癌可能。

第六,结合患者的临床病史考虑,若病程较长,仅有咽部不适、咽部异物感、灼热感、干燥感、痒感和轻微疼痛感等则为慢性炎症可能大;若病程较短,伴有回吸涕带血、听力下降等,则考虑为鼻咽癌。

【疾病鉴别】

虽然鼻咽软组织弥漫性增厚最常见于鼻咽慢性炎症,但也可见于其他恶性肿瘤或非肿瘤性病变,需联合其他影像学特征及临床信息进行诊断和鉴别诊断,鉴别诊断要点见表 7-1-1。

1. 基于临床信息及影像特征的鉴别诊断流程图见图 7-1-6。

2. 表现为"鼻咽软组织弥漫性增厚"的常见疾病的主要鉴别诊断要点见表 7-1-1。

表 7-1-1 "鼻咽软组织弥漫性增厚"的主要鉴别诊断要点

疾病	鼻咽软组织弥漫性增厚典型影像特征	鉴别要点	主要伴随征象
鼻咽慢性炎症	软组织弥漫对称增厚,黏膜连续,MRI 增强条索状强化	鼻咽部软组织增厚对称,增强条索状强化	常合并鼻窦炎、中耳乳突炎、扁桃体肿大、颈部淋巴结肿大
鼻咽癌	鼻咽软组织弥漫不对称增厚,形态不规则	MRI 增强无条索状强化	表面粗糙不平,与周围组织分界不清,咽隐窝变浅、消失,周围结构侵犯,淋巴结转移,可继发双侧乳突炎
淋巴瘤	鼻咽顶后壁和侧壁,弥漫性生长	侵犯范围广泛,常侵犯鼻腔、鼻咽、口咽;等信号为主(与黏膜接近),信号均匀,ADC 值较低;轻中度均匀强化	双侧颈部淋巴结肿大、密度信号均匀
鼻咽部淀粉样变性	鼻咽软组织弥漫增厚、分布不均匀	可见钙化,信号不均匀,T_2WI 低信号,增强不均匀强化	可破坏邻近骨质,多器官受累

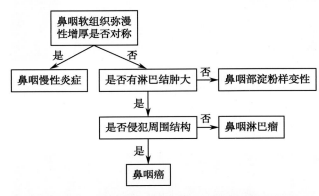

图 7-1-6 鼻咽软组织弥漫性增厚的鉴别诊断流程图

(冯 琪 丁忠祥)

参 考 文 献

1. King AD,Vlantis AC,Bhatia KSS,et al. Primary nasopharyngeal carcinoma:diagnostic accuracy of MR imaging versus that of endoscopy and endoscopic biopsy[J]. Radiology,2011,258(2):531-537.

2. Bhatia KSS,King AD,Vlantis AC,et al. Nasopharyngeal mucosa and adenoids:appearance at MR imaging[J]. Radiology,2012,263(2):437-443.

3. King AD,Wong LYS,Law BKH,et al. MR imaging criteria for the detection of nasopharyngeal carcinoma:discrimination of early-stage primary tumors from benign hyperplasia[J]. AJNR Am J Neuroradiol,2018,39(3):515-523.

4. King AD,Lei KI,Richards PS,et al. Non-Hodgkin's lymphoma of the nasopharynx:CT and MR imaging[J]. Clin Radiol,2003,58(8):621-625.

第二节 鼻咽黏膜局限性增厚

【定义】

正常成人鼻咽部黏膜较薄,表面光整、连续,黏膜下结构分界清楚,两侧壁的咽鼓管咽口、咽鼓管圆枕及咽隐窝显示清晰,在 MRI 各序列信号正常。鼻咽黏膜局限性增厚是在 CT/MRI 图像上表现为鼻咽顶壁、后壁、侧壁、咽隐窝、咽鼓管等部位局限性软组织增厚。

【病理基础】

鼻咽黏膜局限性增厚最常见于早期鼻咽癌,也可见于腺样体肥大、鼻咽慢性炎症、鼻咽结核等非肿瘤性病变。鼻咽癌是发生在鼻咽部黏膜的恶性肿瘤,在光镜和超微结构中被证实具有鳞状上皮分化,包括鳞状细胞癌、非角化性癌(分化型或未分化型)和基底样鳞状细胞癌。80% 起自咽隐窝及咽侧壁,最常见的组织学类型为低分化鳞癌。鼻咽镜检查早期为局部黏膜粗糙或轻微隆起。根据 TNM 分期,T_1 型鼻咽癌局限于鼻咽壁,无口咽、鼻腔、咽旁间隙受侵;T_2 型鼻咽癌表现为鼻咽壁软组织增厚,肿瘤可侵及口咽、咽旁间隙,未侵及颅底及鼻窦旁,多伴有颈部淋巴结转移。鼻咽部慢性炎症病理为鼻咽黏膜充血肥厚,黏膜下结缔组织及淋巴组织增生、炎性细胞浸润,咽后壁淋巴滤泡增生。继发性咽部结核主要由肺部结核分枝杆菌上行引起,分为鼻咽结核(较多见),口咽结核和扁桃体结核。增殖型结核及溃疡性结核的共同点包括:①结核结节:黏膜表面及黏膜固有层有朗格汉斯巨细胞、上皮样细胞及淋巴细胞形成的粟粒样结核病灶;②可有干酪样坏死;③抗酸染色可阳性。

【征象描述】

1. X 线检查表现 鼻咽部局限性黏膜增厚若发生在顶后壁,有时可在鼻咽侧位 X 线平片上观察到鼻咽腔变窄,但通常情况下鼻咽局限性黏膜增厚平片难以评估,需进一步做 CT 及 MRI 检查确定,MRI

为首选检查方法。

2. CT 检查表现 鼻咽癌 80% 起自咽隐窝及咽侧壁,早期可引起咽隐窝变浅、闭塞,咽侧壁增厚,失去正常对称的外观。早期表现为鼻咽黏膜局限性增厚(图 7-2-1),中晚期可形成软组织肿块。CT 上病灶多呈等密度,与周围肌肉密度相仿,较少有囊变、钙化;病灶与周围组织分界不清,增强扫描呈轻中度强化。腺样体增生和慢性炎症也可表现为鼻咽顶后壁局限性增厚,但与周围结构分界清晰。

3. MRI 检查表现 鼻咽癌表现为鼻咽形态不对称,鼻咽黏膜局限性增厚,通常不对称、不均匀,表面粗糙不平,咽隐窝变浅、消失,T_1WI 呈等或低信号,与肌肉信号相似,T_2WI 呈高信号但低于黏膜信号,DWI 有明显扩散受限,增强扫描呈中等度较均匀强化,条纹征会中断、消失。与周围结构的分界往往不清晰,周围邻近结构可受累,伴咽后及颈部淋巴结转移(图 7-2-2)。腺样体增生和慢性炎症也可表现为鼻咽顶后壁局限性增厚,这种局限性黏膜增厚通常是对称的,增强强化均匀,且与周围结构分界清

晰,一侧咽隐窝可被挤压狭窄、但轮廓清晰(图 7-2-3)。鼻咽结核一般多局限在鼻咽腔浅层,单发,表现为鼻咽侧壁或后壁局限性黏膜增厚,增强扫描环状强化,对周围结构多无明显侵犯,双侧咽隐窝尚存在,多伴随颈部淋巴结肿大。

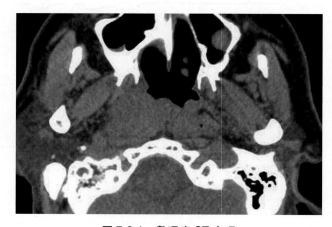

图 7-2-1 鼻咽癌 CT 表现
男性,73 岁,鼻咽癌,横断面 CT 平扫显示鼻咽右侧壁局限性增厚,右侧咽隐窝消失,左右两侧轮廓不对称,右侧咽旁间隙受侵。

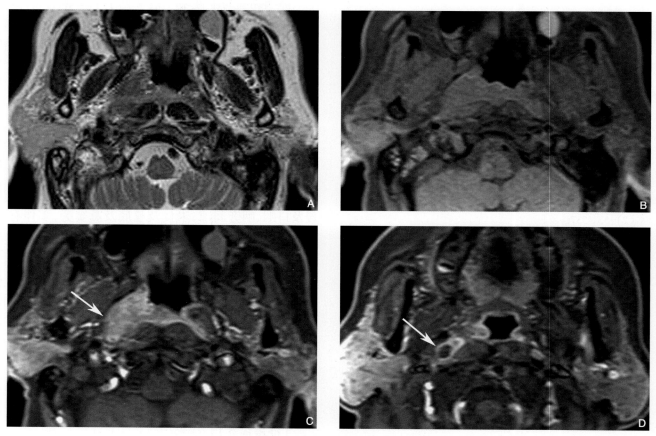

图 7-2-2 T$_2$ 期鼻咽癌 MRI 表现
患者,男,73 岁,T$_2$ 期鼻咽癌,病理为未分化非角化性癌。横断面 T_2WI(图 A)及脂肪抑制 T_1WI(图 B)示鼻咽右侧壁局限性增厚,右侧咽隐窝消失,T_1WI 呈等信号,T_2WI 呈稍高信号,增强扫描(图 C)中等度强化,右侧深部黏膜白线破坏、消失(箭头所示),右侧头长肌受累,右侧腭帆提肌及右侧咽旁间隙受累,伴右侧咽后组淋巴结转移并囊变坏死(图 D,箭头所示)。

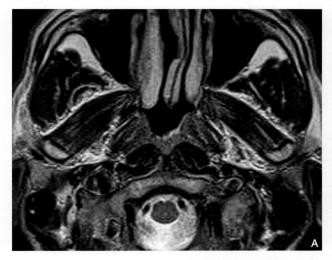
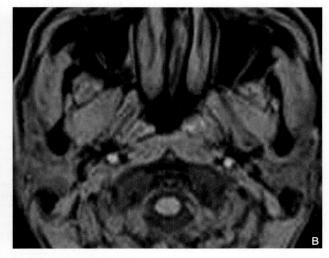
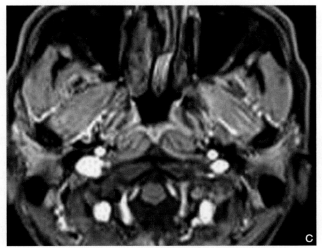

图 7-2-3 鼻咽壁的局限性炎性增厚 MRI 表现

男性,36 岁,鼻咽黏膜慢性炎伴间质淋巴组织增生,表现为鼻咽左后壁的局限性黏膜增厚,横断面 MRI 平扫(图 A、B)显示鼻咽左后壁局限性增厚,左侧咽隐窝被挤压狭窄、但轮廓清晰,增强扫描(C)明显均匀强化,与周围结构分界清晰。

【相关疾病】

鼻咽黏膜局限性增厚最常见于早期鼻咽癌,也可见于腺样体肥大、鼻咽慢性炎症、鼻咽结核等非肿瘤性病变。

【分析思路】

鼻咽黏膜局限性增厚由于病变范围较小,仔细观察鼻咽部影像资料非常关键,分析思路如下:

第一,依据鼻咽黏膜局限性增厚的形态特征判断病变是否为良恶性,对临床治疗方式的选择至关重要。局限性炎性增厚在 CT 及 MRI 图像上通常是黏膜均匀增厚,一侧咽隐窝可被挤压狭窄、但轮廓清晰,鼻咽癌的局限性增厚通常不规则,咽隐窝消失。

第二,依据 CT 及 MRI 增强扫描的强化特点判断病变良恶性,相比于炎性增厚,鼻咽癌增强后相对不均匀。若为顶后壁增厚,条索征连续为良性炎性增厚,条索征中断常提示恶性。

第三,结合功能 MRI 特点分析,若病灶局部区域的 DWI 信号较高、ADC 值较低或者动态增强曲线呈流出型,提示为鼻咽癌,若未见弥散受限则提示鼻咽慢性炎症。

第四,分析与周围重要结构(如头长肌、腭帆提肌、咽旁间隙)的关系,如有头长肌、腭帆提肌、咽旁间隙受侵则为鼻咽癌,若与周围结构分界清晰则为局限性炎性增厚。

第五,分析咽后组或颈部淋巴结情况,若咽后组或颈部淋巴结肿大,其内伴坏死,则考虑鼻咽癌,若颈部淋巴结轻度肿大或无肿大,则考虑炎症性病变可能大。

第六,患者的临床病史也很重要,若病程较短,伴有回吸涕带血、听力下降等,则考虑为鼻咽癌,若病程较长,仅有咽部不适、咽部异物感、灼热感、干燥感、痒感和轻微疼痛感等,则局限性炎性增厚可能大。

【疾病鉴别】

虽然鼻咽黏膜局限性增厚最常见于早期鼻咽癌,但也可见于腺样体肥大、鼻咽慢性炎症、鼻咽结核等非肿瘤性病变,需联合其他影像学特征及临床信息进行诊断和鉴别诊断,鉴别诊断要点见表7-2-1。

1. 基于临床信息及影像特征的鉴别诊断流程

图见图7-2-4。

2. 表现为"鼻咽黏膜局限性增厚"的常见疾病的主要鉴别诊断要点见表7-2-1。

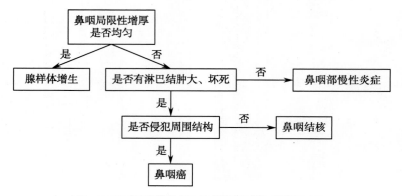

图7-2-4 鼻咽黏膜局限性增厚的鉴别诊断流程图

表7-2-1 鼻咽黏膜局限性增厚的主要鉴别诊断要点

疾病	鼻咽黏膜局限性增厚典型影像特征	鉴别要点	主要伴随征象
早期鼻咽癌	黏膜局限增厚,黏膜线不连续	黏膜增厚不对称、不均匀,增强轻中度强化	可合并中耳乳突炎、咽后组及颈部淋巴结肿大
腺样体肥大	常位于鼻咽顶后壁,双侧对称,边界较清楚	黏膜增厚对称,增强条索状强化,无周围结构侵犯	常合并鼻窦炎、中耳乳突炎、扁桃体肿大
鼻咽慢性炎症	黏膜增厚较均匀,黏膜连续	黏膜均匀增厚、对称,无周围结构侵犯,一侧咽隐窝可被挤压狭窄、但轮廓清晰	常合并鼻窦炎、中耳乳突炎、扁桃体肿大、颈部淋巴结肿大
鼻咽结核	一般多局限在鼻咽腔浅层	增强扫描环状强化,对周围结构多无明显侵犯	最常见的首发症状是淋巴结肿大,环形强化,强化环比较薄且均匀,内壁光滑

(冯 琪 丁忠祥)

参 考 文 献

1. Bhatia KSS,King AD,Vlantis AC,et al. Nasopharyngeal mucosa and adenoids:appearance at MR imaging[J]. Radiology, 2012,263(2):437-443.
2. King AD,Wong LYS,Law BKH,et al. MR imaging criteria for the detection of nasopharyngeal carcinoma:discrimination of early-stage primary tumors from benign hyperplasia[J]. AJNR Am J Neuroradiol,2018,39(3):515-523.
3. King AD,Ahuja AT,Tse GM,et al. MR imaging features of nasopharyngeal tuberculosis:report of three cases and literature review[J]. AJNR Am JNeuroradiol,2003,24(2):279-282.

第三节 鼻咽实性肿块

【定义】

鼻咽实性肿块(solid mass in the nasopharynx)指发生在鼻咽部的实性软组织肿物,可局限在鼻咽的某个部位,也可累及整个鼻咽部,甚至侵犯周围组织。最常见于鼻咽癌,也可见于其他肿瘤及瘤样病变,或者其他非肿瘤性病变。

【病理基础】

鼻咽实性肿块主要分为两类,一类是肿瘤及瘤样病变,另外一类是非肿瘤性病变。鼻咽部为咽腔的最上部,发生于胚胎发育时的第一对咽囊,被覆黏膜上皮有假复层纤毛柱状上皮、鳞状上皮以及复层柱状上皮,其内有淋巴细胞、浆细胞浸润。另外,胚胎时的脊索、Rathke囊可退缩闭塞不全而残留在鼻咽部,成为肿瘤发生的基础。根据WHO 2017年鼻咽部肿瘤分类,鼻咽部肿瘤及瘤样病变主要分为六大类,即以鼻咽癌为主的上皮源性、淋巴造血组织源性、小涎腺源性、软组织源性、良性和交界性肿瘤以及脊索源性肿瘤。其中,鼻咽部的鼻咽癌、血管纤维瘤、恶性淋巴瘤、涎腺型腺癌是相对常见的肿瘤或肿瘤样病变。少见的非肿瘤性病变包括感染和炎症性病变,感染包括脓肿、结核、真菌性肉芽肿等,炎症性病变包括慢性炎症、淀粉样变性、腺样体增生等。

【征象描述】

1. CT 检查表现　鼻咽部实性肿块在 CT 上表现为在鼻咽部软组织密度的肿块,可以由多种病变引起,包括肿瘤及肿瘤样病变,在 CT 上病灶的对称性、边界、内部密度以及形态学各异。

(1) 肿瘤:鼻咽部常见的肿瘤及瘤包括鼻咽癌、淋巴瘤、鼻咽血管纤维瘤、横纹肌肉瘤和脊索瘤等。根据肿块的形态学特点,可分为:

1) 鼻咽黏膜不对称性增厚或实性肿块:以咽隐窝为中心,咽隐窝变浅、消失,病灶较大时表现为不对称的实性肿块,多呈等密度,较少发生囊变和钙化,呈轻中度强化。肿块可侵犯周围组织结构,常伴有骨质破坏,常伴有颈部淋巴结和远处转移,常见于鼻咽癌。

2) 鼻咽部边界清晰软组织肿块:鼻咽部边界清楚的肿块,病变中心多位于后鼻孔,可呈分叶状,增强扫描呈现显著强化。肿块可导致邻近鼻窦壁、眼眶和颅底骨质受压变形或压迫性骨质吸收,常见的如鼻咽血管纤维瘤。

3) 鼻咽部边界不清软组织肿块:体积较大,边界不清,密度可均匀或不均匀。肿块可沿着生理性裂隙或孔道扩散至颅底,常侵犯海绵窦,也可直接侵犯破坏周围的骨质,增强扫描肿块呈均匀强化,可见于鼻咽癌、横纹肌肉瘤等。

4) 鼻咽部弥漫性实性肿块:受累广泛,病变可以膨胀或浸润的方式生长,可伴有颈部淋巴结多广泛肿大,常见于鼻咽癌或鼻咽恶性淋巴瘤(图 7-3-1)。

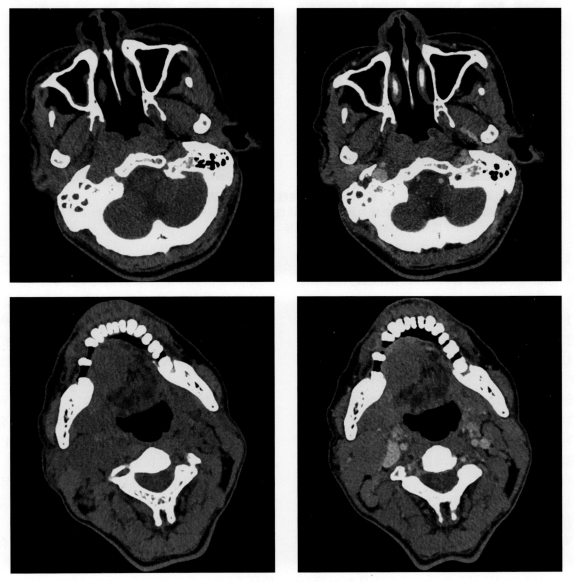

图 7-3-1　鼻咽淋巴瘤 CT 表现
男性,65 岁,鼻咽淋巴瘤。鼻咽黏膜弥漫性增厚,以右侧壁和顶后壁为主,右侧咽隐窝消失。平扫呈均匀等密度,增强扫描可见轻中度均匀强化,双侧颈部可见多发肿大淋巴结。

5）鼻咽中线部位的软组织肿块：混杂密度或等密度，膨胀性生长，多有邻近骨质的破坏，则要考虑罕见的鼻咽脊索瘤的可能。

（2）肿瘤样病变：鼻咽部常见的肿瘤样病变包括表现为实性肿块的慢性炎症、脓肿等。

1）鼻咽顶后壁弥漫性、对称性增厚，表面光滑或凹凸不平；咽隐窝可受挤压狭窄，但轮廓显示清晰，咽鼓管咽口、咽旁间隙及咽后间隙清晰，与邻近头长肌分界清楚，鼻咽黏膜线完整，常伴鼻窦炎、鼻甲肥大。平扫密度欠均匀，增强扫描可见条索状强化（图7-3-2），常见于鼻咽慢性炎症。

2）若鼻咽软组织肿块发生在咽后壁，病变范围较大，向下延伸形成纵隔脓肿，在CT上呈低密度区，后期液化后，病灶内可有气泡影或液气平面，增强扫描呈厚壁强化，则要考虑鼻咽脓肿。

2. MRI检查表现　鼻咽部实性肿块在MRI上表现为在鼻咽部软组织信号的肿块，可以由多种病变引起，包括肿瘤及肿瘤样病变。

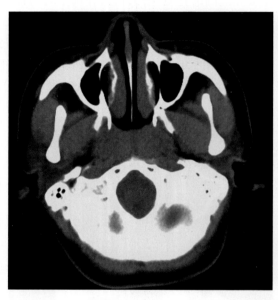 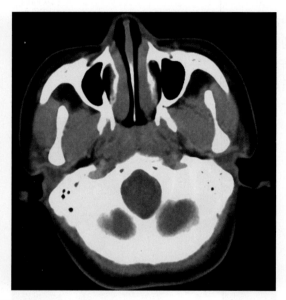

图7-3-2　鼻咽慢性炎症的CT表现

女，39岁，鼻咽慢性炎症。CT上表现为鼻咽黏膜弥漫性增厚，以左侧壁和顶后壁为主，平扫呈不均匀等密度，增强扫描可见轻中度条索状强化，鼻咽黏膜线完整。

（1）肿瘤：鼻咽部常见的肿瘤及瘤样病变包括鼻咽癌、淋巴瘤、鼻咽血管纤维瘤、横纹肌肉瘤和脊索瘤等。

1）鼻咽黏膜不对称性增厚或软组织肿块：鼻咽黏膜的表面凹凸不平，早期表现为咽隐窝变浅、消失，病灶较大时表现为不对称增厚的软组织肿块，通常在T_1WI呈等或稍低信号，在T_2WI呈等或稍高信号但低于黏膜信号。DWI提示明显的弥散受限，不均匀的中度强化。肿块易侵犯周围的骨质，表现为骨髓的脂肪信号被软组织信号取代，或通过生理孔道侵犯邻近的结构，常伴有淋巴结和远处转移，常见于鼻咽癌（图7-3-3）。

2）鼻咽部边界清晰软组织肿块：表现为鼻咽部边界清楚的肿块，病变中心多位于后鼻孔，可呈分叶状，T_1WI上常呈等或低信号，整体上T_2WI呈等或稍高信号。部分病灶内常可见条状或点状流空的低信号血管影，呈"胡椒盐征"表现。常见于鼻咽血管纤维瘤、鼻咽癌早期。

3）边界不清软组织肿块：体积较大，边界不清，形态不规则，T_1WI常呈介于肌肉和脂肪之间的中等信号，T_2WI呈等或高信号，信号不均匀。DWI可显示原发灶和转移淋巴结均有明显的扩散受限，增强扫描呈弥漫性明显不均匀强化。病灶可呈侵袭性生长，肿块常沿着生理性裂或空扩散至颅底，常侵犯海绵窦。可见于鼻咽癌、横纹肌肉瘤等。

4）鼻咽部弥漫性实性肿块：受累广泛，可以浸润性或膨胀性的方式生长，与周围组织结构分界清楚，骨质破坏较少见；多合并其他部位的淋巴结肿大，平扫及强化磁共振图像信号较均匀，出血、坏死、囊变少见，T_1WI呈等低信号，T_2WI呈等高信号，DWI明显弥散受限，增强扫描呈轻-中度强化，可见于鼻咽癌或鼻咽恶性淋巴瘤。

5）鼻咽顶后壁中线区软组织实性肿块：伴有骨质破坏。T_1WI呈等或低信号，T_2WI呈明显高信号，信号不均匀，易发生囊变、出血、钙化，增强扫描呈缓慢逐渐强化，则需要考虑鼻咽罕见的脊索瘤可能（图7-3-4）。

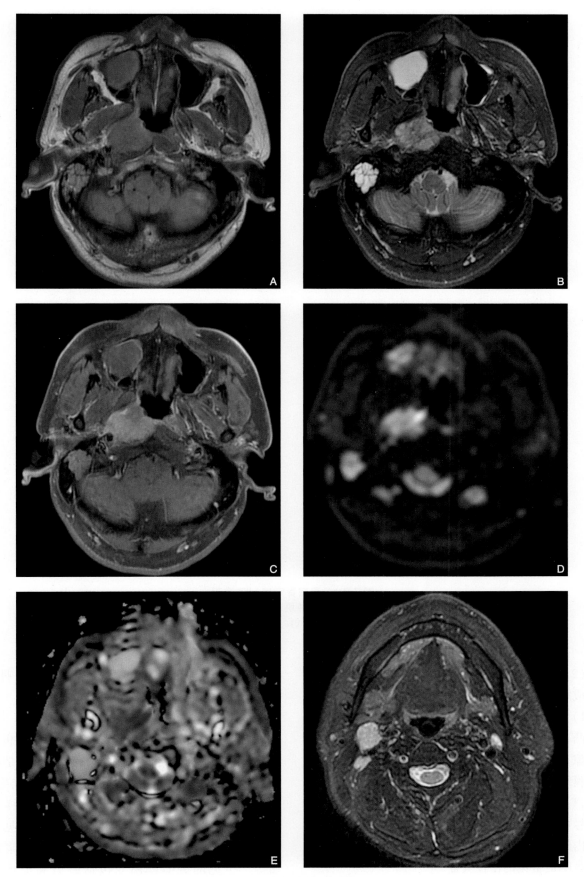

图 7-3-3 鼻咽癌的 MRI 表现

男性,41 岁,鼻咽癌,表现鼻咽右侧壁实性肿块,肿块侵犯外侧的腭帆张肌和腭帆提肌,后方的头长肌,伴有右侧乳突炎症。鼻咽病灶在 T_1WI(A)呈均匀等信号,T_2WI(B)呈稍高信号,内部伴有分隔样低信号,DWI(D)呈高信号,ADC 图(E)呈低信号,增强扫描(C)病灶显著均匀强化。右侧颈部 Ⅱ 区可见明显肿大淋巴结(F)。

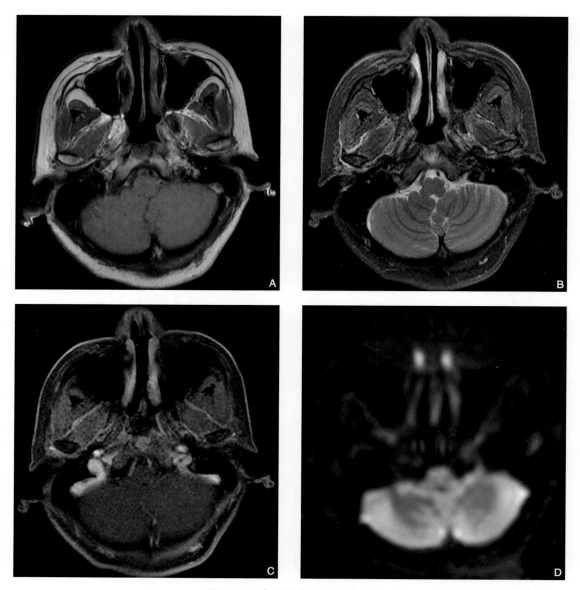

图 7-3-4 鼻咽脊索瘤 MRI 表现

女性,38 岁,脊索瘤。表现鼻咽顶后壁中线区实性肿块,边界清晰,肿块局部破坏斜坡。病灶在 T_1WI（A）呈不均匀稍低信号,T_2WI（B）呈不均匀稍高信号,DWI（D）未见明确扩散受限,增强扫描（C）病灶显著不均匀强化。

（2）肿瘤样病变:鼻咽部常见的肿瘤样病变包括形成肿块的慢性炎症、脓肿等。

1）鼻咽顶后壁弥漫性、对称性增厚:表面光滑或凹凸不平;咽隐窝可受挤压狭窄,咽鼓管咽口、咽旁间隙及咽后间隙清晰,与邻近头长肌分界清楚,鼻咽黏膜线完整,常伴鼻窦炎、鼻甲肥大。T_1WI 呈等信号,T_2WI 呈高信号,增强扫描见条索状强化,其中低信号可能为淋巴组织增生,高信号为黏膜及黏膜下层内的其他成分,如纤维、血管等（图 7-3-5）,则应考虑鼻咽最常见的慢性炎症。

2）鼻咽咽后壁软组织肿块:病变范围一般较大,可向下延伸至纵隔。在 MRI 上,脓液呈 T_1WI 低信号,T_2WI 呈高信号,DWI 上脓液有显著的弥散受限（图 7-3-6）,增强扫描呈环形强化,则是鼻咽脓肿的典型表现。

【相关疾病】

鼻咽部实性肿块可由多种性质不同的病变引起,主要分为两类,一类是肿瘤,另外一类是肿瘤样病变。其中,鼻咽部的鼻咽癌、血管纤维瘤、恶性淋巴瘤、涎腺型肿瘤（多形性腺瘤和腺样囊性癌）是相对常见的肿瘤或肿瘤样病变。少见的肿瘤性病变包括横纹肌肉瘤、脊索瘤、髓外浆细胞瘤等。少见的肿瘤样病变包括感染和炎症性病变,感染包括脓肿、结核、真菌性肉芽肿等,炎症性病变包括慢性炎症、淀粉样变性、腺样体增生等。

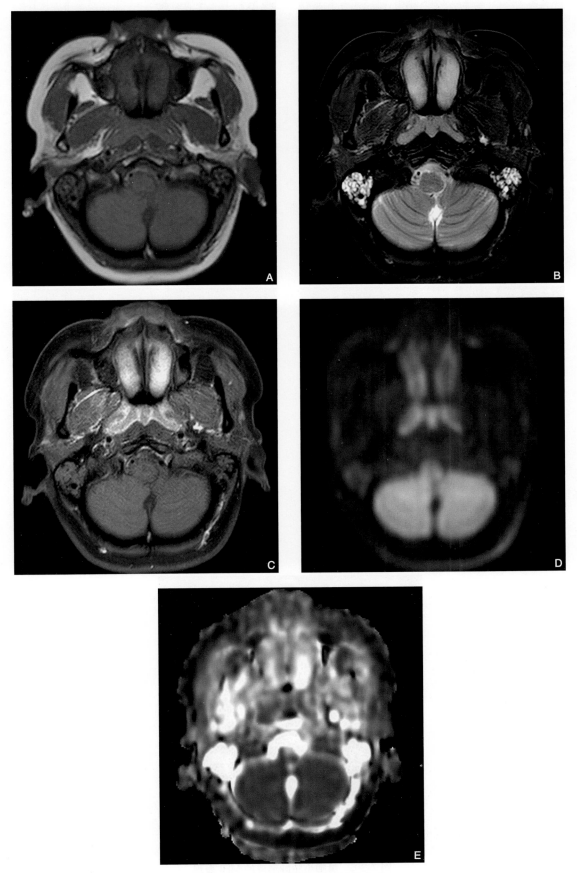

图 7-3-5　鼻咽慢性炎症的 MRI 表现

女性,39 岁,鼻咽慢性炎症,表现鼻咽黏膜弥漫性对称性增厚。鼻咽病灶在 T_1WI(A)呈均匀等信号,T_2WI(B)呈稍高信号,DWI(D)呈稍高信号,ADC 图(E)呈稍低信号,增强扫描(C)病灶条带状显著强化。

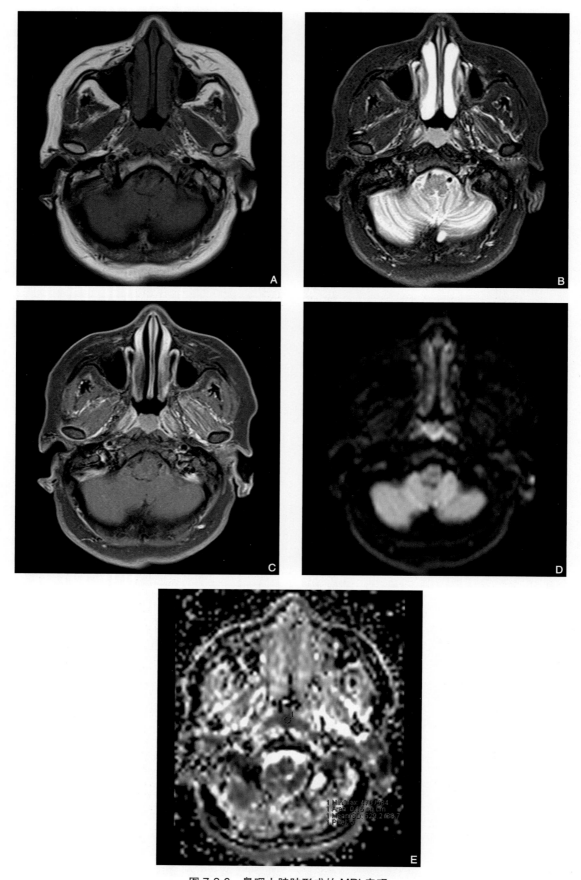

图 7-3-6 鼻咽小脓肿形成的 MRI 表现

女性,49 岁,鼻咽部炎症伴小脓肿形成。表现鼻咽顶后壁中线区实性肿块,边界清晰。病灶在 T_1WI(A)呈稍低信号,T_2WI(B)呈稍高信号,DWI(D)可见明确扩散受限,ADC 值=0.529(s/mm^2)(E),增强扫描(C)病灶显著均匀强化。

【分析思路】

分析思路如下:

第一,根据病史、临床症状并结合实验室检查来判断实性肿块是肿瘤,还是肿瘤样病变。如患者有感染病史,结合实验室检查,要考虑脓肿形成,结核或真菌等感染性病变的可能。若是单纯鼻咽黏膜增厚,成年人最先考虑到的是临床最常见的鼻咽慢性炎症,若是青少年鼻咽局限性实性肿块,要首先考虑到腺样体增生肥大的可能。罕见的情况下,若发现鼻咽黏膜下局限性实性肿块,T_2WI 呈低信号,要考虑到淀粉样变性的可能。

第二,若考虑是肿瘤,首先根据特殊年龄结合一些特异性强的特征来定性。例如,患者是青少年男性,伴有病灶显著强化,考虑鼻咽血管纤维瘤可能性大。若在儿童,发现鼻咽侵袭性强的实性肿块,要考虑到横纹肌肉瘤的可能性。

第三,若在成年人发病,尤其是中老年人,要首先考虑到鼻咽最常见的鼻咽癌和鼻咽淋巴瘤可能,通过病灶信号特点、弥散程度、病灶的侵袭性、淋巴结等情况进行判断。若病灶的影像学特点与常见的鼻咽癌和鼻咽淋巴瘤不符合,要考虑到其他罕见的肿瘤类型可能,包括鼻咽涎腺肿瘤、脊索源性以及异位颅内组织源性肿瘤,最终的确诊需要靠病理检查。

【疾病鉴别】

鼻咽实性肿块是一个特异度低的征象,可见于多种肿瘤及肿瘤样病变,需要结合临床症状和体征、实验室检查、其他影像学征象、鼻咽镜检查以及病理活检。

1. 基于临床信息和影像征象的鉴别诊断流程图见 7-3-7。

2. 鼻咽实性肿块在几种不同常见疾病的主要鉴别诊断要点见表 7-3-1。

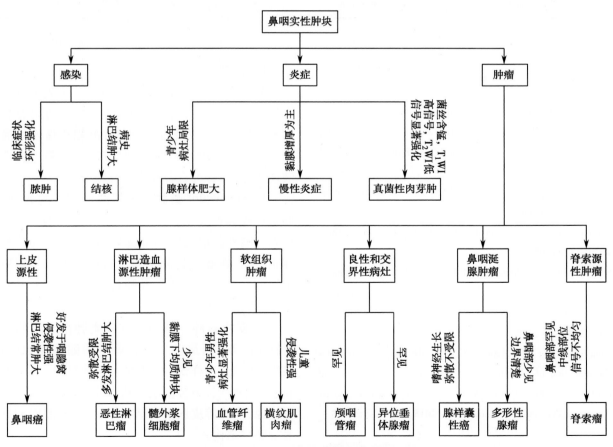

图 7-3-7 鼻咽实性肿块的鉴别诊断流程图

表 7-3-1 "鼻咽实性肿块"的主要鉴别诊断要点

疾病	典型影像特征	鉴别要点	主要伴随征象
鼻咽慢性炎症	鼻咽黏膜弥漫性增厚,增强扫描可见轻中度条索状强化,鼻咽黏膜线完整	鼻咽黏膜弥漫性增厚,条索状强化。鼻咽黏膜线完整	鼻窦炎、鼻甲肥大
鼻咽癌	好发于鼻咽咽隐窝、顶后壁,偏侧生长,易出血、坏死。易局部侵犯,常伴有颈部淋巴结和远处转移	肿瘤易侵犯周围组织结构,常伴有颈部淋巴结肿大	多发淋巴结转移
鼻咽恶性淋巴瘤	鼻咽部病变广泛;多合并其他部位的淋巴结肿大;DWI 明显弥散受限	病变广泛,病灶和肿大淋巴结的密度、信号特点类似,且弥散显著受限	多发淋巴结肿大
鼻咽血管纤维瘤	几乎只发生于 10～25 岁青年男性,血供丰富,呈明显不均匀强化,MRI 可见胡椒盐征;翼腭窝扩大(90%)是该病的特征性表现	青年男性,肿瘤浸润性生长,病灶显著强化,MRI 上胡椒盐征,翼腭窝扩大等征象	伴有反复鼻出血
鼻咽横纹肌肉瘤	儿童最常见的恶性肿瘤之一,鼻咽肿块常通过生理性孔道扩散至颅底,侵犯海绵窦,也可直接破坏骨质,常伴有淋巴结和远处转移,增强扫描呈弥漫性均匀强化	儿童发病	无
鼻咽脓肿	肿块病变范围一般较大,可向下延伸至纵隔。在 MRI 上,脓液 DWI 上脓液有显著的弥散受限,增强扫描呈厚壁环形强化	感染病史,实验室检查	感染相关症状

(刘 周 罗德红)

参 考 文 献

1. Stelow EB, Wenig BM. Update from the 4th edition of the world health organization classification of head and neck tumours:nasopharynx[J]. Head and Neck Pathology,2017,11(1):16-22.

2. Baba A,Kurokawa R,Kurokawa M,et al. MRI features of sinonasal tract angiofibroma/juvenile nasopharyngeal angiofibroma:case series and systematic review[J]. J Neuroimaging,2023,33(5):675-687.

3. Song C,Cheng P,Cheng J,et al. Differential diagnosis of nasopharyngeal carcinoma and nasopharyngeal lymphoma based on DCE-MRI and RESOLVE-DWI[J]. Eur Radiol,2020,30(1):110-118.

4. King AD,Wong LY S,Law BKH,et al. MR imaging criteria for the detection of nasopharyngeal carcinoma:discrimination of early-stage primary tumors from benign hyperplasia[J]. AJNR American Journal of Neuroradiology,2018,39(3):515-523.

第四节 鼻咽囊性肿块

【定义】

鼻咽囊性肿块(cystic mass in the nasopharynx)指发生在鼻咽部含有液体成分形态呈囊状或空腔的肿块。

【病理基础】

鼻咽囊性肿块的病理来源主要分为先天性的最常见的 Tornwaldt 囊肿、皮样囊肿、罕见的鳃裂囊肿和 Rathke 囊肿,以及后天获得性的腺样体潴留囊肿以及感染性囊肿。大体病理呈囊状,囊腔内有不同液性成分,部分可有合并有实性成分。

1. **Tornwaldt 囊肿** 鼻咽部最常见的囊肿,又称为咽囊囊肿或鼻咽缝囊肿。咽囊为鼻咽后壁残余脊索和咽外胚层之间的上皮囊,Tornwaldt 囊肿被覆柱状上皮,囊液的成分多变。病灶发生于鼻咽后壁正中部位,多单发,咽囊囊肿是由于炎症、手术或外伤等原因导致咽囊口阻塞所致。

2. **皮样囊肿** 鼻咽部皮样囊肿占头颈部皮样囊肿中的 60%,最常发生在鼻咽的侧壁和咽鼓管。在组织学上,皮样囊肿,又称为毛状息肉,起源于外胚层和中胚层,被覆复层鳞状上皮,并可含有毛发和皮脂腺、汗腺等皮肤附属结构,也可含有肌肉和软骨等中胚层结构。

3. **鳃裂囊肿** 在鼻咽部罕见,囊壁被覆复层鳞状上皮或柱状纤毛上皮,在丰富的淋巴组织下,常带有淋巴滤泡中心。囊肿内容物可以是清澈的、黏液状的或黏液清液混合物。

4. **Rathke 囊肿** 可发生在颅咽管的任何部分,在胚胎期颅咽管是连接鼻咽部到第三脑室。Rathke

囊肿通常发生在颅内,鼻咽部 Rathke 囊肿罕见。尽管人们认为这些囊肿起源于胚胎囊的闭塞失败,但有人认为它们可能源于神经上皮组织、内胚叶残留物,或者前垂体细胞的异型化,囊液成分较单一,比较清澈。

5. 腺样体潴留囊肿　另外一种鼻咽部常见的囊性肿块,又称为黏液潴留囊肿,是由于黏膜或腺样体的黏液潴留导致的。囊内含有假复层纤毛上皮/鳞状上皮构成的分泌黏液的腺体,炎性细胞,残留的淋巴样组织以及黏液,可位于鼻咽壁中线或偏一侧,可多发。

6. 感染性囊肿　鼻咽部感染后,形成脓肿时可表现为囊性肿块,也可以是鼻咽部单纯囊肿继发感染,上呼吸道感染和穿通性口咽外伤是最常见的原因。

【征象描述】

1. CT 检查表现　鼻咽部囊性肿块在 CT 上表现为低或等密度囊性肿块,可以由多种病变引起,包括 Tornwaldt 囊肿、皮样囊肿、罕见的鳃裂囊肿和 Rathke 囊肿,以及后天获得性的腺样体潴留囊肿以及感染性囊肿。根据数目、位置和囊液的成分不一,在 CT 上有不同的表现。

（1）鼻咽后壁正中部位单发的低密度囊性肿块,圆形或椭圆形,密度较均匀,与邻近肌肉密度相似或略低,增强扫描囊内容物无强化,囊壁轻度强化,最常见于 Tornwaldt 囊肿;也可见于 Rathke 囊肿。

（2）鼻咽部含脂肪密度的边界清楚肿块,中央可有条状软组织密度成分,对应的是纤维血管束,增强扫描脂肪成分不强化,中央软组织密度成轻度强

化,可向颅内扩展,导致颅底孔道增宽,考虑皮样囊肿。

（3）位于鼻咽一侧的囊性肿块,边界清晰,呈低密度,增强扫描无明显强化,考虑罕见的鳃裂囊肿的可能。

（4）鼻咽多发囊性肿块,位于中线区或侧壁,发病年龄较小,直径多小于 5mm,呈低密度,囊壁轻度强化,考虑腺样体潴留囊肿。

（5）咽后壁囊性肿块,病变范围一般较大,向下延伸形成纵隔脓肿,呈低密度区,病灶内可有气泡影或液气平面,增强扫描呈厚壁强化,则要考虑感染性囊肿。

2. MRI 检查表现　鼻咽部囊性肿块在 MRI 上表现为囊性信号的肿块,可以由多种病变引起,根据数目、位置和囊液的成分不一,在 MRI 上有不同的表现。

（1）鼻咽后壁正中单发囊性肿块,圆形或椭圆形;边界清楚,边缘光滑,直径多为 1~2cm。MRI 因囊肿内成分不同而表现不同,囊内容物多呈 T_1WI 低信号,T_2WI 高信号(图 7-4-1),但可因含蛋白或出血呈 T_1WI 高信号(图 7-4-2);增强扫描囊内容物无强化,囊壁轻度强化,常见于鼻咽部 Tornwaldt 囊肿;也可见于少见的 Rathke 囊肿。

（2）鼻咽部含脂肪性肿块,其成分显示脂肪信号和其他更类似表皮样囊肿的信号,在 T_1WI 上呈不均匀的高信号,T_2WI 上中心呈类似肌肉的低信号,外周区呈类似脂肪的高信号,压脂序列相应的区域信号减低,增强扫描中心呈轻度强化,外周脂肪区域没有强化,常见于鼻咽部皮样囊肿。

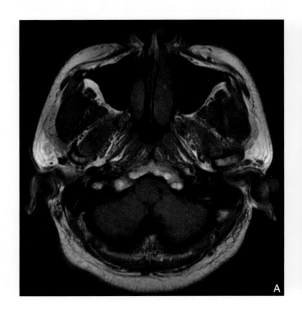

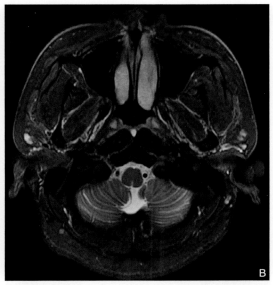

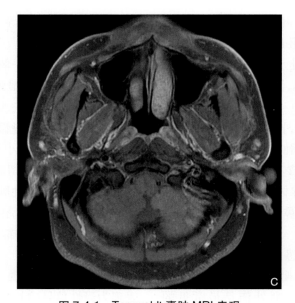

图7-4-1 Tornwaldt囊肿MRI表现

男,34岁,Tornwaldt囊肿,表现为鼻咽顶后壁正中囊性小肿块,T_1WI呈等信号(A),T_2WI呈明显高信号,边界清晰(B),增强扫描未见明确强化(C)。

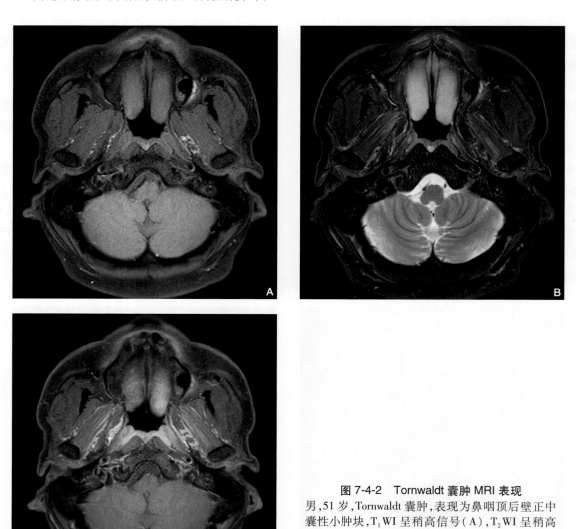

图7-4-2 Tornwaldt囊肿MRI表现

男,51岁,Tornwaldt囊肿,表现为鼻咽顶后壁正中囊性小肿块,T_1WI呈稍高信号(A),T_2WI呈稍高信号,边界清晰(B),增强扫描未见明确强化(C)。

（3）位于鼻咽一侧的囊性肿块，T_1WI 低信号，T_2WI 高信号，信号均匀，DWI 上病灶无明显的扩散受限，增强扫描囊腔内无强化，囊壁可有轻度强化。当囊内富含蛋白时，T_1WI 和 T_2WI 均呈高信号，考虑鳃裂囊肿。

（4）鼻咽多发囊性肿块，位于中线区或侧壁发病年龄较小，病变常多发，直径多小于 5mm。囊性肿块 MRI 上 T_1WI 呈低信号，T_2WI 呈高信号，若囊肿内蛋白含量高，可表现为 T_1WI 呈高信号，T_2WI 呈等或稍低信号，增强扫描囊内容物无强化，囊壁轻度强化，考虑腺样体潴留囊肿。

（5）感染性囊肿通常发生在咽后壁，病变范围较大，常向下延伸至纵隔，在 MRI 上脓液呈 T_1WI 低信号，T_2WI 呈高信号，DWI 上脓液有显著的弥散受限，增强扫描呈环形强化。

【相关疾病】

鼻咽囊性肿块的病理来源主要分为先天性的最常见的 Tornwaldt 囊肿、皮样囊肿，罕见的鳃裂囊肿和 Rathke 囊肿，以及后天获得性的腺样体潴留囊肿以及感染性囊肿。

【分析思路】

鼻咽囊性肿块的病理来源主要分为先天性的最常见的 Tornwaldt 囊肿、皮样囊肿，罕见的鳃裂囊肿和 Rathke 囊肿，以及后天获得性的腺样体潴留囊肿以及感染性囊肿，分析思路如下：

第一，判断囊肿是单发还是多发，若是多发，则考虑腺样体潴留囊肿可能性最大。若是单发，则所有的囊肿类型都有可能。

第二，依据囊液成分，若发现病灶内含有脂肪成分和软组织成分，则考虑皮样囊肿，若发病年龄在 2 岁内，基本上可诊断皮样囊肿。若囊液成分内含有

气泡影或液气平面并伴有囊肿厚壁强化，则考虑感染性囊肿。

第三，根据囊肿发生部位来判断，发生在侧壁的囊肿包括腺样体潴留囊肿和罕见的鳃裂囊肿，若是发生在鼻咽中线区，最常见的是 Tornwaldt 囊肿，其次是腺样体潴留囊肿，以及罕见的 Rathke 囊肿。

【疾病鉴别】

鼻咽囊性肿块是一个特异度低的征象，可见于多种先天性和后天获得性囊性病变，需要结合临床症状和体征、实验室检查、其他影像学征象、鼻咽镜检查以及病理活检。

1. 基于临床信息及影像特征的鉴别诊断流程见图 7-4-3。

2. 鼻咽囊性肿块在几种不同常见疾病的主要鉴别诊断要点见表 7-4-1。

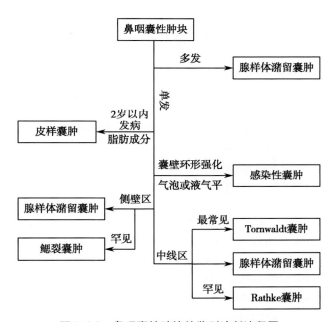

图 7-4-3 鼻咽囊性肿块的鉴别诊断流程图

表 7-4-1 鼻咽囊性肿块的主要鉴别诊断要点

疾病	典型影像特征	鉴别要点	主要伴随征象
Tornwaldt 囊肿	病灶位于鼻咽后壁正中，单发，圆形或椭圆形；边界清楚。增强扫描囊内容物无强化，囊壁轻度强化	最常见，单发，中线区，囊壁薄	若伴发感染，可伴有头痛、流脓涕等
腺样体潴留囊肿	可位于中线或侧壁，发病年龄较小，病变常多发，直径多小于 5mm	发病年龄较小，多发常见，也可单发，中线区和侧壁均可见	无
皮样囊肿	内部含有脂肪和中央条状纤维血管束成分，有毛发的存在会使信号更加不均匀，外周区呈类似脂肪的高信号，中心呈轻度强化，外周脂肪区域没有强化	2 岁以内发病，含有脂肪和软组织成分，发生鼻咽中线区为主	病灶可延伸到口咽及软腭，可引起新生儿呼吸窘迫

续表

疾病	典型影像特征	鉴别要点	主要伴随征象
Rathke 囊肿	常发生在鼻咽的中线区,囊肿的形态学、密度和信号特点与颅内 Rathke 囊肿和鼻咽部单纯囊肿类似	鼻咽部罕见,常发生在鼻咽的中线区	可阻塞咽鼓管,引起渐进性头痛、上睑下垂和复视等
感染性囊肿	通常发生在咽后壁,病变范围一般较大,可向下延伸形成纵隔脓肿,低密度,病灶内可有气泡影或液气平面,增强扫描呈厚壁强化。在 MRI 上,脓液呈 T_1WI 低信号,T_2WI 呈高信号,DWI 上脓液有显著的弥散受限,增强扫描呈环形强化	病灶内可有气泡影或液气平面,厚壁环形强化,DWI 上弥散受限	可合并上呼吸道感染,或口咽穿通性外伤
鳃裂囊肿	鳃裂囊肿发生在鼻咽的侧壁,边界清晰,密度和信号特点与其他鼻咽部单纯囊肿类似	极其罕见	无

（刘 周 罗德红）

参 考 文 献

1. Marom T, Russo E, Ben Salem D, et al. Nasopharyngeal cysts [J]. International Journal of Pediatric Otorhinolaryngology, 2009, 73(8): 1063-1070.

2. Sekiya K, Watanabe M, Nadgir RN, et al. Nasopharyngeal cystic lesions: tornwaldt and mucous retention cysts of the nasopharynx: findings on MR imaging [J]. Journal of Computer Assisted Tomography, 2014, 38(1): 9-13.

3. Dutta M, Roy S, Ghatak S. Naso-oropharyngeal choristoma (hairy polyps): an overview and current update on presentation, management, origin and related controversies [J]. Eur Arch Otorhinolaryngol, 2015, 272(5): 1047-1059.

4. Smirniotopoulos JG, Chiechi MV. Teratomas, dermoids, and epidermoids of the head and neck [J]. Radiographics, 1995, 15(6): 1437-1455.

5. Chen YA, Su JL, Hao SP. Nasopharyngeal branchial cleft cyst [J]. Otolaryngology--Head and Neck Surgery: Official Journal of American Academy of Otolaryngology-Head and Neck Surgery, 2007, 136(1): 144-146.

6. Sato K, Oka H, Utsuki S, et al. Ciliated craniopharyngioma may arise from Rathke cleft cyst [J]. Clinical Neuropathology, 2006, 25(1): 25-28.

7. Weissman JL. Thornwaldt cysts [J]. American Journal of Otolaryngology, 1992, 13(6): 381-385.

8. Shefelbine SE, Mancuso AA, Gajewski BJ, et al. Pediatric retropharyngeal lymphadenitis: differentiation from retropharyngeal abscess and treatment implications [J]. Otolaryngology--Head and Neck Surgery: Official Journal of American Academy of Otolaryngology-Head and Neck Surgery, 2007, 136(2): 182-188.

9. Marom T, Russo E, Ben-Yehuda Y, et al. Oropharyngeal injuries in children [J]. Pediatric Emergency Care, 2007, 23(12): 914-918.

10. El-Anwar MW, Amer HS, Elnashar I, et al. 5 years follow up after transnasal endoscopic surgery of Thornwaldt's cyst with powered instrumentation [J]. Auris, Nasus, Larynx, 2015, 42(1): 29-33.

11. Simmonds JC, Jabbour J, Vaughn JA, et al. Hairy polyps: a new case presentation and a pathogenetic hypothesis [J]. The Laryngoscope, 2019, 129(10): 2398-2402.

12. Yang S, Li H, Gao J, et al. CT and MRI features of hairy polyps in neonates and infants: a retrospective study of 14 patients [J]. Diagnostics (Basel, Switzerland), 2023, 13(7): 1328.

13. Chen PS, Lin YC, Lin YS. Nasopharyngeal branchial cleft cyst [J]. Journal of the Chinese Medical Association: JCMA, 2012, 75(12): 660-662.

第五节 鼻咽部明显强化肿块

【定义】

鼻咽部明显强化肿块是指在 CT 或 MRI 上明显强化的鼻咽部软组织肿块,最常见于鼻咽血管纤维瘤,胡椒盐征是其 MRI 特征性征象。胡椒盐征定义为在平扫 T_1WI 可见多发片状高信号,而病灶内的丰富血管因流空效应呈点、条状低信号,如盐和胡椒,常见于鼻咽血管纤维瘤、颈静脉球瘤、颈动脉体瘤等。鼻咽部明显强化肿块最常见的为鼻咽血管纤维瘤,其他病变也可表现为明显强化肿块,如鼻咽癌、鼻咽部淋巴瘤、后鼻孔区鼻息肉等。

【病理基础】

鼻咽部明显强化软组织肿块病理上常有丰富的血供。如鼻咽血管纤维瘤由不同成分的血管和纤维组织组成，内部含有丰富的毛细血管，血管壁缺乏弹性组织而极易出血，增强后常极显著强化；恶性肿瘤如鼻咽癌，肿瘤新生血管常较丰富，增强后可以明显强化；鼻咽部淋巴瘤肿瘤实质丰富而间质少，细胞排列紧密，肿瘤血管少而细小，对正常组织血管的破坏少见，瘤细胞多围绕血管呈袖套样浸润，增强常均匀轻中度强化；后鼻孔区鼻息肉是由炎性肿胀的鼻窦黏膜非肿瘤性增生而形成，其中的出血坏死性鼻息肉在生长过程中发生水肿、梗死、出血、新生血管形成等改变，增强可呈结节状强化。

【征象描述】

1. X 线检查表现 若肿瘤较小，鼻咽侧位片仅可见鼻咽顶后壁软组织呈局限性膨隆，较大者可见突入鼻咽腔的软组织团块，轮廓光滑，与正常咽后壁软组织境界清楚，再大者可与后鼻孔相接，堵塞于口咽上部。血管造影时，肿瘤染色多明显，供血动脉增粗。

2. CT 检查表现 能准确显示肿瘤部位、形态及邻近结构受侵情况。平扫可见鼻咽部软组织肿块，大部分边界清楚、密度均匀，较大病灶内可见囊变区。增强明显强化，部分病灶如鼻咽血管纤维瘤的强化可接近于血管密度（图 7-5-1）。病变主体位于鼻咽部，可位于中线或外侧壁，病变较大时可向下

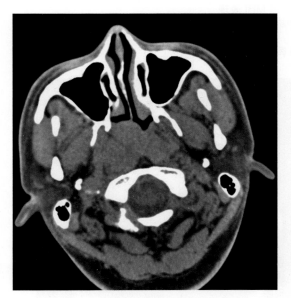

图 7-5-1 鼻咽血管纤维瘤 CT 表现
男，26 岁，鼻咽血管纤维瘤，CT 平扫表现为鼻咽腔偏右侧软组织肿块，累及蝶腭孔及右侧后鼻孔区域，密度均匀。

突入口咽，向前突向后鼻孔。良性肿瘤可以造成对周围骨质的压迫塑形或吸收破坏，如鼻咽血管纤维瘤常累及腭骨眶突、蝶突和蝶骨体所围成的蝶腭孔，翼腭窝扩大是其特征性表现之一。恶性肿瘤还可见鼻咽周围骨质结构破坏，如鼻咽癌常引起斜坡、岩尖骨质破坏。

3. MRI 检查表现 在增强 T_1WI 图像上病变可有明显的 T_1 时间缩短，平扫肿块在 T_1WI 上呈等或稍高信号，伴有亚急性出血时可见点片状高信号，T_2WI 上呈明显高信号，血供丰富的病灶内部可掺杂低信号，代表血管的流空效应，称为胡椒盐征，是诊断鼻咽血管纤维瘤特征性征象。增强后 T_1WI 信号明显增强，流空血管影显示得更为清楚（图 7-5-2）。骨质改变区呈骨质受压变形及骨髓信号缺损改变。虽然鼻咽血管纤维瘤具有特征性影像表现，但鼻咽癌有时也表现为鼻咽部明显强化肿块，容易误诊为纤维血管瘤，鼻咽癌可见鼻咽部软组织肿块，在 T_1WI 多呈低、中信号，T_2WI 呈中、高信号，边界不清，可向周围侵犯，咽旁间隙受累，骨质破坏明显，可有咽后组及颈部淋巴结转移，MRI 信号混杂，不均匀强化，强化程度低于纤维血管瘤（图 7-5-3）。

淋巴瘤表现为鼻咽部明显强化肿块时（图 7-1-5），信号多较均匀，T_1WI 呈等信号，T_2WI 呈稍高信号，DWI 为明显高信号，液化坏死少见，颈部淋巴结肿大常见，鼻咽部肿块虽较明显，但咽旁间隙较清晰，或只有受压改变。后鼻孔区鼻息肉 T_1WI 表现为层状混杂信号，增强扫描息肉边缘黏膜强化而中央不强化。

【相关疾病】

鼻咽部明显强化肿块最常见于鼻咽血管纤维瘤，但也可见于其他恶性肿瘤，比如鼻咽癌、淋巴瘤等、斜坡脊索瘤突向鼻咽、恶性黑色素瘤、孤立性纤维瘤等，以及良性病变如后鼻孔区鼻息肉。

【分析思路】

鼻咽血管纤维瘤的判定要点是增强扫描明显强化和胡椒盐征，还需与其他恶性肿瘤鉴别，分析思路如下：

第一，依据发病年龄、性别和临床表现，若为男性青少年，反复鼻出血和进行性鼻塞，则首先考虑鼻咽血管纤维瘤。

第二，依据 CT 及 MRI 增强图像的强化方式判断病变良恶性，若为明显强化，CT 值可超过 100HU，则考虑纤维血管瘤，若轻中度强化，则为鼻咽癌或淋巴瘤。

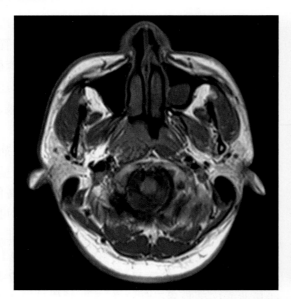
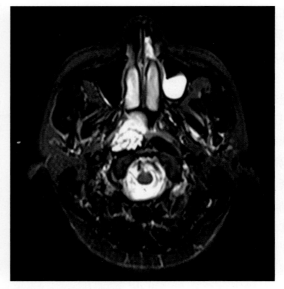
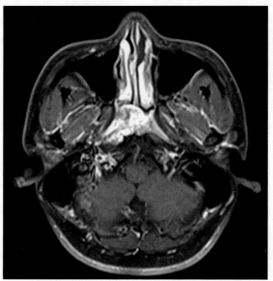

图 7-5-2 鼻咽血管纤维瘤 MRI 表现

男，26 岁，鼻咽血管纤维瘤，表现为鼻咽腔偏右侧软组织肿块，累及蝶腭孔及右侧后鼻孔区域，T_1WI 呈低信号，T_2WI 呈高信号，增强扫描明显强化，可见流空血管影。

（本病例由安徽医科大学第二附属医院 王龙胜教授提供）

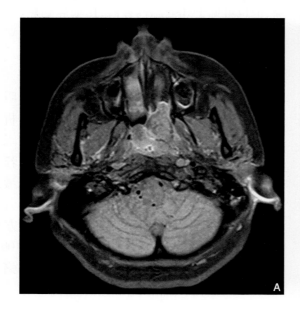
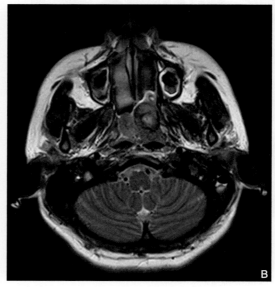

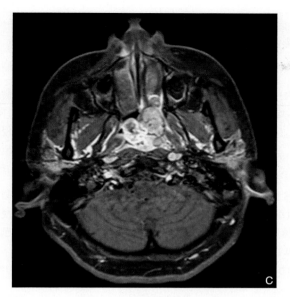

图 7-5-3 鼻咽癌 MRI 表现
女性,34 岁,高分化鼻咽癌,表现为鼻咽腔内软组织肿块,左侧咽
隐窝消失,肿块突向左侧鼻腔(图 A、B),增强扫描明显强化,咽
后组淋巴结肿大(图 C)。

第三,结合是否有胡椒盐征分析,病变在 T_1WI
为高信号,而病灶内的丰富血管因流空效应呈点、条
状低信号,呈胡椒盐征,提示纤维血管瘤。

第四,依据病灶的中心位置,若病灶表现以蝶腭
孔为中心的鼻咽部、翼腭窝和后鼻孔、鼻腔等部位的
软组织肿块,则考虑纤维血管瘤。

第五,分析周围重要结构及颅底骨质是否受累,
如周围骨质压迫性破坏,翼腭窝扩大,肿瘤侵犯颅底
及颅内,则为鼻咽血管纤维瘤可能大。

第六,分析颈部淋巴结情况,若颈部淋巴结肿
大,则为恶性肿瘤,鼻咽癌首诊时 70% ~ 80% 的患者
有颈部淋巴结肿大,淋巴瘤常侵犯咽后、颈深组及颈
后三角区淋巴结。而鼻咽血管纤维瘤通常无颈部淋
巴结肿大。

【疾病鉴别】

鼻咽部明显强化肿块最常见于鼻咽血管纤维
瘤,但也可见于其他恶性肿瘤,比如鼻咽癌、淋巴瘤

等,以及良性病变如后鼻孔区鼻息肉,需联合其他影
像学特征及临床信息进行诊断和鉴别诊断,鉴别诊
断要点见表 7-5-1。

1. 基于临床信息及影像特征的鉴别诊断流程
图见图 7-5-4。

2. 表现为"鼻咽部明显强化肿块"的常见疾病
的主要鉴别诊断要点见表 7-5-1。

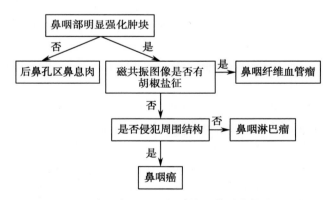

图 7-5-4 鼻咽部明显强化肿块的鉴别诊断流程图

表 7-5-1 鼻咽部明显强化肿块的主要鉴别诊断要点

疾病	鼻咽部明显强化肿块 典型影像特征	鉴别要点	主要伴随征象
鼻咽血管纤维瘤	CT 及 MRI 增强明显强化、胡椒盐征	平扫 T_1WI 典型椒盐征	周围骨质压迫性破坏,翼腭窝扩大,肿瘤侵犯颅底及颅内
鼻咽癌	中晚期肿瘤呈软组织肿块,鼻咽腔不对称	无信号流空影	肿瘤浸润性生长,表面粗糙不平,与周围组织分界不清,周围结构侵犯,淋巴结转移,可继发双侧乳突炎

续表

疾病	鼻咽部明显强化肿块 典型影像特征	鉴别要点	主要伴随征象
淋巴瘤	软组织弥漫性增厚	颅骨破坏少见、无信号流空影	双侧颈部淋巴结肿大、密度信号均匀
斜坡脊索瘤突向鼻咽	以斜坡中线为中心的软组织肿块，T_1WI不均匀等低信号，T_2WI高信号，增强轻中度不均匀强化	MRI矢状面显示肿瘤源于斜坡，膨胀性溶骨性骨质破坏，T_2WI上典型者呈蜂房样改变	肿瘤生长增大后，向下可侵犯至鼻咽部，向上可侵犯至海绵窦和蝶鞍，向外可侵犯至颈静脉孔和岩尖，向后可侵犯至基底动脉和脑干以及向前至蝶骨底、蝶窦和筛窦
恶性黑色素瘤	起源于鼻腔黏膜异位的中枢神经嵴黑色素细胞，肿块较大可向后突向鼻咽腔，T_1WI上呈高信号，T_2WI上呈低信号，增强可明显强化	具有特征性的MRI表现：T_1WI上呈高信号，T_2WI上呈低信号	肿瘤主体位于鼻腔、鼻窦，骨破坏及黏膜浸润较常见，约20%的病例有区域淋巴结转移
孤立性纤维瘤	少见，颈部可发生于翼腭窝，较大者可突向鼻咽腔，T_2WI略高信号中存在致密胶原纤维形成的低信号，实性部分通常明显较均匀强化，囊变坏死区无强化	T_2WI低信号区明显强化是其特征，钙化和出血罕见	周围骨质压迫性破坏
后鼻孔区鼻息肉	后鼻孔区-鼻咽部软组织肿块	可见瘤蒂，增强扫描外周强化，中央不强化	无周围结构侵犯，无颈部淋巴结肿大

（冯 琪 丁忠祥）

参 考 文 献

1. King AD, Vlantis AC, Bhatia KSS, et al. Primary nasopharyngeal carcinoma: diagnostic accuracy of MR imaging versus that of endoscopy and endoscopic biopsy[J]. Radiology, 2011, 258(2): 531-537.
2. King AD, Lei KI, Richards PS, et al. Non-Hodgkin's lymphoma of the nasopharynx: CT and MR imaging[J]. Clin Radiol, 2003, 58(8): 621-625.
3. Alimli AG, Ucar M, Oztunali C, et al. Juvenile nasopharyngeal angiofibroma: magnetic resonance imaging findings[J]. J Belg Soc Radiol, 2016, 100(1): 63.

第六节 口咽黏膜增厚

【定义】

口咽黏膜增厚是口咽黏膜因各种原因呈条片状均匀对称性增厚，或局部呈明显结节或肿块状增厚，且厚度最大值超过3mm。

【病理基础】

慢性咽炎病理分为3型：

（1）慢性单纯性咽炎：表现为咽部黏膜慢性充血。

（2）慢性肥厚性咽炎：表现为咽部黏膜充血、肥厚，黏膜下有广泛的结缔组织及淋巴组织增生，咽后壁淋巴滤泡增生或毗连成片，咽侧壁条索状隆起，是慢性单纯性咽炎病情发展的结果。

（3）慢性萎缩性咽炎：咽黏膜萎缩变薄，咽后壁有痂皮附着。镜下可见黏膜下纤维组织增生，黏膜萎缩和腺体萎缩、消失，纤毛柱状上皮被化生的鳞状上皮所取代。

口咽癌肉眼形态为类圆形、不规则的肿块，伴或不伴表面溃疡，切面呈灰白色，实性，边界不清，可见液化、坏死灶。镜下见异常的鳞状上皮细胞突破基底膜，并向结缔组织浸润性生长。

放射后黏膜炎性反应病理表现为组织水肿，毛细血管扩张，黏膜上皮细胞坏死破裂，纤维素渗出，血细胞渗出。

口咽结核分类：增殖型结核及溃疡性结核，其共同点包括：①结核结节：黏膜表面及黏膜固有层有朗格汉斯巨细胞、上皮样细胞及淋巴细胞形成的粟粒样结核病灶;②可有干酪样坏死;③抗酸染色可阳性。

厚,咽壁增厚肿胀,均匀强化,而无邻近肌肉间隙侵犯(图7-6-1)。

口咽癌:CT平扫肿块密度不均,内见低密度囊变或坏死区,增强后明显不均匀强化(图7-6-2)。

【征象描述】

1. CT 表现　慢性咽炎:CT表现为咽黏膜增

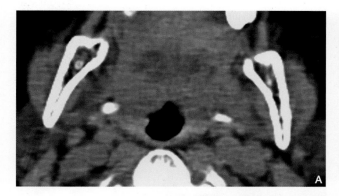

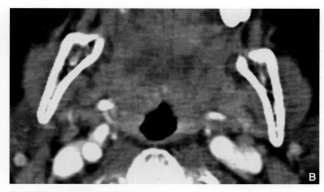

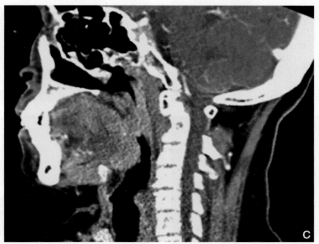

图7-6-1　慢性咽炎CT表现

患者,女,55岁,慢性咽炎,CT平扫(图A)示口咽软组织增厚,密度尚均匀,增强扫描(图B、C)较均匀强化;双侧咽淋巴环对称性肿大,增强扫描呈不均匀强化表现,相应口咽腔变窄。

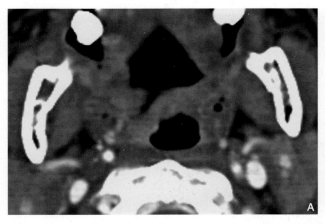

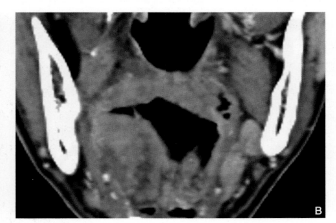

图7-6-2　口咽癌CT表现

患者,男,53岁,口咽癌,CT平扫(图A、B)示口咽双侧壁及软腭不规则增厚呈肿物影,密度不均,边界不清,肿物与双侧腭扁桃体分界不清。

放射后黏膜炎性反应:急性期表现为黏膜广泛增厚和水肿,伴软组织层次不清。

口咽结核:咽黏膜弥漫性、对称性增厚,并形成息肉状肿块,边缘不规则,密度不均匀,咽腔变窄,肿物可呈环状强化,内部有多个分隔及坏死区。不累及咽旁间隙,颈部淋巴结内有多个分隔及多个坏死灶,呈"花环状"强化,为淋巴结结核的典型特点。

2. MRI表现 慢性咽炎:MRI表现为咽黏膜增厚,咽壁增厚肿胀,信号均匀,增强扫描可见明显均匀强化,而无邻近肌肉间隙侵犯(图7-6-3)。

口咽癌:MRI表现为T_1WI等、偏低信号,T_2WI为不均匀高信号,增强扫描明显不均匀强化(图7-6-4)。口咽癌易向周围组织侵犯。口咽癌转移淋巴结典型表现为不规则环形强化伴中央低密度区。

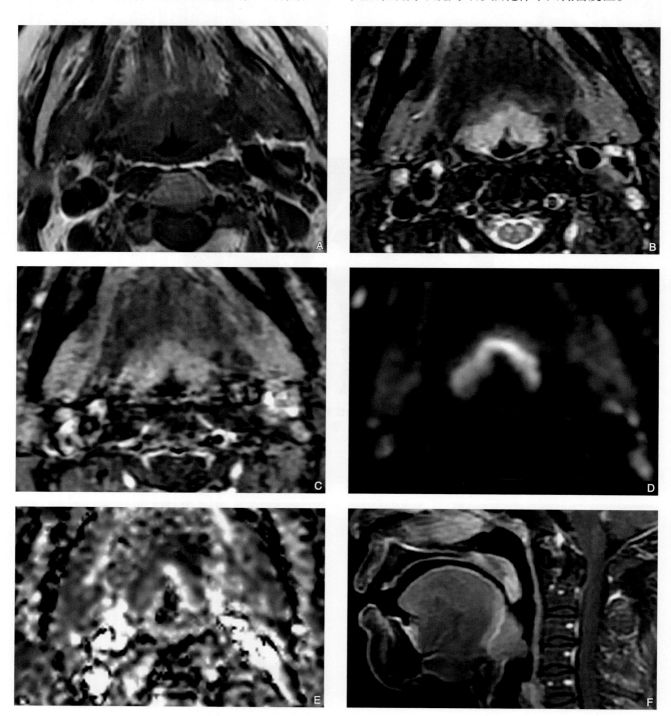

图7-6-3 慢性咽炎MRI表现

患者,女,55岁,慢性咽炎,口咽软组织增厚,T_1WI(图A)呈等信号,脂肪抑制T_2WI(图B)呈稍高信号,脂肪抑制增强扫描(图C、F)可见中度均匀强化,DWI(图D)呈高信号,ADC图(图E)呈低信号,可见扩散受限;相应口咽腔变窄。

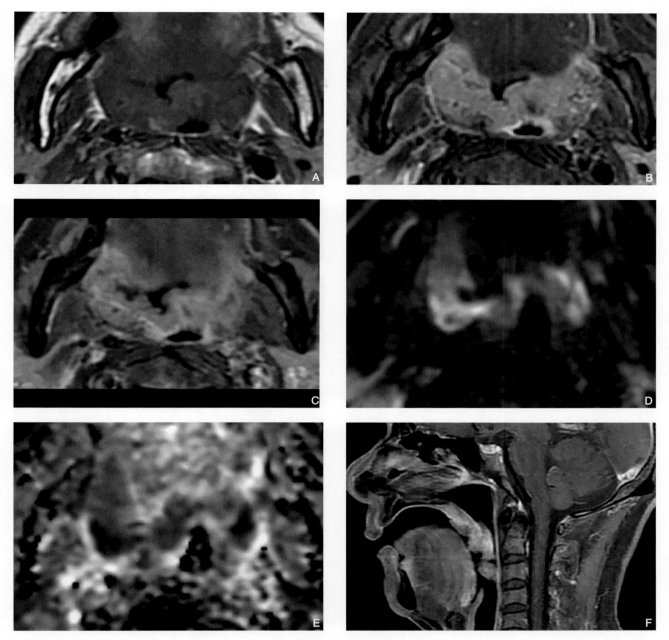

图 7-6-4　口咽癌 MRI 表现

患者,男,53 岁,口咽癌,MRI 示口咽双侧壁及软腭不规则增厚呈异常信号肿物影,边界不清,T₁WI(图 A)呈稍高信号,脂肪抑制 T₂WI(图 B)压脂呈稍高信号,DWI(图 D)呈稍高信号,ADC 图(图 E)呈稍低信号,可见扩散受限,脂肪抑制 T₁WI 增强扫描(图 C、F)可见明显不均匀强化,肿物与双侧腭扁桃体、舌体分界不清。

放射后黏膜炎性反应:病变 T₂WI 呈高信号,增强扫描黏膜广泛强化,DWI 呈低信号,ADC 图呈高信号,未见弥散受限(图 7-6-5)。

口咽结核:黏膜弥漫性增厚,表面尚光整,呈 T₁WI 稍低信号、T₂WI 稍高信号,增强扫描明显强化(图 7-6-6)。

【相关疾病】

常见疾病:慢性咽炎

　　　　　口咽癌

少见疾病:放射后黏膜炎性反应

　　　　　口咽结核

【分析思路】

口咽黏膜增厚主要包括感染性和肿瘤性病变。感染性病变通常临床症状明显,主要表现为咽痛、吞咽困难等。肿瘤性病变常无明显临床症状。分析思路如下(图 7-6-7):

1. 慢性咽炎常对称性均匀增厚,密度信号及强化均匀。口咽结核可伴随颈部环状强化的淋巴结结核或者其他部位的结核。而放射后黏膜炎性反应常有放射治疗病史。

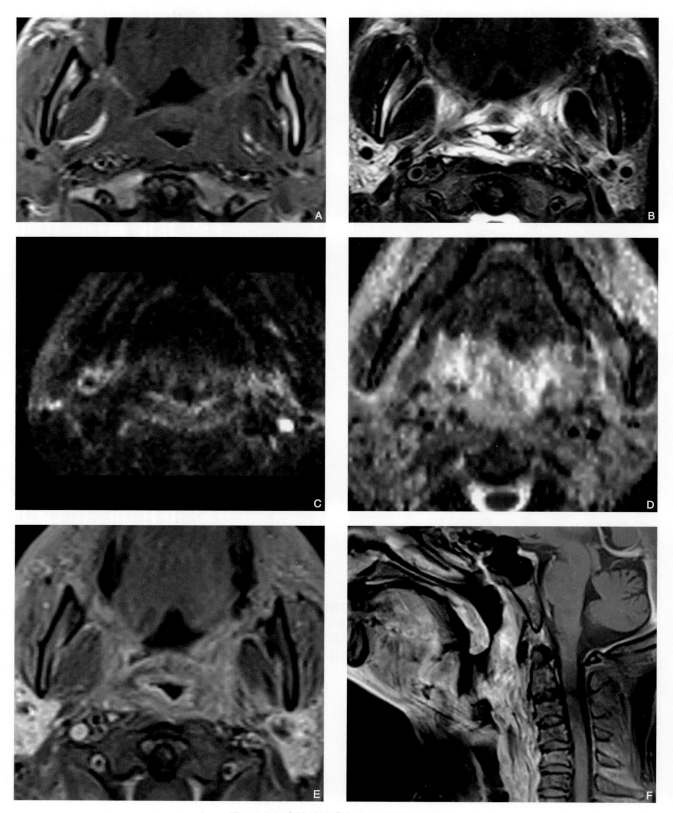

图 7-6-5　放射后黏膜炎性反应 MRI 表现

患者,男,33 岁,鼻咽癌并多处转移放化疗后,MRI 示口咽壁、双侧梨状隐窝、杓会厌皱襞、双侧声带广泛增厚,T₁WI(图 A)、脂肪抑制 T₂WI(图 B)可见片状 T₁WI 低信号、T₂WI 高信号影,边界不清,DWI(图 C)呈低信号,ADC 图(图 D)呈高信号,未见弥散受限,脂肪抑制 T₁WI 增强扫描(图 E、F)呈不均匀强化。

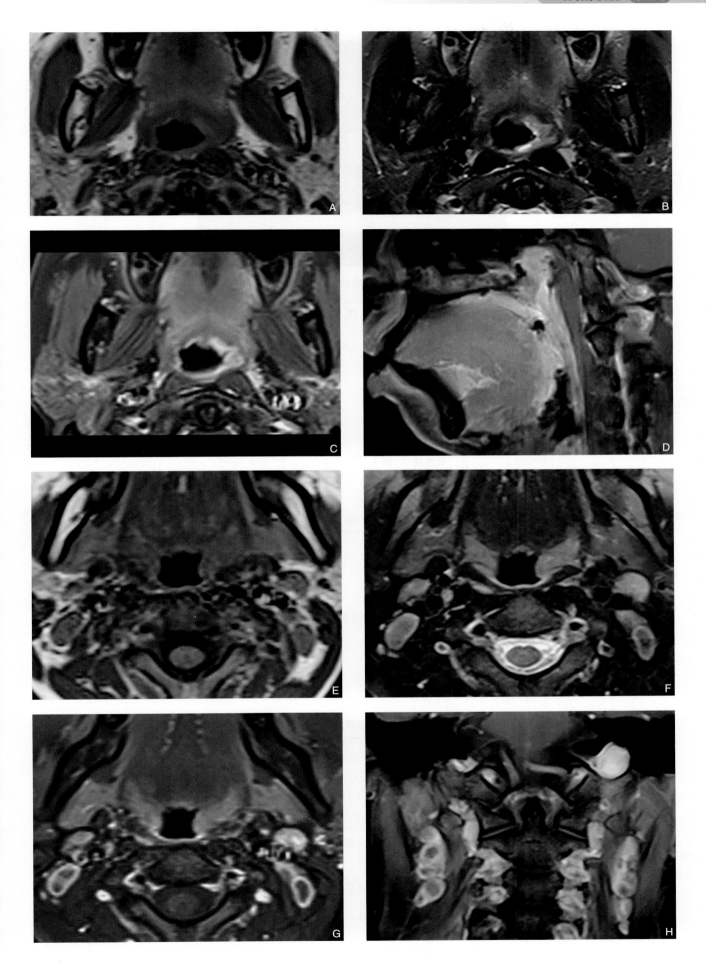

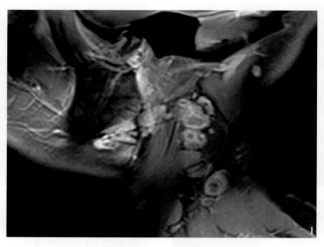

图 7-6-6　口咽结核 MRI 表现

患者,女,22 岁,口咽结核,MRI 示口咽左侧壁、鼻咽左侧壁及顶后壁稍增厚,T_1WI(图 A)呈等信号,脂肪抑制 T_2WI(图 B)呈高信号,脂肪抑制 T_1WI 增强扫描(图 C、D)可见明显强化。双侧颈部 Ⅱ 区、左颈部 Ⅴ 区(图 E、F)见多发增大淋巴结,脂肪抑制 T_1WI 增强扫描(图 G~I)呈环状强化。

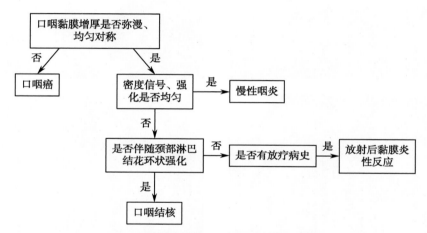

图 7-6-7　口咽黏膜增厚的诊断流程图

2. 口咽癌多表现为口咽黏膜不规则增厚,密度信号及强化不均匀,易侵犯周围邻近组织。并可见不规则环形强化伴中央坏死的转移淋巴结。

【疾病鉴别】

"口咽黏膜增厚"的常见疾病的主要鉴别诊断要点见表 7-6-1。

表 7-6-1　"口咽黏膜增厚"的主要鉴别诊断要点

疾病	影像特征	鉴别要点	主要伴随征象
慢性咽炎	咽黏膜均匀增厚,密度、信号、强化均匀	无邻近肌肉间隙侵犯	无明确占位效应
口咽癌	密度、信号、强化不均	易向周围组织侵犯	转移性淋巴结典型表现为不规则环形强化伴中央低密度区
放射后黏膜炎性反应	黏膜广泛强化,软组织层次不清,病变 T_2WI 呈高信号	放射治疗病史	可伴颌骨放射性骨坏死,骨髓腔内出现异常信号灶
口咽结核	密度或信号不均匀,肿物可呈环状强化、内部有多个分隔及坏死区	结核病史	颈部淋巴结环状强化

(金观桥)

参 考 文 献

1. Iyizoba-Ebozue Z, Murray LJ, Arunsingh M, et al. Incidence and patterns of retropharyngeal lymph node involvement in oropharyngeal carcinoma[J]. Radiother Oncol, 2020, 142:92-99.

2. Abdel Razek AAK, Mansour M, Kamal E, et al. MR imaging of oral cavity and oropharyngeal cancer[J]. Magn Reson Imaging Clin N Am, 2022, 30:35-51.

3. Tsujikawa T, Narita N, Kanno M, et al. Role of PET/MRI in oral cavity and oropharyngeal cancers based on the 8th edition of the AJCC cancer staging system: a pictorial essay[J]. Ann Nucl Med, 2018, 32(4):239-249.

4. Hermans R. Oropharyngeal cancer[J]. Cancer Imaging, 2005, null:S52-57.

5. 孙伟, 罗德红, 周强, 等. 口咽部恶性肿瘤的CT表现[J]. 临床放射学杂志, 2004, 23(4):287-291.

6. 任永祥, 区携乐, 谢志骏, 等. CT诊断鼻咽结核的评价[J]. 实用医学影像杂志, 2009, 10(6):350-351, 366.

7. Mizutari K, Tsunoda K, Matsunaga T, et al. Oropharyngeal tuberculosis[J]. Intern Med J, 2008, 38:449-450.

8. 沙炎, 罗德红, 李恒国. 头颈部影像学: 耳鼻咽喉头颈外科卷[M]. 北京: 人民卫生出版社, 2014.

第七节 舌根部软组织肿块

【定义】

舌根部软组织肿块指发生在舌根(root of tongue, ROT, 舌后1/3, 即由颏舌肌、颏舌骨肌及舌隔膜构成的区域)的软组织密度肿物。

【病理基础】

淋巴组织增生病理改变为咽部淋巴组织及黏膜下结缔组织增生, 黏膜上皮肥厚, 上皮下层水肿, 淋巴组织在黏液腺管周围增生。

舌鳞状细胞癌病理组织学特点为由鳞状上皮增殖而成。增殖的上皮侵入结缔组织内, 形成许多互相连接的细胞巢(癌巢); 在癌巢中进行着类似表皮的角化过程, 形成轮层状小体者, 称为癌珠。相当于基底层的细胞排列的癌巢的外围和结缔组织的间质相接。口腔鳞癌无角化时, 则其细胞巢是形态相同的鳞状上皮细胞所组成, 间有稍呈多形性的细胞, 称为无角化性鳞癌。

舌扁桃体淋巴瘤: 大体病理为黏膜下肿物, 伴或不伴表面溃疡形成。镜下见组织内正常淋巴结构消失, 大淋巴细胞呈弥漫性高度增生, B细胞型淋巴瘤肿瘤组织免疫酶标记CD20(L26)呈阳性, T细胞型淋巴瘤肿瘤组织免疫酶标记UCHL-1、CD34、CD3、CD4呈阳性。

舌异位甲状腺位于所在位置表面黏膜的下方, 可位于舌肌之间, 由立方上皮形成者则为含有胶质的异位甲状腺滤泡。

【征象描述】

1. CT表现　淋巴组织增生: 病变对称、均匀, 与周围组织界限清楚, 边界锐利, 密度均匀, 可轻度强化(图7-7-1), 颈部无肿大淋巴结。

舌根部鳞状细胞癌: 肿块表面多不光整, 密度不均, 呈不均匀强化, 多有坏死、囊变(图7-7-2), 病变通过侵犯舌骨舌肌、颏舌肌及下颌舌骨肌扩散至口底, 并可越过中线扩散至舌对侧, 还可伴颈部淋巴结转移。

舌扁桃体淋巴瘤: CT密度均匀, 增强扫描均匀强化(图7-7-3)。一般无相邻结构受侵, 可发现颈部肿大淋巴结。

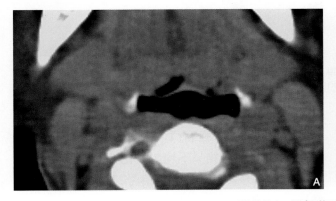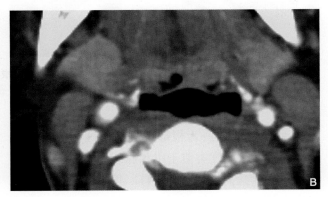

图 7-7-1　舌根淋巴组织增生 CT 表现

患者, 女, 53岁, 舌根淋巴组织增生, CT平扫(图A)示舌根部软组织稍增厚, 密度尚均匀, 增强扫描(图B)较均匀强化。

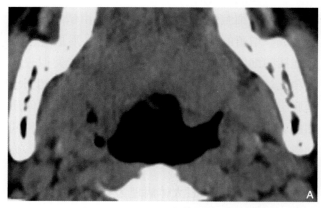
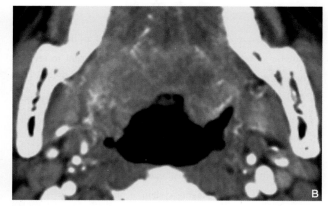
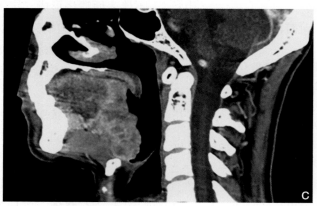

图 7-7-2　舌根鳞癌 CT 表现

患者,男,50 岁,舌根鳞癌,CT 平扫(图 A)示舌根部见一等密度肿物影,边界欠清,增强扫描(图 B、C)呈明显不均匀强化,周围脂肪间隙欠清,与口咽右侧壁关系密切。

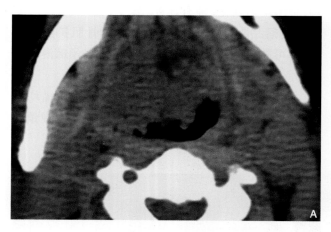
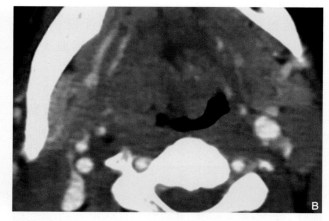

图 7-7-3　舌根淋巴瘤 CT 表现

患者,男,57 岁,舌根淋巴瘤,CT 平扫(图 A)示舌根部见一等密度肿物影,边界欠清,增强扫描(图 B)呈均匀强化,累及会厌软骨、口咽右侧壁,相应层面口咽腔稍窄。

舌异位甲状腺:舌根部近中线处圆形或类圆形肿物,边界清,密度类似于甲状腺组织,CT 平扫呈高密度,强化均匀明显(图 7-7-4)。正常颈部甲状腺位置内未见甲状腺组织。

2. MRI 表现　淋巴组织增生:T_1WI 等信号、T_2WI 高信号,增强扫描轻度强化(图 7-7-5),DWI、ADC 图未见弥散受限。

舌根部鳞状细胞癌:T_1WI 呈稍低信号,T_2WI 呈稍高信号,增强扫描呈不均匀强化,多有坏死、囊变,DWI 呈高信号,ADC 图呈低信号,病变可侵犯邻近结构,还可伴颈部淋巴结转移(图 7-7-6)。

舌扁桃体淋巴瘤:MRI 平扫 T_1WI 及 T_2WI 信号均匀,DWI 明显扩散受限,增强扫描均匀强化。一般无相邻结构受侵,可发现颈部肿大淋巴结(图 7-7-7)。

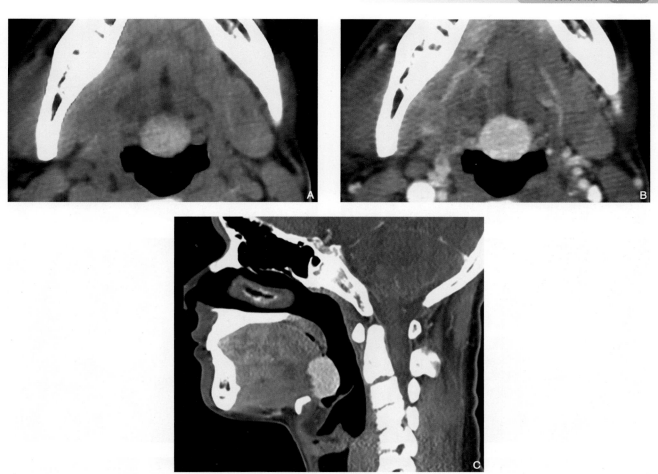

图 7-7-4 舌根异位甲状腺 CT 表现

患者,男,25 岁,舌根异位甲状腺,CT 平扫(图 A)示舌根部见一软组织肿物影,边界欠清,平扫呈高密度,CT 值 112HU,增强扫描(图 B、C)呈明显均匀强化,CT 值 164HU,甲状软骨前方未见正常甲状腺影。

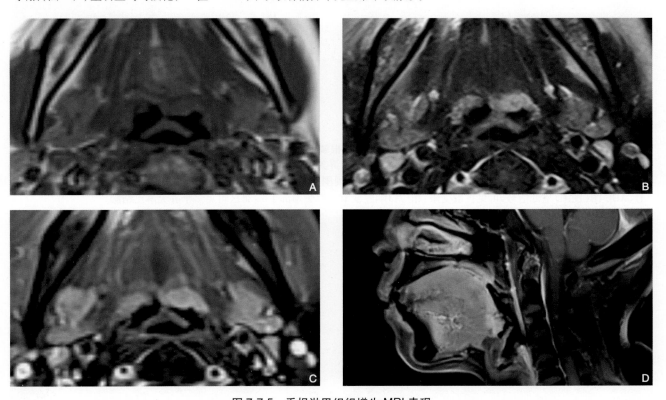

图 7-7-5 舌根淋巴组织增生 MRI 表现

患者,女,53 岁,舌根淋巴组织增生,舌根部黏膜增厚,T_1WI(图 A)呈等信号,T_2WI(图 B)呈稍高信号,脂肪抑制 T_1WI 增强扫描(图 C、D)可见中度均匀强化,相应口咽腔稍变窄。

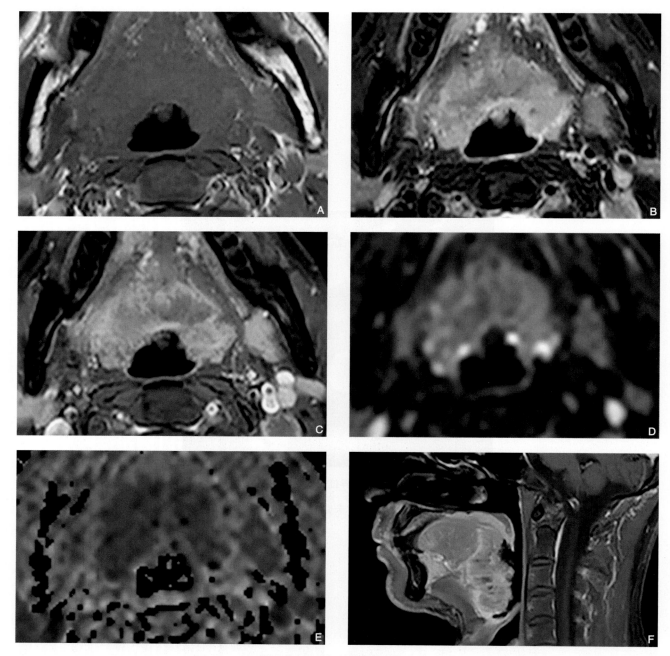

图 7-7-6 舌根鳞癌 MRI 表现

患者,男,50 岁,舌根鳞癌,舌根部可见一异常信号肿物影,边界欠清,T_1WI(图 A)呈等信号,脂肪抑制 T_2WI(图 B)呈稍高信号,脂肪抑制 T_1WI 增强扫描(图 C、F)呈明显不均匀强化,周围脂肪间隙欠清,与双侧口咽壁关系密切,DWI(图 D)呈高信号,ADC 图(图 E)呈低信号,可见扩散受限;相应口咽腔变窄。双侧颈部 I b~ Ⅲ 区可见多个肿大淋巴结影。

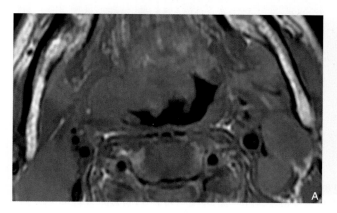

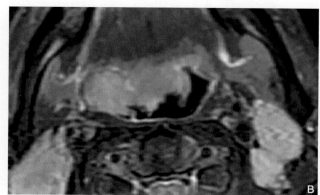

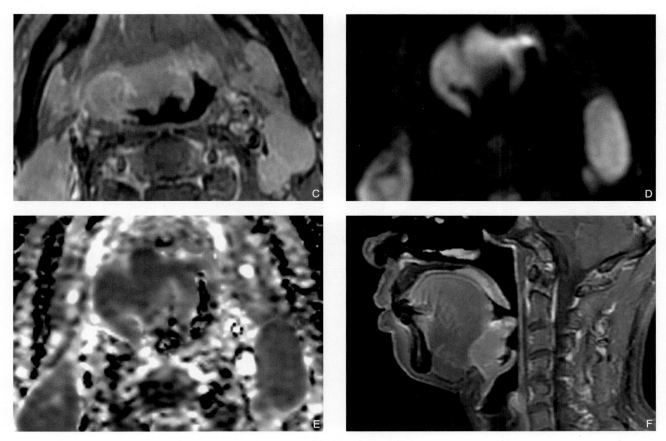

图 7-7-7 舌根淋巴瘤 MRI 表现

患者,男,57 岁,舌根淋巴瘤,舌根部可见一异常信号肿物影,边界欠清,T_1WI(图 A)呈等信号,脂肪抑制 T_2WI(图 B)呈高信号,脂肪抑制 T_1WI 增强扫描(图 C、F)呈均匀强化,DWI(图 D)呈高信号,ADC 图(图 E)呈低信号,可见扩散受限;口咽腔变窄,会厌前间隙结构消失,病灶侵犯右侧杓会厌皱襞,与会厌关系密切,舌骨骨质未见明确骨质破坏。双侧颈部 II 区可见多发肿大淋巴结影。

舌异位甲状腺:T_1WI 及 T_2WI 信号较舌肌肉组织信号高,增强扫描明显均匀强化(图 7-7-8)。正常颈部甲状腺位置内未见甲状腺组织。

【相关疾病】

常见疾病:淋巴组织增生

舌鳞状细胞癌

舌扁桃体淋巴瘤

少见疾病:异位甲状腺

【分析思路】

舌根软组织肿块主要包括增生性病变、肿瘤性病变及先天性胚胎发育异常性病变。分析思路如下(图 7-7-9):

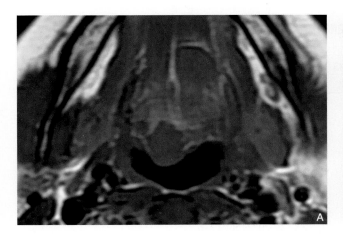

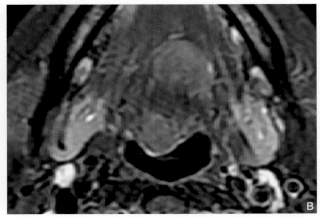

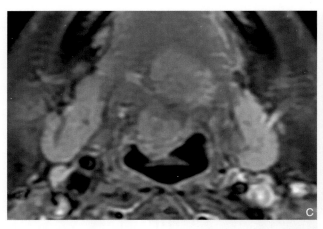 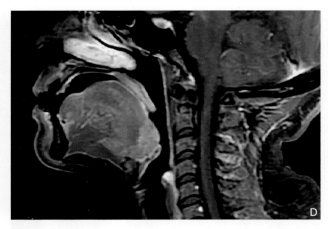

图 7-7-8　舌根异位甲状腺 MRI 表现

患者,女,37 岁,舌根异位甲状腺,口底偏左侧及舌根部见肿块影,边界欠清,T_1WI(图 A)呈等信号,脂肪抑制 T_2WI(图 B)呈稍高信号,脂肪抑制 T_1WI 增强扫描(图 C、D)呈均匀强化;位于口底者与口底肌群分界欠清,位于舌根者与会厌正中皱襞分界不清。所及下颈部区域未见甲状腺显示。

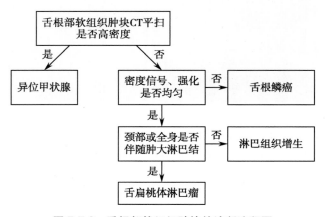

图 7-7-9　舌根部软组织肿块的诊断流程图

1. 淋巴组织增生性病变对称、均匀,无占位效应。

2. 肿瘤性病变主要包括舌根部鳞状细胞癌和舌扁桃体淋巴瘤。舌根部鳞状细胞癌可侵犯舌根部肌层或周围邻近组织,并可见融合、坏死的转移淋巴结。而舌扁桃体淋巴瘤不向舌根肌层浸润生长。

3. 舌根部异位甲状腺为先天性胚胎发育畸形,其密度信号及强化方式与甲状腺相同,且正常颈部甲状腺位置内未见甲状腺组织。

【疾病鉴别】

"舌根部软组织肿块"的常见疾病的主要鉴别诊断要点见表 7-7-1。

表 7-7-1　"舌根部软组织肿块"的主要鉴别诊断要点

疾病	影像特征	鉴别要点	主要伴随征象
淋巴组织增生	对称、均匀,密度或信号均匀,可轻度强化	边界锐利,与周围组织界限清楚	无颈部淋巴结受侵
舌根部鳞状细胞癌	密度、信号、强化不均	易向周围组织侵犯	可有坏死、囊变,伴颈部转移性淋巴结
舌扁桃体淋巴瘤	密度/信号均匀,增强扫描明显强化	弥散受限	一般无相邻结构受侵,可发现颈部、全身肿大淋巴结
舌异位甲状腺	密度/信号及强化方式与甲状腺相似	CT 平扫呈高密度,增强扫描明显强化	正常颈部甲状腺位置内未见甲状腺组织

（金观桥）

参 考 文 献

1. 舒红格,陈浪,王秋霞,等.原发于舌根部弥漫大 B 细胞淋巴瘤的 MRI 特点(附 9 例报告)[J].放射学实践,2016(8):725-727.

2. 舒红格,陈浪,胡军武,等.MRI 在舌鳞癌与舌淋巴瘤的诊断与鉴别诊断中的应用[J].临床放射学杂志,2016,35(10):4.

3. 任继亮,宋庆博,袁瑛,等.MRI 影像组学对早期口腔舌鳞状细胞癌隐匿性颈淋巴结转移的预测价值[J].中华放射学杂志,2022,56(1):6.

4. 陈文波,张水兴,梁长虹,等.探讨 MRI 联合 PET/CT 在舌鳞癌术前诊断及分期的应用价值[J].临床放射学杂志，2014,33(3):349-353.

5. 张玮,包强,马明平,罗敏,郭国栋.舌鳞状细胞癌的MRI表现[J].中国中西医结合影像学杂志,2019,17(6):609-612.

6. 张兰芳,黄生富,郭震,等.咽淋巴环非霍奇金淋巴瘤的CT、MRI诊断[J].临床放射学杂志,2005,24(6):492-496.

7. 赵丽,刘宁,吴丹,等.舌根部异位甲状腺1例[J].医学影像学杂志,2019,29(4):707-708.

8. Tang W,Wang Y,Yuan Y,et al. Assessment of tumor depth in oral tongue squamous cell carcinoma with multiparametric MRI:correlation with pathology[J]. Eur Radiol,2022,32:254-261.

9. Zhang YY,Chu DG,Mao MH,et al. The role of magnetic resonance imaging in assessing the extent of tongue squamous cell carcinoma:a prospective cohort study[J]. J Stomatol Oral Maxillofac Surg,2022,123:e822-e827.

10. Zhang YY,Chu DG,Mao MH,et al. The role of magnetic resonance imaging in assessing the extent of tongue squamous cell carcinoma:A prospective cohort study[J]. J Stomatol Oral Maxillofac Surg,2022,123(6):e822-e827.

11. Baik SH,Seo JW,Kim JH,et al. Prognostic value of cervical nodal necrosis observed in preoperative CT and MRI of patients with tongue squamous cell carcinoma and cervical node metastases:a retrospective study[J]. AJR Am J Roentgenol,2019,213:437-443.

第八节　扁桃体增大

【定义】

咽部淋巴组织呈环状排列(Waldeyer淋巴环)，包括腭扁桃体、舌扁桃体、咽扁桃体(腺样体)、咽鼓管扁桃体、咽侧索及咽后壁散在的淋巴滤泡。其中腭扁桃体最大，也被称为扁桃体或扁桃腺。

扁桃体到1岁末，随着全身淋巴组织的发育而逐渐增大，4~10岁时发育达到最高峰，14~15岁时又逐渐退化。

【病理基础】

单纯的扁桃体增大常由慢性扁桃体炎引起，由于炎症反复刺激，导致腺体淋巴组织与结缔组织增生，腺体肥大，明显突出。镜下可见淋巴组织增生，淋巴滤泡扩大。

扁桃体周围脓肿可由多种细菌感染引起，肉眼见扁桃体红肿，表面有渗出物覆盖，腐臭的黄绿色液体从脓腔流出。镜下示脓壁由肉芽组织(微血管和成纤维细胞)和纤维结缔组织(成纤维细胞和胶原纤维)组成，中央脓液由坏死碎屑、中性粒细胞、淋巴细胞和巨噬细胞组成。

扁桃体癌：一侧扁桃体呈结节状、菜花状肿大或有溃疡，易出血，质硬，可侵及周围组织。常呈外突型，表面有溃烂。镜下见异常的鳞状上皮细胞突破基底膜，并向结缔组织浸润性生长。根据癌细胞分化程度不同，分为高、中、低分化和未分化癌。

扁桃体淋巴瘤：大体病理为黏膜下肿物，伴或不伴表面溃疡形成。镜下见组织内正常淋巴结构消失，大淋巴细胞呈弥漫性高度增生，B细胞型淋巴瘤肿瘤组织免疫酶标记CD20(L26)呈阳性，T细胞型淋巴瘤肿瘤组织免疫酶标记UCHL-1、CD34、CD3、CD4呈阳性。

【征象描述】

1. CT表现　扁桃体慢性炎症表现为口咽两侧扁桃体肿大，密度均匀，增强扫描明显均匀强化，咽腔狭窄(图7-8-1)。

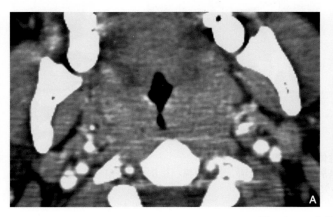
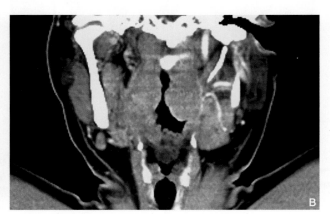

图7-8-1　扁桃体炎CT表现

患者，男，41岁，扁桃体炎，CT增强扫描(图A、B)较均匀强化，相应层面口咽腔变窄。

扁桃体周围脓肿:CT 表现为单侧或双侧扁桃体增大,扁桃体中央见液体,增强扫描呈边缘环形强化,周围见炎性改变(图 7-8-2)。

扁桃体癌:单侧发病多见,CT 表现为扁桃体边缘不清的肿块,平扫密度不均,增强扫描不均匀明显强化(图 7-8-3),常伴邻近结构受侵。并常可见同侧颈部Ⅱ区的淋巴结转移。

扁桃体淋巴瘤:CT 与邻近肌肉等密度,边界清,密度均匀,多无钙化、囊变、坏死,增强扫描轻度强化(图 7-8-4)。

2. MRI 表现　扁桃体慢性炎症表现为 T_1WI 等信号,T_2WI 高信号,增强扫描明显均匀强化(图 7-8-5)。

扁桃体周围脓肿:MRI 表现为单侧或双侧扁桃体增大,T_1WI 呈稍低信号,T_2WI 呈稍高信号,扁桃体中央液体信号影,增强扫描呈边缘环形强化,脓腔

DWI 呈高信号,ADC 图呈低信号,可见明显弥散受限,扁桃体周围可见炎性渗出等改变(图 7-8-6)。

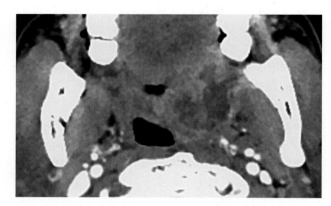

图 7-8-2　扁桃体周围脓肿 CT 表现
患者,男,65 岁,扁桃体周围脓肿,CT 增强扫描示左侧扁桃体肿胀,呈不规则环形强化;右侧扁桃体未见肿大。

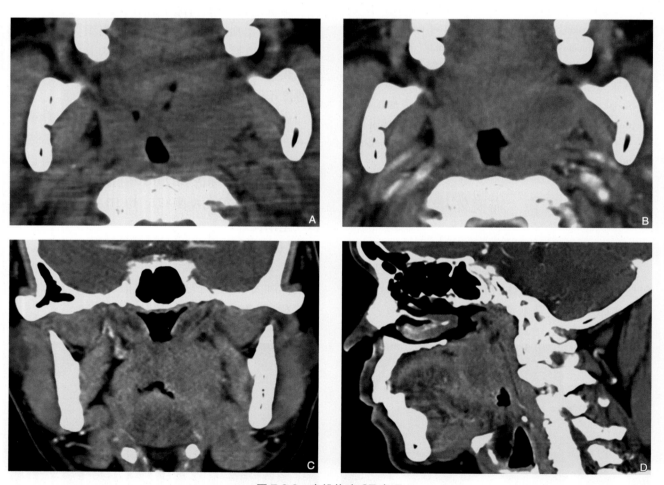

图 7-8-3　扁桃体癌 CT 表现
患者,男,59 岁,扁桃体癌,CT 平扫(图 A)示左侧扁桃体增大呈肿物影,边界欠清,增强扫描(图 B、C、D)呈轻中度不均匀强化,口咽腔变窄,局部累及口咽左侧壁,病变与左侧翼内肌分界欠清。

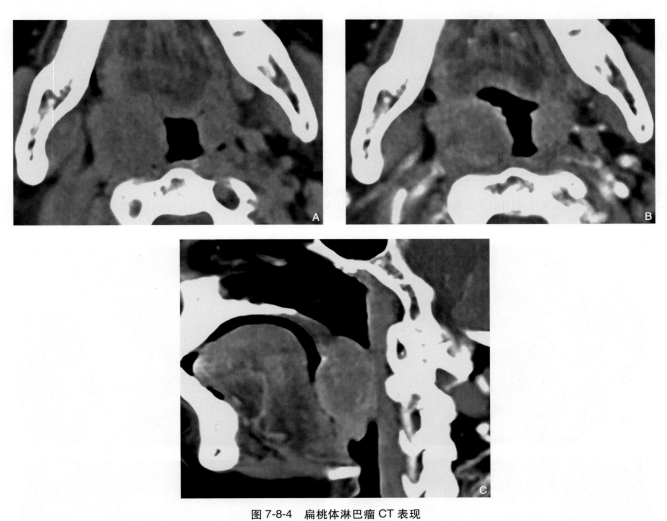

图 7-8-4 扁桃体淋巴瘤 CT 表现

患者,女,61 岁,扁桃体淋巴瘤,CT 平扫(图 A)示右侧扁桃体明显肿大形成肿块影,左侧扁桃体稍肿大,增强扫描(图 B、C)强化尚均匀,病灶与舌根部分界欠清。

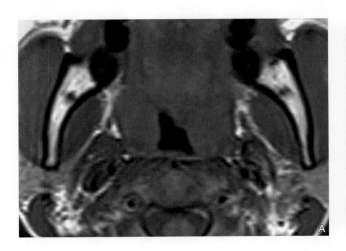

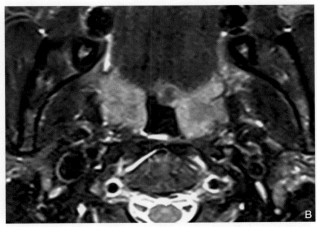

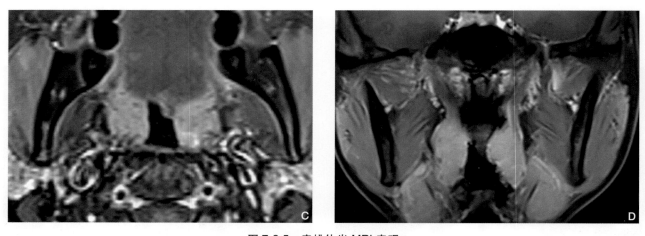

图 7-8-5　扁桃体炎 MRI 表现

患者,女,29 岁,扁桃体炎,MRI 示双侧扁桃体肿大,T_1WI(图 A)呈等信号,脂肪抑制 T_2WI(图 B)呈稍高信号,脂肪抑制 T_1WI 增强扫描(图 C、D)明显均匀强化,相应层面口咽腔变窄。

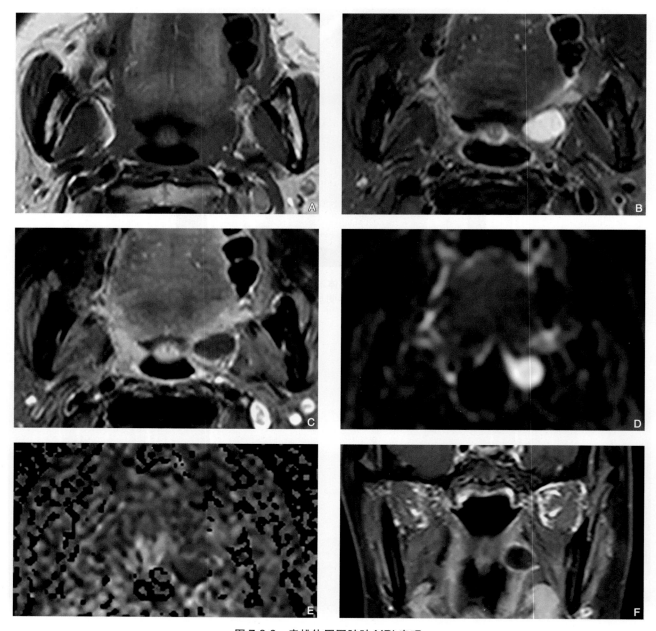

图 7-8-6　扁桃体周围脓肿 MRI 表现

患者,女,47 岁,扁桃体周围脓肿,左侧扁桃体区见一囊性病灶,T_1WI(图 A)呈低信号,脂肪抑制 T_2WI(图 B)高信号,脂肪抑制 T_1WI 增强(图 C、F)边缘强化,DWI(图 D)、ADC 图(图 E)可见明显弥散受限。

扁桃体癌:单侧发病多见,MRI 表现为扁桃体边缘不清的肿块,T_1WI 呈稍低信号,T_2WI 呈不均匀稍高信号,增强扫描不均匀明显强化,DWI 呈高信号,ADC 图呈低信号(图 7-8-7),病灶可侵犯邻近结构,常伴同侧颈部 Ⅱ 区的淋巴结转移。

扁桃体淋巴瘤:与邻近肌肉相比,平扫 T_1WI 呈等或稍低信号,T_2WI 呈均匀高信号,脂肪抑制序列呈高信号,信号均匀,增强扫描轻度强化,DWI、ADC 图可见弥散受限(图 7-8-8)。

【相关疾病】

常见疾病:扁桃体慢性炎症

扁桃体周围脓肿

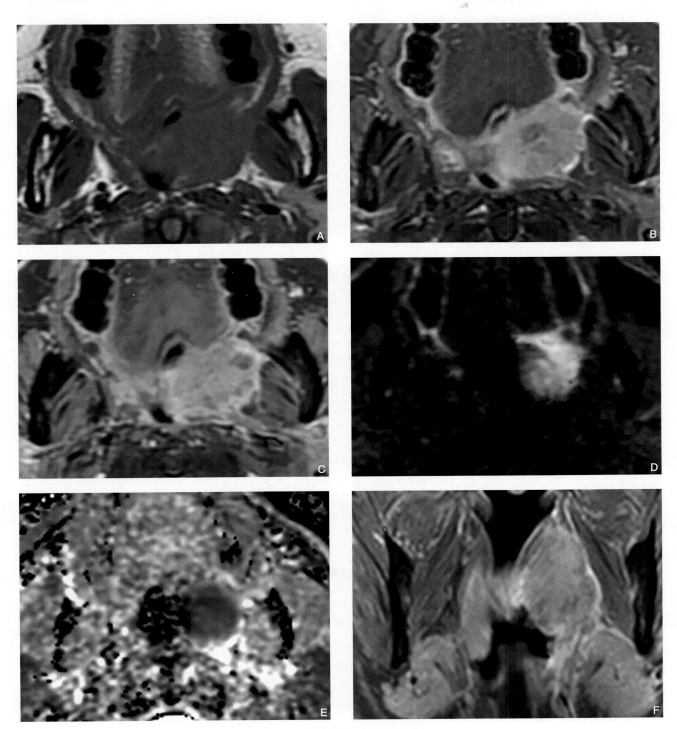

图 7-8-7 扁桃体癌 MRI 表现

患者,男,59 岁,扁桃体癌,左侧扁桃体区可见一异常信号肿块灶,T_1WI(图 A)呈等信号,脂肪抑制 T_2WI(图 B)呈高信号,脂肪抑制 T_1WI 增强扫描(图 C、F)呈不均匀明显强化,DWI(图 D)呈明显高信号,ADC 图(图 E)呈低信号,可见扩散受限;病灶局部累及口咽左侧壁、左侧杓会厌皱襞,会厌左上缘与肿物关系密切,肿物推移左侧舌根、左侧翼内肌,口咽腔明显变窄。

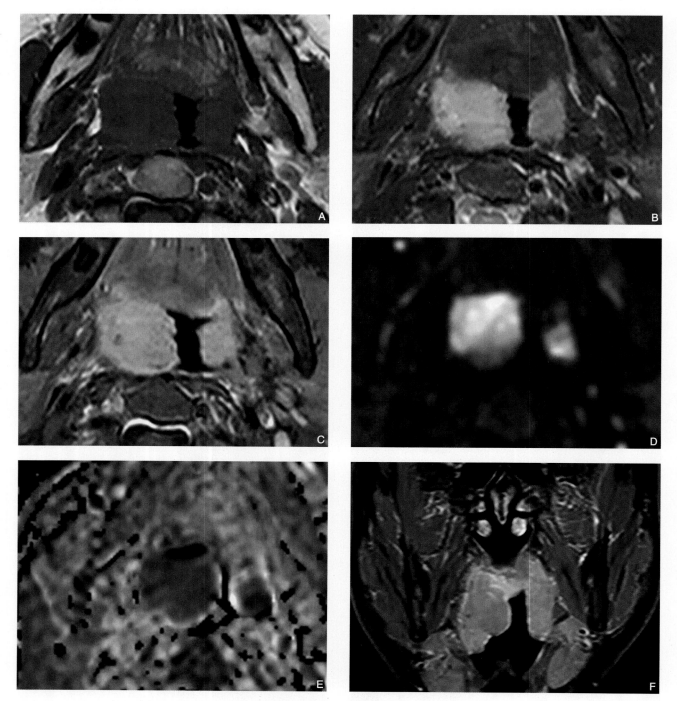

图 7-8-8 扁桃体淋巴瘤 MRI 表现

患者,女,61 岁,扁桃体淋巴瘤,右侧扁桃体明显肿大形成肿块影,T₁WI(图 A)呈等信号,脂肪抑制 T₂WI(图 B)呈高信号,脂肪抑制 T₁WI 增强扫描(图 C、F)见不均匀明显强化,DWI(图 D)呈高信号,ADC 图(图 E)呈明显低信号(扩散受限),病灶与舌体根部分界欠清;左侧扁桃体稍肿大,信号表现同对侧扁桃体。

少见疾病:扁桃体癌

扁桃体淋巴瘤

【分析思路】

扁桃体增大主要包括感染性病变和肿瘤性病变。可为一侧增大或双侧增大,其中扁桃体癌多为一侧增大,扁桃体慢性炎症多为双侧增大,而扁桃体淋巴瘤可双侧也可单侧增大。

扁桃体慢性炎症通常为扁桃体对称均匀增大,密度信号及强化均匀,周围脂肪间隙清楚。扁桃体周围脓肿常由扁桃体炎发展而来,脓肿表现为环形强化,坏死腔 DWI 高信号,ADC 图低信号,弥散明显受限,周围见积气及炎性渗出。伴或不伴淋巴结肿大。

扁桃体癌为单侧扁桃体不规则增大,密度信号及强化不均,可见囊变坏死,肿块呈浸润性生长,常伴邻近结构受侵(图 7-8-9)。并常可见同侧颈部 Ⅱ 区的淋巴结转移。

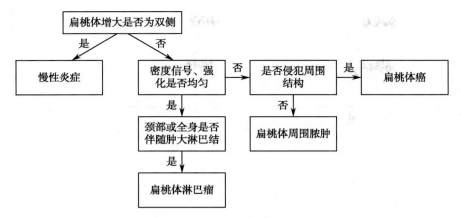

图 7-8-9　扁桃体增大的诊断流程图

扁桃体淋巴瘤密度信号及强化均匀,无囊变坏死,一般无相邻结构受侵,可发现颈部、全身肿大淋巴结。

【疾病鉴别】

"扁桃体增大"的常见疾病的主要鉴别诊断要点见表 7-8-1。

表 7-8-1　"扁桃体增大"的主要鉴别诊断要点

疾病	影像特征	鉴别要点	主要伴随征象
扁桃体慢性炎症	对称、均匀,密度或信号均匀,可轻度强化	边界锐利,与周围组织界限清楚	无颈部淋巴结受侵
扁桃体周围脓肿	扁桃体中央液体信号,增强扫描呈边缘环形强化	脓腔弥散受限	周围见积气及炎性渗出
扁桃体癌	形态不规则,密度、信号、强化不均	易向周围组织侵犯	可有坏死、囊变,伴颈部转移性淋巴结
扁桃体淋巴瘤	密度/信号均匀,增强扫描明显强化	弥散受限	一般无相邻结构受侵,可发现颈部、全身肿大淋巴结

（金观桥）

参 考 文 献

1. 庄奇新,朱莉莉,李文彬,等. Waldeyer 环淋巴瘤的 CT 和 MRI 表现[J]. 中华放射学杂志,2005,39(8):822-825.

2. 郑石芳,张孔志,陈英,等. 咽淋巴环非霍奇金淋巴瘤的 CT 诊断(附 76 例分析)[J]. 中国临床医学,2000,7(3):287-288.

3. 王晓琪,陶冉,张彦旭,等. 扁桃体淋巴瘤的 CT 表现[J]. 放射学实践,2010(2):231-232.

4. 尼玛,魏懿,许凡勇,等. 口咽部非霍奇金淋巴瘤的 CT 诊断[J]. 临床放射学杂志,2008,27(12):1659-1662.

5. Heikkinen J, Nurminen J, Velhonoja J, et al. MRI findings in acute tonsillar infections.[J]. AJNR Am J Neuroradiol,2022, 43:286-291.

6. Wang XY, Wu N, Zhu Z, et al. Computed tomography features of enlarged tonsils as a first symptom of non-Hodgkin's lymphoma[J]. Chin J Cancer,2010,29(5):556-560.

7. ParkM, Kim J, Choi YS, et al. Application of dynamic contrast-enhanced MRI parameters for differentiating squamous cell carcinoma and malignant lymphoma of the oropharynx[J]. AJR Am J Roentgenol,2016,206(2):401-407.

8. Bae S, Choi YS, Sohn B, et al. Squamous cell carcinoma and lymphoma of the oropharynx:differentiation using a radiomics approach[J]. Yonsei Med J,2020,61(10):895-900.

9. Dong Zheng YM, Li J, et al. A CT-based radiomics nomogram for differentiation of squamous cell carcinoma and non-Hodgkin's lymphoma of the palatine tonsil[J]. Eur Radiol, 2022,32(1):243-253.

第九节　咽后壁软组织肿块

【定义】

咽后壁软组织肿块是指发生在口咽后壁(椎前软组织并与第 2、3 颈椎相对)的软组织密度肿物。

【病理基础】

咽后间隙感染早期为蜂窝织炎,蜂窝织炎表现为明显水肿及大量中性粒细胞弥漫性浸润,因而与周围组织无明显分界,之后组织和白细胞坏死、液化,局部出现圆形或不规则形的脓肿腔,腔内充满脓液,周围有肉芽组织增生,包绕脓腔,形成脓肿壁。

咽后壁癌绝大多数为鳞状上皮细胞癌,起源于黏膜表面,其他为未分化癌、恶性混合瘤等。

咽后神经鞘瘤:根据瘤细胞的排列结构方式分为2型:一是 Antoni A 型(致密型),瘤细胞呈梭形、核长圆,两端粗钝、密集排列;二是 Antoni B 型(疏松型),瘤细胞稀疏零乱、细胞质突起呈网状,细胞呈星芒状,排列疏松而零乱,细胞内和细胞间有许多空泡或水样液体,形成微囊或较大的囊腔。上述两型常在同一肿瘤中同时存在,相互延续,交接处常较突然。各神经鞘瘤此两种细胞区的构成比可完全不同。

【征象描述】

1. CT 表现 咽后间隙感染:CT 表现为咽后间隙软组织增厚,内见稍低密度肿块,与周围组织分界不清,并有周围软组织的肿胀,部分脓肿腔内可见气体影(图 7-9-1)。

咽后壁癌:咽后壁不对称性增厚,常呈扁平、较厚的肿块。CT 平扫肿块呈等或低密度,增强扫描不均匀强化(图 7-9-2)。咽后壁癌内可见低密度区,但大片低密度区少见。

咽后神经鞘瘤:多为单发病变,边缘规则,较大者因囊变和坏死而呈斑驳状高、低混杂密度。增强扫描肿瘤有不同程度的强化,主要与 Antoni A、B 区在肿瘤中所占的比例有关,A 区有增强效应,B 区没有。Antoni A 区为主要病变时表现为均质较高密度强化肿物,Antoni B 区为主时则强化不明显,密度偏低。肿瘤有两种成分混合存在时,可呈特征性的斑驳样不均质强化,亦称"蓝天白云"征,该征象对诊断神经鞘瘤有一定的价值。

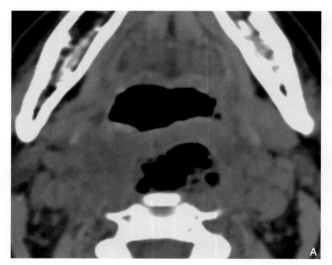

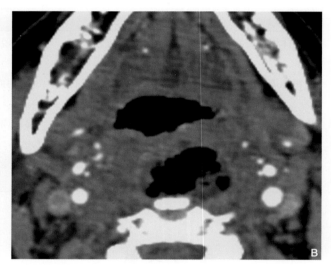

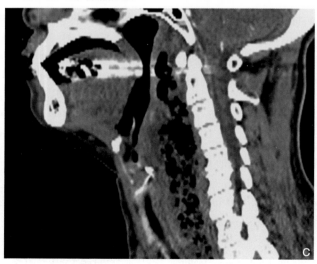

图 7-9-1 咽后间隙感染 CT 表现

患者,女,84 岁,咽后间隙感染,CT 平扫(图 A)示口咽、喉咽咽后间隙($C_1 \sim T_3$ 椎体水平)周围软组织肿胀,见斑片状低密度灶及积气密度影,局部与食管上段分界不清,增强扫描(图 B、C)可见环形强化。

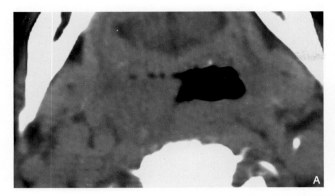
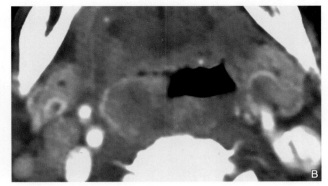
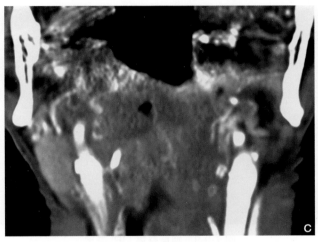

图 7-9-2　咽后壁癌 CT 表现

患者,男,79 岁,咽后壁癌,CT 平扫(图 A)示口咽后壁及右侧壁不均匀增厚并形成肿块影,增强扫描(图 B、C)明显不均匀强化。相应口咽腔变窄,右侧腭扁桃体显示不清,病灶与右侧杓会厌皱襞分界不清。

2. MRI 表现　咽后间隙感染:T_1WI 呈低信号,T_2WI 呈高信号,脓腔壁仍呈低信号,病灶周围可见水肿。

咽后壁癌:平扫肿块 T_1WI 呈等信号,T_2WI、T_2WI 脂肪抑制序列呈稍高信号,DWI 显示弥散受限,增强扫描不均匀明显强化(图 7-9-3)。咽后壁癌较为罕见,在发现时常较大,沿纵轴上下蔓延,容易沿神经、肌肉、筋膜播散,常侵犯椎前肌和椎体,应注意观察肿瘤与咽后间隙、危险间隙的关系。

咽后神经鞘瘤:T_1WI 与肌肉等信号,T_2WI 因周边黏液性间质而呈高信号环,中央则因纤维组织呈低信号,增强扫描肿瘤实质不均匀强化,囊变和坏死区无强化,弥散受限不明显。

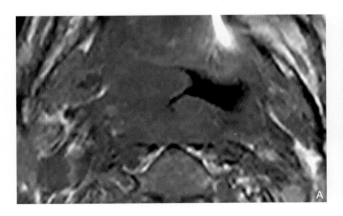
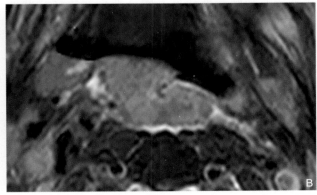

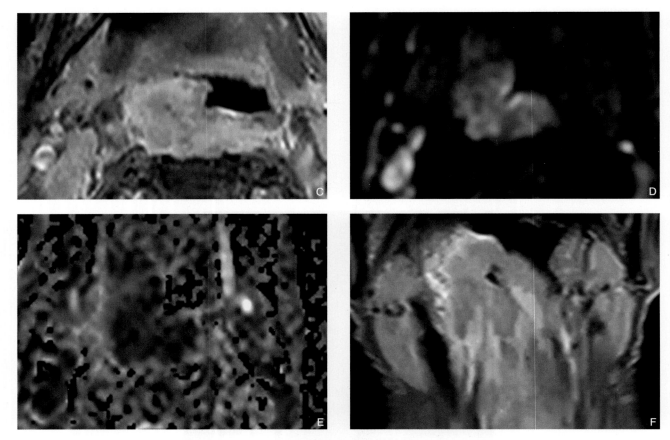

图 7-9-3 咽后壁癌 MRI 表现

患者,男,79 岁,咽后壁癌,口咽后壁及右侧壁不均匀增厚并形成肿块影,T_1WI(图 A)呈等信号,T_2WI 压脂(图 B)呈高信号,脂肪抑制 T_1WI 增强扫描(图 C、F)可见明显强化,DWI(图 D)呈高信号,ADC 图(图 E)呈低信号。相应口咽腔变窄,右侧腭扁桃体显示不清,病灶与右侧杓会厌皱襞分界不清。

【相关疾病】

常见疾病:咽后间隙感染。

少见疾病:咽后神经鞘瘤。

罕见疾病:咽后壁癌。

【分析思路】

咽后壁软组织肿块主要包括感染性病变和肿瘤性病变。根据肿块形态学特征、临床特征来鉴别感染性病变和肿瘤性病变。感染性病变临床症状明显,主要表现为咽痛、吞咽困难等。肿瘤性病变常无明显临床症状。分析思路如下(图 7-9-4):

1. 咽后间隙感染通常弥漫,周围脂肪间隙模糊,可见积气及渗出。

2. 根据肿块实质的密度、MRI 信号及形态学特征、强化方式判断其良恶性,结合扩散加权成像、MRI 动态增强曲线等进行诊断及鉴别诊断。良性肿

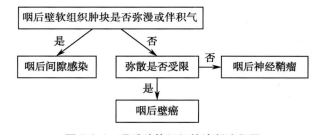

图 7-9-4 咽后壁软组织的诊断流程图

瘤边界清楚,周围脂肪间隙清晰,未侵犯邻近组织;恶性肿瘤边界不清,形态不规则,侵犯邻近组织。咽后壁癌为恶性肿瘤,可侵犯周围邻近组织并可见颈部淋巴结转移。咽后神经鞘瘤轻中度强化并见囊变区域。

【疾病鉴别】

咽后壁软组织肿块的常见疾病的主要鉴别诊断要点见表 7-9-1。

表 7-9-1 "咽后壁软组织肿块"的主要鉴别诊断要点

疾病	影像特征	鉴别要点	主要伴随征象
咽后间隙感染	咽后间隙软组织增厚,与周围组织分界不清,并有周围软组织肿胀	脓腔可见弥散受限	积气及炎性渗出
咽后壁癌	咽后壁不对称性增厚,常呈扁平、较厚的肿块,增强扫描不均匀强化	容易沿神经、肌肉、筋膜播散,常侵犯椎前肌和椎体	颈部淋巴结转移
咽后神经鞘瘤	密度、信号不均,轻度强化	弥散不受限	可有囊变

(金观桥)

参 考 文 献

1. 吴任国,唐秉航,何亚奇,等. 急性咽后壁脓肿的 CT 表现 [J]. 中国医学影像技术,2009,25(6):1005-1007.

2. Hoang JK,Branstetter BF,Eastwood JD,et al. Multiplanar CT and MRI of collections in the retropharyngeal space:Is it an abscess? [J]. AJR Am J Roentgenol, 2011, 196 (4): W426-432.

3. Abou-Elfadl M,Lrhazi S,Mahtar M,et al. Unusual retropharyngeal mass[J]. Eur Ann Otorhinolaryngol Head Neck Dis, 2015,132(2):115-116.

4. Righini CA,Atallah I. A retropharyngeal mass. Diagnosis:Antoni A type schwannoma[J]. Eur Ann Otorhinolaryngol Head Neck Dis,2015,132(1):57-58.

5. Muraz E,Delemazure AS,Mourrain Langlois E,et al. Peripharyngeal space tumors:Can magnetic resonance and multidetector-row computed tomography help predict location, malignancy and tumor type? [J]. Diagn Interv Imaging,2016,97(6): 617-625.

第十节 口咽黏膜下软组织肿块

【定义】

口咽黏膜下软组织肿块是指起源于口咽黏膜下的软组织密度肿物。

【病理基础】

口咽部恶性淋巴瘤大体病理为黏膜下巨大肿物,伴或不伴表面溃疡形成。显微镜下见组织内正常淋巴结构消失,大淋巴细胞呈弥漫性高度增生,B细胞型淋巴瘤肿瘤组织免疫酶标记 CD20(L26)呈阳性,T 细胞型淋巴瘤肿瘤组织免疫酶标记 UCHL-1、CD34、CD3、CD4 呈阳性。

咽黏膜间隙多形性腺瘤:大体上多呈圆形或椭圆形,包膜较完整,边界清楚。切面多为实性,灰白色或黄色,可见浅蓝色软骨样组织、半透明的黏液样组织及黄色角化物,囊变者内含无色透明或褐色液体。镜下肿瘤由上皮及其产物,即黏液样组织和软骨样组织组成。

咽黏膜间隙恶性上皮性肿瘤病理上主要有三种形式:癌在多形性腺瘤中、癌肉瘤、转移性多形性腺瘤。86%起自于大唾液腺,癌的成分多为未分化癌或腺癌,偶可见黏液表皮样癌或腺样囊性癌的成分。

横纹肌肉瘤:根据肿瘤的细胞形态和组织结构特点,分为多形型、腺泡型、胚胎型三种类型。发生于头颈部的多为胚胎型,肿瘤由未分化梭形、小圆形细胞构成。

【征象描述】

1. CT 表现　口咽部恶性淋巴瘤:多位于黏膜下,突向口咽腔,黏膜一般完整,病变表现为类圆形等密度肿块,密度均匀,无钙化、囊变或坏死(图 7-10-1)。一般无咽旁间隙及邻近结构侵犯。但可同时伴有头颈部其他部位或头颈部以外淋巴结或结外病变。淋巴瘤是全身性疾病,一旦怀疑淋巴瘤,应做全身影像学检查,准确分期,为临床确定治疗方案提供依据。

咽黏膜间隙多形性腺瘤:呈等或稍低密度,增强后均匀或环形强化,肿瘤内可能含有钙化和囊性成分。

咽黏膜间隙恶性上皮性肿瘤:CT 呈边缘清楚肿块,密度均匀或不均,增强后不同程度强化。

横纹肌肉瘤:CT 平扫时肿块与其旁肌肉组织密度相等或稍低,增强后中等度强化。较大的肿块内可见液化和坏死,液化和坏死区无强化。

2. MRI 表现　口咽部恶性淋巴瘤:等信号肿块,信号均匀,无钙化、囊变或坏死(图 7-10-2)。一般无咽旁间隙及邻近结构侵犯。但可同时伴有头颈部其他部位或头颈部以外淋巴结或结外病变。

咽黏膜间隙多形性腺瘤:T_1WI 呈等信号,T_2WI 呈稍高或高信号,发生坏死、囊变时呈长 T_1、长 T_2 信号,增强扫描不均匀强化(图 7-10-3)。周围可见低信号薄壁包膜。

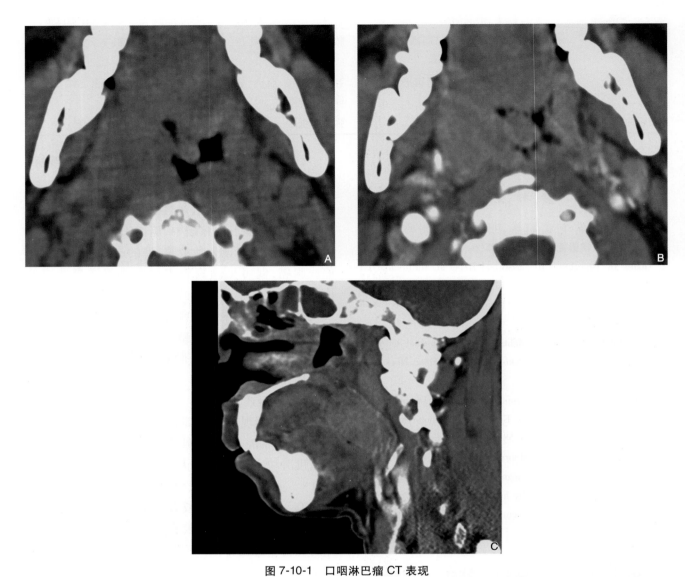

图 7-10-1 口咽淋巴瘤 CT 表现

患者,男,43 岁,口咽淋巴瘤,CT(图 A)右侧扁桃体区见一肿物,边界不清,增强扫描(图 B、C)不均匀强化,相应层面口咽腔变窄。

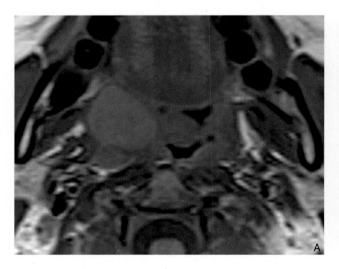

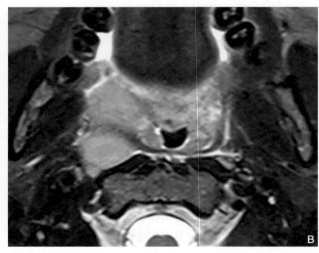

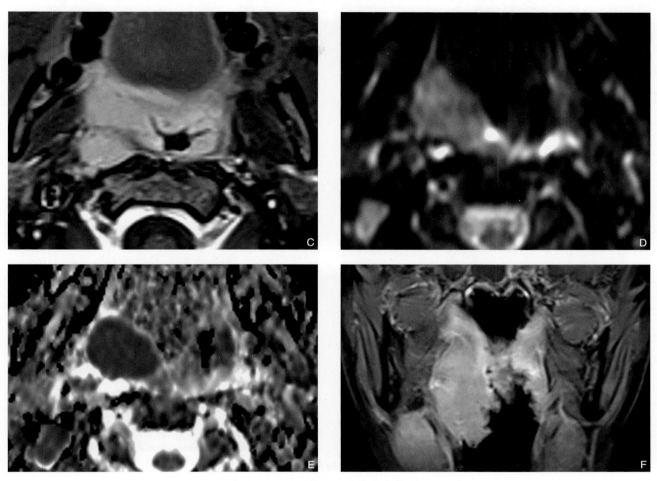

图 7-10-2 口咽淋巴瘤 MRI 表现

患者,男,43 岁,口咽淋巴瘤,右侧扁桃体区见一异常信号肿物影,口咽腔变窄,T$_1$WI(图 A)呈稍高信号,脂肪抑制 T$_2$WI(图 B)呈高信号,脂肪抑制 T$_1$WI 增强扫描(图 C、F)呈明显均匀强化表现,DWI(图 D)呈高信号,ADC 图(图 E)呈明显低信号,病变累及口咽右侧壁,与右侧舌根分界欠清,口咽腔狭窄。

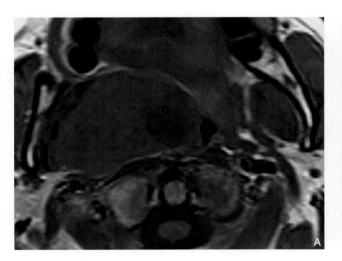

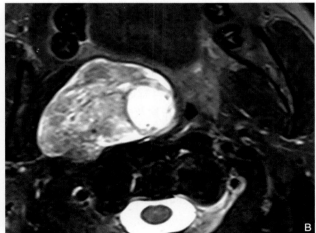

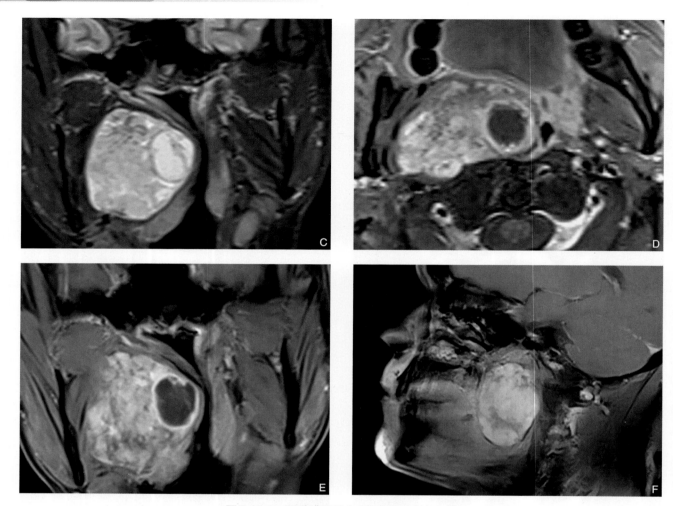

图 7-10-3　咽黏膜间隙多形性腺瘤 MRI 表现

患者,男,53 岁,咽黏膜间隙多形性腺瘤病例,口咽右侧见一异常信号肿物影,口咽腔变窄,T_1WI(图 A)呈等信号,脂肪抑制 T_2WI(图 B、C)呈不均匀高信号,脂肪抑制 T_1WI 增强扫描(图 D、E、F)呈明显不均匀强化,内见坏死液化区。肿物与右舌根、口咽后壁、右侧翼内肌、右侧下颌下腺关系密切,与咽旁间隙及颈鞘血管分界尚清。

咽黏膜间隙恶性上皮性肿瘤:T_1WI 呈低或中等均质信号,T_2WI 为明显高信号,肿物较大可有钙化或纤维化的低信号区。腺样囊性癌可有浸润性,有沿神经和周围血管播散的倾向,尤其是沿三叉神经上颌支和下颌支播散。

横纹肌肉瘤:T_1WI 呈等或稍低信号,T_2WI 呈不均匀等或稍高信号,增强后轻到中度强化,液化、坏死区无强化。肿瘤较大并累及多个间隙。

【相关疾病】

常见疾病:口咽部恶性淋巴瘤。

少见疾病:咽黏膜间隙多形性腺瘤。

罕见疾病:咽黏膜间隙恶性上皮性肿瘤;横纹肌肉瘤。

【分析思路】

口咽黏膜下软组织肿块最重要的是准确定位及组织来源的判断。分析思路见图 7-10-4。

1. 定位　明确病灶起源于口咽黏膜或黏膜下,如病灶起源于黏膜,黏膜线不完整;而黏膜下病变可

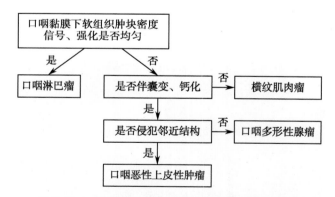

图 7-10-4　基于临床信息及影像特征的诊断流程图

见连续完整的黏膜线。

2. 定性　明确良、恶性,从病灶形态、边界、累及范围及强化方式分析病灶良、恶性,良性病变多边界清晰,范围局限;恶性病变边界不清,累及范围较广泛。

3. 淋巴结　明确有无淋巴结肿大,良性病变多无肿大淋巴结,恶性病变常有肿大淋巴结。

4. 口咽黏膜下软组织肿块　良性肿瘤多为多

形性腺瘤,一般无邻近结构侵犯。而恶性肿瘤有淋巴瘤、恶性上皮性肿瘤和横纹肌肉瘤,最常见为淋巴瘤,其密度信号及强化均匀,并可见颈部、全身肿大淋巴结。如见肿块沿神经和周围血管播散,多为恶性上皮性肿瘤。

【疾病鉴别】

"口咽黏膜下软组织肿块"的常见疾病的主要鉴别诊断要点见表7-10-1。

表 7-10-1 "口咽黏膜下软组织肿块"的主要鉴别诊断要点

疾病	影像特征	鉴别要点	主要伴随征象
淋巴瘤	密度/信号均匀,增强扫描明显强化	弥散受限	可发现颈部、全身肿大淋巴结
多形性腺瘤	密度/信号、强化不均	无相邻结构受侵	囊变、钙化
恶性上皮性肿瘤	密度/信号、强化不均	易向周围组织侵犯	可沿神经和周围血管播散
横纹肌肉瘤	密度/信号、强化不均,形态不规则	体积较大,常侵犯邻近结构	液化、坏死

(金观桥)

参 考 文 献

1. 吴芹,陈燕萍,徐嬿,等.咽旁间隙多形性腺瘤与神经鞘瘤的影像鉴别诊断[J].临床放射学杂志,2011,30(8):1116-1119.
2. 罗德红,石木兰.腮腺多形性腺瘤的CT表现[J].临床放射学杂志,2002,21(2):106-109.
3. 李威,张云亭,许强,等.腭部小涎腺多形性腺瘤的影像学分析[J].中华放射学杂志,2003,37(4):339-341.
4. 吴文娟,马建勇,唐威.口咽胚胎性横纹肌肉瘤1例[J].中国医学影像技术,2020,36(9):1433.
5. Ogawa T,Kojima I,Ishii R,et al. Clinical utility of dynamic-enhanced MRI in salivary gland tumors:retrospective study and literature review[J]. Eur Arch Otorhinolaryngol,2018,275(6):1613-1621.
6. Zheng N,Li R,Liu WJ,et al. The diagnostic value of combining conventional, diffusion-weighted imaging and dynamic contrast-enhanced MRI for salivary gland tumors[J]. Br J Radiol,2018,91(1089):20170707.
7. Kato H,Kawaguchi M,Ando T,et al. Pleomorphic adenoma of salivary glands:common and uncommon CT and MR imaging features[J]. Jpn J Radiol,2018,36(8):463-471.

第十一节 口咽部囊性肿块

【定义】

口咽部囊性肿块指发生在口咽部内容物为液体的肿块。

【病理基础】

口咽囊肿也称黏液潴留囊肿,由于黏液分泌腺发炎,可沿口腔和咽任何部分发生,在咽部的黏液潴留囊肿起源于小的唾液腺。小唾液腺导管阻塞或外伤后,黏液外溢进入结缔组织内,黏液池被炎性肉芽肿组织和结缔组织包绕或局限,没有被覆上皮,少数潴留性囊肿可内衬立方状、柱状、假复层柱状或复层扁平上皮。

【征象描述】

1. CT 表现 口咽囊肿CT表现为边缘规则的囊性病变,如果囊肿内蛋白含量高,可表现为软组织结节,增强扫描可见边缘强化(图7-11-1)。

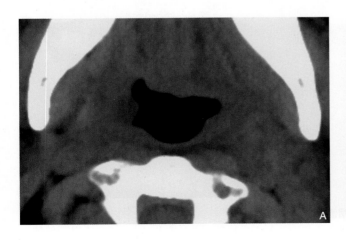
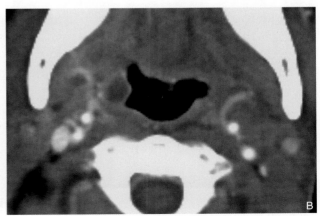

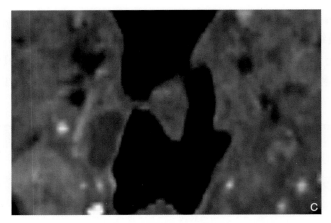

图 7-11-1 口咽囊肿 CT 表现

患者,男,60 岁,口咽囊肿,右侧口咽旁见一类圆形囊状病灶,边界清楚,
CT 平扫(图 A)呈低密度,增强扫描(图 B、C)未见明确强化。

2. **MRI 表现** 口咽囊肿 T_1WI 表现为低至高信号(信号强度取决于囊内蛋白成分的含量),T_2WI 为高信号;增强后见边缘强化(图 7-11-2)。

【相关疾病】

常见疾病:口咽囊肿。

【分析思路】

口咽部囊性肿块诊断较为简单,MRI 为首选,可清楚显示病灶,根据病灶的信号可以推断病灶的成分,注意有无合并感染。虽然内镜能清晰显示口咽囊肿,但对囊内情况,尤其是口咽囊肿与周围的毗邻关系需借助 CT 和 MRI。颈部 CT 结合 MRI 检查有助于口咽囊肿与发生在口咽部或涉及口咽部的其他囊性病变,如鳃裂囊肿等相鉴别。

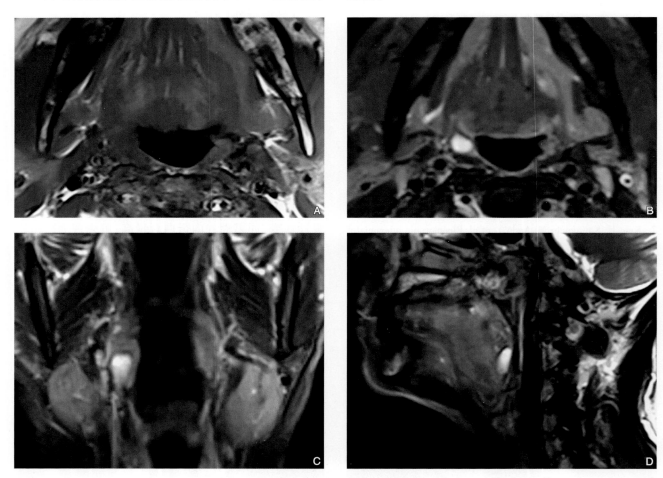

图 7-11-2 口咽囊肿 MRI 表现

患者,男,60 岁,口咽囊肿,右侧口咽旁见一类圆形囊状异常信号灶,T_1WI(图 A)稍低信号、T_2WI(图 B~D)稍高信号,边界清楚。

【疾病鉴别】

本疾病一般无需与其他疾病鉴别。

（金观桥）

参 考 文 献

1. Choo MJ, Kim YJ, Jin HR. A case of second branchial cleft cyst with oropharyngeal presentation[J]. J Korean Med Sci, 2002,17(4):564-565.

2. 沙炎,罗德红,李恒国.头颈部影像学:耳鼻咽喉头颈外科卷[M].北京:人民卫生出版社,2014.

第十二节　喉部黏膜增厚

【定义】

黏膜增厚是指正常黏膜大于平均厚度 2mm 以上。咽部黏膜增厚以喉部为主,部分病变表现为黏膜组织的充血水肿和肥大或黏膜上皮异常增生或鳞状化生。其主要病因是炎性病变、肿瘤及肿瘤样病变,按照发病的时间可分为急性发作与慢性发作。急性病变以炎性病变为主,慢性病变以肿瘤及肿瘤样病变为主。

【病理基础】

黏膜增厚的病理类型可分为三类。

1. 感染性病变　常继发于喉咽非特异性炎性病变或特异性炎性病变,非特异性炎性病变常表现为黏膜弥漫性充血、水肿,镜下可见有单核细胞及中性粒细胞浸润,会厌肿大,病变可侵犯黏膜下层及腺体组织,局部可见溃疡形成,血管壁糜烂出血。特异性感染如结核表现为黏膜表面粗糙,结节状隆起,充血水肿。镜下可见有淋巴细胞和上皮样细胞呈中、小灶状增殖,渗出和变质性改变。

2. 恶性肿瘤　常见于邻近肿瘤组织的直接侵犯,病理表现为肿瘤组织的浸润,其中起源于鳞状上皮的喉癌较为常见,可见癌组织角化明显,可见细胞间桥,核分裂象多见。

3. 良性肿瘤与肿瘤样病变　较少见,主要包括血管瘤、脂肪瘤、神经纤维瘤、食管平滑肌脂肪瘤、淀粉样病变等。其中淀粉样病变常表现为黏膜肿胀、隆起,表面光滑与质地坚硬。镜下 HE 染色可见淀粉样物质呈粉红色或紫红色,均匀一致的无细胞物质,分布在腺体和血管周围。偏光显微镜下淀粉样物质可见双折光和绿荧光的特殊形态表现。

【征象描述】

不同病理类型喉黏膜增厚通常会在细节表现出不同的影像学表现。

1. CT 检查表现　喉部黏膜增厚在 CT 检查上常表现为黏膜软组织厚度增加,炎性病变边界较光滑,部分边界模糊,密度呈低密度,增强扫描病变呈明显强化;恶性肿瘤边界不规则,密度呈等或稍高,增强扫描病变呈轻中度强化。黏膜增厚在 CT 诊断细节上有特殊的表现。①通常黏膜增厚分为对称性和非对称性。当对称性时,CT 平扫表现为喉部黏膜肿胀增厚,密度减低(如图 7-12-1、图 7-12-2)。增强扫描会厌、杓状会厌襞、假声带和真声带等喉部黏膜可见明显均匀细线样强化,常见于喉部炎症病变。当非对称性时,CT 平扫表现急性期喉黏膜不规则增厚,慢性期声带或会厌局灶性增厚,增强扫描可见无强化或轻度强化。当黏膜增厚并且强化明显时,考虑炎症或者结核病变存在(如图 7-12-3);当黏膜增厚但是强化不明显,并同时存在钙化时,常需考虑为淀粉样病变等肿瘤样病变。②当喉部黏膜增厚合并颈部脓肿形成时,CT 表现密度不均匀的肿块中心可见密度明显减低,增强扫描可见环形明显强化,中心未见明显强化,提示坏死区。邻近声门旁间隙、会厌前间隙、颈部其他间隙等间隙密度增高、有网格影,边界不清(如图 7-12-4)或颈阔肌和椎前筋膜增厚。

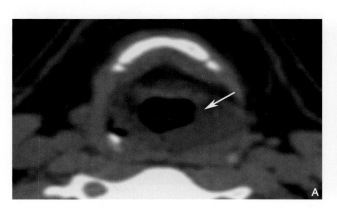
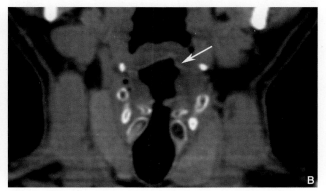

图 7-12-1　喉黏膜增厚(感染性病变)CT 征象

女性,54 岁,入院前查声嘶。

A 图为横断面平扫,B 图为冠状面平扫。CT 平扫左侧构会厌皱襞及咽侧壁增厚,左侧梨状隐窝消失,左侧声门旁间隙,左侧声带及室带软组织肿胀(如白色箭头所示)。

诊断:急性喉炎导致喉黏膜增厚。

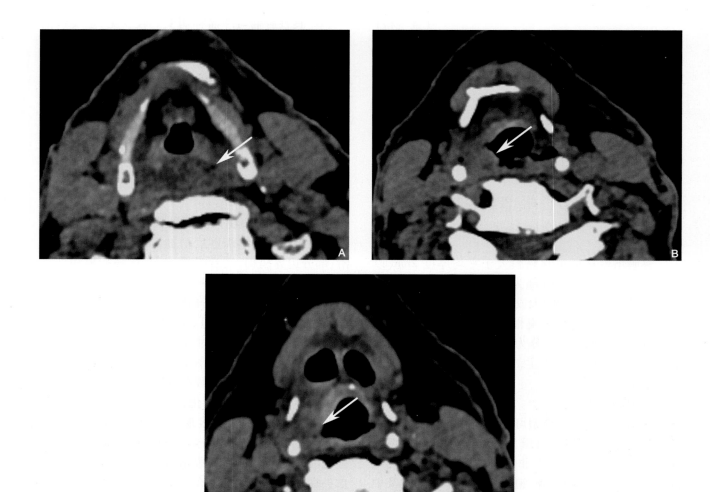

图 7-12-2 喉黏膜增厚（感染性病变）CT 征象

女性,54 岁,入院前声嘶。

A~C 横断面平扫。CT 平扫示会厌水平右侧壁、会厌、右侧杓会厌皱襞增厚,形态欠规则(如白色箭头所示)。

诊断:急性会厌炎导致喉黏膜增厚。

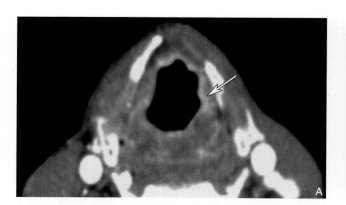

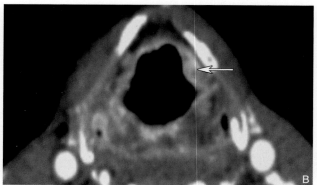

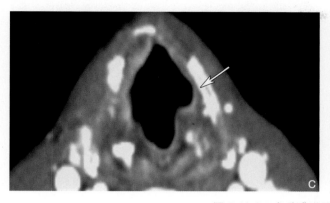 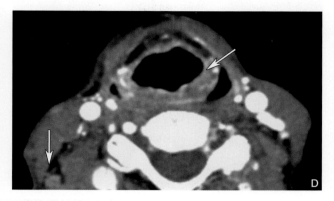

图 7-12-3　喉黏膜增厚(感染性病变)CT 征象
男性,66 岁,入院前查喉腔肿物,肺结核病史。
A~D. 横断面动脉期增强。CT 示会厌喉面、双侧杓会厌皱襞、双侧室带黏膜可见弥漫性增厚,动脉期扫描呈黏膜表面呈不规则强化。右侧颈部淋巴结可见环形强化(如图 D 中的右侧颈部白色箭头所示)。
诊断:喉结核导致喉黏膜增厚。

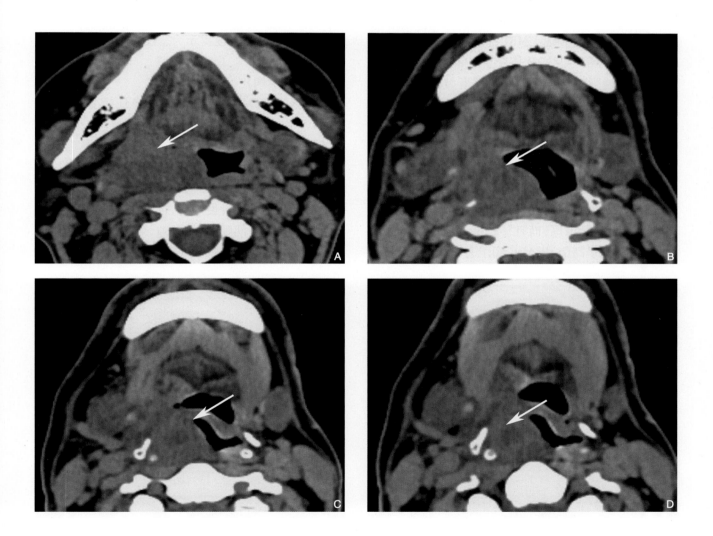

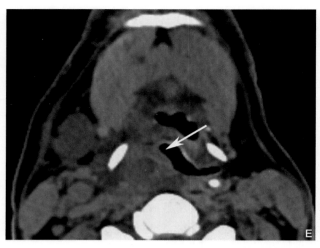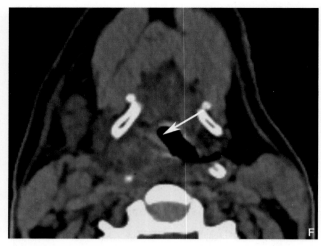

图 7-12-4 喉黏膜增厚(感染性病变合并脓肿)CT 征象

男性,61 岁,入院查急性会厌炎。

A~F. 横断面检查。CT 检查示:右侧扁桃体、咽后壁、杓会厌皱襞、梨状隐窝、声门旁间隙、颈动脉鞘间隙可见软组织密度影,内可见条带状更低密度影,与周围软组织分界不清。(如白色箭头所示)。

诊断:右侧扁桃体、咽后壁、杓会厌皱襞、梨状隐窝、声门旁间隙、颈动脉鞘间隙炎性病变,考虑喉脓肿形成并导致喉黏膜及周围组织间隙增厚。

2. MRI 检查表现 MRI 检查更强调在多序列上喉黏膜增厚信号改变及是否累及邻近颈部各区淋巴结,病变增强检查强化的程度。当 MRI 上病变区域表现为 T₁WI 呈低信号,T₂WI 上呈高信号,边界不清,DWI 上为高信号,ADC 图上呈现高信号时,增强扫描病变呈明显强化,需要首先考虑为炎性病变。当 MRI 上病变区域表现为弥漫性 T₁WI 上呈低信号,T₂WI 上呈低信号,边界不清,DWI 上呈低信号,增强扫描无强化时,需要考虑淀粉样病变(图 7-12-5)。当黏膜明显增厚,而且伴颈部各区淋巴结早期增大,DWI 上呈高信号,ADC 图上呈低信号,增强扫

描强化轻中度时,高度提示为恶性肿瘤病变(如图 7-12-6、图 7-12-7)。

【相关疾病】

喉黏膜增厚常见于非特异性炎性病变,如急性喉炎(又称为假膜性喉炎)和急性会厌炎。也可见于特异性炎性病变,如喉结核。喉黏膜增厚也可见于一些肿瘤性和肿瘤样病变,如喉癌、乳头状瘤、血管瘤等,炎性肌成纤维细胞瘤、淀粉样病变等较为少见。部分非特异性炎性病变,可以形成喉旁脓肿,甚至可以累及咽旁间隙、咽后间隙、颈部间隙等。非特异性炎性病变形成的脓肿常累及咽旁及咽后间隙。

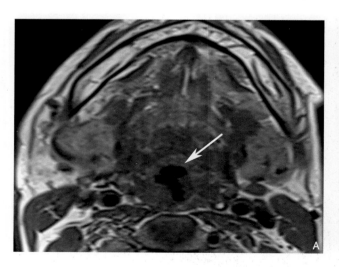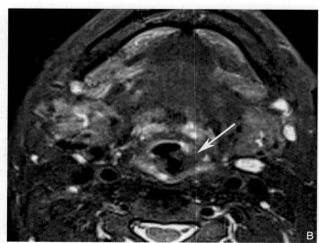

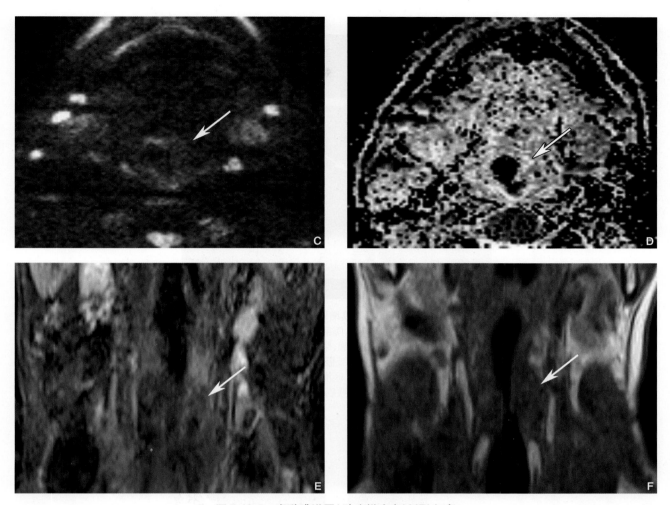

图 7-12-5　喉黏膜增厚(肿瘤样病变)MRI 征象

男性,61 岁,入院提示鼻腔肿物。

A. T₁WI 横断面;B. T₂WI 脂肪抑制像横断面;C. DWI 横断面;D. ADC 图横断面;E. T₂WI 脂肪抑制像冠状面;F. T₁WI 冠状面。MRI 检查示:左侧室带、双侧声带弥漫性增厚,T₁WI 上呈等信号,T₂WI 上呈稍高信号,DWI 上高信号,ADC 图上呈低信号(如白色箭头所示)。

诊断:左侧室带、双侧声带弥漫性增厚,考虑淀粉样病变所致喉黏膜增厚。

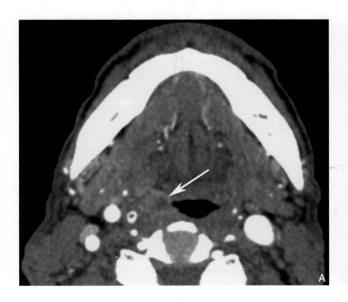
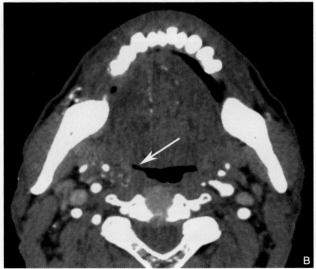

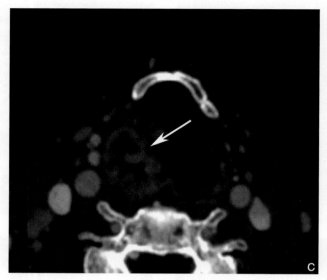

图 7-12-6　喉黏膜增厚（肿瘤）CT 征象

男性,59 岁,入院前查喉腔肿物。

A～C.增强动脉期横断面。CT 右侧咽侧壁、梨状隐窝可见不规则软组织肿块影,边界不清,其内密度不均匀,累及右侧杓会厌皱襞、右侧会厌及右侧咽旁间隙,咽腔变窄,增强扫描可见明显强化。右侧颈部 Ⅰ／Ⅱ区淋巴结可见增大(如白色箭头所示)。

诊断:声门上型喉癌导致黏膜增厚。

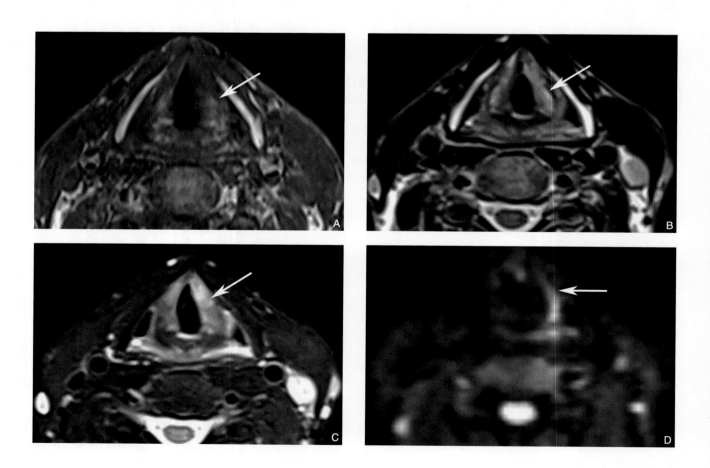

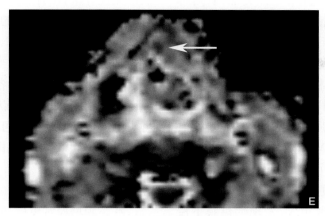

图 7-12-7　喉黏膜增厚（肿瘤）CT 征象

男性，69 岁，入院查喉部肿物。

A. T_1WI 横断面；B. T_2WI 横断面；C. 横断面脂肪抑制后 T_2WI；D. DWI 横断面；E. ADC
图横断面。MRI 检查示：左侧声带、室带、前连合及会厌喉面可见增厚，T_1WI 上呈等信
号，T_2WI 上呈稍高信号，DWI 上高信号，ADC 图上呈低信号（如白色箭头所示）。

诊断：喉癌（T_2N_0）引起黏膜增厚。

【分析思路】

喉黏膜增厚需要从发病年龄、黏膜是否对称、黏膜有无浸润、病变范围局限或弥漫、脓肿是否形成、增强扫描强化程度等六个方面初步思考病因（如图 7-12-8）。

1. 根据发病年龄、病史、临床症状并结合实验室检查来判断喉黏膜增厚是肿瘤及肿瘤样病变，还是感染性病变。如患者有感染病史，结合实验室检查，要考虑脓肿形成、结核或真菌等感染性病变的可能。若是单纯一侧喉黏膜增厚，成年人最先考虑到

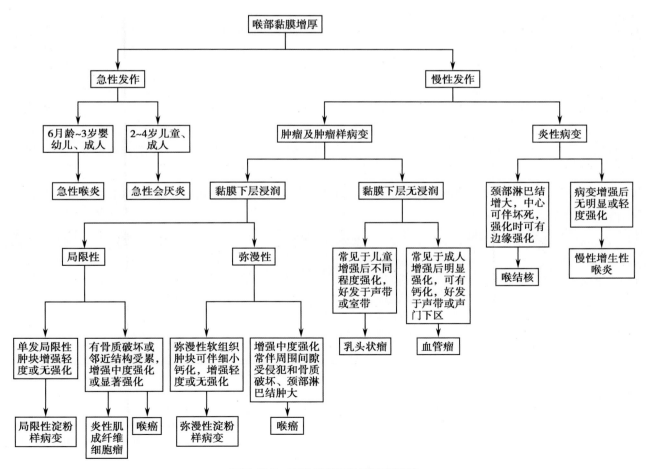

图 7-12-8　喉黏膜增厚鉴别诊断思路

的是临床最常见的喉黏膜慢性增生性炎症;若对称性喉黏膜增厚,并发生在儿童或婴幼儿,最先考虑喉会厌炎或喉炎;罕见的情况下,若发现喉黏膜下局限性实性肿块,MRI 上 T_2WI 呈低信号,CT 上病变内可见点状钙化影,要考虑到淀粉样变性的可能。

2. 若考虑是肿瘤及瘤样病变,可首先根据年龄结合一些喉黏膜特异性增强的特征来定性。例如,患者是成人,伴有病变 CT/MRI 上显著强化,并且无黏膜下浸润,考虑喉血管瘤可能性大。患者是儿童,病变在 CT/MRI 上不同程度的强化,无黏膜下浸润,考虑乳头状瘤。若发生中老年人,发现喉黏膜下浸润性实性肿块,伴有病变 CT/MRI 上轻中度强化,要考虑到喉癌等恶性肿瘤的可能性。

3. 若在成年人发病,尤其是中老年人,要首先考虑到喉癌可能,通过病变信号特点、DWI 上弥散程度、病变的侵袭性、颈部各区淋巴结等情况进行判断。若病变的影像学特点与常见的喉癌不符合,要考虑到其他的肿瘤类型可能,包括神经鞘瘤、炎性肌成纤维细胞瘤、喉横纹肌肉瘤等肿瘤,最终确诊需要靠病理检查。

【疾病鉴别】

喉黏膜增厚常见疾病鉴别要点见表 7-12-1。

表 7-12-1　喉黏膜增厚的主要鉴别诊断要点

疾病	典型影像特征	鉴别要点	主要伴随征象
急性会厌炎	会厌及杓会厌皱襞肿胀,多以舌侧面为甚,气道狭窄,会厌前间隙变窄或消失	儿童好发;CT/MRI 增强扫描病变可见环形明显强化	脓肿形成 CT 密度更低;DWI 上信号明显高信号
急性喉炎	声带、室带弥漫性增厚,密度减低	婴幼儿好发;黏膜增厚多对称	脓肿形成 CT 密度更低;喉腔明显变窄;DWI 上明显高信号
淀粉样病变	声带、喉室、声门下区可见结节状软组织密度影,对称性、多灶性	成人好发;CT/MRI 增强扫描无强化或轻度强化;病灶内部可见多发点状或棉絮状钙化	无喉外侵犯;无声带固定
喉结核	双侧声带弥漫性肿胀增厚,累及会厌、前连合及咽旁等间隙	成人好发;声门旁间隙几乎对称性受累;CT/MRI 增强扫描边缘明显强化	颈部淋巴结增大,边缘可见强化;气道可见狭窄;气管壁可见强化
喉癌	CT/MRI 上表现为不规则肿物,边界不清,黏膜表面不规整	可见出血、坏死;CT/MRI 增强扫描上病变呈轻、中度强化	会厌前间隙、杓状会厌皱襞等邻近组织受累;喉软骨破坏;双侧颈部 Ⅱ、Ⅲ 区淋巴结增大
血管瘤	CT/MRI 表现多呈圆形光滑的软组织团块或不规则肿块	CT/MRI 增强扫描上多呈持续上升明显强化	周围颈部淋巴未见增大;有静脉石
喉乳头状瘤	声带和室带不规则肿块,边界清晰	CT/MRI 增强检查可见明显强化	喉旁间隙正常;不向外浸润
炎性肌成纤维细胞瘤	CT/MRI 上喉密度/信号不均匀,黏膜弥漫性增厚	CT 增强扫描肿物内部可见明显强化,内可见散在点状高密度影;T_2WI 脂肪抑制呈高信号或伴有斑点的低信号	邻近骨质可受到破坏,肿物向外界延伸
慢性增生性喉炎	CT/MRI 上喉黏膜弥漫性或局限性增厚、表面粗糙不平;室带、声带也不对称增厚,边缘不平	CT/MRI 增强扫描病变无明显强化或轻度强化	局部可伴有结节状或息肉形成

（夏　爽）

参 考 文 献

1. 王春燕, 王烁. 急性会厌炎不良预后的危险因素分析[J]. 中华急诊医学杂志, 2016, 25(7): 915-919.

2. 张少杰, 李东云, 梁建平, 等. 原发于单侧声带的结核病二例[J]. 中华耳鼻咽喉头颈外科杂志, 2013, 48(9): 771-772.

3. 臧健, 刘茜, 姜学钧. 喉结核的临床特征和病变特点分析

[J].中华结核和呼吸杂志,2016,39(8):612-615.

4. 何鹏飞,田俊,靳荣秀,等.喉癌影像学评估进展[J].临床耳鼻咽喉头颈外科杂志,2016,30(19):1576-1580.

5. Wu JH,Zhao J,Li ZH,et al.Comparison of CT and MRI in diagnosis of laryngeal carcinoma with anterior vocal commissure involvement[J].Sci Rep.2016,6:30353.

6. Stern JS,Ginat DT,Nicholas JL,et al.Imaging of pediatric head and neck masses[J].Nicholas,Otolaryngol Clin N Am,2015,48(1):225-246.

7. 程泽星,余爵波,肖路,等.颈深部感染95例临床分析[J].中华耳鼻咽喉头颈外科杂志,2015,50(9):769-772.

8. 郑艳,文定厚,乔晓明.颈深部脓肿50例临床分析[J].中华耳鼻咽喉头颈外科杂志,2005,40(1):60-63.

9. 张治军.喉结核的诊断与治疗[J].中华结核和呼吸杂志,2001,24(8):476.

10. 牟向东,熊焰,陈建,等.呼吸系统淀粉样变性11例临床分析[J].中华结核和呼吸杂志,2013,36(2):88-93.

11. 罗德红,张水兴,韩志江.头颈部影像诊断基础:颈部卷[M].北京:人民卫生出版社,2022.

第十三节 喉部囊性病变

【定义】

喉部囊性病变是指喉区域的CT上边界清晰低密度性病变或MRI上呈液体信号,CT/MRI增强扫描未见明显强化。喉囊性病变分型为喉内型、喉外型与混合型。

【病理基础】

喉囊肿病理表现为多呈半球形,灰白色,微黄或暗红色表面光滑。囊壁内层为假复层纤毛柱状上皮和纤维包裹而成,偶可见灶状复层鳞状上皮。病变内部含有气体、液体等。

【征象描述】

1. **定位** 病变局限于声门上,会厌前间隙为喉内型。病变从甲状舌骨膜随喉上神经和血管突向颈部皮下不穿出甲状舌骨膜,抵达下颌下间隙为喉外型。病变同时突向喉内和颈部,在甲状舌骨膜处可有峡部相连为混合型。

2. **影像学特点** X线表现:喉部软组织内可见类圆形透亮区。CT表现:喉囊肿平扫表现为类圆形低密度影,边界清楚,与喉室不相通;喉气囊肿内可见液体及气体密度影,病变与喉室相通(如图7-13-1)。CT增强扫描表现:边缘无或轻度强化。喉囊肿或喉气囊肿伴感染:囊壁可见增厚,囊内密度增高,常无骨质破坏及肿大的淋巴结。CT增强扫描表现:囊壁的不规则强化。MRI表现:喉囊肿平扫表现为T_1WI为低信号,T_2WI上为高信号,薄壁,液体信号(如图7-13-2)。喉气囊肿在T_1WI及T_2WI像上可见低信号影,提示气体影。增强T_1WI表现为薄壁,边缘无强化或轻度线状强化,伴感染时,囊壁增厚伴明显强化。

【相关疾病】

喉囊性病变以良性病变居多,主要常见于喉囊肿及喉气囊肿,部分可见于神经源性肿瘤囊变。喉囊肿是指正常黏膜从喉室上方突出伴有液体聚积。而喉气囊肿为当囊肿内伴有气体成分,则称为喉气囊肿。应该注意和颈部的鳃裂囊肿、神经鞘瘤、甲状腺舌骨囊肿、下颌下囊肿及颈静脉畸形等软组织包块来源鉴别。

【分析思路】

喉部囊性病变诊断不难,但是对于病变组织来源是否是喉部十分重要,根据喉囊肿及喉气囊肿各型发生的位置十分容易诊断(图7-13-3)。

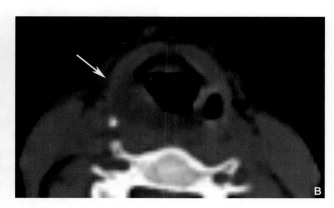

图7-13-1 喉囊性病变(喉囊肿)CT征象
男性,40岁,入院查声音嘶哑,右侧颈部肿胀。
A.横断面CT;B.邻近的横断面CT。CT示会厌顶部内可见不规则密度灶,并向前方穿过甲状舌骨膜向外突出(如白色箭头所示)。

诊断:喉囊肿。

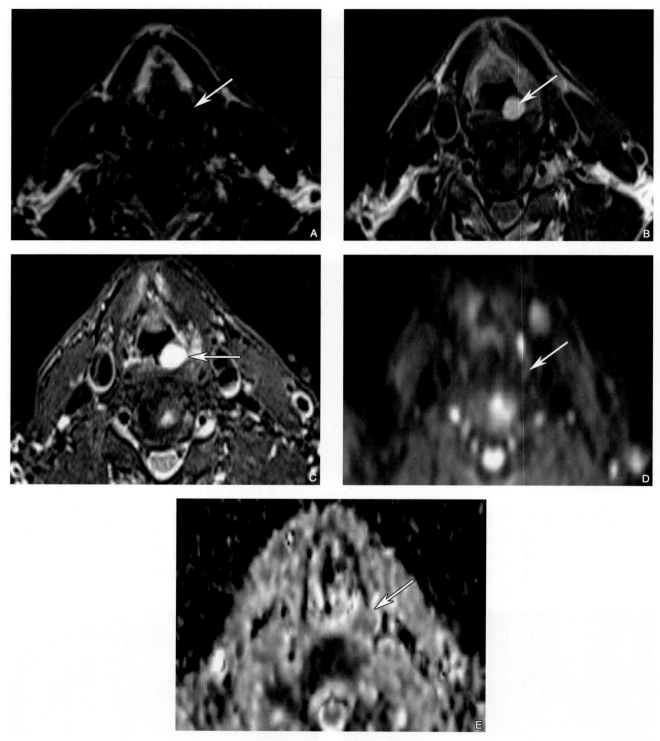

图 7-13-2 喉囊性病变(喉囊肿)MRI 征象
男性,40 岁,入院查怀疑梨状隐窝囊肿。
A. 横断面 T_1WI;B. 横断面 T_2WI;C. 横断面 T_2WI 脂肪抑制像;D. 横断面 DWI;E. 横断面 ADC 图。MRI 检查示:左侧梨状隐窝近后环处可见类圆形异常信号影,边界清晰,T_1WI 上呈等信号,T_2WI 上呈高信号,DWI 上低信号,ADC 图上呈高信号,会厌形态欠规则,会厌谷狭窄(如白色箭头)。
诊断:左侧梨状隐窝近后环处结节,考虑喉囊肿。

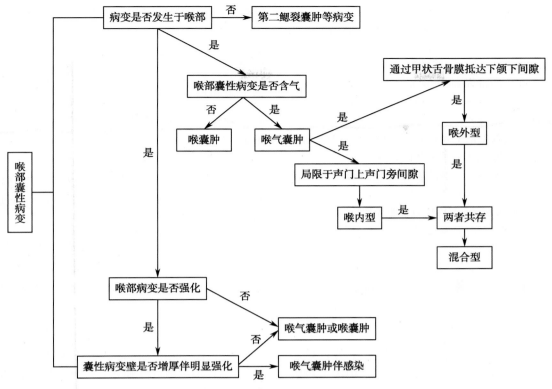

图 7-13-3　喉部囊性病变鉴别诊断流程图

1. 判断囊性病变是否来源于喉部,是否来源于喉内型、喉外型还是混合型。需要观察邻近组织结构或其他部位是否有原发病灶累及喉部。

2. 根据囊性病变形态学特征,判断是单纯性还是感染性,当临床症状明显,主要表现为咽痛、吞咽困难,囊性病变壁可见明显增厚、伴周围软组织肿胀,脂肪间隙模糊时,考虑合并感染。

【疾病鉴别】

喉部囊性病变主要鉴别要点见表 7-13-1。

表 7-13-1　喉部囊性病变主要鉴别要点

疾病	典型影像特征	鉴别要点	主要伴随征象
喉囊肿	CT/MRI 上喉部类圆形囊性肿物影,边界清晰	CT/MRI 增强扫描未见明显强化	肿物内部与喉腔相通
喉气囊肿	CT/MRI 上表现为颈部囊性肿物	CT/MRI 增强扫描未见明显强化	肿物内部可见气体密度影;与喉腔相通
声门喉脓肿	CT 上表现为低密度的肿物;MRI 上肿物内部可见液体信号影	有咽痛、发热病史;T_1WI 或 CT 上边缘呈明显强化	邻近颈部间隙可见密度增高,呈网格影;双侧颈部淋巴结部分可见增大
神经鞘瘤	CT 上表现为均匀低密度肿物;内可见囊状低密度影	常见囊变;T_1WI 或 CT 上肿物呈斑驳样强化	周围颈部淋巴未见增大;周围结构无侵犯

（夏　爽）

参 考 文 献

1. 董季平,高燕军. 颈部囊性疾病的 CT、MRI 诊断[J]. 实用放射学杂志 2012,28(4):624-626.

2. Kim JH,Kim MH,Ahn HG,et al. Clinical characteristics and management of saccular cysts: a single institute experience [J]. Clin Exp Otorhinolaryngol,2019,12(2):212-216.

3. Bosco S,Cohn JE,Evarts M,et al. Thyroglossal duct cyst occu-pying posterior hyoid space with endolaryngeal extension pres-enting after neck trauma[J]. Ann Otol Rhinol Laryngol,2020,129(6):628-632.

4. Zhang R,Jiang X,Feng J. Difficult endotracheal intubation due to a large epiglottic cyst: a case report[J]. Medicine(Balti-more),2023,102(24):e34026.

5. Jessica SS,Daniel T. Ginat,JL,et al. Imaging of pediatric head and neck masses[J]. Nicholas,Otolaryngol Clin N Am,2015,

48（1）：225-246.

6. Mobashir MK，Basha WM，et al. Laryngoceles：concepts of diagnosis and management［J］. Ear Nose Throat J，2017，96（3）：133-138.

7. Heyes R，Lott DG. Laryngeal cysts in adults：simplifying classification and management［J］. Otolaryngol Head Neck Surg，2017，157（6）：928-939.

8. 哈恩斯伯格. 影像专家鉴别诊断：头颈部分册［M］. 王振常，鲜军舫，译. 北京：人民军医出版社，2012.

9. 韩丹，杨智云，夏爽. 头颈部影像诊断基础·咽喉卷［M］. 北京：人民卫生出版社，2022.

10. 科赫，汉密尔顿，赫金斯，等. 头颈部影像诊断学：原著第3版［M］. 王振常，鲜军舫，燕飞，等译. 南京：江苏凤凰科学技术出版社，2019.

第十四节　喉部明显强化肿块

【定义】

喉部明显强化肿块是指肿块属于富血管性病变，在 CT/MRI 上可存在强化的血管或 MRI 上可表现为多发的血管流空影。

【病理基础】

毛细血管瘤喉镜下常见生长于声带，有蒂或无蒂，红色或无色；显微镜下增生的毛细血管呈小叶状结构，不成熟的病变区域，密集排列的内皮细胞形成无血管腔的实性区。

海绵状血管瘤喉镜下弥漫性生长于室带、喉室、杓状会厌襞的黏膜下，暗红色，表面高低不平；显微镜下血管呈丛状增生，管壁薄而扩张，腔内充满血液，腔内壁被内皮细胞覆盖，常有血栓、机化和钙化形成。

【征象描述】

1. **定位**　病变局限于声带为毛细血管瘤。病变弥漫性生长于室带、喉室、杓状会厌襞的黏膜下多为海绵状血管瘤。

2. **影像学征象**　CT 平扫表现。毛细血管瘤：黏膜下单发局限性，边界清楚的圆形软组织肿块或不规则肿块，密度为等密度或略低密度。海绵状血管瘤：黏膜下多发弥漫性，边界光滑的软组织团块或不规则肿块，密度为等密度或略低密度。毛细血管瘤及海绵状血管瘤增强扫描显示：可无强化或中度至明显强化，延迟扫描呈渐进性强化。部分血管瘤内可见高密度影静脉石。磁共振平扫表现为团块状软组织信号影，边界清晰，T_1WI 呈等信号或略高信号；T_2WI 呈高信号，内可见均匀或混杂信号。增强 T_1WI 显示为：病变呈持续性强化，钙化区呈低信号（图 7-14-1）。

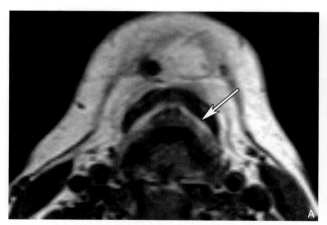
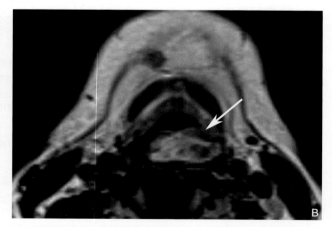
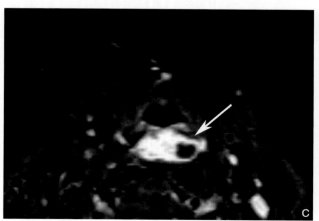
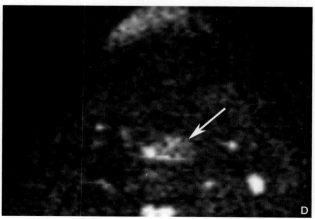

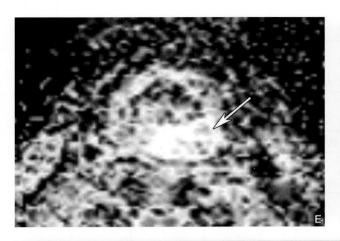
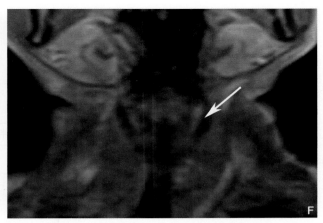
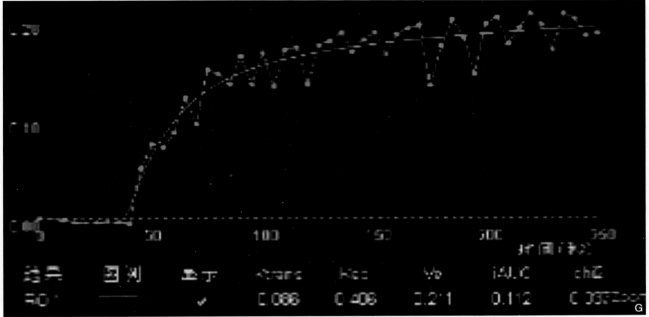

图 7-14-1 喉明显强化肿块(喉血管瘤)MRI 征象

男性,65 岁,入院前查喉部发现肿物。

A. 横断面 T_1WI;B. 横断面 T_2WI;C. 横断面 T_2WI 脂肪抑制像;D. 横断面 DWI;E. 横断面 ADC 图;F. 冠状位 T_1WI 增强;G. 肿物动态增强曲线图。MRI 上咽后壁异常信号影,可见 T_1WI 呈等信号,T_2WI 上呈高信号影,内可见稍低信号影,边界尚清,范围约为 25mm × 11mm,累及环后区,咽腔狭窄,会厌增厚。MRI 动态增强后肿块呈不均匀明显强化,动态增强曲线呈持续上升型(病变如白色箭头所示)。

诊断:喉血管瘤。

【相关疾病】

喉部明显强化肿块常见血管瘤,分为毛细血管瘤和海绵状血管瘤。喉部明显强化肿块主要是海绵状血管瘤多见,毛细血管瘤多见于成人。海绵状血管瘤多见于婴幼儿。静脉石形成是喉血管瘤的特点之一。其他乳头状瘤、神经鞘瘤、炎性肌成纤维细胞瘤等肿物较少见。

【分析思路】

1. 判断肿块是否位于喉部,判断肿块是否来源于邻近的组织或间隙内结构。当患者合并咽痛、发热时,需考虑是否为感染性病变(图 7-14-2)。

2. 判断肿块的良恶性,分析影像学表现病变的边界、形态、邻近组织受压情况。当黏膜比较光滑时,未见明显增厚或者不规则改变,邻近咽旁、咽后及椎前间隙清晰时常提示肿块为良性病变,当肿块出现静脉石时,高度提示肿块为喉血管瘤。

3. MRI 动态增强扫描有助于喉血管瘤的确诊,喉血管瘤常表现为无明显强化或者极显著强化,延迟扫描呈渐进性强化,轮廓明显清晰。乳头状瘤、恶性肿瘤的强化程度均不如血管瘤显著,并且一般无钙化,恶性肿瘤常伴有颈部淋巴结转移或周围组织结构侵犯。

【疾病鉴别】

喉部明显强化肿块主要鉴别要点见表 7-14-1。

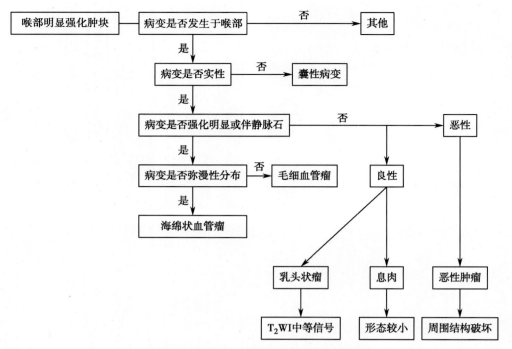

图 7-14-2 喉部明显强化肿块诊断流程图

表 7-14-1 喉部明显强化肿块主要鉴别要点

疾病	典型影像特征	鉴别要点	主要伴随征象
喉血管瘤	CT/MRI 表现多呈圆形光滑的软组织团块或不规则肿块	T_1WI 增强扫描上多呈持续上升明显强化	周围颈部淋巴未见增大;有静脉石
喉脓肿	CT 上表现为以低密度影为核心的肿物;MRI 上肿物内部可见液体信号影	有咽痛、发热病史;T_1WI 或 CT 上增强扫描边缘呈明显强化	邻近颈部间隙可见密度增高,呈网格影;双侧颈部淋巴结部分可见增大
喉癌	CT/MRI 上表现为不规则肿物,边界不清,黏膜表面不规整	可见出血、坏死;T_1WI 或 CT 上肿物增强扫描呈轻、中度强化	会厌前间隙、杓状会厌皱襞等邻近组织受累;喉软骨破坏;双侧颈部 II、III 区淋巴结增大
神经鞘瘤	CT 上表现为均匀低密度肿物;内可见囊状低密度影	常见囊变;T_1WI 或 CT 上肿物增强扫描呈斑驳样强化	周围颈部淋巴结未见增大;周围结构无侵犯
乳头状瘤	CT/MRI 上边界清楚的肿块;内可见点状钙化影	CT/MRI 增强扫描可见明显强化	周围喉旁间隙多正常,不向深部浸润

（夏　爽）

参 考 文 献

1. 李莉,李晶,王文建.16 例声门下血管瘤临床分析[J].中国小儿急救医学,2020,27(12):940-943.

2. 王奕鸿,曹文华,周慧,等.成人下咽后隙及喉血管瘤 4 例临床分析[J].江苏医药,2014,40(9):1106-1107.

3. 周智,孙常领,杜晓东,等.成人咽喉部血管瘤 23 例临床分析[J].中国中西医结合耳鼻咽喉科杂志,2020,28(2):124-126,130.

4. 杨丽萍,张华,宋西成.成人声门下巨大海绵状血管瘤 1 例[J].中国耳鼻咽喉头颈外科,2021,28(6):395-396.

5. 张国民,谢铠鹏,胡翠玉,等.喉部神经鞘瘤的诊断与治疗二例报告并文献复习[J].中华临床医师杂志(电子版),2020,14(9):749-752.

6. 赵美华.咽喉部无功能性副神经节瘤一例[J].放射学实践,2014(8):982-982.

7. 李海洋,陈晓红.增强 CT/MRI 对恶性肿瘤侵犯甲状软骨的诊断价值研究[J].中华耳鼻咽喉头颈外科杂志,2017,52(5):372-376.

8. Wu JH,Zhao J,Li ZH,et al. Comparison of CT and MRI in diagnosis of laryngeal carcinoma with anterior vocal commissure involvement[J]. Sci Rep,2016,6:30353.

9. 韩丹, 杨智云, 夏爽. 头颈部影像诊断基础·咽喉卷 [M]. 北京: 人民卫生出版社, 2022.

10. 科赫, 汉密尔顿, 赫金斯, 等. 头颈部影像诊断学: 原著第 3 版 [M]. 王振常, 鲜军舫, 燕飞, 等译南京: 江苏凤凰科学技术出版社, 2019.

第十五节 喉部局限性肿块

【定义】

喉部局限性肿块通常指来源于黏膜下结构的肿块性病变。常见的病变主要包括神经纤维瘤和神经鞘瘤, 以神经纤维瘤常见。

【病理基础】

神经纤维瘤镜下表现界限清楚但无包膜的真皮或皮下结节, 内含大量神经纤维, 呈纺锤状, 由排列疏松的梭形细胞组成。免疫组化 S100 阳性, 成纤维细胞 CD34 阳性。

【征象描述】

1. **定位** 病变位于喉部黏膜下层。

2. **影像学征象** CT 表现: 神经纤维瘤平扫表现喉部黏膜下层的软组织密度肿块影, 密度不均匀, 少见坏死及钙化灶, 对周围软组织表现为压迫推压性改变, 表面光滑。增强扫描显示: 呈明显强化或轻中度不均匀强化。MRI 表现: 神经纤维瘤边界清晰, 形态欠规则, T_1WI 呈等信号或稍低混杂信号, T_2WI 呈高信号或稍高不均匀信号。增强 T_1WI 显示: 呈轻度强化 (如图 7-15-1)。

【相关疾病】

喉部局限性肿块最常见病变为神经纤维瘤及神经鞘瘤; 神经纤维瘤是一种软组织肿瘤, 起源于施万细胞、成纤维细胞、周围神经细胞等, 多见于躯干、四肢、头颈皮肤及皮下组织, 喉部主要以声门上区为主。神经鞘瘤可发生于任何部位的神经纤维的施万细胞。其他良性肿瘤和肿瘤样病变, 如声带息肉、喉血管瘤、喉乳头状瘤, 以及恶性肿瘤的早期也可表现为喉局限性肿块。

【分析思路】

对于喉部局限肿块的诊断首先是定位准确, 常与下咽部病变进行鉴别诊断; 明确病灶是来源于喉部黏膜下组织, 常累及声带、喉室、室带等部位, 下咽病变常位于喉的两侧及后方, 常累及杓状会厌襞外侧面, 会厌舌面、梨状隐窝等部位。根据其影像学表现, 对其进行鉴别诊断, 分析思路如下 (图 7-15-2)。

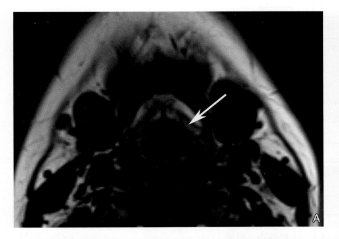

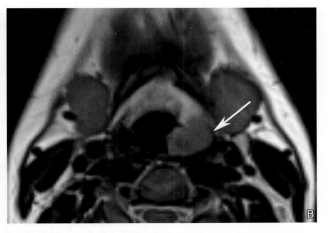

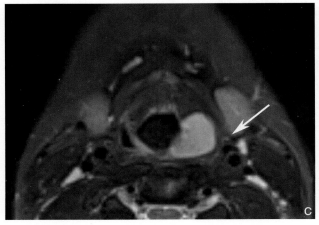

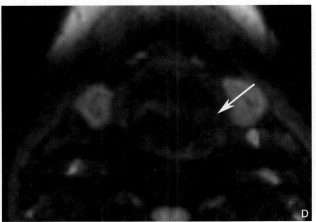

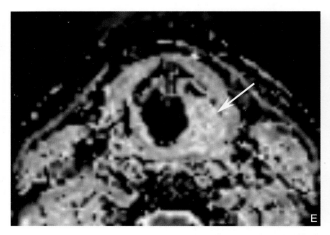
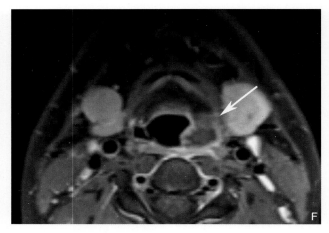

图 7-15-1 喉部局限性肿块(喉神经纤维瘤)MRI 征象

男性,65 岁,入院前查喉部发现肿物。

A. 横断面 T_1WI;B. 横断面 T_2WI;C. 横断面 T_2WI 脂肪抑制像;D. 横断面 DWI;E. 横断面 ADC 图;F. 横断面 T_1WI 增强。MRI 示左侧杓会厌皱襞、左侧梨状隐窝内类圆形异信号影,T_1WI 上可见低信号影,T_2WI 上呈高信号影,DWI 上呈低信号,ADC 上呈高信号,大小约为 19mm×16mm×18mm,边界清晰,累及左侧声门旁间隙,MRI 增强后肿物未见明显强化,咽腔稍变窄(病变如白色箭头所示)。

诊断:喉神经纤维瘤。

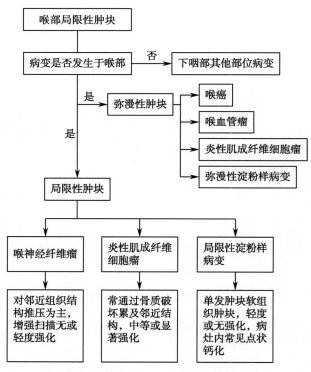

图 7-15-2 喉部局限性肿块诊断流程图

1. 了解临床病史,有无原发肿瘤病史,发热病史,吞咽是否困难。

2. 明确喉部肿块的范围及邻近组织关系,头颈部结构有无异常结节影,邻近骨质是否有骨质破坏。

3. 分析病变的影像学表现,密度或信号特点,增强扫描病灶强化特点,病变的边界、大小、形态;根据病史及影像学表现,初步判断喉局限性肿块的良恶性、病变的性质来源。

4. 当合并颈部淋巴结转移,需要考虑恶性肿瘤的转移。

【疾病鉴别】

喉部局限性肿块主要鉴别要点见表 7-15-1。

表 7-15-1　喉部局限性肿块主要鉴别要点

疾病	典型影像特征	鉴别要点	主要伴随征象
喉神经纤维瘤	CT/MRI 上喉黏膜下局限性软组织肿物,边界清晰	CT/T_1WI 增强肿物未见明显强化	肿物少见坏死及钙化灶;对周围软组织表现为压迫推压性改变
炎性肌成纤维细胞瘤	CT/MRI 上喉密度/信号不均匀,黏膜未见明显增厚	CT 增强扫描肿物内部可见明显强化,内可见散在点状高密度影;T_2WI 脂肪抑制呈高信号或伴有斑点的低信号	邻近骨质可受到破坏,肿物向外界延伸
喉淀粉样病变	CT 声带、喉室或声门下腔软组织肿物	CT 增强扫描无强化或轻度强化;病灶内部可见多发点状或棉絮状钙化	无喉外侵犯;无声带固定
喉血管瘤	CT/MRI 表现多呈圆形光滑的软组织团块或不规则肿块	T_1WI 增强扫描上多呈明显强化	周围颈部淋巴未见增大;有静脉石
喉癌	CT/MRI 上表现为不规则肿物,边界不清,黏膜表面不规整	可见出血、坏死;T_1WI 或 CT 上肿物增强扫描呈轻、中度强化	周围颈部淋巴未见增大;周围结构无侵犯
神经鞘瘤	CT 上表现为均匀低密度肿物;内可见囊状低密度影	常见囊变;T_1WI 或 CT 上肿物增强扫描呈斑驳样强化	周围颈部淋巴结未见增大;周围结构无侵犯

（夏　爽）

参 考 文 献

1. 庞文婷,武文明,黄德亮,等.咽旁间隙迷走神经副神经节瘤的诊断与治疗[J].中华耳鼻咽喉头颈外科杂志,2020,55(7):677-682.
2. 曹凯奇,陈晓丽.喉癌及下咽癌术前 T 分级的 CT 及 MRI 研究进展[J].国际耳鼻咽喉头颈外科杂志,2023,47(4):229-232,248.
3. Zhang L,Jiang J,Hu C,et al. Diagnosis and management of solitary laryngeal neurofibromas[J]. Am J Med Sci,2018,356(1):79-83.
4. Wu JH,Zhao J,Li ZH,et al. Comparison of CT and MRI in diagnosis of laryngeal carcinoma with anterior vocal commissure involvement[J]. Sci Rep,2016,6:30353.
5. 张国民,谢铠鹏,胡翠玉,等.喉部神经鞘瘤的诊断与治疗二例报告并文献复习[J].中华临床医师杂志(电子版),2020,14(9):749-752.
6. 魏兴梅,王茹,程丽宇,等.累及喉部的 I 型神经纤维瘤病 1 例[J].中华耳鼻咽喉头颈外科杂志,2023,58(2):154-156.
7. 陈凯,林煌,李雪芬,等.声带神经纤维瘤一例[J].中华耳鼻咽喉头颈外科杂志,2011,46(5):428-429.
8. 韩丹,杨智云,夏爽.头颈部影像诊断基础·咽喉卷[M].北京:人民卫生出版社,2022.
9. 科赫,汉密尔顿,赫金斯,等.头颈部影像诊断学:原著第 3 版[M].王振常,鲜军舫,燕飞,等译.南京:江苏凤凰科学技术出版社,2019.

第十六节　喉 部 肿 块

【定义】

喉部肿块(laryngeal mass)是指喉部出现的肿块影,常同时累及多个解剖亚区,大多数为喉部恶性肿瘤。

【病理基础】

喉恶性肿瘤的病理类型中约 95% 是鳞状细胞癌,大体病理根据形态可分为 4 型:①溃疡浸润型,②菜花型,③结节型或包块型,④混合型。非鳞状细胞癌在喉癌中只占约 5%,常见的肿瘤病理类型为神经内分泌肿瘤、梭形细胞癌、小唾液腺癌(包括黏液表皮样癌、腺样囊腺癌、腺癌和腺鳞癌)、软组织肉瘤(包括滑膜肉瘤、脂肪肉瘤、腺泡状软组织肉瘤、胚胎性横纹肌肉瘤等)、骨/软骨肉瘤、淋巴上皮样癌、恶性黑色素瘤和喉原发淋巴瘤。

间叶源性的喉良性肿瘤根据病理类型可分为喉脂肪瘤、血管瘤、软骨瘤、神经源性肿瘤、良性唾液腺性肿瘤等。这些肿瘤来源于黏膜下区和纤维软骨结构,喉镜下常表现为被覆正常黏膜的突起。炎性肌成纤维细胞瘤是成纤维细胞或肌成纤维细胞肿瘤的特殊类型,目前归类为中间型(低转移性)肿瘤,喉是好发部位之一。

喉气囊肿属罕见病,是喉室小囊病理性异常扩

427

张或疝出所导致的含气黏膜下局限性肿块。

【征象描述】

1. CT 表现为喉部软组织密度肿物,通常不规则,增强 CT 扫描常为轻中度强化(图 7-16-1)。

2. MRI T_1WI 表现为与肌肉相似的等或略低信号,T_2WI 为稍高信号,T_2WI 脂肪抑制后呈明显高信号,增强后肿瘤呈不同程度的强化(图 7-16-1、图 7-16-2)。

【相关疾病】

常见疾病:喉癌。

罕见疾病:喉良性肿瘤、喉软骨肉瘤、炎性肌成纤维细胞瘤、喉气囊肿等。

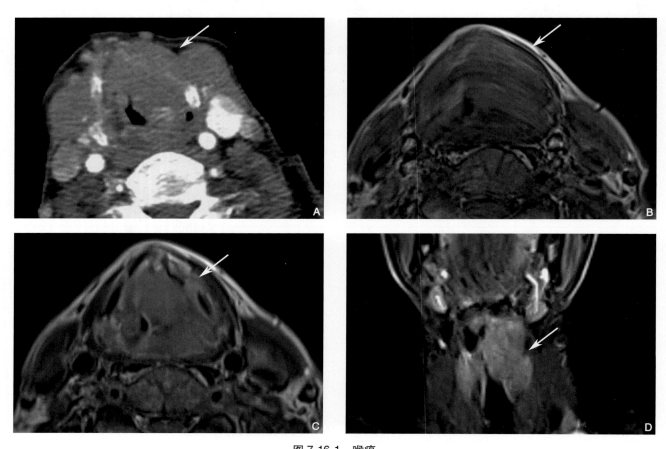

图 7-16-1 喉癌

男性,77 岁,咽部异物感 5 月,呼吸困难 2 月。

A. 轴位增强 CT;B. 轴位 T_1WI;C. 轴位 T_2WI;D. 冠状位 T_2WI。

左侧声门区见团片状等 T_1 稍长 T_2 异常信号肿块影,累及左侧梨状隐窝,累及双侧室带、声带及前连合,喉腔明显狭窄。双侧甲状软骨局部骨质不连续,信号不均匀,左侧甲状软骨板外侧有异常信号。

病理:喉鳞状细胞癌,累及双侧声带、室带及前连合,侵透甲状软骨及骨骼肌,累及左侧梨状隐窝。

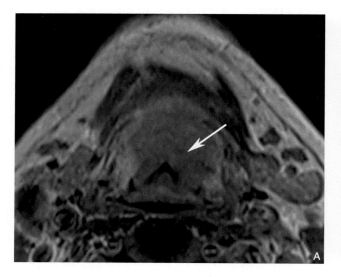

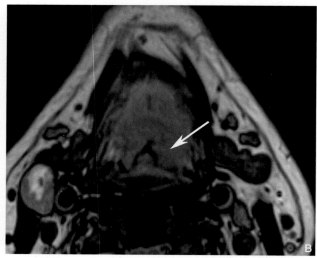

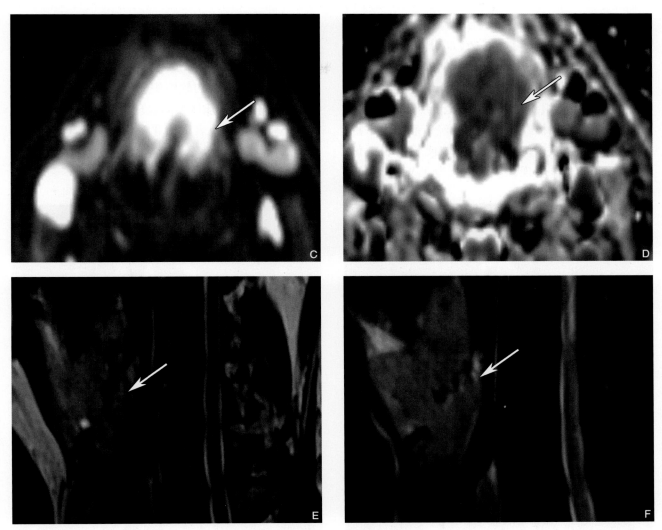

图 7-16-2　声门上型喉癌
男性,65 岁,入院前查体发现会厌肿物。
A. 轴位 T_1WI;B. 轴位 T_2WI;C. DWI;D. ADC 图;E. 矢状位 T_2WI;F. 矢状位 T_2WI 压脂。
MRI 示会厌及舌根部可见不规则异常信号影,T_1WI 呈等信号,T_2WI 呈稍高信号影,DWI 上局限性高信号,ADC 图上呈低信号,脂肪抑制像上呈高信号。

活检病理:鳞状细胞癌。

【分析思路】

喉部的肿块常通常是恶性的,绝大部分是鳞状细胞癌,需要喉镜活检来进行病理诊断,影像学对于确定受累范围并进行分期有着重要意义,可以和喉镜检查结果相互补充。声门型喉癌一般在形成肿块前即可因为出现症状而被发现,但声门上型喉癌和声门下型喉癌存在较长时间的无症状期,发现较晚,尤其是声门上型喉癌,多表现为浸润生长的不规则肿块,常伴有颈部淋巴结肿大。贯声门型喉癌是指肿瘤累及声门区、声门上区及声门下区中的两个或两个以上区域,这一类型存在争议,影像学上多指喉癌的晚期表现,肿块弥漫性扩展生长,原发部位难以确定。喉非鳞状细胞恶性肿瘤大多难以通过影像学和鳞状细胞癌进行区分,但喉软骨肉瘤位于黏膜下,可见特征性"爆米花"样粗糙点状钙化及软骨破坏,然而影像检查不能准确地区分软骨瘤和软骨肉瘤(图 7-16-3)。

喉良性肿瘤少见,一般位于黏膜下,为光滑的规则或不规则肿块,边界清楚(图 7-16-4)。喉镜下仅表现为黏膜面完整的不对称或突起,影像学评估对鉴别诊断有着重要意义。脂肪瘤在 CT 上呈独特的脂肪密度和伴有包膜的规则肿块,密度均匀,边界清晰,增强 CT 扫描病变无强化,MRI 上 T_1WI 和 T_2WI 均显示典型的脂肪高信号,近似皮下脂肪。血管瘤表现为黏膜下圆形光滑的软组织团块或不规则肿块,平扫呈等密度或略低密度,增强扫描可无强化或显示中度至明显强化,延迟扫描呈渐进式强化。部分血管瘤常伴有静脉石,是确诊的典型征象。MRI 表现为规则或不规则病变,边界清楚,T₁WI 信号同肌肉或略高于肌肉信号,T₂WI 呈高信号,其内信号均匀或混杂,部分可见斑片影。瘤体较大时,于 T₁WI 可见点、线样高信号影,增强后呈渐进性强化,钙化区呈低信号。喉部神经源性肿瘤为类圆形软组织肿物,以原发于声门旁的副神经节瘤为主,偶见神经鞘瘤。副神经节瘤血供丰富,CT 通常表现为低密度,增强呈均匀或不均匀强化,呈"快进快出"样表现,在 MRI 上为 T₁WI 低信号、

T₂WI 高信号(图 7-16-5)。部分肿瘤内可见流空血管影,此即为肿瘤较特殊的"胡椒盐征","胡椒"在 MRI 上代表条状和点状的流空信号,"盐"代表肿瘤间散在局灶性高信号,是由出血引起。神经鞘瘤为喉部边界清楚光滑的软组织肿块,呈斑驳状高低混杂密度,囊性与实质区相间表现,增强扫描后病灶可见明显强化。MRI 表现为 T₁WI 等信号,T₂WI 高信号,较大瘤体内信号不均,常见囊变,增强后不均匀强化。

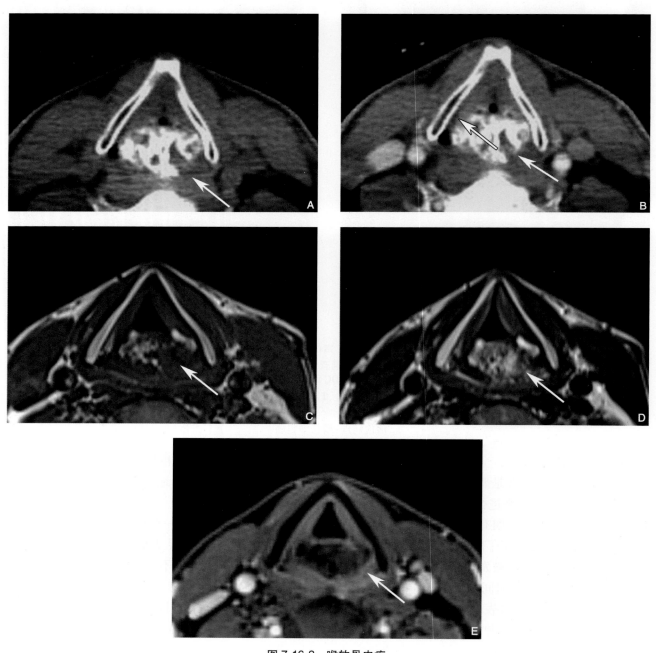

图 7-16-3 喉软骨肉瘤
男性,52 岁,声音嘶哑 3 年。
A. CT 平扫;B. CT 增强;C. T₁WI;D. T₂WI;E. T₁WI 增强。
环状软骨后部可见软组织影,内见斑片状钙化,大小为 30.1mm×40.3mm×38mm,增强后强化不明显,环状软骨显示不清。
MRI 上病变信号不均匀,轻度强化。术后病理:高分化软骨肉瘤。

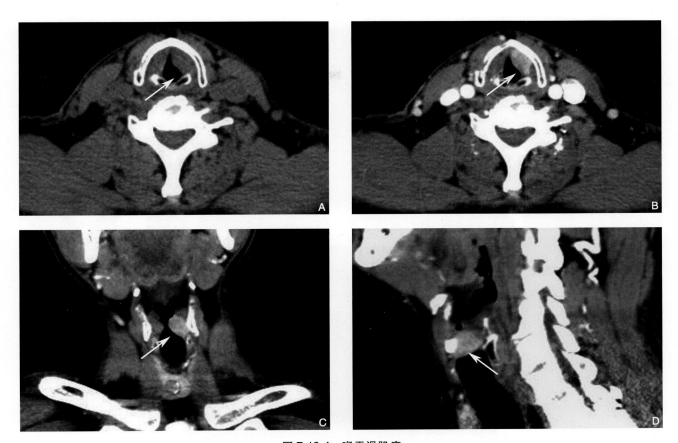

图 7-16-4　喉平滑肌瘤

男性,64 岁,声音嘶哑 2 年。

A. 轴位平扫;B. 轴位增强;C. 冠状位增强;D. 矢状位增强。

左声带局限性肿物,约 1.5mm×0.9cm,增强后明显强化,病变向内突入喉腔,向外达甲状软骨内缘,向后紧邻环状软骨内缘,边界清晰,周围结构未见明显异常。术后病理:梭形细胞肿瘤,结合免疫组化考虑平滑肌瘤。

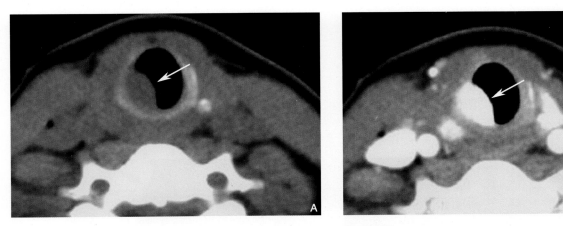

图 7-16-5　副神经节瘤

女性,37 岁,甲状腺副神经节瘤术后 5 年复查。

环状软骨下缘气管腔内可见结节状低密度影,边界清楚,大小约 8mm×13mm×17mm,增强扫描明显均匀强化。病理:副神经节瘤。

喉炎性肌成纤维细胞瘤在 CT 上为边界不清楚、形态不规则、不均匀的软组织肿块,少见坏死及钙化灶,增强扫描呈轻中度不均匀强化,有侵犯邻近肌肉和骨质破坏等征象。T_1WI 呈等或稍低混杂信号,T_2WI 呈高信号,伴有散在斑点的低信号或更高信号。喉炎性肌成纤维细胞瘤影像学表现缺乏特异性,无论是 CT 还是 MRI 都较难和喉癌进行鉴别(图 7-16-6)。

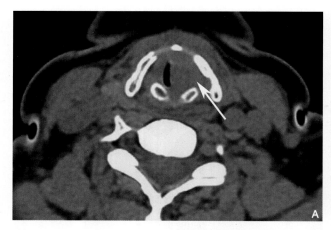
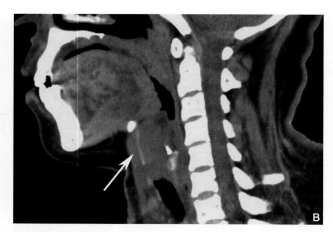
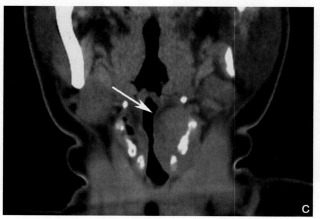

图 7-16-6　炎性肌成纤维细胞瘤

女性,51 岁,声音嘶哑 8 月,呼吸困难 4 月。

A. 轴位平扫;B. 矢状位平扫;C. 冠状位平扫。

喉腔左侧甲状软骨后方见不规则软组织密度肿块,范围 2.1mm×1.2mm×3.6cm,边界不清,与甲状软骨左侧内板分界不清,甲状软骨左板边缘不光整。术后病理:炎性肌成纤维细胞瘤。

喉气囊肿可随喉腔压力的变化而发生充气、排气,影像学检查常需进行多次重复检查才有可能显示出病变。CT 可见边界不清的软组织肿块与喉室相通,病变内含液体及气体,增强扫描不强化,少数如合并感染可见不规则强化,常无软骨侵犯或肿大淋巴结。气体在 MRI 序列中均呈低信号,增强扫描无强化,多方向成像可见病变与喉室相通,此为特征性影像表现(图 7-16-7)。喉癌阻塞喉室亦可引起继发性喉气囊肿(占 15%),需要结合内镜检查排除阻塞性肿块的可能。

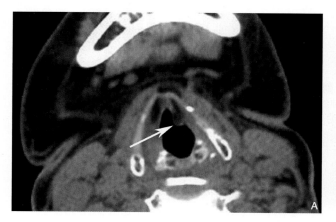
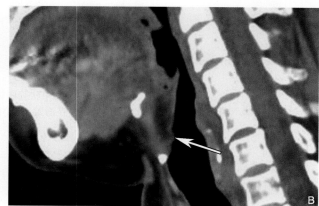

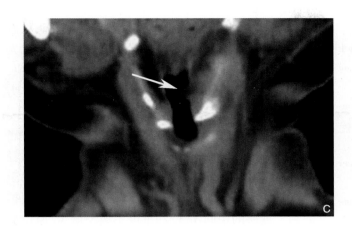

图 7-16-7 喉气囊肿
女性,56 岁,咽异物感半年。
A. 轴位平扫;B. 矢状位平扫;C.冠状位平扫。
左侧喉腔前端声带水平可见边缘光滑低密度黏膜下隆起,大小约为 3.5mm×4.5mm,平扫 CT 值约为 −88HU,未见与喉室明显相通,考虑脂肪瘤可能,但术后病理为喉气囊肿。

【疾病鉴别】

喉部肿块相关疾病诊断鉴别要点见表 7-16-1,相关诊断思路见图 7-16-8。

表 7-16-1 喉部肿块的主要鉴别诊断要点

疾病	影像表现	临床特点
喉癌	晚期喉癌常表现为浸润生长的不规则肿块	喉镜下肿块表面可呈菜花样或溃疡样
喉良性肿瘤	圆形光滑的规则或不规则肿块,边界清楚,CT 和 MRI 可对肿块大小和成分进行分析,可出现脂肪样、软骨样或富血供肿瘤的典型特征	喉镜下表现为黏膜面完整的不对称或突起
喉炎性肌成纤维细胞瘤	影像学表现缺乏特异性,有侵犯邻近肌肉和软骨破坏等征象,无论是 CT 还是 MRI 都较难和喉癌进行鉴别	15%～30% 患者伴有全身症状,表现为高炎症状态
喉气囊肿	边界不清的软组织肿块与喉室相通,病变内含液体及气体,增强扫描不强化,少数合并感染可见不规则强化。气体在 MRI 序列中均呈低信号,增强扫描无强化,多方向成像可见病变与喉室相通	喉镜下空针抽出气体,或观察到肿物动态变化

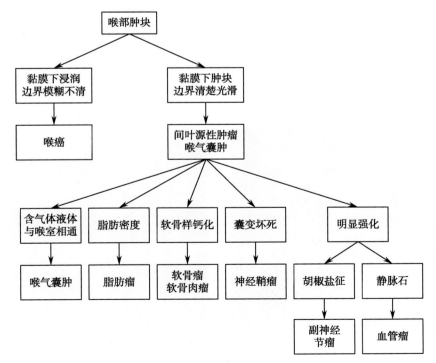

图 7-16-8 喉部肿块的鉴别诊断思路

(陈 钰)

参 考 文 献

1. Itamura K，Hsue VB，Barbu AM，et al. Diagnostic assessment（imaging）and staging of laryngeal cancer［J］. Otolaryngol Clin North Am，2023，56(2)：215-231.

2. Chiesa-Estomba CM，Barillari MR，Mayo-Yáñez M，et al. Non-squamous cell carcinoma of the larynx：a state-of-the-art review［J］. J Pers Med，2023，13(7)：1084.

3. Blitz AM，Aygun N Radiologic evaluation of larynx cancer［J］. Otolaryngol Clin North Am，2008，41(4)：697-713.

4. Becker M，Burkhardt K，Dulguerov P，et al. Imaging of the larynx and hypopharynx［J］. Eur J Radiol，2008，66（3）：460-479.

第十七节 声 带 结 节

【定义】

声带结节是声带向喉腔隆起的结节状影，常造成声音嘶哑而在结节较小的时候即被发现。声带息肉、声带小结、喉乳头状瘤、声带鳞状上皮不典型增生均可导致该征象。

【病理基础】

声带息肉和声带小结为长期声带刺激的表现，其病因包括吸烟、反流和肌紧张性发音障碍等。声带息肉通常单侧出现，但通常也可见对侧出现较小的"接触性损伤"，病变出现在声带的前 1/3，在男性中更常见。声带小结外观为灰白色小隆起，通常在双侧声带对称出现，在女性和儿童中更常见。声带小结在早期为水肿性，随着持续性声带微创伤而增厚并纤维化。

喉乳头状瘤是一种来自上皮组织的真性良性肿瘤，为人乳头状瘤病毒感染所致，以 6、11 型为主，见于 10 岁以下儿童和成年人，临床上称为喉乳头状瘤病或复发性呼吸道乳头状瘤病，分为幼年型和成人型。发生在儿童的乳头状瘤常为多发性，生长较快，更容易复发和沿呼吸道播散。成人喉乳头状瘤多为单发，有恶变倾向。

声门鳞状上皮不典型增生是鳞状上皮的一种癌前增殖性病变，与人乳头状瘤病毒感染无关，包括轻度不典型增生（结构和细胞学异常特征主要局限于上皮层的下 1/3）、中度不典型增生（不典型增生扩展到上皮层的中间 1/3）和重度不典型增生/原位癌（不典型增生扩展到上皮的上 1/3）。尽管不典型增生是癌前病变，但在喉部，不典型增生不一定向恶性发展，不典型增生可以消退，而浸润性癌也可发生在无上层不典型增生的情况下。

【征象描述】

1. CT 病灶为声带向喉腔隆起的小结节状影，表面稍凹凸或较光整，单侧多见，对侧声带相同位置有时也会出现小结节状影；多平面重组（multi-planar reformation，MPR）主要征象为轴位、冠状、矢状位示病灶呈隆起小结节状向喉腔突出影，声门旁间隙、会厌前间隙清晰，病灶邻近喉软骨无破坏，环状软骨和杓状软骨无异常（图 7-17-1、图 7-17-2）。

2. MRI 较少用于评估声带结节，声带结节在 T_1WI 呈较肌肉组织低的信号，T_2WI 呈等或略高信号，边界清晰。

【相关疾病】

常见疾病：声带小结、声带息肉、声带鳞状上皮不典型增生、喉乳头状瘤。

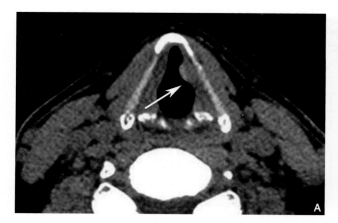
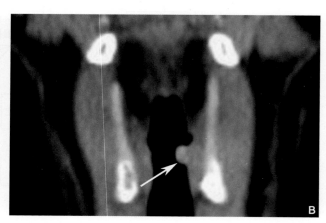

图 7-17-1 声带息肉
男性，43 岁，声音嘶哑 2 月。
A. 轴位平扫；B. 冠状位平扫。
左侧声带稍高密度结节，边界清楚，术后病理：声带息肉。

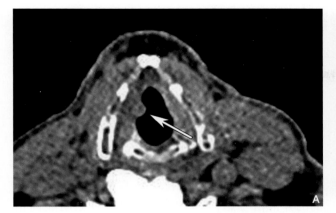
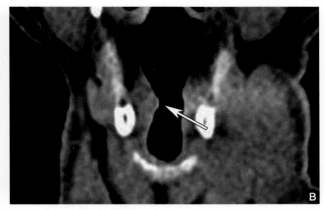
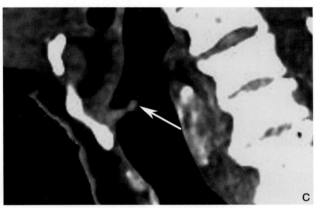

图 7-17-2　鳞状上皮不典型增生
男性,75 岁,声音嘶哑 1 月。
A. 轴位平扫;B. 冠状位平扫;C. 矢状位平扫。
右侧声带稍高密度结节,边界清楚。术后病理:重度不典型增生/原位癌。

【分析思路】

声带结节通常由喉镜进行观察、活检或切除,但影像学通过轴位、冠状位、矢状位图像可以评估病变与声门黏膜下层的关系,评估有无喉的其他结构受累。无强化的声带结节常为声带小结和息肉,轻中度强化的声带结节都为喉乳头状瘤和鳞状上皮不典型增生,乳头状瘤儿童更多见,可有复发或恶变,偶尔可以沿呼吸道扩散。声带鳞状上皮不典型增生多见于成人,常有吸烟、酗酒等喉癌危险因素,可有局灶浸润癌的成分,声带结节与黏膜下层边界不清提示有浸润癌。

【疾病鉴别】

声带结节相关疾病鉴别诊断要点见表 7-17-1,相关疾病诊断思路见图 7-17-3。

表 7-17-1　声带结节相关疾病鉴别诊断要点

疾病	影像表现	临床特点
声带小结和息肉	无强化的声带结节	长期声带刺激
喉乳头状瘤	轻中度强化,边界清楚,无向深部浸润的表现	儿童多见,可复发
声门鳞状上皮不典型增生	轻中度强化,边界清楚,无向深部浸润的表现	成人多见

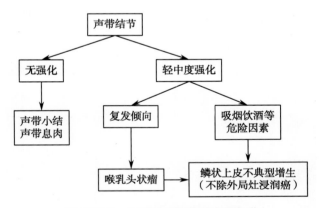

图 7-17-3　声带结节的鉴别诊断思路

(陈　钰)

参 考 文 献

1. Naunheim MR, Carroll TL. Benign vocal fold lesions: update on nomenclature, cause, diagnosis, and treatment[J]. Curr Opin Otolaryngol Head Neck Surg, 2017, 25(6):453-458.
2. Ash L, Srinivasan A, Mukherj SK. Radiological reasoning: submucosal laryngeal mass[J]. AJR Am J Roentgenol, 2008, 191(3 Suppl):S18-S21.

第十八节 下咽部肿块

【定义】

下咽部肿块主要为下咽癌,且 95% 以上的下咽癌为鳞状细胞癌,下咽部良性肿瘤罕见。

【病理基础】

下咽癌早期可见黏膜异常,后期肿瘤呈隆起的菜花样或溃疡样病变,易向周围浸润性生长,亦可侵犯喉、食管、甲状腺和颈部软组织。在显微镜下,鳞状细胞癌占下咽癌 95% 以上,且大多分化较差,其他较少见恶性肿瘤类型为淋巴瘤、肉瘤和小唾液腺起源的肿瘤(腺癌、腺样囊性癌、黏液表皮样癌)。下咽部的良性肿瘤很罕见,位于黏膜下,常见的类型为血管瘤、脂肪瘤和神经源性肿瘤。

【征象描述】

1. X 线表现 钡餐提示两侧梨状隐窝收缩不对称,患侧梨状隐窝狭窄、钡剂通过不顺利且钡剂存留,严重者可出现吞咽梗阻。或表现为梨状隐窝形态僵硬,位置固定。黏膜相上黏膜僵硬、走行紊乱,可见形态不规则的充盈缺损,黏膜线不规则或中断破坏(图 7-18-1)。

2. CT 表现 大多表现为低、等或混杂密度的软组织肿块,增强扫描显示均匀或不均匀轻至中度强化(图 7-18-1)。

3. MRI 表现 平扫表现为 T_1WI 稍低、T_2WI 稍高的异常信号影,T_2WI 脂肪抑制相可见明显高信号,边界不清。增强 T_1WI 显示均匀或不均匀强化。MRI 比 CT 有更好的软组织分辨力,MRI 对下咽癌肿块的定位以及病变累及范围的准确评估均优于 CT(图 7-18-1~图 7-18-4)。

【相关疾病】

常见疾病:下咽癌。

少见疾病:喉癌侵犯下咽、咽部脓肿。

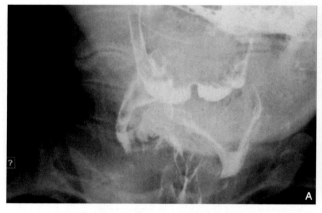
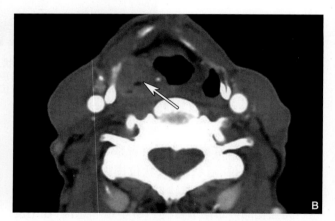
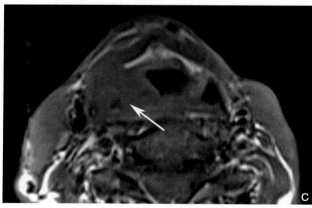
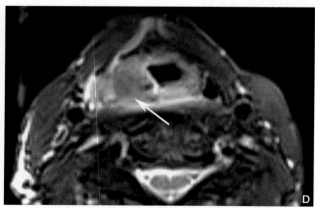

图 7-18-1 梨状隐窝癌
男性,65 岁,咽痛 8 个月。
A. X 线造影正位;B. 轴位 CT 增强;C. 轴位 T_1WI;D. 轴位 T_2WI 压脂。
X 线造影见右侧梨状隐窝变浅伴充盈缺损,CT 见右侧梨状隐窝占位,增强后轻中度强化,MRI 上病灶呈稍长 T_1 稍长 T_2 信号,与右侧杓会厌皱襞分界不清。术后病理:梨状隐窝高-中分化鳞癌。

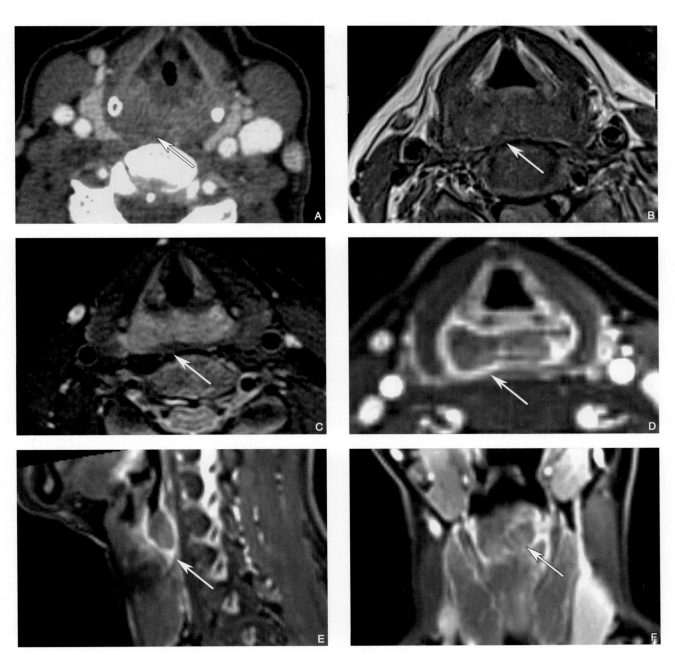

图 7-18-2　环后区癌

女性，48 岁，吞咽痛半月。

A. 轴位 CT 增强；B. 轴位 T_1WI；C. 轴位 T_2WI 压脂；D. 轴位 T_1WI 增强；E. 矢状位 T_1WI 增强；F. 冠状位 T_1WI 增强。
CT 见下咽部占位，增强后不均匀强化。MRI 见肿块位于环后区，呈等 T_1 稍长 T_2 信号，增强扫描不均匀强化。喉镜活检病理：环后区高分化鳞癌。

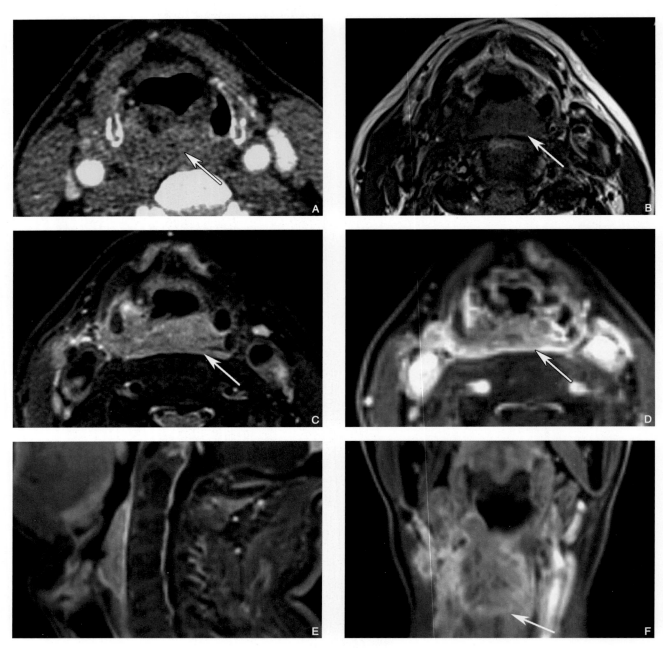

图 7-18-3　咽后壁癌

男性,68 岁,咽部异物感伴吞咽困难 3 月。

A. 轴位 CT 增强;B. 轴位 T_1WI;C. 轴位 T_2WI 压脂;D. 轴位 T_1WI 增强;E. 矢状位 T_1WI 增强;F. 冠状位 T_1WI 增强。

CT 见咽后壁占位,右侧梨状隐窝消失,增强扫描不均匀强化。MRI 见咽后壁及右侧梨状隐窝占位,上方至右侧口咽部,下方至声门上水平,呈等 T_1 稍长 T_2 信号,不均匀强化。喉镜活检病理:咽后壁中分化鳞癌。

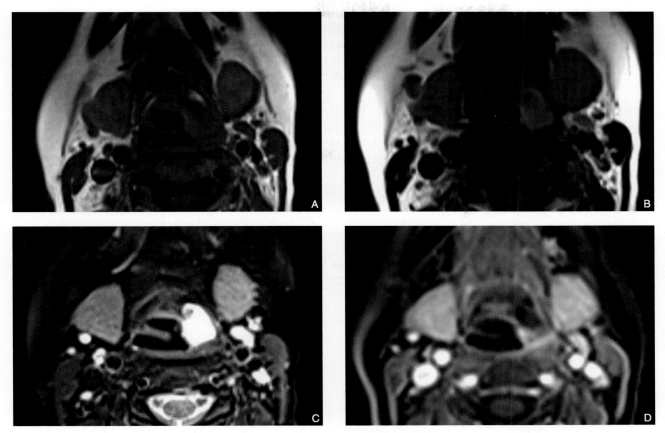

图 7-18-4 下咽血管瘤

男性 36 岁。

A. 轴位 T_1WI;B. 轴位 T_2WI;C. 轴位 T_2WI 压脂;D. 横断位 T_1WI 增强。

左侧梨状隐窝见类圆形等 T_1 长 T_2 信号,压脂 T_2 为高信号,边界清晰,增强可见不均匀强化。术后病理:血管瘤。

罕见疾病:下咽良性肿瘤。

【分析思路】

下咽肿块若边界不清,浸润生长,需要首先考虑下咽癌,常伴有双侧颈部转移淋巴结多为双侧,以Ⅱ区和Ⅲ区多见,部分可见中央坏死区。单纯通过影像较难区分下咽癌的病理类型,活检病理还可区分除鳞状细胞癌以外少见的组织学类型如淋巴瘤、肉瘤和小唾液腺癌等。根据起源部位,下咽癌可分为梨状隐窝癌、环后区癌和咽后壁癌,但下咽软组织肿块常累及多个解剖区。梨状隐窝癌可向外侵犯甲状舌骨膜或甲状软骨,甚至累及喉外组织,向内侵犯杓会厌襞及喉腔、累及声带、室带及声门旁间隙,向上可侵犯舌根及口咽部,向下浸润环后区及食管上段。环后区癌多呈结节状,常向上侵犯梨状隐窝,向下浸润食管上端,向前累及环杓后肌及环状软骨;咽后壁癌可呈浸润性或外突性生长,常沿着咽后壁在黏膜下向上、向下广泛浸润,有时可出现多发病灶。

若下咽肿块边界光滑清楚,一般为良性,分析方法与喉部良性肿块类似。CT 上呈脂肪密度和伴有包膜的规则肿块,无强化,MRI 上肿块内部为脂肪信号的肿块主要考虑脂肪瘤。边界清楚的软组织肿块增强扫描见周边强化病逐渐填充瘤体,T_2WI 呈高信号,内可见细小迂曲的流空血管影,则可考虑血管瘤,静脉石是确诊的典型征象(图 7-18-4)。下咽部的神经源性肿瘤主要起源于咽丛,十分罕见。

下咽部的咽后脓肿有时需要与下咽癌进行鉴别,咽后脓肿急性者多有全身症状,多发生于儿童及青少年,慢性脓肿一般发生于成人,常有免疫力低下状态。咽后脓肿多局限一侧咽后间隙,脓肿形成后 CT 上局部有低密度区,增强后脓肿壁环形,病变区可见少量气体;在 MRI 上,脓液 T_1WI 呈低信号,T_2WI 呈高信号。

【疾病鉴别】

下咽部肿块相关疾病鉴别诊断要点见表 7-18-1,诊断思路见图 7-18-5。

表 7-18-1　下咽部肿块的主要鉴别诊断要点

疾病	影像表现	临床特点
下咽癌	位于喉的两侧及后方,一般将声门向对侧推移,声门移位、旋转较明显,咽后壁或环后区的肿块可造成杓-椎距或环-椎距明显增宽,下咽癌的淋巴结转移率高于声门上型喉癌	喉镜下见肿块起源于下咽,表面可呈菜花样或溃疡样
喉癌	可以向上、向两侧侵犯梨状隐窝,一般没有声门推移或旋转的表现。杓-椎距或环-椎距一般不改变	喉镜下见肿块起源于喉部
下咽良性肿瘤	圆形光滑的规则或不规则肿块,边界清楚,CT 和 MRI 可对肿块大小和成分进行分析,可出现脂肪样或富血供肿瘤的典型特征	下咽黏膜面完整的不对称或突起
咽部脓肿	脓肿形成后 CT 上局部有低密度区,增强后脓肿壁环形,病变区可见少量气体	急性者多有全身症状,多发生于儿童及青少年,慢性脓肿一般发生于成人,常有免疫力低下状态。喉镜表现为黏膜面红肿,脓肿形成后有波动感

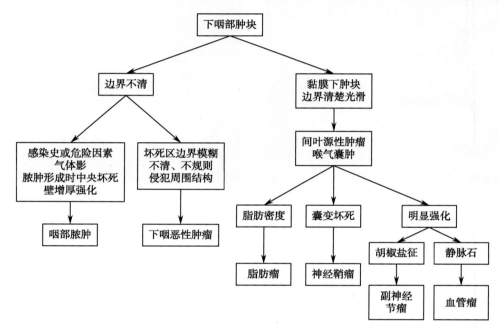

图 7-18-5　下咽部肿块的鉴别诊断思路

(陈　钰)

参 考 文 献

1. Kuno H, Onaya H, Fujii S, et al. Primary staging of laryngeal and hypopharyngeal cancer: CT, MR imaging and dual-energy CT[J]. Eur J Radiol, 2014, 83(1): e23-e35.

2. Becker M, Monnier Y, de Vito C. MR Imaging of laryngeal and hypopharyngeal cancer[J]. Magn Reson Imaging Clin N Am, 2022, 30(1): 53-72.

3. Breik O, Kumar A, Birchall J, et al. Follow up imaging of oral, oropharyngeal and hypopharyngeal cancer patients: comparison of PET-CT and MRI post treatment[J]. J Craniomaxillofac Surg, 2020, 48(7): 672-679.

4. de Bree R, Wolf GT, de Keizer B, et al. Response assessment after induction chemotherapy for head and neck squamous cell carcinoma: from physical examination to modern imaging techniques and beyond[J]. Head Neck, 2017, 39(11): 2329-2349.

5. Sahu A, Mahajan A, Palsetia D, et al. Imaging recommendations for diagnosis, staging and management of larynx and hypopharynx cancer[J]. Indian Journal of Medical and Paediatric Oncology, 2023, 44(1): 54-65.

第十九节　喉软骨破坏

【定义】

喉软骨破坏是指甲状软骨、环状软骨或杓状软骨的软骨破坏,最常见于喉癌和下咽癌的软骨侵犯,其他原因均罕见,主要为创伤(如气管插管)引起的喉软骨坏死和放疗后喉软骨坏死,自身免疫性疾病喉软骨受累也可能引起喉软骨破坏。

【病理基础】

喉软骨侵犯是喉癌和下咽癌 TNM 分期的重要标志，肿瘤组织侵犯喉软骨可以分为三个病理过程：①肿瘤实际侵袭前，软骨内与肿瘤诱导新骨形成相邻的炎症变化；②骨溶解；③肿瘤细胞的直接侵袭。

喉软骨坏死是由于创伤、放疗后小血管损害、和自身免疫攻击导致喉软骨膜炎，继而引发软骨炎，感染在其中亦发挥了重要作用。喉软骨放射性坏死是喉癌和下咽癌放疗的远期并发症，文献报道发生率1%~15%，多发生在 12 个月左右。导致喉软骨坏死常见的创伤因素是气管插管，导致喉软骨坏死常见的自身免疫性疾病是复发性多软骨炎。

【征象描述】

1. CT　可表现为软骨硬化、软骨中断或断裂、软骨侵蚀或溶解，最终表现为喉软骨广泛破坏（图 7-19-1、图 7-19-3）。

2. MRI　表现为正常的骨皮质和骨髓信号局部或广泛消失（图 7-19-2、图 7-19-3）。

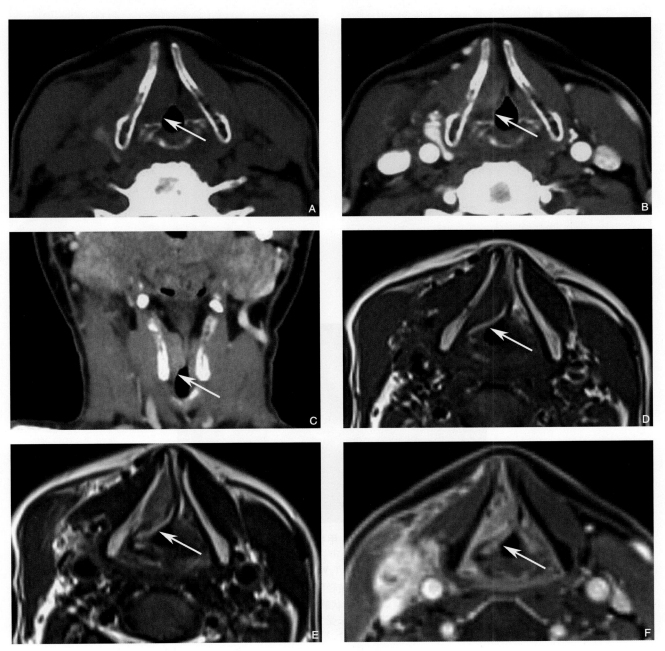

图 7-19-1　甲状软骨内板破坏

男性，52 岁，声音嘶哑 3 月。

A. 轴位平扫 CT；B. 轴位增强 CT；C. 冠状位增强 CT；D. T_1WI；E. T_2WI；F. 增强 T_1WI。

CT 上右侧声门上区和声门区软组织密度肿块，轻度强化，边界不清，MRI 上病变呈等 T_1 稍长 T_2 信号，增强扫描不均匀强化，病变跨过中线，侵犯前连合紧邻右侧甲状软骨内板，骨皮质信号异常。病理：中分化鳞癌，累及双侧声带室带及前连合，侵及甲状软骨内板。

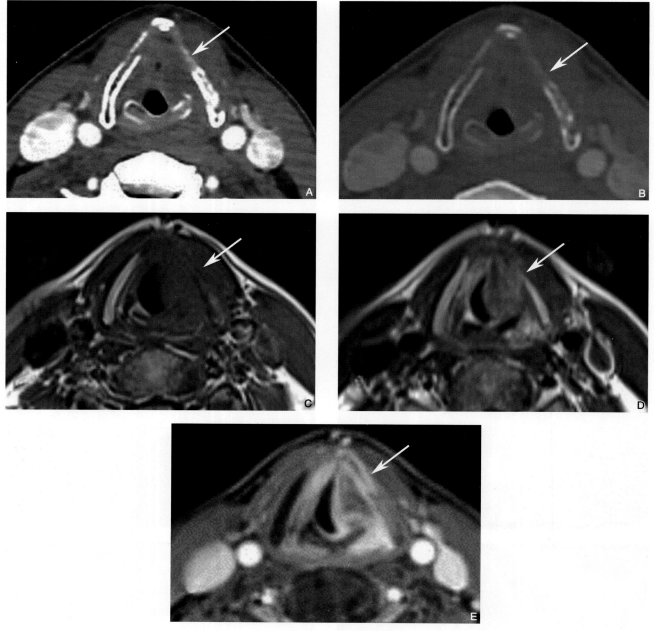

图 7-19-2 甲状软骨破坏
男性,61 岁,声音嘶哑 6 月。
A. CT 增强;B. CT 骨窗;C. T_1WI;D. T_2WI;E. 增强 T_1WI。
左侧声门区及声门上区见不规则肿块影,边界不清,增强扫描轻度强化。MRI 上呈等 T_1 稍长 T_2 信号肿块影,增强扫描不均匀强化,累及左侧声带、室带、杓会厌皱襞。病变紧邻左侧甲状软骨,CT 上可见左侧甲状软骨局部骨质溶解,MRI 上软骨信号显示不清,左侧甲状软骨板外侧可疑异常信号,环状软骨未受累,左侧杓状软骨形态不规则,向前移位。喉镜检查示左侧声带固定。病理:喉中分化鳞癌,累及左侧声带、室带、前连合,累及甲状软骨。

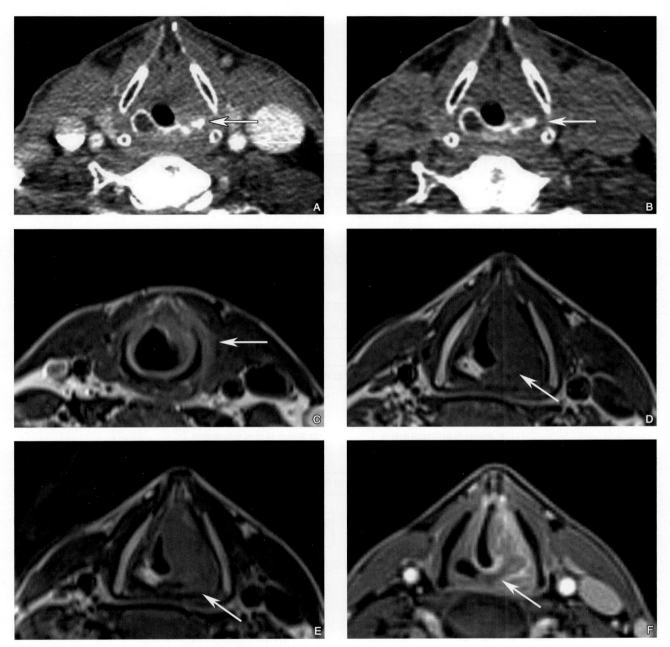

图 7-19-3 杓状软骨和环状软骨破坏

男性,59 岁,声音嘶哑 2 月。

A. 平扫 CT;B. 增强 CT;C. T_2WI;D. T_1WI;E. T_2WI;F. 增强 T_1WI。

左侧声门下区及声门区软组织肿块,与周围组织分界不清,增强呈轻度强化,MRI 上病变呈等 T_1 稍长 T_2 信号,增强扫描不均匀强化,累及声带及前连合,紧邻甲状软骨左侧内板,左侧杓状软骨形态不规则,CT 上左侧环状软骨硬化、溶解,图 C 可见左侧环状软骨外异常信号影。喉镜检查示左侧声带固定。病理:喉中分化鳞癌,累及前连合及双侧声带室带,累及环状软骨上缘,侵犯喉外软组织。

【相关疾病】

常见疾病:恶性肿瘤喉软骨侵犯。

罕见疾病:良性肿瘤破坏喉软骨,放射性喉软骨坏死,自身免疫性疾病导致的喉软骨坏死,气管插管导致的喉软骨坏死等。

【分析思路】

喉癌和下咽癌的软骨侵犯一般呈溶骨性骨质破坏,破坏边界不清晰,原软骨结构会逐渐被肿瘤组织取代,并侵及原来软骨结构外侧的正常组织。良性肿瘤生长缓慢,以膨胀性骨质破坏为主,骨质破坏边界较清晰。虽然软骨硬化被认为是软骨侵犯的早期征象,由肿瘤接触导致而无真正软骨侵犯的软骨硬化现象在甲状软骨和杓状软骨中更常见,并且杓状软骨在正常情况下也有不同程度的硬化或骨化,因此软骨破坏仍是软骨侵犯更可靠的征象。

喉软骨坏死 CT 和 MRI 上可见受累的软骨周围软组织肿胀,可见含气溃疡或瘘管形成。受累的软骨可同时出现硬化、溶骨性骨质破坏,骨皮质断裂或塌陷。放射性软骨坏死一般累及甲状软骨和杓状软骨,气管插管一般导致环状软骨坏死。杓状软骨放射性坏死很难与肿瘤复发软骨侵犯进行鉴别,杓状软骨硬化伴喉镜下声带活动受限或固定仍是杓状软骨侵犯的可靠征象。

【疾病鉴别】

喉软骨破坏相关疾病鉴别诊断要点见表 7-19-1,诊断思路见图 7-19-4。

表 7-19-1　喉软骨破坏的主要鉴别诊断要点

疾病	影像表现	临床特点
恶性肿瘤喉软骨侵犯	早期可见骨质硬化,晚期见溶骨性骨质破坏,破坏边界不清晰,原软骨结构逐渐被肿瘤组织取代	有喉部或下咽部恶性肿瘤
良性肿瘤破坏喉软骨	膨胀性骨质破坏为主,骨质破坏边界较清晰	有喉部或下咽部良性肿瘤
喉软骨坏死	周围软组织肿胀,可见含气溃疡或瘘管形成,可同时出现硬化、溶骨性骨质破坏	有颈部放疗史,有插管等创伤史,或有自身免疫性疾病系统性受累的表现

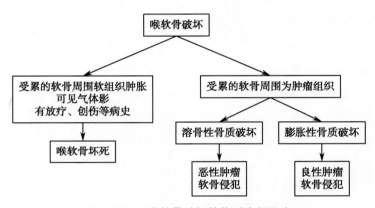

图 7-19-4　喉软骨破坏的鉴别诊断思路

（陈　钰）

参 考 文 献

1. Pietragalla M, Nardi C, Bonasera L, et al. Current role of computed tomography imaging in the evaluation of cartilage invasion by laryngeal carcinoma[J]. Radiol Med, 2020, 125(12): 1301-1310.

2. Ong AC, Huh EH, Moreland AJ, et al. Nonepithelial tumors of the larynx: single-institution 13-year review with radiologic-pathologic correlation [J]. Radiographics., 2020, 40 (7): 2011-2028.

3. Park CJ, Kim JH, Ahn SS, et al. Preoperative MRI evaluation of thyroid cartilage invasion in patients with laryngohypopha-ryngeal cancer: comparison of contrast-enhanced 2D spin-echo and 3D T1-weighted radial gradient recalled-echo techniques [J]. AJNR Am J Neuroradiol, 2021, 42(9): 1690-1694.

4. Kuno H, Sakamaki K, Fujii S, et al. Comparison of MR imaging and dual-energy CT for the evaluation of cartilage invasion by laryngeal and hypopharyngeal squamous cell carcinoma [J]. AJNR Am J Neuroradiol, 2018, 39(3): 524-531.

5. Cho SJ, Lee JH, Suh CH, et al. Comparison of diagnostic performance between CT and MRI for detection of cartilage invasion for primary tumor staging in patients with laryngo-hypopharyngeal cancer: a systematic review and meta-analysis [J]. Eur Radiol, 2020, 30(7): 3803-3812.

第八章　口腔疾病

第一节　口腔局限性肿块

【定义】

口腔局限性肿块是指口腔内的局限性病灶，呈类圆形、团块状异常密度/信号灶，与周围组织分界清楚。（其中口底舌下间隙病变在第 3~4 节叙述，此节不再重复）

【病理基础】

口腔局限性肿块病理上多为良性肿瘤，肿块多表面光滑，包膜完整，故边界清楚，可伴囊性变、钙化或出血等改变；部分为低度恶性肿瘤，如口腔小唾液腺来源低度恶性肿瘤或高分化口腔鳞状细胞癌，因肿瘤分化较好，故影像学表现边界清楚；部分恶性肿瘤较小时，虽组织学上恶性程度高，但影像可能表现与良性肿瘤相似，呈局限性肿块的表现。

【征象描述】

1. **CT 表现**　口腔局限性肿块多表现为边界清楚的软组织样密度，部分病灶内可见囊变，增强扫描呈不同程度强化（图 8-1-1），如小唾液腺来源的多形性腺瘤、神经鞘瘤。

2. **MRI 表现**　口腔局限性肿块在 T_1WI 图像上多呈等或低信号，在 T_2WI 图像上呈不均匀高信号，边界清楚，增强扫描呈不同程度强化（图 8-1-2、图 8-1-3）。部分低级别鳞状细胞癌也可表现为边界清晰的软组织肿块，但鳞状细胞癌通常 DWI 呈高信号，ADC 图呈低信号。

【相关疾病】

口腔局限性肿块多为良性肿瘤，如小唾液腺来源的良性肿瘤、神经鞘瘤等，也可为低度恶性肿瘤，如口腔小涎腺来源的低度恶性肿瘤，详见表 8-1-1。

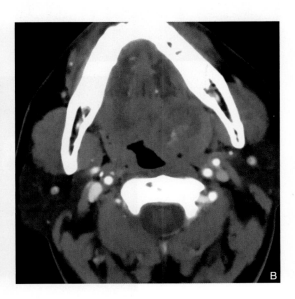

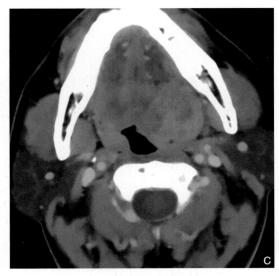

图 8-1-1 口腔局限性肿块 CT 表现

A～C. 男性,58 岁,左侧舌根部多形性腺瘤,横断面 CT 平扫软组织窗(A)显示左侧舌根部见一类圆形混杂低密度影,横断面 CT 增强动脉期(B)及静脉期(C)可见病灶强化,病灶与周围结构境界尚清,左侧扁桃体受压移位、口咽腔变窄。

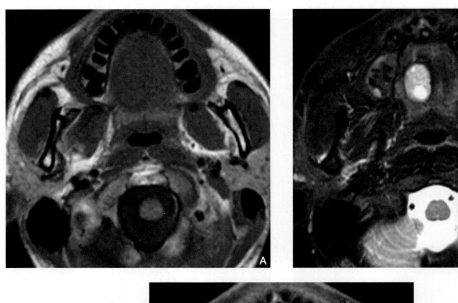

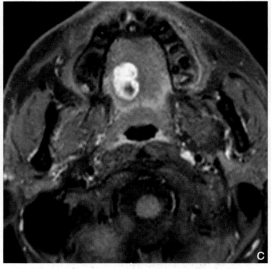

图 8-1-2 口腔局限性肿块 MRI 表现

A～C. 男性,20 岁,右侧舌部神经鞘瘤,横断面 $T_1WI(A)$示右侧舌体见团块样等信号影,横断面脂肪抑制 $T_2WI(B)$呈不均匀高信号,界尚清,横断位脂肪抑制 T_1WI 增强(C)示病灶呈不均匀明显强化,内可见小斑片状无强化区。

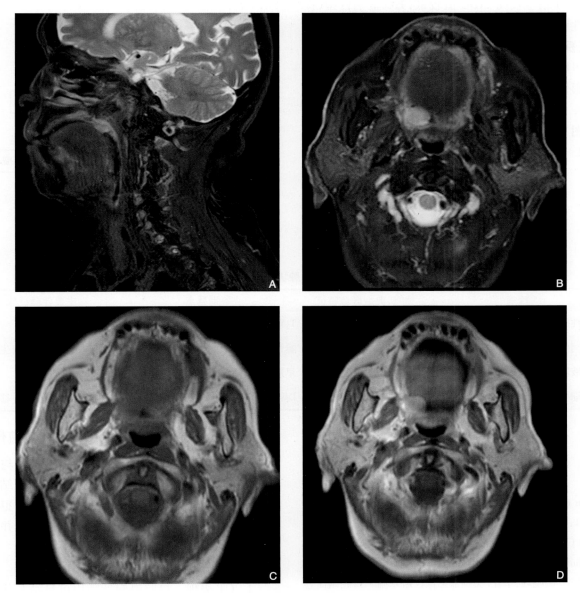

图 8-1-3　口腔局限性肿块 MRI 表现

A~D. 女性,87 岁,右侧软腭中分化鳞状细胞癌,矢状位 $T_2WI(A)$ 及横断面 $T_2WI(B)$ 显示右侧软腭见一结节状高信号影,横断面 $T_1WI(C)$ 呈低信号,横断面 T_1WI 增强(D)呈明显强化。

表 8-1-1　口腔局限性肿块相关疾病

良性肿瘤	低度恶性肿瘤	恶性肿瘤
神经鞘瘤	小涎腺来源的	鳞状细胞癌
小涎腺来源的良性	低度恶性肿瘤	
肿瘤		
(最常见多形性腺瘤)		

【分析思路】

口腔局限性肿块主要表现为口腔内的局限性病灶,边界清楚,其分析思路如下:

第一,结合病灶的形态特点分析,口腔局限性肿块一般形态规则,但不同病变具有一定特征,如神经鞘瘤以梭形、卵圆形多见,具有长轴与神经走行方向一致的特点。

第二,结合病灶的密度/信号特征和病理特点分析。如神经鞘瘤 Antoni B 区富含黏液基质,从而在 T_2WI 呈高信号,增强扫描无或轻度强化;多形性腺瘤 T_2WI 呈高信号,反映其黏液软骨样成分,增强扫描呈渐进性强化;恶性肿瘤 DWI 信号较高,ADC 值较低。

第三,部分小唾液腺来源的低级别恶性肿瘤在影像上也可表现为边界清晰的软组织肿块,与良性肿瘤难以鉴别,应结合功能 MRI 进行分析,若肿瘤局部 DWI 信号较高、ADC 值较低,TIC 呈平台型,提示恶性肿瘤可能性较大。

【疾病鉴别】

口腔局限性肿块病理类型较为丰富,需要结合多个影像学特征进行诊断和鉴别诊断。

1. 基于临床信息及影像特征的鉴别诊断流程图见图 8-1-4。

2. 口腔局限性肿块的主要鉴别诊断要点见表 8-1-2。

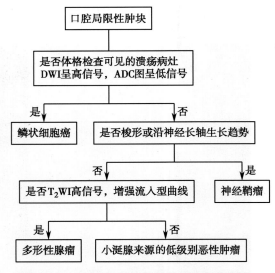

图 8-1-4 口腔局限性肿块的鉴别诊断流程图

表 8-1-2 口腔局限性肿块的主要鉴别诊断要点

疾病	肿块典型影像特征	鉴别要点	主要伴随征象
多形性腺瘤	T_2WI 不均匀高信号	T_2WI 可见更高信号,延迟强化	可见钙化灶
神经鞘瘤	T_2WI 不均匀高信号	囊性成分无强化	常沿神经走行方向生长
小唾液腺来源的低级别恶性肿瘤	T_2WI 信号较低	早期强化,廓清缓慢	ADC 值较低
鳞状细胞癌	T_2WI 中等信号	DWI 呈高信号,ADC 图呈低信号	可有颈部淋巴结转移

（曹代荣）

参 考 文 献

1. Ohta K, Yoshimura H. Schwannoma ofthe tongue[J]. CMAJ, 2021,193(3):E98.

2. Beil CM, Keberle M. Oral and oropharyngeal tumors[J]. Eur J Radiol,2008,66(3):448-459.

3. 曹代荣,陶晓峰,李江.头颈部影像诊断基础·口腔颌面卷[M].北京:人民卫生出版社,2020:210-342.

第二节 口腔浸润性肿块

【定义】

口腔浸润性肿块是指口腔内病灶呈不规则或团块状异常密度/信号灶,边缘毛糙、不规则,与周围组织结构分界不清。病变浸润生长,可侵犯周围骨结构引起邻近骨质破坏,表现为骨质密度减低、骨小梁稀疏和正常骨结构消失。（其中口底舌下间隙病变在第3~4节叙述,此节不再重复。）

【病理基础】

口腔浸润性肿块病理上可为炎症性病变,如口底多间隙感染伴脓肿形成,更常见于恶性肿瘤浸润周围细胞组织结构,大体病理上肿块多呈类圆形或不规则形、边缘呈分叶状或毛刺、多无包膜、与周围组织结构分界不清楚,因侵犯、浸润周围组织结构或因炎性渗出,从而表现为边缘模糊。病变侵犯邻近骨质结构,在病理上多由恶性肿瘤组织侵犯并取代正常骨组织,引起骨质的缺失。

【征象描述】

1. **CT 表现** 口腔浸润性肿块可呈结节状或团块状,形态不规则,病灶内常因坏死、囊变而密度不均,增强扫描见不均匀强化,境界不清晰(图 8-2-1)。CT 可较好地评价邻近骨皮质破坏情况。病灶侵犯骨质时可见局部骨皮质中断,可伴有骨膜反应和病理性骨折。骨髓腔破坏时,可见髓腔脂肪低密度被软组织密度病灶所取代(图 8-2-2)。

2. **MRI 表现** 口腔浸润性肿块如口腔黏膜上皮来源的恶性肿瘤在 T_1WI 多呈等或低信号,在 T_2WI 呈高信号,DWI 呈高信号,增强扫描呈不均匀强化(图 8-2-3)。炎症性病变脓肿形成时多呈环形强化(图 8-2-4)。间叶来源如恶性黑色素瘤典型表现为 T_1WI 高信号,T_2WI 低信号,增强明显强化。小唾液腺来源的恶性肿瘤在 T_2WI 多呈等或低信号,腺样囊性癌常嗜神经生长,MRI 可更好地显示神经浸润情况。

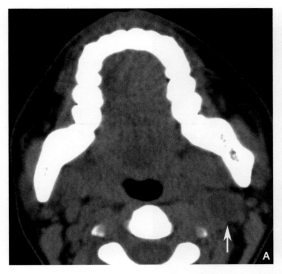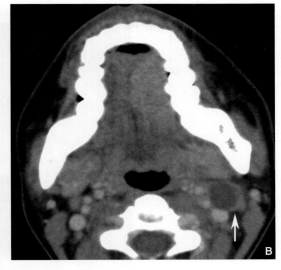

图 8-2-1　口腔浸润性肿块 CT 表现

A~B. 女性,30 岁,舌左侧鳞状细胞癌,横断面平扫 CT 软组织窗(A)显示左舌片状软组织密度影,边界欠清,横断面增强静脉期(B)示病灶可见强化。左侧颈动脉鞘区见肿大淋巴结影,增强呈不均匀强化(如白色箭头所示)。

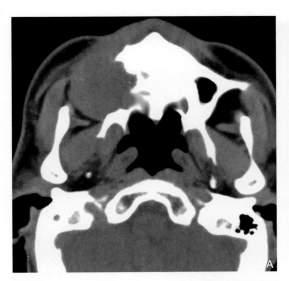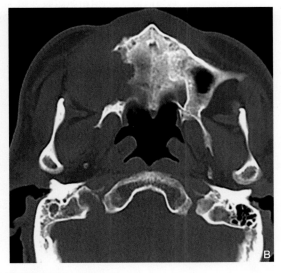

图 8-2-2　口腔浸润性肿块伴骨质破坏 CT 表现

A~B. 男性,61 岁,右腭部恶性黑色素瘤,横断面平扫 CT 软组织窗(A)示右腭部软组织肿块影,边缘模糊,骨窗(B)示邻近骨质破坏。

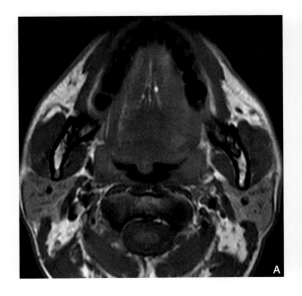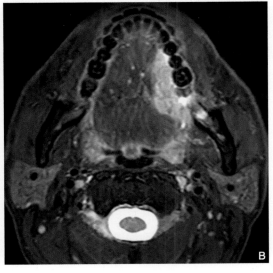

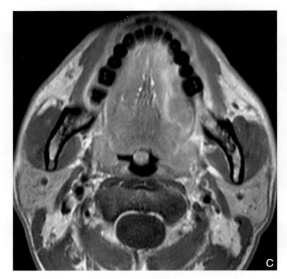

图 8-2-3　口腔浸润性肿块 MRI 表现

A~C. 男性,53 岁,舌左缘鳞状细胞癌,横断面 T_1WI(A)示舌左侧缘团片状稍低信号影,横断面脂肪抑制 T_2WI(B)呈稍高信号,横断位 T_1WI 增强(C)示病灶呈不均匀强化,边界欠清。

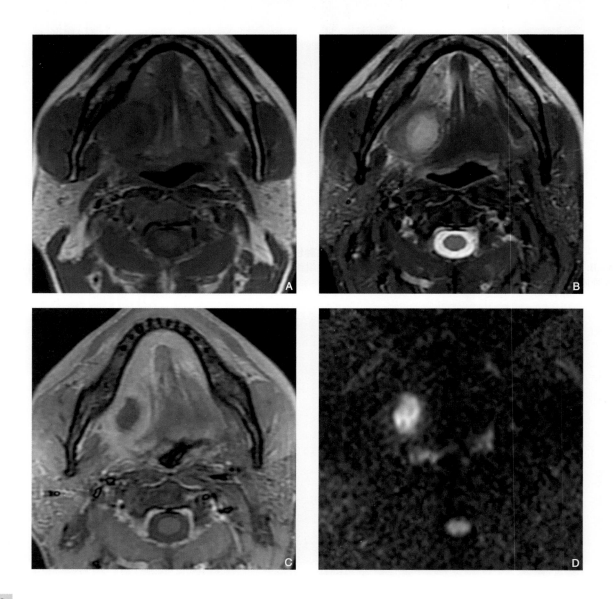

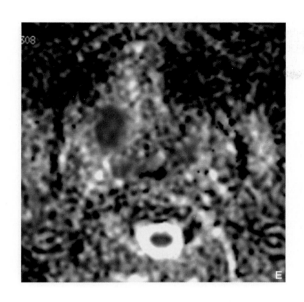

图 8-2-4　口腔浸润性肿块 MRI 表现
A~E. 男性,46 岁,舌体右侧缘脓肿,横断面 T₁WI
(A)示舌体右侧缘不规则团片状低信号影,横断
面 T₂WI(B)呈不均匀高信号,横断位脂肪抑制
T₁WI 增强(C)示病灶呈环形厚壁强化,内壁较光
整,DWI(D)示脓腔呈高信号,相应 ADC 图(E)
呈低信号。

　　骨皮质破坏时 T₁WI 显示骨皮质低信号消失。MRI 可较好地评价邻近骨髓腔破坏情况,口腔浸润性病灶侵犯邻近骨质时,可见正常骨髓组织高信号被等信号的肿瘤组织取代,T₂WI 显示髓腔内肿瘤组织呈高信号,增强扫描可见强化(图 8-2-5)。

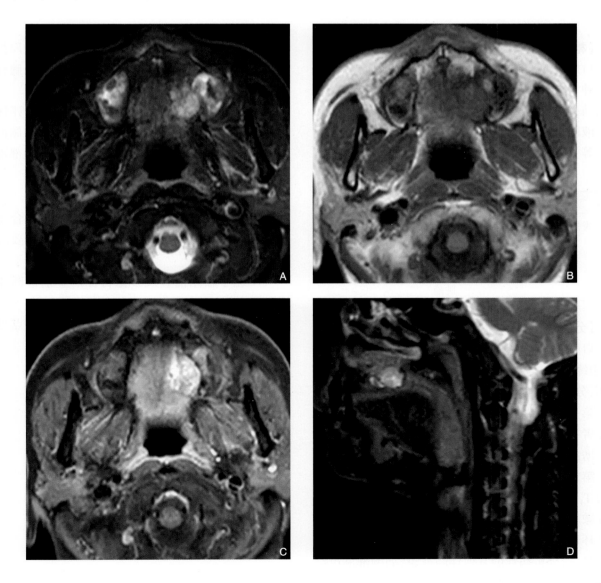

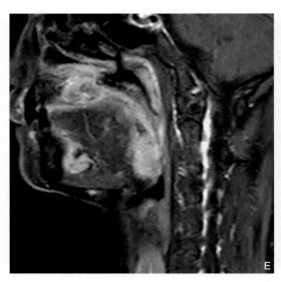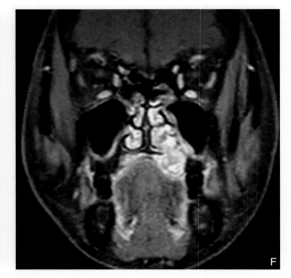

图 8-2-5　口腔浸润性肿块伴骨质破坏 MRI 表现

A~F. 女性,52 岁,左侧腭部腺样囊性癌,横断面脂肪抑制 T$_2$WI(A)示左侧硬腭见结节状混杂信号影,横断面 T$_1$WI(B)呈等信号,横断位脂肪抑制 T$_1$WI 增强(C)示病灶呈不均匀强化,边界欠清,矢状面脂肪抑制 T$_2$WI(D)、矢状面脂肪抑制 T$_1$WI 增强(E)及冠状面脂肪抑制 T$_1$WI 增强(F)示病灶突破硬腭向上突入鼻腔。

【相关疾病】

口腔浸润性肿块多为恶性肿瘤或炎症性病变,恶性肿瘤包括口腔黏膜上皮来源(如舌癌、牙龈癌、颊癌、唇癌、软腭癌等)、间叶来源如恶性黑色素瘤和小唾液腺来源的恶性肿瘤(如黏液表皮样癌、腺样囊性癌等)(表 8-2-1)。

表 8-2-1　口腔浸润性肿块相关疾病

炎症性病变	恶性肿瘤
炎症伴脓肿形成	鳞状细胞癌
	恶性黑色素瘤
	小唾液腺来源的恶性肿瘤

【分析思路】

口腔浸润性肿块主要表现为口腔内的浸润性病灶,边缘模糊,与周围组织分界不清,可伴周围骨质破坏,分析思路如下:

第一,结合患者的临床病史、实验室检查考虑,若患者有明确的急性炎症症状,实验室检查白细胞计数增高,应考虑为炎症性病变。

第二,分析病灶的密度/信号特征,如恶性黑色素瘤 T$_1$WI 呈高信号,增强扫描呈明显强化。炎症性病变脓肿形成时,脓腔 DWI 呈明显高信号,增强扫描呈环形强化。

第三,分析病灶的其他伴随征象,如颈部淋巴结转移提示恶性肿瘤,周围组织肿胀、脂肪线增厚提示炎症性病变,若神经增粗且信号异常时,提示腺样囊性癌可能。

第四,对于恶性肿瘤和炎症性病变均应评估病灶与周围结构的关系、明确病变范围,如口腔颌面部各间隙、肌肉、骨质、神经血管等受累情况,颈部淋巴结转移情况等。

【疾病鉴别】

口腔浸润性肿块病理类型多样,需要结合多个影像学特征进行诊断和鉴别诊断,鉴别诊断要点见表 8-2-2。

1. 基于临床信息及影像特征的鉴别诊断流程图见图 8-2-6。

2. 口腔浸润性肿块的主要鉴别诊断要点见表 8-2-2。

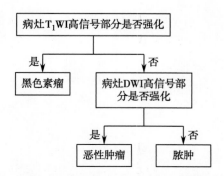

图 8-2-6　口腔浸润性肿块的鉴别诊断流程图

表 8-2-2　口腔浸润性肿块的主要鉴别诊断要点

疾病	浸润性肿块典型影像特征	鉴别要点	主要伴随征象
口腔黏膜上皮来源的恶性肿瘤	T_1WI 等或低信号, T_2WI 高信号	不均匀强化	颈部淋巴结转移 骨质破坏
恶性黑色素瘤	T_1WI、T_2WI 均呈高信号	T_1WI 高信号明显强化	颈部淋巴结和远处转移
小唾液腺来源的恶性肿瘤	实性成分 T_2WI 以等低信号为主	ADC 值介于良性肿瘤和恶性肿瘤间	受累神经走行孔道扩大,神经增粗、异常强化,支配肌肉萎缩
炎症伴脓肿形成	T_1WI 呈低信号, T_2WI 呈高信号	脓腔 DWI 呈明显高信号,壁环形强化	病灶软组织肿胀,内可见气体,邻近脂肪间隙模糊

（曹代荣）

参 考 文 献

1. Beil CM, Keberle M. Oral and oropharyngeal tumors[J]. Eur J Radiol, 2008, 66(3):448-459.

2. Hiyama T, Kuno H, Sekiya K, et al. Imaging of malignant minor salivary gland tumors of the head and neck[J]. Radiographics, 2021, 41(1):175-191.

3. Trotta BM, Pease CS, Rasamny JJ, et al. Oral cavity and oropharyngeal squamous cell cancer: key imaging findings for staging and treatment planning[J]. Radiographics, 2011, 31(2):339-354.

4. 曹代荣, 陶晓峰, 李江. 头颈部影像诊断基础·口腔颌面卷[M]. 北京:人民卫生出版社, 2020:250-342.

第三节　口底舌下间隙局限性肿块

【定义】

口底舌下间隙局限性肿块是指在口底舌下间隙呈类圆形团块状异常密度/信号灶,与周围组织分界清楚。

【病理基础】

口底舌下间隙内重要解剖结构有舌下腺、舌下神经、下颌下腺导管、舌神经、舌下动脉等,该区常见病变多源于上述解剖结构。口底舌下间隙局限性肿块病理上多数为良性病变,亦可为高分化原发恶性肿瘤如口底鳞癌、舌下腺腺样囊性癌,转移瘤原发灶常源于甲状腺乳头状癌、舌底/扁桃体鳞状细胞癌。这些良性肿瘤或高分化的恶性肿瘤在大体病理上肿块多呈圆形或椭圆形,边缘较光滑,可有包膜,与周围组织结构分界清楚。

【征象描述】

1. CT 表现　口底舌下间隙局限性肿块边界清楚,与周围组织结构分界清晰,病灶较大时可对周围结构产生推挤引起受压表现。CT 密度根据不同病

变内容而有不同,可分为囊性、囊实性、实性肿块。囊性局限性肿块表现为液性低密度影,增强无强化,境界清楚,如皮样囊肿、表皮样囊肿、甲状舌管囊肿、舌下囊肿等;囊实性肿块多见于脉管畸形;实性局限性肿块平扫大多数呈软组织密度,增强良性者多呈均匀强化,如神经鞘瘤,恶性者可呈不均匀强化,如口底癌、舌下腺肿瘤;罕见的实性局限性肿块有舌下间隙异位甲状腺,平扫即呈高密度灶,与正常甲状腺组织密度相仿,增强肿块可明显强化,境界清楚(图 8-3-1)。

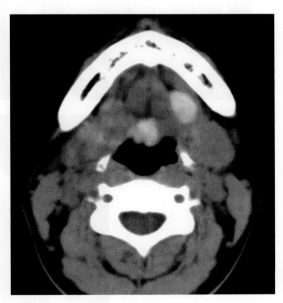

图 8-3-1　口底舌下间隙局限性肿块 CT 表现
患者女性,25 岁,左侧舌下间隙及舌根中线异位甲状腺,CT 平扫横断面示左侧舌下间隙及舌根中线处各见一椭圆形高密度影,CT 值为 110～120HU,边缘光滑,境界清楚。

2. MRI 表现　脂肪抑制 T_2WI 是显示局限性肿块的最佳序列,脂肪抑制 T_1WI 是显示肿块血供情况的最佳序列。局限性囊性肿块多呈 T_1WI 液性低信号、T_2WI 液性高信号,增强无强化,境界清楚,当囊

液蛋白成分含量较高时可呈 T_1WI 稍高信号、T_2WI 稍低信号。局限性实性肿块平扫 T_1WI 呈稍低信号、T_2WI 稍高信号,增强可呈较均匀或不均匀强化(图 8-3-2、图 8-3-3);部分病灶如异位甲状腺平扫 T_1WI 可呈稍高信号,增强可呈明显不均匀强化、轻度强化或无明显强化。DWI 上表皮样囊肿、低级别口底癌与舌下腺癌可扩散受限(图 8-3-4)。口底舌下间隙局限性肿块可压迫下颌下腺导管开口,而出现下颌下腺导管扩张。

【相关疾病】

口底舌下间隙局限性肿块组织来源丰富,包括先天性病变、感染性病变、良性肿瘤和少部分低级别

恶性肿瘤,详见表 8-3-1。

【分析思路】

口底舌下间隙局限性肿块主要表现为边界清楚的局限性病灶,与周围组织分界清晰,周围骨质可有吸收,无明显骨质破坏,其分析思路如下:

第一,分析病灶形态及其与周围结构的关系。局限性肿块一般形态规则,边界清楚,但不同病变具有一定特征,如淋巴管畸形多呈多房囊样外观;舌下囊肿、甲状舌管囊肿可有尾状改变;神经鞘瘤有沿着神经长轴呈梭形生长的特点;伴下颌下腺导管扩张应考虑病变压迫导管开口或阻塞导管,可见于舌下囊肿、舌下腺肿瘤等。

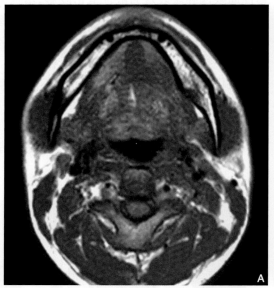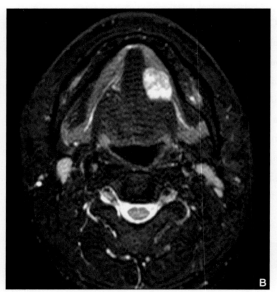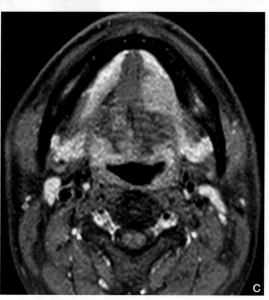

图 8-3-2 口底舌下间隙局限性肿块 MRI 表现
A~C. 患者男,35 岁,左舌下腺多形性腺瘤,横断面 T_1WI(A)示左侧舌下腺一类圆形稍低信号灶,横断面脂肪抑制 T_2WI(B)呈明显高信号,横断位脂肪抑制 T_1WI 增强(C)示病灶呈中等强化,境界清楚。

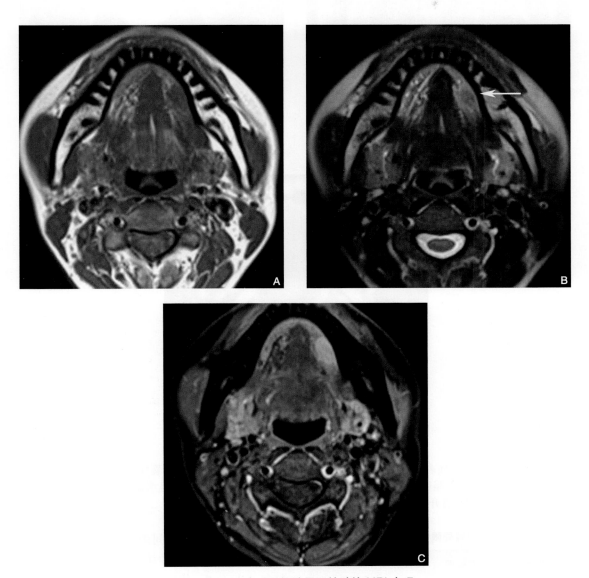

图 8-3-3　口底舌下间隙局限性肿块 MRI 表现

A~C. 患者女,35 岁,左舌下腺腺样囊性癌,横断位 $T_1WI(A)$ 示左侧舌下腺一类圆形低信号影,横断面脂肪抑制 $T_2WI(B)$ 呈稍高信号,横断面脂肪抑制 T_1WI 增强(C)示左舌下腺病灶呈结节状明显强化,强化均匀,境界清楚。

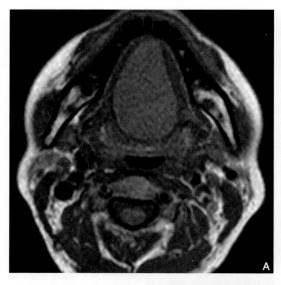
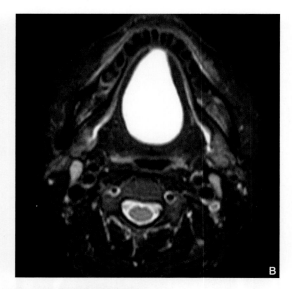
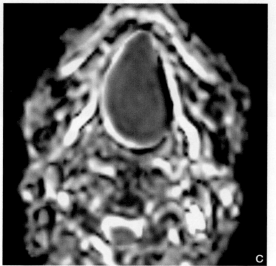

图 8-3-4 口底舌下间隙局限性肿块 MRI 表现
A~C. 患者女,46 岁,口底表皮样囊肿,横断面 $T_1WI(A)$ 示口底中线处一椭圆形囊样影,信号稍高于肌肉,脂肪抑制 $T_2WI(B)$ 病灶呈明显高信号,边缘光滑,境界清楚,ADC 图(C)病灶呈明显低信号,提示扩散受限;相邻的下颌下腺导管开口受压,双侧下颌下腺导管扩张。

表 8-3-1 口底舌下间隙局限性肿块相关疾病

先天性病变	外伤/感染性病变	血管性病变	良性肿瘤和肿瘤样病变	恶性肿瘤
皮样囊肿	舌下囊肿	静脉畸形	淋巴管瘤	口底癌
表皮样囊肿		淋巴管畸形	神经鞘瘤	舌下腺癌
甲状舌管囊肿			多形性腺瘤	淋巴瘤
异位甲状腺				

第二,分析病变的密度/信号特征。如 CT 呈高密度提示异位甲状腺可能;T_2WI 明显高信号常提示囊性病变;病灶内出现大理石袋样改变提示皮样囊肿;均匀脂肪密度见于脂肪瘤。

第三,口底舌下间隙局限性肿块中的高级别恶性肿瘤表现与良性肿块类似,此时应结合功能 MRI 特征进行分析,若肿瘤局部 DWI 信号较高、ADC 值较低,或者动态增强曲线呈平台型,提示可能为恶性肿瘤。

第四,结合患者的临床病史、症状和体征,最终作出诊断。

【疾病鉴别】

口底舌下间隙局限性肿块组织类型较多,包括了先天性、感染性和肿瘤性病变。临床表现常无特征性,加之舌下间隙因位置深在常难以发现肿块,而以与发病部位相关的压迫症状为主要表现,需要结合发病部位、影像特征和临床特征进行诊断和鉴别诊断。

1. 基于临床信息和影像特征的鉴别诊断流程图见图 8-3-5。

2. 口底舌下间隙局限性肿块的主要鉴别诊断要点见表 8-3-2。

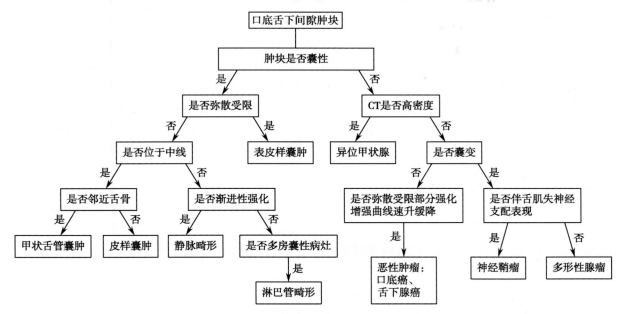

图 8-3-5 口底舌下间隙肿块的鉴别诊断流程图

表 8-3-2 口底舌下间隙局限性肿块的主要鉴别诊断要点

疾病	局限性肿块典型影像特征	鉴别要点	主要伴随征象
皮样囊肿	中线区,单囊,类圆形,呈液体和/或脂肪密度/信号,界清	混杂的液体信号,密度/信号可不均匀,增强无强化	脂肪结节与囊液相嵌,可形成大理石袋样改变
表皮样囊肿	单囊,类圆形,呈液体密度/信号,边缘光滑,界清	均匀的液体信号,密度/信号多均匀,增强无强化	DWI 可见扩散受限
甲状舌管囊肿	位置偏后,舌骨以上,液性,界清	密度/信号多均匀,增强无强化	与舌骨关系较密切
舌下囊肿	多位于口底一侧,多呈单囊状,多呈液性密度/信号,界清	薄壁,囊壁呈轻度强化,伴感染时明显强化	潜在型可形成尾状改变,囊壁可增厚
淋巴管畸形	单囊或多囊,形态不规则,密度/信号可均匀或不均匀,界清	囊腔无强化,囊壁及分隔见强化	合并出血或感染可出现液-液平面
静脉畸形	较均质的软组织密度/信号	T_2WI 均匀高信号,增强渐进性强化	可有高密度小静脉石
神经鞘瘤	沿舌神经走行方向,圆形或梭形肿块	易囊变,可不均匀强化	可见舌肌失神经支配改变
脂肪瘤	单发多见,圆形、卵圆形、梭形	均匀脂肪密度/信号	不伴周围结构异常
多形性腺瘤	舌下腺区,圆形肿块,密度/信号均匀	质地均匀,增强强化均匀	可伴舌下腺导管扩张
舌下腺癌(低级别)	圆形或类圆形肿块	增强可不均匀强化,ADC 值低	可伴舌下腺导管扩张
口底癌(低级别)	圆形或类圆形肿块,密度/信号可不均匀	增强可不均匀强化,ADC 值低	可伴颈部淋巴结肿大
异位甲状腺	CT 平扫呈高密度,MRI 平扫呈等或稍高信号	MRI 增强呈不均匀强化或无强化	可伴舌根部异位甲状腺

(曹代荣)

参 考 文 献

1. 赵士杰,皮昕. 口腔颌面部解剖学[M]. 2 版. 北京:北京大学医学出版社,2015:67-139.

2. 张志愿. 口腔颌面外科学[M]. 8 版. 北京:人民卫生出版社,2019:348-349.

3. 曹代荣,陶晓峰,李江. 头颈部影像诊断基础:口腔颌面卷[M]. 北京:人民卫生出版社,2020:250-339.

4. 余强,王平仲.颌面颈部肿瘤影像诊断学[M].上海:上海世界图书出版公司,2009:193-245.

5. Xu F,Shao Z,Yang G,et al. The value of scintigraphy,computed tomography, magnetic resonance imaging, and single-photon emission computed tomography/computed tomography for the diagnosis of ectopic thyroid in the head and neck:a STROBE-compliant retrospective study[J]. Medicine(Baltimore),2018,97(13):e0239.

6. Agarwal AK, Kanekar SG. Submandibular and sublingual spaces:diagnostic imaging and evaluation [J]. Otolaryngol Clin North Am,2012,45(6):1123-1311.

7. Patel S,Bhatt AA. Imaging of the sublingual and submandibular spaces. Insights imaging[J]. Insights into imaging,2018,9(3):391-401.

第四节 口底舌下间隙浸润性肿块

【定义】

口底舌下间隙浸润性肿块(in filtrative mass of sublingual space)是指在口底舌下间隙的类圆形团块状异常密度/信号灶,边缘不规则或分叶状,与周围组织分界不清。

【病理基础】

口底舌下间隙浸润性肿块多为炎症性病变或中-低分化的原发恶性肿瘤。大体病理上肿块多呈类圆形或不规则形、边缘呈分叶状或毛刺、多无包膜、与周围组织结构分界不清楚,通常包括口底蜂窝织炎伴脓肿形成、舌下间隙慢性炎性肉芽肿、口底鳞癌、舌下腺腺样囊性癌等。

【征象描述】

1. CT 表现 口底舌下浸润性肿块表现为团块状异常密度影,可呈实性密度或实性密度伴有内部液性低密度,边界不清(图 8-4-1)。口底舌下间隙浸润性肿块常见于恶性肿瘤浸润周围组织结构或舌下腺来源恶性肿瘤,表现为不规则团块状软组织密度影,增强呈不均匀强化,境界不清;也可为炎症性病变伴脓肿形成,表现为下颌下间隙、舌下间隙、颏下间隙片状稍高密度影,其内见局限性液性低密度影,增强扫描显示低密度区呈明显环形强化,周围见片状强化,境界不清;慢性炎性肉芽肿局部呈片状软组织密度,增强扫描显示片状强化区内见局限性更明显强化影。

2. MRI 表现 口底舌下间隙浸润性肿块表现为团块状异常信号影,形态规则或不规则。恶性肿瘤如口底癌、舌下腺癌多呈不规则形 T_1WI 低信号、T_2WI 高信号影,增强呈不均匀强化,边界不清,病灶可累及下颌骨、舌体及舌根(图 8-4-2);口底癌还可侵入下颌神经管,可见下牙槽神经受侵而增粗强化。感染伴脓肿形成时表现为片状 T_1WI 低信号、T_2WI 高信号影,增强呈片状强化,境界不清,内见局灶液性信号,扩散受限,增强呈环形强化(图 8-4-3)。慢性炎性肉芽肿呈片状 T_1WI 低信号、T_2WI 高信号影,其内还可见局限性 T_1WI 稍低信号、T_2WI 稍高信号影,增强后局限性强化病灶与周围片状强化灶分界不清(图 8-4-4)。

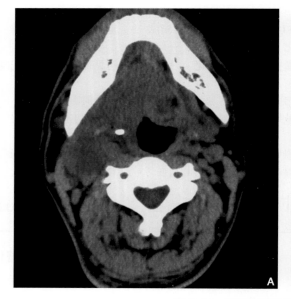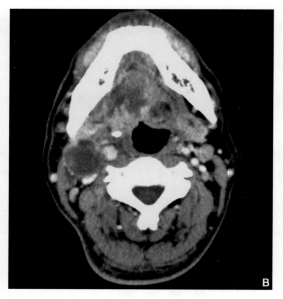

图 8-4-1 口底舌下间隙浸润性肿块 CT 表现

A~B.患者男,65 岁,右口底鳞状细胞癌。右侧口底舌下间隙见团块状软组织影,境界不清,增强后不均匀明显强化,右颈部 Ⅱ 区见坏死的肿大淋巴结。

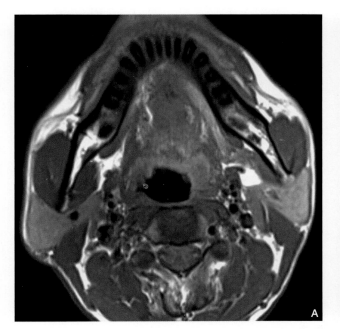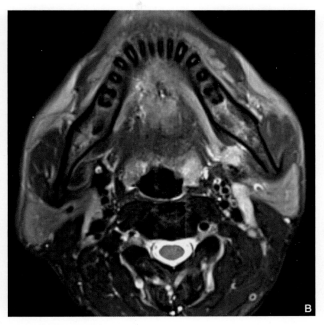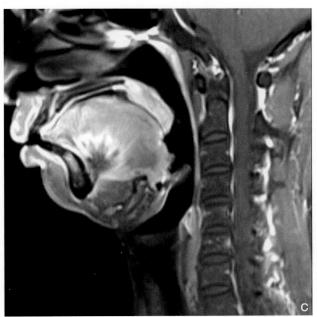

图 8-4-2　口底舌下间隙浸润性肿块 MRI 表现

A~C. 患者男,49 岁,口底癌侵及舌肌,横断位 T_1WI(A)示口底区一不规则团块状稍低信号灶,横断位脂肪抑制 T_2WI(B)呈不均匀高信号,境界不清,矢状位脂肪抑制 T_1WI 增强(C)示肿块呈不均匀强化,内见无强化坏死区,病灶边缘不规则,呈毛刺状,境界不清,与相邻舌肌分界不清。

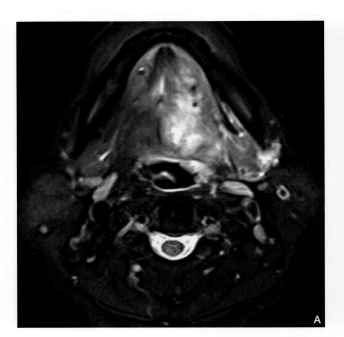

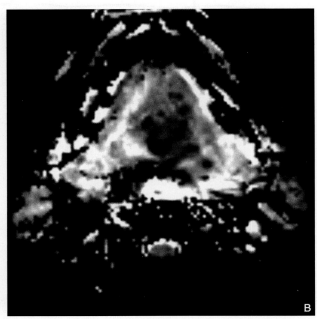

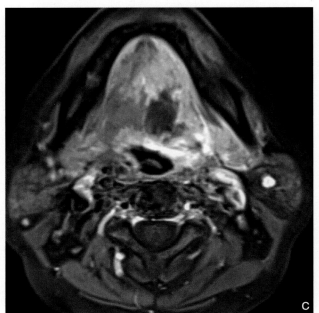

图 8-4-3 口底舌下间隙浸润性肿块 MRI 表现

A~C. 患者女,58 岁,左侧口底感染伴脓肿形成,左侧口底区见片状异常信号影,横断面 T_2WI(A)呈不均匀高信号,ADC 图 (B)呈中心低信号,横断面脂肪抑制增强 T_1WI(C)病灶中心未见明显强化,周围呈片状强化,境界不清。

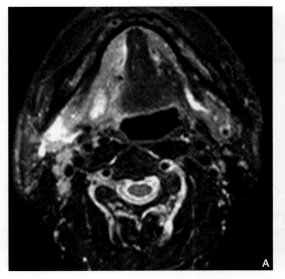
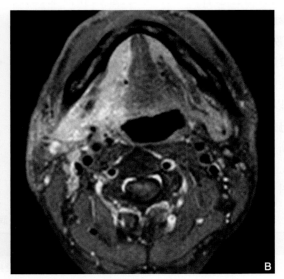
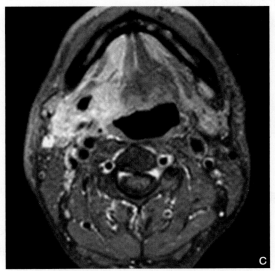

图 8-4-4　口底舌下间隙浸润性肿块 MRI 表现

A～C.患者男,54 岁,舌下间隙慢性炎性肉芽肿,伴右下颌下腺导管结石,横断位脂肪抑制 T_2WI(A)右侧舌下间隙见片状高信号影,内见局限性更高信号影,横断位脂肪抑制 T_1WI 增强(B、C)示右侧舌下间隙见片状强化影,境界不清,右下颌下腺导管走行区一结节状无强化低信号影,界清。

【相关疾病】

口底舌下间隙浸润性肿块组织来源包括感染性病变、高级别恶性肿瘤,详见表 8-4-1。

表 8-4-1　口底舌下间隙浸润性肿块相关疾病

炎症性病变	高级别恶性肿瘤
炎症伴脓肿形成	口底癌
慢性炎性肉芽肿	舌下腺癌,下颌下腺癌

【分析思路】

口底舌下间隙浸润性肿块主要表现为形态不规则肿块,边缘呈分叶状或毛刺状,境界不清楚,与周围组织分界不清,可伴周围骨质破坏,其分析思路如下:

第一,分析病变形态及与周围结构的关系。浸润性肿块一般形态不规则,边界不清楚,但不同病变具有一定特征,如脓肿及慢性炎性肉芽肿周围软组织可见片状渗出性改变;高级别口底癌和舌下腺癌常可累及相邻舌肌、下颌骨。

第二,分析病变的密度/信号特征。如脓肿中心内容物 DWI 明显扩散受限,呈高信号,脓肿壁明显强化;高级别口底癌和舌下腺癌病灶中心可见坏死,增强呈不均匀强化。

第三,浸润性肿块中的恶性肿瘤和慢性炎性肉芽肿类似,此时结合临床表现,慢性炎性肉芽肿通常有急性炎症症状与体征;结合功能 MRI 特征进行分析,若肿瘤局部 DWI 信号较高、ADC 值较低,或者动态增强曲线呈平台型,提示可能为恶性肿瘤。

第四,结合患者的临床病史、症状和体征,最终作出诊断。

【疾病鉴别】

口底舌下间隙浸润性肿块组织类型通常包括了感染性病变和高级别恶性肿瘤,临床表现常无特征性,多以发现口底舌下间隙肿块或与发病部位相关的压迫症状为主要表现,需要结合发病部位、影像特征和临床特征进行诊断和鉴别诊断。

1. 基于临床信息和影像特征的鉴别诊断流程图见图 8-4-5。

2. 口底舌下间隙浸润性肿块在几种不同常见疾病的主要鉴别诊断要点见表 8-4-2。

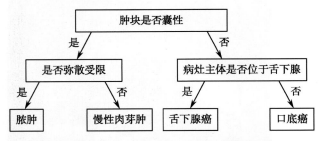

图 8-4-5　口底舌下间隙浸润性肿块的鉴别诊断流程图

表 8-4-2　口底舌下间隙浸润性肿块的主要鉴别诊断要点

疾病	浸润性肿块典型影像特征	鉴别要点	主要伴随征象
脓肿	壁增厚,环形明显强化,中心内容物扩散受限,境界不清	有炎症症状与体征,环形强化	周围软组织炎性渗出改变
炎性肉芽肿	类圆形,与周围炎性软组织分界不清	近期炎症史	周围软组织炎性渗出改变
口底癌(高级别)	不均匀软组织密度/信号,增强不均匀强化,境界不清	实性肿块扩散受限,可伴中心坏死	可侵及相邻的舌肌、舌下腺及下颌骨
舌下腺癌(高级别)	不均匀软组织密度/信号,增强不均匀强化,境界不清	实性肿块扩散受限,可伴中心坏死	可侵及相邻的舌肌及口底,可阻塞下颌下腺导管致扩张

（曹代荣）

参 考 文 献

1. 张志愿. 口腔颌面外科学[M]. 8 版. 北京:人民卫生出版社,2019:179-326.
2. 曹代荣,陶晓峰,李江. 头颈部影像诊断基础:口腔颌面卷[M]. 北京:人民卫生出版社,2020:250-339.
3. Baba A, Hashimoto K, Kuno H, et al. Assessment of squamous cell carcinoma of the floor of the mouth with magnetic resonance imaging[J]. Japanese Journal of Radiology, 2021, 39(12):1141-1148.
4. Maraghelli D, Pietragalla M, Cordopatri C, et al. Magnetic resonance imaging of salivary gland tumours:key findings for imaging characterisation[J]. Eur J Radiol, 2021,139(6):109716.

第五节　舌　肿　大

【定义】

舌肿大是指舌体积肿胀增大,伴有密度/信号异常,肿大程度通常与病因、病变大小及累及范围等有关。

【病理基础】

舌肿大的病因主要包括舌下神经损伤急性期、脉管畸形等,病理上常引起舌肌肌间隙增大、毛细血管血流量增加或局部软组织水肿、充血。舌肿大也可见于舌恶性肿瘤,肿瘤占位效应引起舌体积的增大。

【征象描述】

1. CT 表现　表现为舌肌体积不同程度增大(图 8-5-1),由于 CT 的软组织分辨力有限,舌下神经失神经营养样改变早期有时 CT 难以显示密度异常。脉管畸形可见舌肿大伴低密度影,恶性肿瘤引起的舌肿大可见异常软组织密度(图 8-5-2)。

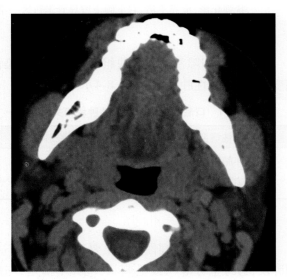

图 8-5-1　舌肿大 CT 表现

患者男,14 岁,舌体前半部血管畸形,横断面平扫 CT 软组织窗显示舌前半部肿大。

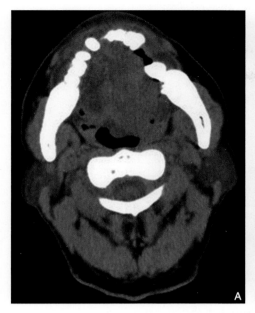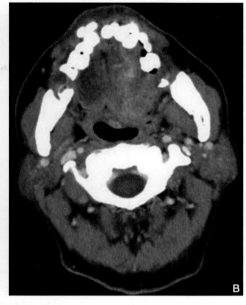

图 8-5-2　舌肿大 CT 表现
A~B. 患者男,59 岁,左舌中-高分化鳞状细胞癌,横断面平扫 CT 软组织窗(A)显示左舌肿大,
密度增高,横断面增强 CT(B)见左舌不均匀明显强化。

2. MRI 表现　表现为舌肌体积不同程度增大,T_1WI 呈低信号,T_2WI 呈高信号,信号均匀或不均匀,增强扫描可见强化(图 8-5-3)。舌癌术后皮瓣早期肿胀时常信号混杂,体积肿胀,增强亦可见强化,此时需要结合手术病史,不要误判为舌肿大。

【相关疾病】

舌肿大多见于舌下神经失神经改变急性期,也可见于舌部占位如脉管畸形、舌癌,详见表 8-5-1。

【分析思路】

舌肿大主要表现为舌体积增大、肿胀,伴有信号及密度的异常,分析思路如下:

第一,认识这个征象。

第二,分析肿大的舌内部的信号及密度的特征。

T_2WI 高信号见于舌下神经失神经营养改变早期舌肌和脉管畸形;T_2WI 中等-稍高信号的实性肿块,伴有一定程度的扩散受限和明显强化,见于舌恶性肿瘤浸润;T_2WI 高信号中伴有流空信号、低信号静脉石见于血管畸形;T_2WI 呈多房囊样高信号及多发分隔见于淋巴管畸形。

第三,结合患者的临床病史、手术史,分析头颈部其他影像学表现,注意观察舌下神经走行区是否存在病变,若有这些情况,要考虑到舌下神经损伤所致失神经改变引起的舌肿大,同时要减少病因诊断的遗漏,避免神经源性肿瘤、恶性肿瘤和血管性病变等的漏诊。如有原发恶性肿瘤病史,还应考虑有无肿瘤复发导致舌肿大的可能。

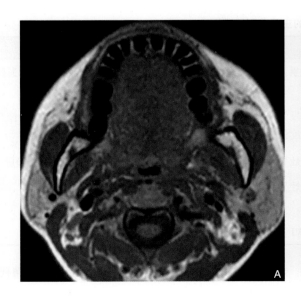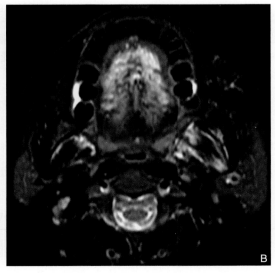

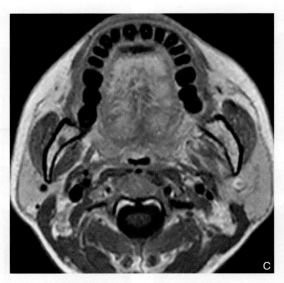

图 8-5-3 舌肿大 MRI 检查表现

A~C.女性,47岁,血管畸形,横断面 MRI 示舌部软组织肿胀,T₁WI(A)呈低信号,横断面脂肪抑制 T₂WI(B)呈弥漫性高信号,横断位 T₁WI 增强(C)呈明显强化。

表 8-5-1 舌肿大相关疾病

失神经营养改变	先天性病变	恶性肿瘤
舌下神经损伤	脉管畸形	舌鳞状细胞癌

【疾病鉴别】

舌肿大只是一个征象,可见于舌下神经损伤引起舌肌失神经改变,也可由舌部其他占位性病变如脉管畸形、舌癌浸润引起,需要联合其他影像学特征及临床信息进行诊断和鉴别诊断。

1. 基于临床信息及影像特征的鉴别诊断流程图见图 8-5-4。

2. 舌肿大在几种不同常见疾病的主要鉴别诊断要点见表 8-5-2。

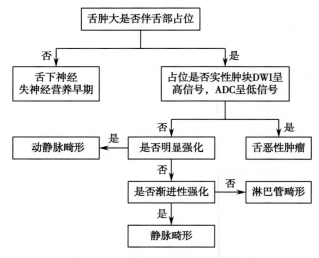

图 8-5-4 舌肿大的鉴别诊断流程图

表 8-5-2 舌肿大的主要鉴别诊断要点

疾病	舌肿大典型影像特征	鉴别要点	主要伴随征象
舌下神经失神经改变急性期	T₁WI 等或低信号,T₂WI 高信号	受累舌肌均匀强化	舌下神经走行区占位或头颈部术后、放疗改变
淋巴管囊肿	肿大舌内有多房病灶,T₂WI 呈高信号	多发囊样病灶囊壁及分隔轻中度强化;液-液平面	"钻缝样"生长、跨间隙生长
动静脉畸形	肿大舌内有"流空信号"	病灶呈明显强化	增粗的供血动脉和引流静脉
静脉畸形	均匀或不均匀 T₂WI 高信号,以及低信号/高密度的静脉石	病灶呈渐进性强化	颌面其他部位静脉畸形
舌恶性肿瘤	肿大舌内见软组织肿块	DWI 呈高信号,ADC 呈低信号	颈部淋巴结转移

(曹代荣)

参 考 文 献

1. Guarnizo A, Glikstein R, Torres C. Imaging features of isolated hypoglossal nerve palsy [J]. J Neuroradiol, 2020, 47 (2): 136-150.

2. Borges A. Imaging ofdenervation in the head and neck [J]. Eur J Radiol, 2010, 74 (2): 378-390.

3. Chapman MC, Soares BP, Li Y, et al. Congenital oral masses: an anatomic approach to diagnosis [J]. Radiographics, 2019, 39 (4): 1143-1160.

第六节 舌 萎 缩

【定义】

舌萎缩是指舌肌体积缩小,因脂肪浸润而在 T_2WI 或 T_1WI 呈高信号,由舌肌失去营养支配所致,多表现为舌 1/2 的肌肉萎缩,舌不对称。

【病理基础】

舌萎缩见于舌下神经麻痹导致舌肌失神经支配亚急性期或慢性期,受累肌细胞直径及截面积不断缩小,引起舌体积缩小,肌间隙脂肪浸润广泛。舌肌在增强后 T_1WI 表现为无强化,反映其内毛细血管坏死。

【征象描述】

1. CT 表现 慢性期时,受累舌肌体积缩小,密度减低,呈脂肪密度(图 8-6-1)。

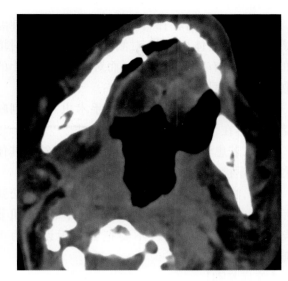

图 8-6-1 舌萎缩 CT 表现
女性,61 岁,鼻咽癌病史,横断面平扫 CT 软组织窗显示右侧舌肌萎缩、呈脂肪密度,舌向左侧偏移。

2. MRI 表现 受累舌肌除体积缩小外,在 T_1WI 和 T_2WI 表现为高信号,提示脂肪浸润,而健侧舌肌呈等或低信号(图 8-6-2),脂肪抑制增强后 T_1WI 可见受累舌肌呈低信号,而健侧舌肌轻度强化。由于萎缩常表现为舌 1/2 的肌肉萎缩,因此常见舌左右侧分界线的移位,萎缩侧的舌松弛向后悬垂入口咽,易被误判为舌根肿瘤(图 8-6-2)。一侧舌肌萎缩导致对侧舌相对较大,不要将健侧舌误判为舌肿瘤。

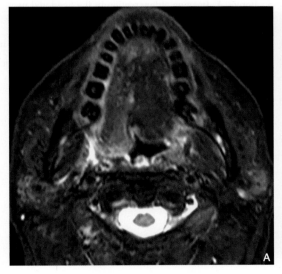
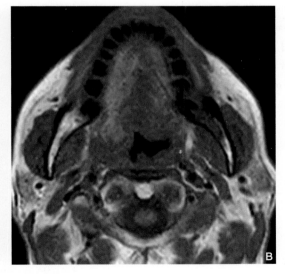

图 8-6-2 舌萎缩 MRI 表现
A~B. 男性,60 岁,鼻咽癌病史,横断面 MRI 示舌体右侧萎缩并向后突入口咽腔,脂肪抑制 T_2WI(A)呈稍高信号,T_1WI(B)呈高信号。

【相关疾病】

舌萎缩最常见于舌下神经损伤引起的舌肌失神经改变亚急性和慢性期。

【分析思路】

舌下神经损伤引起的舌肌失神经改变慢性期舌萎缩有时需要与舌肿大引起的健侧舌相对小鉴别,

分析思路如下：

第一，判断是否存在舌萎缩。舌下神经失神经营养早期患侧舌体积增大，对侧形态相对小，此时增大的患侧舌伴有 T_2WI 高信号，而对侧体积相对小的健侧舌并无信号异常，可资鉴别。

第二，结合患者的临床病史、手术史考虑，判断患者是否存在舌下神经损伤的改变。

第三，若患者可能有舌下神经损伤，应结合其他部位影像学检查，明确哪一侧损伤。

第四，注意容易误判的情况。萎缩侧的舌松弛向后悬垂入口咽，不要误判为舌根肿瘤；一侧舌肌萎缩导致对侧舌相对较大，不要把健侧舌误判为舌肿瘤。

【疾病鉴别】

舌萎缩只是一个征象，需要联合其他影像学特征及临床信息进行诊断和鉴别诊断，鉴别诊断要点见表6-6-1。

1. 基于临床信息及影像特征的鉴别诊断流程图见图8-6-3。

2. 舌萎缩在几种不同常见疾病的主要鉴别诊断要点见表8-6-1。

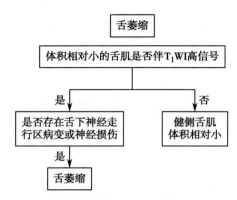

图 8-6-3　舌萎缩的鉴别诊断流程图

表 8-6-1　舌萎缩在不同疾病的主要鉴别诊断要点

疾病	舌萎缩典型影像特征	鉴别要点	主要伴随征象
舌下神经损伤所致失神经改变	体积明显缩小	T_1WI 图像上呈高信号	舌向一侧偏移、受累舌肌向后突入口咽部
对侧舌肿大引起的健侧舌相对小	体积相对小	T_1WI 图像上呈等信号	舌肌位置保持不变

（曹代荣）

参 考 文 献

1. Murakami R, Baba Y, Nishimura R, et al. CT and MR findings of denervated tongue after radical neck dissection[J]. AJNR Am J Neuroradiol, 1997, 18(4): 747-750.

2. Chen X, Yi J, Liu S, et al. Yin-Yang tongue sign: an imaging clue of lesions involving the skull base segment in the hypoglossal pathway[J]. Dentomaxillofac Radiol, 2023, 52(1): 20220201.

3. Borges A. Imaging ofdenervation in the head and neck[J]. Eur J Radiol, 2010, 74(2): 378-390.

4. Hamilton BE, Koch HBL, Vattoth S, et al. Diagnostic imaging: head and neck[M]. 4th ed. Philadelphia: Elsevier, 2022: 388-389.

第九章　颌面部疾病

第一节　咀嚼肌肥厚

【定义】

咀嚼肌肥厚(masticatory muscles hypertrophy)是指咬肌、翼内肌、翼外肌、颞肌中的一个或多个肌肉外形膨隆,呈弥漫性肿大。

【病理基础】

咀嚼肌肥厚,病理上包括良性咀嚼肌肥大、假性咀嚼肌肥大、咀嚼肌挫裂伤、咀嚼肌炎症和咀嚼肌肿瘤。良性咀嚼肌肥大以咬肌肥大多见,多为单侧性,病理表现为肌纤维增粗,其直径可为正常肌纤维的2~3倍;可伴有肌细胞的增大。翼外肌肥大常见于颞下颌关节紊乱症。咀嚼肌挫裂伤病理上为水肿、肌纤维断裂、血肿形成与炎症反应。咀嚼肌炎症多见于颌面间隙感染,病理上咀嚼肌水肿、渗出。咀嚼肌肿瘤病理上多为间叶来源肿瘤,以平滑肌瘤和横纹肌肉瘤相对多见。

【征象描述】

1. CT 表现　咀嚼肌肥厚表现为咀嚼肌外形肿大,多为单侧性,多呈等密度或稍低密度。良性咀嚼肌肥大 CT 表现为咀嚼肌体积增大,外形膨隆,其内密度与正常肌肉相同(图 9-1-1),无异常强化,边缘光滑。需要注意对侧咀嚼肌缩小可导致正常咀嚼肌看似肥厚,会被误判为咀嚼肌肥大。翼外肌肥大,常与颞下颌关节紊乱病相关,可伴有同侧颞下颌关节骨关节炎征象。咀嚼肌挫裂伤导致的咀嚼肌肥大有明显外伤史,咀嚼肌形态肿大,密度不均,呈高低混杂密度(图 9-1-2)。咀嚼肌炎症导致的咀嚼肌肥大有炎症症状与体征,肌肉形态明显肿胀,境界不清(图 9-1-3)。咀嚼肌肿瘤可见局限性等或稍高密度肿块影,增强可见强化。

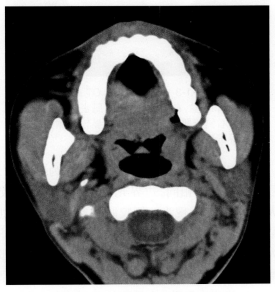

图 9-1-1　咀嚼肌肥厚 CT 表现

患者女,25 岁,右侧良性咬肌肥大,CT 横断面示右侧咬肌形态明显较对侧增大,边缘膨隆。

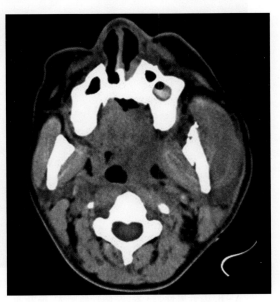

图 9-1-2　咀嚼肌挫裂伤 CT 表现

患者,女,34 岁,外伤致咬合不适伴面部肿痛 3 天余。CT 横断面示左侧咬肌、翼内肌明显较对侧肿胀,其内见片状高-低混杂密度影,境界不清。

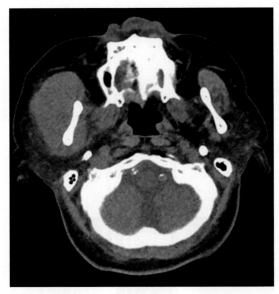

图 9-1-3　咀嚼肌炎症 CT 表现
患者,女,77 岁,右侧咬肌、翼内肌炎症。CT 横断面可见右侧咬肌、翼外肌形态明显较对侧肿胀,呈片状等密度影,周围脂肪间隙模糊。

2. MRI 表现　良性咬肌肥大表现为体积增大,信号与正常肌肉相同,边界光滑,无异常强化;咬肌肥大多为单侧,表现为一侧咬肌外形膨隆,其内肌纤维结构完整,信号未见明显异常(图 9-1-4)。翼外肌肥大可见于颞下颌关节紊乱症,MRI 以肌肉中部体积增大,伴上、下边缘膨隆为评估标准。咬肌间隙感染可见咬肌形态肿胀,内见斑片状异常信号灶,

伴脓肿形成时其内扩散受限、增强无强化。咬肌肿瘤可见咬肌外形局限性或弥漫性膨隆,内见异常信号灶(图 9-1-5)。

【相关疾病】

咀嚼肌肥厚可见于包括良性改变、外伤性病变、炎症性病变、肿瘤性病变,详见下表(表 9-1-1)。

【分析思路】

咀嚼肌肥厚主要表现为咬肌、翼内肌、翼外肌、颞肌形态饱满,边缘膨隆,其分析思路如下:

第一,分析咀嚼肌形态及与周围结构的关系。咀嚼肌肥厚一般形态膨隆,边界清楚,但不同病变具有一定特征,如假性咀嚼肌肥大有对侧咀嚼肌萎缩;咀嚼肌挫裂伤、炎症通常周围脂肪间隙模糊。

第二,分析咀嚼肌密度/信号特征。如良性咀嚼肌肥大、假性咀嚼肌肥大肌肉密度/信号均与正常肌肉相同;咀嚼肌挫裂伤呈高低混杂密度;咀嚼肌炎症呈低密度,水肿渗出信号改变,伴脓肿形成可见局部明显扩散受限。

第三,咀嚼肌肥厚中的肿瘤性病变可与挫裂伤、炎症类似,此时结合临床及功能 MRI 特征进行分析,若为肿瘤局部 DWI 信号较高、ADC 值较低,或者动态增强曲线呈平台型,提示可能为恶性肿瘤。

第四,结合患者的临床病史、症状和体征,最终作出诊断。

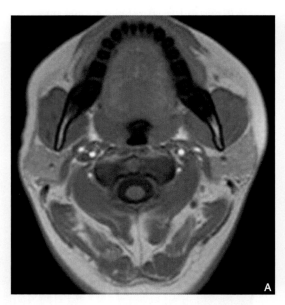 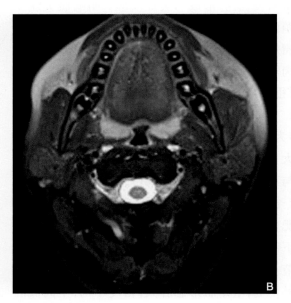

图 9-1-4　咀嚼肌肥厚 MRI 表现
A~B.患者男性,23 岁,左侧咬肌肥大,横断面 T_1WI(A)、横断面脂肪抑制 T_2WI 图像(B)可见左侧咬肌形态较对侧肥厚,信号未见异常。

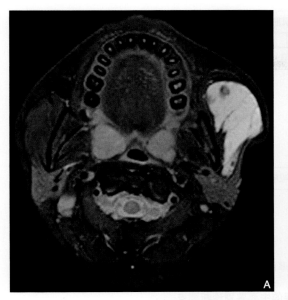
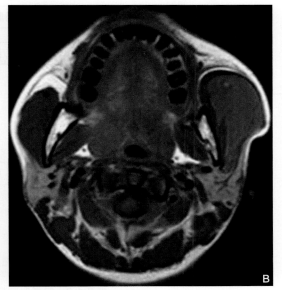
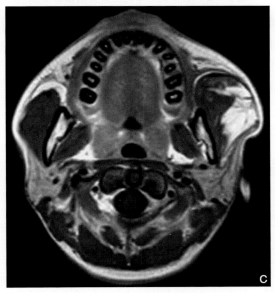

图 9-1-5 咀嚼肌血管瘤 MRI 表现

A～C.患者,女,15 岁,左侧咬肌血管瘤,横断面脂肪抑制 T₂WI(A)可见左侧咬肌增大,内见高信号影,横断面 T₁WI 图像(B)呈等-稍高信号,横断面 T₁WI 增强图像(C)见明显强化。

表 9-1-1 咀嚼肌肥厚相关疾病

良性改变	外伤性病变	炎症性病变	肿瘤性病变
良性咀嚼肌肥大	咀嚼肌挫裂伤	咀嚼肌炎症	咀嚼肌良性肿瘤
假性咀嚼肌肥大			咀嚼肌原发恶性肿瘤
			咀嚼肌转移瘤

【疾病鉴别】

咀嚼肌肥厚包括了多种病理改变,如良性改变、外伤性病变、炎症性病变、肿瘤性病变,临床表现常无特征性,多以发现面颊部隆起或与发病原因相关的症状为主要表现,需要结合发病部位、影像特征和临床特征进行诊断和鉴别诊断。

1. 基于临床信息和影像特征的鉴别诊断流程图见图 9-1-6。

2. 咀嚼肌肥厚在几种不同常见疾病的主要鉴别诊断要点见表 9-1-2。

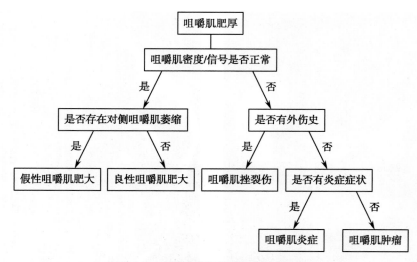

图 9-1-6 咀嚼肌肥厚的鉴别诊断流程图

表 9-1-2 咀嚼肌肥厚的主要鉴别诊断要点

疾病	咀嚼肌肥厚典型影像特征	鉴别要点	主要伴随征象
良性咀嚼肌肥大	密度/信号与正常肌肉相同,无异常强化,边界光滑	均匀性肥大,与正常肌肉相比,呈等密度、等信号	肌肉外形膨隆
咀嚼肌假性肥大	形态较对侧饱满,密度/信号正常	对侧咀嚼肌萎缩,外缘平直	对侧去神经支配改变,可伴信号异常
咀嚼肌挫裂伤	形态肿胀,密度不均,可伴高密度血肿	外伤史	周围渗出性改变
咀嚼肌炎症	明显肿胀,见片状低密度灶或异常信号灶	有炎症症状	周围渗出性改变
咀嚼肌肿瘤	形态膨隆,密度/信号异常	局限性或弥漫性明显肥厚	恶性者可伴淋巴结肿大

（曹代荣）

参 考 文 献

1. 陈志晔,胡敏,王燕一. 颞下颌关节紊乱病翼外肌 MRI 影像学评估[J]. 中华口腔医学杂志,2022,57(8):890-894.
2. 黄东宗,章巧,翟孝庭等. 伴偏侧咀嚼单侧关节盘前移位患者的翼外肌 MRI 特点分析[J]. 口腔颌面修复学杂志,2021,22(2):104-113.
3. Imanimoghaddam M, Madani AS, Hashemi EM. The evalution of lateral pterygoid muscle pathologic changes and insertion patterns in temporomandibular joints with or without disc displacement using magnetic resonance imaging[J]. Int J Oral Maxillofac Surg,2013,(9):1116-1120.

第二节 咀嚼肌萎缩

【定义】

咀嚼肌萎缩(atrophy of masticatory muscles)是指因去神经支配、肌营养不良等多种因素所致的咬肌、翼内肌、翼外肌、颞肌中的一个或多个肌肉体积缩小,肌纤维减少,内见脂肪沉积。

【病理基础】

咀嚼肌失去神经支配,病理上急性期(<1 个月):肌肉水肿肥大并异常强化。亚急性期(1~12 个月):肌肉开始被脂肪组织替代,肌肉萎缩开始出现。慢性期(>12~20 个月):肌肉广泛被脂肪组织浸润,肌肉体积显著缩小。咀嚼肌萎缩主要见于失神经支配的亚急性期和慢性期。

咀嚼肌萎缩较常见于下颌神经的去神经支配所致的萎缩,多由于影响脑干神经核团、三叉神经或神经节、三叉神经的周围分支的病变所致,如头颈部恶性肿瘤累及三叉神经、脑干肿瘤、颅内三叉神经鞘瘤、外伤累及下颌神经、单侧三叉神经痛等。三叉神经去神经萎缩除累及咀嚼肌外,还可累及腭帆张肌、二腹肌前腹和下颌舌骨肌。

咀嚼肌萎缩也可能与重症肌无力、多发性肌炎、进行性系统性硬化症或类风湿性关节炎等全身性疾病相关,颅骨骨折或开颅术后的反射交感性营养不良也可累及咀嚼肌。相邻骨关节病变如下颌骨骨折后、颞下颌关节强直等可致患侧咀嚼肌废用性萎缩。单纯的翼外肌萎缩常见于颞下颌关节紊乱症,MRI以肌肉中见脂肪高信号为评估标准。较少见的疾病有面部偏侧萎缩,即帕里-龙贝格综合征(Parry-Romberg syndrome),见于5~15岁女性,可出现单侧咀嚼肌及其他颌面肌肉的萎缩,伴有皮肤、皮下组织甚至骨骼萎缩。

【征象描述】

1. **CT 表现** 咀嚼肌萎缩可见于咬肌、翼内肌、翼外肌及颞肌,可单个肌肉受累,也可多个肌肉受累(图 9-2-1)。萎缩的肌肉明显较对侧体积小,边缘平直,密度同正常肌肉相仿。亚急性期 CT 难以识别密度和强化的改变;慢性期脂肪性萎缩,可见脂肪密度影。

2. **MRI 表现** 在急性期(<1 个月),肌肉体积增大是一种特征性表现,T_2WI 信号增高,增强 T_1WI 呈异常强化。在亚急性期(12~20 个月),肌肉部分萎缩,脂肪开始浸润。T_1WI 和 T_2WI 呈高信号,同时增强 T_1WI 呈异常强化。在长期存在的慢性(>12~

20 个月)去神经支配肌肉中,MRI 表现为广泛的脂肪浸润,表现为 T_1WI 和 T_2WI 信号增高,肌肉明显萎缩,增强 T_1WI 无异常强化(图 9-2-2)。

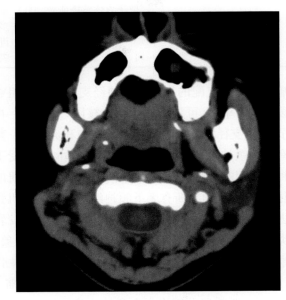

图 9-2-1 咀嚼肌萎缩 CT 表现
患者女,18 岁,右侧进行性面部萎缩症,横断面 CT 示右侧咬肌、翼内肌体积明显较对侧缩小,密度同正常肌肉相仿。

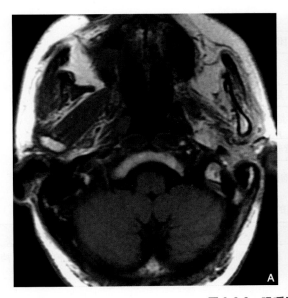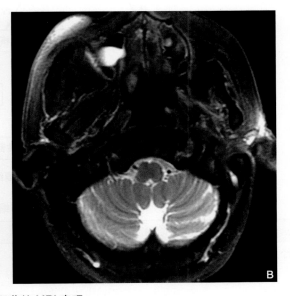

图 9-2-2 咀嚼肌萎缩 MRI 表现
A~B. 患者男,68 岁,左侧诸咀嚼肌萎缩,横断面 T_1WI(A)示左侧咬肌、颞肌、翼内肌、翼外肌体积明显变小,内见高信号脂肪沉积,横断面脂肪抑制 T_2WI(B)示左侧诸咀嚼肌体积变小,但信号未见异常。

【相关疾病】

咀嚼肌萎缩根据病因,包括先天性病变、去神经支配、全身性病变、交感反射性营养不良,详见下表(表 9-2-1)。

【分析思路】

咀嚼肌萎缩主要表现为各种原因所致颌面部咀

嚼肌体积变小,边界清楚,其分析思路如下:

第一,分析肌肉的密度/信号特征,判断是否存在咀嚼肌去神经支配。去神经支配所致咀嚼肌萎缩引起咀嚼肌体积缩小,急性-亚急性期呈水肿密度/信号,慢性期见脂肪密度/信号。

第二,分析病变形态及与周围结构的关系,确定

表 9-2-1 咀嚼肌萎缩相关疾病

先天性病变	去神经支配	全身性病变	相邻骨关节病变	交感反射性营养不良
进行性偏侧性面部萎缩症	肿瘤所致 带状疱疹感染所致 外伤所致	肌营养不良 重症肌无力 多发性肌炎 进行性系统性硬化症 类风湿性关节炎	下颌骨陈旧性骨折 颞下颌关节强直	颅骨骨折 开颅术后

咀嚼肌去神经支配的病因。去神经支配所致的咀嚼肌萎缩常为单侧,可见于三叉神经核团-三叉神经-神经节-下颌支径路的病变,如肿瘤、外伤和炎症等。判断有无下颌神经损伤时,除咀嚼肌改变外,观察受下颌神经支配的腭帆张肌、二腹肌前腹和下颌舌骨肌的变化,也可以帮助判断有无下颌神经的损伤。腭帆张肌去神经支配后可以导致咽鼓管功能不全而继发乳突炎,因此乳突炎可以是下颌神经损伤的间接征象。观察相邻骨关节是否存在病变,如下颌骨陈旧性骨折、颞下颌关节强直等,可致患侧咀嚼肌废用性萎缩。

第三,咀嚼肌萎缩中由全身性疾病所致,可见该疾病其他部位病变的影像征象。

第四,结合患者的临床病史、症状和体征,最终作出诊断。

【疾病鉴别】

咀嚼肌萎缩的原因很多,包括了先天性、去神经支配、全身性疾病、交感反射性营养不良等,临床表现常无特征性,咀嚼肌体积变小或与下颌神经的其他症状为主要表现,需要结合发病部位、影像特征和临床特征进行诊断和鉴别诊断。

1. 基于临床信息和影像特征的鉴别诊断流程图见图 9-2-3。

2. 咀嚼肌萎缩在几种不同常见疾病的主要鉴别诊断要点见表 9-2-2。

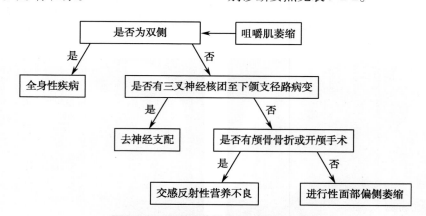

图 9-2-3 咀嚼肌萎缩的鉴别诊断流程图

表 9-2-2 咀嚼肌萎缩的主要鉴别诊断要点

疾病	咀嚼肌萎缩典型影像特征	鉴别要点	主要伴随征象
去神经支配	单侧多见,体积变小,可伴水肿信号	患侧卵圆孔扩大	可伴脑干-三叉神经-下颌神经径路病变
全身性疾病	双侧发生,对称性肌肉体积缩小		可伴肌营养不良、重症肌无力、多发性肌炎等
相邻骨关节病变	单侧咀嚼肌萎缩,密度/信号正常	存在相邻下颌骨或颞下颌关节病变	下颌骨陈旧性骨折 颞下颌关节强直
交感反射性营养不良	损伤或手术侧肌肉体积缩小		伴颅骨骨折、颅脑术后征象
进行性偏侧性面部萎缩症	单侧咀嚼肌和其他颌面肌肉、皮下、皮肤萎缩	青少年女性,进行性发展	有颅骨骨折、开颅手术史

（曹代荣）

参 考 文 献

1. 罗德红,张水兴,韩志江.头颈部影像诊断基础:颈部卷 [M].北京:人民卫生出版社,2022:116-131.
2. 陈志晔,胡敏,王燕一.颞下颌关节紊乱病翼外肌MRI影像学评估[J].中华口腔医学杂志,2022,57(8):890-894.
3. Viddeleer AR,Sijens PE,Van Ooiken PM,et al. Quantitative STIR of muscle for monitoring nerve regeneration[J]. J Magn Reson Imaging,2016,44:401-410.
4. Goyault G,Bierry G,Holl N,et al. Diffusion-weighted MRI, dynamic susceptibility contrast MRI and ultrasound perfusion quantification of denervated muscle in rabbits[J]. Skeletal Radiol,2012,41:33-40.
5. Zhang X,Wang C,Zheng D,et al. Magnetic resonance imaging of masticatory muscle changes in patients with primary trigeminal neuralgia before microvascular decompression[J]. Medicine(Baltimore),2022,101(41):e31010.

第三节 颌面部局限性肿块

【定义】

颌面部局限性肿块,是指在颌面部局限性的病灶,呈团块状异常密度/信号灶,形态多规整,与周围组织分界清楚。

【病理基础】

局限性肿块病理上大多为良性病变,少数为级别较低的原发恶性肿瘤或中间型的软组织肿瘤,可呈囊性、囊实性或实性。病理上大多数肿块多呈类圆形或类椭圆形、边缘光滑,多有包膜,故而边界清楚。因大多数病变生长较为缓慢,对周围结构主要起到推挤的效应,与周围组织结构分界清晰。

【征象描述】

1. **CT表现** 表现为边界清楚软组织密度影,根据病变的成分构成不同可分为囊性、囊实性和实性。囊性者表现为低密度,增强囊性部分可多无强化;囊实性者多可见囊性和实性部分同时存在;实性者为实性软组织密度,增强根据病变成分及组织病理类型可有不同程度强化。脂肪瘤呈边界清楚的脂肪密度(图9-3-1)。局限性肿块多不引起邻近骨质破坏,CT能清晰显示局限性肿块对周围骨质的压迫、重塑作用,可引起骨局部缺损(图9-3-2)。

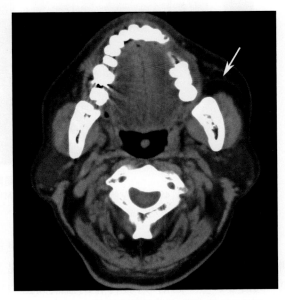

图9-3-1 颌面部局限性肿块-脂肪瘤CT表现
患者,女,72岁,左侧颊间隙脂肪瘤。横断面CT软组织窗示左侧颊间隙内见一边界清楚的扁条状脂肪密度影(箭头所指)。

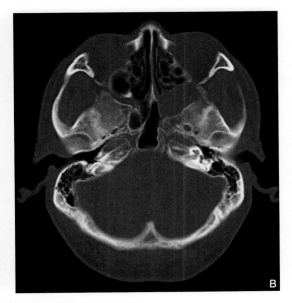

图9-3-2 颌面部局限性肿块-神经鞘瘤CT表现
A~B.患者,男,49岁。左侧翼腭窝神经鞘瘤。横断面CT软组织窗(A)示左侧翼腭窝局限性肿块,边界清晰,横断面CT骨窗(B)示周围骨质弧形受压、光整。

2. **MRI 表现**　局限性肿块对周围组织产生推挤作用,与周围结构境界清楚,多表现为软组织信号影(图9-3-3)。据病变的成分构成不同可分为囊性、囊实性和实性。囊性者,增强囊性部分无强化,若为血管瘤,囊性部分看见明显强化,部分表现为渐进性强化。囊性者可以单囊,也可多囊。囊实性者多可见囊性和实性部分同时存在;实性者不同病变信号不同,增强可有不同程度强化。

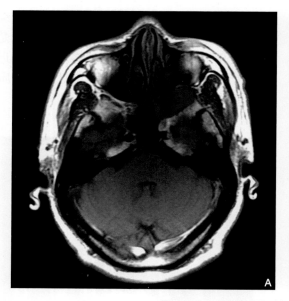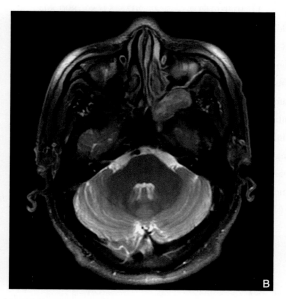

图 9-3-3　颌面部局限性肿块-神经鞘瘤 MRI 表现

A～B. 患者,男,49 岁。左侧翼腭窝神经鞘瘤。MRI 示左侧翼腭窝局限性肿块,边界清晰,T_1WI(A)呈低信号,T_2WI(B)呈不均匀高信号。

MRI 由于具有较好的软组织分辨率,可以更加清晰地显示病灶的内部结构。囊性病变表现为 T_1WI 低信号、T_2WI 高信号,若含有出血或高蛋白成分,T_1WI 部分可呈高信号、T_2WI 部分呈低信号,并可出现液-液平面。增强囊性部分无强化,囊壁可有不同程度强化;若为静脉畸形,囊性部分明显强化、渐进性强化,有时可见低信号静脉石(图9-3-4)。实性病变根据病变的不同成分,磁共振信号可有不同,大多表现为 T_1WI 低信号,T_2WI 稍高信号,若含有纤维成分(如孤立性纤维瘤、侵袭性纤维瘤病等交界性肿瘤),T_2WI 可表现出低信号。囊实性病变兼具上述二者表现。

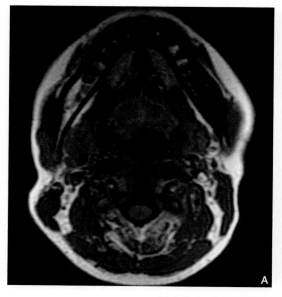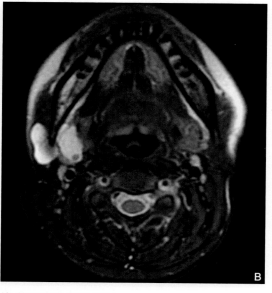

图 9-3-4　颌面部局限性肿块-静脉畸形 MRI 表现

A～B. 患者,女,36 岁,右侧下颌下区静脉畸形。MRI 示右侧下颌下区局限性肿块,边界清晰,T_1WI(A)呈低信号,T_2WI(B)呈不均匀高信号,内见一结节状低信号静脉石。

【相关疾病】

颌面部局限性肿块组织来源丰富,包括先天性病变、增生性病变、良性肿瘤、交界性肿瘤和少部分低级别恶性肿瘤,详见表9-3-1。(舌、颊、腭、舌下间隙及口腔咽黏膜间隙局限性肿块在相应章节阐述,此处不再重复)

表 9-3-1 颌面部局限性肿块相关疾病

良性肿瘤	先天性病变	增生性病变	交界性肿瘤	低级别恶性肿瘤
神经鞘瘤	静脉畸形	结节性筋膜炎	孤立性纤维瘤	软骨肉瘤
神经纤维瘤	淋巴管畸形		侵袭性纤维瘤病	
脂肪瘤				

【分析思路】

颌面部局限性肿块主要表现为颌面部的局限性病灶,边界清楚,与周围组织分界清晰,周围骨质可有吸收,无明显骨质破坏,其分析思路如下:

第一,分析在形态及与周围结构的关系。局限性肿块一般形态规则,边界清楚,但不同病变具有一定特征,如神经鞘瘤和局灶性神经纤维瘤可有沿着神经长轴呈梭形生长的特点;结节性筋膜炎的肿块常沿筋膜呈线性延伸("筋膜尾征");淋巴管畸形多呈多房囊样外观。

第二,分析病变的密度/信号特征。如软组织内出现高密度的静脉石,增强呈渐进性强化,见于静脉畸形;均匀脂肪低密度影提示脂肪瘤;T_2WI 低信号且增强强化常提示存在纤维成分,见于孤立性纤维瘤、侵袭性纤维瘤病;T_2WI 中心低信号、周围高信号的特征性的"靶征"常见于局限性的神经纤维瘤;弧形、新月形钙化见于软骨肉瘤。

第三,局限性肿块中的低级别恶性肿瘤和交界性肿瘤表现与良性的局限性肿块类似,此时结合功能 MRI 特征进行分析,若肿瘤局部 DWI 信号较高、ADC 值较低,或者动态增强曲线呈平台型,提示可能为恶性肿瘤。

第四,结合患者的临床病史、症状和体征,最终作出诊断。

【疾病鉴别】

颌面部局限性肿块组织类型较多,包括了良性、交界性和恶性病变,临床表现常无特征性,多以发现颌面部肿块或与发病部位相关的压迫症状为主要表现,需要结合发病部分、影像特征和临床特征进行诊断和鉴别诊断。

1. 基于临床信息和影像特征的鉴别诊断流程图见图 9-3-5。

2. 局限性肿块在几种不同常见疾病的主要鉴别诊断要点见表 9-3-2。

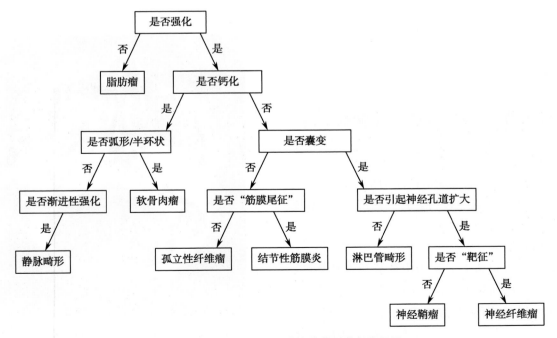

图 9-3-5 颌面部局限性肿块的鉴别诊断流程图

表 9-3-2　颌面部局限性肿块的主要鉴别诊断要点

疾病	局限性肿块典型影像特征	鉴别要点	主要伴随征象
脂肪瘤	单发多见,圆形、卵圆形、梭形	密度/信号与皮下脂肪一致,无强化	
神经鞘瘤	常沿神经干走行方向梭形生长	易囊变	咀嚼肌失神经支配改变 受累扩大的骨孔道边缘光滑
神经纤维瘤(局限型)	多沿三叉神经和面神经分布,圆形或梭形肿块	"靶征",表现为 T_2WI 中心等低信号及周围稍高信号,增强中心明显强化	受累扩大的骨孔道边缘光滑
孤立性纤维瘤	显著强化、边界清楚的孤立性肿块	MRI 图像 T_2WI 高信号中夹片状胶原成分相关的低信号影	动态增强曲线呈速升平台型,周围骨质重塑、吸收
淋巴管畸形	多房囊样肿块	囊腔无强化,囊壁及分隔可强化	可出现液-液平面
静脉畸形	较均质的软组织密度/信号	T_2WI 呈高信号,增强呈渐进性强化	可有高密度小静脉石
结节性筋膜炎	圆形或不规则形 紧贴筋膜生长 实性为主	宽基底与筋膜相连,筋膜增厚呈鼠尾样线状强化,呈现"筋膜尾征"	
软骨肉瘤(低级别)	低级别边界清楚 紧邻骨质起源	环形、新月形钙化	其他侵袭征象 可有骨髓和软组织水肿

（曹代荣）

参 考 文 献

1. 曹代荣,陶晓峰,李江. 头颈部影像诊断基础·口腔颌面卷[M]. 北京:人民卫生出版社,2020:210-247.

2. Hamilton BE, Koch HBL, Vattoth S, et al. Diagnostic imaging: head and neck[M]. 4th ed. Philadelphia:Elsevier,2022:56-62.

3. Wu SY, Zhao J, Chen HY, et al. MR imaging features and a re-definition of the classification system for nodular fasciitis [J]. Medicine(Baltimore),2020,99:e22906.

4. Gutmann D, Ferner R, Listernick R, et al. Neurofibromatosis type 1[J]. Nat Rev Dis Primers,2017,3:17004.

第四节　颌面部浸润性肿块

【定义】

颌面部浸润性肿块,是指在颌面部浸润性生长的病灶,呈团块状异常密度/信号灶,边缘毛糙、不规则,与周围组织结构分界不清。

【病理基础】

浸润性肿块病理上大多为中低分化恶性病变,具有侵袭性,侵犯周围组织结构而边界不清;少数为良性炎症性病变,因炎性渗出表现为边界模糊。浸润性肿块多呈类圆形、分叶状或不规则形肿块,多无包膜,与周围组织结构分界不清。

【征象描述】

1. CT 表现　浸润性肿块表现为边界不清楚软组织密度影,形态多不规则,边缘模糊,侵犯周围肌肉、骨质,病灶密度多不均匀,常见坏死,增强呈不均匀明显强化(图 9-4-1)。根据病变病理类型的不同,骨肉瘤、尤因肉瘤可有骨膜反应,其他浸润性肿块的骨膜反应少见。CT 能清晰显示浸润性肿块对周围骨质破坏的范围和程度,以及有无伴发骨膜反应;由于对钙化较为敏感,可显示病灶内有无钙化。

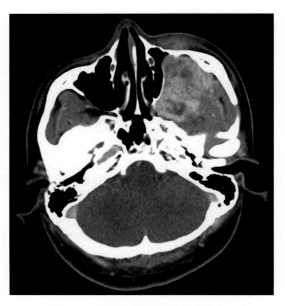

图 9-4-1　颌面部浸润性肿块 CT 表现
患者男,29 岁。左侧颞下窝神经母细胞瘤。横断面 CT 增强静脉期示左侧颞下窝见团块状异常强化软组织肿块,边缘模糊,与邻近咀嚼肌境界不清。

2. **MRI 表现** MRI 由于具有较好的软组织分辨力,可以清晰显示病灶与周围结构的关系。MRI 上浸润性肿瘤表现为边界不清楚的软组织信号影,形态多不规则,边缘模糊不清,病变表现为 T_1WI 低信号、T_2WI 高信号,信号常不均匀,常见出血、坏死、囊变,增强扫描呈不同程度强化(图 9-4-2)。

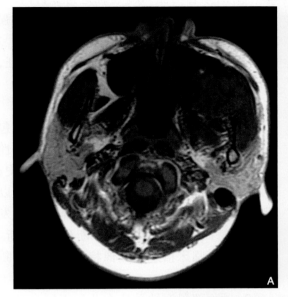
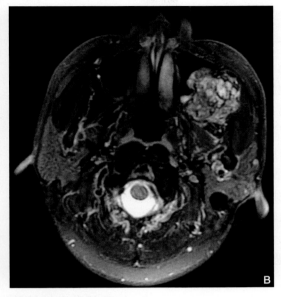
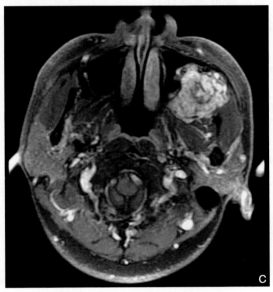

图 9-4-2 浸润性肿块 MRI 表现

A~C. 患者男,29 岁。左侧颞下窝神经母细胞瘤。MRI 示左侧颞下窝见团块状异常信号,横断面 T_1WI(A)呈低信号,横断面 T_2WI(B)呈不均匀高信号,横断面增强 T_1WI(C)呈不均匀明显强化,病灶侵犯左侧咀嚼肌和左侧上颌窦外侧壁,突入左侧上颌窦内。

不同组织 MRI 信号特点有助于提示疾病诊断,如脂肪信号是脂肪肉瘤的重要特征;黏液纤维肉瘤或黏液样脂肪肉瘤特征性黏液样成分在 T_2WI 呈明显高信号;血管肉瘤常见血管流空等。功能成像如 DWI 等有助于病灶的诊断,如浸润性肿块中的恶性肿瘤实性部分常有不同程度的扩散受限,炎症性病变则为囊腔内容物扩散受限。

【相关疾病】

颌面部浸润性肿块组织来源丰富,包括炎症性病变、神经源性肿瘤、交界性肿瘤、其他恶性肿瘤以及周围肿瘤侵犯,详见表 9-4-1。(舌、颊、腭、舌下间隙、口腔咽黏膜间隙浸润性肿块及颌骨浸润性肿块在相应章节阐述,此节不再赘述)

【分析思路】

颌面部浸润性肿块可发生在颌面部任何部位,主要表现为颌面部的浸润性病灶,边缘模糊,与周围组织分界不清,周围骨质可有受累破坏,其分析思路如下:

表 9-4-1　浸润性肿块相关疾病

炎症性病变	神经源性肿瘤	交界性肿瘤	其他恶性肿瘤
脓肿	神经纤维瘤 恶性周围神经鞘瘤	炎性肌成纤维细胞瘤	肉瘤 淋巴瘤 转移瘤

第一,明确病变是否为颌骨来源,鉴别软组织病变侵犯颌骨的情况。

第二,分析病灶的形态和密度/信号特征,病变密度/信号是否均匀,有无出血、坏死、囊变、钙化,有无含有胶原化或纤维相关的延迟强化、T_2WI 低信号影;扩散成像是否受限,扩散受限的部位在强化的肿瘤实性区域还是在肿瘤的囊变区域;肿瘤是否沿着神经长轴或神经孔道生长。信号均匀的扩散受限病变常见于淋巴瘤,扩散受限在肿瘤囊变区域的见于脓肿,恶性周围神经鞘瘤有沿颌面部周围神经分布的特点。

第三,结合其他伴随征象,如颈部淋巴结转移提示恶性肿瘤,周围组织肿胀、脂肪线增厚提示炎

症性病变,伴有皮肤、骨骼等其他神经纤维瘤病表现时,提示神经纤维瘤或可能存在恶性周围神经鞘瘤。

第四,结合功能 MRI 特征进行分析,若肿瘤局部 DWI 信号较高、ADC 值较低,或者动态增强曲线呈平台型,提示可能为恶性肿瘤。

第五,结合患者的临床病史、症状和体征,最终作出诊断。

【疾病鉴别】

颌面部浸润性肿块组织类型较多,主要包括了炎症性病变、交界性肿瘤和恶性肿瘤。炎症性病变临床上常有病源牙史、口腔科操作史及感染史;交界性肿瘤和恶性肿瘤临床表现常无特征性,常以软组织肿块伴或不伴疼痛为主要表现,需要结合发病部位、影像特征和临床特征进行诊断和鉴别诊断。

1. 基于临床信息和影像特征的鉴别诊断流程图见图 9-4-3。

2. 颌面部浸润性肿块在几种不同常见疾病的主要鉴别诊断要点见表 9-4-2。

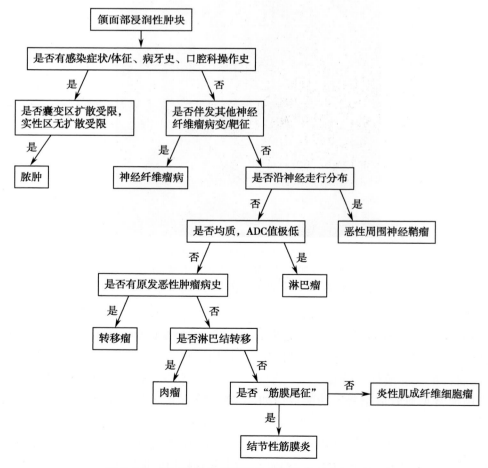

图 9-4-3　基于临床信息及影像特征的鉴别诊断流程图

表 9-4-2　浸润性肿块在不同疾病的主要鉴别诊断要点

疾病	浸润性肿块典型影像特征	鉴别要点	主要伴随征象
脓肿	厚壁强化软组织+低密度液性囊腔	囊腔内容物 DWI 高信号,ADC 呈低信号 气液平面	邻近肌肉肿胀、强化 邻近皮下脂肪线和邻近皮肤增厚 可伴有颌骨骨髓炎
肉瘤	信号混杂,易出血、钙化、坏死、囊变 邻近筋膜层及间隙受累 骨质破坏	邻近皮肤和软组织改变较少 实性部分 ADC 呈低信号	可有淋巴结转移
炎性肌成纤维细胞瘤	不规则软组织肿块 侵犯邻近骨质、肌肉	信号强度与不同组织构成比相关 T_2WI 低信号提示含有较多纤维化组织	
神经纤维瘤病	不规则形,边缘模糊 沿神经分支周围组织浸润、匍匐状生长	"靶征" 可跨间隙生长	伴发神经纤维瘤病其他表现
恶性周围神经鞘瘤	偏向性梭形或不规则形浸润性肿块	沿颌面部周围神经分布	沿神经长轴向远处播散
淋巴瘤	弥漫均匀肿块	ADC 值较低 (常低于 0.59×10^{-3} mm^2/s)	颈部淋巴结肿大
转移瘤	表现各异,与原发肿瘤相关	原发恶性肿瘤病史	其他部位转移

（曹代荣）

参 考 文 献

1. 余强,王平仲.颌面颈部肿瘤影像诊断学[M].上海:上海世界图书出版公司,2009:185-302.
2. 曹代荣,陶晓峰,李江.头颈部影像诊断基础·口腔颌面卷[M].北京:人民卫生出版社,2020:210-247.
3. Scelsi CL, Wang A, Garvin CM, et al. Head and neck sarcomas:a review of clinical and imaging findings based on the 2013 World Health Organization classification[J]. AJR Am J Roentgenol,2019,212(3):644-654.
4. Hourani R, Taslakian B, Shabb NS, et al. Fibroblastic and myofibroblastic tumors of the head and neck:comprehensive imaging-based review with pathologic correlation[J]. Eur J Radiol. 2015,84(2):250-260.
5. Yu B, Huang C, Liu S, et al. Application of first-order feature analysis of DWI-ADC in rare malignant mesenchymal tumours of the maxillofacial region[J]. BMC Oral Health,2021,21(1):463.

第五节　颌面部软组织肿胀

【定义】

颌面部软组织肿胀(soft tissue swelling),是指软组织体积增大、膨胀、密度/信号异常,以及组织结构层次的模糊。

【病理基础】

软组织肿胀的病因主要包括感染、损伤、血液回流障碍、淋巴回流障碍或肿瘤,常引起局部软组织水肿、充血或淤血,引起软组织含水量的改变,软组织体积增大,边缘模糊。

【征象描述】

1. CT 表现　表现为软组织体积不同程度增大,软组织内及周围的正常结构层次模糊不清,肌肉密度减低,周围脂肪间隙密度增高,邻近皮下脂肪层出现网格影,筋膜增厚(图 9-5-1)。

2. MRI 表现　表现为软组织体积不同程度增大,T_1WI 呈低信号,T_2WI 呈高信号,受累的周围颌面间隙脂肪高信号被长 T_1、长 T_2 信号取代,周围结构常模糊,皮下脂肪层出现网格状异常信号影,T_1WI 呈低信号,T_2WI 呈高信号,增强呈轻度或明显强化(图 9-5-2)。

颌面部软组织的局限性肿块或弥漫性肿块也可表现为颌面部软组织体积的增大,周围脂肪间隙可由于受压水肿或受肿瘤侵犯表现为周围脂肪间隙的模糊,类似软组织肿胀的表现。但二者的区别在于受压水肿的软组织如肌肉的形态依稀可见,异常密度和信号夹杂于原有软组织中,多以水肿为主,而非实性的软组织肿块影。

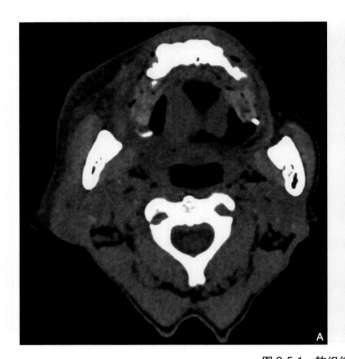
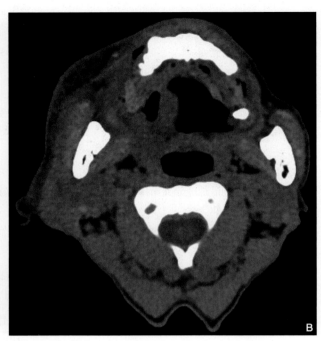

图 9-5-1 软组织肿胀 CT 表现
A~B. 患者男,74 岁,右侧颌面部蜂窝织炎。右侧腮腺肿大,右侧面部、右侧颊间隙软组织影肿胀,皮下脂肪间隙密度增高呈网格样。

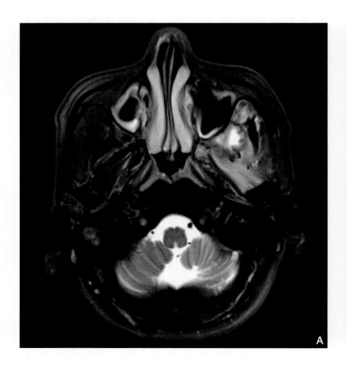
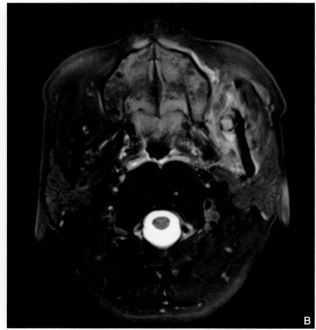

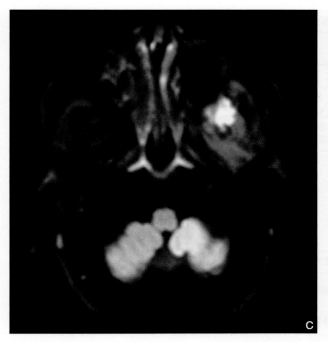
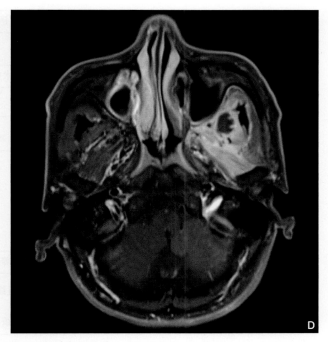

图 9-5-2　颌面部软组织肿胀 MRI 表现

A~D. 患者男,53 岁,左侧咀嚼肌蜂窝织炎伴脓肿形成。MRI 示左侧咬肌稍肿胀,左侧咬肌、颞肌、翼外肌信号异常,横断面脂肪抑制 T_2WI(A、B)呈高信号影,横断位 DWI(C)见高信号影,横断面脂肪抑制增强 T_1WI(D)明显强化,周围脂肪间隙模糊,局部见环形强化影。

【相关疾病】

颌面部软组织肿胀主要见于蜂窝织炎、手术后和放疗后改变、颌面部肌肉失神经营养早期,详见表 9-5-1。

表 9-5-1　软组织肿胀相关疾病

炎症性 病变	治疗后 改变	外伤	失神经 营养改变
蜂窝织炎	术后 放疗后	软组织损伤	咀嚼肌失神经 营养早期

【分析思路】

颌面部软组织肿胀可发生在颌面部任何部位,主要表现为颌面部软组织体积增大,密度减低,MRI 呈 T_1WI 低信号、T_2WI 高信号,周围组织结构层次模糊,其分析思路如下:

第一,临床病史十分重要。手术后、放疗后、外伤引起的软组织肿胀有明确的病因,感染引起的软组织肿胀临床上常有感染相关的症状和体征,这有助于缩小鉴别的范围。

第二,分析软组织肿胀的分布,弥漫性分布见于蜂窝织炎、放疗后改变;对称性分布见于放疗后改变,但单侧放疗为非对称性;外伤引起的软组织肿胀可对称或不对称,主要与受力部位有关;失神经营养改变早期软组织肿胀引起的软组织体积增大程度较为轻微。

第三,分析软组织肿胀的内部和周围特征,比如密度是否均匀,有无含气、液化、出血的表现,软组织肿胀伴含气见于颌面部炎症、外伤;液化常见于颌面部炎症伴局部脓肿形成、术区积液;出血见于挫裂伤、术后改变。

第四,结合其他伴随征象,如是否合并存在三叉神经去神经支配的病因如神经源性肿瘤、恶性肿瘤沿神经播散;是否合并骨折、异物、涎腺瘘等其他外伤表现;是否伴有颈部淋巴结肿大等;再结合患者的临床病史、症状和体征,最终作出诊断。

【疾病鉴别】

软组织肿胀只是一个征象,多种疾病可有软组织肿胀的表现,需要联合其他影像学特征和临床信息进行诊断和鉴别诊断。

1. 基于临床信息和影像特征的鉴别诊断流程图见图 9-5-3。

2. 软组织肿胀在几种不同常见疾病的主要鉴别诊断要点见表 9-5-2。

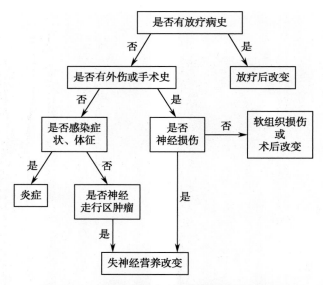

图 9-5-3　颌面部软组织肿胀的鉴别诊断流程图

表 9-5-2　颌面部软组织肿胀的主要鉴别诊断要点

疾病	软组织肿胀典型影像特征	鉴别要点	主要伴随征象
颌面间隙感染	广泛软组织肿胀,密度欠均匀 明显强化	含气或脓肿形成时出现低密度区	可伴有颈部淋巴结肿大
咀嚼肌失神经营养早期	肌肉水肿、轻度增大,T_2WI 信号升高	位于肌肉内,肌肉外形存在	存在三叉神经下颌支去神经支配的病因
颌面部术后	术区肿胀、积液、出血、皮瓣肿胀	手术史	伴有其他手术后改变
放疗后改变	颌面部软组织浅层及深层弥漫性水肿 咀嚼肌轻度肿胀	对称性 单侧放疗则不对称	
软组织损伤	软组织水肿、淤血,CT 密度可较高,皮下脂肪间隙模糊	不对称,与外伤暴力部位相关	单独发生或与颌面部骨折同时发生;可伴有异物、血肿、神经损伤或涎腺瘘等表现

（曹代荣）

参 考 文 献

1. 李玉林,文继舫,唐建武,等.病理学［M］.7 版.北京:人民卫生出版社,2008:8-72.
2. Gillespie J. Imaging of the post-treatment neck［J］. Clin Radiol,2020,75(10):794. e7-e794. e17.
3. Hamilton BE, Koch HBL, Vattoth S, et al. Diagnostic imaging: head and neck［M］. 4th ed. Philadelphia:Elsevier,2022.

第六节　颌面部神经增粗与强化

【定义】

神经增粗与强化(nerve thickening and enhancement)是指在肿瘤侵犯、炎症性病变等情况下出现神经纤维被肿瘤浸润、神经水肿等病理改变,而出现在 CT 或 MRI 上一条或多条神经形态增粗,增强见明显强化。

【病理基础】

导致颌面部的部分神经增粗的通常是神经源性肿瘤以及头颈部恶性肿瘤沿神经扩散(perineural spread,PNS)。根据神经侵犯的严重程度在病理上可分为两个阶段:①神经旁侵犯,即在神经旁间隙发现肿瘤细胞;②神经内侵犯,即癌细胞浸润进入神经内膜。易沿神经播散的肿瘤主要是腺样囊性癌和鳞癌,其他也可见于淋巴瘤、恶性黑色素瘤、腮腺恶性肿瘤、肉瘤等。三叉神经及面神经是头颈部恶性肿瘤最易累及的神经。腺样囊性癌和鼻咽癌易累及下颌神经。

【征象描述】

1. **CT 表现** CT 可显示病变侧卵圆孔扩大，由于 CT 的软组织分辨力有限，平扫难以直观显示神经增粗，增强可见局部异常强化灶（图 9-6-1）。

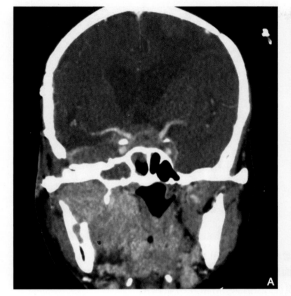
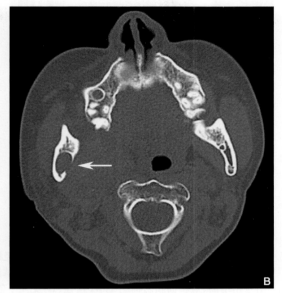
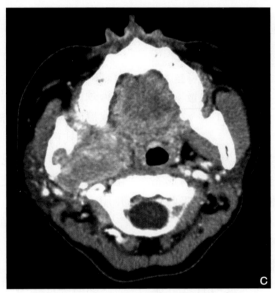

图 9-6-1 下颌神经增粗与强化 CT 表现

患者女性，32 岁，脑膜瘤累及下颌神经，冠状面增强静脉期（A）示右侧跨颅内外软组织肿块呈明显强化，侵犯右侧下颌神经管，横断面骨窗（B）示右侧下颌神经管（箭头）增粗，横断面增强静脉期（C）示增粗的右下颌神经管内见强化软组织，并与病灶相连。

2. **MRI 表现** 由于 MRI 软组织分辨力高，可以直观显示神经增粗与强化。炎症性病变可致神经肿胀增粗，增强呈明显强化（图 9-6-2）。恶性肿瘤侵犯三叉神经下颌支的直接征象表现为患侧卵圆孔扩大，三叉神经正常结构消失，局部见异常信号影，T_2WI 呈稍高信号，神经增粗，增强见强化，神经走行区局部脂肪间隙消失；间接征象表现为神经支配区域肌肉水肿或肌肉萎缩。头颈部恶性肿瘤沿神经扩散常见于腺样囊性癌累及下颌神经、鼻咽癌累及下颌神经（图 9-6-2）、腮腺癌累及耳颞神经、牙龈癌累及下牙槽神经、口底癌累及下牙槽神经。下颌神经受累以冠状面脂肪抑制 T_1WI 增强显示清楚。

【相关疾病】

颌面部神经增粗与强化，可见于神经本身病变，如神经鞘瘤、神经炎症，也可见于继发性肿瘤累及神经，包括相邻器官恶性肿瘤累及神经、腺样囊性癌沿神经顺行或逆行播散，详见表 9-6-1。

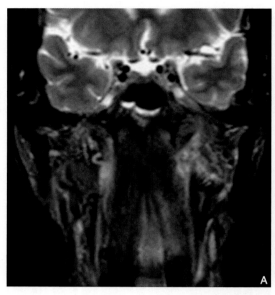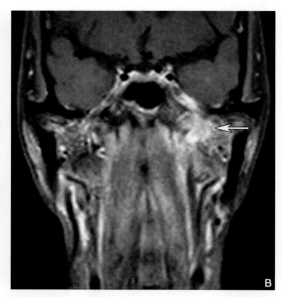

图 9-6-2　下颌神经增粗与强化 MRI 表现

A~B.患者男性,58 岁,鼻咽癌累及左下颌神经,冠状面脂肪抑制 T_2WI(A)见左侧卵圆孔扩大,左下颌神经信号稍增高,冠状面脂肪抑制 T_1WI 增强(B)见左下颌神经(箭头)增粗并明显强化。

表 9-6-1　颌面部神经增粗与强化相关疾病

炎症性病变	原发性肿瘤	继发性肿瘤
神经炎症	神经鞘瘤	直接累及神经
	神经纤维瘤	沿神经扩散

【分析思路】

颌面部神经增粗与强化主要表现为颌面部神经如下颌神经、面神经、下牙槽神经、耳颞神经的形态肿大,增强扫描显示明显强化,相邻骨质可见吸收或破坏,其分析思路如下:

第一,分析病变形态及与周围结构的关系。神经增粗与强化一般呈条状或索状增粗,边界可清楚,但不同病变具有一定特征,如神经炎症时神经肿胀呈线样增粗伴强化;神经鞘瘤具有沿着神经长轴方向生长的特点,多呈梭形增粗与强化;神经纤维瘤病可累及多根神经;沿神经扩散可呈不规则索条状增粗与强化。

第二,分析病变的密度/信号特征。如神经鞘瘤病灶内可见囊变,增强可不均匀强化;神经炎症 T_2WI 呈明显高信号;恶性肿瘤沿神经扩散 T_2WI 呈稍高信号。

第三,三叉神经下颌支增粗可伴有卵圆孔扩大,此时应注意有无鼻咽癌直接蔓延至下颌支、有无头颈部恶性肿瘤沿神经逆行播散累及三叉神经。腮腺癌时应注意观察其后上方有无面神经受累增粗强化、其内侧方有无耳颞神经受累强化。牙龈癌、口底癌应注意观察有无下牙槽神经的受累强化。同时累及多支神经的肿块,要考虑恶性肿瘤。

第四,结合患者的临床病史、症状和体征,最终作出诊断。

【疾病鉴别】

颌面部神经增粗与强化可见于神经炎症、原发神经源性肿瘤、头颈部恶性肿瘤沿神经扩散,临床表现为受累神经的相应症状,需要结合发病部位、影像特征和临床特征进行诊断和鉴别诊断。

1. 基于临床信息和影像特征的鉴别诊断流程图见图 9-6-3。

2. 颌面部神经增粗与强化在几种不同常见疾病的主要鉴别诊断要点见表 9-6-2。

表 9-6-2　颌面部神经增粗与强化的主要鉴别诊断要点

疾病	神经增粗与强化典型影像特征	鉴别要点	主要伴随征象
神经炎症	神经条状增粗,明显强化	急性炎症症状	可伴海绵窦区炎症
神经鞘瘤	常沿神经走行方向生长,梭形增粗	易囊变	下颌支受累可出现咀嚼肌失神经支配改变

续表

疾病	神经增粗与强化典型影像特征	鉴别要点	主要伴随征象
神经纤维瘤	多沿三叉神经和面神经分布,圆形或梭形肿块	"靶征",表现为T_2WI中心等低信号及周围稍高信号,增强中心明显强化	可伴周围神经增粗强化,可伴皮肤增厚及皮肤结节
邻近肿瘤直接累及	神经位于肿瘤内或肿瘤旁,明显强化,与肿瘤分界不清	T_2WI呈稍高信号	可伴有鼻咽癌、腮腺癌等
肿瘤沿神经扩散	神经不规则索条状、结节状增粗		多见于头颈部腺样囊性癌,可逆行转移至颅内

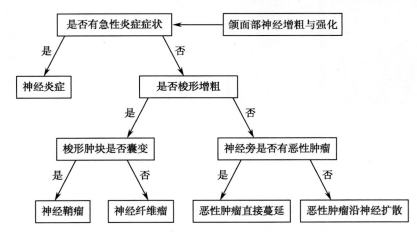

图 9-6-3 基于临床信息及影像特征的鉴别诊断流程图

（曹代荣）

参 考 文 献

1. 张志愿. 口腔颌面外科学[M]. 8 版. 北京:人民卫生出版社,2019,369.

2. 罗德红,张水兴,韩志江. 头颈部影像诊断基础:颈部卷[M]. 北京:人民卫生出版社,2022:116-131.

3. Amit M,Binenbaum Y,Trejo-Leider L,et al. International collaborative validation of intraneural invasion as a prognostic marker in adenoid cystic carcinoma of the head and neck[J]. Head Neck,2015,37(7):1038-1045.

4. Amit M,Eran A,Billan S,et al. Perineural spread in noncutaneous head and neck cancer:new insights into an old problem[J]. J Neurol Surg B Skull Base,2016,77(2):86-95.

5. Singh FM,Mak SY,Bonington SC. Patterns of spread of head and neck adenoid cystic carcinoma[J]. Clin Radiol,2015,70(6):644-653.

6. Schmidt RF,Yick F,Boghani Z,et al. Malignant peripheral nerve sheath tumors of the trigeminal nerve:a systematic review of 36 cases[J]. Neurosurg Focus,2013,34(3):E5.

第七节 颌骨磨玻璃密度影

【定义】

颌骨磨玻璃密度影,是指由于纤维组织和矿化组织的结构及比例的不同,病变区呈"磨玻璃"样密度改变,其内未见正常的骨小梁结构。

【病理基础】

颌骨磨玻璃密度是影像上描述的征象,不同疾病其产生的病理基础有所不同,例如骨化性纤维瘤是由纤维组织和矿化组织以不同比例构成,矿化成分可为骨样组织、编制骨和牙骨质样组织,由于成分和比例不同,可在磨玻璃影背景下伴有囊样低密度和不均匀的高密度影,且肿瘤与正常骨组织界限清楚;而骨纤维结构不良则是正常骨组织被排列紊乱和矿化不足的未成熟骨和纤维组织所取代所致,病变区与周围正常组织无明显分界;甲状旁腺功能亢进相关性骨病由于破骨细胞数量增加,活性增强,同时钙、磷大量的丢失,从而造成颌骨骨质密度减低而呈磨玻璃样密度。

【征象描述】

1. X 线表现 表现为骨质密度增高呈磨玻璃状(图 9-7-1)。X 线检查可以直观显示病灶的位置及密度改变,但对于发生在上颌骨的一些较小病灶有时显示欠佳,而且 X 线检查无法显示周围软组织的情况。

2. CT 表现 骨质密度呈磨玻璃状。CT 可比 X

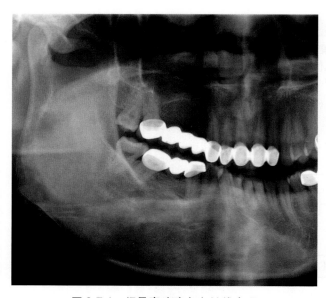

图 9-7-1　颌骨磨玻璃密度 X 线表现

右下颌骨骨纤维异常增殖症,曲面全景片示右侧下颌骨体部-升支骨质密度呈磨玻璃样改变,境界不清楚,右下颌神经管被包绕并上抬。

线更清楚显示病灶的位置、大小及其与周围组织结构的关系,对于下颌神经管的显示比 X 线更佳,同时还可以观察周围软组织情况(图 9-7-2)。

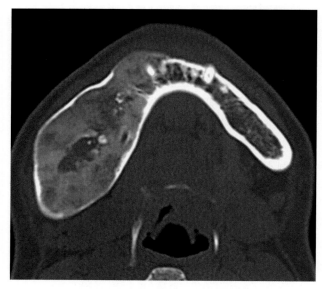

图 9-7-2　颌骨磨玻璃密度 CT 表现

右下颌骨骨纤维异常增殖症,CT 骨窗横断面示右下颌病灶呈膨胀性、磨玻璃样密度改变,境界欠清楚,周围软组织无异常。

【相关疾病】

常表现为颌骨磨玻璃密度的病变有骨化性纤维瘤、骨纤维异常增殖症,部分甲状旁腺功能亢进的患者也可有此征象。

【分析思路】

颌骨磨玻璃密度影是某些疾病在颌骨的一个表现,分析思路如下:

第一,认识这个征象。

第二,观察病变的范围,是单发的还是多发的,如果是多发病变,倾向于骨纤维异常增殖症;如果病变范围弥漫,除了颌骨病变外,其他颌面骨及颈椎等也有磨玻璃样密度,则要考虑到甲状旁腺功能亢进相关性骨病的可能,需关注甲状旁腺区有无甲状旁腺腺瘤可能。

第三,观察病变的境界,骨化性纤维瘤病灶与周围正常骨组织的分界比较清楚,而骨纤维异常增殖症大多与周围正常骨组织的分界不清楚。

第四,发生在下颌骨的病变,注意观察下颌神经管的情况:骨化性纤维瘤往往会造成下颌神经管受压下移,而骨纤维异常增殖症往往是包绕下颌神经管或使下颌神经管受压向上移位。

【疾病鉴别】

颌骨磨玻璃密度影只是一个影像征象,而不是某个疾病特有的征象,因此,需要联合其他影像学特征和临床信息进行诊断和鉴别诊断。

1. 基于临床信息及影像特征的鉴别诊断流程图见图 9-7-3。

2. 颌骨磨玻璃密度影在不同常见疾病的主要鉴别诊断要点见表 9-7-1。

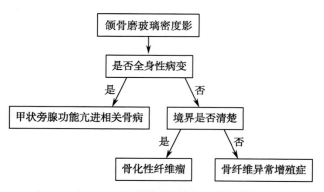

图 9-7-3　颌骨磨玻璃密度影的鉴别诊断流程图

表 9-7-1　颌骨磨玻璃密度影的主要鉴别诊断要点

疾病	典型影像特征	鉴别要点	主要伴随征象
骨化性纤维瘤	单发,颌骨局限性膨胀,境界清楚	与邻近组织分界清楚;发生在下颌骨时可使下颌神经管下移	牙齿可受压移位、牙根可吸收
骨纤维异常增殖症	单发或多发,沿骨外形膨胀,境界不清楚	与邻近骨组织分界不清楚;发生在下颌骨时可使下颌管神经上移	牙齿可被病灶包绕,但未见受累或移位
甲状旁腺功能亢进相关性骨病	多骨性病变,骨皮质变薄,可见骨膜下骨质吸收	全身多骨性病变	甲状旁腺腺瘤

(曹代荣)

参 考 文 献

1. 曹代荣,陶晓峰,李江.头颈部影像诊断基础·口腔颌面卷[M].北京:人民卫生出版社,2020:152-158.
2. Pereira TDSF,Gomes CC,Brennan PA,et al. Fibrous dysplasia of the jaws:Integrating molecular pathogenesis with clinical, radiological,and histopathological features[J]. J Oral Pathol Med,2019,48(1):3-9.

第八节　颌骨膨胀性病变伴钙化

【定义】

颌骨膨胀性病变伴钙化,是病灶颌骨外形膨大,内伴有不同形态的钙化。

【病理基础】

部分颌骨病变由于生长缓慢,随着病程的延长,病灶不断变大,从而造成颌骨外形局限性膨大;不同的疾病,由于组织成分的不同,其形成钙化的原因也存在差异,如牙源性钙化囊肿由纤维囊壁和牙源性被覆上皮组成,被覆上皮内存在数量不等的影细胞,影细胞可发生钙化,初始为细小或粗大的嗜碱性颗粒,随后钙化的细胞可互相堆积形成钙化团;牙源性腺样瘤是由肿瘤上皮细胞构成结节,结节间可见淀粉样物质聚集及球形钙化物;牙源性钙化上皮瘤在肿瘤细胞间,可见大小不等的圆形、嗜伊红淀粉样物质沉积,并可在淀粉样物质基础上发生同心圆状钙化。

【征象描述】

1. **X 线表现**　X 线表现为类圆形低密度影,境界清楚,病灶内可见不同形态的钙化,较大的病灶局部颌骨膨胀(图 9-8-1)。但 X 线检查对一些细小的钙化可能显示不清楚,而且无法对病灶内的成分进行判断。

2. **CT 表现**　CT 可以更准确显示病灶的位置及其与周围组织的关系,更易显示微小的钙化,而且有利于病灶内成分的判断。表现为颌骨膨胀,周围骨皮质可出现压迫性变薄或吸收,根据病变组织病

理类型不同,可呈低密度、软组织等密度或磨玻璃样高密度(图 9-8-2)。

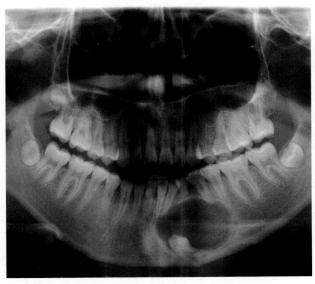

图 9-8-1　颌骨膨胀性病变伴钙化 X 线表现
左下颌骨牙源性钙化囊肿。左下颌前牙区见一类圆形低密度影,境界清楚,其内见一阻生牙,病灶边缘可见线状钙化影。

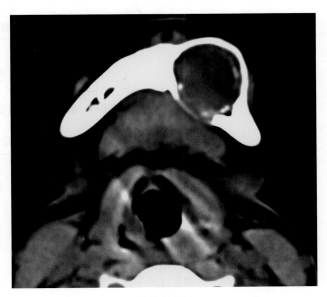

图 9-8-2　颌骨膨胀性病变伴钙化 CT 表现
同上一病例,左下颌骨牙源性钙化囊肿。左下颌前牙区见一类圆形低密度影,境界清楚,后缘下颌骨皮质变薄,病灶内见一阻生牙,CT 可以清楚显示病灶内的钙化位于病灶边缘。

【相关疾病】

常见伴钙化的颌骨膨胀性疾病有牙源性钙化囊肿、牙源性腺样瘤、牙源性钙化上皮瘤；其他部分颌骨膨胀性病变也可伴钙化，但相对较少见，如牙源性黏液瘤、牙源性纤维瘤等；部分骨化性纤维瘤及促结缔组织增生型成釉细胞瘤内也可出现钙化影，详见表 9-8-1。

表 9-8-1　颌骨膨胀性病变伴钙化相关疾病

牙源性囊肿	牙源性肿瘤	非牙源性肿瘤和瘤样病变
牙源性钙化囊肿	牙源性腺样瘤	骨化性纤维瘤
	牙源性钙化上皮瘤	
	牙源性纤维瘤	
	牙源性黏液瘤	
	促结缔组织增生型成釉细胞瘤	

【分析思路】

颌骨膨胀性病变伴钙化常是颌骨良性病变的影像表现，分析思路如下：

第一，观察颌骨膨胀性病灶内是否有钙化影。

第二，观察病灶位置，牙源性腺样瘤好发于上颌骨尖牙区，牙源性钙化囊肿好发于切牙-尖牙区，而牙源性钙化上皮瘤则好发于下颌骨磨牙区。

第三，明确病灶是囊性、囊实性或实性，牙源性钙化囊肿表现为厚壁的囊性病变，增强扫描囊壁见强化，而囊内容物不强化；牙源性腺样瘤及牙源性钙化上皮瘤呈囊实性或实性，增强扫描实性成分可见强化。

第四，钙化的形态及位置，牙源性钙化囊肿的钙化灶位于囊壁上，呈大小不等、形态各异的钙化；牙源性钙化上皮瘤的钙化形态各异，钙化灶常位于未萌牙的牙冠周围；牙源性腺样瘤则为散在的粟粒状钙化。

【疾病鉴别】

颌骨膨胀性病变伴钙化，往往是颌骨良性病变的征象之一，可以从病灶的位置、病灶内钙化的形态及分布来进行诊断及鉴别诊断。

1. 基于影像特征的鉴别诊断流程图见图 9-8-3。

2. 颌骨膨胀性病变伴钙化不同常见疾病的主要鉴别诊断要点见表 9-8-2。

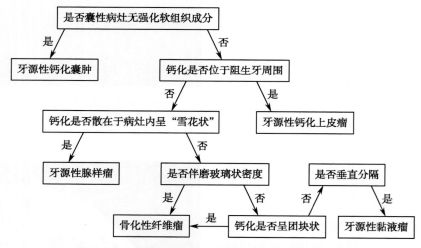

图 9-8-3　颌骨膨胀性病变伴钙化的鉴别诊断流程图

表 9-8-2　颌骨膨胀性病变伴钙化的主要鉴别诊断要点

疾病	典型影像特征	鉴别要点	主要伴随征象
牙源性钙化囊肿	切牙-尖牙区囊性病变伴囊壁钙化	钙化位于囊壁	邻牙可受压移位、阻生牙形成
牙源性腺样瘤	上颌尖牙区好发，囊实性或实性病变，散在粟粒状钙化	点状钙化散在于病灶内，"雪花状"钙化	尖牙阻生
牙源性钙化上皮瘤	后牙区多见，单囊多见　囊实性或实性病变，伴斑点状、斑片状钙化影	钙化多位于未萌出牙牙冠周围	病灶内含有阻生牙
牙源性纤维瘤	单囊或多囊低密度影，伴不规则点状高密度影	缺乏特征性表现	病灶内牙根吸收，可有牙缺失或移位

续表

疾病	典型影像特征	鉴别要点	主要伴随征象
牙源性黏液瘤	下颌磨牙区多见，单囊或多囊低密度影，内斑点状钙化	多房者分隔细直与下颌骨缘垂直	病灶内牙根吸收，可有牙缺失或移位
促结缔组织增生型成釉细胞瘤	好发于前牙区，蜂窝状外观，颌骨唇颊侧膨胀为主	病灶内小梁样高密度	邻牙牙根吸收，牙移位
骨化性纤维瘤	膨胀的颌骨呈高低混合密度或高密度	可有磨砂玻璃样外观钙化多成团块状	几乎不含牙

（曹代荣）

参 考 文 献

1. de Arruda JAA, Monteiro JLGC, Abreu LG, et al. Calcifying odontogenic cyst, dentinogenic ghost cell tumor, and ghost cell odontogenic carcinoma: A systematic revie［J］. J Oral Pathol Med, 2018, 47（8）: 721-730.

2. 曹代荣, 陶晓峰, 李江. 头颈部影像诊断基础·口腔颌面卷［M］. 北京: 人民卫生出版社, 2020: 119-158.

第九节　颌骨膨胀性病变不伴钙化

【定义】

颌骨膨胀性病变不伴钙化是指病灶颌骨外形膨大，病灶内未见钙化。

【病理基础】

部分颌骨病变由于生长缓慢，随着病程的延长，病灶不断变大，同时部分病灶内分泌物不断增多，从而造成颌骨外形不断膨大。其中，囊肿类病变的囊壁结构可能存在差异，但囊腔内为囊液，可伴有陈旧性出血和/或破碎的细胞；成釉细胞瘤可呈实性/囊实性或单纯囊性，以实性/囊实性者最多见，表面无包膜，镜下为纤维组织背景中有牙源性上皮团的增生，肿瘤细胞呈出芽式生长；牙源性黏液瘤无包膜，切面呈透明黏液样，呈分叶状，肿瘤界限不清，可累及周边小梁骨组织，镜下典型表现为黏液样基质中见散在星形、梭形和圆形细胞；巨细胞病变可有一定界限或界限不清，镜下主要由增生单核梭形细胞、多角形细胞和破骨细胞样的多核巨细胞构成，间质富于血管，常伴有出血和含铁血黄素沉积；颌骨中心性血管瘤内则主要由畸形的血管构成。

【征象描述】

1. X线表现　表现为颌骨外形膨大，颌骨内见透亮影（图9-9-1）。对于一些典型的病例（如含牙囊肿、根尖囊肿、鼻腭管囊肿等），X线检查可明确诊

断，对于一些发生在上颌骨的病变，由于X线检查存在影像重叠会影响判断；另外X线检查在判断病灶膨胀方向、病灶内组织成分及病灶周围软组织等方面存在不足。

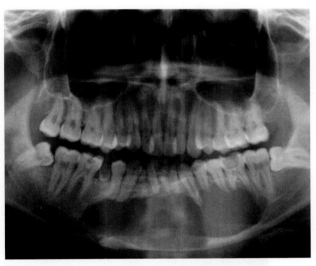

图9-9-1　颌骨膨胀性病变不伴钙化X线表现
下颌骨角化囊肿。X线片上见下颌骨体部一类椭圆形的骨质破坏区，沿颌骨长轴方向生长，境界清楚，病灶内部分牙根轻度吸收。

2. CT表现　表现为颌骨外形膨大，颌骨内见软组织密度影（图9-9-2）。CT不仅可清晰显示病灶的位置、大小、形态及其与周围组织结构的关系，还可显示病灶膨胀的方向、病灶内的组织成分及其周围软组织的情况；需注意的是，有时囊性病灶内由于富含蛋白成分，其CT值可类似软组织密度，这时增强扫描或MRI是必要的补充检查（图9-9-3）。

【相关疾病】

很多疾病可表现为颌骨膨胀性病变，不伴钙化，主要包括颌骨牙源性和非牙源性囊肿、牙源性肿瘤和肿瘤样病变以及非牙源性肿瘤及肿瘤样病变，详见表9-9-1。

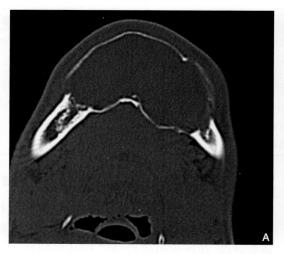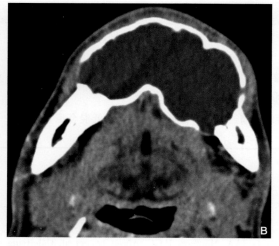

图 9-9-2　颌骨膨胀性病变不伴钙化 CT 表现

A~B.同上一病例,下颌骨角化囊肿。CT 骨窗(A)显示下颌骨体部见一沿颌骨长轴方向的膨胀性骨质破坏,境界清楚,以向唇侧膨胀为著,软组织窗(B)病灶内呈均匀水样密度。

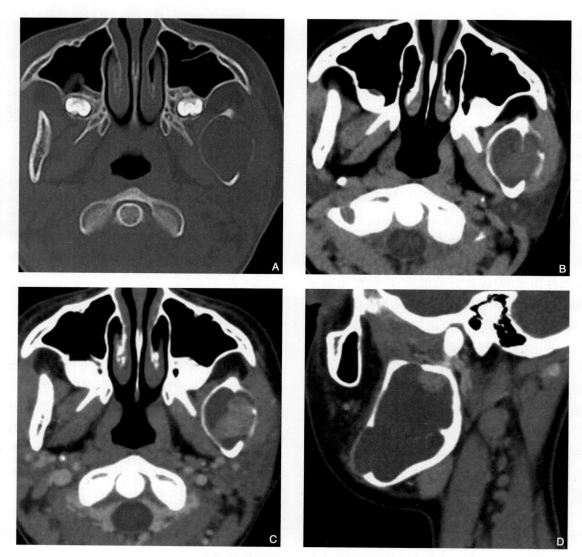

图 9-9-3　颌骨膨胀性病变不伴钙化 CT 表现

A~D.男性,12 岁,左下颌骨成釉细胞瘤。CT 骨窗(A)示左侧下颌支骨质膨胀,CT 平扫横断位软组织窗(B)见病灶密度不均,增强 CT 平扫横断位(C)及矢状位重建(D)显示病灶内见强化的软组织。

表 9-9-1　颌骨膨胀性病变不伴钙化相关疾病

牙源性囊肿	非牙源性囊肿	牙源性肿瘤及肿瘤性病变	非牙源性肿瘤及肿瘤性病变
角化囊肿	鼻腭管囊肿	成釉细胞瘤	巨细胞肉芽肿
根尖囊肿	正中囊肿	牙源性黏液瘤	巨颌症
含牙囊肿	单纯性骨囊肿 动脉瘤样骨囊肿	牙源性纤维瘤	颌骨中心性血管瘤

【分析思路】

颌骨膨胀性病变往往是良性病变的一个影像表现,主要包括颌骨囊肿、颌骨良性肿瘤及肿瘤样病变,分析思路如下:

第一,要明确膨胀性病变是囊肿还是非囊肿,常规的 X 线或 CBCT 在判断病灶的成分时可能存在困难,CT 和 MRI 可能会提供更准确的信息。

第二,如果是囊肿,注意观察病灶的位置及其与牙齿的关系;鼻腭管囊肿及正中囊肿有其特定的位置,诊断容易;根尖囊肿有病损牙的病史,病灶包绕病损牙的牙根;含牙囊肿的囊壁包绕在未萌出牙的牙冠周围;单纯性骨囊肿则与牙齿无关;动脉瘤样骨囊肿的特征性改变是病灶内可见液-液平面,常合并其他疾病,如纤维结构不良、骨化纤维瘤等;角化囊肿的特征性影像表现为病灶常沿颌骨长轴生长,而颌骨的膨胀可以不明显,对于多发的颌骨牙源性角化囊肿,要考虑到基底细胞痣综合征的可能。

第三,如果非囊肿,判断病灶内为实性肿瘤成分还是血管成分。如为肿瘤,成釉细胞瘤应是最常见的牙源性肿瘤性病变,典型的成釉细胞瘤呈多房囊实性,实性部分强化,颌骨膨胀以唇颊侧为主;牙源性黏液瘤实性成分可呈渐进性强化,多见于下颌骨磨牙区,以多囊者多见,类似于"皂泡状"或"蜂房状",其分隔常为细直线状与下颌骨下缘垂直。牙源性纤维瘤与颌骨中心性巨细胞肉芽肿鉴别较难,但颌骨中心性巨细胞肉芽肿多位于颌骨前部(下颌第一磨牙前、上颌尖牙区)。如膨胀颌骨内的低密度影与血管强化一致,应考虑血管瘤,颌骨呈溶骨性骨质破坏,内含小动脉腔,周围软组织多发快速强化的血管团影,同侧的回流静脉可增粗、早显;尽管颌骨中心性血管瘤在颌骨病变中并不常见,但对它的识别很重要,因为颌骨中心性血管瘤(特别是动静脉畸形)患者拔牙后或手术后可能会出现致命性出血。

第四,巨颌症影像学上表现为颌骨对称性、多囊状骨质膨胀,发病时间为婴幼儿或儿童期,临床上出现所谓的"小天使"面容,诊断不难。

【疾病鉴别】

1. 基于临床信息及影像特征的鉴别诊断流程图见图 9-9-4。

2. 颌骨膨胀性病变不伴钙化几种不同常见疾病的主要鉴别诊断要点见表 9-9-2、表 9-9-3。

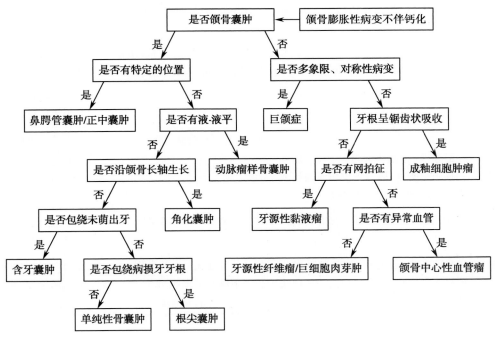

图 9-9-4　颌骨膨胀性病变不伴钙化的鉴别诊断流程图

表 9-9-2 颌骨囊性膨胀性病变不伴钙化的主要鉴别诊断要点

疾病	典型影像特征	鉴别要点	主要伴随征象
角化囊肿	膨胀性生长、境界清楚、边缘光滑、有硬化边常沿颌骨长轴生长,而颌骨的膨胀可以不明显	病灶沿颌骨长轴生长	可造成邻近牙受压移位和病变区牙根的吸收,牙根的吸收呈斜面状
根尖囊肿	病灶包绕病损牙的牙根,单房的、类圆形囊样低密度影,边缘光滑,周围有硬化边	病灶包绕病损牙的牙根	邻牙可见推挤、推移,偶有根尖吸收
含牙囊肿	单房的、类圆形囊样低密度影,边缘光滑,周围有硬化边,囊壁包绕在未萌出牙的牙冠周围	囊壁包绕在未萌出牙的牙冠周围	邻近牙可有受压推移改变,但少有牙根吸收
鼻腭管囊肿	位于上颌中线前部,左右中切牙牙根之间或后方,单房的、类圆形囊样低密度影,边缘光滑,周围有硬化边	病灶位于上颌左右中切牙牙根之间或后方	引起牙根向两侧移位,但牙根少有吸收
正中囊肿	位于颌骨中线区,单房的、类圆形囊样低密度影,边缘光滑,周围有硬化边	位于颌骨中线区	引起牙根向两侧移位,但牙根少有吸收
单纯性骨囊肿	圆形或椭圆形囊样低密度影,周围常有完整的硬化边	多见于儿童,80%患者有外伤史	少有邻牙移位和牙根吸收;合并病理性骨折时,可见"骨片陷落征"
动脉瘤样骨囊肿	囊实性病灶,蜂窝状、皂泡状膨胀性骨质破坏,病灶内有骨性分隔,囊腔内可见特征性的液-液平面	囊腔内可见特征性的液-液平面	可致病变区的牙齿移位,但牙根的吸收较少见

表 9-9-3 颌骨囊实性或实性膨胀性病变不伴钙化的主要鉴别诊断要点

疾病	典型影像特征	鉴别要点	主要伴随征象
成釉细胞瘤	多囊,囊实性/实性;牙槽骨吸收、硬骨板消失;钙化或骨化较为少见(促结缔组织增生型除外)	颌骨膨胀明显,以唇颊侧为主;牙根吸收、骨皮质中断常见	病变内牙根呈锯齿状吸收
牙源性黏液瘤	下颌磨牙区多见,单囊或多囊,囊实性;呈"皂泡状"或"蜂房状"膨胀	病灶沿颌骨长轴生长,房隔呈"网拍状"或"火焰状"	可有牙根吸收,少数还可含牙,邻牙可被推移位
牙源性纤维瘤	单囊,类圆形,囊实性病灶,边界清晰	缺乏特征性表现	牙根可吸收或变细,部分有牙缺失或牙移位
巨细胞肉芽肿	单发病变,多位于颌骨前部(下颌第一磨牙前、上颌尖牙区);实性,增强扫描强化明显,周边骨皮质或连续或中断,较少侵犯周围软组织	单发,增强后明显强化	病变区牙移位,少数可见牙根吸收
巨颌症	婴幼儿或儿童,"小天使"面容;多囊,囊实性;多个象限对称性颌骨膨胀	多个象限对称性颌骨膨胀	乳牙过早脱落、牙移位、牙萌出异常
颌骨中心性血管瘤	单囊或多囊,囊实性;动静脉畸形骨质呈溶骨性破坏,增强扫描动脉期快速强化	增强快速强化与血管强化一致可使下颌孔呈喇叭口状、下颌神经管及颏孔的异常增粗	周围软组织内可见多发异常强化血管团;可致牙根吸收、牙移位、牙萌出异常

(曹代荣)

参 考 文 献

1. Borghesi A，Nardi C，Giannitto C，et al. Odontogenic keratocyst：imaging features of a benign lesion with an aggressive behaviour[J]. Insights Imaging，2018，9(5)：883-897.
2. 曹代荣，陶晓峰，李江.头颈部影像诊断基础·口腔颌面卷[M].北京：人民卫生出版社，2020：112-152.
3. Gomes JPP，Ogawa CM，Silveira RV，et al. Magnetic resonance imaging texture analysis to differentiate ameloblastoma from odontogenic keratocyst[J]. Sci Rep，2022，12(1)：20047.

第十节　颌骨局限性高密度

【定义】

颌骨局限性高密度：颌骨内的病灶主要呈结节状或团块状高密度影，颌骨外形可有/无膨胀。

【病理基础】

颌骨内局限性高密度病灶是影像上的一种征象，不同的疾病其形成的病理基础也不太相同。混合性牙瘤由不同数量的牙本质、牙釉质、牙髓组织和牙骨质混合排列在一起，形成类圆形、密度高低不均的非均质致密团块；而组合性牙瘤可见多发的畸形牙组织，主要以牙本质为主，可有中央髓腔和残留有牙釉质。成牙骨质细胞瘤由排列成小梁状的牙骨质样组织构成，肿瘤性硬组织沉积于牙根与牙根相连，外周可见纤维组织包膜；牙骨质-骨结构不良由富含细胞的纤维组织和矿化组织构成，随着病程的延长，病灶内矿化组织越来越多，而纤维组织则越来越少。骨瘤则由致密和/或小梁状的板层骨组织构成，可与基底部的正常骨组织相连。

【征象描述】

1. **X 线表现**　对于颌骨局限性高密度的病变，X 线检查基本能明确诊断，表现为颌骨内局限性高密度影（图 9-10-1）。

2. **CT 表现**　CT 可更清楚地显示病灶的内部结构及其与周围组织的关系，表现为颌骨内局限性高密度影，伴有或不伴有颌骨膨胀（图 9-10-2）。

【相关疾病】

表现为局限性高密度的颌骨病变有：牙瘤、成牙骨质细胞瘤、牙骨质-骨结构不良、骨瘤等。

【分析思路】

表现为局限性高密度的颌骨病变大多是良性的，分析思路如下：

第一，观察病灶内是否有畸形牙组织。组合性牙瘤由数量、大小不一的牙样小体组成，可以观察到牙本质、髓腔等结构；而混合性牙瘤表现为密度不均匀的高密度团块。成牙骨质细胞瘤和牙骨质结构不

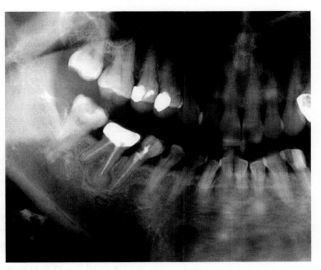

图 9-10-1　颌骨局限性高密度 X 线表现
右下颌骨成牙骨质细胞瘤。右下颌第一磨牙牙根周围见一类圆形高密度影，病灶与第一磨牙牙根融合，边缘有低密度包膜围绕。边界清晰。

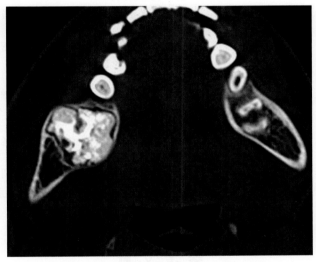

图 9-10-2　颌骨局限性高密度 CT 表现
右下颌牙瘤。右下颌磨牙区见一团块状高密度影，其内密度不均，可见小牙结构，病灶周围可见低密度带围绕。

良呈高密度，无牙样结构。

第二，观察病灶与牙根的关系。成牙骨质细胞瘤病灶与牙根相连，而牙骨质-骨结构不良病变不与牙根融合，病变区牙周膜多完整。繁茂性牙骨质结构不良常与单牙或多牙牙根关系密切，与牙根无明显界限，但其高密度灶范围较广泛。

第三，根据病变位置鉴别。骨瘤多表现为突出颌骨轮廓外的骨性突起，其余病灶多位于颌骨内。

【疾病鉴别】

1. 基于临床信息及影像特征的鉴别诊断流程图见图 9-10-3。

2. 颌骨局限性高密度在不同常见疾病的主要鉴别诊断要点见表 9-10-1。

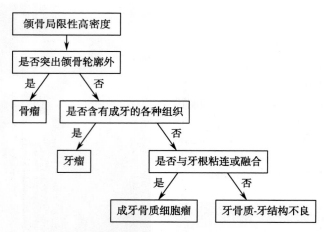

图 9-10-3　颌骨局限性高密度的鉴别诊断流程图

表 9-10-1　颌骨局限性高密度的主要鉴别诊断要点

疾病	典型影像特征	鉴别要点	主要伴随征象
混合性牙瘤	好发于后牙区,呈不均质混杂高密度团块,类圆形,边界清晰,周围低密度条带状包膜围绕	不均质混杂高密度团块	可有牙阻生、缺牙、畸形和邻牙失活等
组合性牙瘤	好发于前牙区,由大小不等、形态各异的小牙堆积,周围低密度影环绕	肿瘤含有构成牙的各种组织,特别是含有畸形的小牙	可有牙阻生、缺牙、畸形和邻牙失活等
成牙骨质细胞瘤	类圆形高密度影,界清,边缘有低密度包膜围绕;多与受累牙之牙根融合	病灶与牙根粘连或融合	邻牙移位、下颌神经管受压下移 牙根可吸收
牙骨质-骨结构不良(根尖周及局灶性牙骨质-骨结构不良)	混合高密度结节,病变不与牙根融合,病变区牙周膜多完整	病变不与牙根融合,病变区牙周膜多完整	下颌骨神经管可受压向下移位
繁茂性牙骨质-骨结构不良	常与单牙或多牙牙根关系密切,两者间多无清晰分界	范围较广泛	易继发感染,出现骨膜反应、骨皮质中断及软组织肿胀
骨瘤	好发于下颌骨,多外突生长,呈类圆形,边界清晰	骨性结节基底部与骨皮质相连,向外突出生长	对周围组织呈压迫性改变

（曹代荣）

参 考 文 献

1. Yalçin BK,Berberoğlu HK,Aralaşmak A,et al. Evaluation of CT and MRI imaging results of radicular cysts,odontogenic kerato-cysts,and dentigerous cysts and their contribution to the differential diagnosis[J]. Curr Med Imaging,2022,18(14):1447-1452.

2. Wamasing N,Watanabe H,Sakamoto J,et al. Differentiation of cystic lesions in the jaw by conventional magnetic resonance imaging and diffusion-weighted imaging[J]. Dentomaxillofac Radiol,2022,51(1):20210212.

3. 曹代荣,陶晓峰,李江. 头颈部影像诊断基础·口腔颌面卷[M]. 北京:人民卫生出版社,2020:137-156.

第十一节　颌骨骨质破坏伴硬化

【定义】

颌骨骨质破坏伴硬化,是指颌骨骨质密度减低、骨小梁稀疏和正常骨结构消失,同时伴有骨质硬化、骨膜反应、肿瘤成骨或钙化。

【病理基础】

颌骨骨质破坏伴硬化的骨质破坏在病理上是炎症或肿瘤等组织取代骨组织引起骨质的缺失;高密度硬化区在不同疾病中病理基础不同,伴有骨质硬化时组织学上为骨皮质增厚、骨小梁增粗;伴骨膜反应时组织学上为骨膜新生骨;肿瘤成骨与骨质硬化相同,为局限性的骨质增生;钙化为肿瘤软骨的钙化或肿瘤基质的矿物质沉积。

【征象描述】

1. CT表现　骨破坏区表现为骨皮质和松质缺损,轮廓不规则,边缘模糊或清晰,高密度硬化区为骨质硬化时,表现为骨小梁增粗、增多、密集,骨皮质增厚;为骨膜反应时,表现为与骨膜平行的形态各异的致密影(图9-11-1);为肿瘤成骨时,表现为肿瘤灶内的骨质增生硬化;为钙化时,表现为病变区出现环形、半环形或不规则形高密度影。

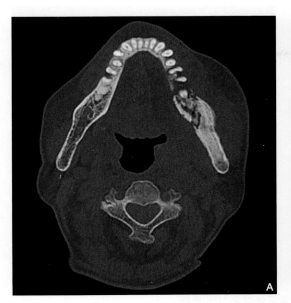
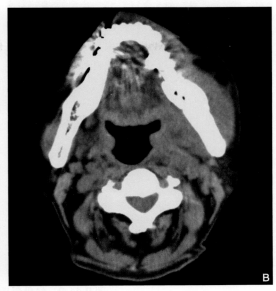

图 9-11-1　颌骨骨质破坏伴硬化 CT 表现

A~B. 患者,女性,80 岁,左侧下颌骨骨髓炎。左侧下颌骨骨质密度不均,见片状低密度骨质破坏区及高密度增生硬化,周围软组织肿胀,边缘模糊。

2. **MRI 表现**　MRI 有助于了解骨髓内浸润的有无和范围,判断有无软组织肿块并评估其范围,明确周围软组织的受累情况。骨破坏区表现为低信号的骨皮质及高信号的骨髓腔消失被病变替代,多呈 T_1WI 等低信号、T_2WI 稍高-高信号,增强可有不同程度强化;CT 的硬化区在相应 MRI 表现为低信号(图 9-11-2),MRI 对骨质硬化、瘤骨、钙化和骨膜反应的显示不及 CT 敏感。

【相关疾病】

颌骨骨质破坏伴硬化主要见于颌骨炎症性病变、骨坏死、原发性骨肿瘤和成骨性骨转移。详见表 9-11-1。

【分析思路】

颌骨骨质破坏伴硬化主要由骨破坏区和骨质硬化、骨膜反应、肿瘤成骨或钙化的高密度区组成,其分析思路如下:

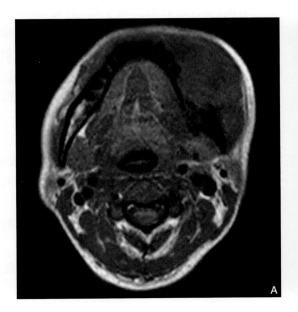
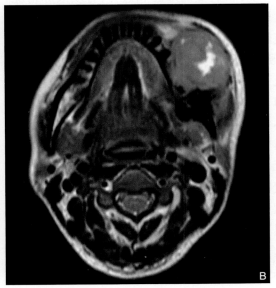

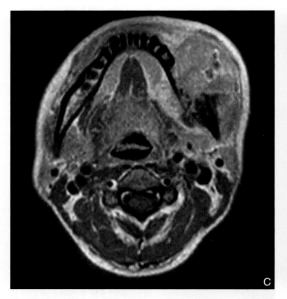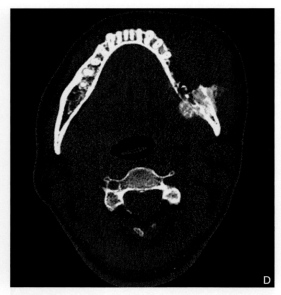

图 9-11-2　颌骨骨质破坏伴硬化 MRI 表现

A~D. 患者,女性,44 岁,左侧下颌骨骨肉瘤。左侧下颌骨见明显骨质破坏,局部见明显强化软组织肿块影,后部见团块状异常信号,$T_1WI(B)$ 呈等稍低信号,$T_2WI(A)$ 呈低信号,对应 CT(D)为高密度,MRI 增强明显强化(C)。

表 9-11-1　颌骨骨质破坏伴硬化相关疾病

炎症性病变	骨坏死	原发性骨肿瘤	骨转移	增生性病变
化脓性颌骨骨髓炎	放射性骨坏死	骨肉瘤	成骨性骨转移	朗格汉斯细胞组织细胞增生症
硬化性骨髓炎	双膦酸盐性骨坏死	软骨肉瘤		
		尤因肉瘤		

第一,明确病变是否为颌骨来源,鉴别软组织病变侵犯颌骨的情况。

第二,分析病变的形态和边界,骨质破坏情况、高密度硬化病灶的表现。明显的骨质硬化为主、骨破坏范围较小见于硬化性髓炎或化脓性骨髓炎慢性期,但硬化性骨髓炎无死骨形成;骨暴露常见放射性骨坏死;骨膜反应较少见于放射性骨坏死和软骨肉瘤;"日光放射状"骨膜反应见于骨肉瘤;虫蚀样骨质破坏伴"葱皮样"骨膜反应常见于尤因肉瘤。

第三,分析病变邻近软组织受累情况,以及邻近有无牙异常。原发性骨肿瘤及转移瘤常见邻近结构侵犯,骨髓炎周围的软组织异常主要以炎性改变和软组织肿胀为主。但有时骨髓炎骨质破坏明显并累及周围软组织时,可表现为受累软组织明显强化,合并脓肿形成时,软组织密度/信号不均,需要与恶性肿瘤鉴别,可以结合骨髓炎的死骨和骨肿瘤的特征性骨膜反应以及功能磁共振成像如 DWI 进行鉴别。

第四,结合患者的发病年龄、病史、症状和体征综合判断。如有无发热、红肿热痛等炎症性症状和体征,有无拔牙史,有无相关药物接触史、放射治疗病史及原发恶性肿瘤病史;尤因肉瘤常见于儿童,转移常见于中老年人,这些将有助于最终作出正确诊断。

【疾病鉴别】

多种疾病可有颌骨骨质破坏伴硬化的表现,需要联合其他影像学特征和临床信息进行诊断和鉴别诊断。

1. 基于临床信息和影像特征的鉴别诊断流程图见图 9-11-3。

2. 颌骨骨质破坏伴硬化在几种不同常见疾病的主要鉴别诊断要点见表 9-11-2。

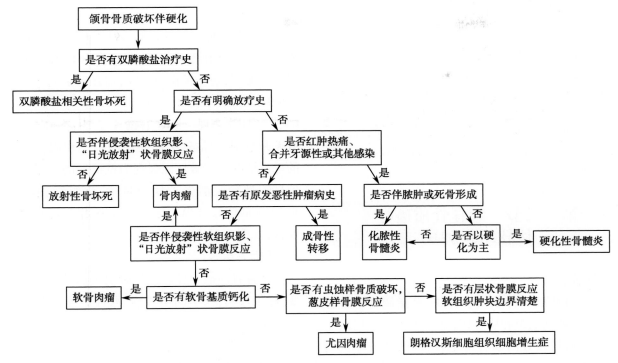

图 9-11-3　基于临床信息及影像特征的鉴别诊断流程图

表 9-11-2　颌骨骨质破坏伴硬化的主要鉴别诊断要点

疾病	颌骨骨质破坏伴硬化典型影像特征	鉴别要点	主要伴随征象
化脓性颌骨骨髓炎	骨质破坏，不同程度骨质硬化修复，骨膜反应	无类骨质形成 可有死骨	颌骨周围软组织蜂窝织炎或脓肿形成 可有死骨
硬化性骨髓炎	硬化为主，表现为骨膜成骨骨质破坏范围较少而局限	无死骨形成，无脓肿 新生骨包绕原骨质呈"铠甲样"改变	可有软组织肿胀
放射性骨坏死	溶骨性骨破坏、重叠骨质硬化的混合性骨改变	少有骨膜反应 明确的放射治疗史	皮肤黏膜溃烂致骨暴露 常见软组织水肿
双膦酸盐性骨坏死	混合性溶骨性/骨硬化	双膦酸盐治疗史 早期出现骨质硬化，无辐射史	周围软组织影增厚
朗格汉斯细胞组织细胞增生症	溶骨性骨质破坏，层状骨膜反应	软组织肿块边界较清楚 儿童青少年多见 无感染症状	病理性骨折 邻近组织炎症改变
骨肉瘤	骨质破坏、侵袭性骨膜反应、瘤骨形成	"日光反射状"骨膜反应	软组织肿块 邻近结构侵犯
软骨肉瘤	骨质破坏，软骨样基质钙化，软组织肿块	骨膜成骨少见	
尤因肉瘤	虫蚀样骨质破坏 "洋葱皮样"骨膜反应	"葱皮样"骨膜反应（颌骨相对少见） 低密度溶骨为主	软组织肿块
成骨性骨转移	侵袭性骨质破坏 颌骨内转移灶成骨	原发恶性肿瘤病史	软组织肿块或其他部位相似转移病灶

（曹代荣）

参 考 文 献

1. 白人驹,马大庆,张雪林,等.医学影像诊断学[M].2版.北京:人民卫生出版社,2009:639-647.

2. 曹代荣,陶晓峰,李江.头颈部影像诊断基础·口腔颌面卷[M].北京:人民卫生出版社,2020:171-179.

3. Hamilton BE,Koch HBL,Vattoth S,et al. Diagnostic imaging:head and neck[M]. 4th ed. Philadelphia:Elsevier, 2022:448-470.

第十二节 颌骨骨质破坏伴软组织肿块

【定义】

颌骨骨质破坏伴软组织肿块,是指颌骨正常骨结构消失,被软组织肿块替代,软组织肿块可局限于颌骨内或破坏颌骨向颌骨外生长;或颌骨破坏区周围有软组织肿块影。

【病理基础】

颌骨骨质破坏伴软组织肿块在病理上可以是交界性、恶性肿瘤或肿瘤性病变,也可为骨髓炎伴炎性包块。根据不同病因、发展快慢和疾病的阶段不同,颌骨的骨质破坏可呈溶骨性或成骨性破坏,伴有或不伴有硬化边及骨膜反应,软组织肿块多边缘模糊,与周围结构分界不清。

【征象描述】

1. CT 表现 颌骨骨质破坏伴软组织肿块表现为颌骨骨皮质和松质缺损,骨质破坏区或周围见软组织密度影,边缘模糊或清晰,增强有不同程度强化(图 9-12-1)。

2. MRI 表现 MRI 有助于了解骨髓内浸润的有无和范围,评估软组织肿块的范围和周围软组织的受累情况。骨破坏区表现为低信号的骨皮质及高信号的骨髓腔消失被病变替代,软组织肿块多呈 T_1WI 等低信号、T_2WI 稍高-高信号,增强可有不同程度强化(图 9-12-2)。

【相关疾病】

颌骨骨质破坏伴软组织肿块主要见于炎症性病变、增生性病变、中间型肿瘤、恶性肿瘤以及其他颌面部软组织恶性肿瘤侵犯颌骨,详见表 9-12-1。

【分析思路】

颌骨骨质破坏伴软组织肿块主要由骨质破坏和软组织肿块两部分构成,其分析思路如下:

第一,分析软组织肿块与骨质破坏的关系,软组织肿块位于骨质破坏区周围,大多为软组织肿块侵犯骨质所致,多见于颌骨骨髓炎和其他颌面部软组织恶性肿瘤侵犯颌骨的情况;肿块中心位于骨质破坏区,骨质结构被软组织肿块替代,见于原发性及继发性恶性骨肿瘤、朗格汉斯细胞组织细胞增生症。

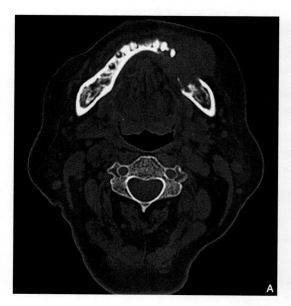 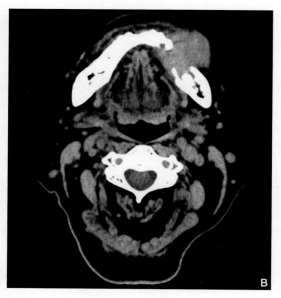

图 9-12-1 颌骨骨质破坏伴软组织肿块 CT 表现
A~B.患者女性,77 岁。左侧下颌骨见溶骨性骨质破坏,并见软组织肿块影,边缘模糊,侵犯邻近皮下。

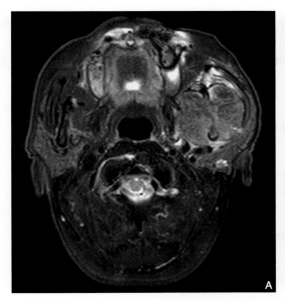 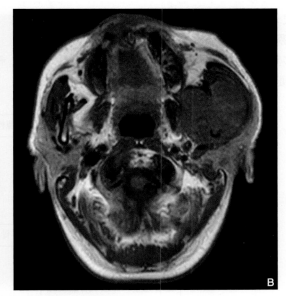

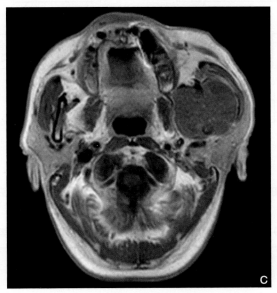

图 9-12-2　颌骨骨质破坏伴软组织肿块 MRI 表现
A～C.患者男性,70 岁。左下颌骨直肠癌转移。左侧下颌升支见团块状软组织影,横断面 T_2WI(A)呈等信号,横断面 T_1WI(B)呈低信号,横断面增强 T_1WI(C)轻度强化。

表 9-12-1　颌骨骨质破坏伴软组织肿块相关疾病

炎症性病变	增生性病变	恶性肿瘤	颌面部软组织肿瘤侵犯颌骨
下颌骨骨髓炎伴脓肿形成	朗格汉斯细胞组织细胞增生症	颌骨非霍奇金淋巴瘤 转移瘤、骨髓瘤、骨肉瘤、软骨肉瘤、尤因肉瘤 牙槽嵴鳞状细胞癌	其他颌面部软组织恶性肿瘤侵犯颌骨

　　第二,分析病变形态、骨质破坏的情况和软组织肿块的信号/密度特征。穿凿样骨质破坏见于骨髓瘤、原发性骨内鳞状细胞癌,均无明显的骨膜反应,

原发性骨内鳞状细胞癌骨质破坏常呈"口小底大"的特点。伴有骨膜反应的骨质破坏伴软组织肿块见于骨髓炎伴脓肿形成、朗格汉斯细胞组织细胞增生症、骨肉瘤和尤因肉瘤,其中脓肿有特征性的脓腔扩散受限;恶性肿瘤引起的骨质破坏,肿瘤 ADC 值常较低,但颌骨淋巴瘤的 ADC 值极低。"日光放射状"骨膜反应见于骨肉瘤;虫蚀样骨质破坏伴"葱皮样"骨膜反应常见于尤因肉瘤;软骨样钙化见于软骨肉瘤,这些都有助于鉴别诊断。

　　第三,结合患者的发病年龄、病史、症状和体征综合判断。如发热、红肿热痛等感染病史见于骨髓炎伴脓肿;儿童溶骨性骨质破坏伴层状骨膜反应常见于朗格汉斯细胞组织细胞增生症,尤因肉瘤常见

于儿童,转移常见于中老年人,转移瘤有原发恶性肿瘤病史;这些将有助于最终作出正确诊断。

【疾病鉴别】

多种疾病可有颌骨骨质破坏伴软组织肿块的表现,需要联合其他影像学特征和临床信息进行诊断和鉴别诊断。

1. 基于临床信息和影像特征的鉴别诊断流程图见图 9-12-3。

2. 颌骨骨质破坏伴软组织肿块在几种不同常见疾病的主要鉴别诊断要点见表 9-12-2。

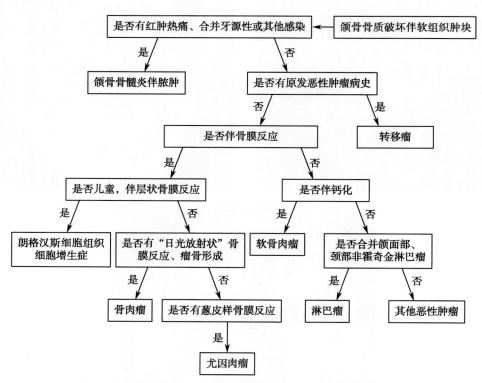

图 9-12-3　基于临床信息及影像特征的鉴别诊断流程图

表 9-12-2　颌骨骨质破坏伴软组织肿块的主要鉴别诊断要点

疾病	颌骨骨质破坏伴软组织肿块典型影像特征	鉴别要点	主要伴随征象
颌骨骨髓炎伴脓肿形成	颌骨骨质破坏、骨质硬化厚壁强化软组织肿块伴脓腔	囊腔内容物 DWI 高信号,ADC 图呈低信号气-液平面	牙源性感染征象如龋齿、牙槽空缺(拔牙史)、相邻肌肉肿胀、脂肪间隙模糊
朗格汉斯细胞组织细胞增生症	膨胀性溶骨性骨质破坏,软组织肿块边界相对较清,可伴有层状骨膜反应	儿童青少年多见无感染症状	病理性骨折邻近组织炎症改变病变可有出血、囊变
原发性骨内鳞状细胞癌	颌骨溶骨性或穿凿样骨质破坏,边缘"虫蚀状"骨质破坏"口小底大"	排除转移、周围黏膜鳞状细胞癌累及颌骨、颌骨内牙源性肿瘤后诊断	病理性骨折,邻近牙根吸收,周围组织侵犯;侵犯牙槽突致牙脱落或"浮牙征"
颌骨非霍奇金淋巴瘤	溶骨性骨质破坏多见软组织肿块	无反应新生骨及骨膜反应ADC 值低于其他肿瘤	常伴颌面、颈部软组织非霍奇金淋巴瘤
颌骨转移瘤	溶骨性、成骨性、混合性	原发恶性肿瘤病史	其他部位转移
骨髓瘤	穿凿样、溶骨性骨质破坏,无硬化边可穿破骨皮质多发病变相互融合	无骨膜反应	病理性骨折

疾病	颌骨骨质破坏伴软组织肿块典型影像特征	鉴别要点	主要伴随征象
骨肉瘤	软组织肿块瘤骨形成	"日光反射状"骨膜反应	骨质破坏、侵袭性骨膜反应、邻近结构侵犯
软骨肉瘤	软组织肿块软骨样基质钙化,骨质破坏	骨膜成骨少见	
尤因肉瘤	虫蚀样骨质破坏"洋葱皮样"骨膜反应	"葱皮样"骨膜反应(颌骨相对少见)	软组织肿块
牙槽嵴鳞状细胞癌	牙槽区或牙槽嵴的软组织肿块,上下颌牙槽骨骨质破坏	溶骨性破坏,无骨膜反应	淋巴结转移
其他颌面部软组织恶性肿瘤侵犯颌骨	多表现为软组织肿块侵犯颌骨	肿块中心位于颌骨外,广泛侵犯时来源难以区分	淋巴结转移

(曹代荣)

参 考 文 献

1. Kim JE,Yi WJ,Heo MS,et al. Langerhans cell histiocytosis of the jaw,a mimicker of osteomyelitis on CT and MR images:A retrospective analysis[J]. Medicine,2019,98(27):e16331.
2. 曹代荣,陶晓峰,李江.头颈部影像诊断基础·口腔颌面卷[M].北京:人民卫生出版社,2020:161-180.
3. 余强,王平仲.颌面颈部肿瘤影像诊断学[M].上海:上海世界图书出版公司,2009:391-393.

第十三节 颞下颌关节钙化性病变

【定义】

颞下颌关节钙化性病变是指发生于颞下颌关节内及关节周围且以钙化为主要表现的一类疾病,钙化的形态可多样,长条形、云片状、圆形、椭圆形甚至不规则形,多数呈结节样、斑片状、团块状钙化,钙化数目不等,一般呈多灶性,呈聚集或散在分布。

【病理基础】

颞下颌关节钙化性病变的病理基础根据不同疾病有所不同,钙化致密影病理上可为焦磷酸钙结晶、软骨化生或软骨小体、骨性游离体等。除钙化外,不同病变可伴随颞下颌关节其他组织的病理学改变如滑膜增生、滑膜化生、关节面或周围骨质改变(侵蚀性破坏或骨质增生)、关节囊扩大、关节腔积液等。

【征象描述】

1. X线表现 X线平片上颞下颌关节钙化性病变主要表现为关节间隙或关节周围大小、形态不同或相似的高密度影,钙化结节密度可不均,同时可显示关节邻近骨质密度改变及颞下颌关节的关节关系情况。但X线平片无法显示缺乏钙化的软骨结节及软组织情况。

2. CT表现 钙化性病变CT上表现为高密度灶(图9-13-1)。由于密度分辨力的提高,CT可进一步显示病变钙化的位置、分布、数目、形态、密度等,且对微小钙化游离体的显示等明显优于X线平片。此外,CT可显示钙化性病变伴随的软组织及关节骨质改变,综合钙化及颞下颌关节骨质和软组织的改变有助于不同疾病间的鉴别诊断。由此可见,CT检查在发现和诊断颞下颌关节钙化性病变明显优于X先平片,并起决定性作用。

3. MRI表现 钙化性病变在MRI上一般呈低信号(图9-13-2),但不同成分信号略有差异,如未完全骨化的软骨结节T_2WI可呈稍高信号。虽然MRI显示钙化不及CT清楚和直观,但由于其软组织分辨力高及多参数成像,对颞下颌关节软组织改变的显示效果是CT无法比拟的,特别是颞下颌关节盘、滑膜、关节囊、关节腔等,还可通过对比剂增强检查,了解病变强化情况,为准确诊断提供更多有价值的参考。此外,对未完全钙化的游离体,MRI较CT也有更好的检查效果。

【相关疾病】

表现为颞下颌关节钙化较常见的疾病是关节退行性变、骨软骨瘤、滑膜软骨瘤病,其他需要鉴别的疾病包括焦磷酸钙结晶沉积症、软骨肉瘤、软骨母细胞瘤、颞下颌关节面盘钙化等,这些疾病相对少见,常以病例报道的形式在文献上报道,详见表9-13-1。

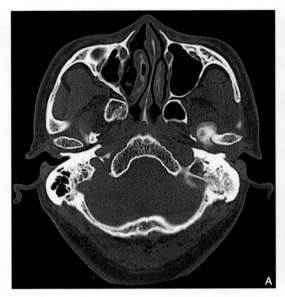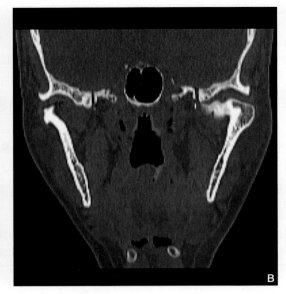

图 9-13-1 颞下颌关节钙化性病变 CT 表现

A~B. 患者,男性,52 岁。左下颌骨髁突骨软骨瘤。CT 横断位骨窗(A)及冠状位重建(B)示左侧下颌骨髁突见一骨性突起与髁突相连,可见软骨帽结构。

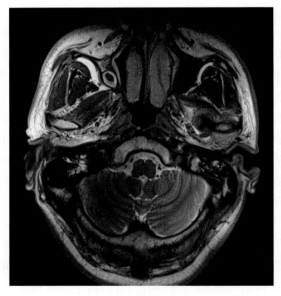

图 9-13-2 颞下颌关节钙化性病变 MRI 表现

同上一病例。左侧下颌骨髁突见一结节状异常信号,横断位 T_2WI 中心呈低信号,周围见软骨帽,T_2WI 呈稍高信号。

表 9-13-1 颞下颌关节钙化性病变相关疾病

退行性变	肿瘤及肿瘤样病变	代谢性疾病	其他
关节退行性变-关节游离体	骨软骨瘤 滑膜软骨瘤病 软骨肉瘤 软骨母细胞瘤	焦磷酸钙结晶沉积症	颞下颌关节面盘钙化

【分析思路】

发生于颞下颌关节的钙化性病变临床常表现较

相似,主要为关节区疼痛、开口受限、耳前肿胀、咬合紊乱、关节弹响等,易与颞下颌关节功能紊乱混淆,准确诊断主要依靠影像学检查,不同病变的鉴别诊断分析思路如下:

第一,分析钙化的数目、形态、位置及分布。骨软骨瘤呈密度不均的高密度,点状钙化出现在软骨帽;关节退行性变骨质增生形成的关节游离体一般数目较少,小于 3 个;滑膜软骨瘤病钙化一般多发,数目可超过 10 个,多位于关节上腔,软骨结节小者密度均匀,大者典型表现呈同心圆状;颞下颌关节盘钙化则表现为颞下颌关节间隙内关节盘位置的钙化;钙化呈线状或条片状高密度影,提示焦磷酸钙结晶沉积症,但其钙化亦可呈斑片、结节样钙化;相对罕见的软骨类肿瘤,包括软骨肉瘤、软骨母细胞瘤等,典型钙化呈多发斑点状、弓状、环状。

第二,分析钙化性病变伴发邻近骨质的改变。骨软骨瘤表现为新生物与母骨髁突相连;滑膜软骨瘤病更多引起关节结节及关节窝的骨质增生或破坏,而不是下颌骨髁突;此外,良性病变常伴有髁突、颞骨关节面增生退变,关节面毛糙、关节间隙狭窄,而恶性肿瘤则表现颞下颌关节骨质的侵蚀性破坏,依据邻近骨质的改变可辅助对病变的良恶性进行初步判断。

第三,分析颞下颌关节滑膜及关节囊、关节腔等软组织的伴随征象。滑膜软骨瘤病除了钙化以外,常合并滑膜广泛性增厚并呈等 T_1、等及稍长 T_2 信号、关节腔积液等。软骨肉瘤等恶性肿瘤呈浸润性改变,可侵犯邻近翼外肌等肌肉及肌腱,肿瘤实性部分不均匀强化,T$_2$WI 上软骨基质呈明显高信号。

第四,不同影像学检查对颞下颌关节钙化性病变的诊断价值各有不同,在尽量完善检查的前提下,利用不同检查提供的信息,综合评估,进行鉴别诊断,但部分病例术前准确诊断较为困难,仍需术后病理方可明确诊断。

【疾病鉴别】

1. 基于临床信息及影像特征的鉴别诊断流程图见图 9-13-3。

2. 颞下颌关节钙化性病变主要鉴别诊断要点见表 9-13-2。

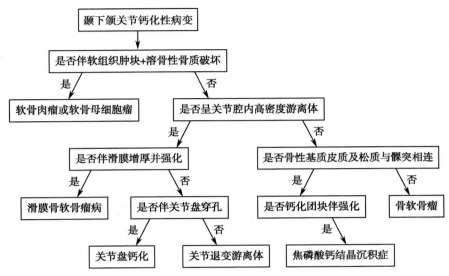

图 9-13-3　基于影像特征的鉴别诊断流程图

表 9-13-2　颞下颌关节钙化性病变的主要鉴别诊断要点

疾病	钙化影像特征	鉴别要点	主要伴随征象
关节退行性变-关节游离体	致密钙化	数目一般较少,常少于 3 个,散在分布	关节面骨质增生、毛糙,间隙可狭窄
骨软骨瘤	与母骨相连的高密度新生物	与母骨相连,皮质和松质骨连续	软骨帽可钙化
滑膜软骨瘤病	多发,数目可达 10 个以上,密度均匀或同心圆状	多位于关节上腔,通常不形成有形肿块 较少关节囊外侵犯	伴不同程度滑膜增生,表现为软组织肿胀,MRI 增强可见滑膜不同程度强化 常伴髁突关节面退行性变
焦磷酸钙结晶沉积症	线状或条片状 早期细微钙化 晚期广泛团块状钙化 钙化团块可呈磨玻璃样	伴钙化的结节性肿瘤样病变,MRI 增强不均匀强化	关节囊和关节腔扩大,下颌骨髁突变形或破坏,颅底骨质破坏
颞下颌关节盘钙化	关节窝内条带状钙化	关节盘位置的钙化	常伴关节盘穿孔
软骨肉瘤	斑点状、弓状、环状钙化	软组织肿块,下颌骨髁突溶骨性骨质破坏	浸润翼外肌肌腱等,侵犯周围结构;软骨基质于 T$_2$WI 呈明显高信号
颞下颌关节盘钙化	多见于关节盘后部,条状、棒状或点状钙化	位于关节盘的钙化	与椎间盘穿孔有关

（曹代荣）

参 考 文 献

1. Rosenthal AK, Ryan LM. Calcium pyrophosphate deposition disease [J]. New England Journal of Medicine, 2016, 374 (26): 2575-2584.

2. Jang BG, Huh KH, Kang JH, et al. Imaging features of chondrosarcoma of the temporomandibular joint: report of nine cases and literature review [J]. Clinical Radiology, 2020, 75 (11): 878. e1-878. e12.

3. Jang BG, Huh KH, Kang JH, et al. Imaging features of synovial chondromatosis of the temporomandibular joint: a report of 34 cases [J]. Clinical Radiology, 2021, 76(8): 627. e1-627. e11.

4. Wang YH, Li G, Ma RH, et al. Diagnostic efficacy of CBCT, MRI, and CBCT-MRI fused images in distinguishing articular disc calcification from loose body of temporomandibular joint [J]. Clinical oral investigations, 2021, 25(4): 1907-1914.

5. 王平仲, 石慧敏, 余强, 等. 颞下颌关节区滑膜软骨瘤病的 CT 诊断 [J]. 临床放射学杂志, 2005, 24(4): 343-345.

6. 倪世磊, 李志民, 孙宏晨. 原发性颞下颌关节软骨和巨细胞相关肿瘤及瘤样病变的诊断与鉴别 [J]. 中华口腔医学杂志, 2022, 57(11): 1097-1101.

7. 宋娟, 龙星, 邓末宏. 颞下颌关节盘钙化病例报告暨文献回顾 [J]. 广东牙病防治, 2018, 26(1): 48-51.

第十四节 颞下颌关节 T_2WI 低信号病变

【定义】

颞下颌关节 T_2WI 低信号病变是指发生于颞下颌关节及其周围的病变、在 T_2WI 序列上病变主体呈明显低信号的一类疾病。

【病理基础】

颞下颌关节 T_2WI 低信号病变的组织病理根据病变不同有所不同。骨软骨瘤、滑膜骨软骨瘤病、焦磷酸钙结晶沉积症由于骨性结构、钙化游离体、钙化沉积，在 T_2WI 呈低信号。腱鞘巨细胞瘤组织病理上是滑膜异常增生，产生顺磁性含铁血黄素颗粒，缩短 T_1 及 T_2 弛豫时间，形成 T_1WI 的等低信号及 T_2WI 的低信号。颞骨巨细胞修复性肉芽肿因含大量成纤维细胞和/或伴有含铁血黄素沉积，在 T_2WI 亦可表现低信号。

【征象描述】

1. X 线表现 X 线平片可发现软组织肿胀或结节影，关节面骨质破坏，关节间隙改变等征象，缺乏特征性。

2. CT 表现 对于因钙化或骨化的 T_2WI 低信号病变，CT 能清晰地显示高密度的钙化和骨化（图 9-14-1）。对于非钙化的 T_2WI 低信号病变，CT 检查能够更好地显示关节面骨质破坏及硬化、关节积液、软组织肿胀，还可显示突向关节腔内的软组织结节，由于铁沉积软组织一般呈高密度，增强可见强化。

3. MRI 表现 表现为 T_1WI 低到等信号的结节或肿块，T_2WI 多呈低信号为主（图 9-14-2）；骨软骨瘤的软骨帽部分 T_1WI 呈低信号，抑脂 T_2WI 序列呈高信号（图 9-14-2）。腱鞘巨细胞瘤 MRI 图像上的

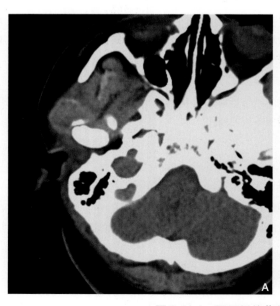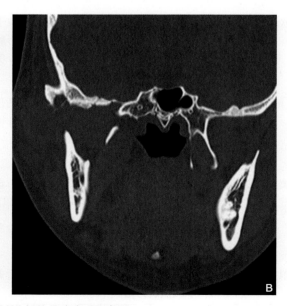

图 9-14-1 颞下颌关节 T_2WI 低信号病变 CT 表现

A~B. 女, 43 岁。右侧颞下颌关节巨细胞修复性肉芽肿。右侧下颌髁突旁见一结节影, CT 呈稍高密度, 邻近骨质可见侵袭破坏。

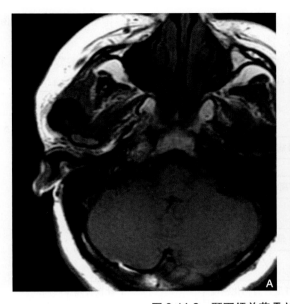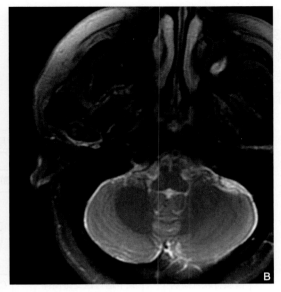

图 9-14-2　颞下颌关节 T_2WI 低信号病变的 MRI 表现

A~B.同上一病例,右侧下颌髁突旁见一结节状异常信号影,横断面 T_1WI(A)及 T_2WI(B)均呈低信号。

表现取决于病灶内脂质、含铁血黄素、纤维间质、滑膜、液体和细胞成分的相对比例,典型表现为 T_2WI 序列上病灶呈明显低信号,梯度回波序列低信号范围扩大,代表含铁血黄素沉着的特征性信号,具有一定特征性;此外,可伴随滑膜结节状增厚,且增厚结节直接与骨破损相连或相邻;MRI 软组织分辨力高,显示关节积液及韧带、软骨、骨的改变较敏感,且评估病变与颞下颌关节的关系及向颅内侵犯的情况更好,对诊断和鉴别诊断更有价值。

【相关疾病】

颞下颌关节 T_2WI 低信号病变包括一组疾病,典型的 T_2WI 低信号病变包括骨软骨瘤、滑膜骨软骨瘤病、颞下颌关节盘钙化、关节退行性变、焦磷酸钙结晶沉积症、色素沉着绒毛结节性滑膜炎和弥漫腱鞘巨细胞瘤、巨细胞修复性肉芽肿等,其中色素沉积绒毛结节性滑膜炎以损害关节滑膜及关节骨质为主,而弥漫腱鞘巨细胞瘤则主要以损害关节外腱鞘或周围滑膜组织为主,详见表 9-14-1。

【分析思路】

颞下颌关节 T_2WI 低信号病变包括许多种疾病,临床表现无特异性,多表现为耳前区疼痛、张口困难等,其分析思路如下:

表 9-14-1　颞下颌关节 T_2WI 低信号病变相关疾病

退行性变	肿瘤及肿瘤样病变	代谢性疾病	其他
关节退行性变-关节游离体	骨软骨瘤 滑膜软骨瘤病 色素沉着绒毛结节性滑膜炎 弥漫腱鞘巨细胞瘤	焦磷酸钙结晶沉积症	颞下颌关节面盘钙化 巨细胞修复性肉芽肿

1. 分析低信号病变的大小和分布　关节退行性变、滑膜骨软骨瘤病表现为关节腔内多发游离低信号结节;团块低信号影多见于骨软骨瘤、焦磷酸钙结晶沉积症、色素沉着绒毛结节性滑膜炎和弥漫腱鞘巨细胞瘤、巨细胞修复性肉芽肿;巨细胞修复性肉芽肿多以颞骨为中心,骨软骨瘤、焦磷酸钙结晶沉积症、色素沉着绒毛结节性滑膜炎和弥漫腱鞘巨细胞瘤病变位于关节腔内。

2. 分析病变的形态和信号特征　骨软骨瘤除 T_2WI 低信号外,还可见 T_2WI 高信号的软骨帽;焦磷酸钙结晶沉积症的钙化结节可有不均匀强化;颞骨巨细胞修复性肉芽肿在 MRI 中表现为以 T_2WI 低信号(与含铁血黄素沉积及出血有关)为主伴有较亮的高信号(囊变坏死)。

3. 分析颞下颌关节滑膜及关节囊、关节腔和周围骨质改变　骨软骨瘤无颞下颌关节骨质破坏;滑膜软骨瘤病常伴髁突关节面退行性变,常合并滑膜广泛性增厚;巨细胞修复性肉芽肿以颞骨为中心,肿块较大时骨质破坏可累及颞下颌关节区域,骨质以膨胀性溶骨性骨质破坏为主,边界一般清楚;色素沉着绒毛结节性滑膜炎可引起髁突和关节窝的压迫性吸收或溶骨性病变;焦磷酸钙结晶沉积症可引起外耳道和颅底骨质软化、破坏。

【疾病鉴别】

颞下颌关节 T_2WI 低信号病变包括许多种疾病，需要联合其他影像学特征和临床信息进行诊断和鉴别诊断。

1. 基于临床信息及影像特征的鉴别诊断流程图见图 9-14-3。

2. 颞下颌关节 T_2WI 低信号病变在几种不同常见疾病的主要鉴别诊断要点见表 9-14-2。

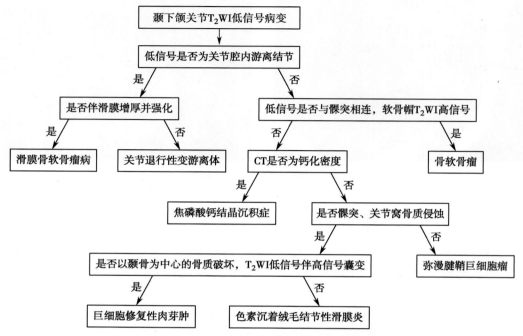

图 9-14-3 基于临床信息及影像特征的鉴别诊断流程图

表 9-14-2 颞下颌关节 T_2WI 低信号病变的主要鉴别诊断要点

疾病	影像特征	鉴别要点	主要伴随征象
色素沉着绒毛结节性滑膜炎	T_1WI 及 T_2WI 片状、环形或分隔样低信号，且梯度回波序列显示病变范围扩大	关节内，有滑膜增生	滑膜增生致髁突、关节窝骨质侵蚀 肿块轻度强化
弥漫腱鞘巨细胞瘤	T_1WI 及 T_2WI 片状、环形或分隔样低信号，且梯度回波范围扩大	关节外软组织，滑膜增生	可伴颞下颌关节骨质吸收 肿块轻度强化
颞骨巨细胞修复性肉芽肿	骨质膨胀性、溶骨性破坏，边界清楚，T_2WI 信号不均匀，以低信号为主伴有较亮的高信号（囊变坏死）	以颞骨为病变中心，当肿块巨大时可能会侵犯颞下颌关节区域	实性部分可不同程度强化
焦磷酸钙结晶沉积症	T_1WI 呈低-等信号 T_2WI 呈低信号，增强不均匀强化	伴强化的低信号的结节性肿瘤样病变	关节囊和关节腔扩大，下颌骨髁突变形或破坏，关节窝骨质软化或破坏
骨软骨瘤	与母骨相连的低信号新生物	顶部软骨帽 T_2WI 高信号 无骨质破坏	关节腔积液
滑膜骨软骨瘤病	关节腔内多发 T_2WI 低信号结节	低信号结节数量多，一般>10个 多位于关节上腔，通常不形成有形肿块 较少关节囊外侵犯	伴不同程度滑膜增生，MRI 可见滑膜不同程度强化；关节腔积液；常伴髁突关节面退行性变
退行性变-关节游离体	关节腔内多发 T_2WI 低信号结节	低信号结节数量一般<3个	伴有颞下颌关节退变，骨质增生

（曹代荣）

参 考 文 献

1. Kim IK，Cho HY，Cho HW，et al. Pigmented villonodular synovitis of the temporomandibular joint-computed tomography and magnetic resonance findings：a case report［J］. Journal of the Korean Association of Oral and Maxillofacial Surgeons，2014，40（3）：140.

2. Chanda R，Regi SS，Kandagaddala M，et al. Imaging features of craniofacial giant cell granulomas：a large retrospective analysis from a tertiary care center［J］. American Journal of Neuroradiology，2022，43（8）：1190-1195.

3. 付岩宁，金鑫，金花兰，等.CT 和 MRI 分析颌骨巨细胞修复性肉芽肿［J］. 中国医学影像学杂志，2016，24（6）：430-432.

4. 白玉萍，张静，王明亮，等. 颞下颌关节弥漫型腱鞘巨细胞瘤的影像分析［J］. 实用放射学杂志，2020，36（1）：87-90.

5. 马绪臣. 口腔颌面医学影像学［M］.2 版. 北京：北京大学医学出版社，2014：267.

第十五节　颞下颌关节囊性病变

【定义】

颞下颌关节囊性病变是位于颞下颌关节周围或骨质内的囊性病变，多呈类圆形，边界清楚。

【病理基础】

主要包括颞下颌关节腱鞘囊肿、滑膜囊肿和髁突囊样变。颞下颌关节腱鞘囊肿多来源于关节囊或腱鞘的胶原组织黏液样变性，周围为致密纤维结缔组织包绕，边界清楚。滑膜囊肿可能来源于胚胎时期的滑膜组织异位，或关节腔内压力升高，导致滑膜上皮疝出形成，囊壁衬有立方或扁平的滑膜细胞，囊内含有胶状液体。颞下颌关节髁突囊样变的内容物并不全是液体，多为肉芽样组织，其形成于关节软骨及皮质骨板的细小裂隙（关节面退行性变，即骨关节病），关节滑液在压力的作用下逐渐经裂隙进入并潴留，并不断压迫周围骨质吸收，从而形成了皮质骨下囊肿，囊样变的形态与异常受力的分布相关。

【征象描述】

1. **X 线表现**　X 线检查对颞下颌关节腱鞘囊肿的诊断意义甚小，一般无明显异常发现。滑膜囊肿在 X 线上可表现为关节窝有受压性骨吸收，关节间隙可稍增宽，髁突可有轻度骨质硬化改变。髁突囊样变表现为骨皮质下方大小不同的囊样改变。髁突密质骨下不同大小的 X 线透射的囊样改变，可见有界限清楚的硬化边缘包绕。

2. **CT 表现**　腱鞘囊肿和滑膜囊肿多表现为颞下颌关节类圆形或不规则病变，界清，多呈低密度。髁突囊样变表现为骨皮质下方大小不同的囊样改变（图 9-15-1）。根据髁突整体骨质情况，将髁突样囊变分为 Ⅰ 型和 Ⅱ 型：伴晚期骨关节病改变（骨质增生、硬化、髁突磨平变短小）为 Ⅰ 型囊样变；无骨关节病改变或仅有早期骨关节病改变（表面骨皮质粗糙不平、骨质缺损破坏）为 Ⅱ 型囊样变。

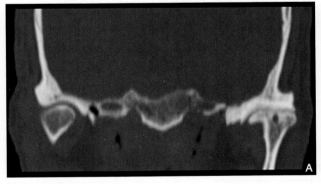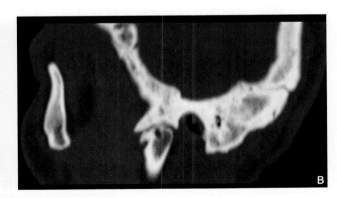

图 9-15-1　颞下颌关节囊性病变 CT 表现

A～B. 患者，男性，76 岁。左侧颞下颌关节退行性变。CT 骨窗重建示左侧髁突扁平，关节面毛糙，关节面下见小囊样低密度影。

3. **MRI 表现**　颞下颌关节囊性病变在 MRI 上表现为边界清楚的均质性肿块影，多在 T_1WI 上呈低信号，T_2WI 呈高信号，增强无强化（图 9-15-2）。MRI 可以较好地显示病变与髁突的关系，可用于判断病变的大小、部位、性质，对显示病变的起源、判断与周围组织的关系以及与关节腔有无通联等有重要意义，可作为判断该病的一种可靠手段。腱鞘囊肿位于关节髁突的外侧面，与关节腔不相通；而滑膜囊肿常伴关节囊明显扩张且有大量积液，病变与关节腔相通连。

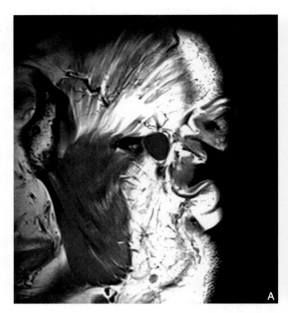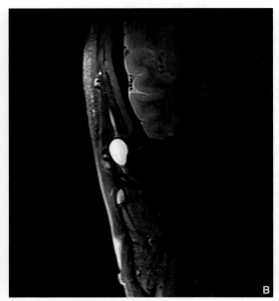

图 9-15-2　颞下颌关节囊性病变 MRI 表现

A～B. 左侧颞下颌关节退行性变。右侧颞下颌关节髁突旁见一囊样异常信号，矢状面 T_1WI（A）呈低信号，冠状面 T_2WI（B）呈高信号，边界清楚。

【相关疾病】

颞下颌关节囊性病变主要包括腱鞘囊肿、滑膜囊肿和髁突囊样变。

【分析思路】

颞下颌关节囊性病变表现为边界清楚的囊样病灶，CT 多呈低密度，MRI 呈 T_1WI 低信号，T_2WI 高信号，增强无强化，其分析思路如下。

第一，分析病变的位置。颞下颌关节的腱鞘囊肿和滑膜囊肿均位于关节内，属于囊性病变，增强后一般无强化，对周围骨质可有压迫吸收改变。髁突囊样变病灶位于髁突内。

第二，分析病变是否与关节腔相通，腱鞘囊肿与关节腔不相通，滑膜囊肿与关节腔相通。但有时鉴别存在一定困难。

第三，分析囊肿周围髁突骨质的改变、周围关节腔、关节囊等软组织的密度/信号情况，结合病史、症

状和体征作出最后诊断。

【疾病鉴别】

由于颞下颌关节囊性病变在临床上罕见，在疾病的鉴别诊断中，应特别慎重。

1. 基于临床信息及影像特征的鉴别诊断流程图见图 9-15-3。

2. 颞下颌关节囊性病变在几种不同常见疾病的主要鉴别诊断要点见表 9-15-1。

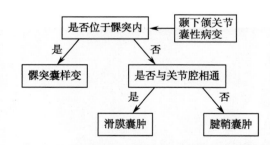

图 9-15-3　颞下颌关节囊性病变的鉴别诊断流程图

表 9-15-1　颞下颌关节囊性病变的主要鉴别诊断要点

疾病	颞下颌囊性病变典型影像特征	鉴别要点	主要伴随征象
腱鞘囊肿	类圆形或不规则形软组织病变位于关节髁突的外侧面	位于关节内，与关节腔不相通，周围可有一相对低信号的囊壁包绕	
滑膜囊肿	髁突前外方肿物影	位于关节内，与关节腔相通	关节囊积液
髁突囊样变	髁突关节面下囊样影，主要位于负重区中央，在前后和中外侧方向	位于髁突内，与关节间隙不相通	常伴有周围骨髓水肿骨皮质粗糙不平、骨质缺失，骨质增生、硬化、髁突磨平变短小

（曹代荣）

参 考 文 献

1. Sabour S. Reliability of diagnostic imaging for degenerative diseases with osseous changes in the temporomandibular joint with special emphasis on subchondral cyst：methodological issue［J］. Oral Radiol，2021，37（1）：164-165.

2. 李澍，雷杰，傅开元. 颞下颌关节髁突囊样变MRI影像特点及内容物性质初探［J］. 中华口腔医学杂志，2019，58（8）：527-531.

3. 刘华蔚，李永锋，母晓丹，等. 颞下颌关节髁突囊样变的多模态影像学分析［J］. 中华口腔医学杂志，2022，57（2）：142-148.

4. Carrino JA，Blum J，Parellada JA，et al. MRI of bone marrow edema-like signal in the pathogenesis of subchondral cysts［J］. Osteoarthr Cartil，2006，14（10）：1081-1085

5. Crema MD，Poemer FW，Zhu Y，et al. Subchondral cystlike lesions develop longitudinally in areas of bone marrow edema-like lesions in patients with or at risk for knee osteoarthritis：detection with MR imaging：The MOST study［J］. Radiology，2010，256（3）：855-862.

第十章　舌骨上颈部间隙疾病

第一节　茎突前咽旁间隙软组织肿块

【定义】

咽旁间隙(parapharyngeal space)是指颈部舌骨上一个形似倒置金字塔的潜在筋膜间隙,由茎突及其附着肌肉、韧带以及筋膜分为两个间隙,前方较小的间隙为茎突前咽旁间隙(prestyloid parapharyngeal space),内以脂肪组织为主,还包含神经、血管、结缔组织、淋巴结及小唾液腺,后方较大者为茎突后咽旁间隙,两者之间通过脂肪组织相延续,于茎突前咽旁间隙处发生的软组织肿块即为茎突前咽旁间隙软组织肿块。

【病理基础】

茎突前咽旁间隙软组织肿块病理类型可分为三类:

1. 感染性病变　常继发于口咽和鼻咽部炎症,尤其是扁桃体周围脓肿累及咽旁间隙所致,早期为蜂窝织炎,表现为大量中性粒细胞浸润和明显水肿,之后组织和白细胞液化坏死,形成脓腔,周围肉芽组织增生形成脓肿壁。

2. 肿瘤性病变　较常见的肿瘤性病变是邻近组织肿瘤性病变的直接侵犯,病理表现为相应肿瘤细胞的浸润,其中起源于腮腺深叶的多形性腺瘤最常见,主要由上皮和肌上皮细胞组成,伴黏液和/或软骨样基质。原发肿瘤相对较少,包括异位小唾液腺肿瘤、神经鞘瘤、脂肪源性肿瘤、血管源性肿瘤,可为良性或恶性肿瘤。鼻咽、口咽恶性肿瘤也可侵犯咽旁间隙。

3. 肿瘤样病变　相对少见,主要包括鳃裂囊肿、囊性淋巴管瘤等,属于发育异常,其中,第二鳃裂囊肿占鳃裂畸形的90%,可起自咽旁间隙,从口咽部扁桃体窝至锁骨上窝的区域内都可发病。囊肿壁包括鳞状上皮和纤毛柱状上皮。

【征象描述】

不同病理类型茎突前咽旁间隙软组织肿块表现出不同的影像学表现:

1. 感染性病变

(1) CT表现:早期为蜂窝织炎时,可表现为茎突前咽旁间隙脂肪密度增高,软组织增厚肿胀,多继发于扁桃体炎,因此可见扁桃体肿大,密度不均,边界模糊,邻近的其他间隙及肌肉组织等均可受累;脓肿形成后,可见液性低密度区,增强呈环形强化(图10-1-1)。

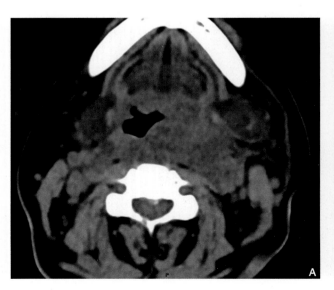

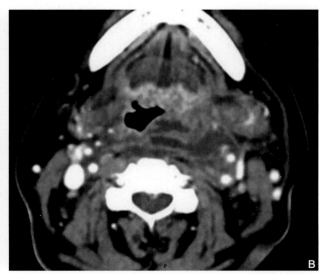

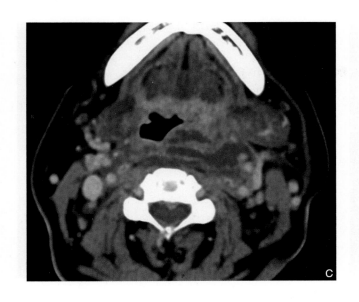

图 10-1-1 茎突前咽旁间隙软组织肿块（感染性病变）CT 征象

女,58 岁,左侧茎突前咽旁间隙蜂窝织炎伴脓肿形成,CT 平扫(A)示左侧口咽、喉咽侧后壁及邻近颈部软组织肿胀,脂肪间隙模糊,密度不均匀增高,增强后动脉期(B)及静脉期(C)病灶不均匀强化,内见环形强化脓肿壁,坏死区无强化。

（2）MRI 表现:蜂窝织炎病灶 T_1WI 呈低信号、T_2WI 呈高信号,增强不均匀强化,边界不清;脓肿形成后,脓液 T_1WI 信号多变,可呈低、等或高信号,T_2WI 明显高信号,脓肿壁呈 T_1WI 中等信号、T_2WI 略低信号,增强呈环形强化(如图 10-1-2)。

2. 肿瘤性病变

（1）CT 表现:当肿块边界清楚,周围脂肪间隙清晰,为局限性或分叶状肿块,多为良性肿瘤性病变。肿块与腮腺深叶关系密切,增强扫描呈缓慢延迟性强化,考虑为多形性腺瘤可能性大,病灶较大时可合并坏死囊变区域,颈动脉及二腹肌后腹向内后方移位(图 10-1-3);轻中度强化并见囊变区域,则可能为神经鞘瘤,多位于茎突后间隙(图 10-1-4);若肿块为脂肪密度,则考虑为脂肪瘤,极少数还可表现为渐进性强化,考虑为血管瘤(图 10-1-5)。当肿块边界不清,形态不规则,侵犯邻近组织,则多为恶性肿瘤性病变,如黏液表皮样癌、腺样囊性癌、鳞癌,肿块密度不均,内可见低密度囊变坏死区,增强扫描呈不均匀强化(图 10-1-6)。鼻咽、口咽恶性肿瘤也可侵犯咽旁间隙,常伴原发肿瘤的相应征象(图 10-1-7)。

（2）MRI 表现:多形性腺瘤典型表现为 T_1 低信号,T_2WI 均匀或不均匀高信号,DWI 多呈稍高信号,ADC 值偏高,动态增强扫描呈缓慢延迟强化,时间信号强度曲线多呈持续上升型(图 10-1-8)。神经鞘瘤 T_2WI 混杂信号,不均匀强化,见无强化的囊变区域(图 10-1-9);血管瘤 T_1WI 呈中等偏低信号,T_2WI 呈明显高信号(灯泡征),渐进性强化(图 10-1-10)。恶性肿瘤性病变表现为边界不清,形态不规则,内部信号混杂,T_1WI 中等信号,T_2WI 中等到高信号,增强扫描呈不均匀明显强化(图 10-1-11)。

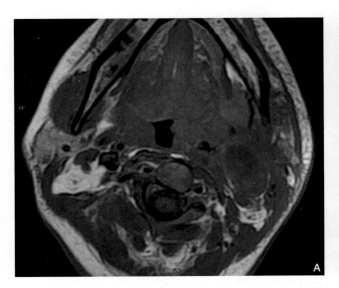

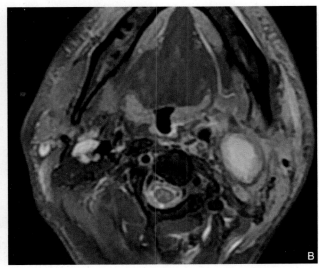

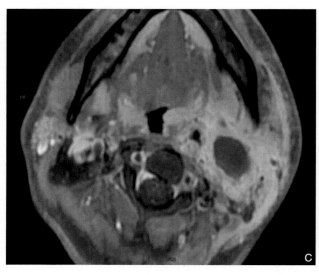
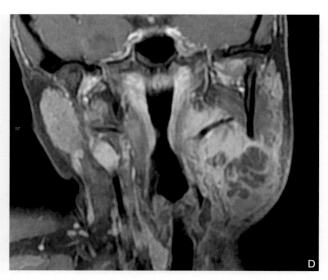

图 10-1-2　茎突前咽旁间隙软组织肿块（感染性病变）MRI 征象

女，35 岁，左侧咽旁间隙蜂窝织炎伴脓肿形成，向下累及颈动脉间隙，咽旁及颈部软组织明显肿胀，信号不均匀，左侧颈部皮下筋膜增厚。轴位 T_1WI（A）脓腔中央呈低信号，T_2WI（B）呈高信号，脓肿壁呈等信号，增强（C 和 D）呈分隔样环形强化，脓腔无强化，周围炎症片状明显强化。

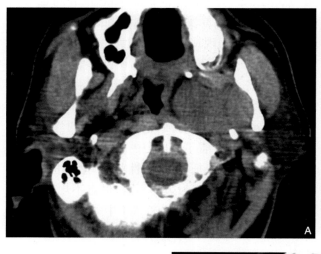
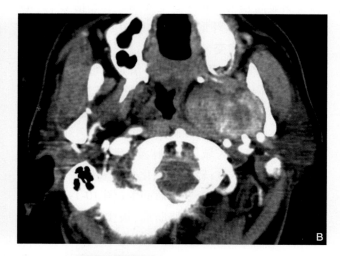

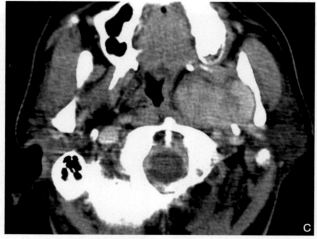

图 10-1-3　茎突前咽旁间隙软组织肿块（多形性腺瘤）CT 征象

男，61 岁，左侧茎突前咽旁间隙多形性腺瘤，CT 平扫（A）示病灶呈卵圆形肿块，边界清楚，密度欠均匀，向前内推移咽旁间隙内脂肪组织形成"脂肪帽征"，动脉期及静脉期（B 和 C）呈缓慢延迟强化，强化欠均匀，左侧颈动脉鞘后外侧移位。

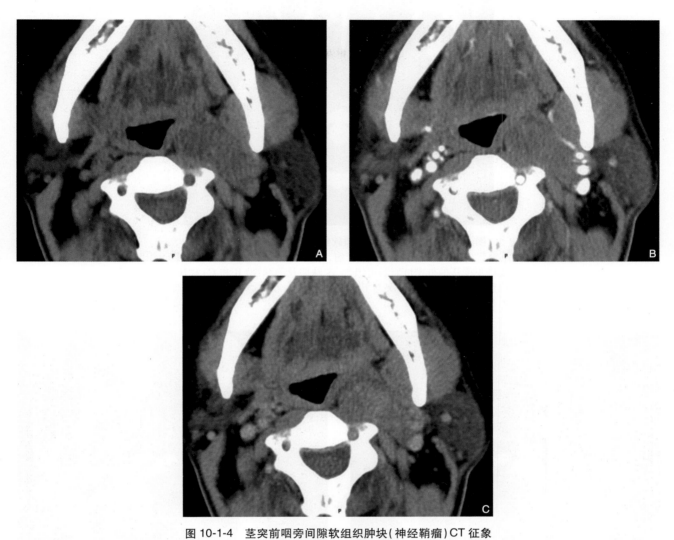

图 10-1-4　茎突前咽旁间隙软组织肿块（神经鞘瘤）CT 征象

男，46 岁，左侧茎突前咽旁间隙神经鞘瘤，CT 平扫（A）示病灶呈稍低密度肿块，边界清楚，病灶密度不均，动脉期及静脉期（B 和 C）呈轻中度不均匀强化，左侧颈动脉鞘血管后外侧移位。

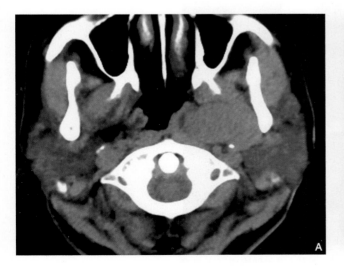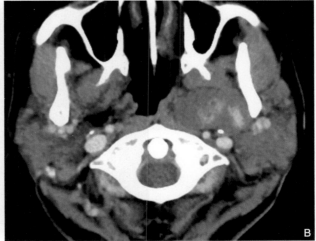

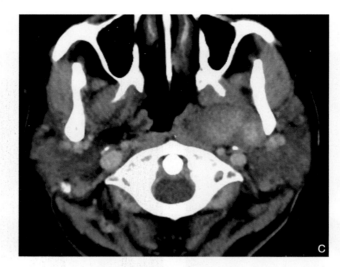

图 10-1-5 茎突前咽旁间隙软组织肿块（血管瘤）CT 征象
女，54 岁，左侧茎突前咽旁间隙海绵状血管瘤，CT 平扫（A）示左侧咽旁间隙软组织肿块，边界清楚，周围见受压的低密度脂肪组织影，动脉期及静脉期（B 和 C）病灶呈渐进性强化，略向后内侧推移颈动脉鞘，茎突与下颌骨间隙增宽。

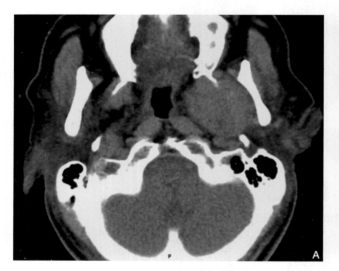

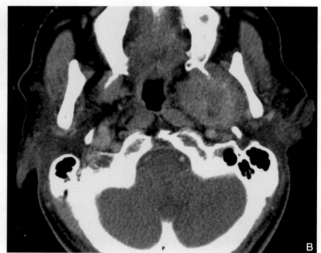

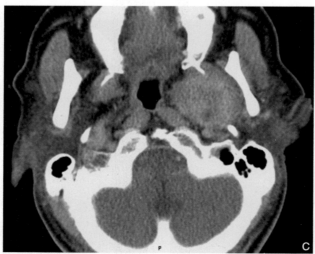

图 10-1-6 茎突前咽旁间隙软组织肿块（鳞状细胞癌）CT 征象
男，69 岁，左侧茎突前咽旁间隙鳞状细胞癌，CT 平扫（图 A）示左侧咽旁间隙软组织肿块，边界不清，其内密度不均，动脉期及静脉期（B 和 C）呈不均匀持续性强化，与左侧翼内肌及翼外肌分界不清，邻近翼突外侧板局部骨质吸收、破坏，左侧下颌支略受压变薄，左侧颈内动脉略受压后移。

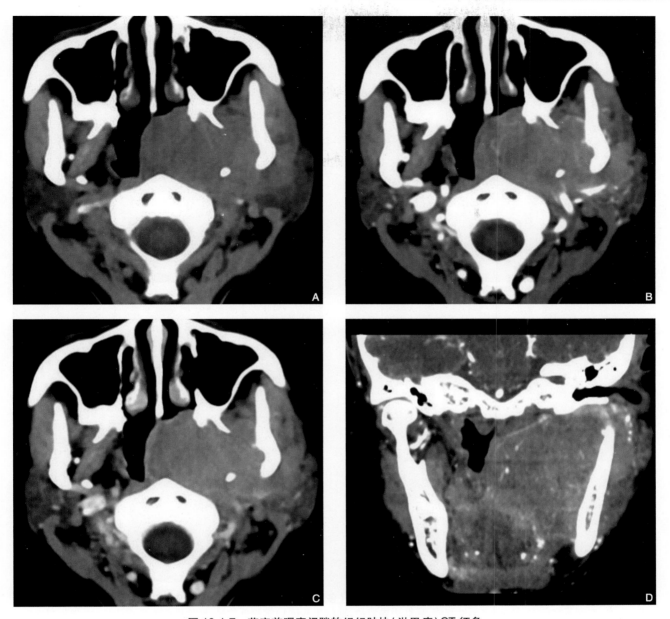

图 10-1-7 茎突前咽旁间隙软组织肿块(淋巴瘤)CT 征象
女,52 岁,左侧茎突前咽旁间隙淋巴瘤,CT 平扫(A)示肿块密度均匀,呈铸型生长,边界不清,包绕茎突及颈内动脉,翼内肌、翼外肌及腮腺受侵,冠状位 CT(D)示鼻咽及口咽腔受压变窄,增强后动脉期、静脉期(B,C,D)呈均匀轻度强化。

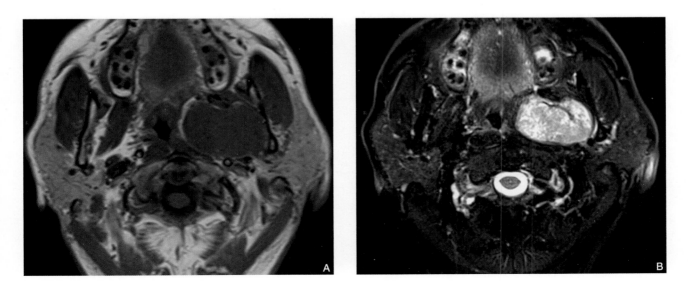

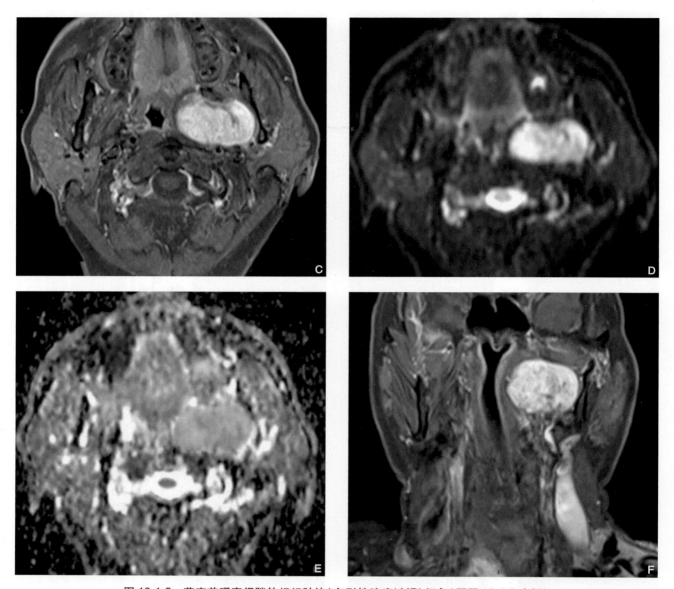

图 10-1-8 茎突前咽旁间隙软组织肿块(多形性腺瘤)MRI 征象(同图 10-1-3 病例)

男,61 岁,左侧茎突前咽旁间隙多形性腺瘤,病灶边界清楚,轴位 T_1WI(A)等稍低信号,肿块内前方见高信号的"脂肪帽征",T_2WI(B)以高信号为主,信号不均,左侧颈动脉鞘后外侧移位,增强后(C 和 F)明显强化,DWI(D)以高信号为主,ADC 图(E)呈稍高信号。

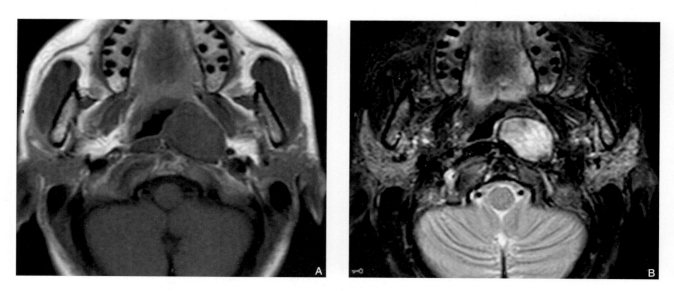

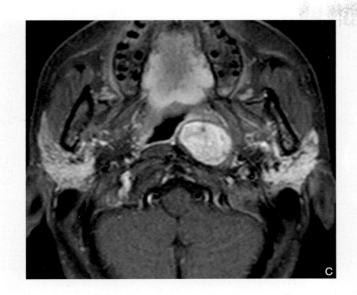

图 10-1-9　茎突前咽旁间隙软组织肿块（神经鞘瘤）MRI 征象

女,47 岁,左侧茎突前咽旁间隙神经鞘瘤,边界清楚的软组织肿块,周边见环形低信号包膜,T_1WI（A）呈稍低信号,T_2WI（B）信号混杂,以高信号为主,内见斑片状低或更高信号,增强后（C）呈不均匀强化,囊变区无强化。

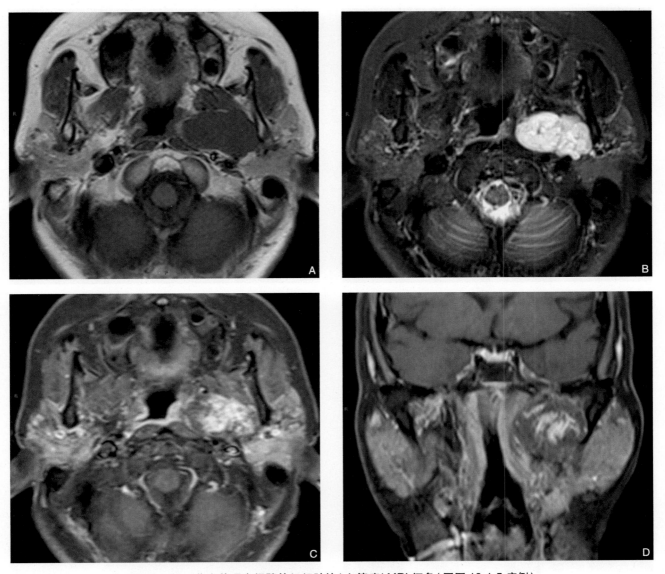

图 10-1-10　茎突前咽旁间隙软组织肿块（血管瘤）MRI 征象（同图 10-1-5 病例）

女,54 岁,左侧茎突前咽旁间隙血管瘤,肿块边界清楚,形态规则,T_1WI（A）呈稍低信号,T_2WI（B）呈明显高信号（灯泡征）,早期（D）斑片强化,后期（C）强化范围增大,呈渐进性强化。

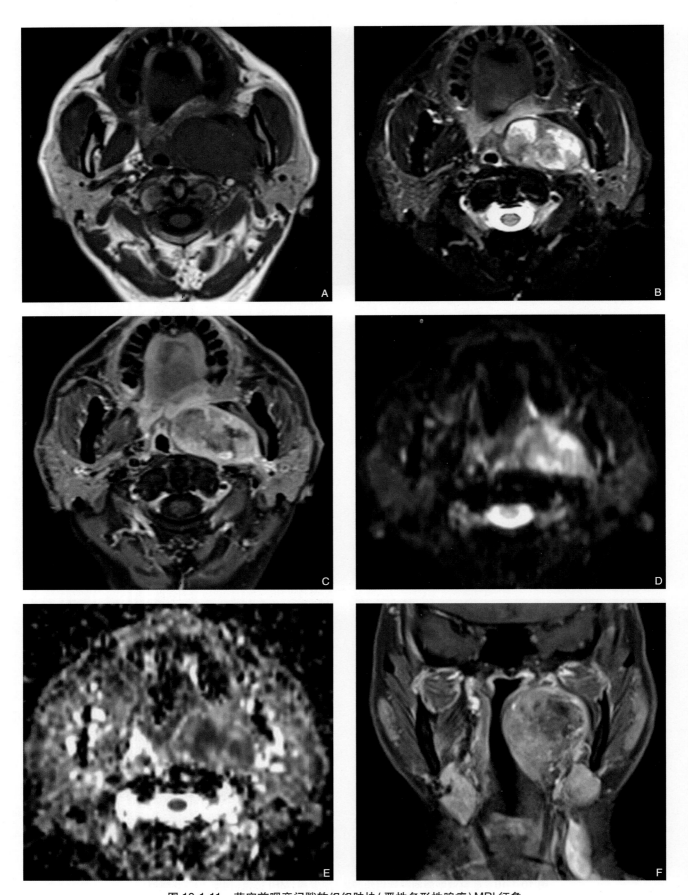

图 10-1-11 茎突前咽旁间隙软组织肿块(恶性多形性腺瘤)MRI 征象

男,60 岁,左侧茎突前咽旁间隙恶性多形性腺瘤,肿块边界不清,信号不均匀,T₁WI(A)呈等稍低信号,T₂WI(B)不均匀高信号,增强扫描(C 和 F)呈明显不均匀强化,DWI(D)呈不均匀高信号,ADC 图(E)呈等低信号。

3. 肿瘤样病变

（1）CT表现：鳃裂囊肿CT上表现为囊性低密度区,增强扫描无强化,当继发感染时,囊壁可见明显增厚强化(图10-1-12)。

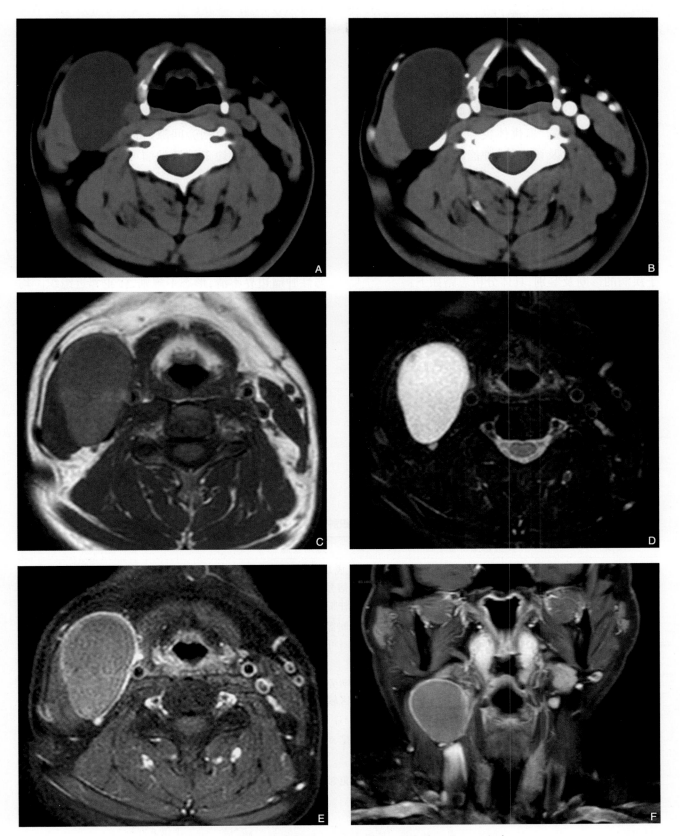

图10-1-12 茎突前咽旁间隙软组织肿块(鳃裂囊肿)CT、MRI征象

男,44岁,右侧茎突前咽旁间隙鳃裂囊肿,肿块边界清楚,形态规则,CT平扫(A)呈均匀囊性低密度影,CT增强(B)无强化。MRI示病灶信号均匀,$T_1WI(C)$呈低信号,$T_2WI(D)$呈高信号,增强(E和F)无强化。

（2）MRI 表现：常呈 T_1WI 低信号，T_2WI 高信号，囊内成分不同可呈现出不同的信号表现，增强表现同 CT（图 10-1-12）。

【相关疾病】

茎突前咽旁间隙软组织肿块良性居多，以涎腺来源的多形性腺瘤最常见，少见的包括神经鞘瘤、脂肪瘤及血管瘤等；恶性肿瘤性病变较少见，如恶性多形性腺瘤、腺样囊性癌、鼻咽、口咽恶性肿瘤累及咽旁间隙、淋巴瘤等。扁桃体炎等邻近组织结构炎症形成的脓肿常累及该间隙；肿瘤样病变多为鳃裂囊肿，比较罕见。

【分析思路】

茎突前咽旁间隙软组织肿块主要包括三种类型病变，多由来自于邻近组织结构病灶的累及，间隙内原发性病变相对较少，肿块的准确定位及定性有助于疾病的诊断及鉴别，具体分析思路如下：

1. 准确判断肿块是否位于咽旁间隙，鉴别来自于鼻咽及口咽的病灶。同时，需观察邻近组织结构或其他部位是否有原发病灶并累及咽旁间隙。

2. 根据肿块形态学特征、临床特征来鉴别感染性病变和肿瘤性病变。感染性病变临床症状明显，主要表现为咽痛、吞咽困难等。肿瘤性病变常无明显临床症状。脓肿表现为环形强化，坏死腔 DWI 高信号，ADC 值降低，伴周围软组织肿胀，脂肪间隙模糊；肿瘤性病变一般周围间隙清晰。

3. 多形性腺瘤和神经鞘瘤是咽旁间隙常见肿瘤，二者在密度/信号特点和强化方式上可有重叠，关键在于茎突前/后间隙的准确定位。根据茎突、脂肪组织、颈动脉、腮腺深叶及二腹肌等邻近组织结构的移位情况，区分肿块位于茎突前还是茎突后咽旁间隙。茎突前咽旁间隙软组织肿块多位于茎突前方，咽旁间隙脂肪及二腹肌后腹向内及内后方移位，颈动脉鞘血管向后移位，茎突与下颌骨间隙增宽。茎突前咽旁间隙内以多形性腺瘤更多见，而神经鞘瘤多发生于茎突后咽旁间隙，将颈动脉向前或外侧推移，茎突前移，迷走神经肿瘤可以使颈动脉、静脉分离。

4. 根据肿块实质的密度、MRI 信号及形态学特征、强化方式判断其良/恶性，结合扩散加权成像、MRI 动态增强曲线等进行诊断及鉴别诊断。良性肿瘤边界清楚，周围脂肪间隙清晰，未侵犯邻近组织；恶性肿瘤边界不清，形态不规则，侵犯邻近组织结构。均匀/不均匀软组织密度/信号并呈缓慢持续性强化多为多形性腺瘤，轻中度强化并见囊变区域多为神经鞘瘤，渐进性强化考虑血管瘤。

【疾病鉴别】

茎突前咽旁间隙软组织肿块可以分为三种类型疾病，不同疾病之间存在相似的影像学表现，同时也存在各自独特的影像学表现特征，需结合各种影像学特征及临床信息进行诊断和鉴别诊断，常见疾病的主要鉴别诊断要点见表 10-1-1，诊断流程见图 10-1-13。

表 10-1-1　茎突前咽旁间隙软组织肿块常见疾病的主要鉴别诊断要点

疾病	典型影像特征	鉴别要点	主要伴随征象
感染性病变	茎突前咽旁间隙脂肪密度增高，软组织增厚肿胀，脓肿形成后见液化坏死区，增强呈环形强化	脓肿形成后环形强化，坏死腔 DWI 高信号，ADC 值降低，周围软组织肿胀，脂肪间隙模糊	多继发于扁桃体炎，扁桃体肿大，密度不均，边界模糊，可累及周围间隙
多形性腺瘤	位于茎突前间隙，边界清楚，周围脂肪间隙清晰，肿块与腮腺深叶关系密切	茎突前间隙，缓慢延迟强化，病灶较大时可合并坏死囊变区域	咽旁脂肪向内移位，颈动脉鞘血管后移，茎突与下颌骨间隙增宽
神经鞘瘤	多位于茎突后咽旁间隙，边界清楚，密度/信号不均匀	茎突后咽旁间隙，轻中度强化并见囊变区域	咽旁脂肪外移，颈动脉与静脉分离，或前外侧移位，茎突与下颌骨间隙变窄
血管瘤	软组织密度，T_2WI 呈混杂高信号，内部可见短条状血管流空影	边界清楚，增强呈渐进性强化	青少年多见，可由鼻咽部病灶蔓延而来
黏液表皮样癌	肿块边界不清，形态不规则，侵犯邻近组织，密度不均，可见低密度囊变坏死区	肿块侵犯邻近组织结构，浸润性生长	增强扫描呈不均匀强化，可伴随颈部淋巴结转移
淋巴瘤	肿块形态不规则，边界清楚，密度/信号均匀，增强呈均匀、轻中度强化	铸型生长，可包绕颈部血管，但侵袭性不明显，常伴咽淋巴环受累及颈部其他区域淋巴结肿大	囊变坏死少见，常无钙化，DWI 常弥散受限，邻近骨质无明显破坏

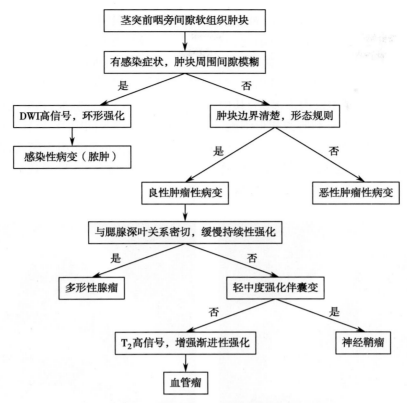

图 10-1-13　茎突前咽旁间隙软组织肿块的诊断流程图

（李泉江　彭　娟）

参 考 文 献

1. Shin JH, Lee HK, Kim SY, et al. Imaging of parapharyngeal space lesions：focus on the prestyloid compartment［J］. AJR Am J Roentgenol, 2001, 177(6)：1465-1470.

2. Rigsby RK, Bhatt AA. Primary pathology of the parapharyngeal space［J］. Clin Neuroradiol, 2023, 33(4)：897-906.

3. Bulut OC, Giger R, Alwagdani A, et al. Primary neoplasms of the parapharyngeal space：diagnostic and therapeutic pearls and pitfalls［J］. Eur Arch Otorhinolaryngol, 2021, 278：4933-4941.

4. Riffat F, Dwivedi RC, Palme C, et al. A systematic review of 1143 parapharyngeal space tumors reported over 20 years［J］. Oral Oncol, 2014, 50：421-430.

5. 邱明国, 张绍祥, 刘正津, 等. 咽旁间隙三维断层影像解剖学研究［J］. 临床放射学杂志, 2004, 23(12)：1088-1091.

6. 罗德红, 张水兴, 韩志江. 头颈部影像诊断基础：颈部卷［M］. 北京：人民卫生出版社, 2022.

第二节　咀嚼肌间隙软组织肿块

【定义】

咀嚼肌间隙（masticator space）是由颈深筋膜（又称封套筋膜）浅层分层包绕咀嚼肌和下颌骨形成的间隙，其内主要结构包含咀嚼肌（翼内肌、翼外肌、颞肌、咬肌）、下颌骨升支和体部、神经（三叉神经下颌支）、血管以及脂肪等，是位于舌骨上颈部最大的筋膜间隙。以颧弓为界，可分为颧弓上区和颧弓下区。咀嚼肌间隙与众多组织结构毗邻，同时可通过自然孔道与其他间隙相通，因此，可有不少原发性或继发性病变发生于该间隙内，所形成的软组织肿块即为咀嚼肌间隙软组织肿块。

【病理基础】

咀嚼肌间隙毗邻结构复杂，发生于此的软组织肿块可分为原发性和继发性，以继发性更多见，尤其继发性感染，病理表现可大致分为三类：

1. 感染性病变　多继发于牙源性感染和腺源性感染，表现为咀嚼肌肿胀，局部脓肿形成，脓液主要为坏死组织及炎症细胞，脓肿壁为肉芽组织和纤维结缔组织。

2. 肿瘤性病变　以继发于邻近组织结构的肿瘤性病变更多见，主要表现为与邻近病灶相同的肿瘤细胞浸润咀嚼肌间隙。原发肿瘤性病变与间隙内的组织结构密切相关，神经源性肿瘤以神经鞘瘤最多见，病理表现为异常增生的梭形施万细胞，包括两种类型:Antoni A 型细胞及 Antoni B 型细胞,分别构成实性细胞区和黏液样组织区,可合并存在;神经纤维瘤相对少见,主要由施万细胞、神经束膜细胞、成纤维细胞或以其中一种细胞为主构成。下颌骨伴软组织肿块可见于成釉细胞瘤、软骨肉瘤及骨肉瘤,相对较少。咀嚼肌来源的原发肿瘤以肉瘤多见,其中横纹肌肉瘤最多见,镜下可见小圆细胞或梭形细胞,新生血管丰富,而良性病变相对较少。

3. 脉管源性病变 主要包括血管瘤和淋巴管瘤,血管瘤病理表现为薄壁血管囊性扩张,可伴血栓

形成;淋巴管瘤病理表现为淋巴管囊性扩张。

【征象描述】

1. 感染性病变

(1) CT 表现:肿块多继发于邻近结构感染如牙源性感染,因此,CT 上多可见原发病灶,部分可见下颌骨骨质吸收及骨髓炎,感染还可扩散至颊部、翼下颌间隙以及颞浅间隙等,导致多间隙受累。CT 表现为咀嚼肌间隙内脂肪组织模糊,密度增高,咀嚼肌肿胀,增强明显强化,脓肿形成后,呈环形强化(图 10-2-1)。

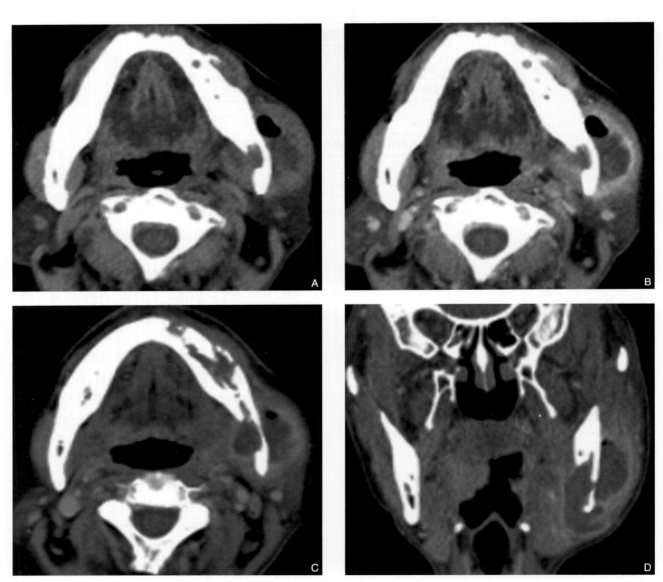

图 10-2-1 咀嚼肌间隙软组织肿块(感染性病变)CT 征象

男,76 岁,左侧下颌骨骨髓炎伴颌面部多间隙感染,咬肌深面及咀嚼肌间隙脓肿形成,CT 平扫(图 A,C)示左侧下颌骨骨质破坏,周围软组织明显肿胀,边界不清,伴脓肿形成,增强(图 B,D)示脓肿壁不均匀环形强化,中央见无强化坏死区。

(2) MRI 表现:咀嚼肌间隙内软组织肿胀,呈 T_1WI 低信号,T_2WI 高信号,增强明显强化。脓肿形成后,脓腔 DWI 呈高信号,ADC 图呈低信号,增强后

环形强化(图 10-2-2)。当感染累及皮下脂肪时可呈网格样改变,同时可见邻近皮肤增厚,此征象有助于鉴别感染性病变与恶性肿瘤。

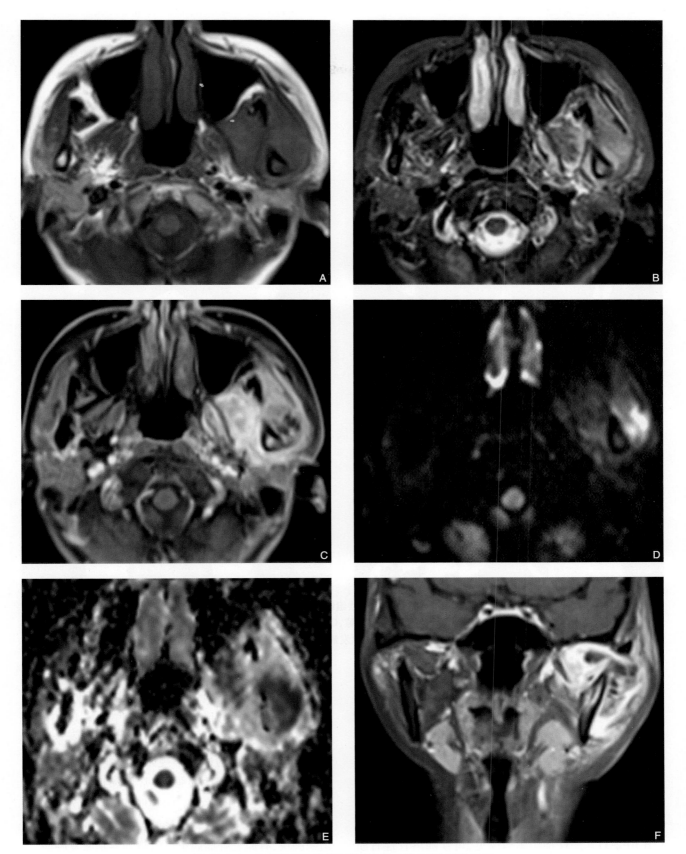

图 10-2-2　咀嚼肌间隙软组织肿块（感染性病变）MRI 征象

女,34 岁,左颌面部多间隙感染伴脓肿形成,左侧颞窝区、咀嚼肌及其间隙、咬肌明显肿胀,并见脓肿形成,轴位 T_1WI（A）片状稍低信号,T_2WI（B）呈不均匀高信号,脓腔在 ADC 图（E）呈低信号,增强（C 和 F）脓肿呈不均匀环形强化,脓腔无强化,周围炎症片状明显强化;左侧下颌骨髁突信号增高（F）,增强见强化,考虑为骨髓炎。

2. 肿瘤性病变

（1）CT表现：咀嚼肌间隙继发性病变更常见，累及多间隙，需结合病灶主体位置及其与邻近组织结构的关系来综合判断病变的起源，较常见的为鼻咽、口咽黏膜、颊黏膜的恶性肿瘤，表现为上述区域边界不清的软组织肿块，累及咀嚼肌间隙。邻近间隙其他肿瘤（如肉瘤）、系统性疾病淋巴瘤也可累及咀嚼肌间隙（图10-2-3）。

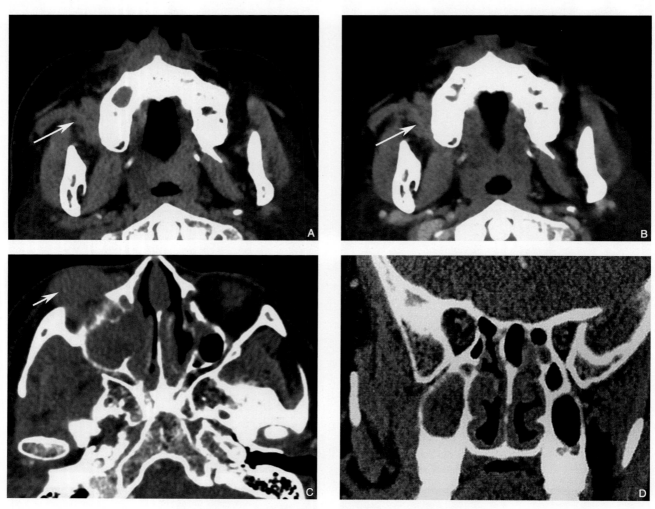

图10-2-3　咀嚼肌间隙软组织肿块（淋巴瘤）CT征象

女,57岁,右侧眼眶弥漫大B细胞淋巴瘤累及右侧咀嚼肌间隙,CT平扫（图A）示右侧咀嚼肌间隙软组织肿块,边界不清,增强（图B）示肿块中度均匀强化（长箭头）,未见骨质破坏。原发病灶为右侧眼睑及眼眶软组织肿块（图C,D）（短箭头）,累及右侧咀嚼肌间隙。

咀嚼肌间隙内原发肿瘤性病变可从以下几个方面进行考虑：①肿块位于下颌神经走行区,神经源性肿瘤可能性大,神经鞘瘤最常见,呈圆形或卵圆形,边界清楚,卵圆孔等神经走行的自然孔道可扩大,CT平扫呈等或低密度,增强呈均匀或不均匀强化,常有囊变,部分可伴咀嚼肌萎缩（图10-2-4）。当肿块密度均匀,沿神经长轴径线生长,轻中度强化,为神经纤维瘤（图10-2-5）。恶性神经鞘瘤少见,可伴随溶骨性骨质破坏。若肿块伴下颌神经非对称性异常增粗并强化,应考虑为沿下颌神经周围播散的恶性肿瘤。②当下颌骨膨胀性骨质破坏,伴分叶状囊实性肿块,实性部分强化,考虑成釉细胞瘤。软组织肿块伴高密度环形或不规则钙化灶,下颌骨骨质侵蚀,考虑软骨肉瘤；下颌骨骨质破坏伴放射状骨针,考虑骨肉瘤。③咀嚼肌来源的肿瘤多为肉瘤,横纹肌肉瘤最常见,各肉瘤表现无特异性,表现为边缘不规则软组织肿块,密度均匀或略不均匀,增强明显强化,常伴邻近组织结构受侵,骨质破坏（图10-2-6）。咀嚼肌间隙还可发生转移性肿瘤,主要是下颌骨骨转移（溶骨性骨质破坏）伴软组织肿块,有原发瘤病史可以帮助鉴别原发肿瘤。

（2）MRI表现：继发性病变常累及多间隙,MRI较CT对病变侵犯范围显示更清晰（图10-2-7、图10-2-8）。原发性病变除与上述CT检查相仿的影像学表现,不同软组织肿块MRI检查还具有以下表现：

①神经鞘瘤增强不均匀强化,肿块内囊变为其特异性表现(图 10-2-9);神经纤维瘤为 T₁ 等信号、T₂ 略高信号,多为均匀强化(图 10-2-10);恶性神经鞘瘤 DWI 呈高信号,与良性肿瘤鉴别点为肿块的形态不规则,边界不清,与邻近组织分界不清。②成釉细胞瘤多为囊实性肿块,实性成分 T₂WI 呈等信号,增强明显强化;软骨肉瘤为实性成分的软组织肿块,边界不清,形态不规则,T₁WI 低信号,因其内含软骨基质成分,因此 T₂WI 呈明显高信号,增强扫描不均匀强化。③咀嚼肌来源的肉瘤表现为边界不清的侵袭性肿块,T₁WI 稍低信号,T₂WI 稍高信号,欠均匀强化,DWI 高信号,ADC 值偏低(10-2-11)。

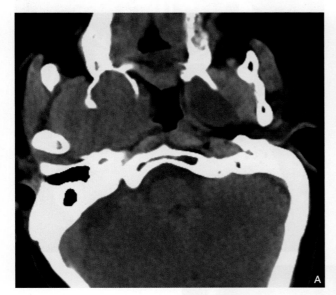
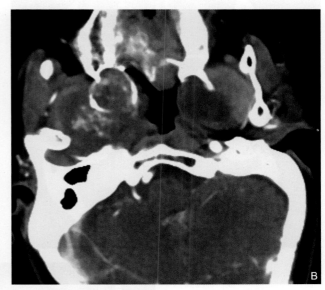
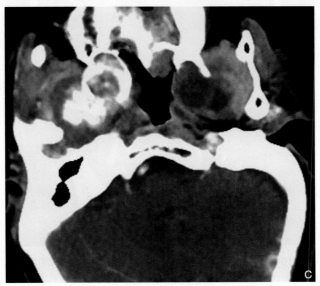

图 10-2-4 咀嚼肌间隙软组织肿块(神经鞘瘤)CT 征象

女,75 岁,左侧咀嚼肌间隙神经鞘瘤,CT 平扫(A)示肿块主体位于咀嚼肌间隙内,边界较清楚,呈分叶状等稍低密度,其内密度不均,增强后(图 B,C)不均匀强化,内见轻度强化的分隔,左侧翼板、上颌骨骨质压迫吸收。右侧咀嚼肌间隙较大肿块,多发片状高密度,为血管瘤。

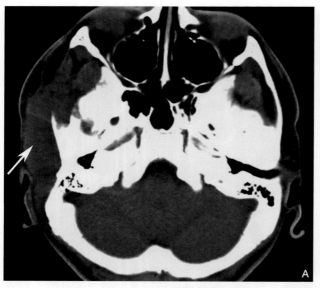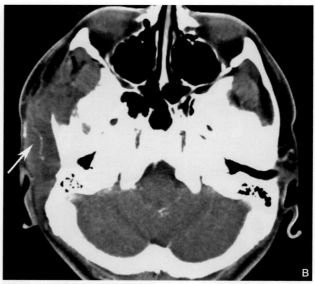

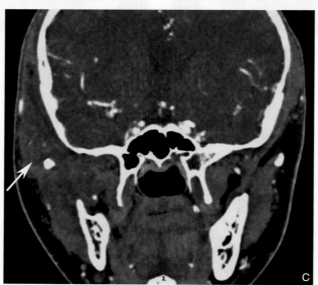

图 10-2-5 咀嚼肌间隙软组织肿块（神经纤维瘤）CT 征象

男,13 岁,右侧咀嚼肌间隙神经纤维瘤,CT 平扫（图 A）示右侧颞肌、咬肌区域片团状软组织肿块影,形态不规则,边界欠清,累及翼内肌、翼外肌,呈等密度,增强（图 B,C）轻中度强化,肿块与颞肌、咬肌分界不清（箭头）。

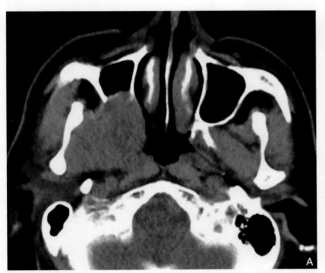
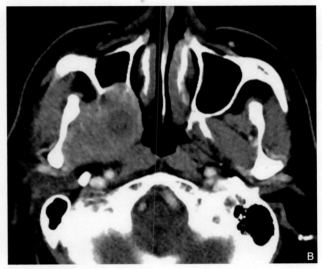
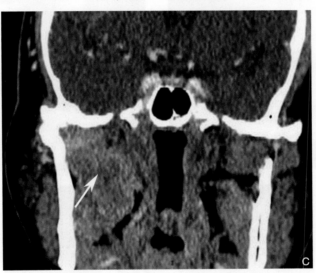

图 10-2-6　咀嚼肌间隙软组织肿块(横纹肌肉瘤)CT 征象

男,62 岁,右侧颞下窝多形性横纹肌肉瘤累及咀嚼肌间隙,CT 平扫(图 A)示右侧颞下窝椭圆形软组织肿块影,形态不规则,密度欠均匀,增强后(图 B,C)呈中度不均匀强化,中央小片无强化区,与右侧翼内外肌分界不清,右侧翼突及上颌窦后缘骨质破坏。

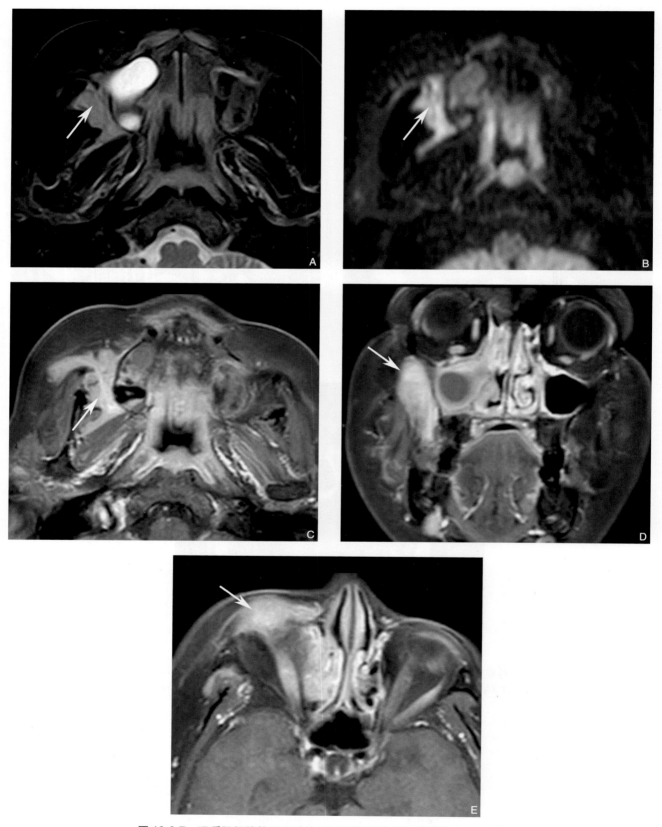

图 10-2-7 咀嚼肌间隙软组织肿块(淋巴瘤)MRI 征象(同图 10-2-3 病例)
女,57 岁,右侧眼眶弥漫大 B 细胞淋巴瘤累及右侧咀嚼肌间隙,肿块信号均匀,形态不规则,呈铸型生长,边界不清,未见骨质破坏,T_2WI(图 A)均匀稍高信号(箭),DWI(图 B)呈高信号(箭),增强(图 C,D,E)均匀较明显强化(箭)。原发病灶为右侧眼睑及眼眶软组织肿块(图 E)(箭)累及右侧咀嚼肌间隙。

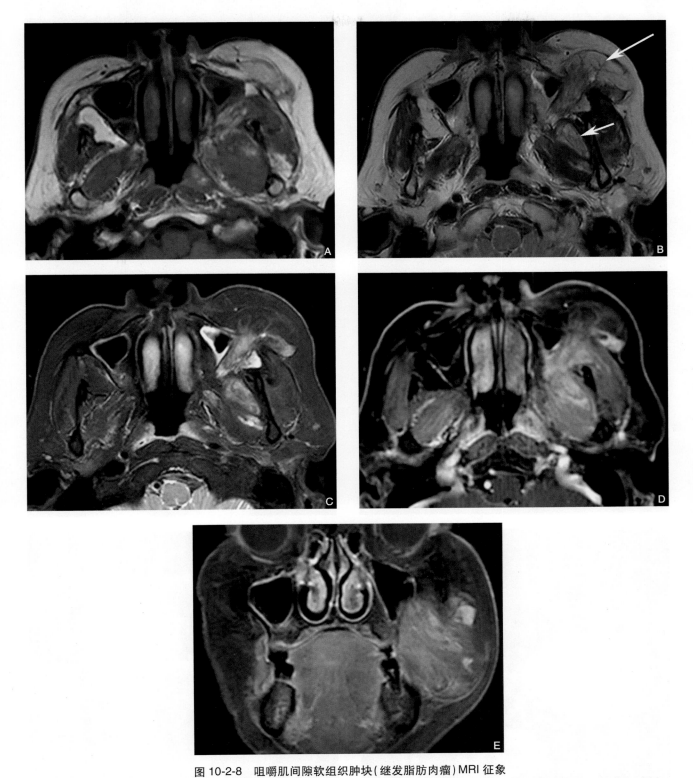

图 10-2-8 咀嚼肌间隙软组织肿块(继发脂肪肉瘤)MRI 征象

女,59 岁,左侧颊部脂肪肉瘤(长箭头)累及咀嚼肌间隙(短箭头),左侧颊肌区域见软组织肿块,边界欠清,累及左侧上颌窦后间隙、颞肌、翼内外肌,T_1WI(图 A)呈不均匀等、高信号,T_2WI(图 B)呈不均匀高信号,T_2 压脂后(图 C)部分病变信号减低,提示含脂肪,增强(图 D 和图 E)呈不均匀强化。

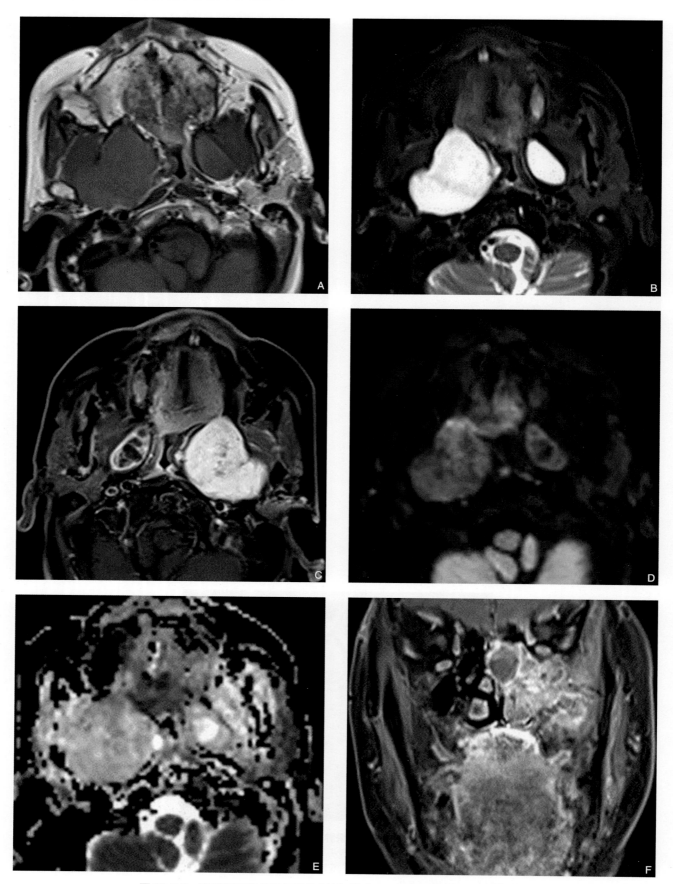

图 10-2-9 咀嚼肌间隙软组织肿块（神经鞘瘤）MRI 征象（同图 10-2-4 病例）

女,75 岁,左侧咀嚼肌间隙神经鞘瘤,肿块主体位于咀嚼肌间隙内,边界较清楚,信号不均,T$_1$WI（图 A）呈等稍低信号,T$_2$WI（图 B）呈高低混杂信号,见囊变区域,增强后（图 C 和 F）明显不均匀强化,囊变区无强化,DWI（图 D）等稍高信号,ADC（图 E）呈等稍高信号,邻近肌肉受压移位。右侧咽旁间隙肿块,T$_1$ 稍低信号,T$_2$ 高信号,增强明显强化,为血管瘤。

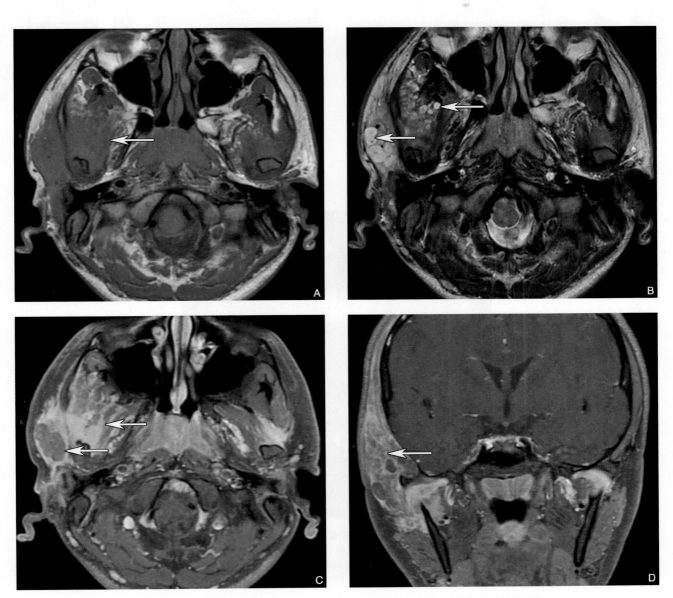

图 10-2-10　咀嚼肌间隙软组织肿块（神经纤维瘤）MRI 征象（同图 10-2-5 病例）

男，13 岁，右侧咀嚼肌间隙神经纤维瘤，右侧颞肌、咬肌区域片团状软组织肿块影（箭头），形态不规则，边界欠清，累及翼内肌、翼外肌，T_1WI（图 A）呈等信号，T_2WI（图 B）呈高低混杂信号，高信号为主，增强（图 C 和图 D）呈不均匀轻中度强化，内见无强化囊变区。

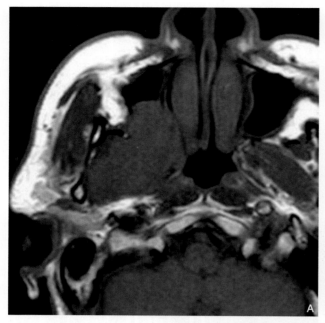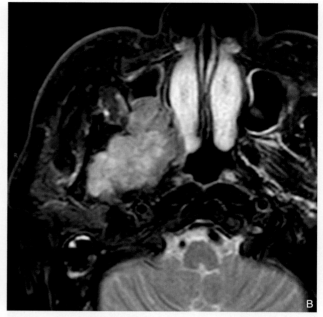

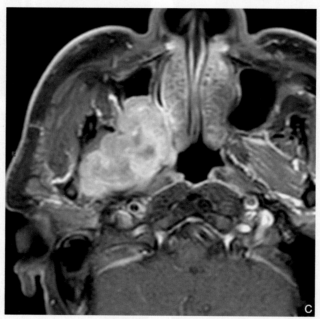

图 10-2-11　咀嚼肌间隙软组织肿块（横纹肌肉瘤）MRI 征象（同图 10-2-6 病例）

男，62 岁，右侧咀嚼肌间隙多形性横纹肌肉瘤，肿块形态不规则，边界不清，侵犯右侧翼内外肌，右侧翼突及上颌窦后缘骨质破坏，T_1WI（图 A）呈等稍低信号，T_2WI（图 B）信号混杂，高信号为主，增强扫描（图 C）呈明显不均匀强化，内见不规则片状无强化坏死区。

3. **脉管源性病变**　血管瘤 CT 平扫为软组织密度，内可见特征性的类圆形高密度静脉石；MRI 扫描 T_1WI 等或低信号，T_2WI 均匀高信号，静脉石 T_2WI 低信号，增强呈渐进性强化（图 10-2-12）。淋巴管瘤为囊性肿块，CT 扫描呈水样密度，MRI 扫描 T_1WI 等或低信号，T_2WI 高信号，增强囊壁及分隔可强化，需与鳃裂囊肿鉴别，鳃裂囊肿多为单囊，而淋巴管瘤多为多囊。

【相关疾病】

咀嚼肌间隙软组织肿块可见于原发及继发性病变，继发性病变更多见，其中感染性病变最常见，多为邻近组织感染所致的局部脓肿；肿瘤性病变多继发于邻近组织肿瘤性病变的侵犯，如口咽癌、鼻咽癌、颊癌最常见，也可见于沿下颌神经周播散、淋巴瘤侵犯及转移性肿瘤等。原发良性肿瘤以神经鞘瘤最多，少见的包括血管瘤、淋巴管瘤、脂肪瘤等；原发恶性肿瘤包括原发骨恶性肿瘤（骨肉瘤、软骨肉瘤）、软组织肉瘤（横纹肌肉瘤、滑膜肉瘤、纤维肉瘤等）。

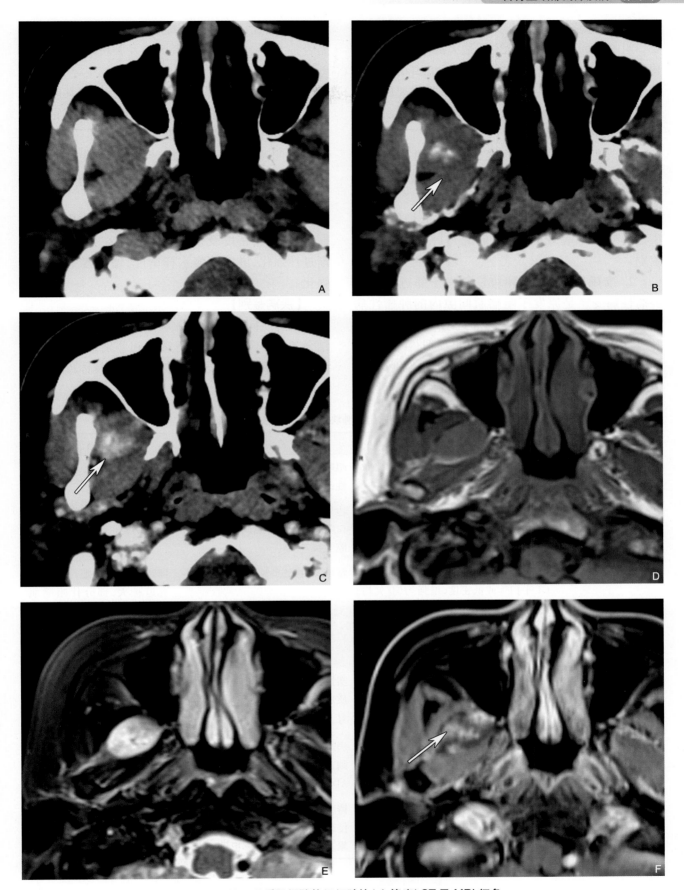

图 10-2-12 咀嚼肌间隙软组织肿块（血管瘤）CT 及 MRI 征象

女,56 岁,右侧咀嚼肌间隙血管瘤,CT 平扫(图 A)示右侧颞下窝翼外肌旁软组织肿块,边界清楚,密度欠均匀,增强后呈渐进性强化,动脉期(图 B)强化程度与动脉相当,静脉期(图 C)强化范围增加(箭头)。T_1WI(图 D)呈稍低信号,T_2WI(图 E)呈高信号,增强(图 F)欠均匀明显强化(箭头)。

【分析思路】

咀嚼肌间隙是舌骨上颈部最大的间隙，毗邻结构复杂，此处的软组织肿块多由邻近组织结构病变所累及，因此，咀嚼肌间隙软组织肿块最重要的是准确定位及组织来源的判断，以帮助疾病的诊断及鉴别诊断，具体分析思路如下：

1. 先判断是感染性病变还是肿瘤性病变。咀嚼肌间隙多为继发感染性病灶，邻近组织结构可见原发感染病灶，常多间隙受累，占位性改变不明显，皮下脂肪可呈网格样改变并伴邻近皮肤增厚，且感染性病变临床表现明显，可借此与肿瘤性病灶相鉴别。

2. 准确定位，判断肿块是继发于邻近组织的肿瘤性病变还是原发于咀嚼肌间隙内的肿瘤性病变。根据肿块主体位置，是与邻近组织结构起源的肿瘤性病变关系密切，还是位于咀嚼肌、下颌骨或神经、血管组织，从而帮助病变的诊断和鉴别诊断。

3. 神经源性肿瘤是常见的良性肿瘤，根据肿块的形态、位置、密度/信号特点以及神经走行的管道是否扩大可作出诊断，但其为多发肿块时，多为神经纤维瘤。

4. 下颌骨来源的肿块根据肿块形态、其内是否存在钙化、与邻近组织结构关系、下颌骨骨质是否有破坏等作出诊断及鉴别诊断。

5. 咀嚼肌来源的肿瘤较少见，病变主体以咀嚼肌为中心生长，以肉瘤多见，常为边界不清的侵袭性肿块，DWI 高信号，ADC 值偏低。

6. 脉管源性病变病程长，以血管瘤及淋巴管瘤多见，可用密度及强化方式进行鉴别，血管瘤呈渐进性强化，淋巴管瘤水样密度，增强囊壁及分隔强化。

【疾病鉴别】

咀嚼肌间隙软组织肿块分为三种类型疾病，需结合各种影像学特征进行诊断和鉴别诊断，常见疾病的主要鉴别诊断要点见表 10-2-1。具体诊断思路见图 10-2-13。

表 10-2-1　咀嚼肌间隙软组织肿块常见疾病的主要鉴别诊断要点

疾病	典型影像特征	鉴别要点	主要伴随征象
感染性病变	咀嚼肌间隙内脂肪组织密度增高，脓肿形成，增强呈环形强化	咀嚼肌肿胀，多间隙受累，占位性改变不明显	多有原发感染灶，下颌支骨髓炎
鼻咽癌/口咽癌等继发肿瘤性病变	软组织肿块，与邻近组织结构分界不清，增强可强化	边界不清，病灶主体位于鼻咽或口咽，侵及咀嚼肌间隙，常多间隙受累	占位性改变明显，邻近组织结构受侵
神经鞘瘤	沿三叉神经下颌支走行，边界清楚，CT 平扫等或低密度，增强均匀/欠均匀强化	常单发，囊变多见	卵圆孔等神经走行的自然孔道扩大，部分伴咀嚼肌萎缩
血管瘤	软组织密度，T_1WI 等或低信号，T_2WI 均匀/不均匀高信号	边界清楚，增强呈渐进性强化	内可见特征性的类圆形高密度静脉石
软骨肉瘤	主体位于下颌骨的实性软组织肿块，边界不清，形态不规则，T_1WI 低信号，T_2WI 呈明显高信号	实性软组织肿块，其内的软骨基质成分在 T_2WI 上呈明显高信号，增强不均匀强化	肿块内见高密度环形或不规则钙化灶
横纹肌肉瘤	边界不清的侵袭性肿块，T_1WI 稍低信号，T_2WI 稍高信号，强化欠均匀	病灶主体位于咀嚼肌，形态不规则，密度欠均匀，DWI 高信号，ADC 值偏低	骨质破坏，侵犯邻近结构
淋巴瘤	肿块形态不规则，边界清楚，密度/信号均匀，增强呈均匀、轻中度强化	铸型生长，可包绕颈部血管，但侵袭性不明显，常伴咽淋巴环受累及颈部其他区域淋巴结肿大	囊变坏死少见，常无钙化，DWI 常弥散受限

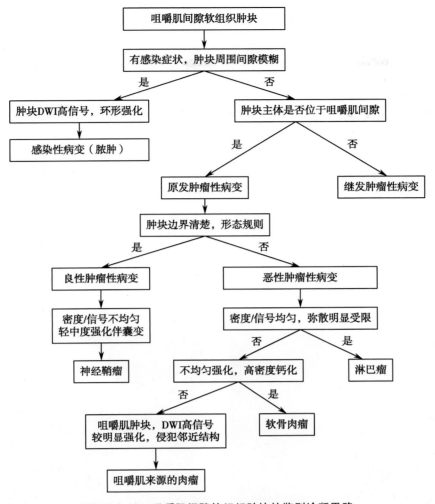

图 10-2-13　咀嚼肌间隙软组织肿块的鉴别诊断思路

（李泉江　彭　娟）

参 考 文 献

1. 罗建峰,周昊,魏卓,等.牙源性颌骨囊肿的临床病理特点分析[J].实用医院临床杂志,2021,18(3):104-107.
2. Abdel Razek AA. Computed tomography and magnetic resonance imaging of lesions at masticator space[J]. Jpn J Radiol,2014,32(3):123-137.
3. 魏懿,肖家和,邹翎.咀嚼肌间隙原发病变的CT、MRI诊断[J].临床放射学杂志,2005(10):870-873.
4. 罗德红,张水兴,韩志江.头颈部影像诊断基础:颈部卷[M].北京:人民卫生出版社,2022.

第三节　颈动脉间隙软组织肿块

【定义】

颈动脉间隙（carotid space,CS）是由颈深筋膜深、中及浅层共同包绕颈总动脉、颈内动脉、颈内静脉和神经等组织形成的管状间隙,范围从主动脉弓水平至颅底,由舌骨分为舌骨上区和舌骨下区,发生于该间隙内的软组织肿块即为颈动脉间隙软组织肿块。

【病理基础】

颈动脉间隙软组织肿块常来源于其内组织结构如淋巴结、神经及血管等的病变,其中淋巴结病变最常见,包括淋巴结炎症、淋巴结增生、淋巴结结核、淋巴结转移以及淋巴瘤等。淋巴结炎症的致病因素有病毒、细菌、真菌等,引起淋巴细胞多克隆,淋巴结可不同程度增大;淋巴结结核的基本病理表现为渗出、增生和干酪样坏死;淋巴瘤表现为大量异常淋巴细胞的弥漫增生;淋巴结转移常可见淋巴结内大量肿瘤细胞浸润。其次为神经源性肿瘤,包括神经纤维瘤、神经鞘瘤及副神经节瘤,神经纤维瘤为纤细的梭形细胞疏松分布于黏液基质和胶原纤维中,边界不清,向邻近组织生长;神经鞘瘤主要由施万细胞构成,包括细胞紧密排列的 Antoni A 区和富含黏液样基质的 Antoni B 区;副神经节瘤最常见的是颈动脉体瘤和颈静脉球瘤,颈动脉体瘤表现为血管和纤维组织形成网格状瘤巢,颈静脉球瘤为团簇状排列的肿瘤细胞及嗜酸性上皮细胞,其间可见纤维血管束形成的间隔。

【征象描述】

1. 淋巴结病变

(1)CT表现:淋巴结炎症影像学表现与具体致病因素相关,常表现为淋巴结弥漫性或局限性受累,病毒性因素的淋巴结可正常或略增大,而细菌性因素致病时淋巴结增大更显著,且边界欠清,有融合倾向,可伴内部坏死形成脓肿,呈环形或花环样强化,周围间隙模糊(图10-3-1)。淋巴结结核可为单侧或双侧颈部淋巴结增大,形态多不规则,边界清楚,平扫密度均匀,增强明显强化,当出现干酪样坏死,可表现为厚环形强化,部分淋巴结可融合成块状,与邻

近组织粘连,中央可坏死,坏死边缘肉芽组织增生,增强后呈"花环状",病灶还可侵犯邻近组织并形成冷脓肿(图10-3-2)。淋巴瘤表现为多发淋巴结增大,平扫呈均匀等密度,囊变坏死少见,增强均匀强化,多向后内侧推移颈动脉鞘(图10-3-3)。淋巴结转移常有原发肿瘤病史,80%源于头颈恶性肿瘤(多为鳞癌),20%源于胸腹恶性肿瘤;淋巴结常表现为球形增大,常以短径大于1cm为判断转移的阈值,多发,边界常不清楚,可有包膜外侵犯,较大者可出现中央坏死,呈不均匀环形强化,不规则环形强化伴坏死是鳞癌转移的特征表现(图10-3-4)。甲状腺乳头状癌转移淋巴结相对较小,边缘较规则,无明显外侵,血供丰富,明显强化,甲状腺乳头状癌淋巴结转移较特征的征象是淋巴结内细颗粒样钙化、囊变、壁内明显强化乳头状结节。

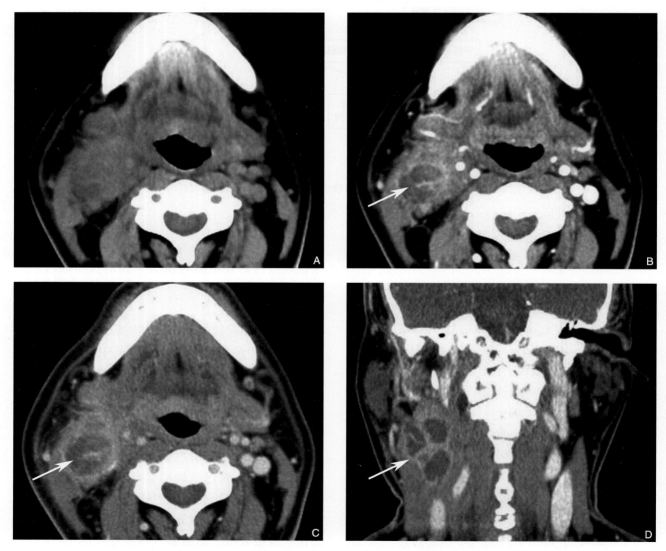

图 10-3-1 颈动脉间隙软组织肿块(淋巴结炎伴脓肿)CT 征象

男,50岁,右侧颈动脉间隙淋巴结炎症伴脓肿,CT平扫(图A)示右侧胸锁乳突肌内侧颈动脉间隙混杂密度团块影,边界不清,动脉期(图B)及静脉期(图C)见分隔并呈花环样强化(箭头),周围软组织肿胀,脂肪间隙模糊,右侧颈动脉鞘受压向内前方移位,冠状位(图D)示双侧颈部多发淋巴结,部分增大,增强扫描强化较均匀,为反应性增生。

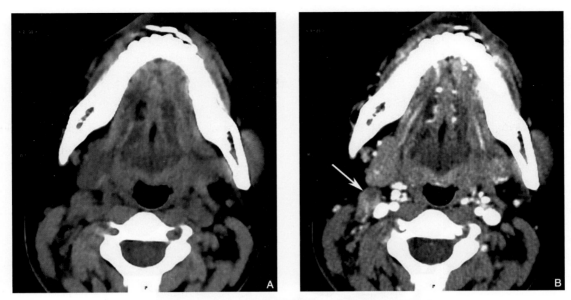

图 10-3-2 颈动脉间隙软组织肿块（淋巴结结核）CT 征象
女，28 岁，右侧颈动脉间隙淋巴结结核，CT 平扫（图 A）示右侧颈部多发肿大淋巴结，部分病灶融合，增强后（图 B）多个淋巴结呈环形强化（箭头），内壁光滑。

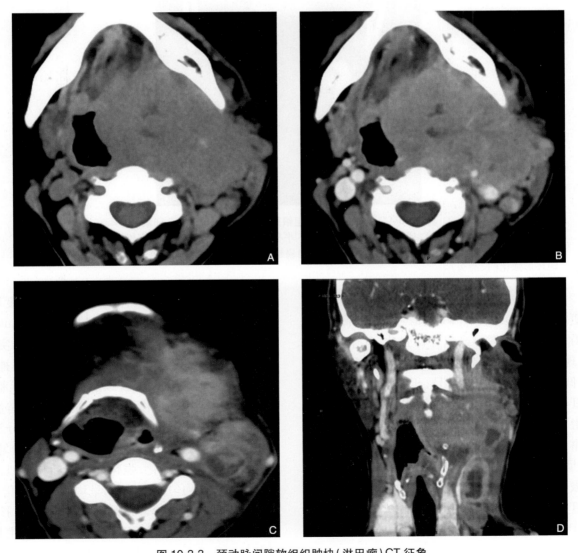

图 10-3-3 颈动脉间隙软组织肿块（淋巴瘤）CT 征象
女，64 岁，左侧颈部淋巴瘤，颈部多发软组织肿块，累及咽旁间隙及颈动脉间隙，病灶融合，平扫 CT（图 A）密度欠均匀，内见低密度坏死区，增强（图 B，C，D）实性成分轻中度强化，坏死区无强化，冠状位 CT（图 D）示颈部多部位受累，颈动脉鞘受压后移。

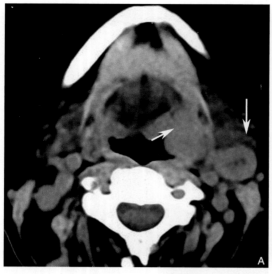
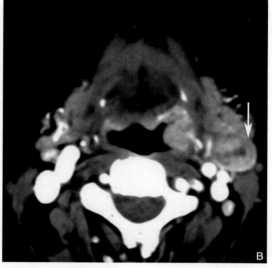
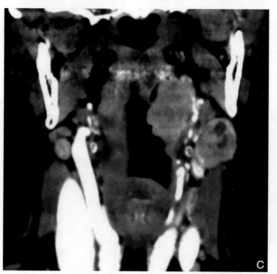

图 10-3-4 颈动脉间隙软组织肿块(淋巴结转移)CT 征象

女,67 岁,左侧扁桃体癌伴左侧颈部淋巴结转移,CT 平扫(图 A)示左侧扁桃体区不规则软组织肿块(短箭头),左侧颈部多发肿大淋巴结,增强(图 B,C)左侧扁桃体区肿块欠均匀中度强化,左侧颈部淋巴结不均匀环形强化(长箭头)。

(2)MRI 表现:MRI 对化脓性淋巴结炎坏死区显示更加敏感,表现为 T_1WI 低信号、T_2WI 高信号,DWI 弥散受限,呈环形或花环样强化,其余征象与 CT 表现相同(图 10-3-5)。淋巴结结核实性成分呈 T_1WI 低信号,T_2WI 稍高信号,干酪样坏死以及冷脓肿 T_2WI 呈明显更高信号,增强呈环形强化,内壁光滑,部分可形成窦道(图 10-3-6)。淋巴瘤常侵犯咽淋巴环,可弥漫性生长,T_1WI 呈等低信号,T_2WI 呈均匀稍高信号,DWI 弥散明显受限,增强较均匀强化(图 10-3-7)。淋巴结转移 T_1WI 呈等、低信号,T_2WI 以稍高信号为主,坏死区域 T_2WI 明显高信号,DWI 一般不受限,增强呈不均匀环形强化(图 10-3-8)。

2. 神经源性肿瘤

(1)CT 表现:神经纤维瘤坏死囊变少见,密度均匀,轻中度均匀强化。神经鞘瘤较小时密度均匀,增强后呈明显均匀强化,较大时根据肿瘤 Antoni A 区与 Antoni B 区比例不同而形成大小不等的实质区和囊变区,增强呈不均匀强化(图 10-3-9);当神经鞘瘤来源于迷走神经时,可使颈动静脉分离,而来源于交感神经时则向外推移颈内、外动脉及颈内静脉,并可伴茎突前移。颈动脉体瘤位于颈总动脉分叉处,推移颈内、外动脉形成"高脚杯征",平扫呈均匀软组织密度,增强明显强化,强化程度与动脉类似,动脉期时强化可不均匀,延迟期则呈均匀明显强化,CTA 可以更好地显示并诊断该肿瘤(图 10-3-10,彩图见文末彩插)。颈静脉球瘤以颈静脉孔为中心生长,颈动脉分叉角度无增大,平扫密度均匀,边界清楚,增强明显强化,可对邻近骨质形成虫蚀状骨质破坏且无骨质增生改变(图 10-3-11)。

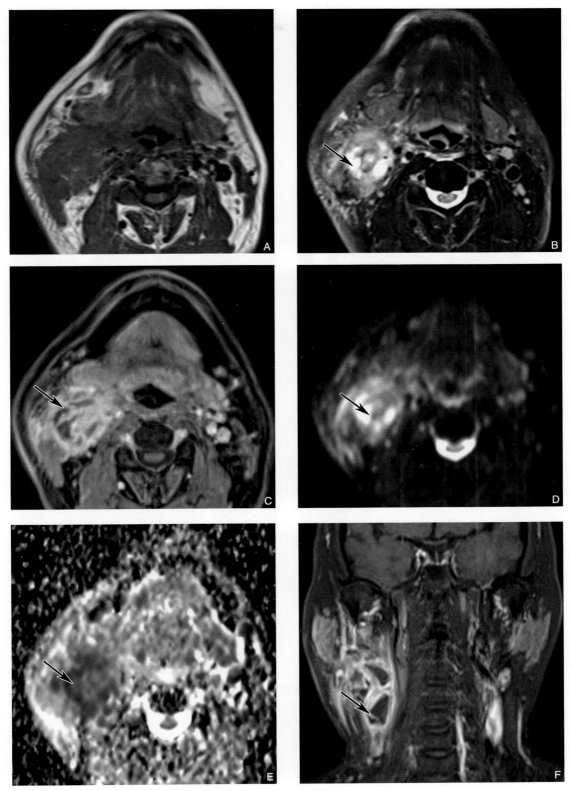

图 10-3-5　颈动脉间隙软组织肿块（淋巴结炎症伴脓肿）MRI 征象（同图 10-3-1 病例）
男，50 岁，右侧颈动脉间隙淋巴结炎症伴脓肿，脓肿边界不清（箭头），周围大片炎症，T₁WI（图 A）呈稍低信号团块影，T₂WI（图 B）混杂高信号，增强（图 C 和图 F）呈花环样强化，中央脓腔无强化，DWI（图 D）脓腔呈高信号，ADC 图（图 E）呈低信号。

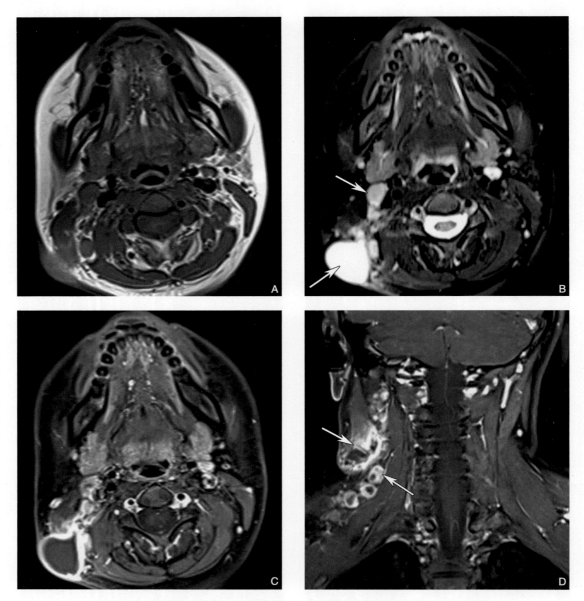

图 10-3-6 颈动脉间隙软组织肿块(淋巴结结核)MRI 征象(同图 10-3-2 病例)

女,28 岁,右侧颈部多发淋巴结结核,右侧颈部 Ⅱ-Ⅴ区多发肿大淋巴结,部分融合,T$_1$WI(图 A)呈等信号,T$_2$WI(图 B)呈稍高信号,部分病灶中央片状高信号,增强(图 C、D)部分呈均匀强化,部分呈环形强化(箭头)。

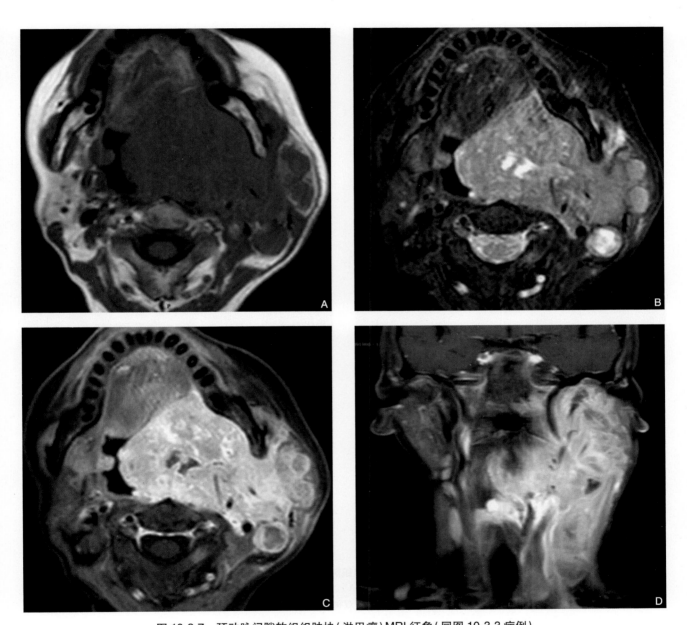

图 10-3-7　颈动脉间隙软组织肿块(淋巴瘤)MRI 征象(同图 10-3-3 病例)

女,64 岁,左侧颈部淋巴瘤,颈部多发软组织肿块,累及咽旁间隙及颈动脉间隙,边界不清,信号欠均匀,T_1WI(图 A)呈稍低信号,T_2WI(图 B)呈稍高信号,内见小片长 T_1 长 T_2 信号坏死区,增强(图 C 和图 D)实性成分较明显强化,坏死区无强化。

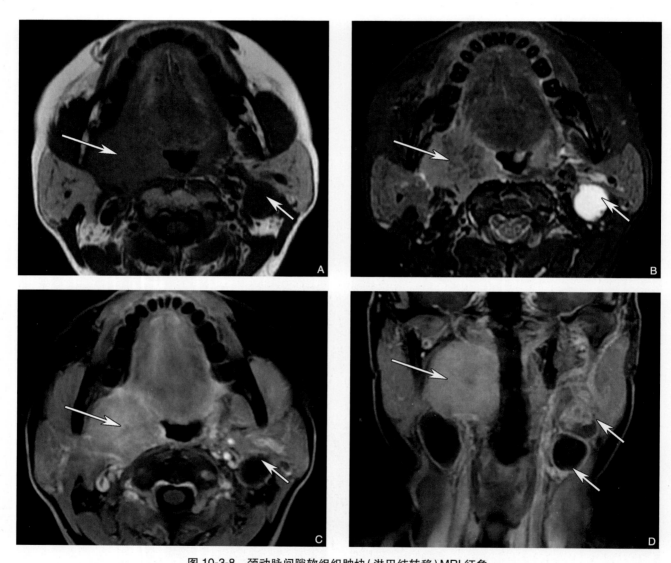

图 10-3-8　颈动脉间隙软组织肿块（淋巴结转移）MRI 征象

女，52 岁，右侧口咽鳞癌伴双侧颈淋巴结转移，T₁WI（图 A）、T₂WI（图 B）、增强（图 C 和图 D）示右侧口咽肿块形态不规则，呈稍长 T₁、稍长 T₂ 信号，欠均匀强化（长箭头）；双侧颈部淋巴结呈稍长 T₁、不均匀长 T₂ 信号，增强不均匀环形强化（短箭头）。

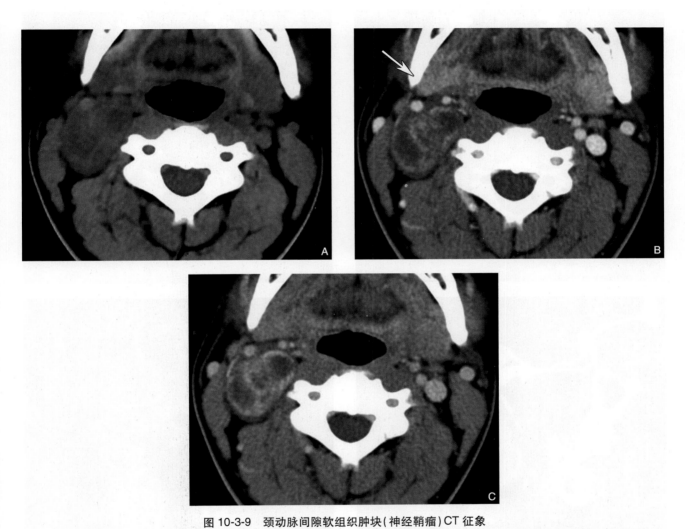

图 10-3-9　颈动脉间隙软组织肿块（神经鞘瘤）CT 征象

男，28 岁，右侧颈动脉间隙神经鞘瘤，平扫 CT（A）示肿块位于右侧颈动脉鞘，边界清楚，密度不均匀，动脉期（图 B）和静脉期（图 C）示肿块不均匀持续性强化，囊变区无强化，颈动脉鞘受压向前外侧移位（箭头），提示位于茎突后间隙。

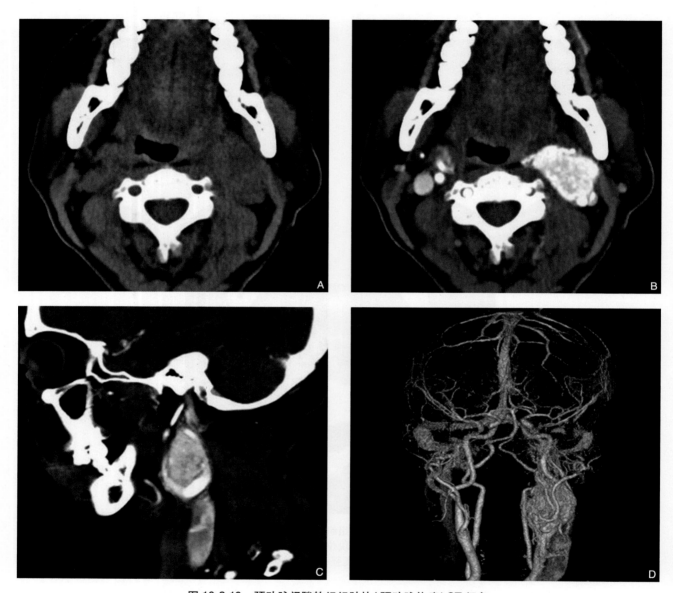

图 10-3-10　颈动脉间隙软组织肿块（颈动脉体瘤）CT 征象

女,52 岁,左侧颈动脉间隙颈动脉体瘤,CT 平扫(图 A)示肿块呈软组织密度,边界清楚,增强动脉期(图 B)明显强化,强化程度与动脉相似,矢状位(图 C)示颈总动脉分叉角度明显增大,呈"高脚杯征",CTA(图 D)示肿瘤位于颈总动脉分叉处。

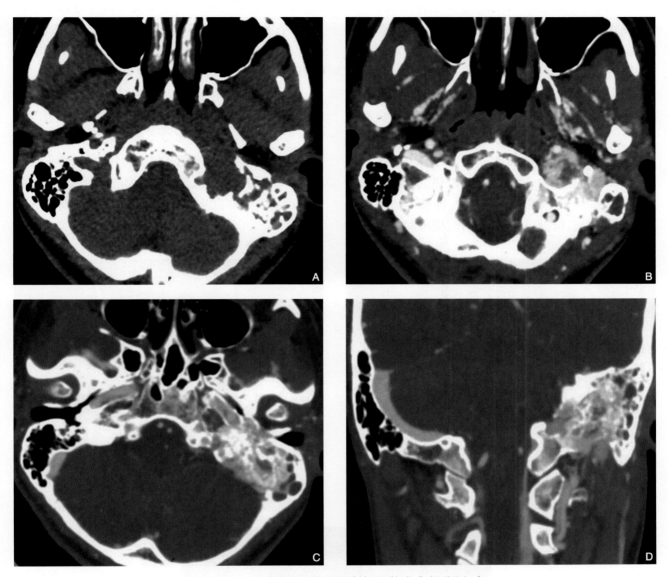

图 10-3-11 颈动脉间隙软组织肿块(颈静脉球瘤)CT 征象

女,24 岁,左侧颈静脉孔区颈静脉鼓室球瘤,左侧颈静脉孔区及中耳鼓室见软组织肿块影,邻近骨质侵蚀破坏,病灶形态不规则,平扫(图 A)密度均匀,增强(图 B,C,D)明显强化。

(2) MRI 表现:神经纤维瘤信号均匀,增强后均匀强化,可包绕神经生长,边缘毛糙。神经鞘瘤边界清楚,大多包膜完整,信号不均匀,Antoni A 区呈 T_1WI 等、T_2WI 稍低信号,Antoni B 区呈 T_1WI 低、T_2WI 高信号,增强后呈不均匀强化(图 10-3-12)。颈动脉体瘤及颈静脉球瘤在 T_1WI 呈等至稍高信号,肿块>2cm 时可见"胡椒盐征","盐"为出血或血流速度减慢形成的点状高信号,"胡椒"为血管流空信号,T_2WI 呈不均匀高信号,边缘清楚,增强明显强化,二者可根据不同的发病部位进行鉴别(图 10-3-13、图 10-3-14)。

【相关疾病】

颈动脉间隙软组织肿块最常见于淋巴结病变,包括良性淋巴结病变(淋巴结炎症、淋巴结结核、反应性淋巴结增生、淋巴结脓肿等)、淋巴结恶性肿瘤主要为转移瘤、淋巴瘤,巨淋巴结增生症少见。颈动脉间隙常见良性肿瘤有神经鞘瘤、神经纤维瘤、颈动脉体瘤和颈静脉球瘤等神经源性肿瘤。颈动脉间隙还可见其他病变:颈静脉孔区脑膜瘤、血管瘤、淋巴管瘤、鳃裂囊肿等,相对少见。

【分析思路】

颈部结构复杂,准确定位有助于颈动脉间隙病变的诊断及鉴别诊断。颈动脉间隙软组织肿块最常见于淋巴结病变,同时还包括其他组织来源的软组织肿块,需观察肿块形态、具体位置及其与颈动脉鞘、邻近间隙结构的关系,具体分析思路如下:

1. 判断是淋巴结病变还是其他肿瘤性病变。淋巴结病变常多发,常沿颈静脉链分布,位于颈动脉鞘前、外、后侧,使颈动脉鞘向内后侧移位,从而与其他肿瘤性病变相鉴别。

2. 淋巴结病变中,需根据淋巴结形态、部位、大小以及临床表现进行相应诊断及鉴别诊断,病毒性淋巴结炎常无特征性表现,细菌性多表现为多发淋巴结增大,可以伴脓肿形成,环状强化,周围间隙模糊,常侵犯邻近结构,临床有红、肿、热、痛等症状;淋巴结结核的淋巴结形态多不规则,可见干酪样坏死及冷脓肿形成,增强呈厚环形强化,周围间隙一般较

化脓性淋巴结炎清晰,内壁光滑可以与淋巴结转移瘤鉴别;淋巴结转移多有原发肿瘤病史,形态增大、失常,不均匀环形强化,内壁不光滑,多位于颈动脉前外侧,可进行性增大并侵袭性生长。

3. 神经源性肿瘤中,最常见的是神经鞘瘤和神经纤维瘤,两者起源及发病部位一致,影像学表现有如下鉴别点:神经鞘瘤多偏心性生长,常伴囊变,不均匀强化;神经纤维瘤则多包绕神经生长,坏死囊变少见,强化均匀。其次是颈动脉体瘤及颈静脉球瘤,根据两者发生部位及其与动静脉的关系可对其进行鉴别。

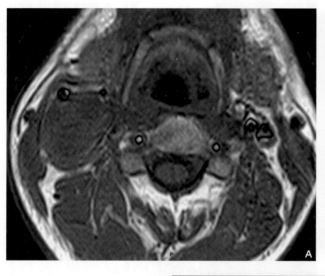

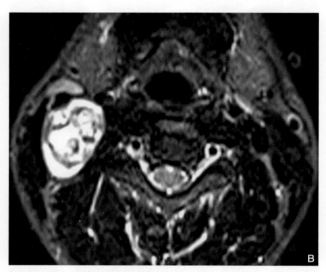

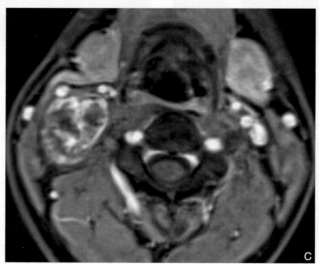

图 10-3-12　颈动脉间隙软组织肿块(神经鞘瘤)MRI 征象(同图 10-3-9 病例)

男,28 岁,右侧颈动脉间隙神经鞘瘤,肿块位于右侧颈动脉鞘,边界清楚,信号不均匀,T_1WI(图 A)呈稍低信号,T_2WI(图 B)呈高低混杂信号,增强扫描(图 C)肿块不均匀强化,囊变区无强化。

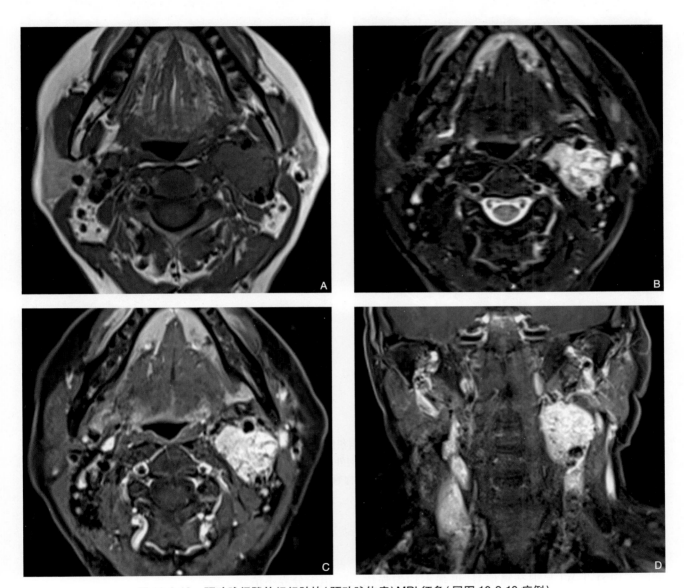

图 10-3-13　颈动脉间隙软组织肿块(颈动脉体瘤)MRI 征象(同图 10-3-10 病例)

女,52 岁,左侧颈动脉间隙颈动脉体瘤,肿块类圆形,边界清楚,T_1WI(图 A)呈等信号,T_2WI(图 B)呈高信号,信号不均匀,增强(图 C,D)明显强化,颈内外动脉被肿块包绕,并分离移位。

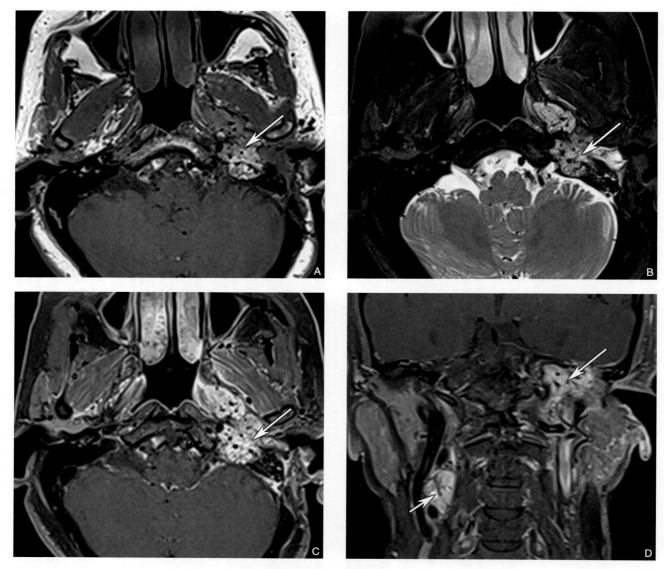

图 10-3-14 颈动脉间隙软组织肿块（颈静脉球瘤）MRI 征象

女，53 岁，左侧颈静脉孔区颈静脉鼓室球瘤，肿块边界欠清，向外累及左侧乳突、中耳鼓室，向前累及左侧咽旁间隙，T_1WI（图 A）呈高信号，T_2WI（图 B）呈不均匀高信号，病灶内多发迂曲血管流空，增强扫描（图 C，D）不均匀明显强化（长箭头）。右侧颈总动脉分叉见明显强化的颈动脉体瘤（短箭头）。

4. 颈动脉间隙神经鞘瘤还需与咽旁间隙内多形性腺瘤进行鉴别：前者主要位于茎突后咽旁间隙，密度不均匀，T_2WI 呈混杂高信号，增强不均匀强化，无延迟强化；而后者多位于茎突前咽旁间隙，密度不均，T_2WI 呈稍高信号，增强呈延迟性强化；从而根据两者发生部位、密度/信号特点及强化方式进行鉴别。

5. 此外，还需观察肿块与邻近组织结构的关系，大部分良性肿瘤性病变推移邻近组织结构，而颈静脉球瘤的边缘可见虫蚀状骨质破坏且无骨质增生改变，恶性肿瘤性病变则表现为侵袭性改变，与邻近组织分界不清。

【疾病鉴别】

颈部结构复杂，病变较多，颈动脉间隙继发于邻近组织结构的病变较原发性病变少，当出现颈动脉间隙软组织肿块时，需根据影像学检查图像，结合临床症状和体征，进行如下诊断及鉴别诊断，鉴别要点见表 10-3-1。具体诊断思路见图 10-3-15。

表 10-3-1 颈动脉间隙软组织肿块常见疾病的主要鉴别诊断要点

疾病	典型影像特征	鉴别要点	主要伴随征象
淋巴结炎症	病毒性淋巴结炎常无特征性表现,细菌性淋巴结炎淋巴结增大更明显,边界欠清,可有融合倾向,内部可坏死	细菌性淋巴结炎多发或融合成肿块,可伴脓肿形成,环状或分隔状强化,脓腔 DWI 弥散受限	细菌性淋巴结炎周围间隙模糊,常侵犯邻近周围结构,临床症状明显
淋巴结结核	单侧或双侧颈部淋巴结增大,形态多不规则,可多发或融合成块并与邻近组织粘连,增强明显强化,淋巴结干酪样坏死增强后为环形强化	淋巴结形态多不规则,边界清楚,可见干酪样坏死及冷脓肿形成,增强呈厚环状强化,内壁光滑	病灶可侵犯邻近组织并形成冷脓肿
巨淋巴结增生症	单发软组织肿块,密度/信号较均匀,T₁WI 稍高信号,T₂WI 高信号,持续性明显强化	多为单发,密度/信号均匀,血供丰富,动脉期及静脉期均明显强化	肿块周围可见增粗扭曲的血管
淋巴结转移	多发肿大淋巴结,边界常不清楚,可有包膜外侵犯,较大者可出现中央坏死	多发淋巴结增大,中央坏死,不均匀环形强化是诊断淋巴结转移瘤的可靠征象	有原发肿瘤病灶,增大淋巴结多位于颈动脉前外侧,可进行性增大并侵袭性生长
淋巴瘤	多发淋巴结增大,密度/信号均匀,囊变坏死少见,轻中度均匀强化	密度较淋巴结转移瘤更均匀,囊变坏死更少见	DWI 示弥散明显受限
神经纤维瘤	神经走行区的软组织肿块,密度/信号均匀,囊变少见	多包绕神经生长,密度/信号均匀,强化均匀	轻中度均匀强化
神经鞘瘤	肿块边界清楚,大多包膜完整,密度/信号不均匀,坏死囊变多见	多偏心性生长,囊变更多见,不均匀强化	增强后呈不均匀强化
颈动脉体瘤	肿块位于颈动脉分叉处,推移颈内、外动脉形成"高脚杯征",平扫密度/信号均匀或不均匀	动脉期明显强化,均匀/不均匀,强化程度接近血管;颈总动脉分叉角度增大,CTA 显示更好	瘤体直径>2cm 时有"胡椒盐征"
颈静脉球瘤	肿块以颈静脉孔为中心生长,CT 平扫密度均匀,T₁WI 低或等信号,T₂WI 高信号,增强明显强化	肿块位于颈静脉孔区,瘤体直径>2cm 时,MRI 有血管流空或"胡椒盐征"	对邻近骨质形成虫蚀状骨质破坏,无骨质增生改变
颈静脉孔区脑膜瘤	多为高密度肿块,密度均匀,边界清楚,T₁WI 及 T₂WI 均呈等信号,明显均匀强化	位于颈静脉孔区,见脑膜尾征时可明确诊断	颅底骨质增生硬化

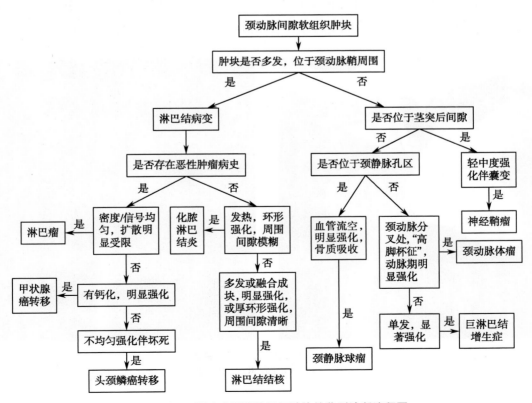

图 10-3-15 颈动脉间隙软组织肿块的鉴别诊断流程图

(李泉江 彭 娟)

参 考 文 献

1. 段刚,许乙凯,冯婕,等.颈动脉间隙及其占位性病变的影像研究[J].中国临床解剖学杂志,2007,25(3):272-274+278.

2. Chengazi HU, Bhatt AA. Pathology of the carotid space [J]. Insights Imaging. 2019,10(1):21.

3. Kohlberg GD, Stater BJ, Kutler DI, et al. Carotid space mass [J]. JAMA Otolaryngol Head Neck Surg, 2014, 140(12):1237-1238.

4. 全冠民,袁涛,雷建明,等.多层螺旋CT对下颈部病变的诊断价值[J].临床放射学杂志,2008,27(1):19-23.

5. 王弘士,杨天锡,顾雅佳.颈动脉间隙肿瘤的CT诊断[J].中华放射学杂志,1994(10):677-681.

6. 罗德红,张水兴,韩志江.头颈部影像诊断基础:颈部卷[M].北京:人民卫生出版社,2022.

第四节　高 脚 杯 征

【定义】

高脚杯征是指肿瘤位于颈内外动脉之间,并使其间隔增大,相对于健侧而言,颈外动脉、颈内动脉、颈内静脉三者间距明显增大,在CT增强最大密度投影(maximum intensity projection,MIP)MIP或容积重建(volume reconstruction,VR)后处理获得的冠状位或矢状位上,表现为高脚杯征,也称为"抱球征"。

【病理基础】

高脚杯征是颈动脉间隙肿瘤对颈内动脉及颈外动脉推压移位形成的一个特征性表现。此征象常见于颈动脉体瘤,也称为非嗜铬性副神经节瘤,是化学感受器肿瘤的一种,肿瘤质地中等,有包膜,表面光整,有丰富的滋养血管;该肿瘤生长于颈内动脉与颈外动脉分叉处,病变增大时,颈内动脉与颈外动脉被推移,其间距增大,在CT增强扫描后,MIP及VR后处理获得的图像上,颈内动脉、颈外动脉及颈总动脉形成"高脚杯"样改变,颈总动脉形成杯脚,颈内动脉及颈外动脉形成杯身;在MRI的T_1WI或T_2WI冠状位、矢状位图像上颈内动脉、颈外动脉及颈总动脉也可显示为高脚杯征。

【征象描述】

1. CT表现　颈总动脉分叉处的软组织肿块,因压迫邻近颈内、外动脉,使颈内、外动脉之间间距明显变大,增强扫描后行MIP及VR后处理,冠状位或矢状位呈"高脚杯"样改变(图10-4-1,彩图见文末彩插)。

2. MRI表现　高脚杯征在MRI上的表现与CT基本一致,颈内、颈外动脉及颈总动脉在T_2WI上表现为血管流空低信号影,在MRA及CE-MRA MIP表现为高信号,肿块位于颈总动脉分叉处,由于颈动脉分叉受推移扩大,颈内、外动脉分离,T_2WI及MRA冠状面或矢状位观呈"高脚杯状"改变(图10-4-2)。

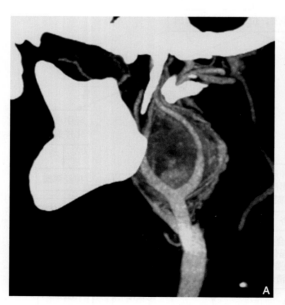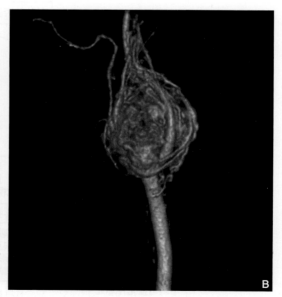

图 10-4-1　高脚杯征 CT 表现

男,38岁,左侧颈动脉体瘤。矢状位MIP(A)及VR图(B)示颈动脉分叉角度扩大,颈总动脉及颈内、外动脉呈"高脚杯"样改变。

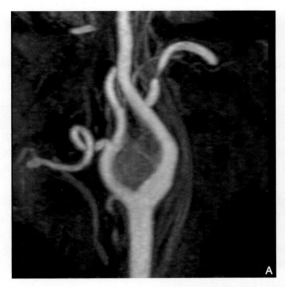
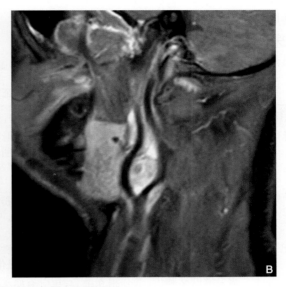
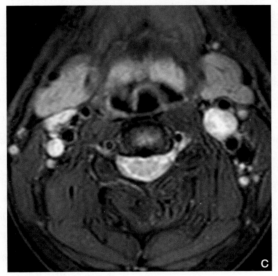

图 10-4-2　高脚杯征 MRI 表现

男,42 岁,左侧颈动脉体瘤。颈动脉 CE-MRA(A)示颈动脉分叉处肿块,颈内动脉及颈外动脉间距增大,呈高脚杯征。增强矢状位(B)示颈动脉分叉处肿块,颈内、外动脉及颈总动脉呈高脚杯征。T₂WI 轴位(C)示左侧颈动脉分叉处肿块,颈内外动脉间距增大。

【相关疾病】

高脚杯征最常见于颈动脉体瘤,是诊断颈动脉体瘤具有特征性表现,高脚杯征也可见于颈动脉间隙神经鞘瘤、巨大淋巴结增生,恶性病变最常见于颈动脉间隙转移性肿大淋巴结,病变位于颈动脉分叉附近,且体积较大时,也可使颈动脉分叉加宽,根据肿瘤生长方式不同,肿瘤冠状位或矢状位呈高脚杯样改变。

【分析思路】

高脚杯征的判定要点是肿瘤位于颈动脉分叉处,由于压迫效应,颈内、外动脉间距增大。若诊断为颈动脉体瘤,还需判断肿瘤的生长方式、强化特点及其肿瘤的影像学表现,并与其他肿瘤相鉴别,分析思路如下:

第一,颈动脉分叉处实性肿瘤,若颈内动脉和颈外动脉间距分离,表现为"高脚杯"征,首先应想到颈动脉体瘤。

第二,由于颈动脉体瘤为副神经节瘤,滋养血管丰富,供血丰富,在 CT 及 MRI 增强时,病变明显强化,内部可见血管影,部分肿瘤 MRI 表现为"胡椒盐"征。

第三,临床表现,由于颈动脉体瘤为化学感受器肿瘤的一种,颈交感神经受压时,可出现霍纳征,可发生晕厥、血压下降和心搏减缓。

第四,结合患者相关临床表现,增强明显强化,磁共振增强表现"胡椒盐"征,颈动脉分叉处肿块,颈总动脉、颈内外动脉表现为"高脚杯"征,即可诊断为颈动脉体瘤。

【疾病鉴别】

虽然高脚杯征诊断颈动脉体瘤具有一定的特征性,但仅仅是一种非特异性征象,还需与神经源性肿瘤、巨淋巴结增生症及转移性肿大淋巴结进行鉴别,鉴别诊断要点见表10-4-1。

神经鞘瘤一般多位于大血管浅侧,与颈动脉紧

表 10-4-1 "高脚杯征"的主要鉴别诊断要点

疾病	高脚杯征典型影像特征	鉴别要点	主要伴随征象
颈动脉体瘤	病变位于颈动脉分叉处,颈内外动脉间距增大,颈内动脉、颈外动脉及颈总动脉表现为高脚杯征	颈动脉分叉典型高脚杯征,病变增强明显,磁共振可表现为"胡椒盐"征	富血供,颈外动脉供血,质地偏软,可触及搏动感、震颤,可闻及血管杂音,动态增强曲线为流出型,DWI 为低信号
神经鞘瘤	病变位于颈动脉分叉旁,病变较大时压迫颈动脉分叉,也可表现高脚杯征	增强扫描强化程度不如颈动脉体瘤,可囊变坏死	病程较长,两种成分构成,即细胞成分和疏松的黏液样成分,常出现坏死
巨淋巴结增生症	病变位于颈动脉分叉周围,压迫颈动脉分叉处,部分病例表现为高脚杯征	孤立性肿大淋巴结,可见淋巴结门,强化程度不如颈动脉体瘤	淋巴结增大,增强扫描较明显强化
转移性肿大淋巴结	多发淋巴结肿大,部分相互融合,压迫颈动脉分叉,偶见高脚杯征	有原发恶性肿瘤,多发肿大淋巴结,强化程度与原发肿瘤相似,强化程度不如颈动脉体瘤	大多与头颈颌面部恶性肿瘤相关,中央液化坏死为特征性表现

贴,且不会对血管进行包绕,颈总动脉分叉角度不增大,通常会出现囊性变,且血流相对稀疏。巨淋巴结增生也大多位于大血管浅侧,常为多发,可发生相互融合的情况,但颈总动脉分叉角度无增大,可见淋巴门结构,血流一般不丰富;转移性肿大淋巴结多位于颈鞘周围,可融合,边缘血流丰富,并且有原发病史。

1. 基于临床信息及影像特征的鉴别诊断流程图见图10-4-3。

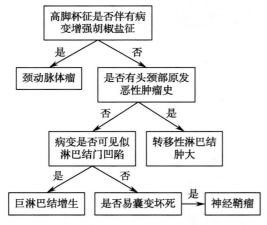

图 10-4-3 高脚杯征的鉴别诊断流程图

2. 表现为"高脚杯征"的常见疾病的主要鉴别诊断要点见表10-4-1。

(邬小平)

参 考 文 献

1. 朱芸,徐鹤,谢宗玉.头颈部副神经节瘤的影像表现及病理特征[J].医学影像学杂志,2020,30(11):1988-1992.

2. Shakur S F, Brunozzi D, Alaraj A. Transarterial glue embolization and covered stenting of a large carotid body tumor in the same setting: neuroendovascular surgical video[J]. World Neurosurgery,2019,44(2):101-102.

3. 望云,刘士远.颈动脉体瘤的临床及影像学研究进展[J].中华实用诊断与治疗杂志,2020,34(12):112-114.

4. 付义彬,李晨光,刘儒鹏,等.多层螺旋CT及MRI对透明血管型巨淋巴结增生症的诊断价值[J].黑龙江医学,2023,47(09):1081-1083.

5. Zheng Y, Huang Y, Bi G, et al. Enlarged mediastinal lymph nodes in computed tomography are a valuable prognostic factor in non-small cell lung cancer patients with pathologically negative lymph nodes[J]. Cancer Manag Res,2020,48(12):10875-10886.

6. 王韧,王依川,侯代伦.以纵隔及肺门淋巴结肿大为主要征象几种疾病的CT诊断及鉴别[J].医学影像学杂志,2022,32(10):1702-1706.

第五节 腮腺单发肿块

【定义】

腮腺位于颜面两侧耳屏前,咬肌表面,以面神经为界将其分为浅深两叶,深叶突入下颌后窝内与咽旁间隙相邻。腮腺表面有腮腺咬肌筋膜包绕在其前方。腮腺导管平行于颧弓向前走行在咬肌前方,穿越颊肌进入口腔。面神经穿出茎乳孔后进入腮腺,并分为颞支、颧支、上下颊支、下颌缘支及颈支五大分支呈分散状穿过腮腺,支配颜面部的表情肌。

腮腺单发肿块以肿瘤最为多见,其中良性肿瘤最

常见于多形性腺瘤,其次是 Warthin 瘤、基底细胞瘤、肌上皮瘤等,还可见于脂肪瘤、血管瘤等;恶性肿瘤以黏液表皮样癌最多见,还可见于鳞癌、腺癌、腺样囊性癌、淋巴瘤、转移瘤等。其临床表现多样,良性肿瘤和低度恶性肿瘤多表现为无痛性肿块,可活动,生长缓慢,病程长者也可发生粘连、固定。恶性肿瘤则进展快速可合并面瘫、出血、淋巴结侵犯和远处转移。

【病理基础】

腮腺肿瘤的具体病因与发病机制十分复杂,目前仍未阐明,可能与遗传、基因突变以及病毒感染等因素有关,诱发原因主要包括吸烟等不良生活习惯、感染、化学物品以及环境因素等。多形性腺瘤病理形态多样,由腺体、导管来源的分裂活性较低的上皮细胞和疏松基质中的固体成分组成,可包含软骨样及纤维黏液区域,伴或不伴有出血、坏死及钙化。10%的多形性腺瘤可能恶变,典型为腺癌。Warthin

瘤由具有包膜的淋巴样基质和上皮细胞构成,基质可包含有淋巴生发中心、肥大细胞和浆细胞。黏液表皮样癌的实性成分包括中度至高度分化的异型性的产黏液的鳞状细胞,囊性成分为唾液黏蛋白。腺样囊性癌为基底细胞样肿瘤,可表现为管状、筛状和实体型。最常见的腮腺转移性恶性肿瘤是鳞癌、黑色素瘤和基底细胞癌。

【征象描述】

1. CT 表现 密度均匀的圆形或类圆形肿块,可分叶,当出现液化、出血、坏死时,其内密度不均;当肿块显示为脂肪密度时应考虑脂肪瘤的可能。肿块呈明显、渐进性强化提示血管瘤;部分病灶可伴有颈部淋巴结肿大并部分融合。多形性腺瘤多呈缓慢持续强化(图 10-5-1);基底细胞腺瘤或黏液表皮样癌均可呈"速升-平台型"强化(图 10-5-2);Warthin 瘤可见"贴边血管征"且呈"快进快出"强化方式(图 10-5-3)。

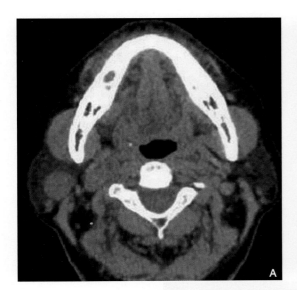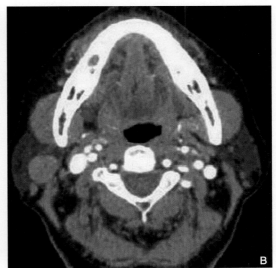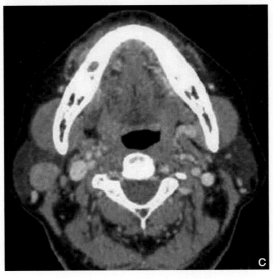

图 10-5-1 多形性腺瘤 CT 表现

女,53 岁,CT 平扫轴位(A)示右侧腮腺稍高密度结节;增强扫描动脉期(B)均匀轻度强化;静脉期(C)呈持续中度强化。

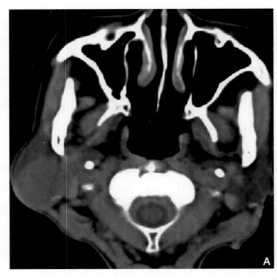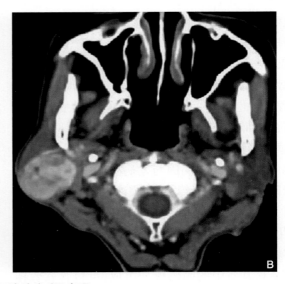

图 10-5-2　基底细胞腺瘤 CT 表现

女,63 岁,CT 平扫轴位(A)示右侧腮腺浅叶稍低密度病灶;增强扫描早期(B)病灶不均匀中度强化,内见裂隙样无强化区,病灶前方见细小血管影与病灶相贴伴行。

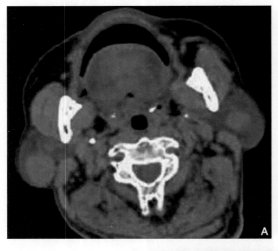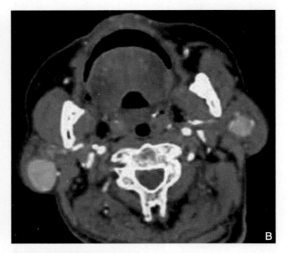

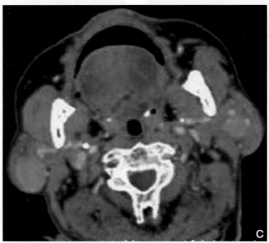

图 10-5-3　Warthin 瘤 CT 表现

男性,61 岁,CT 平扫轴位(A)示双侧腮腺高密度结节;增强扫描动脉期(B)可发现明显强化,边缘见贴边血管;静脉期(C)强化幅度较动脉期明显降低。

2. **MRI 表现**　肿块大多呈 T_1 等低信号、T_2 等高信号,由于内部成分的不同,信号可均匀或不均匀,增强扫描亦可强化不均(图 10-5-4),良性肿瘤和部分低度恶性肿瘤表现常常无特异性。动态增强扫描及 DWI 有助于鉴别诊断。病灶呈缓慢持续强化改变,ADC 值较高提示多形性腺瘤(图 10-5-5,彩图见文末彩插);见"贴边血管征"且呈"快进快出",ADC 值明显低于周围组织,应考虑 Warthin 瘤(图 10-5-6,彩图见文末彩插);"速升-平台型"提示基底细胞腺瘤或黏液表皮样癌(图 10-5-7,彩图见文末彩插),前者内见条带状或"星芒状"无强化区有一定特征(图 10-5-8,彩图见文末彩插;图 10-5-9);转移瘤多呈环形强化。部分腮腺肿瘤具有高度侵袭性,可沿神经、周围间隙扩散并可伴异常强化淋巴结、邻近骨质破坏或远处转移征象(图 10-5-10 及图 10-5-11)。

【相关疾病】

腮腺单发结节首先考虑原发于腮腺的肿瘤。其中多形性腺瘤和 Warthin 瘤临床最为多见。两者在发病人群、发病部位、强化方式上均有差异,可据此进行鉴别诊断。腮腺发病率较低的良性肿瘤及低度恶性肿瘤影像学常常缺乏特异性,需结合临床资料及功能磁共振(如 DWI、DCE 等)进行诊断。腮腺恶性肿瘤形成的单发结节,包括腺癌、鳞癌、腺样囊性癌等,影像学上常常表现出对邻近组织明显的侵袭性,例如侵犯腮腺导管、神经及皮下组织。一些肿瘤样病变(例如鳃裂囊肿、脉管畸形等)常常也表现为腮腺单发结节,结合平扫及增强检查可以鉴别。

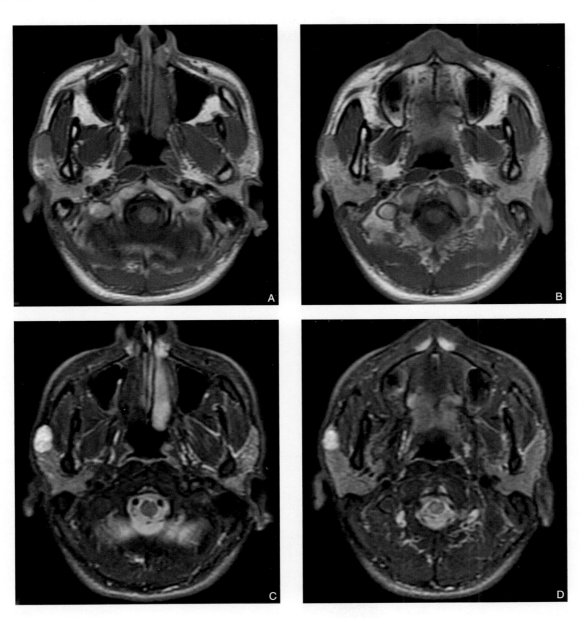

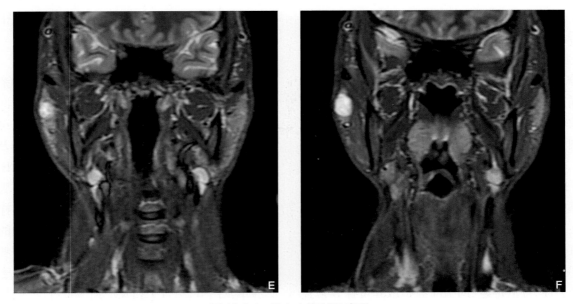

图 10-5-4 肌上皮瘤 MRI 表现

男,27 岁,发现面部包块半年余。MRI 示:横轴位 T_1WI(A、B)示右侧腮腺浅叶前部可见一类圆形肿块,呈低信号,横轴位(C、D)及冠状位(E、F)T_2WI 为高信号灶,内信号欠均匀,边界清晰,紧贴腮腺包膜。

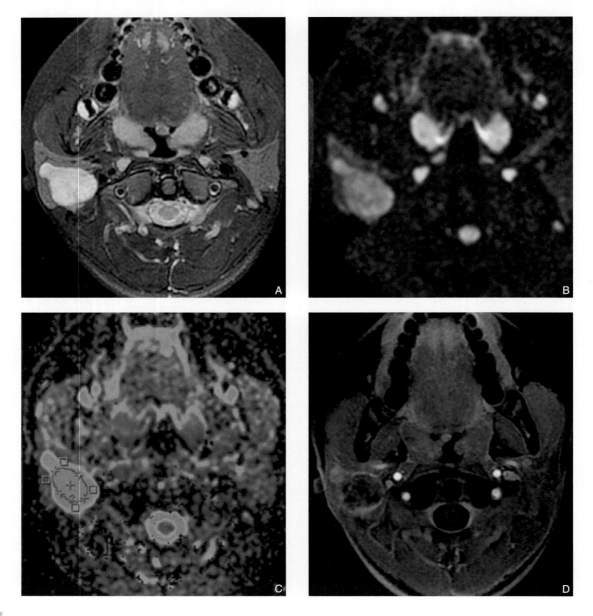

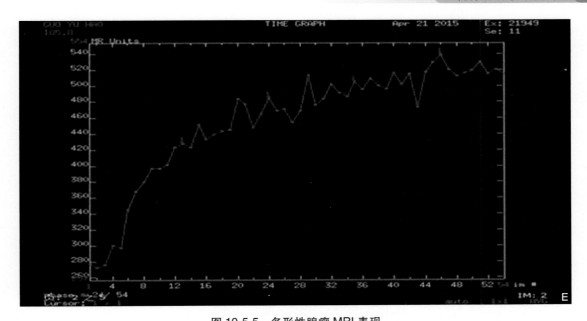

图 10-5-5　多形性腺瘤 MRI 表现

女,25 岁,发现右侧腮腺肿物半年余。MRI 示:横轴位 T_2WI(A)可见右侧腮腺后部壶形肿块,信号不均,以高信号为主,边界清晰;DWI 图(B)呈稍高信号及 ADC 值升高(C),增强扫描(D)不均匀强化,动态增强曲线(E)为缓慢持续强化改变。

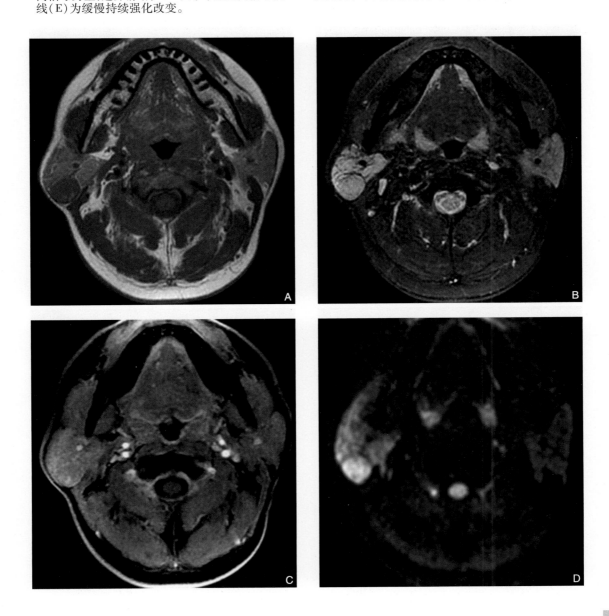

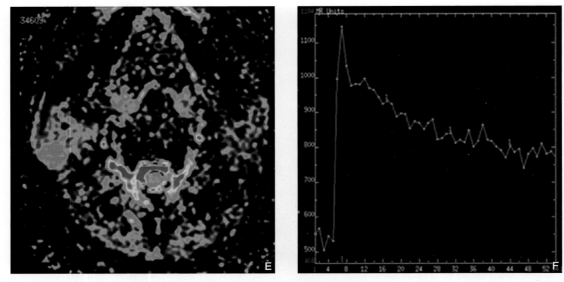

图 10-5-6 Warthin 瘤 MRI 表现

男,46 岁,右侧耳后肿物 10 月。MRI 示:右侧腮腺后下极一类圆形异常信号,境界清楚,横轴位 T_1WI(A)病变呈稍低信号,信号不均,内夹杂少许点片状短 T_1 信号;横轴位 T_2WI(B)上病变呈高信号,横断面增强 T_1WI 病变明显不均匀强化(C),DWI(D)病变呈高信号,ADC 值减低(E)。动态增强曲线呈速升速降趋势(F)。

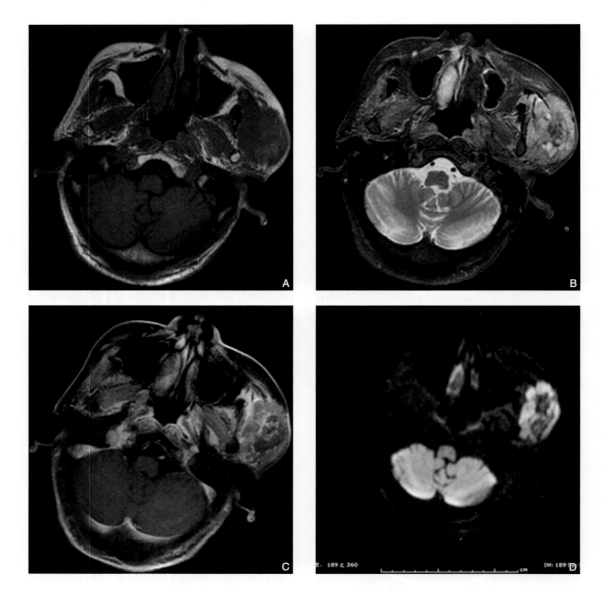

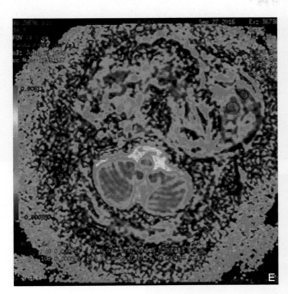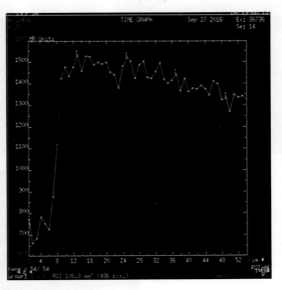

图 10-5-7 腮腺黏液表皮样癌 MRI 表现

女,56 岁,右侧腮腺区肿物 3 个月伴压痛。MRI 示:横轴位 $T_1WI(A)$ 及 $T_2WI(B)$ 可见左侧腮腺区不规则混杂信号肿块,以稍长 T_1 稍长 T_2 信号为主,内夹杂斑片状短 T_1、短 T_2 信号,边界模糊;横轴位增强扫描(C)呈不均匀明显强化;DWI(D)以高信号为主,ADC 值降低(E),动态增强曲线(F)为快升缓降型改变。

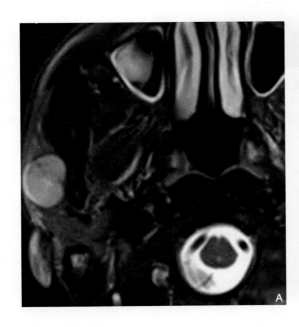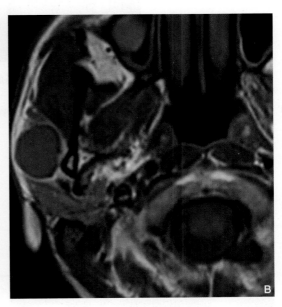

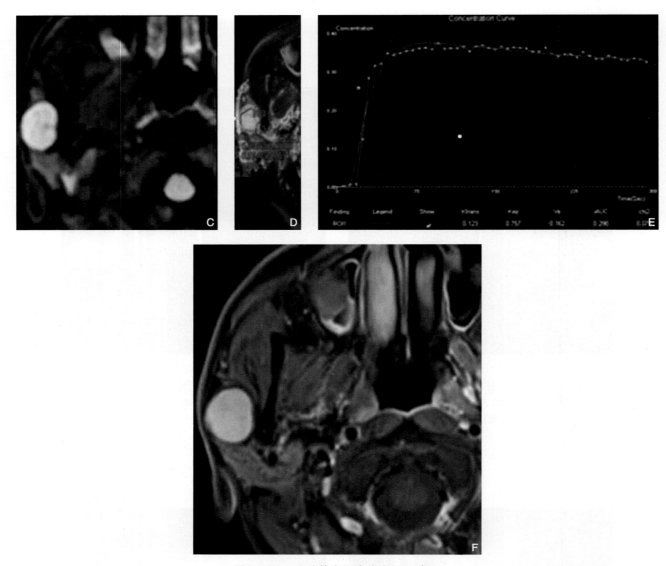

图 10-5-8 腮腺基底细胞腺瘤 MRI 表现

男,52 岁,发现右耳前肿物 8 年余。MRI 示:右侧腮腺浅叶见一类圆形异常信号灶,境界清楚,横轴位 $T_2WI(A)$ 呈稍高信号,横轴位 $T_1WI(B)$ 病变呈稍低信号,DWI(C)呈稍高信号,横断面增强 T_1WI 病变明显强化(F)。动态增强曲线呈速升平台型(E)。

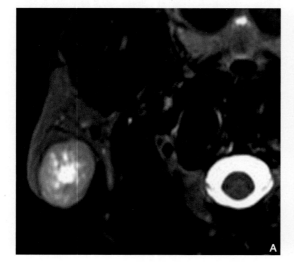

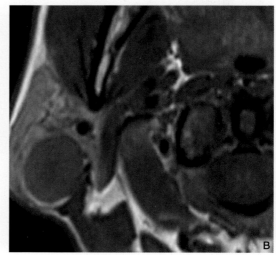

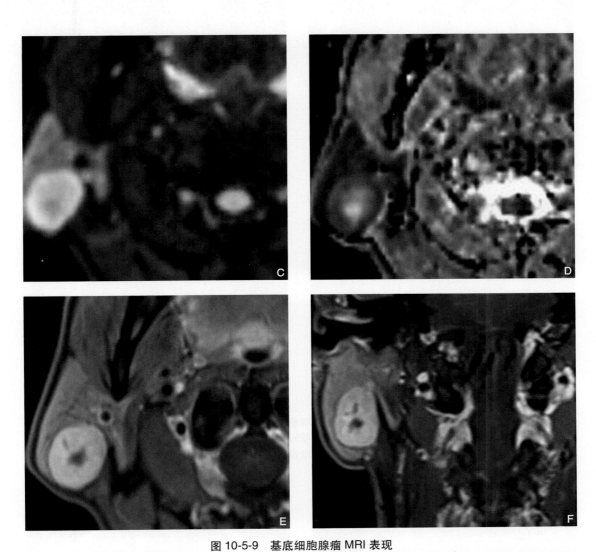

图 10-5-9　基底细胞腺瘤 MRI 表现

女,47 岁,偶然发现右侧面颊部肿物数日。MRI 示:右侧腮腺见一类圆形异常信号灶,境界清楚,横轴位 T_2WI(A)呈稍高信号,病灶中央见裂隙样高信号,横轴位 T_1WI(B)病变呈稍低信号,DWI(C)病变呈稍高信号,ADC 值降低(图 D),横轴位及冠状位增强(E、F)病变明显强化,中央裂隙样区无强化。

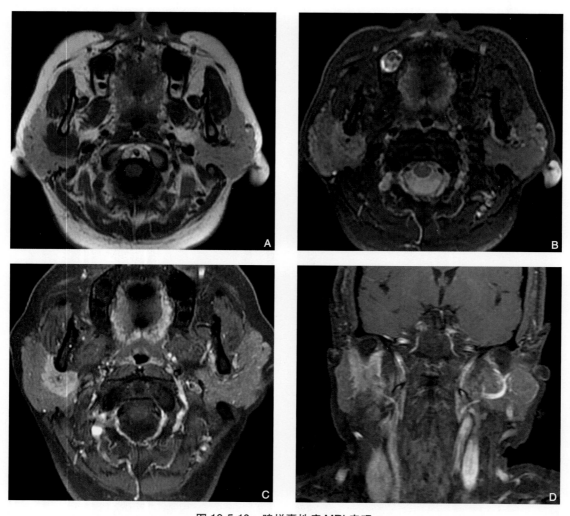

图 10-5-10　腺样囊性癌 MRI 表现

女,51 岁,发现右侧腮腺肿物伴压痛 3 月。MRI 示:横轴位 $T_1WI(A)$ 及 $T_2WI(B)$ 示右侧腮腺深叶不规则稍长 T_1 稍长 T_2 信号肿块,边界不清;横轴位(C)及冠状位增强扫描(D)呈中度强化,并可见神经受累。

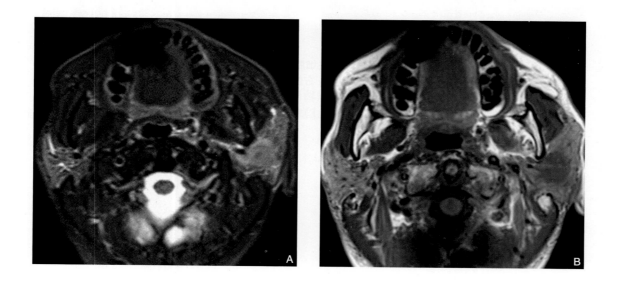

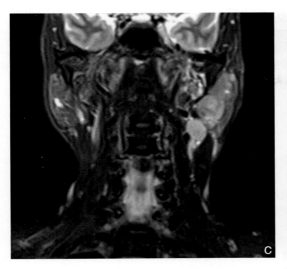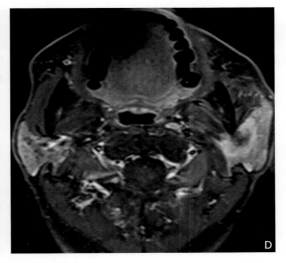

图 10-5-11 非特异性腺癌 MRI 表现

男,69 岁,左侧颌面部肿胀伴疼痛半月。MRI 示:横轴位及冠状位 $T_2WI(A、C)$ 可见左侧腮腺区不规则稍长 T_2 信号肿块,伴左侧颈部淋巴结肿大;轴位 $T_1WI(B)$ 呈低信号;横轴位(D)呈中度强化,内强化不均匀。

【分析思路】

对于腮腺的单发肿块,首先应鉴别其良恶性,根据影像学表现,分析思路如下:

1. **腮腺良恶性肿瘤的鉴别** 首先定位,如腮腺深叶的多形性腺瘤应当与咽旁间隙肿瘤鉴别,根据咽旁间隙脂肪存在情况与移位方向鉴别,腮腺深叶肿瘤一般可见咽旁间隙脂肪存在,并推移咽旁间隙脂肪向前内移位,同时颈动脉鞘结构也向前内侧移位。而来源于咽旁间隙的病变,常常造成脂肪组织向外侧移位同时伴有颈动脉或静脉向外侧或前侧移位。

2. **常规 CT 及 MRI 影像学表现有助于初步判断病变的良恶性** 病灶边缘光滑,境界清楚,T_2WI 信号为均匀囊性改变位于腺体的表浅部位,常提示良性肿瘤性病变可能性较大;反之,病灶境界不清,向周围间隙侵犯,T_2WI 信号混杂,则不能排除恶性肿瘤可能。有无颈部淋巴结转移也是腮腺良恶性肿瘤的重要鉴别要点。

3. **多参数 MRI(DWI、DCE 等)可有助于鉴别诊断良恶性肿瘤** 除 Warthin 瘤外,良性肿瘤通常 ADC 值高于恶性肿瘤,特别是多形性腺瘤,ADC 值明显高于正常腮腺组织。部分低度恶性肿瘤 ADC 值可以与良性肿瘤 ADC 值重叠,与正常腮腺组织差异不大。Warthin 瘤与恶性肿瘤 ADC 值明显低于正常腮腺组织,其中淋巴瘤 ADC 值更低。多形性腺瘤大多数强化曲线为缓慢流入型改变,Warthin 瘤强化曲线基本上为快速强化、快速廓清改变,恶性肿瘤多表现为快速强化、缓慢廓清改变,囊性病变无强化。

4. **恶性肿瘤间定性鉴别缺乏特异性征象** 腺样囊性癌多见肿瘤沿神经侵犯、播散征象,淋巴瘤常为双侧发病伴颈部淋巴结肿大,转移瘤可显示原发灶和颈部转移性淋巴结改变。

【疾病鉴别】

1. 基于临床信息及影像特征的鉴别诊断流程图(图 10-5-12)。

2. 腮腺单发肿块可以是炎症、囊肿、肿瘤等病变,需联合影像学特征及临床信息进行诊断和鉴别诊断,鉴别诊断要点见表 10-5-1。

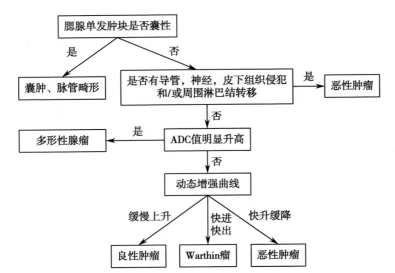

图 10-5-12 腮腺单发肿块的鉴别诊断

表 10-5-1 腮腺单发肿块的主要鉴别诊断要点

疾病	典型影像特征	鉴别要点	主要伴随征象
鳃裂囊肿	腮腺间隙区,类圆形、界清;CT 为单囊液性低密度灶,MRI 呈长 T_1 长 T_2;增强内部无强化,囊壁可强化;合并感染时,内部密度及信号增高且不均,边缘模糊	液性肿块,大多表现为孤立性囊肿	青少年;可伴瘘管或窦道形成
多形性腺瘤	多位于腮腺浅叶,可分叶,类圆形、界清,CT 平扫呈软组织密度灶,可伴钙化、囊变;不均匀 T_2 高信号,可伴弧形低信号包膜,DWI 信号不均匀,DCE 呈缓慢持续强化	最常见的唾液腺良性肿瘤;临床主要表现为无痛性、孤立性软组织肿块,易复发及恶变;镜下结构多形性	多见于中年女性 40~50 岁
Warthin 瘤	多位于腮腺后下极,可双侧发病或多灶性改变;类圆形、界清,可囊变,无钙化;增强 CT/MRI 扫描可见贴边血管征;DCE 呈快进快出,DWI 明显扩散受限,ADC 值低于腮腺恶性肿瘤	主要临床表现为无痛而活动的软组织肿块,生长缓慢,手术切除复发少见,恶变罕见	中老年男性 40~70 岁,吸烟者多见
肌上皮瘤	影像表现缺乏特异性:腮腺区病变多位于浅叶,紧邻腮腺包膜,单发;病变多较小(<3cm),类圆形、界清;CT 平扫呈软组织密度,可伴有钙化	可复发和具有恶性潜能;S-100 蛋白呈强阳性改变	多见于中青年
基底细胞腺瘤	多见于腮腺浅叶;类圆形、界清,直径多小于 4cm;增强 CT 上病变呈中度强化,部分薄壁病变为环状强化伴内壁结节形成;MRI 上包膜呈低信号,增强呈速升-平台型	内见条带状或星状低密度无强化区有一定特征;偶见囊性,多位于浅叶深部或深叶	中老年女性多见
嗜酸性细胞瘤	界清,可分叶;MRI 可呈现"消失瘤"表现,即 T_1WI 上病灶对比显示清晰,但在压脂 T_2WI 和增强 T_1WI 上呈相对等信号	主要表现为缓慢生长的无痛性、可活动性包块	多见于 60 岁以上老年患者
脂肪瘤	CT/MRI 显示为脂肪密度/信号肿块,边界清楚,单侧发病,常可诊断	腮腺区无痛性、质软、可活动肿块;肿块周围包膜完整	中老年男性多见
血管瘤	常表现为软组织密度灶。内见静脉石,增强扫描呈渐进性强化。MR 可见血管流空影	穿刺瘤体,如抽出血液,可帮助诊断	头颈部血管瘤好发于女性幼儿,常合并皮下,色暗红
黏液表皮样癌	多见于腮腺和小唾液腺区;密度不均匀/均匀;T_1WI 呈等、低信号,T_2WI 呈低、等信号,DCE 为速升缓降型	最常见的唾液腺恶性肿瘤;无痛性固定不活动肿块,可有面神经麻痹症状	30~50 岁中年女性多见;患侧颈动脉鞘区常见多发肿大的淋巴结
腺样囊性癌	不规则形,边界不清;CT 呈软组织密度,内密度不均;增强呈不均匀强化;MRI 动态增强可早期强化	多见于小唾液腺区,表现为疼痛性或无痛性肿块;茎乳孔破坏或神经受侵时应高度怀疑	中老年人多见;具有高度侵袭性,可沿神经、周围间隙扩散并引起局部骨质异常
非特异性腺癌	病变呈类圆形或不规则形软组织密度,边界不清,增强呈不均匀强化;T_2 为等、稍高混杂信号	病变多见于腮腺,具有恶性肿瘤相关体征	中老年女性多见;可伴邻近组织侵犯或肿大淋巴结征象
癌在多形性腺瘤中	多为圆形或分叶状,边界清或模糊,密度或信号不均,部分可见钙化或骨化	有良性肿块病史、病程长或有多形性腺瘤手术史;腮腺肿块突然增大,或出血疼痛或面瘫等症状	中老年人多发;可伴周围组织浸润及颈部淋巴结肿大

续表

疾病	典型影像特征	鉴别要点	主要伴随征象
鳞状细胞癌	CT平扫为不规则软组织密度灶,密度不均,边界模糊,增强为不均匀强化;T_1WI呈低、等信号改变,T_2WI呈不均匀稍高信号	主要表现为快速生长、质硬、活动欠佳的肿块,常伴有表面溃疡及疼痛、麻木、面瘫等症状;局部复发率高	中老年男性多见;可伴面神经侵犯、颈部淋巴结肿大、邻近骨质破坏或远处转移
淋巴瘤	腮腺内单发/多发肿块,密度相对均匀,边缘清楚,肿块大而无坏死;增强后轻中度均匀强化	无痛性肿块,快速增长,病程多在半年内;有恶性淋巴瘤和自身免疫性疾病病史(干燥综合征)患者可能性更大	老年人多见;可伴有颈部淋巴结肿大并部分融合团块状
腮腺转移瘤	类圆形软组织密度影,边界不清,中心可坏死,增强后多呈环形强化	耳前区逐渐增大的包块;原发肿瘤病史,腮腺区转移瘤以来源于头面部恶性肿瘤居多,最常见为鼻咽部来源	老年患者多见;伴邻近颈部淋巴结肿大

(潘 初)

参 考 文 献

1. Atkinson C, Fuller J 3rd, Huang B. Cross-sectional imaging techniques and normal anatomy of the salivary glands[J]. Neuroimaging Clin N Am,2018,28(2):137-158.
2. Ginat DT. Imaging of benign neoplastic and nonneoplastic salivary gland tumors[J]. Neuroimaging Clin N Am, 2018, 28(2):159-169.
3. Kato H, Fujimoto K, Matsuo M, et al. Usefulness of diffusion-weighted MR imaging for differentiating between Warthin's tumor and oncocytoma of the parotid gland[J]. Jpn J Radiol, 2017,35(2):78-85.
4. Johnson JM, Mohamed ASR, Ding Y, et al. Ultra-small superparamagnetic iron oxide(USPIO) magnetic resonance imaging in benign mixed tumor of the parotid gland[J]. Clin Case Rep. 2020,9(1):123-127.
5. Abdel Razek AAK, Mukherji SK. State-of-the-art imaging of salivary gland tumors[J]. Neuroimaging Clin N Am,2018,28(2):303-317.
6. Prasad RS. Parotid gland imaging[J]. Otolaryngol Clin North Am,2016,49(2):285-312.
7. Inarejos Clemente EJ, Navallas M, Tolend M, et al. Imaging evaluation of pediatric parotid gland abnormalities[J]. Radiographics,2018,38(5):1552-1575.

第六节　腮腺多发肿块

【定义】

引起腮腺多发肿块的原因很多,包括良性淋巴结增生、多发性肿瘤以及感染或自身免疫所致的慢性炎性病变。后者除表现为腮腺多发肿块外,常常合并有腮腺弥漫性的肿大,此类征象相关内容请参阅第十章第七节。

【病理基础】

由于在腮腺发育过程中,腺体被包膜完全包裹是在淋巴系统发育完成后,因此腮腺内通常包含有腺内淋巴结。同时腮腺和邻近组织的感染会导致这些淋巴结的肿大。Warthin瘤是最常见的双侧腮腺肿瘤性病变,其中25%为双侧同时发生,75%为非同时发生。腮腺转移瘤通常来源于面前区、头皮侧方和外耳道的淋巴引流,最常见是鳞癌、黑色素瘤和基底细胞癌。B细胞非霍奇金淋巴瘤(non-Hodgkin lymphoma,NHL)是腮腺区最常见的淋巴瘤,有系统性淋巴瘤的患者8%可侵犯腮腺。原发性腮腺淋巴瘤与自身免疫性疾病密切相关。嗜酸性细胞瘤为临床极少见的良性肿瘤,来源于唾液腺导管,可为单发或多灶性。

【征象描述】

1. **CT表现**　良性淋巴结增生表现为腮腺内淋巴结肿大,可有强化,边缘清楚。多发Warthin瘤通常位于浅叶,可为分叶状,增强后强化。多发转移瘤常为中低密度,可有出血、钙化及囊变,强化方式多样,常伴有周围组织的破坏与浸润。NHL通常为等密度多发实性结节,增强后强化,可有局部浸润。

2. **MRI表现**　增生淋巴结在T_1WI呈中等信号,T_2WI呈稍高信号,可有强化,边缘清楚。多发Warthin瘤T_2WI信号较高,可伴有囊变区,增强后可显著强化。多发转移瘤信号常常混杂,可有出血、钙化及囊变,强化方式多样,常伴有周围组织的破坏与浸润。NHL通常为等信号多发实性结节,增强后强化,可有局部浸润(图10-6-1~图10-6-3)。

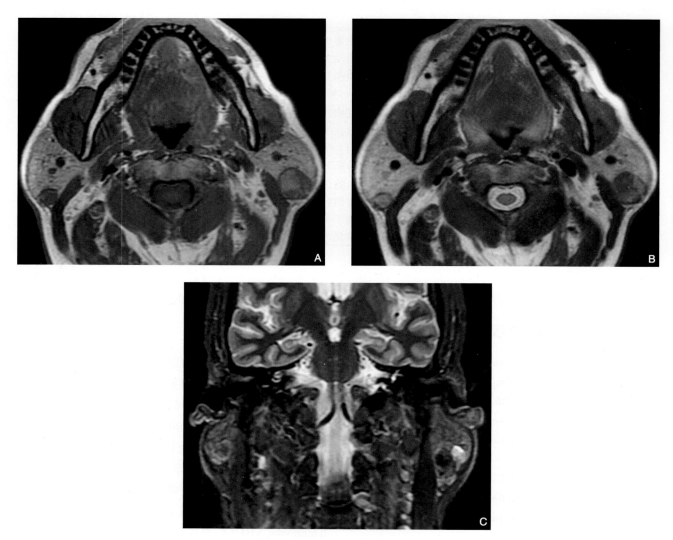

图 10-6-1 Warthin 瘤 MRI 表现

横轴位 T$_1$WI,T$_2$WI(A、B)冠状位 T$_2$WI 压脂(C)示双侧腮腺下极见多发结节,边界清楚,内见囊变。

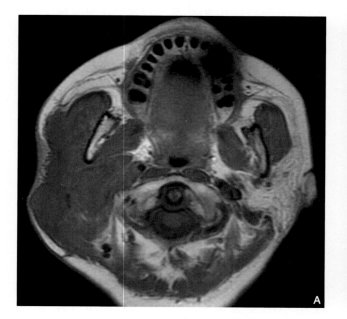
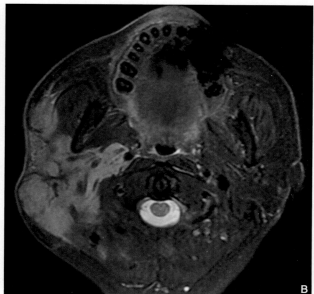

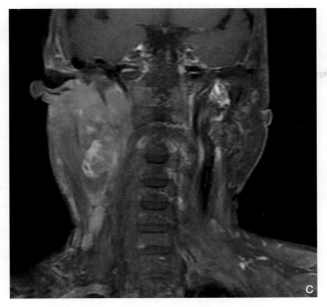

图 10-6-2　腮腺弥漫大 B 细胞淋巴瘤 MRI 表现
横轴位 $T_1WI(A)$，横轴位 T_2WI 压脂（B），冠状位 T_1WI 增强（C）示右侧腮腺多发等信号肿块，信号较均匀，未见明显囊变坏死出血。增强后较均匀中等度强化。右侧颈部淋巴结受累。

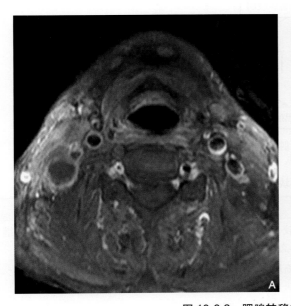
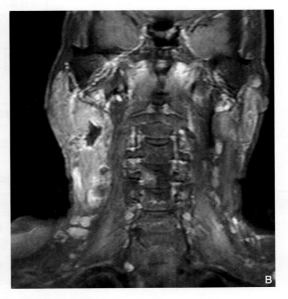

图 10-6-3　腮腺转移瘤（肺鳞癌）MRI 表现
横轴位及冠状位 T_1WI 增强（A、B）示双侧腮腺下极见多发结节融合，边缘不清，内见囊变，腮腺周围软组织及颈部淋巴结侵犯。

【相关疾病】

　　腮腺良性淋巴结增生临床上可无症状，也可继发于头颈部的炎性病变，例如上呼吸道感染、鼻窦炎、咽炎及乳突炎等。结节在腮腺内的分布通常无特异性。Warthin 瘤则通常见于腮腺浅叶，临床发病率较高，可发生于双侧，强化形式具有一定的特征性。嗜酸性细胞瘤发病年龄多为 60 岁以上，具有典型良性腮腺肿瘤表现。多发恶性病变相对较少，常见为淋巴瘤或转移瘤，前者常常有 NHL 或自身免疫性疾病病史，后者则常见于鳞癌及黑色素瘤患者。

【分析思路】

　　腮腺多发肿块的判定要点首先区分是良性淋巴结增生还是肿瘤性病变。淋巴结增生通常结节较小，短径小于 10mm，边缘清晰，形态规则，无邻近组织侵犯。

　　对于腮腺的多发肿瘤性病变，还需要鉴别其良恶性病变，其影像学鉴别要点较单发结节大致相同见表 10-6-1。

表 10-6-1　表现为腮腺多发肿块的良恶性鉴别诊断要点

鉴别诊断要点	良性肿瘤	恶性肿瘤
常见病变	Warthin 瘤	淋巴瘤、转移瘤
形态、边缘	圆形、类圆形或分叶状,边缘清晰,有包膜	不规则状或浸润性改变,边界毛糙、模糊
T_1WI 信号	多为等信号	低信号为主
囊变情况	多为偏心性区域,囊壁光整	多为中心性可伴囊壁不规则增厚和囊壁结节
邻近组织关系	邻近血管可受压移位,可推挤周围筋膜、间隙	邻近血管包绕、破坏;向周围筋膜、脂肪间隙浸润生长
动态强化曲线	持续上升或速升速降	速升平台或缓降型
DWI 及 ADC 值	ADC 值高(Warthin 瘤除外)	ADC 值低

【疾病鉴别】

1. 基于临床信息及影像特征的鉴别诊断流程图(图 10-6-4)。

2. 腮腺多发肿块可见于炎症及肿瘤等疾病,需联合影像学特征及临床信息进行诊断和鉴别诊断,鉴别诊断要点见表 10-6-2。

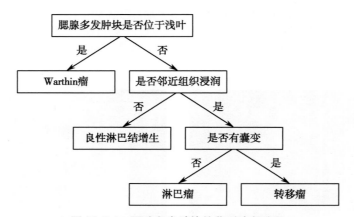

图 10-6-4　腮腺多发肿块的鉴别诊断流程

表 10-6-2　腮腺多发肿块的主要鉴别诊断要点

疾病	典型影像特征	鉴别要点	主要伴随征象
良性淋巴结增生	表现为腮腺内淋巴结肿大,可有强化,边缘清楚	结节较小,短径小于 10mm,边缘清晰,形态规则,无邻近组织侵犯	儿童、青年多见,可继发于头颈部的炎性病变
Warthin 瘤	多位于腮腺后下极,类圆形、界清、可囊变;增强可见贴边血管征;DCE 呈快进快出,DWI 明显扩散受限,ADC 值低于腮腺恶性肿瘤	主要临床表现为无痛而活动的软组织肿块,生长缓慢,手术切除复发少见,恶变罕见	中老年男性 40~70 岁,吸烟者多见
嗜酸性细胞瘤	界清,可分叶	主要表现为缓慢生长的无痛性、可活动性包块;镜下见典型的明细胞改变	多见于 60 岁以上老年患者
淋巴瘤	腮腺内单发/多发肿块,密度相对均匀,边缘清楚,肿块大而无坏死;增强后轻中度均匀强化	无痛性肿块,快速增长,病程多在半年内;有恶性淋巴瘤和自身免疫性疾病病史患者可能性更大	老年人多见;可伴有颈部淋巴结肿大并部分融合或团块状;骨破坏轻或无
转移瘤	类圆形软组织密度影,边界不清,中心可坏死,增强后多呈环形强化	耳前区逐渐增大的包块;原发肿瘤病史	老年患者多见;伴邻近颈部淋巴结肿大

(潘　初)

参 考 文 献

1. Atkinson C, Fuller J 3rd, Huang B. Cross-sectional imaging techniques and normal anatomy of the salivary glands[J]. Neuroimaging Clin N Am,2018,28(2):137-158.

2. Ginat DT. Imaging of benign neoplastic and nonneoplastic sali-

vary gland tumors[J]. Neuroimag Clin N Am,2018,28(2):159-169.

3. Kato H,Fujimoto K,Matsuo M,et al. Usefulness of diffusion-weighted MR imaging for differentiating between Warthin's tumor and oncocytoma of the parotid gland[J]. Jpn J Radiol,2017,35(2):78-85.

4. Johnson JM,Mohamed ASR,Ding Y,et al. Ultra-small super-paramagnetic iron oxide(USPIO) magnetic resonance imaging in benign mixed tumor of the parotid gland[J]. Clin Case Rep,2020,9(1):123-127.

5. Abdel Razek AAK,Mukherji SK. State-of-the-art imaging of salivary gland tumors[J]. Neuroimaging Clin N Am,2018,28(2):303-317.

6. Prasad RS. Parotid gland imaging[J]. Otolaryngol Clin North Am,2016,49(2):285-312.

7. Inarejos Clemente EJ,Navallas M,Tolend M,et al. Imaging Evaluation of Pediatric Parotid Gland Abnormalities[J]. Radiographics,2018,38(5):1552-1575.

8. Bisdas S,Baghi M,Wagenblast J,et al. Differentiation of benign and malignant parotid tumors using deconvolution-based perfusion CT imaging:feasibility of the method and initial results[J]. Eur J Radiol,2007,64(2):258-265.

第七节 腮腺弥漫性增大

【定义】

引起腮腺区弥漫性肿大的原因很多,可以是腮腺本身的疾病,也可以是全身性疾病的局部体征,还可以是邻近腮腺的组织如咀嚼肌的疾病累及腮腺。腮腺弥漫性病变常见的原因有流行性腮腺炎、细菌性腮腺炎、良性腮腺肥大、Sjögren 综合征(干燥综合征)等。临床表现多样,腮腺炎症临床上有红、肿、热、痛等炎症表现,可触及稍有压痛的肿块,腮腺肿胀可与进食存在一定的关系,可伴有口眼干燥或一些系统性损害改变。

【病理基础】

病毒感染或在患者全身抵抗力低下的情况下的细菌感染,侵犯单侧或双侧腮腺导致腮腺的弥漫性病变,可分为急性和慢性。另外先天发育异常、外伤、异物、结石等可致涎液流出不畅引起腮腺反复肿胀,导致逆行性感染。病变局部进一步进展可以形成脓肿,导致局部形成波动感等。另外,多种因素可导致腮腺的非炎症性、非肿瘤性疾病,通常内分泌紊乱、营养不良、酒精中毒等因素都可刺激腮腺组织良性增生,出现双侧腮腺显示弥漫性病变。一般良性

腮腺肥大发展较缓慢,且导管口及腮腺功能正常。

【征象描述】

腮腺是脂肪性腺体组织,CT 上呈低密度,密度低于周围的肌肉,但高于皮下、颞下窝及咽旁间隙内的脂肪。磁共振图像上,T_1WI 及 T_2WI 上均呈高信号,而周围肌肉组织信号相对低得多。

1. CT 表现 双侧或单侧腮腺弥漫性增大,密度均匀或不均匀增高。腮腺感染的表现取决于炎症的发展阶段:邻近颈深筋膜增厚,皮下脂肪层模糊,提示急性化脓性腮腺炎;若腮腺主导管扩张,可见导管或腺体内结石、钙化,应考虑慢性阻塞性腮腺炎(见图 10-7-1)。若肿胀软组织内有水样低密度区,边缘模糊,应考虑脓肿形成,增强扫描脓肿壁及周围软组织强化,液化坏死区不强化(见图 10-7-2)。当合并其他组织、器官受累时,应考虑到结节病、IgG4 相关性疾病(见图 10-7-3)、良性淋巴上皮病变、嗜酸性肉芽肿(见图 10-7-4)等疾病。CT 示腺体非特异性增大,密度不均,提示 Sjögren 综合征(见图 10-7-5)的可能。

2. MRI 表现 病变腺体多呈长 T_1 长 T_2 信号,信号可均匀或不均匀(见图 10-7-6、图 10-7-7、图 10-7-8)。慢性阻塞性腮腺炎在腮腺导管水成像上,可见异常扩张、增粗的腮腺导管(见图 10-7-9);嗜酸性肉芽肿多累及皮肤及皮下脂肪层,伴有邻近颈部淋巴结肿大(见图 10-7-10);结节病增强可均匀轻中度强化;Sjögren 综合征(见图 10-7-11)由于局部淋巴细胞聚集和小叶间隔纤维化使局部 T_2 信号减低,表现为信号不均匀,内间隔长 T_1 短 T_2 信号的斑点和结节灶(胡椒盐征)。弥漫性血管瘤可见斑点状血管流空具有特征,且易沿腮腺颌面间隙蔓延。

【相关疾病】

腮腺弥漫性肿大常见的原因有流行性腮腺炎、细菌性腮腺炎、良性腮腺肥大等。如腮腺肿大合并高热、红肿、疼痛、血象升高,应想到感染或脓肿可能;如合并低热、乏力、盗汗、血沉升高、肺结核,应考虑腮腺结核;如实验室检查外周血嗜酸性粒细胞比例和计数明显升高,血清 IgE 亦升高,则应考虑嗜酸性淋巴肉芽肿(木村病);当合并其他组织、器官受累时,应考虑到结节病、IgG4 相关性疾病、良性淋巴上皮病变等疾病;反复发作性腮腺肿胀,进食后明显时,应考虑慢性复发性腮腺炎;进食中或进食后腮腺出现肿胀时应想到慢性阻塞性腮腺炎;皮肤呈暗红色且在 MRI 可见斑点状血管流空信号时应考虑弥漫性血管瘤的诊断可能。

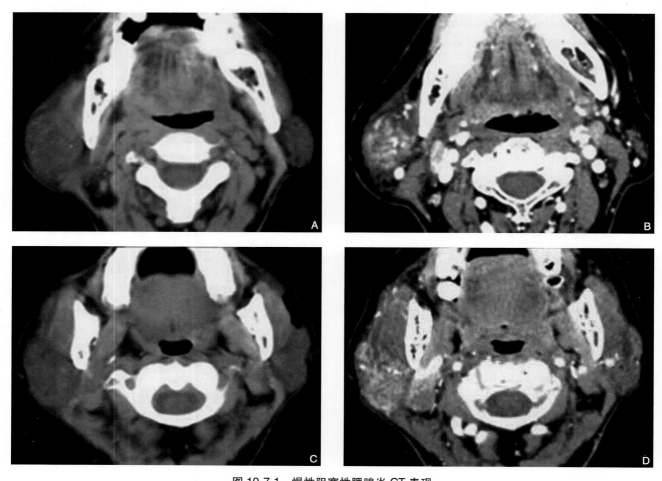

图 10-7-1　慢性阻塞性腮腺炎 CT 表现

CT 示双侧腮腺肿胀,右侧为著。横断位平扫(A,C)见双侧腮腺密度增高,局部见细小点状钙化,双侧主导管扩张;增强扫描(B,D)见双侧腮腺明显不均匀强化,右侧明显,扩张的腮腺导管显示更加清楚。

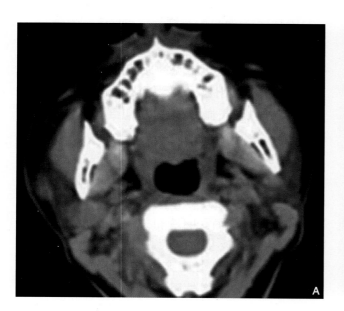

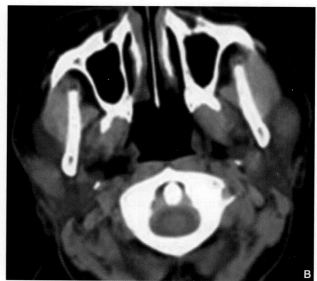

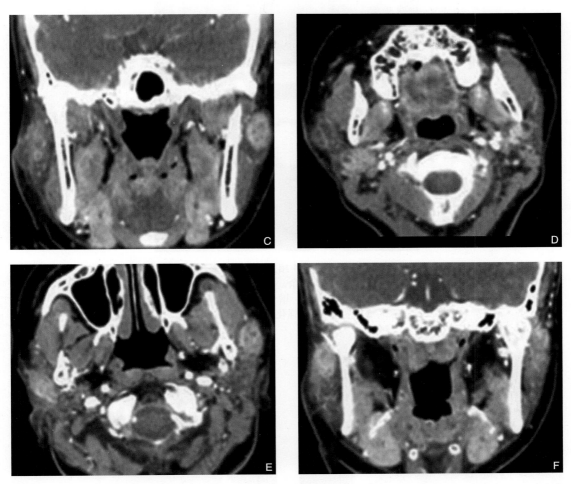

图 10-7-2　腮腺结核 CT 表现

CT 示：横断位平扫（A，B）可见双侧腮腺多发类圆形肿块影，境界清楚，密度不均匀，内可见稍低密度影。增强扫描横断位（D，E）及冠状位（C，F）见双侧腮腺病变明显不均匀强化，部分呈环形强化。

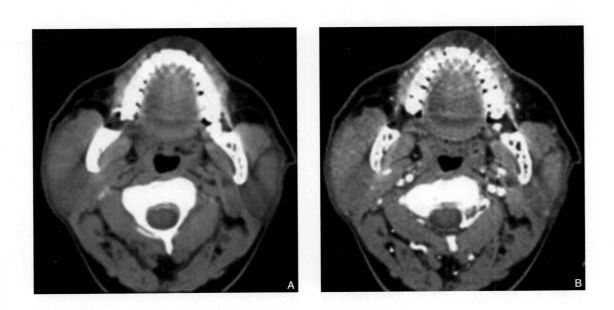

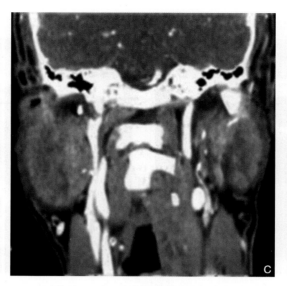

图 10-7-3 IgG4 相关疾病 CT 表现

男,70 岁,双侧腮腺区肿大数 3 年余。CT 横断位平扫(A)可见双侧腮腺
肿大,见弥漫团块状密度增高影。增强 CT 扫描横断位(B)及冠状位
(C)见双侧腮腺病变较明显强化,强化不均匀。

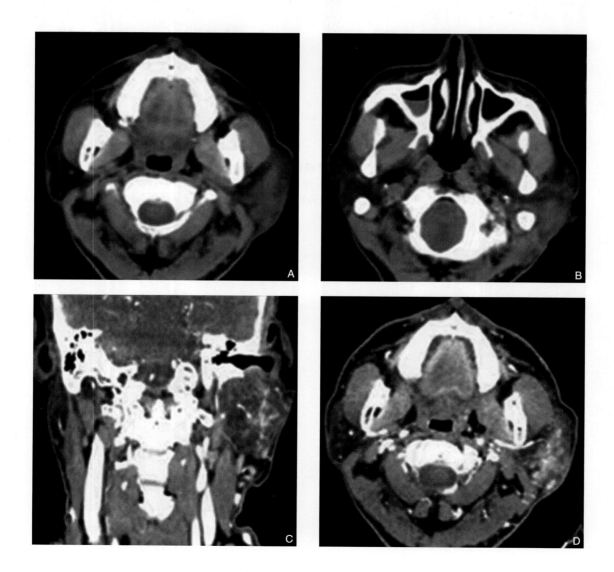

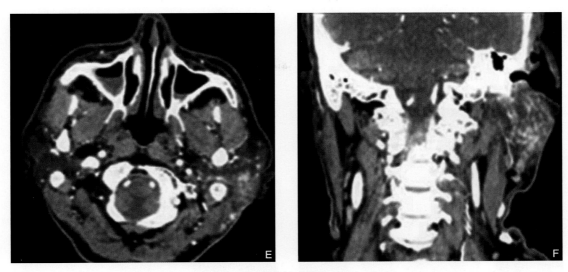

图 10-7-4 嗜酸性肉芽肿 CT 表现

横断位 CT 平扫(A、B)可见左侧腮腺肿大,内见不规则软组织密度增高影,境界不清,邻近皮肤及皮下可见受累。增强扫描横断位(D、E)及冠状位(C、F)见左侧腮腺病变较明显强化,密度不均匀。

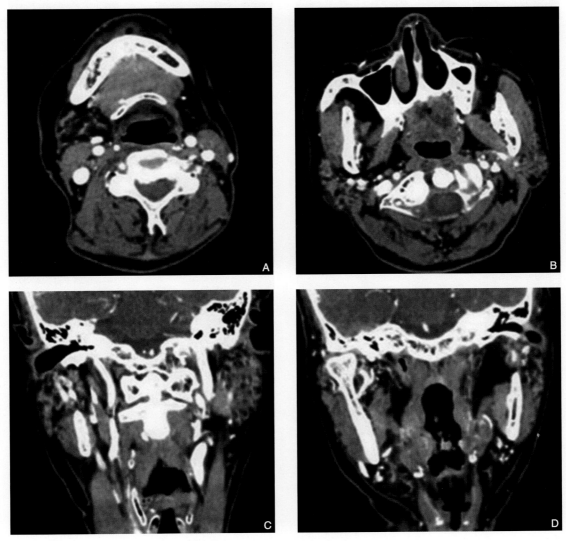

图 10-7-5 Sjögren 综合征 CT 表现

横断位(A、B)和冠状位(C、D)可见双侧下颌下腺及腮腺萎缩性改变,密度不均呈颗粒状。

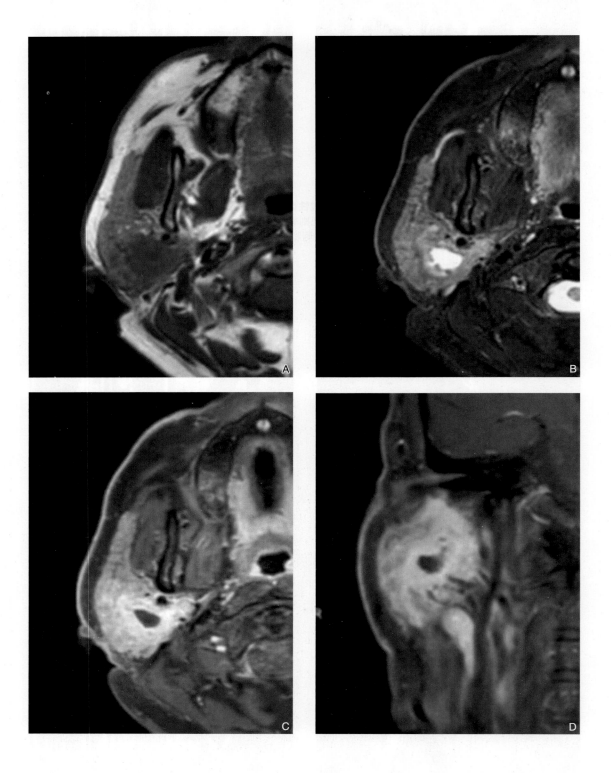

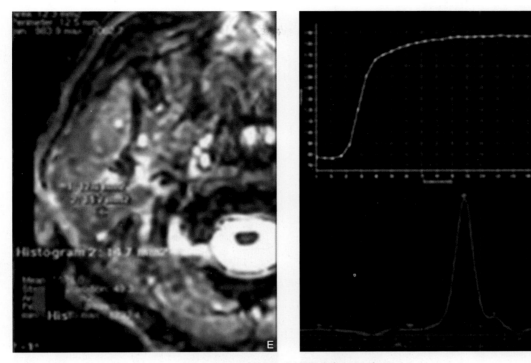

图 10-7-6　急性化脓性腮腺炎 MRI 表现

MRI 示右侧腮腺肿胀,内不规则异常信号灶,边界不清。横断面 T_1WI(A)呈稍低信号,局部小圆形低信号;横断面抑脂 T_2WI(B)病变呈稍高信号,其内见更高信号;T_1WI 增强横断位(C)及冠状位(D)病变中央坏死脓腔无强化,边缘呈明显环状强化;ADC 图(E)显示 ADC 值约 $1.17×10^{-3}\,mm^2/s$;动态增强扫描呈平台型曲线,MRS 未见明显增高 Cho 峰(F)。

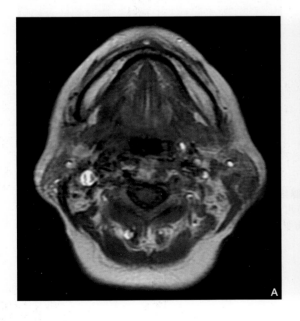

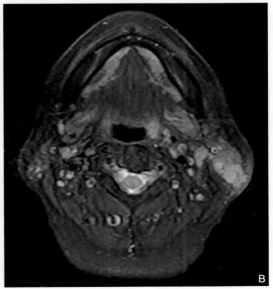

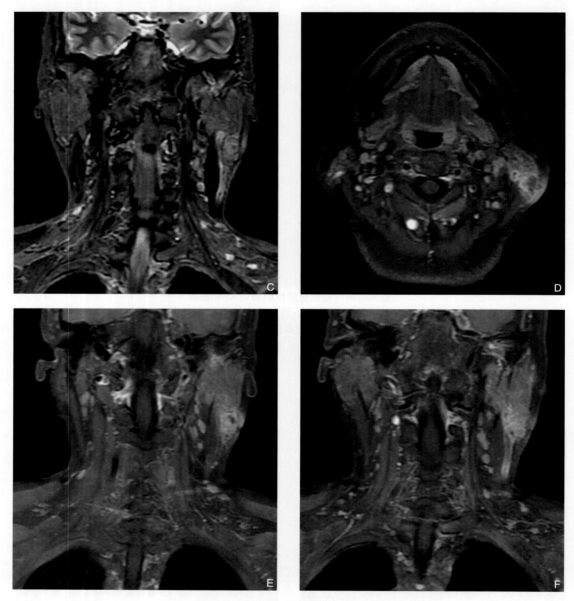

图 10-7-7　腮腺结核 MRI 表现

横轴位 $T_1WI(A)$，横轴位和冠状位 T_2WI 平扫（B、C）可见左侧腮腺不规则肿块，信号不均匀，邻近皮下脂肪信号增高；增强扫描横轴位及冠状位（D、E、F）见病变呈花环状强化。

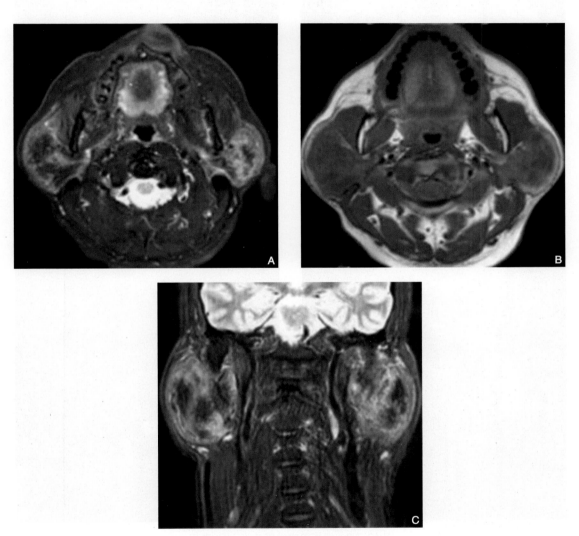

图 10-7-8 IgG4 相关疾病 MRI 表现

男,70 岁,双侧腮腺区肿大数 3 年余。横断面(A)和冠状面(C)压脂 T_2WI 示双侧腮腺肿胀呈高信号为主,内混杂不规则片状低信号;横断面 T_1WI(B)呈不均匀低信号。

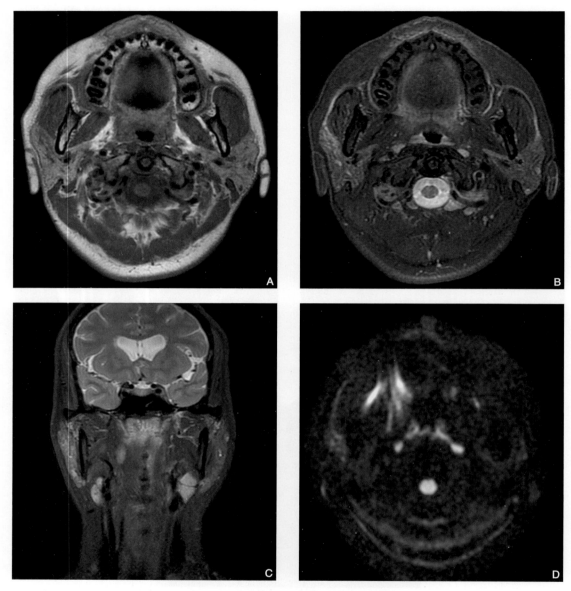

图 10-7-9 慢性阻塞性腮腺炎 MRI 表现

横轴位 T_1WI，横轴位及冠状位 T_2WI（A、B、C）示右侧腮腺局部病变呈 T_1WI 低信号 T_2WI 信号增高，边界不清，右侧腮腺导管较对侧轻度扩张；DWI（D）示信号增高。

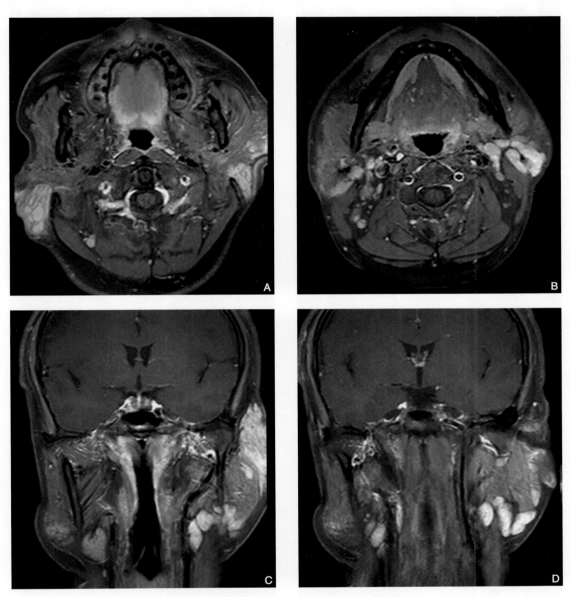

图 10-7-10　嗜酸性肉芽肿（木村病）MRI 表现

增强横轴位（A、B）及冠状位（C、D）示双侧腮腺弥漫性肿大，双侧腮腺内多发异常强化结节灶，邻近颈部淋巴结肿大、强化。

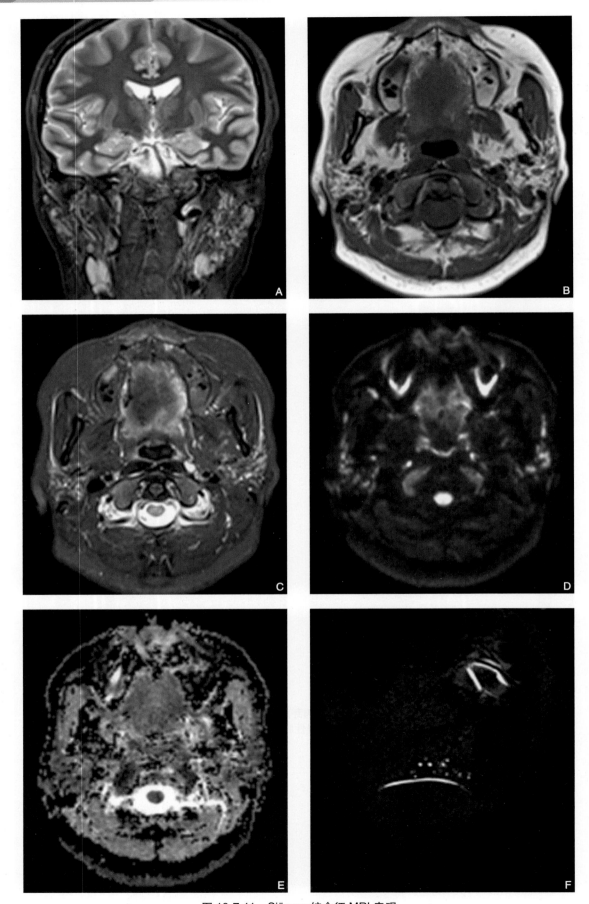

图 10-7-11 Sjögren 综合征 MRI 表现
冠状位及横轴位 T_2WI（A、C）和横轴位 T_1WI（B）可见双侧腮腺信号不均,内夹杂长 T_1 短 T_2 信号斑点、结节灶以及球状长 T_2 信号灶。DWI 图（D）示腺体信号不均匀增高,ADC 图（E）局部 ADC 值减低;磁共振腮腺导管水成像（F）显示腺体末梢导管点状扩张。

【分析思路】

腮腺弥漫性增大的判定要点首先是定位准确,明确病灶是否位于腮腺腺体内,根据影像学表现,对其进行鉴别,分析思路如下:

1. 了解临床病史,起病的急缓,有无发热,是低热还是高热,疼痛情况,腮腺肿胀与进食的关系,血象及血沉等化验有无异常。流行性腮腺炎诊断多依据流行性腮腺接触史、临床体征及生化检查,一般无须做影像诊断;腮腺急性感染表现为中、高热、肿痛、血象升高;慢性阻塞性腮腺炎典型临床表现为进食中或进食后腮腺出现肿胀;慢性复发性腮腺炎表现为反复发作性腮腺肿胀,进食后明显。

2. 分析病变影像学表现,密度或信号特点,增强扫描病灶强化特点,病变的边界、形态、气道受压情况。MRI见斑点状血管流空信号时应考虑弥漫性血管瘤的诊断可能;慢性阻塞性腮腺炎在腮腺导管水成像上,可见异常扩张、增粗的腮腺导管。急性化脓性腮腺炎典型表现为邻近颈深筋膜增厚,皮下脂肪模糊,腮腺弥漫性及邻近筋膜明显强化。

【疾病鉴别】

1. 基于临床信息及影像特征的鉴别诊断流程图(见图10-7-12)。

2. 腮腺弥漫性增大常见于流行性腮腺炎、细菌性腮腺炎、良性腮腺肥大等疾病,需联合影像学特征及临床信息进行诊断和鉴别诊断,鉴别诊断要点见表10-7-1。

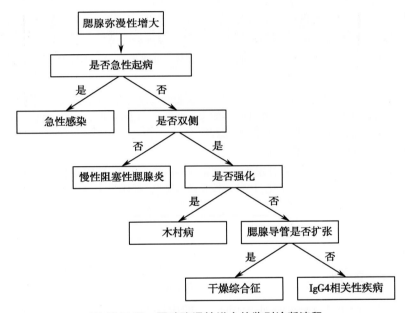

图 10-7-12　腮腺弥漫性增大的鉴别诊断流程

表 10-7-1　腮腺弥漫性增大的主要鉴别诊断要点

疾病	典型影像特征	鉴别要点	主要伴随征象
急性化脓性腮腺炎	单侧弥漫性肿大,轮廓欠清。密度增高,不均匀,可见液性坏死区,增强扫描显示腮腺弥漫性及邻近筋膜明显强化	发病急,单侧腮腺弥漫性肿胀伴局部红肿热痛、压痛明显,白细胞增高。常见的病原体为金黄色葡萄球菌、链球菌	邻近颈深筋膜增厚,皮下脂肪模糊
流行性腮腺炎	根据流行性腮腺接触史、临床体征及生化检查,流行性腮腺炎常诊断不难,一般无须影像学检查	临床上多以腮腺肿大、副性水肿、头痛发热及全身乏力为特点,春秋季节流行且有明显接触史	流行性腮腺炎病毒引起,多见于儿童
慢性复发性腮腺炎	CT上,腮腺肿大,密度增高;病变腺体呈 T_1 不均匀等、低信号,T_2 不均匀等、高信号	反复发作性腮腺肿胀,进食后明显;腮腺末梢导管呈点、球状扩张	男性儿童患者多见
慢性阻塞性腮腺炎	CT上,腮腺主导管扩张,腺体肿大、密度增高;偶尔可见导管或腺体内结石、钙化;磁共振腮腺导管水成像上,可见异常扩张、增粗的腮腺导管	典型临床表现为进食中或进食后腮腺出现肿胀。触诊腺体可扪及条索状粗硬的腮腺导管	成年男性多见

续表

疾病	典型影像特征	鉴别要点	主要伴随征象
腮腺结核	CT上表现多样，早期为类圆形肿块，明显均匀强化；干酪样坏死期可见囊状低密度液化坏死区，增强呈花环状或不均匀明显强化；磁共振增强强病变实质不均匀强化	多表现为腮腺淋巴结肿大伴脓肿形成	青年患者多见，可伴有颈部淋巴结肿大
嗜酸性淋巴肉芽肿（木村病）	腮腺弥漫性肿大，肿块明显强化、边缘不清但无坏死	临床检验嗜酸性粒细胞明显增多，血清IgE升高	青、中年男性多见，累及皮肤及皮下脂肪层，伴有邻近颈部淋巴结肿大
良性淋巴上皮病	双侧腮腺弥漫性病变，可见多发囊状低密度影和结节影，增强扫描囊壁环形强化	双侧腺体的无痛性缓慢肿大，囊较Sjögren综合征更多、更大	两个年龄高峰：母亲为HIV感染者的儿童和20~60岁成人。可伴有颈部淋巴结和扁桃体肿大
Sjögren综合征	为腺体非特异性增大，密度/信号不均，斑点状钙化、异常脂肪沉积以及腺管异常扩张	口眼干燥，腮腺反复肿大	中老年女性多见，可伴其他结缔组织病变
弥漫性血管瘤	T_1低T_2高信号，可见斑点状血管流空	穿刺瘤体，如抽出血液，可帮助诊断	易沿腮腺颌面间隙蔓延。皮肤暗红色
结节病	双侧腮腺弥漫性肿大，边界清晰；平扫CT上病变呈软组织密度改变，偶可见钙化；磁共振增强可均匀轻中度强化	结节病腮腺受累多表现为双侧腮腺无痛性的弥漫性肿大，可伴有口干	可累及多器官。发生具有一定的区域和种族分布特点
IgG4相关性疾病	双侧唾液腺弥漫性对称性增大，病变信号均匀，明显强化，DWI示大部分病变轻度扩散受限	血清IgG4水平升高，双侧对称性唾液腺肿胀，可伴眼干口干及关节肿痛	中老年男性，累及多器官或组织

（潘　初）

参 考 文 献

1. Atkinson C, Fuller J 3rd, Huang B. Cross-sectional imaging techniques and normal anatomy of the salivary glands［J］. Neuroimaging Clin N Am, 2018, 28（2）: 137-158.

2. Inarejos, Clemente EJ, Navallas M, et al. Imaging evaluation of pediatric parotid gland abnormalities［J］. Radiographics, 2018, 38（5）: 1552-1575.

3. Abdel Razek AAK, Mukherji S. Imaging of sialadenitis［J］. Neuroradiol J, 2017, 30（3）: 205-215.

4. Fujita A. Imaging of Sjgren syndrome and immunoglobulin G4-related disease of the salivary glands［J］. Neuroimaging Clin N Am, 2018, 28（2）: 183-197.

5. Prasad RS. Parotid gland imaging［J］. Otolaryngol Clin North Am, 2016, 49（2）: 285-312.

第八节　咽后间隙软组织肿块

【定义】

咽后间隙软组织肿块是指发生在颊咽筋膜与椎前筋膜之间的病灶，即脏器间隙后方、颈动脉间隙内侧、椎前间隙的前方的病灶。咽后间隙在颈深筋膜的中层与深层之间，自颅底延伸至纵隔达气管隆嵴水平，是颈部病变扩散至胸部的通道。两侧有筋膜与咽旁间隙分开，椎前筋膜与颊咽筋膜在咽后正中线处紧密附着，将咽后间隙分成左右两个互不相通的间隙。

【病理基础】

咽后间隙前方为咽颅底筋膜（颈深筋膜中层），后方为翼状筋膜，此筋膜和后方的椎前筋膜之间为危险间隙。咽后间隙内含物主要为咽后淋巴结及脂肪，咽后间隙转移性淋巴结常常由原发肿瘤转移至此处。咽后间隙是颈深筋膜中层和颈深筋膜深层之间的一个腔隙，多发肿大淋巴结，部分融合后可引起气道压迫，使其变窄。咽后间隙向外侧延续为咽旁间隙的茎突前间隙，以颈内动脉内侧缘所在的矢状平面为界，没有实质性解剖结构相分隔，这一解剖特点为经咽旁间隙至咽后间隙的手术入路提供了解剖学依据。咽后间隙淋巴结转移常来源于鼻咽癌。

【征象描述】

1. **CT 表现** 咽后间隙淋巴结转移表现取决于原发肿瘤,常见来源为鼻咽癌。咽后间隙见肿大淋巴结影,表现为圆形或卵圆形等密度,正常脂肪间隙消失,增强扫描呈较明显强化,若病灶有液化坏死,增强呈边缘环形强化,液化坏死区不强化。肿大淋巴结会产生占位效应,咽后壁可向前移位。咽后间隙感染可出现积气(图 10-8-1),脓肿形成时,可出现包裹性低密度影,伴边缘环形强化(图 10-8-2)。

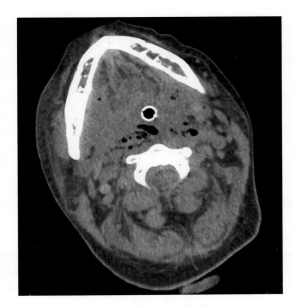

图 10-8-1 咽后间隙积气 CT 表现

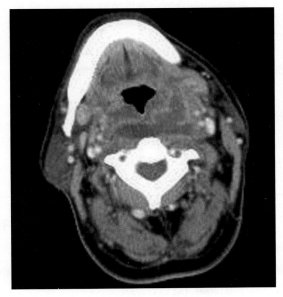

图 10-8-2 咽后间隙脓肿 CT 表现

2. **MRI 表现** 转移性淋巴结在 T_1WI 上表现为咽后间隙正常高信号脂肪被等信号取代,中央有坏死液化区时 T_1WI 可表现为低信号;T_2WI 多为等或高信号;DWI 表现为高信号,ADC 图为低信号;增强扫描后病灶强化程度与原发灶类似,若病灶内出现坏死液化呈环形强化,中央坏死区无强化。

【相关疾病】

咽后间隙肿瘤最常见病变为转移性淋巴结,此间隙还可发生感染性脓肿、结核性脓肿、血肿、颈椎肿瘤侵及咽后间隙等。如咽后间隙肿块合并头颈部恶性肿瘤史,应考虑咽后间隙淋巴结转移;如咽后间隙肿块合并其他部位肿大淋巴结,且影像学表现一致,应考虑到淋巴瘤可能;如咽后间隙肿块合并高热、咽后肿痛、血象升高,应考虑咽后间隙感染或脓肿可能;如咽后间隙肿块合并低热、乏力、盗汗、血沉升高、肺结核,应考虑咽后间隙结核性脓肿;如咽后间隙肿块合并颈部外伤或凝血障碍者,应考虑咽后间隙血肿。

【分析思路】

咽后间隙肿块的判定要点首先是定位准确,明确病灶是否位于颊咽筋膜与椎前筋膜之间,根据影像学表现,对其进行鉴别,分析思路如下:

第一,明确咽后间隙病变的范围及毗邻关系,颈椎有无骨质破坏或骨折,有无头颈部恶性肿瘤病史。咽后间隙感染一般无颈椎破坏或骨折,亦无头颈部恶性肿瘤史。

第二,了解临床病史,有无原发肿瘤病史,有无发热,是低热还是高热,咽后壁疼痛情况,吞咽有无异常,血象及血沉等化验有无异常。

第三,分析病变影像学表现,密度或信号特点,增强扫描病灶强化特点,病变的边界、形态、气道受压情况。咽后间隙转移性淋巴结影像表现与原发恶性肿瘤相似,主要表现为咽后间隙多发肿大淋巴结,若有坏死液化增强扫描呈环形强化。

第四,结合相关临床表现及病史,实验室检查,影像学表现为咽后间隙肿块,诊断咽后间隙转移性淋巴结不难。

【疾病鉴别】

咽后间隙肿块,常见于咽后转移性淋巴结,也可见于其他病变,需联合其他影像学特征及临床信息进行诊断和鉴别诊断,鉴别诊断要点见表 10-8-1。

1. 基于临床信息及影像特征的鉴别诊断流程图见图 10-8-3。

2. 表现为咽后间隙肿块的常见疾病的主要鉴别诊断要点见表 10-8-1。

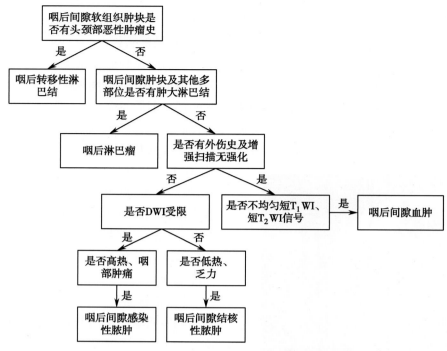

图 10-8-3　基于临床信息及影像特征的鉴别诊断流程图

表 10-8-1　咽后间隙软组织肿块的主要鉴别诊断要点

疾病	典型影像特征	鉴别要点	主要伴随征象
转移性淋巴结	淋巴结肿大融合,与原发恶性肿瘤表现相似	头颈部原发恶性肿瘤病史	除咽后间隙淋巴结肿大外,颈部其他淋巴结也可肿大
淋巴瘤	T_1WI 等信号,T_2WI 呈等/高信号,DWI 弥散受限,淋巴结无坏死,轻度强化	无特殊症状,多部位、多器官均有	淋巴结肿大范围广,数量多,边界清晰
感染性脓肿	增强扫描周边强化,中央无强化,DWI 弥散受限	高热、咽部肿痛	咽后间隙脂肪模糊
血肿	不均匀 T_1WI 高信号、T_2WI 低信号,无强化	外伤史或凝血障碍	颈椎骨折,咽部黏膜损伤
结核性脓肿	增强呈花环样强化,内伴坏死区,DWI 无弥散受限	低热、乏力、盗汗、肺结核病史	颈椎骨质破坏,椎间隙狭窄

（邬小平）

参 考 文 献

1. 姚姣利,王勤学. 儿童咽后脓肿临床分析[J]. 中国药物与临床,2021,21(14):2506-2507.

2. Weldetsadik AY, Bedane A, Riedel F. Retropharyngeal tuberculous abscess: a rare cause of upper airway obstruction and obstructive sleep apnea in children: a case report[J]. J Trop Pediatr,2019,65(6):642-645.

3. 张萍萍,黄应亮,楼浙伟,等. 成人咽后脓肿手术治疗的影响因素分析[J]. 浙江实用医学,2021,26(04):338-340.

4. 姚奇俊. 结核性咽后脓肿(附2例报告)[J]. 山东医大基础医学院学报,2000,14(1):32-33.

5. 魏伯俊,申虹,祝小莉,等. 头颈部恶性肿瘤咽后间隙淋巴转移的诊断和手术治疗[J]. 中华耳鼻咽喉头颈外科杂志,2006,41(5):362-364.

6. 李冬娜,柏佩梅,张爱芳. 颈部淋巴结结核患者发生结核性脓肿的危险因素分析及护理策略探讨[J]. 中西医结合护理(中英文),2022,8(12):148-150.

7. 张凤艳. 能谱 CT 定量分析及影像组学在甲状腺乳头状癌诊断及颈部淋巴结转移预测的应用研究［D］. 太原:山西医科大学,2022.

8. 余洪猛,薛凯,孙希才,等. 恶性肿瘤咽后淋巴结转移的诊治进展［J］. 中国眼耳鼻喉科杂志,2022,22(5):479-484.

9. 谢萌,张青青,郭瑞昕,等. 头颈部弥漫大 B 细胞淋巴瘤的临床特征分析［J］. 临床耳鼻咽喉头颈外科杂志,2022,36(1):1-7.

10. 赵鹏举,李进让. 鼻咽喉头颈区原发淋巴瘤 78 例分析［J］. 中国中西医结合耳鼻咽喉科杂志,2022,30(2):131-135,87.

第十一章　舌骨下颈部间隙疾病

第一节　甲状腺结节

【定义】

甲状腺结节是指甲状腺内由甲状腺细胞的异常、局灶性生长引起的病变。影像学定义是指在甲状腺内能被影像学检查发现的与周围甲状腺组织区分开的占位性病变。一些可触及的"结节"可能与影像学的检查不对应,应以影像学检查为准。甲状腺结节很常见,女性多于男性,一般人群通过触诊的检出率为3%～7%,借助高分辨率超声的检出率可高达20%～76%。超声为甲状腺检查的首选影像学方法,CT、MRI可作为补充检查方法,评估甲状腺结节的最主要目的是鉴别其良恶性。

甲状腺结节多数为良性,主要包括甲状腺腺瘤(thyroid adenoma,TA)、结节性甲状腺肿(nodular goiter,NG)。另外8%～16%的甲状腺结节为恶性,即甲状腺癌。《甲状腺癌诊疗指南(2022年版)》指出,根据肿瘤起源及分化差异,甲状腺癌分为甲状腺乳头状癌(papillary thyroid carcinoma,PTC)、甲状腺滤泡状癌(follicular thyroid carcinoma,FTC)、甲状腺髓样癌(medullary thyroid carcinoma,MTC)以及甲状腺未分化癌(anaplastic thyroid cancer,ATC)等。

【病理基础】

1. 甲状腺良性结节　包括甲状腺腺瘤、结节性甲状腺肿。

结节性甲状腺肿是单纯性甲状腺肿的病程后期,由于滤泡上皮增生与复旧反复交替,而形成不规则的结节。甲状腺表现为不对称性肿大或局限性肿大,表面有数量不等、大小不一的瘤样结节,无包膜或包膜不完整,且厚薄不均匀,以上均与甲状腺腺瘤不同。镜下扩张的滤泡充满胶质,间质纤维组织增生形成纤维间隔或包绕形成不规则结节,结节可合并出血、坏死及囊性变、壁结节及纤维带粗大钙化,故在影像上表现多样。

甲状腺腺瘤起源于甲状腺滤泡上皮组织,呈圆形或类圆形,多为单发,有完整的包膜,包膜厚薄均匀、完整,切面呈囊实性。甲状腺滤泡状腺瘤最多见,镜下表现为完整的纤维包膜,且缺乏包膜浸润及血管浸润,可见挤压周围的正常甲状腺组织。

2. 甲状腺癌　一种起源于甲状腺滤泡上皮或滤泡旁上皮细胞的恶性肿瘤。其中甲状腺乳头状癌最多见,肉眼观一般呈类圆形,单个或多个,质地较硬,无包膜,切面灰白或灰棕色,常伴有出血、坏死、纤维化和钙化,部分可合并囊变。镜下为典型的复杂分支乳头,间质内含大量纤维、血管组织以及同心圆状的钙化小体(砂粒体),故砂粒样微钙化是其特征性表现。

【征象描述】

1. 超声表现　在甲状腺结节的诊断中,超声能清晰地显示结节的边界、形态、大小及内部结构等信息,是甲状腺首选的影像学检查方法。

(1) 良性结节的超声表现:边界清晰的类圆形病灶,形态规则,等高回声、有声晕,可合并囊变、粗颗粒钙化,外观呈海绵状,周围环形血流。

(2) 恶性结节的超声表现:常以实性为主,表现为低回声,边界不清晰、形态不规则,甲状腺外侵犯,纵横比(前后径/横径)≥1,合并砂粒样微钙化(直径≤2mm),中央血流模式、频谱多普勒阻力指数(resistance index,RI)≥0.75。

(3) 颈部淋巴结转移的超声表现:恶性结节可合并颈部淋巴结转移,增大的淋巴结表现为低回声(PTC转移可为高回声),淋巴门结构消失,血供增多、杂乱,淋巴结可合并囊变、微钙化。

2. CT表现　由于正常甲状腺含碘呈高密度,而甲状腺结节呈等或稍低密度,故CT对于甲状腺结节的显示有一定优势。主要目的在于观察与周围结构关系,亦可鉴别结节的良恶性。

（1）良性结节的 CT 表现：①甲状腺腺瘤边界清晰，包膜完整，平扫多密度不均匀，囊变区呈低密度，出血区呈稍高/高密度，增强扫描实性成分常均匀强化（图 11-1-1，彩图见文末彩插）。高功能腺瘤强化程度高于正常甲状腺，具有特异性。②结节性甲状腺肿呈局限性肿大，表面多发大小不等结节，包膜厚薄不均，可与腺瘤鉴别。粗颗粒状钙化及壁结节位于病灶边缘，由于壁结节边界较光滑，故增强后实性成分明显强化且边界较平扫清晰（图 11-1-2）。

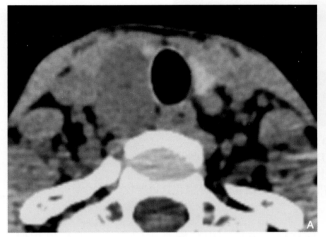
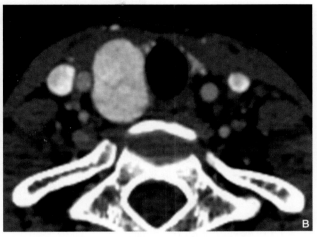
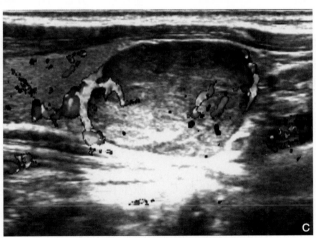

图 11-1-1 甲状腺腺瘤的 CT 及超声表现

女，34 岁，体检 B 超发现结节 1 年，自诉结节至今略微增大。甲状腺右侧叶腺瘤。CT 平扫（A）及增强（B）显示甲状腺右侧叶结节边界清晰，密度均匀，包膜完整，呈均匀强化。超声（C）显示结节边界清晰，边缘环形血流。

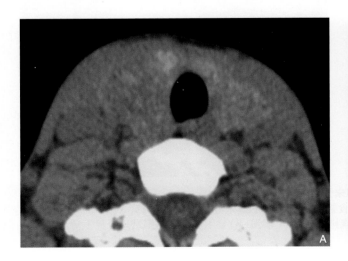
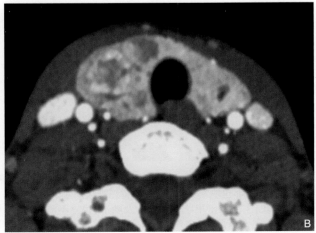

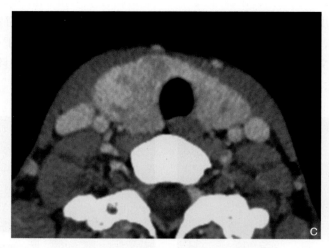

图 11-1-2　结节性甲状腺肿的 CT 表现

女,27 岁,体检 B 超发现甲状腺结节 3 个月余,结节性甲状腺肿。CT 平扫(A)示甲状腺双侧叶及峡部弥漫性肿大,右侧叶明显,密度不均匀减低。CT 增强动脉期(B)及静脉期(C)显示甲状腺内多发结节,增强后实性成分明显强化且边界较平扫清晰。

（2）恶性结节的 CT 表现:

1）PTC:单发或多发,类圆形,边界不清楚,可伴有钙化或囊变,增强后实性成分边界较平扫模糊。其中砂粒样微钙化为甲状腺乳头状癌较特异的影像表现。肿瘤侵犯甲状腺包膜,使其中断称为"咬饼征"。

2）FTC:多单发,病灶较大,等或稍低密度,形态欠规整,但边界往往清晰,可伴钙化,增强呈明显强化,易发生血行转移。

3）MTC:来源于可以分泌降钙素的甲状腺 C 细胞,属于神经内分泌肿瘤,具有侵袭性高、转移早、预后较差的特点,多合并降钙素升高。甲状腺髓样癌一方面与甲状腺乳头状癌的恶性征象相似,如实性、不规则、微钙化;另一方面与甲状腺滤泡状病变征象相似,如肿块体积大、边界相对清晰,故与其他恶性肿瘤鉴别较困难,需结合临床病史及降钙素。

4）ATC:恶性程度最高且预后极差的一类甲状腺癌,老年人多见,发病率低,进展快,极易累及周围结构,生存期短,早期即可发生远处转移。未分化癌体积较大,直径多>5cm,易向气管-食管间隙、椎前间隙生长,坏死囊变多见,粗颗粒钙化、微钙化多发、共存,强化程度极不均匀,且极易侵犯甲状腺包膜及周围邻近结构(图 11-1-3)。

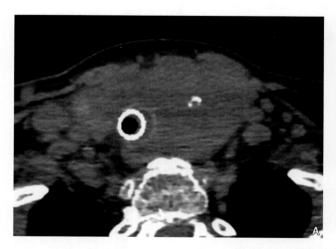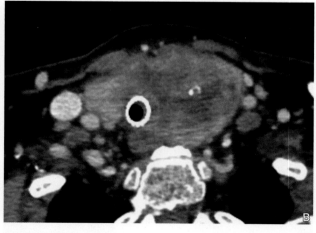

图 11-1-3　甲状腺未分化癌的 CT 表现

女,72 岁,颈部包块增大 1 月余,患者感呼吸困难、吞咽困难,食管支架术后,甲状腺未分化癌。CT 平扫(A)示甲状腺巨大软组织团块,主要位于甲状腺左侧叶及峡部,边界不清,其内不规则钙化。CT 增强(B)显示肿瘤与周围结构分界不清,侵犯气管,向气管-食管间隙、椎前间隙生长。

（3）颈部淋巴结转移的 CT 表现：颈部淋巴结转移的 CT 征象包括：淋巴结增大，类圆形，合并囊变、微钙化、高强化（CT 值升高≥40HU）。

3. **MRI 表现** MRI 虽然对微钙化的观察较困难，但可通过不同序列扫描准确显示甲状腺结节内部成分，有利于良恶性结节的鉴别。同时，MRI 可更清晰的显示结节与周围结构的关系。研究表明，正常甲状腺的 ADC 值约 $1.5×10^{-3}mm^2/s$，良性结节的 ADC 值较正常高，而恶性结节的 ADC 值较正常低。

（1）良性结节的 MRI 表现：

1）甲状腺腺瘤：单发形态规则的类圆形病灶，边界清晰，信号较均匀，T_1WI 呈略低或等信号，T_2WI 呈高信号，T_2WI 上可见完整的假包膜纤维环。腺瘤可合并囊变，增强扫描早期明显强化，但强化程度较正常甲状腺组织低，有较高的 ADC 值。

2）结节性甲状腺肿：甲状腺不对称性肿大，表面多发结节，由于其内合并囊变、出血及滤泡破坏后释放的胶质，T_1WI 信号多样，其中高信号多提示该病，T_2WI 呈高信号或混杂信号。病变强化方式多样，但结节强化后边缘规则、边界清晰。DWI、ADC 图为等或稍高信号（图 11-1-4）。

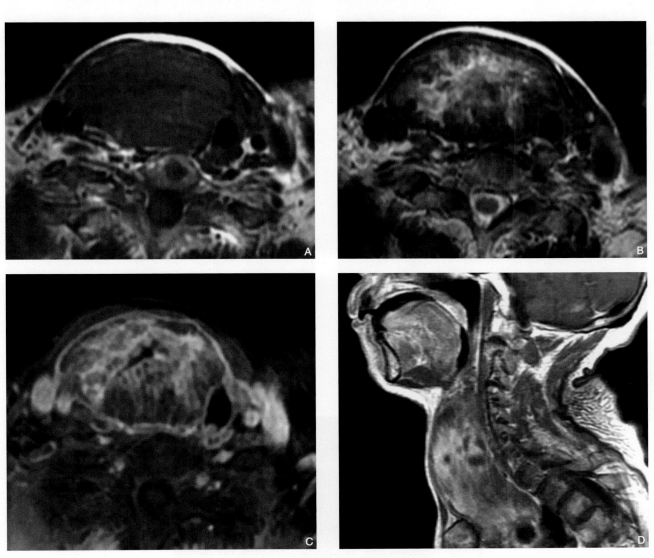

图 11-1-4 结节性甲状腺肿的 MRI 表现
女，74 岁，结节性甲状腺肿。T_1WI(A) 及 T_2WI(B) 显示甲状腺右侧叶明显，信号极其混杂。横断位(C)及矢状位(D)增强 T_1WI 示病变明显不均匀强化，边界清晰，向下生长至胸骨后间隙。

（2）恶性结节的 MRI 表现：

1）PTC：边界模糊、形态不规则，T_1WI 呈等或低信号，T_2WI 呈高信号，DWI 高信号，ADC 值降低，侵犯甲状腺包膜呈"咬饼征"。增强呈不均匀强化，且边缘模糊（图 11-1-5）。

2）FTC：T_1WI 低信号或等信号，T_2WI 高信号，肿瘤大部分边界清晰，DWI 高信号，ADC 值降低，增强后明显强化，强化均匀，快速流出。

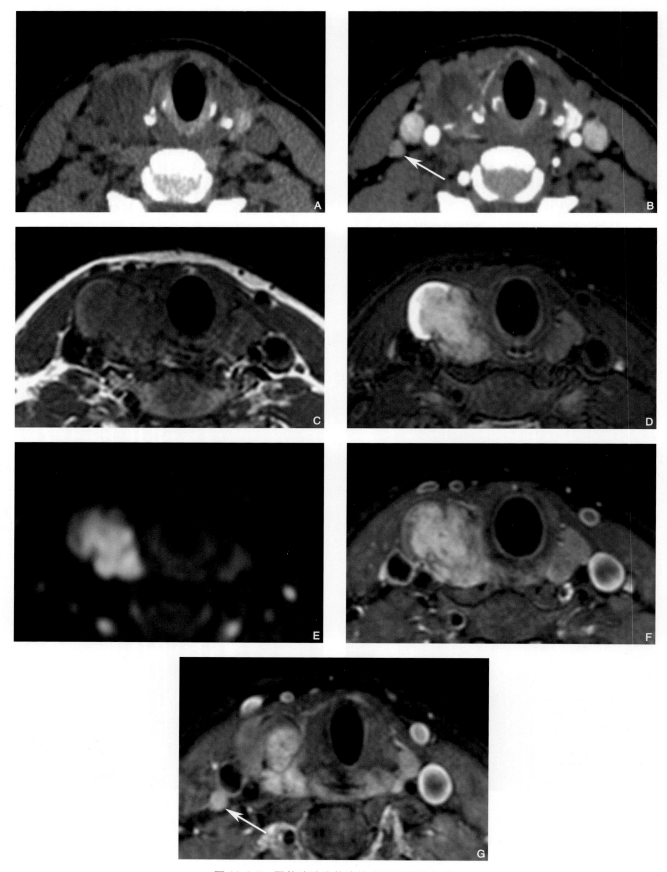

图 11-1-5　甲状腺乳头状癌的 CT 及 MRI 表现

女,28 岁,甲状腺右侧叶乳头状癌并右侧颈部Ⅲ区淋巴结转移。CT 平扫(A)示甲状腺右侧叶结节,边界不清。CT 增强(B)示右侧叶结节呈不均匀强化,与周围结构分界不清,可见右侧颈部Ⅲ区肿大淋巴结并明显强化(白箭)。T_1WI(C)、T_2WI(D)显示甲状腺右侧叶结节边界不清,信号不均匀,边缘可见囊变区。DWI(E)示肿瘤实性成分呈高信号,ADC 值为 $0.975 \times 10^{-3} mm^2/s$。增强 T_1WI(F、G)显示肿瘤不均匀、明显强化,右侧颈部Ⅲ区肿大淋巴结明显强化(白箭)。

3）MTC：T_1WI 等或低信号，T_2WI 略高信号，DWI 高信号，ADC 值降低，增强后中等、均匀强化。

4）ATC：体积较大，信号不均匀，强化程度极不均匀，且极易侵犯甲状腺包膜及周围邻近结构。

（3）颈部淋巴结转移的 MRI 表现：淋巴结增大，类圆形，合并囊变，明显强化、强化不均匀。

【相关疾病】

甲状腺结节诊断的重点及难点在于良恶性鉴别。但少数情况下，还需与甲状旁腺肿瘤进行鉴别。甲状旁腺的病变与甲状腺交界区平直，两者之间存在一定的脂肪间隙，该征象对病变来源的鉴别具有重要价值。甲状旁腺疾病主要为腺瘤，常单发，CT 表现为类圆形软组织密度，边界清晰，由于血供丰富呈明显强化，MRI 表现为 T_1WI 等信号，T_2WI 稍高信号，增强扫描明显强化。若甲状旁腺腺瘤内出现不规则钙化，则高度提示恶变为甲状旁腺腺癌的可能。此外，甲状旁腺病变好发于 30 岁以上女性，高峰年龄为 50～55 岁，常合并高钙血症、骨质疏松、泌尿系结石等，与甲状腺疾病亦有一定的鉴别作用。

【分析思路】

1. 甲状腺结节的良恶性鉴别 良性结节边界清晰、形态规则，与甲状腺实质分界清晰，不侵犯甲状腺包膜，可合并囊变、出血及粗颗粒钙化，实性成分位于边缘，增强扫描实性成分的边缘较平扫清晰。恶性结节形态不规则、边界不清楚，超声纵横比≥1，可合并坏死及砂粒样微钙化，侵犯甲状腺包膜呈"咬饼征"，实性成分分布不均，增强扫描边缘较平扫更模糊。MRI 上良性结节的 ADC 值较高（>1.5×$10^{-3}mm^2/s$），而恶性结节的 ADC 值较低（<1.5×$10^{-3}mm^2/s$）。

2. 良性结节的鉴别 ①形态：甲状腺腺瘤多为单发，边界清晰，包膜完整、厚薄均匀。结节性甲状腺肿常多发，包膜不完整、厚薄不均。②CT 密度：腺瘤密度均匀，结节性甲状腺肿密度不均，病灶边缘可见粗颗粒状钙化及壁结节。③MRI 信号：结节性甲状腺肿信号较腺瘤混杂，T_1WI 高信号多提示前者。且腺瘤强化较均匀，而结节性甲状腺肿强化不均匀。

3. 良性结节是否合并恶变 若良性甲状腺结节边界不清、与周围结构分界不清、其内见砂粒样微钙化时，需警惕局部恶变。

4. 恶性结节的鉴别 原发性甲状腺恶性结节 90% 为 PTC，特征性表现为 US 上纵横比>1，CT 上微钙化、"咬饼征"，MRI 上呈不均匀明显强化。FTC 较 PTC 大，边界较清晰，密度/信号均匀，增强早期即明显强化。MTC 病灶大，均匀中等强化，降钙素升高。ATC 密度/信号极不均匀，侵袭性强，较易鉴别。

5. 恶性结节是否合并颈部淋巴结转移 术前影像学检查是判断甲状腺癌是否合并颈部淋巴结转移的重要方法。颈部淋巴结转移的影像征象包括：淋巴结增大，类圆形，淋巴结门结构消失，合并囊变、微钙化，血供丰富或高强化。

【疾病鉴别】

甲状腺结节较小时多为体检发现，无临床症状。当甲状腺结节较大时，可压迫或侵犯周围结构引起相应的症状。甲状腺良恶性结节有一定的影像特点。

1. 基于影像特征的鉴别诊断流程图见图 11-1-6。

2. 甲状腺结节不同疾病的主要鉴别诊断要点见表 11-1-1。

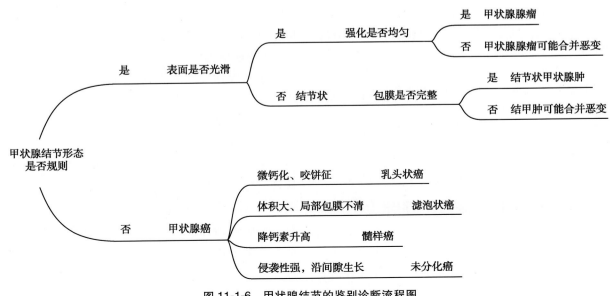

图 11-1-6 甲状腺结节的鉴别诊断流程图

表 11-1-1　甲状腺结节不同疾病的 CT 及 MRI 主要鉴别诊断要点

疾病	临床特征	CT 特征	MRI 特征	颈部淋巴结
甲状腺腺瘤	中青年妇女,单发	包膜完整、厚薄均匀,边界清晰。实性成分呈均匀明显强化	T_2WI 呈高信号,有完整的假包膜纤维环。增强扫描早期明显强化,ADC 值较高	无
结节性甲状腺肿	单纯性甲状腺肿的后期病理阶段	多发结节,包膜厚薄不均,边缘粗颗粒状钙化及壁结节,明显强化且边界较平扫清晰	信号混杂,T_1WI 高信号为特征性表现。增强后结节边缘规则、边界清晰。DWI、ADC 为等或稍高信号	无
甲状腺乳头状癌	中青年女性,恶性程度低,生长缓慢	边界不清楚,形态不规则,部分病灶较小(直径<1cm),微钙化,"咬饼征"	不均匀强化,边缘较平扫模糊	第一站转移至颈部中央组
甲状腺滤泡状癌	40 岁以上女性多见,多单发,易血行转移	病灶较大,形态欠规整,但边界清晰,包膜局部不完整,增强呈明显强化	病灶较大,边界清晰,信号均匀,增强早期即明显强化	淋巴结转移少见
甲状腺髓样癌	家族性,降钙素升高,侵袭性高、转移早、预后较差	病灶较大,形态不规则,边界相对清晰	病灶大,均匀中等强化	常为颈部 Ⅱ～Ⅳ区淋巴结转移
甲状腺未分化癌	老年人多见,发病率低,死亡率高。恶性程度最高,进展快	直径多>5cm,易向气管-食管间隙、椎前间隙生长,各类钙化共存	信号极不均匀,强化极不均匀,且极易侵犯甲状腺包膜及周围邻近结构	极易发生淋巴结转移

（韩　丹）

参 考 文 献

1. Marqusee E, Benson CB, Frates MC, et al. Usefulness of ultra-sonography in the management of nodular thyroid disease [J]. Ann Intern Med, 2000, 133(9):696-700.
2. 中华医学会内分泌学分会,中华医学会外科学分会甲状腺及代谢外科学组,中国抗癌协会头颈肿瘤专业委员会,等.甲状腺结节和分化型甲状腺癌诊治指南(第二版)[J].国际内分泌代谢杂志,2023,43(2):149-194.
3. 中华医学会放射学分会头颈学组.甲状腺结节影像检查流程专家共识[J].中华放射学杂志,2016,50(12):911-915.
4. 中华人民共和国国家卫生健康委员会医政医管局.甲状腺癌诊疗指南(2022 年版)[J].中国实用外科杂志,2022,42(12):1343-1357,1363.
5. 王海滨,舒艳艳,韩志江,等.CT 在甲状腺结节良、恶性风险评估中的价值[J].中华医学杂志,2017,97(35):2766-2769.

第二节　甲状腺弥漫性肿大

【定义】

甲状腺弥漫性肿大是指甲状腺非结节性肿大,表现为甲状腺组织弥漫增大,无明显结节。正常成人甲状腺前后径≤20mm,当前后径>20mm 时提示甲状腺增大。甲状腺弥漫性肿大可为对称性或不对称性,常见于以下疾病:单纯性甲状腺肿(simple goiter, SG)、毒性弥漫性甲状腺肿(Graves disease, GD)、亚急性甲状腺炎(subacute thyroiditis, SAT)、桥本甲状腺炎(Hashimoto thyroiditis, HT)、急性化脓性甲状腺炎(acute suppurative thyroiditis, AST)、甲状腺癌(thyroid carcinoma, TC)及甲状腺淋巴瘤(primary thyroid lymphoma, PTL)。

【病理基础】

甲状腺弥漫性肿大的疾病主要包括甲状腺肿、甲状腺炎、甲状腺肿瘤三类。

1. **甲状腺肿**　包括单纯性甲状腺肿、毒性弥漫性甲状腺肿。

单纯性甲状腺肿:又称非毒性弥漫性甲状腺肿,病理变化分三期——增生期、胶质储积期、结节期。增生期又称弥漫性增生性甲状腺肿,甲状腺弥漫性对称性肿大,表面光滑无结节,滤泡腔小,故肿瘤内部与正常甲状腺实质影像表现一致。胶质储积期又称弥漫性胶样甲状腺肿,甲状腺弥漫对称性显著肿大,滤泡显著扩大,其内大量浓厚的胶质,故超声表现为多发低回声结节。结节期又称结节性甲状腺肿，病理改变已在"甲状腺结节"一节中详述。

毒性弥漫性甲状腺肿：甲状腺双侧叶弥漫性肿大，为正常的2~4倍，表面光滑无结节，质软，切面灰红色。病灶内多发大小不等滤泡增生，间质血管增生，明显充血，故血供极其丰富，超声检查出现"火海征"。

2. **甲状腺炎** 包括亚急性甲状腺炎、桥本甲状腺炎、急性化脓性甲状腺炎，后一种较少见。

亚急性甲状腺炎：甲状腺不均匀轻度增大，质硬，切面灰白或淡黄色，常与周围组织粘连，故影像上可见其与周围结构分界不清。镜下病变区甲状腺滤泡破坏，可见含多核巨细胞的肉芽肿结构形成，故超声检查上呈边界模糊的低回声区，即"泼墨样"改变。周围有较多中性粒细胞及不等量的嗜酸性粒细胞、淋巴细胞和浆细胞浸润，故边缘血流丰富、强化明显。

桥本甲状腺炎：甲状腺弥漫性对称性轻度肿大，表面光滑或细结节状，质地硬韧，很少与周围组织粘连。镜下甲状腺滤泡萎缩或破坏，广泛淋巴细胞或浆细胞浸润，伴结缔组织浸润与纤维化，故在影像上呈网格状改变。

急性化脓性甲状腺炎：多发生于儿童、青少年梨状窝瘘者，较少见，表现为甲状腺增大并多发淋巴细胞浸润。

3. **甲状腺肿瘤** 包括弥漫硬化型甲状腺乳头状癌和甲状腺淋巴瘤。

弥漫硬化型甲状腺乳头状癌：肿瘤弥漫性累及甲状腺单侧叶，甲状腺实质被灰白色质硬的组织广泛取代，切面常有砂粒感，镜下肿瘤细胞呈乳头状结构排列，其内大量砂粒体，合并广泛的鳞状上皮化生、大量淋巴细胞浸润及广泛间质纤维化。故肿瘤内弥漫点状、簇状微钙化，表现为"暴风雪征"。

甲状腺淋巴瘤：多伴有桥本甲状腺炎，可能是由于炎症不断刺激淋巴细胞使其出现克隆增生而发生淋巴瘤。甲状腺淋巴瘤多数来源于B细胞系，为非霍奇金淋巴瘤，极少数来源于T细胞系，为霍奇金淋巴瘤。

【征象描述】

甲状腺弥漫性肿大的病变，多是由临床及超声作为术前诊断依据，但CT、MRI上亦有一定的影像特征。

1. **甲状腺弥漫性肿大各种疾病的临床及超声表现**

（1）甲状腺肿：①单纯性甲状腺肿，又称弥漫性非毒性甲状腺肿，好发于缺碘地区，另外生理性需碘量增加，比如青春期、妊娠期也可发生。甲状腺弥漫对称性肿大，表面平整。早期回声基本正常，后期由于滤泡内充满胶质，表现为弥漫分布的多发薄壁无回声区伴囊内点状强回声，伴彗星尾征。彩色多普勒血流成像：腺体内血流信号无明显增多。甲状腺上动脉速度明显增高>70cm/s。晚期进展为结节性甲状腺肿见本章第一节甲状腺结节。②毒性弥漫性甲状腺肿（Graves病），又称原发性甲状腺功能亢进症。与遗传、自身免疫、应激等环境因素相关，好发于20~40岁女性，表现为甲状腺功能亢进，可伴有Graves眼病。甲状腺弥漫性对称性肿大，被膜完整。甲状腺实质弥漫性低回声（均匀/不均匀减低），彩色多普勒血流成像血流信号丰富呈"甲状腺火海征"（图11-2-1，彩图见文末彩插）。

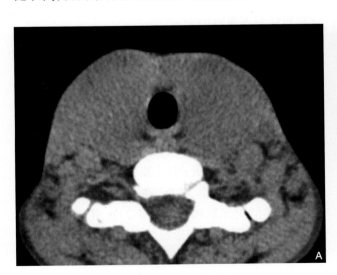

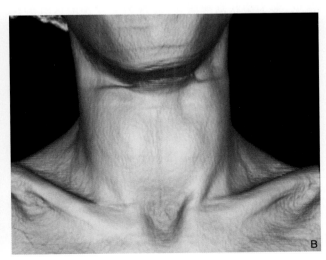

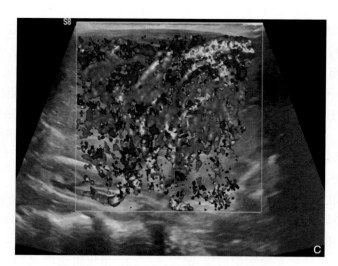

图 11-2-1　毒性弥漫性甲状腺肿的超声表现

男,12岁,乏力6年,颈部肿大,眼突5年,心悸1年,毒性弥漫性甲状腺肿。CT平扫(A)示甲状腺弥漫性对称性肿大,密度减低。CT容积重建(B)可见患者颈部弥漫性肿大。US(C)显示肿大甲状腺内血流丰富,呈"火海征"。

（2）甲状腺炎:①亚急性甲状腺炎,又称肉芽肿性甲状腺炎,是一种自限性疾病,中年女性多见,好发于春秋季,与病毒感染有关。甲状腺轻度肿大,有压痛,实质内出现边界模糊地图样/泼墨样低回声。彩色多普勒血流成像示病灶周边血流信号丰富(炎性浸润),内部血流信号减少或消失(肉芽肿及纤维成分)。患侧甲状腺与其接近的颈前肌有弥漫性粘连。②桥本甲状腺炎,又名自身免疫性甲状腺炎,多见于中年女性,病程较长,伴有全身乏力等甲状腺功能减退的表现。超声上为甲状腺无痛性轻度肿大,质地坚韧,无压痛,常为双侧,边界清楚。甲状腺内部回声增粗、减低,多呈"网格状"或"地图状",甲状腺后期体积减小。③急性化脓性甲状腺炎,青少年常见,多为梨状窝瘘所致,表现为突发颈前区红肿热痛。患侧甲状腺体积增大,边界模糊,呈虫蚀状,可合并脓肿。若炎症向周围组织浸润,可见甲状腺包膜连续性中断,与周围软组织分界不清。

（3）甲状腺弥漫性肿瘤:①弥漫硬化型甲状腺乳头状癌,占PTC的5%左右,恶性程度较高、转移早、预后差,多发生于年轻人。甲状腺弥漫性不均质改变的基础上常无明显的结节或包块回声,往往被误诊为弥漫性病变而延误治疗。病灶多表现为甲状腺实质内弥漫分布或簇状的微钙化,呈"暴风雪样"表现。该病几乎所有患者伴有颈部淋巴结转移,淋巴结改变同PTC的淋巴结转移表现。②甲状腺淋巴瘤,原发性甲状腺淋巴瘤是起源于甲状腺内淋巴组织的恶性肿瘤,发病率较低,占甲状腺恶性肿瘤的

5%以内。有研究认为桥本甲状腺炎是该病的危险因素。肿瘤表现为甲状腺腺体弥漫肿大,多为单侧,回声减低,分布均匀,其内伴条索样高回声,同时可伴有颈部浅表淋巴结的肿大。

2. 甲状腺弥漫性肿大疾病的 CT 及 MRI 表现

（1）甲状腺肿:单纯性甲状腺肿及弥漫性毒性甲状腺肿均表现为甲状腺弥漫对称性肿大,边界清晰,甲状腺包膜完整。①单纯性甲状腺肿早期与正常甲状腺实质的密度/信号一致,后期进展为结节性甲状腺肿。②弥漫性毒性甲状腺肿扩大的滤泡腔内胶质填充,T_1WI 和 T_2WI 均为高信号,由于其内血供丰富在 T_2WI 表现为流空信号。当病灶较大生长至上纵隔时,称为胸骨后甲状腺肿,CT及MRI有助于观察病灶与大血管的关系。

（2）甲状腺炎:

1）亚急性甲状腺炎:CT平扫密度减低,与周围结构分界欠清,增强早期轻度强化,延迟期进一步边缘强化。由于滤泡破坏致胶原物质释放,故MRI上表现为 T_1WI 信号高于正常甲状腺,T_2WI 为更高信号。

2）桥本甲状腺炎:甲状腺弥漫性对称性肿大,由于甲状腺滤泡萎缩、破坏,在CT上密度低于正常甲状腺,类似周围肌肉(图11-2-2)。破坏区低密度与残留的甲状腺高密度形成"网格状"改变。病灶在 T_2WI 上信号增高,其内低信号的纤维条索形成"网格状"改变。病灶DWI信号减低,ADC值减低,是良性病变中唯一ADC值减低的疾病。

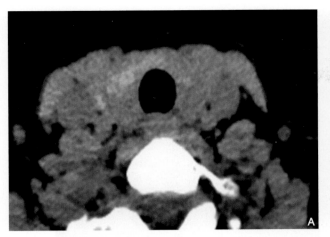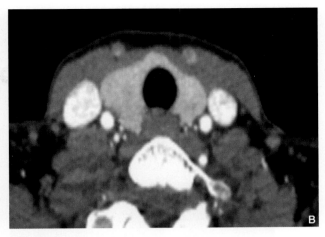

图 11-2-2 桥本甲状腺炎的 CT 表现

女,45 岁,桥本甲状腺炎。CT 平扫(A)示甲状腺双侧叶对称性轻度肿大,密度减低,右侧叶可见残存小片状甲状腺呈高密度。CT 增强(B)甲状腺双侧叶均匀强化,边缘较平扫时清楚。

3) 急性化脓性甲状腺炎:常由于梨状窝瘘引起,故 CT 或 MRI 上可见一侧(90% 为左侧)梨状窝水平-甲状腺水平颈部间隙的感染性病灶与甲状腺侧叶分界不清,甲状腺侧叶肿大并密度减低,吞钡 X 线检查梨状窝可见瘘口(图 11-2-3)。

(3) 甲状腺弥漫性肿瘤:①弥漫硬化型甲状腺

癌由于弥漫或成簇分布的微钙化,可见 CT 上较清晰的显示,呈"暴风雪样"改变(图 11-2-4)。②甲状腺淋巴瘤的肿块较大,CT 上密度均匀且较低,与周围肌肉类似,增强呈轻中度均匀强化,与周围结构分界清晰。MRI 上 T_2WI 呈等信号,信号均匀,DWI 呈高信号,ADC 图呈低信号(图 11-2-5)。

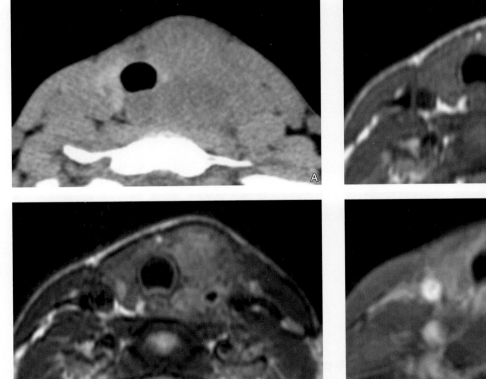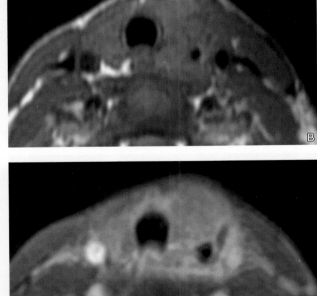

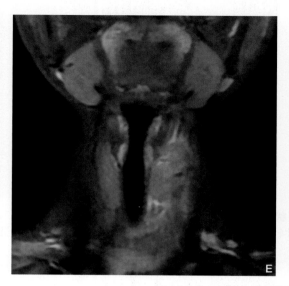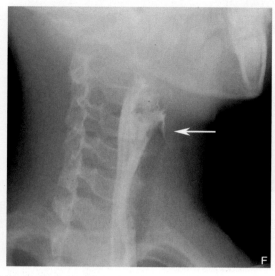

图 11-2-3 急性化脓性甲状腺炎的 CT 及 MRI 表现

男,10 岁,颈部包块 1 周,伴发热,最高 38.9℃。左侧叶急性化脓性甲状腺炎,合并左侧梨状窝瘘。CT 平扫(A)示甲状腺左侧弥漫性肿大、密度不均、边界不清。$T_1WI(B)$、$T_2WI(C)$ 及增强 $T_1WI(D)$ 显示甲状腺左侧叶肿大、信号不均匀,T_2WI 呈高信号,不均匀强化,边缘模糊。T_2WI 冠状位(E)示甲状腺左侧叶病灶位于梨状窝-甲状腺水平。吞钡 X 线(F)示左侧梨状窝瘘。

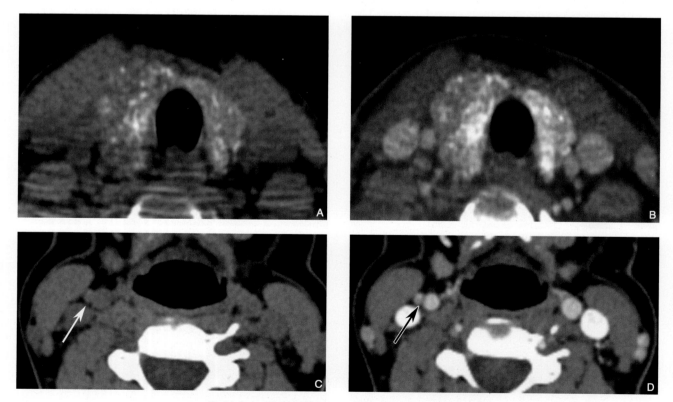

图 11-2-4 弥漫硬化型甲状腺乳头状癌的 CT 表现

女,21 岁,甲状腺双侧叶及峡部弥漫硬化型甲状腺乳头状癌。CT 平扫(A 及 C),图 A 显示甲状腺双侧叶不对称肿大,其内多发大小不等点状钙化呈"暴风雪征"。图 C 显示右侧颈部Ⅲ区点状钙化淋巴结(白箭)。CT 增强(B 及 D),图 B 显示肿瘤呈不均匀强化,甲状腺右侧叶后缘包膜不完整。图 D 显示右侧颈部Ⅲ区点状钙化淋巴结呈明显强化(黑箭)。

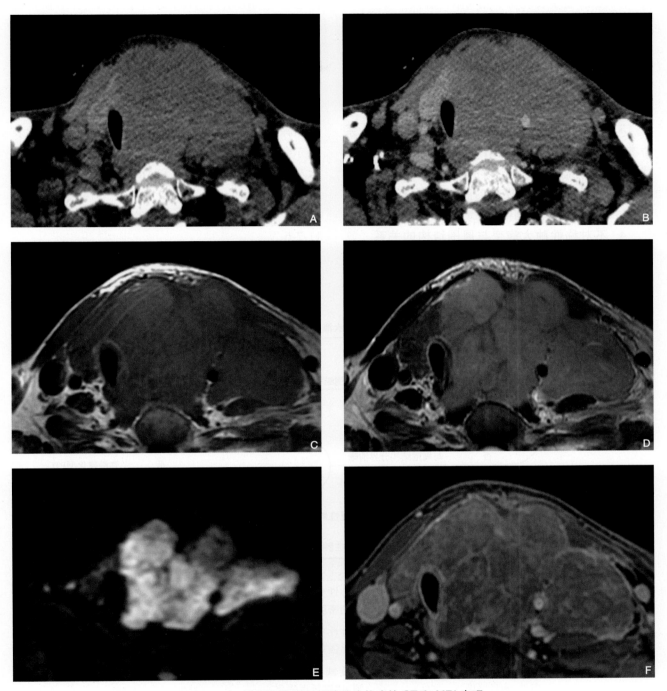

图 11-2-5 弥漫硬化型甲状腺乳头状癌的 CT 和 MRI 表现

男,49 岁,吞咽困难 2 个月余,弥漫大 B 细胞淋巴瘤。CT 平扫(A)及增强(B)显示甲状腺左侧叶及峡部明显肿大,密度均匀,呈轻度均匀强化,边界尚清,包绕左侧颈总动脉。肿瘤 T_1WI(C)呈等信号,T_2WI(D)呈稍高信号,DWI(E)呈高信号,ADC 值约 $0.755×10^{-3}$ mm^2/s,增强 T_1WI(F)呈轻度均匀强化。

【相关疾病】

甲状腺弥漫性肿大的疾病谱主要包括甲状腺肿、甲状腺炎及甲状腺肿瘤。甲状腺肿包括单纯性甲状腺肿、毒性弥漫性甲状腺肿,病灶较大生长至纵隔,称为胸骨后甲状腺肿。甲状腺炎包括亚急性甲状腺炎、桥本甲状腺炎、急性化脓性甲状腺炎,后者较为少见。甲状腺肿瘤包括弥漫硬化型甲状腺乳头状癌、甲状腺淋巴瘤。

【分析思路】

1. 甲状腺弥漫性肿大的程度 首先明确肿大是否双侧对称、肿大程度,甲状腺肿包括单纯性和弥漫性毒性甲状腺肿,均表现为甲状腺对称性、弥漫性、中重度肿大。亚急性甲状腺炎及桥本甲状腺炎表现为甲状腺对称性轻度肿大。急性化脓性甲状腺炎、甲状腺肿瘤多表现为单侧局限性肿大。

2. 对称性中重度肿大病变的特征性影像表现
单纯性甲状腺肿的超声声像图与正常甲状腺类似，甲状腺上动脉速度明显增高>70cm/s。弥漫性毒性甲状腺肿血供丰富呈"火海征"，T_2WI 上病灶内多发血管流空信号。

3. 对称性轻度肿大病变与周围结构的关系
桥本甲状腺炎与周围结构清晰，影像上表现为网格状改变，ADC 值降低。亚急性甲状腺炎与周围结构粘连，实质内出现边界模糊的图样/泼墨样低回声，T_1WI 及 T_2WI 均呈较高信号。

4. 不对称性肿大病变与周围结构的关系 急性化脓性甲状腺炎表现为一侧（90%为左侧）颈部间隙的感染，累及甲状腺单侧，儿童常合并梨状窝瘘。

淋巴瘤与周围结构清晰，CT 平扫密度低，增强呈轻中度均匀强化，MRI 上 DWI 信号增高，ADC 值减低。弥漫硬化型 PTC 侵犯周围结构，肿瘤内弥漫簇状分布的微钙化呈"暴风雪征"。

【疾病鉴别】
引起甲状腺弥漫性肿大的疾病有很多，包括炎症和肿瘤，每种病变的病理改变不同，故其影像学表现亦有一定的特点。甲状腺弥漫性病变主要依靠临床及 US 定性诊断，但 CT 和 MRI 亦有一些特征性的表现。

1. 基于超声表现特征的鉴别诊断流程图见图 11-2-6。

2. 甲状腺弥漫性肿大在常见疾病的 CT 及 MRI 主要鉴别诊断要点见表 11-2-1。

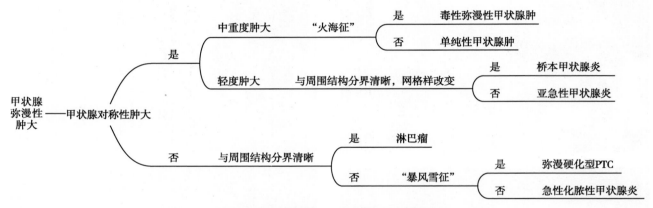

图 11-2-6 甲状腺弥漫性肿大的鉴别诊断流程图

表 11-2-1 甲状腺弥漫性肿大的主要鉴别诊断要点

疾病	临床特征	CT 特征	MRI 特征
单纯性甲状腺肿	缺碘引起	对称性中重度肿大，边缘光滑，早期密度均匀	甲状腺包膜完整，早期信号均匀
毒性弥漫性甲状腺肿	甲状腺功能亢进，可合并 Graves 眼病	对称性中重度肿大，密度不均，明显强化	T_2WI 多发血管流空信号
亚急性甲状腺炎	自限性疾病，中年女性、春秋季多见，病毒感染	密度减低，与周围结构分界欠清，边缘延迟强化	T_1WI 信号高于正常甲状腺，T_2WI 为更高信号
桥本甲状腺炎	多见于中年女性，伴甲状腺功能减退的表现	弥漫性对称性轻度肿大，密度减低，"网格状"改变	T_2WI 上信号增高，且呈"网格状"改变。是良性病变中唯一 ADC 值减低的疾病
急性化脓性甲状腺炎	青少年常见，表现为突发一侧（90%为左侧）颈前区红肿热痛	梨状窝水平-甲状腺水平颈部间隙感染，甲状腺肿大、边界不清	大片状浸润性长 T_1、长 T_2 信号，局部可伴脓肿形成
弥漫硬化型甲状腺乳头状癌	恶性程度较高、转移早、预后差，多见于年轻人	边界不清，肿瘤内钙化呈"暴风雪样"改变	信号不均，边界不清，DWI 高信号，ADC 图低信号
甲状腺淋巴瘤	较少见	肿块较大，密度均匀且较低，增强呈轻中度均匀强化，与周围结构分界清晰	T_2WI 呈等信号，信号均匀，DWI 呈高信号，ADC 图呈低信号

（韩 丹）

参 考 文 献

1. Machado I, Arana E, Vendrell J. A Diffusely hardened thyroid gland and multiple neck lymphadenopathies[J]. Jama Otolaryngol Head Neck Surg,2015,141(2):181.

2. Vanderpump MPJ. The epidemiology of thyroid disease[J]. British Medical Bulletin,2011,99(1):39-51.

3. 中华人民共和国国家卫生健康委员会医政医管局.甲状腺癌诊疗指南(2022年版)[J].中国实用外科杂志,2022,42(12):1343-1357,1363.

4. 中华医学会超声医学分会浅表器官和血管学组,中国甲状腺与乳腺超声人工智能联盟.2020甲状腺结节超声恶性危险分层中国指南:C-TIRADS[J].中华超声影像学杂志,2021,30(3):16.

5. 刘婷婷,陈禄,薛健,等.CT纹理分析参数对桥本甲状腺炎伴发甲状腺结节良恶性的鉴别诊断价值[J].中华内分泌外科杂志,2023,17(2):224-228.

第三节　颈部单发淋巴结肿大

【定义】

颈部单发淋巴结肿大是指颈部有且只有一枚异常增大的淋巴结。颏下及下颌下淋巴结短径>1.5cm、咽后淋巴结短径>0.8cm、其余淋巴结短径>1.0cm是既往文献报道中使用最多的诊断标准。

【病理基础】

颈部淋巴结肿大的病理基础主要包括三个方面。①淋巴滤泡的大小和数量:因为对某一特定抗原的反应,产生多克隆淋巴细胞增殖。或因为淋巴样细胞恶性转化,产生单克隆淋巴细胞增殖。②非淋巴细胞浸润:如淋巴结炎中的中性粒细胞浸润或转移性淋巴结中的癌细胞浸润。③其他:如体内细胞因子释放,导致淋巴结水肿,或代谢存储障碍,导致肥大的巨噬细胞在淋巴结中聚集。

【征象描述】

1. CT表现　颈部单发淋巴结肿大在CT上常表现为异常增大的淋巴结。咽后、颏下及下颌下和颈部其他区域通常分别以短径0.8cm、1.5cm和1.0cm作为判断标准。临床判读过程中,除大小外,还需要观察淋巴结的其他征象。①形态:正常淋巴结常呈肾形,而异常淋巴结常呈圆形或卵圆形。既往研究认为,以长短径比值小于2作为阈值鉴别良/恶性颈部淋巴结诊断效能最佳(图11-3-1)。②密度均匀性:正常淋巴结常呈均匀的软组织密度。而异常淋巴结可伴有其他密度,如钙化是甲状腺乳头状癌淋巴结转移的特征性征象。③边界:正常淋巴

常边界清晰。若淋巴结边界不规则,同时伴有周边脂肪浸润,常提示为异常淋巴结。④强化:正常淋巴结常表现为均匀逐渐强化,静脉期强化程度高于动脉期,而淋巴结结核或转移性淋巴结(鳞癌多见)可因为病灶内坏死而呈现出不均匀强化。

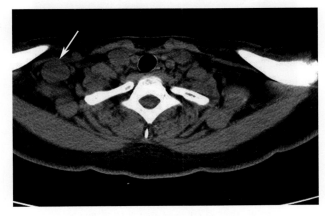

图11-3-1　颈部单发淋巴结肿大CT表现
女,18岁,横断面CT平扫示右颈部Vb区单发淋巴结明显肿大,直径约2cm(细箭),密度均匀。病理活检提示Castleman病(卡斯尔曼病)。

2. MRI表现　除CT图像上提示的形态特征外,颈部肿大淋巴结在MRI,尤其是功能MRI(如DWI)图像上的特征也值得重视。淋巴结炎性病变表现为T_2WI高信号(图11-3-2),边界欠清。在肿瘤性病变中,颈部淋巴结转移(图11-3-3)和淋巴瘤常表现为显著的扩散受限,尤其以淋巴瘤更加明显。

【相关疾病】

颈部单发淋巴结肿大可见于淋巴结转移、淋巴瘤、Castleman病、化脓性淋巴结炎、结核性淋巴结炎、反应性淋巴结增大、木村病、窦组织细胞增生伴巨大淋巴结病(罗萨伊-多尔夫曼病)和朗格汉斯细胞组织细胞增生症等。

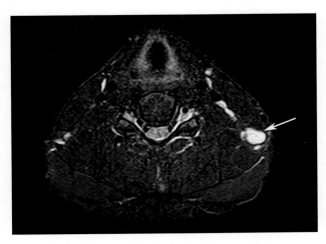

图11-3-2　颈部单发淋巴结肿大MRI表现
男,19岁,外周血嗜酸性粒细胞升高,横断面T_2WI脂肪抑制序列示左颈部Ⅲ区淋巴结肿大(细箭),边界模糊。病理活检提示木村病。

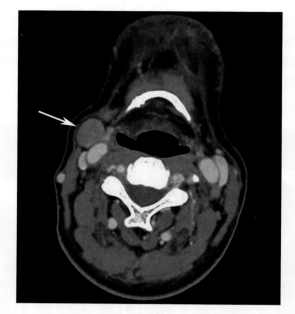

图 11-3-3 颈部单发淋巴结肿大 CT 表现
男,47 岁,横断面 CT 增强可见右侧颈 Ⅲ 区肿大淋巴结(细箭),内部不均匀强化。活检病理提示为喉癌伴颈部淋巴结转移。

【分析思路】

颈部单发淋巴结肿大既可见于恶性病变,也可见于良性病变。准确的鉴别诊断对制订后续治疗方案具有指导价值。常规分析思路如下。

1. 对于颈部单发肿块应明确是否为肿大淋巴结,描述其特征 是否密度均匀,有无囊变、坏死,是否边界清楚,有无结外侵犯,有些肿块如第二鳃裂囊肿、神经源性肿瘤、涎腺肿瘤、血管源性肿瘤等位置

与淋巴结类似,需要鉴别。

2. 了解临床病史 成人或儿童,有无发热,有无 HIV 感染,有无明确原发肿瘤。例如,儿童出现单发颈部淋巴结肿大,常首先考虑反应性淋巴结肿大。年轻患者伴有发热等症状,首先需考虑淋巴结炎和淋巴结结核的可能性,建议临床进行肺部 CT 检查,并行抗酸染色和结核实时荧光定量 PCR(TB-qPCR)进行鉴别。老年患者以上颈部无痛性肿块为主诉,则需要重点观察鼻咽、喉部、下咽、扁桃体等区域,观察有无头颈部原发肿瘤灶。若淋巴结主要位于下颈部且内部伴钙化灶,则需要重点观察甲状腺,部分患者需要观察食管、肺部及乳腺。若患者曾被猫抓挠过,则需要考虑猫抓病。

3. 仔细分析淋巴结影像学特征,结合功能 MRI 特点分析 若肿大淋巴结密度、信号均匀,强化均匀,扩散受限明显,则首先考虑淋巴瘤的可能性。若颈部单发明显肿大淋巴结,增强后显著均匀强化,则考虑 Castleman 病(卡斯尔曼病)的可能性。

【疾病鉴别】

颈部单发淋巴结肿大临床常见,可见于反应性、炎症性和肿瘤性病变。需结合临床症状和实验室检查进行诊断和鉴别诊断。颈部单发淋巴结肿大的鉴别诊断流程图见图 11-3-4。表现为"颈部单发淋巴结肿大"的常见疾病的主要鉴别诊断要点见表 11-3-1。

表 11-3-1 颈部单发淋巴结肿大的主要鉴别诊断要点

	淋巴瘤	转移瘤	朗格汉斯细胞组织细胞增生症	化脓性淋巴结炎	Castleman 病	木村病
人群分布	任何年龄	中老年,男性多见	儿童	儿童和青年	任何年龄	青年,男性多见
原发肿瘤	无	头颈鳞癌和甲状腺癌多见	无	无	无	无
影像特点	密度/信号均匀,强化均匀伴显著扩散受限	鳞癌淋巴结转移常环形强化;甲状腺癌淋巴结转移常早期强化伴钙化	轻度均匀强化,全身其他部位累及	轻度强化,内部坏死,边界不清	明显均匀强化,边界清	皮下强化淋巴结,涎腺内肿块或结节,颈部淋巴结肿大

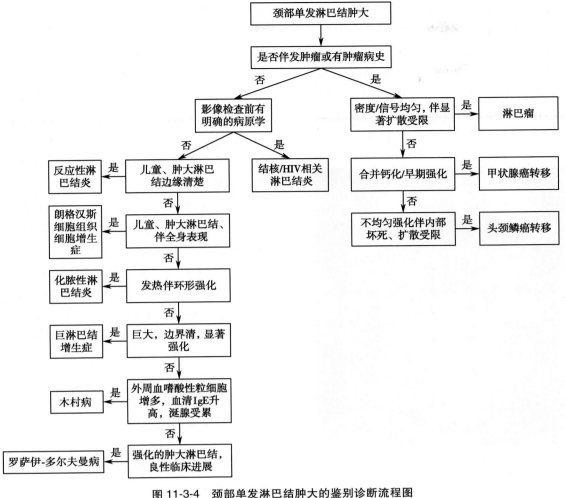

图 11-3-4 颈部单发淋巴结肿大的鉴别诊断流程图

（王　帆　周　丹）

参 考 文 献

1. Bhattacharya K, Mahajan A, Vaish R, et al. Imaging of neck nodes in head and neck cancers-a comprehensive update [J]. Clin Oncol (R Coll Radiol), 2023, 35 (7): 429-445.

2. Norris CD, Anzai Y. Anatomy of neck muscles, spaces, and lymph nodes [J]. Neuroimaging Clin N Am, 2022, 32 (4): 831-849.

3. 鲜军舫. 基于病例的头颈部影像学分析思路解读 [M]. 北京: 人民卫生出版社, 2021: 155-165.

4. 哈恩斯伯格. 影像专家鉴别诊断: 头颈部分册 [M]. 王振常, 鲜军舫, 译. 北京: 人民军医出版社, 2012.

第四节　颈部多发淋巴结肿大

【定义】

颈部多发淋巴结肿大是指颈部出现≥3枚异常增大的淋巴结。颏下及下颌下淋巴结短径>1.5cm、咽后淋巴结短径>0.8cm、其余淋巴结短径>1.0cm是既往文献报道中使用最多的诊断标准。

【病理基础】

颈部淋巴结肿大的病理基础主要包括以下三个方面: ①淋巴滤泡的大小和数量。因为对某一特定抗原的反应, 产生多克隆淋巴细胞增殖。或因为淋巴样细胞恶性转化, 产生单克隆淋巴细胞增殖。②非淋巴细胞浸润。如淋巴结炎中的中性粒细胞浸润或转移性淋巴结中的癌细胞浸润。③其他。如体内细胞因子释放, 导致淋巴结水肿, 或代谢存储障碍, 导致肥大的巨噬细胞在淋巴结中聚集。

【征象描述】

1. CT 表现　颈部多发淋巴结肿大在 CT 上常表现为≥3枚异常增大的淋巴结。咽后、颏下及下颌下和颈部其他区域通常分别以短径 0.8cm、1.5cm 和 1.0cm 作为判断标准。

临床判读过程中, 除大小外, 还需要观察淋巴结的其他征象。①形态: 正常淋巴结常呈肾形, 而异常淋巴结常呈圆形或卵圆形。既往研究认为, 以长短径比值小于2作为阈值鉴别良恶性颈部淋巴结具有最优的诊断效能。②密度均匀性: 正常淋巴结常呈均匀的软组织密度。而异常淋巴结可伴有其他密度,如钙化是甲状腺乳头状癌淋巴结转移的特征性征象。③边界:正常淋巴结常边界清晰。若淋巴结边界不清晰,同时伴有周边脂肪浸润,常提示为异常淋巴结。④强化:正常淋巴结常表现为均匀强化,而淋巴结结核或转移性淋巴结(鳞癌多见)可因为病灶内坏死而呈现出不均匀强化(图11-4-1)。

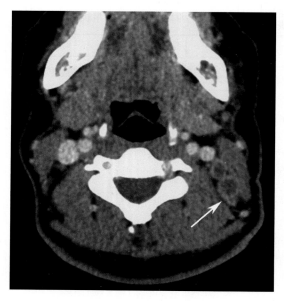

图 11-4-1 颈部多发淋巴结肿大 CT 表现
女,26 岁,左侧颈部侧区多发淋巴结肿大,横断面增强后 CT 显示淋巴结呈环形强化。病理学检查提示为淋巴结结核。

2. **MRI 表现** MRI 已成为评估颈部淋巴结病变的重要手段。反应性淋巴结炎通常在 T_1WI 呈等低信号,T_2WI 呈等高信号,增强后通常呈均匀强化。化脓性和结核性淋巴结炎在 T_1WI 可见中央低信号,T_2WI 呈弥漫或中央高信号。因为含有甲状腺球蛋白或胶质,分化型甲状腺癌的转移性淋巴结常在 T_1WI 呈高信号,T_2WI 信号多变、以高信号多见。头颈部或全身其他部分肿瘤出现颈部淋巴结转移时,淋巴结常在 T_1WI 呈等信号,T_2WI 呈稍高信号。头颈鳞癌出现淋巴结转移时候,容易出现坏死,表现为增强后 T_1WI 不均匀强化。淋巴瘤 T_1WI 常呈均匀等信号,T_2WI 呈均匀等高信号,增强后呈均匀强化。功能 MRI 技术、如扩散加权成像(DWI)可以提供更多细胞层面的信息,为诊断与鉴别诊断提供依据。淋巴结炎伴局灶性脓肿形成时,可在脓肿区域表现为 DWI 高信号。肿瘤性病变中,颈部淋巴结转移(图11-4-2)和淋巴瘤(图11-4-3)常表现为显著的扩散受限,尤以淋巴瘤明显。

【相关疾病】

颈部多发淋巴结肿大多见于反应性淋巴结增大、组织细胞坏死性淋巴结炎(Kikuchi 病)、化脓性淋巴结炎、淋巴结结核、淋巴瘤和淋巴结转移,也可见于 Castleman 病、木村病、猫抓病、IgG4 相关性疾病和朗格汉斯细胞组织细胞增生症等。

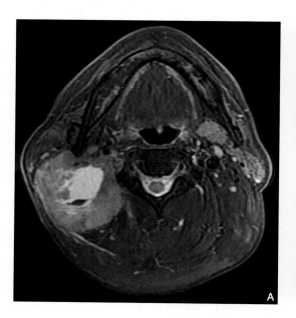

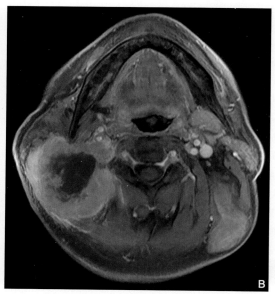

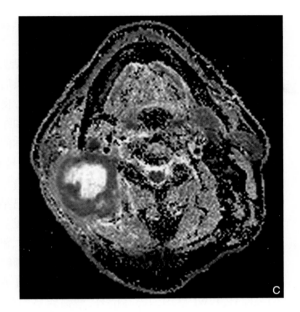

图 11-4-2 颈部多发淋巴结肿大 MRI 表现

患者,男,72 岁,横断面脂肪抑制 T_2WI(图 A)及脂肪抑制增强后 T_1WI(图 B)可见右侧颈侧区肿大淋巴结,形态不规则,内部信号不均匀,增强后不均匀强化。横断位 ADC 图(图 C)显示病灶实性部分扩散受限。活检病理提示为头颈部鳞癌伴颈部淋巴结转移。

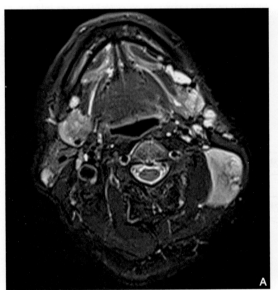

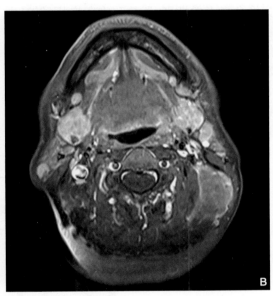

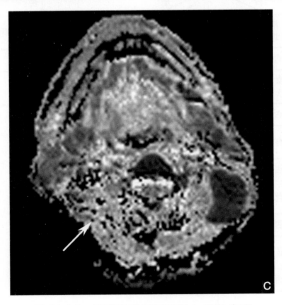

图 11-4-3 颈部多发淋巴结肿大 MRI 表现

患者,男,48 岁,横断面脂肪抑制 T_2WI(图 A)及脂肪抑制增强后 T_1WI(图 B)可见左侧颈侧区肿大淋巴结,形态不规则,内部信号均匀,增强后均匀强化。横断位 ADC 图(图 C)显示病灶显著扩散受限。活检病理提示为淋巴瘤。

【分析思路】

颈部多发淋巴结肿大是临床常见表现,既可见于恶性病变,也可见于良性病变。准确的鉴别诊断对制定后续治疗方案具有指导价值。常规分析思路如下:

第一,了解患者的年龄、性别、病史、主要的临床症状和现有的实验室检查结果。例如,儿童出现多发颈部淋巴结肿大,常首先考虑反应性淋巴结肿大。年轻女性患者因发热就诊,影像检查发现颈部多发淋巴结肿大,常首先考虑坏死性淋巴结炎。若患者曾被猫抓挠过,则需要考虑猫抓病。若患者主要症状为午后低热、盗汗,则首先考虑淋巴结结核。

第二,仔细分析淋巴结分布和常规影像学特征。若颈部肿大淋巴结表现为双侧分布,密度/信号均匀,增强后显著均匀强化,则首先考虑淋巴瘤。若淋巴结双侧分布,密度/信号不均匀,增强后呈环形强化,则需要首先结合患者的性别、年龄和临床症状,年轻患者伴有发热等症状,首先需考虑淋巴结炎和淋巴结结核的可能性,建议临床进行肺部 CT,并行抗酸染色和 TB-qPCR 进行鉴别。老年患者以上颈部无痛性肿块为主诉,则需要重点观察鼻咽、喉部、下咽、扁桃体等区域,观察有无头颈部原发肿瘤灶。若淋巴结主要位于下颈部且内部伴钙化灶,则需要重点观察甲状腺,部分患者需要观察食管、肺部及乳腺。原发肿瘤为腺癌时,转移性淋巴结在 CT 上可见钙化。

第三,结合 MRI 特点分析。反应性淋巴结炎通常在 T_1WI 呈等低信号,T_2WI 呈等高信号,增强后通常呈均匀强化。虽然最佳 ADC 阈值尚未确定,良性淋巴结 ADC 值常高于肿瘤性淋巴结。化脓性和结核性淋巴结炎在 T_1WI 可见中央低信号,T_2WI 呈弥漫或中央高信号,扩散受限(DWI 高信号,ADC 低信号)。准确地鉴别两者往往需要病原学检测。因为含有甲状腺球蛋白或胶质,分化型甲状腺癌的转移性淋巴结常在 T_1WI 呈高信号,T_2WI 信号多变、以高信号多见。头颈部或全身其他部位肿瘤出现颈部淋巴结转移时,淋巴结常在 T_1WI 呈等信号,T_2WI 呈稍高信号。头颈鳞癌出现淋巴结转移时,容易出现坏死。淋巴瘤 T_1WI 常呈均匀等信号,T_2WI 呈均匀等高信号,增强后呈均匀强化,扩散明显受限(DWI 显著高信号,ADC 图显著低信号)。

【疾病鉴别】

颈部多发淋巴结肿大临床常见,可见于反应性、炎症性和肿瘤性病变。需结合临床症状和实验室检查进行诊断和鉴别诊断。颈部多发淋巴结肿大的鉴别诊断流程图见图 11-4-4。表现为"颈部多发淋巴结肿大"的常见疾病的主要鉴别诊断要点见表 11-4-1。

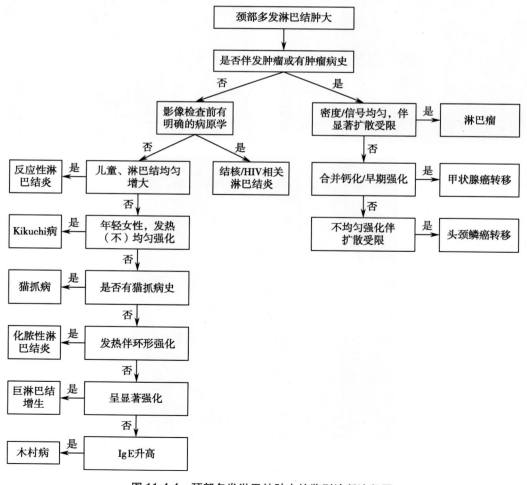

图 11-4-4　颈部多发淋巴结肿大的鉴别诊断流程图

表 11-4-1 颈部多发淋巴结肿大的主要鉴别诊断要点

	淋巴结结核	淋巴瘤	淋巴结转移
年龄	青年多见	任何年龄	中老年多见
性别	女性多见	任何性别	男性多见
原发肿瘤	无	无	头颈鳞癌和甲状腺癌多见
分布部位	侧颈链多见	常多区域受累	侧颈链多见
影像特点	可轻度强化伴中心坏死	密度/信号均匀,强化均匀,扩散显著受限	鳞癌淋巴结转移常环形强化;甲状腺癌淋巴结转移常呈早期强化伴钙化

（许晓泉　吴飞云）

参 考 文 献

1. Bhattacharya K, Mahajan A, Vaish R, et al. Imaging of neck nodes in head and neck cancers-a comprehensive update [J]. Clin Oncol(R Coll Radiol) ,2023,35(7) :429-445.

2. Norris CD, Anzai Y. Anatomy of neck muscles, spaces, and lymph nodes[J]. Neuroimaging Clin N Am, 2022, 32 (4) : 831-849.

3. 鲜军舫. 基于病例的头颈部影像学分析思路解读[M]. 北京:人民卫生出版社,2021.

4. Wang YJ, Xu XQ, Hu H, et al. Histogram analysis of apparent diffusion coefficient maps for the differentiation between lymphoma and metastatic lymph nodes of squamous cell carcinoma in head and neck region[J]. Acta Radiol, 2018, 59 (6) : 672-680.

第五节　气管食管沟软组织肿块

【定义】

气管食管沟是指由气管、食管、甲状腺和颈总动脉围成的潜在空间,是颈部最为隐蔽的部位之一。甲状旁腺、喉返神经和淋巴结是其主要内容。该区域软组织肿块最常见于甲状腺、甲状旁腺和淋巴结,但也有可能是周围器官病变突入该区域所致。

【病理基础】

气管食管沟软组织肿块根据病变组织来源可分为多种类型。①甲状腺、甲状旁腺来源:最多见,病理学包括甲状腺乳头状癌、甲状腺未分化癌、甲状旁腺腺瘤、甲状旁腺癌及甲状旁腺囊肿。②食管来源:邻近食管癌浸润侵犯,以鳞癌为主。③淋巴结来源:常见于头颈部、上消化道及呼吸道恶性肿瘤转移性淋巴结及淋巴瘤,与原发肿瘤病理学特征相似。④神经来源:主要常见于神经鞘瘤。⑤先天性囊性病变:病理学包括支气管囊肿及鳃裂囊肿。

【征象描述】

1. CT 表现　气管食管沟软组织肿块中:甲状旁腺腺瘤表现早期明显强化、造影剂廓清迅速、边界清楚的软组织肿块(图 11-5-1);甲状腺癌、甲状旁腺癌表现为侵袭性肿物,边界欠清(图 11-5-2);食管癌累及气管食管沟可见邻近食管增粗与边界欠清肿块影;头颈部、食管鳞癌来源的转移性淋巴结中常见低密度坏死区,增强扫描可不均匀,甲状腺癌来源转移性淋巴结常可见钙化及早期强化;淋巴瘤累及气管食管沟时淋巴结密度及强化均匀;神经鞘瘤表现为界限清楚的光滑的圆形或椭圆形肿块,增强扫描可呈均匀或不均匀强化;先天囊性病变及甲状旁腺囊肿为边界光滑囊性密度肿块影,增强扫描可见均匀强化及光滑的囊壁。

临床判读过程中,气管食管沟病变需判断病变来源及良恶性。①与邻近组织的关系:气管食管沟发生的食管癌与邻近食管关系密切,食管壁可见明显增厚及延伸至气管食管沟区的软组织肿块;甲状旁腺来源的病变多位于甲状腺后方,部分病灶与甲状腺关系密切;部分神经源性病变可见病灶与邻近走行神经的关系密切及神经增粗征象。②边界:良性病变边界常清晰,恶性病变及转移性淋巴结由于周围脂肪浸润,边界常不规则并伴有渗出征象。③囊壁光整性:对于合并囊变及囊性密度的病灶,若囊壁及分隔均匀光整,厚薄均匀,常提示良性病变;若囊壁及分隔不均匀增厚,常提示恶性病变。

2. MRI 表现　除 CT 图像上提示的形态特征外,在 MRI 上气管食管沟病变与邻近组织的关系显示更为清晰,如良性病变(如神经鞘瘤)对周围组织多呈推压改变(图 11-5-3),同时功能 MRI(如 DWI)图像上的特征也值得重视。在恶性肿瘤性病变中,如甲状旁腺癌、食管癌、颈部淋巴结转移和淋巴瘤常表现为显著的扩散受限,ADC 值减低,以淋巴瘤更为显著。

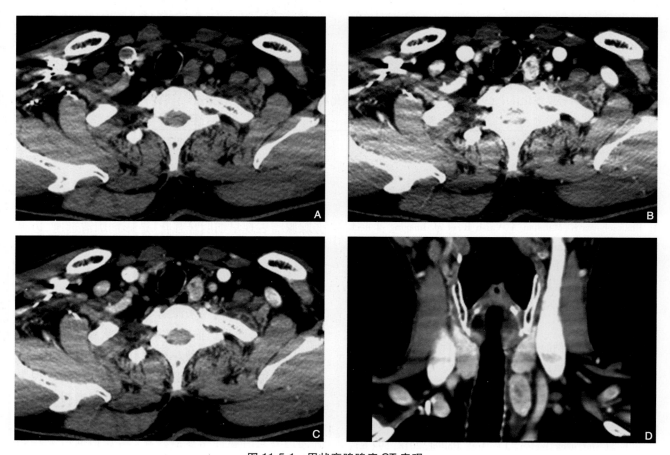

图 11-5-1 甲状旁腺腺瘤 CT 表现

女,30 岁,左侧甲状旁腺腺瘤。CT 平扫(A)示左侧气管食管沟内软组织密度影,边界清楚。CT 增强动脉期(B)示该肿块明显强化,内见小囊变。CT 增强静脉期(C)示该肿块强化程度减退。CT 增强冠状位(D)示肿块位于左侧甲状腺后下方。

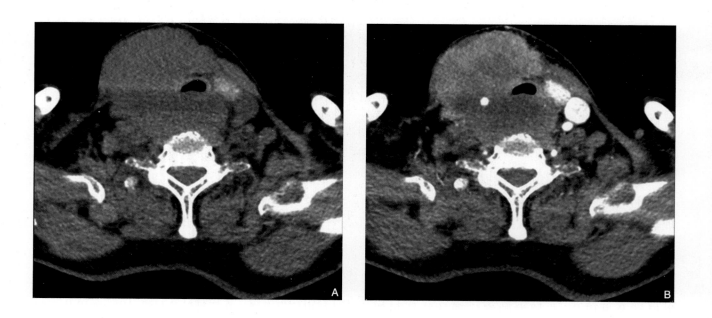

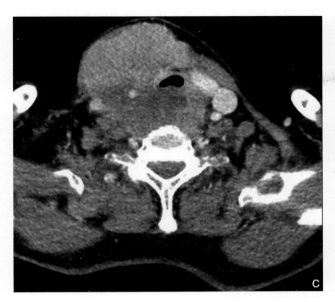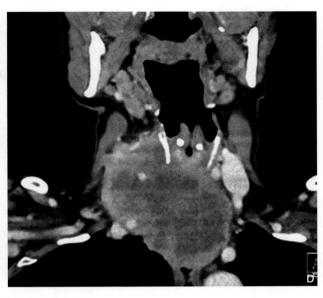

图 11-5-2　甲状腺未分化癌 CT 表现

女,66岁,右侧甲状腺未分化癌。CT平扫(A)示右侧甲状腺低密度软组织肿块影,累及气管食管沟,与食管及气管分界不清,气管受压变窄。CT增强动脉期(B)示该肿块轻度不均匀强化,累及右侧胸锁乳突肌。CT增强静脉期(C)示该肿块进一步强化,内见多发坏死区。CT增强冠状位(D)示肿块向下侵犯上纵隔。

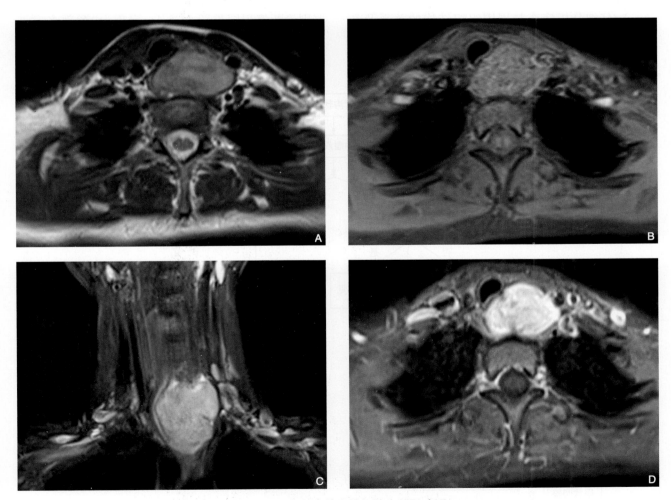

图 11-5-3　气管食管沟神经鞘瘤 MRI 表现

男,40岁,左侧气管食管沟神经鞘瘤。$T_2WI(A)$及T_1WI压脂(B)轴位显示,左侧气管食管软组织肿块影,信号均匀。T_2WI压脂(C)冠状位示肿块边界清楚,周围组织呈推压改变。增强T_1WI横断位(D)示病变明显均匀强化,边界清晰,与食管分界清楚。

【相关疾病】

气管食管沟软组织肿块多见于甲状腺/甲状旁腺来源的甲状旁腺腺瘤、甲状腺癌/甲状旁腺癌及甲状旁腺囊肿,邻近食管来源的食管癌,淋巴结来源的转移性淋巴结及淋巴瘤,内部神经来源的神经鞘瘤及先天性囊性病灶(支气管囊肿、鳃裂囊肿)等。

【分析思路】

气管食管沟内部及邻近组织结构较多,病变种类多,既可见于恶性病变,也可见于良性病变。准确的鉴别诊断对制定后续治疗方案具有指导价值。常规分析思路如下:

1. 了解患者的年龄、性别、病史、主要的临床症状和现有的实验室检查结果。例如,中年女性合并高钙血症及骨痛,发现气管食管沟区软组织肿块,首先应考虑甲状旁腺来源的病变(甲状旁腺腺瘤可能大)。老年男性进食梗阻,则应首先考虑上段食管癌。若患者有头颈部、上消化道及呼吸道原发肿瘤史,则应考虑转移性淋巴结可能。

2. 仔细分析病变与周围组织结构的关系及常规影像学特征。若病变与甲状腺的关系更为密切,边界光整,呈明显早期强化及迅速强化廓清,考虑甲状旁腺来源。若病变与邻近食管的关系密切,伴食管壁明显增厚,应首先考虑上段食管癌。若为中老年患者以气管食管沟区无症状肿块为主诉,内部密度/信号欠均伴坏死区,需考虑转移性淋巴结可能,应进一步检查鼻咽、喉部、下咽、扁桃体、甲状腺、上消化道及呼吸道等区域,观察有无头颈部、上消化道及呼吸道原发肿瘤。若肿块双侧分布且多发,密度/信号均匀,增强后显著均匀强化,应考虑淋巴瘤可能。若肿块以囊实性密度/信号,增强扫描均匀/不均匀强化,边界清,与周围神经关系密切,应考虑神经鞘瘤可能。

3. 结合功能 MRI 特点判断良恶性。若肿块密度/信号不均匀,强化欠均匀,扩散受限明显,首先考虑恶性病变可能。

【疾病鉴别】

气管食管沟内部及邻近组织结构较多,病变来源及病种较为广泛。需结合临床病史和相关实验室检查进行诊断和鉴别诊断。颈部多发淋巴结肿大的鉴别诊断流程图见图 11-5-4。表现为"颈部多发淋巴结肿大"的常见疾病的主要鉴别诊断要点见表 11-5-1。

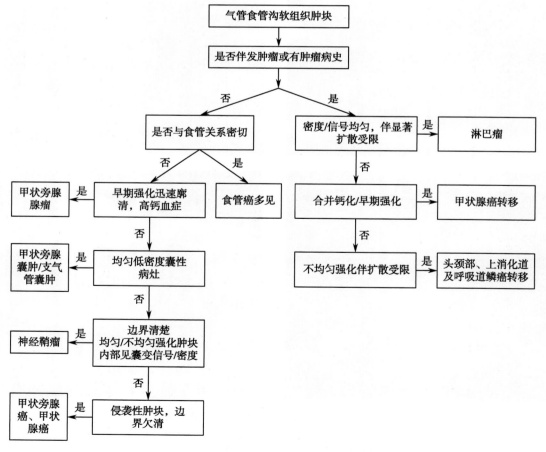

图 11-5-4 气管食管沟软组织肿块的鉴别诊断流程图

表 11-5-1　气管食管沟软组织肿块的主要鉴别诊断要点

	甲状旁腺腺瘤	甲状腺癌	食管癌	淋巴结转移
年龄	中年多见	青壮年多见	中老年多见	中老年多见
性别	女性多见	女性多见	男性多见	男性多见
临床症状	骨痛、乏力、高钙血症	无痛性颈部肿块	进食梗阻	无症状/原发肿瘤症状
原发肿瘤	无	无	无	头颈部、上消化道及呼吸道鳞癌和甲状腺癌多见
影像特点	明显强化，廓清迅速，边界清	不均匀肿块，常伴有坏死、囊变及钙化，直接侵犯气管食管沟	与邻近食管关系密切，食管壁增厚，边界欠清的软组织肿块	鳞癌淋巴结转移常环形强化；甲状腺癌淋巴结转移常呈早期强化伴钙化

（苏国义　吴飞云）

参 考 文 献

1. 魏伯俊,申虹,刘勇,等.气管食管沟病变分析[J].中国耳鼻咽喉头颈外科,2012,19(12):638-640.
2. Norris CD, Anzai Y. Anatomy of neck muscles, spaces, and lymph nodes[J]. Neuroimaging Clin N Am, 2022, 32(4): 831-849.
3. 鲜军舫.基于病例的头颈部影像学分析思路解读[M].北京:人民卫生出版社,2021:155-165.
4. Cinberg JZ, Sillver CE, Molnar JJ, et al. Cervical cysts: cancer until proven otherwise? [J]. Laryngoscope, 1982, 92: 27-30.

第六节　下颈部上纵隔肿块

【定义】

下颈部上纵隔为以颈根部为中心,上起自甲状腺中部,下止于主动脉弓平面。下颈部上纵隔肿块是指颈根部的肿块向下生长,超越第 1 肋骨、第 7 颈椎、锁骨和胸骨上切迹等颈胸解剖分界线,通过胸廓入口延伸至上纵隔。

【病理基础】

下颈部上纵隔肿块来源多样,根据病变组织来源主要可分为以下几种类型:①甲状腺来源,即胸骨后甲状腺肿,病理上可分为结节性甲状腺肿、甲状腺瘤、正常甲状腺和甲状腺癌等,其中以结节性甲状腺肿最常见;②神经来源,以神经鞘瘤和神经纤维瘤最常见;③淋巴结来源,常见于已知或未知原发灶的转移性淋巴结,与原发肿瘤病理学特征相似,还可见于淋巴瘤等;④脉管来源,以淋巴管囊肿最常见。

【征象描述】

1. CT 表现　下颈部上纵隔肿块表现为颈根部

肿块向下生长,跨越颈胸交界处,通过胸廓入口延伸至上纵隔。

临床判读过程中,除了位置和范围外,还需要观察颈胸肿块的以下重要征象。①与邻近组织的关系:胸骨后甲状腺肿多与颈部甲状腺关系密切,连续层面上观察病灶向上与甲状腺相延续(图 11-6-1),邻近气管等结构呈受压改变;神经源性肿瘤生长方向与神经走行方向一致,靠近椎间孔者可沿椎间孔向椎管内延伸(图 11-6-2);淋巴瘤常包绕或压迫邻近血管使之拉长变细。②边界:边缘光整、有完整包膜、与周围组织分界清楚者多考虑良性肿瘤,以神经源性肿瘤多见;边缘不规则、周围脂肪间隙消失、邻近结构受侵者考虑恶性病变。③密度:胸骨后甲状腺肿内部密度常与甲状腺相似,增强后明显强化、密度不均匀,常可伴钙化;囊性水样密度病变多考虑神经鞘瘤或先天性囊肿等。

2. MRI 表现　除 CT 图像上提示的形态特征外,MRI 对于显示颈胸肿块整体范围及其与神经血管等结构的关系更佳,如当肿块靠近椎间孔时,MRI 有利于显示椎管内情况。另外颈胸肿块在功能 MRI (如 DWI)图像上的特征也值得重视。对于神经源性肿瘤伴囊变和淋巴管瘤等,囊性区域呈 DWI 高信号,ADC 值不减低。而对于转移性淋巴结和淋巴瘤等,常表现为显著的扩散受限,尤其以淋巴瘤更加明显。

【相关疾病】

下颈部上纵隔肿块来源多样,常见的有胸骨后甲状腺肿,神经源性肿瘤如神经鞘瘤、神经纤维瘤等,淋巴结来源的转移性淋巴结及淋巴瘤等,及先天性囊性病变如淋巴管囊肿等。

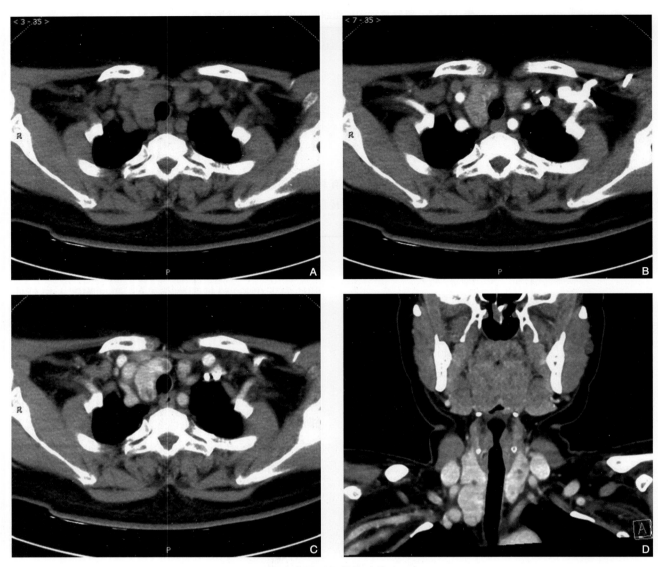

图 11-6-1 胸骨后甲状腺肿的 CT 表现

患者,女,57 岁,体检发现颈前区肿块 15 年。增强后 CT 示双侧甲状腺多发结节,平扫(A)及增强后动脉期(B)和静脉期(C)示右侧甲状腺体积增大,下缘延伸至右侧上纵隔。冠状位(D)增强后 CT 示病灶累及右侧下颈部上纵隔,上纵隔部分与颈部甲状腺相延续,强化方式相似。术后病理提示为结节性甲状腺肿。

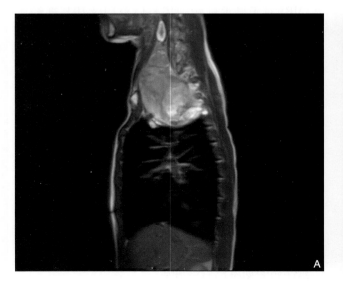

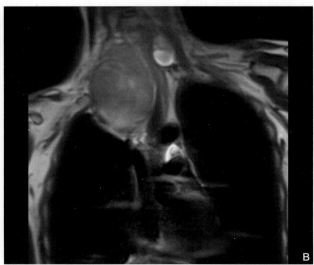

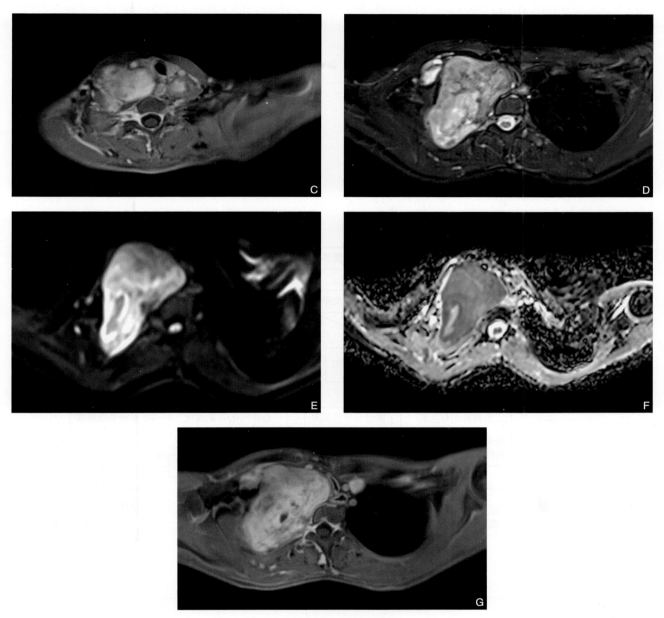

图 11-6-2　胸骨后神经纤维瘤的 MRI 表现

患者,男,15 岁,体检发现纵隔肿瘤 2 天。矢状位和冠状位 T_2WI(图 A、B)示双侧颈部多发肿块,较大一枚位于右侧下颈部上纵隔区域,呈梭形纵向生长。横断位 T_1WI(图 C)和脂肪抑制 T_2WI(图 D)示肿块内部信号不均匀,边界清楚,邻近结构呈受压改变。横断位 DWI(图 E)和 ADC 图(图 F)示病灶实性部分弥散稍受限,囊性部分弥散不受限。横断位脂肪抑制增强后 T_1WI(图 G)示肿块不均匀明显强化,邻近组织受压,与右侧甲状腺分界清楚,邻近椎间孔较对侧稍扩大。术后病理提示神经纤维瘤。

【分析思路】

下颈部上纵隔肿块在临床属少见疾病,但该区域组织结构较多,肿瘤来源多样,以良性病变多见,恶性病变亦不能除外。准确鉴别诊断对制定后续治疗方案具有较大的价值。常规分析思路如下:

1. 详细询问病史、发病年龄、肿块最初发生部位、发展速度与全身症状等　例如,中年女性患者颈根部出现生长缓慢肿块,有呼吸困难等气管压迫症状或伴有甲亢等表现,肿块可随吞咽上下移动,首先

应考虑胸骨后甲状腺肿。儿童以颈根部无痛性肿块就诊,肿块触之质软、光滑、有波动感,且随年龄增长逐渐增大,首先应考虑淋巴管囊肿。若神经纤维瘤病患者以颈根部肿块就诊,则应首先考虑神经纤维瘤,若肿块突然出现生长迅速或出现明显疼痛,需警惕恶变可能。若患者有头颈部、上消化道或呼吸道原发恶性肿瘤史,则应考虑转移。

2. 仔细分析病变生长特点、与周围组织结构关系及常规结构影像学特征　若连续层面上观察发现病

灶向上与甲状腺相延续,内部信号/密度特征、强化特征与颈部甲状腺相似,内伴钙化,则考虑为胸骨后甲状腺肿。若肿块沿神经走行方向生长,近脊柱椎间孔者见病灶局部经椎间孔向椎管延伸、椎间孔扩大,则应考虑神经源性肿瘤。若肿块表现为双侧分布,密度/信号均匀,增强后显著均匀强化,呈多结节融合状、包绕或压迫邻近血管生长,则首先考虑淋巴瘤。若肿块呈单房或多房囊性病灶,沿组织结构间隙塑形生长,则应考虑为淋巴管囊肿。若为中老年患者以颈根部无痛性肿块为主诉,病灶内部密度/信号欠均匀伴坏死区,需考虑转移性淋巴结可能,则应检查头颈部、上消化道或呼吸道等区域,观察有无原发肿瘤灶。

3. 结合功能 MRI 特点分析 若肿块信号不均,强化欠均匀,扩散受限明显,则首先考虑恶性病变的可能性。

【疾病鉴别】

下颈部上纵隔区域内组织结构较多,肿瘤来源多样,可见于甲状腺源性、神经源性、淋巴源性、脉管源性等病变。需结合临床症状和病史进行诊断和鉴别诊断。下颈部上纵隔肿块的鉴别诊断流程图见图11-6-3。表现为"下颈部上纵隔肿块"的常见疾病的主要鉴别诊断要点见表11-6-1。

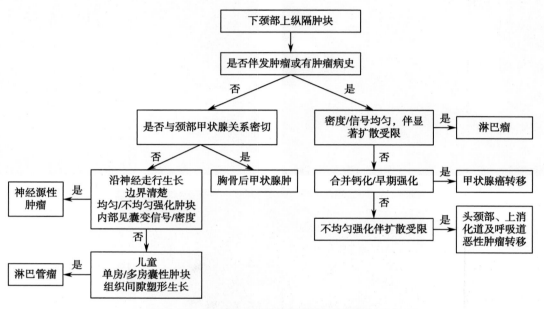

图 11-6-3 下颈部上纵隔肿块的鉴别诊断流程图

表 11-6-1 下颈部上纵隔肿块的主要鉴别诊断要点

	胸骨后甲状腺肿	神经鞘瘤	淋巴瘤	淋巴结转移	淋巴管瘤
年龄	中年多见	任何年龄,25~50岁好发	任何年龄	中老年多见	儿童多见
性别	女性多见	任何性别	任何性别	男性多见	任何性别
临床症状	生长缓慢肿块,甲亢表现,肿块可随吞咽上下移动	无痛性坚实肿物,上下方移动性差	低热	无症状/原发肿瘤症状	无痛性质软肿块
原发肿瘤	无	无	无	头颈部、上消化道及呼吸道鳞癌多见	无
影像特点	与甲状腺相延续,内部密度/信号及强化特征与甲状腺相似	沿神经走行生长,边界清楚多伴包膜,均匀/不均匀强化,内部见囊变信号/密度	密度/信号均匀,强化均匀,扩散显著受限	鳞癌淋巴结转移常环形强化;甲状腺癌淋巴结转移常呈早期强化伴钙化	单房/多房囊性肿块;组织间隙塑形生长

（沈　杰　吴飞云）

参 考 文 献

1. Castellote A，Vázquez E，et al. Cervicothoracic lesions in infants and children. radiographics，1999，19（3）：583-600.

2. Jones VS，Pitkin J. Navigating the thoracic inlet［J］. Pediatr Surg Int，2008，24（4）：491-494.

3. Norris CD，Anzai Y. Anatomy of neck muscles，spaces，and lymph nodes［J］. Neuroimaging Clin N Am，2022，32（4）：831-849.

4. 鲜军舫.基于病例的头颈部影像学分析思路解读［M］.北京：人民卫生出版社，2021.

第七节　颈部囊性肿块

【定义】

颈部囊性肿块是指发生在颈部的边界清楚的液体密度或信号的肿块状病变,按照病因和起源可分为:发育性囊肿、非发育性囊肿、脉管畸形、囊性肿瘤以及炎性病变。

【病理基础】

胚胎发育过程中,各种上皮组织如甲状舌管、鳃裂等退化不全而在颈部遗留形成发育性囊肿。脉管系统异常发育、异常沟通吻合形成囊性脉管畸形。分泌性腺体的出口阻塞导致分泌物潴留也可形成囊肿。各种肿瘤性病变,因富含液体成分也可表现为囊性肿块,如血管瘤、神经鞘瘤、副神经节瘤、Warthin瘤等。淋巴结感染,若致病菌为化脓性细菌(链球菌及金黄色葡萄球菌)可引起淋巴结周围炎,粘连成团,并可发展成为脓肿;若致病菌为结核分枝杆菌,则可表现为寒性脓肿;鳞状细胞癌和甲状腺乳头状癌的淋巴结转移,也可表现为囊性病变。

【征象描述】

1. CT 表现　病变表现取决于其发展阶段。通常表现为边界清楚的低密度光滑薄壁肿块,常呈圆形或卵圆形,少数表现为不规则形。囊内容物多呈水样密度,CT 值高反映蛋白含量高或伴有感染。增强扫描时囊内容物不强化(图 11-7-1),如合并感染,囊壁可增厚呈环状强化且与周围结构界限不清;如并发出血,可见液-液平。囊内见典型脂肪密度改变,提示皮样囊肿;血管瘤常呈软组织密度,出现高密度静脉石和血栓钙化,考虑静脉血管畸形。甲状舌管囊肿中出现实性成分及细小钙化,提示癌变可能(图 11-7-2)。

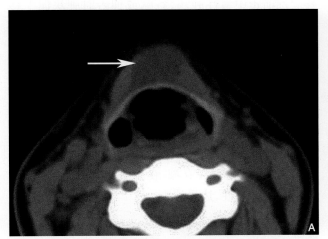

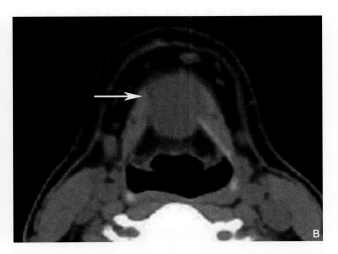

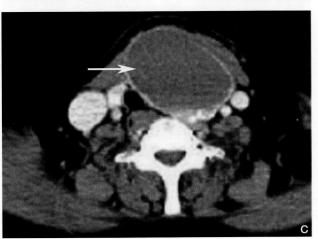

图 11-7-1　甲状舌管囊肿 CT 表现

患者,女,65 岁,甲状舌管囊肿,横断面 CT(图 A)表现为舌骨上、中线卵圆形、边界清楚的薄壁液性低密度灶。横断面 CT(图 B)表现为舌骨下、中线旁圆形、边界清楚的薄壁液性低密度肿块。增强扫描(图 C)囊壁呈环状强化且与周围结构界限不清。

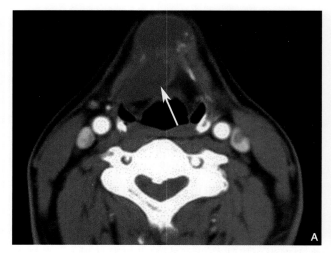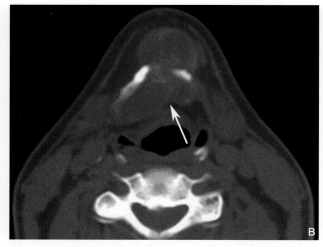

图 11-7-2　甲状舌管癌 CT 表现

男性,43 岁,颈前区正中甲状舌管癌,轴位 CT 增强扫描(图 A)显示颈正中区舌骨水平,可见一囊性低密度病灶,边界清楚,侵犯舌骨,可见骨质破坏,对会厌有推移;增强后可见病灶的囊壁及内部的实性成分轻度强化。轴位 CT 骨窗(图 B)显示囊性病灶内可见散在的微钙化灶,该病灶累及舌骨,可见骨质侵蚀破坏。

2. MRI 表现　根据其囊内容物性状(蛋白、胆固醇等性质、含量)不同而在 T_1WI 和 T_2WI 呈不同信号。一般在 T_1WI 呈均匀低信号、边界清楚,T_2WI 呈均匀高信号;囊内信号升高或囊壁增厚,周围组织间隙欠清,T_1WI 呈稍低、T_2WI 呈稍高信号,增强后囊壁有强化,提示感染(图 11-7-3,图 11-7-4)。表皮样囊肿因扩散受限,在 DWI 呈高信号(图 11-7-5,彩图见文末彩插)。静脉血管畸形可见迂曲血管影(图 11-7-6)常常延迟强化;淋巴管瘤囊性病灶其内信号混杂,病变内有出血或液体内富含蛋白成分可出现液-液平面(图 11-7-7)。神经鞘瘤 Antoni A 区肿瘤细胞丰富、排列紧密,T_1WI 呈等信号 T_2WI 呈稍低信号,增强扫描早期即出现明显强化;Antoni B 区的黏液基质水分含量大,呈 T_1WI 低信号 T_2WI 高信号,增强扫描后强化时相晚,呈缓慢延迟强化(图 11-7-8),70% 的神经鞘瘤在 MRI 可显示包膜。

【相关疾病】

颈部囊性肿块常见病变为各种先天性和后天性囊肿、肿瘤,还可发生于结核、脓肿、转移性淋巴结等。如肿块合并高热、红肿、疼痛、血象升高,应考虑化脓性感染或脓肿形成可能;如合并低热、乏力、盗汗、血沉升高、肺结核,应考虑结核寒性脓肿;如肿块合并头颈部其他部位恶性肿瘤史,应想到淋巴结转移。颈前正中囊性肿块,吞咽或伸舌时肿块向上移动应考虑甲状舌管囊肿;可随吞咽活动,但不随伸舌活动,则应想到甲状腺腺瘤;鳃裂囊肿多位于颈侧或颈动脉三角区内,肿物多偏离中线,与舌骨无关。CT 或 MRI 上发现囊肿内脂肪和/或钙化成分以诊断皮样囊肿,DWI 扩散受限则支持表皮样囊肿。脉管畸形常呈软组织密度,出现高密度静脉石和血栓钙化,考虑静脉血管畸形;淋巴管瘤特征性表现为无强化的多房性囊性病变,有液-液平面,无静脉石。神经鞘瘤常为囊实性,边界清晰。

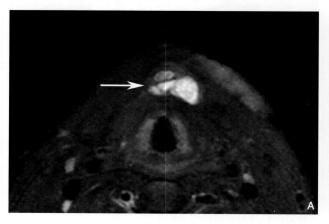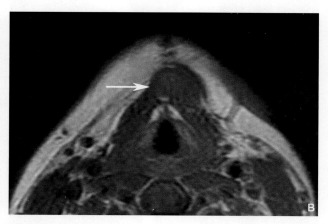

图 11-7-3　甲状舌管囊肿 MRI 表现

男性,55 岁,甲状舌管囊肿,横断面 T_2WI(图 A)囊壁薄,边界清晰,可见分隔。横断面 T_1WI(图 B)囊液内含有蛋白成分,呈少量高信号,边界清晰并可见分隔。

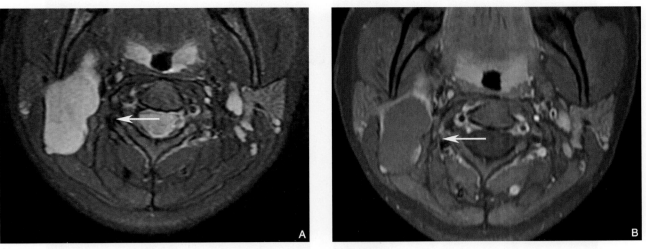

图 11-7-4 第二鳃裂囊肿 MRI 表现

男性,55 岁,第二鳃裂囊肿,横断面 T_2WI(图 A)可见病变呈高信号,边界清晰;增强 T_1WI(图 B)呈环形强化。

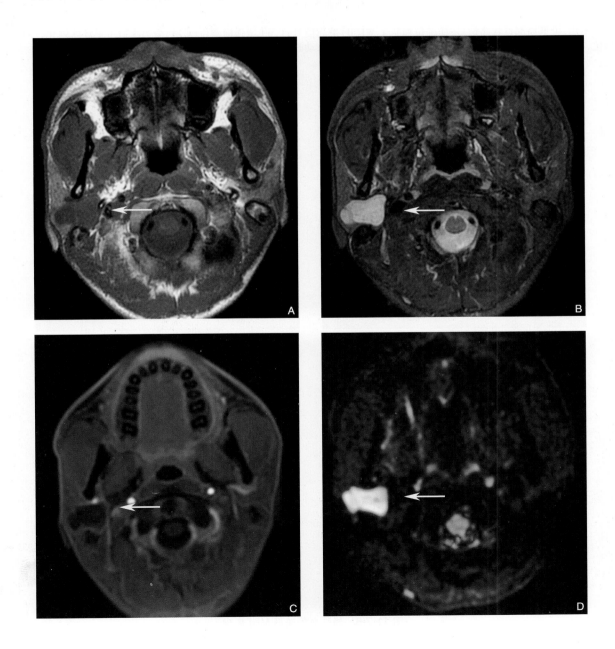

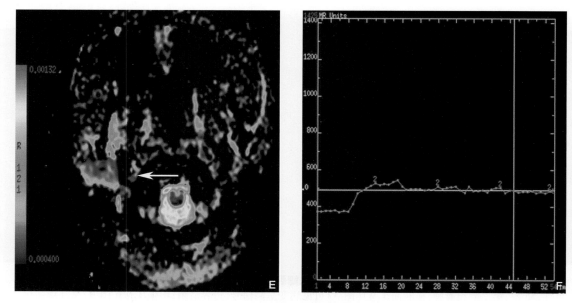

图 11-7-5 腮腺表皮样囊肿 MRI 表现

男性,19 岁,发现右侧耳后肿物半月余。MRI 示右侧腮腺后上极不规则肿块,边界尚清晰。横轴位 T₁WI(A)呈低信号,内信号不均,可见局部点状高信号;横轴位抑脂 T₂WI(B)呈高信号;T₁WI 增强横断位(C)病变边缘似可见环状强化,中央无强化,横轴位 DWI(D)病变为明显高信号,ADC(E)值减低,动态增强曲线(F)显示无强化。

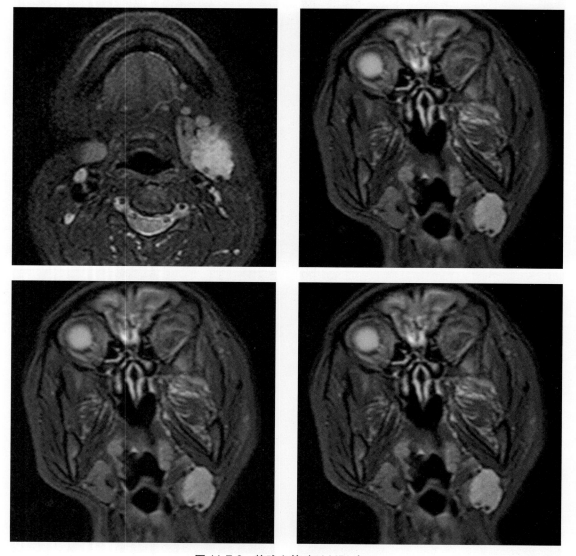

图 11-7-6 静脉血管畸形 MRI 表现

静脉血管畸形(海绵状血管瘤)表现为分叶性软组织肿块,其内常可见静脉石和血栓钙化形成的低信号,增强后延迟强化。

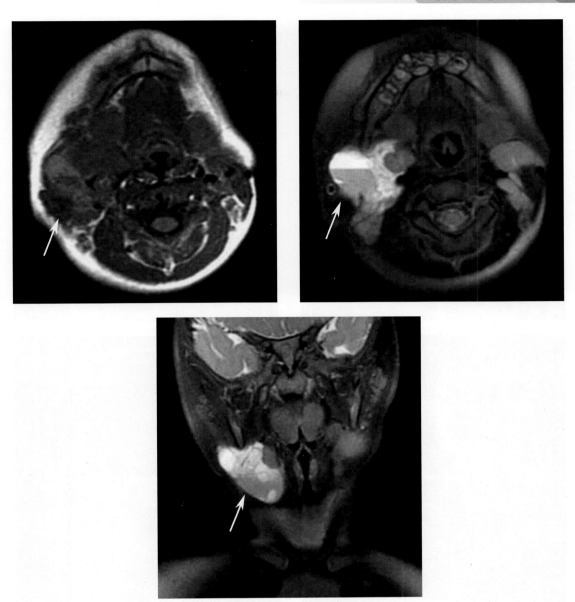

图 11-7-7 淋巴管瘤 MRI 表现

女,2 岁,右颈肿物 20 余天。囊性病灶其内信号混杂,病变内(箭)有出血或液体内富含蛋白成分可出现液-液平面。

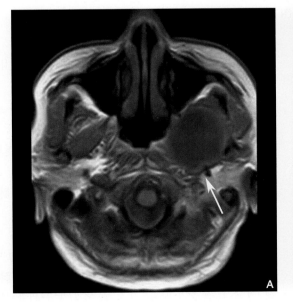

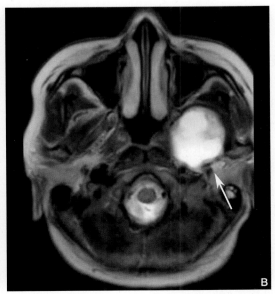

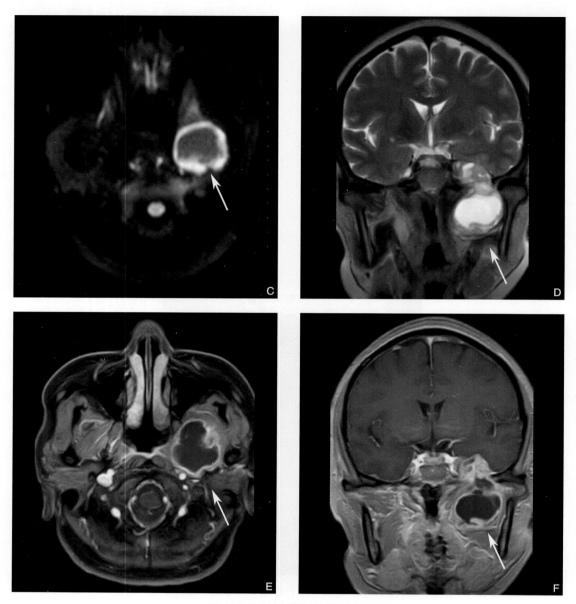

图 11-7-8 神经鞘瘤 MRI 表现

女,53 岁,左颈肿物。病灶内信号混杂,黏液成分表现为长 T_1 长 T_2(图 A、B、D)信号,实性成分表现为等 T_1 短 T_2 信号且在 DWI(图 C)上呈高信号。增强扫描(图 E、F)后,病灶呈环形强化,即边缘的实性成分明显强化,而内部的囊性成分不强化。

【分析思路】

颈部囊性肿块的判定要点首先是定位准确,依赖于正确的间隙或解剖位置(筋膜间隙),根据临床及影像学表现,对其进行鉴别,分析思路如下:

1. 确定发病年龄,根据年龄初步诊断病变为先天性或获得性。例如淋巴管囊肿常见于两岁以前的儿童。但甲状舌管囊肿及鳃裂囊肿常常在成年后才发现,不应轻易排除。

2. 明确颈部囊性病变的定位,邻近有无骨质破坏或骨折,有无头颈部恶性肿瘤病史。颈部囊肿或感染一般无骨质破坏或骨折,亦无头颈部恶性肿瘤史。常见病变好发部位如下:

(1)颈前正中区:甲状腺癌淋巴结转移、甲状舌管囊肿、会厌囊肿、喉囊肿。

(2)颌下颏下区:淋巴结炎、淋巴结转移、皮样/表皮样囊肿、舌下囊肿。

(3)胸锁乳突肌区:淋巴结转移、鳃裂囊肿、淋巴结结核、胸腺囊肿、神经源性肿瘤。

(4)颈侧区:转移淋巴结、淋巴结结核、脉管畸形、血管瘤。

(5)颈后区:淋巴结炎、脉管畸形。

3. **了解病程** 根据 Skandalakis 提出的"三个 7"原则初步判断病变性质:7 天者多为炎性肿块;7 周~7 个月者多为肿瘤;7 年者多为先天性肿块。起病时长:先天性>良性>恶性>慢性炎性>急性炎性。

4. 了解临床表现或病史 有无发热,是低热还是高热,疼痛情况,吞咽及伸舌有无异常,血象及血沉等化验有无异常。感染或脓肿表现为中高热、红肿、疼痛、血象升高。结核则合并低热、乏力、盗汗、血沉升高、肺结核等临床表现。颈动脉体瘤可有搏动感及血管性杂音为其特征;Warthin 瘤多见于老年吸烟男性。

5. 分析病变影像学表现 密度或信号特点,增强扫描病灶强化特点,病变的边界、形态,气道受压情况。

6. 结合相关实验室检查 皮样囊肿穿刺抽出豆渣样或皮脂样物;第二鳃裂囊肿穿刺物内可含有皮肤附件及胆固醇结晶等。

【疾病鉴别】

1. 基于临床信息及影像特征的鉴别诊断流程图(图 11-7-9)。

2. 颈部囊性肿块可见于囊肿、肿瘤、感染、脓肿、淋巴结转移等,需联合其他影像学特征及临床信息进行诊断和鉴别诊断,鉴别诊断要点见表 11-7-1。

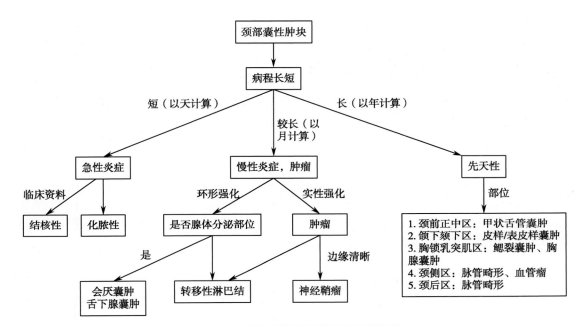

图 11-7-9 颈部囊性肿块的鉴别诊断流程

表 11-7-1 颈部囊性肿块的主要鉴别诊断要点

疾病	典型影像特征	鉴别要点	主要伴随征象
甲状舌管囊肿	多位于颈部中线部位,且位于舌骨水平上下。光滑薄壁肿块,液体密度,常呈长 T_1 长 T_2 信号,当蛋白含量高或伴有感染,CT 值及 T_1 信号增高	甲状舌管与舌骨的后方密切相关,病变多有内突尾巴样改变指向舌骨,吞咽或伸舌时肿块向上移动为其特征	所有年龄均可发病,质地偏软,可触及波动感,可上下吞咽。囊内出现异常肿块时应考虑并发癌
第二鳃裂囊肿	位于颈动脉间隙外侧、下颌下腺的后方、胸锁乳突肌的前缘。感染时 CT 表现为不规则囊壁增厚,增强后有强化。T_1 高信号与囊肿内蛋白含量相关	颈侧或腮腺区无痛性肿块,多为胸锁乳突肌掩盖,部分在肌前缘突出,多偏离中线,与舌骨无关	病史较长,继发感染常发热,疼痛,穿刺物内可含有皮肤附件及胆固醇结晶
皮/表皮样囊肿	病变位于舌骨上、中线,多位于口底,典型表现为边界清楚的分叶状肿块,信号与水相似,呈长 T_1 长 T_2 信号,表皮样囊肿因弥散受限在 DWI 呈高信号	两者本质区别是表皮样囊肿壁形成过程中无皮肤附属物存在。MRI 上发现脂肪和钙化信号应诊断皮样囊肿,DWI 扩散受限则支持表皮样囊肿	常见于 10~30 岁,皮样囊肿一般包膜较厚,无波动感,常与皮肤粘连,不随吞咽和伸舌活动,穿刺可抽出豆渣样或皮脂样物,常合并有瘘管
化脓性淋巴结炎	常由邻近组织感染所致,增强扫描周边强化,中央无强化,DWI弥散受限	急性症状明显,脓肿进展快、疼痛、伴有发热和白细胞增高等,可沿筋膜间隙向四周蔓延	周围脂肪间隙模糊

续表

疾病	典型影像特征	鉴别要点	主要伴随征象
淋巴结核性脓肿	好发于下颌下区,多发生在颈静脉周围,增强呈花环样强化,内伴坏死区,DWI 无弥散受限,可伴有冷脓肿及窦道形成	低热、乏力、盗汗,肺结核病史	儿童及青年人多见,常有肺结核病史
甲状腺囊肿	病变位于颈前区、甲状腺组织内,常呈圆形,质地较硬,囊壁稍厚,一般为 1~2mm,且与甲状腺有明显分界	无痛性包块,质软,边界较清楚,可随吞咽活动,但不随伸舌活动	张力较高,体积大或位置特殊时可造成呼吸困难,声音嘶哑等症状
转移性淋巴结	多表现为多发或融合淋巴结,液化坏死周围的壁较厚不规则,增强扫描呈不规则环形强化,可有包膜侵犯	多有原发肿瘤病史	颈部淋巴结肿大可累及对侧
静脉血管畸形	好发于口底和颊部,表现为分叶性和迂曲走行性软组织肿块,增强延迟强化	扪之柔软可被压缩,体积大小可随体位改变而变化,肿瘤颜色视所在部位与深浅而定	低流量脉管性病变,内可伴静脉石和血栓钙化
淋巴管瘤	颈后三角和下颌下间隙多见,特征性表现为无强化的多房性囊性病变,有液-液平面,无静脉石。典型者是水样密度,感染后密度可增高	颈部明显隆起,可有波动感	如并发出血,可见液-液平面和 T_1WI 高信号;好发于<2 岁儿童及青少年,多为先天性病变
神经鞘瘤	病变多位于颈动脉鞘内侧或椎旁,囊变的神经鞘瘤可有部分实性成分,实性部分有强化,70%可显示包膜	根据肿块与颈内或颈总动脉和颈内静脉的关系和病史的长短进行鉴别	与周围组织边界清楚,可有推移改变,位于椎旁间隙的肿瘤可呈"哑铃状",跨椎管内外生长

（潘　初）

参 考 文 献

1. Smiti S,Mahmood NS. Papillary carcinoma arising from a thyroglossal duct cyst［J］. Indian J Radiol Imaging, 2009, 19 (2):120-122.

2. Patel S,Bhatt AA. Thyroglossal duct pathology and mimics. Insights Imaging. 2019,10(1):12.

3. 董季平,高燕军. 颈部囊性疾病的 CT、MRI 诊断［J］. 实用放射学杂志 2012,28(4):624-626.

4. Choi YM,Kim TY,Song DE,et al. Papillary thyroid carcinoma arising from a thyroglossal duct cyst:a single institution experience［J］. Endocrine Journal 2013,60(5),665-670.

5. Waldhausen JH. Branchial cleft and arch anomalies in children［J］. Semin Pediatr Surg,2006,15(2):64-69.

6. Stern JS,Ginat DT,Nicholas JL,et al. Imaging of pediatric head and neck masses［J］. Otolaryngol Clin North Am,2015, 48(1):225-246.

第八节　颈后间隙软组织肿块

【定义】

颈后间隙软组织肿块是指发生在颈后颈深筋膜深层与浅层之间的病灶,即前方为颈动脉间隙、前外侧为胸锁乳突肌内后缘、后外侧为斜方肌内缘、内后方为椎旁肌。颈后间隙上下占据全颈,上至颅底,向下延伸至锁骨。

【病理基础】

颈后间隙内主要包含脂肪、肩神经背支、脊副神经及脊副链淋巴结。颈后间隙不属于颈深部多间隙的一种,感染性病变较少。通常发生一些肿瘤性病变,良性肿瘤相对常见,恶性肿瘤罕见,良性以脂肪瘤多见,偶见血管瘤。颈后间隙脂肪瘤大多呈圆形或分叶状肿块,质软,有包膜,缓慢生长,肿瘤内含分化良好的脂肪细胞,脂肪瘤的发生被认为与染色体变异有关。病变的位置及大小决定周围肌肉组织的受压及受累情况。

【征象描述】

1. CT 表现　颈后间隙脂肪瘤常表现为单发或多发极低密度肿块,CT 值约为-120~-80HU,密度均匀,多呈分叶状,有包膜,内部有分隔;肿瘤密度与周围正常脂肪组织有时难以区分;增强扫描病变无强化;肿瘤较大时,颈后肌肉及血管受压(图 11-

8-1)。颈后间隙淋巴结病变较少见,表现为多发结节状软组织密度,大小不等;淋巴结转移瘤增强扫描与原发恶性肿瘤强化相似;淋巴结炎增强扫描呈中等强化,边界欠清;巨淋巴结增生症增强扫描呈明显强化。

2. **MRI 表现** 颈后间隙脂肪瘤信号具有特征性,在 T_1WI 上呈高信号,T_2WI 上呈高信号,在所有序列中均与皮下脂肪组织信号相同,可含有等信号的纤维分隔,在脂肪抑制序列上,其 T_1WI 高信号和 T_2WI 高信号可被抑制,增强扫描无明显强化,边界清楚,颈后间隙增宽;颈后间隙脂肪瘤较大时,颈后肌肉及血管受压推移(图 11-8-2)。

【相关疾病】

颈后间隙常发生良性病变,脂肪瘤最常见,还可发生血管瘤、急慢性淋巴结炎、囊性淋巴管瘤或转移性淋巴结。如颈后间隙摸到质软包块,且缓慢生长,无疼痛、压痛及特殊不适,皮肤颜色正常,应考虑脂肪瘤;若包块质软,皮肤颜色呈红色或青紫色改变,应考虑血管瘤可能;如颈后皮温升高,皮肤表面发红,且患者出现发热、肿、痛,应考虑颈后间隙淋巴结炎;如颈后间隙肿块合并其他恶性原发肿瘤病史,应考虑颈后间隙淋巴结转移;如颈后间隙肿块质软,囊性感,无其他不适,患者为儿童时,还应考虑囊性淋巴管瘤。

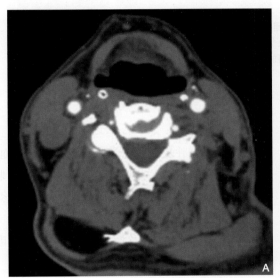
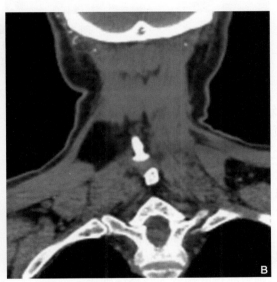
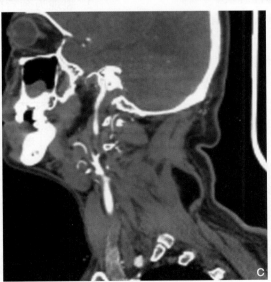

图 11-8-1 颈后间隙脂肪瘤 CT 表现

男,76 岁,右侧颈后间隙脂肪瘤。头颈部增强 CTA 轴位(A)、冠状位(B)及矢状位(C)示右侧斜方肌与头夹肌之间肿块,病灶与周围组织结构分界清晰,病灶边缘及病灶内部未见明显异常强化,右侧斜方肌及头夹肌受压,间距增大。

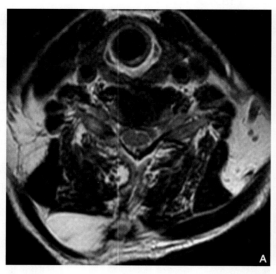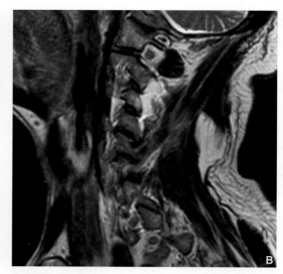

图 11-8-2　颈后间隙脂肪瘤 MRI 表现

男,76岁,右侧颈后间隙脂肪瘤。颈部平扫轴位(A)及矢状位(B)示右侧斜方肌与头夹肌之间肿块,T$_1$WI及 T$_2$WI 均呈高信号,病灶与周围组织结构之间分界清晰,病灶边缘及病灶内部未见明显异常强化,右侧斜方肌及头夹肌受压,间距增大。

【分析思路】

颈后间隙肿块的判读要点首先是定位准确,明确病灶是否位于颈后间隙,熟悉颈后间隙正常的内容有什么,以及这些内容会导致什么病理变化,然后根据影像学表现及临床表现,对其进行鉴别,分析思路如下:

1. 明确颈后间隙病变的范围及毗邻关系,确定头颈部及体部有无恶性肿瘤病史,若患者无恶性肿瘤病史,则暂时排除病变为转移性肿块。

2. 了解临床病史,有无发热,皮温有无升高,颈后有无疼痛情况及皮肤颜色有无改变,血象及血沉等化验有无异常。颈后间隙急性淋巴结炎感染则表现为发热、颈后疼痛、皮温及升高;如有结核中毒症状者,还应考虑淋巴结结核可能。

3. 分析病变影像学表现,密度或信号特点,增强扫描病灶强化特点,病变的边界、形态及毗邻关系情况。颈后间隙脂肪瘤边界清晰,周围结构受压,CT 表现为脂肪样低密度影,MRI 平扫 T$_1$WI 及 T$_2$WI 图像均表现为高信号,压脂序列呈低信号,增强扫描无强化,考虑为脂肪瘤;CT 平扫软组织样密度,MRI 平扫呈软组织信号,增强扫描呈渐进性强化,皮肤颜色较深,考虑血管瘤;CT 平扫及 MRI 平扫为囊性病变,增强扫描无强化,病变呈匍匐生长,患者为婴幼儿或儿童者,还应考虑囊性淋巴管瘤。

4. 根据影像表现及相关临床表现,颈后间隙肿块定位不难,结合相关临床表现及影像表现定性亦不难。

【疾病鉴别】

颈后间隙肿块常见于脂肪瘤,也可见于血管瘤、囊性淋巴管瘤、淋巴结炎、转移性淋巴结,需联合其他影像学特征及临床信息进行诊断和鉴别诊断,鉴别诊断要点见表11-8-1。

1. 基于临床信息及影像特征的鉴别诊断流程图见图11-8-3。

2. 表现为颈后间隙软组织肿块的常见疾病的主要鉴别诊断要点见表11-8-1。

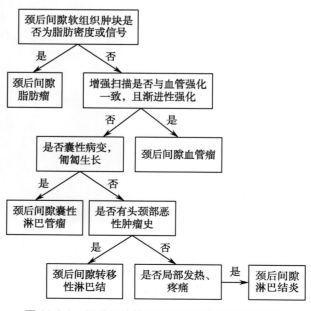

图 11-8-3　颈后间隙软组织肿块的鉴别诊断流程图

表 11-8-1 颈后间隙软组织肿块的主要鉴别诊断要点

疾病	典型影像特征	鉴别要点	主要伴随征象
脂肪瘤	CT 表现为脂肪样低密度影,MRI 表现为 T_1WI、T_2WI 高信号,压脂呈低信号,增强扫描无强化	颈后质软肿块	密度或信号均匀,边界清楚,形态规则
急性淋巴结炎	多发肿大的淋巴结,边界不清,强化幅度低于转移性肿大淋巴结	发热、皮温升高,血象升高	颈后间隙脂肪模糊
囊性淋巴管瘤	MRI 呈斑片状 T_1WI 低信号,T_2WI 高信号(与肌肉组织信号比较),抑脂像呈稍高信号,病变信号不均匀,有时内部可见流空血管影	颈部明显隆起,表面见粟粒样半透明及紫红色丘疱疹	好发于儿童及青少年,多为先天性病变
血管瘤	软组织灶,内见静脉石,增强扫描呈渐进性强化	穿刺瘤体,如抽出血液,可帮助诊断	头颈部血管瘤好发于女性幼儿,常合并皮下,色暗红
转移性淋巴结	肿大淋巴结,部分可融合	原发肿瘤病史	除颈后间隙淋巴结肿大外,颈部其他部位及体部亦可见肿大淋巴结

(邬小平)

参 考 文 献

1. 沈宇杰,张立庆,周涵,等. 颈部脂肪瘤 34 例临床分析[J]. 山东大学耳鼻喉眼学报,2019,33(3):111-115.

2. Baranov E,Hornick JL. Soft tissue special issue:fibroblastic and myofibroblastic neoplasms of the head and neck[J]. Head Neck Pathol,2020,14(1):43-58.

3. 韩志江,谢乐斯,魏培英,等. CT 对甲状腺乳头状癌被膜侵犯及颈部淋巴结转移的预测价值[J]. 中华放射学杂志,2021,55(7):723-728.

4. 延泽宁,孙睿,李菲,等. 双能量 CT 在颈部淋巴结病变评估中的研究进展[J]. 国际口腔医学杂志,2023,50(3):335-340.

5. Kim JH,Choi KY,Lee SH,et al. The value of CT,MRI,and PET-CT in detecting retropharyngeal lymph node metastasis of head and neck squamous cell carcinoma[J]. BMC Med Imaging,2020,20(1):88.

6. Bae MR,Roh JL,Kim JS,et al. 18F-FDG PET/CT versus CT/MR imaging for detection of neck lymph node metastasis in palpably node-negative oral cavity cancer[J]. J Cancer Res Clin Oncol,2020,146(1):237-244.

7. 马雅静,彭娟,罗天友,等. 孤立性纤维瘤的 CT 和 MRI 诊断价值[J]. 第三军医大学学报,2019,41(3):270-274.

8. De Maria L,De Sanctis P,Balakrishnan CK,et al. Sclerotherapy for lymphatic malformations of head and neck:systematic review and meta-analysis[J]. J Vasc Surg Venous Lymphat Disord,2020,8(1):154-164.

9. Zheng H,Zhang Y,Zhan Y,et al. Prognostic analysis of patients with mutant and wild-type EGFR gene lung adenocarcinoma[J]. Cancer Manag Res,2019,11(7):6139-6150.

10. 刘定,张少容,谢冰斌,等. 颈部及腰部多发良性对称性脂肪瘤病 1 例[J]. 中国耳鼻咽喉头颈外科,2019,26(3):167-168.

11. 张雨,刘世同,郝大鹏. CT 诊断 Madelung 病 1 例[J]. 中国临床医学影像杂志,2019,30(2):144-145.

12. 王守一,张东升. 颈深部脂肪瘤 1 例[J]. 华西口腔医学杂志,2010,28(5):570-572.

13. 沙炎,罗德红,李恒国. 头颈部影像学:耳鼻喉头颈外科卷[M]. 北京:人民卫生出版社,2014.

14. 韩萍,于春水. 医学影像诊断学[M]. 4 版. 北京:人民卫生出版社,2017.

第九节 椎体周围"哑铃状"改变

【定义】

"哑铃征"是脊柱 CT 或 MRI 检查中椎管内髓外硬膜下肿瘤通过椎间孔向外生长,突入椎旁软组织内,肿瘤既有椎管内部分也有椎旁部分,肿瘤通过椎间孔的部分较细,在轴位及冠状位图像上呈两头宽中间窄的"哑铃状"改变。

【病理基础】

椎体周围"哑铃状"改变是椎管内肿瘤沿神经根向外生长,突向椎旁软组织的一种特征性改变。此征象常见于椎管内神经鞘瘤,是一种起源于神经鞘膜施万细胞的肿瘤,故又可称为施万细胞瘤。肿瘤质地坚韧,有包膜,表面光整,与神经、血管伴行,含有滋养血管;该肿瘤好发于髓外硬脊膜下,常位于脊髓的背外侧,沿椎间孔内神经根生长,由于椎间孔为骨性结构,肿瘤沿椎间孔生长使其呈两头宽中间窄的"哑铃状"改变。在磁共振增强扫描后,矢状位可见椎管孔扩大,轴位或冠状位可见肿瘤沿椎间孔生长呈"哑铃状"改变。

【征象描述】

1. CT 表现　颈段椎管内神经鞘瘤表现为软组织肿块,平扫密度较脊髓略高,增强扫描呈中等强化,边界清楚,病变较大者形态不规则,脊髓受压移位,肿块沿椎间孔向外生长,椎间孔因肿块压迫骨质

吸收而扩大,肿块呈"哑铃状"改变。

2. MRI 表现　椎体周围"哑铃状"改变,其形态在 MRI 上表现与 CT 基本一致。在 T_1WI 上神经鞘瘤信号与脊髓相似,T_2WI 上呈高信号,较大肿瘤内可囊变坏死,增强扫描肿瘤呈明显强化或环形强化,肿瘤边缘光滑,脊髓受压移位,肿瘤同侧蛛网膜下腔扩大。轴位或冠状位能清晰观察到肿瘤通过椎间孔内的神经根向外生长,呈"哑铃状"改变,椎间孔继发性扩大(图 11-9-1)。

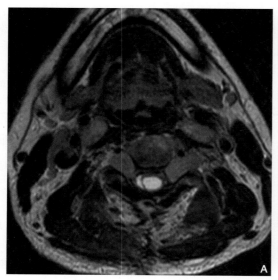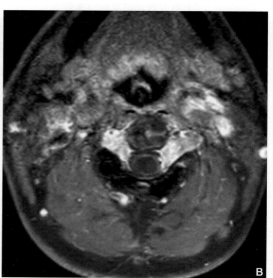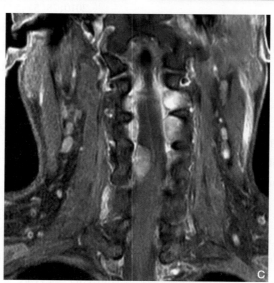

图 11-9-1　椎体周围"哑铃状"改变 MRI 表现

男,43 岁,双侧颈段椎管内多发神经鞘瘤。轴位 T_2WI(图 A)显示颈$_{4~5}$椎间盘层面椎管内见软组织肿块,双侧椎间孔扩大,肿块向椎管外生长,呈"哑铃状"改变。增强轴位(图 B)示颈$_{4~5}$椎间盘层面椎管内肿块,明显强化,肿块沿椎间孔向外生长,呈"哑铃状"改变。增强冠状位(图 C)示颈$_{3~4}$、颈$_{4~5}$及颈$_{5~6}$椎间盘层面双侧椎间孔扩大。

【相关疾病】

椎体周围"哑铃状"改变常见于椎管内神经鞘瘤,是诊断神经鞘瘤特征性征象。"哑铃状"改变也

可见于神经纤维瘤、脊膜瘤及神经节细胞瘤;恶性病变常见于神经母细胞瘤,也可见于转移瘤,病变位于椎管内神经根附近,且肿瘤体积较大时,也可使椎间

孔扩大,根据肿瘤生长方向,肿瘤在 CT 及 MRI 轴位或冠状位图像上呈"哑铃状"改变,矢状位示椎间孔扩大。

【分析思路】

哑铃征的判定要点是肿瘤位于椎管硬脊膜下,并且沿神经根生长,形成哑铃状改变。若诊断为神经鞘瘤,还需判断肿瘤的生长方式、强化特点及其肿瘤的影像学表现,并与其他肿瘤相鉴别,分析思路如下:

第一,椎管内实性肿瘤,若病变沿神经根生长,导致椎间孔扩大,病变呈"哑铃状"改变,首先应考虑神经鞘瘤。

第二,由于神经鞘瘤起源于神经鞘膜施万细胞,内血供丰富,强化明显,在 CT 及 MRI 增强时,病变明显强化,病变较大时,可发生囊变、出血,肿瘤常累及神经根,脊髓可受压。

第三,由于椎管内神经鞘瘤与神经根伴行,临床可表现为神经根痛,由于肿瘤压迫脊髓,临床可出现感觉及运动障碍,随着肿瘤的生长,还可出现瘫痪、膀胱功能及直肠功能障碍等脊髓受压症状。

第四,结合患者相关临床表现,增强明显强化,瘤体较大,出现囊变、坏死,磁共振增强明显不均匀强化,且病灶出现在椎管硬膜下,椎间孔扩大,肿瘤呈"哑铃状"改变时,即可诊断为神经鞘瘤。

【疾病鉴别】

虽然哑铃征诊断椎管内神经鞘瘤具有一定的特征性,但仅仅是一种肿瘤生长的征象,还需与神经纤维瘤、脊膜瘤、神经节细胞瘤、神经母细胞瘤及转移瘤进行鉴别,鉴别诊断要点见表 11-9-1。

1. 基于临床信息及影像特征的鉴别诊断流程图,见图 11-9-2。

2. 表现为椎体周围"哑铃状"改变的常见疾病的主要鉴别诊断要点见表 11-9-1。

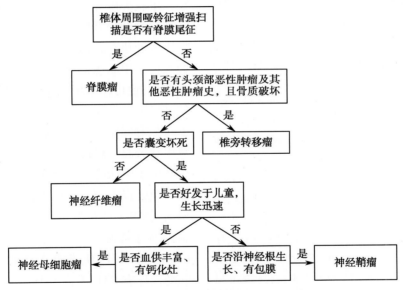

图 11-9-2 椎体周围哑铃征的鉴别诊断流程图

表 11-9-1 椎体周围"哑铃状"改变的主要鉴别诊断要点

疾病	哑铃征典型影像特征	鉴别要点	主要伴随征象
神经鞘瘤	病变位于椎管内髓外硬脊膜下,沿椎间孔内神经根生长,通过椎间孔处病灶变窄,呈哑铃状改变	T_1WI 等低信号,T_2WI 高信号;富血供,明显强化,由于血供丰富易发生囊变、坏死	病变来自神经后根、椎管后外侧,有包膜,质韧
神经纤维瘤	病变位于椎管内,病变较大时可通过椎间孔向外生长,呈哑铃状改变	T_2WI 低信号,瘤体与脊髓无明显边界	起源于神经纤维,主要由神经纤维构成,很少发生囊变、坏死
脊膜瘤	病变位于位于硬膜下时可沿椎间孔生长,两头宽中间窄的哑铃状改变,邻近神经受压	T_1WI 中等信号,T_2WI 等信号,囊变少见;增强扫描明显均匀强化,可见硬膜尾征	起源于蛛网膜帽状细胞,硬膜下及硬膜内外均可发生

续表

疾病	哑铃征典型影像特征	鉴别要点	主要伴随征象
椎旁转移瘤	病变较小、多发,且呈跳跃式分布,椎体及椎弓常伴有破坏,少部分较大病变以椎旁外为主,少部分沿椎间孔向椎管内生长,形似不典型的哑铃状改变	有原发恶性肿瘤,多发,伴骨质破坏	大多与肺部及前列腺恶性肿瘤相关,前列腺癌大多以成骨性转移为主,肺癌以溶骨性转移多见
椎旁神经母细胞瘤	病变以椎旁为主,沿神经向椎管内蔓延,形似哑铃状改变	病变内及周围血供丰富,可囊变坏死,伴有特征性的钙化灶;增强扫描不侵犯血管,仅挤压或包绕血管	起源于椎旁交感神经节的前神经嵴细胞,好发于儿童,病变生长迅速

（邬小平）

参考文献

1. 寇程新,杨波,张清顺,等.颈椎椎管内外哑铃状神经鞘瘤1例报道及文献复习[J].实用骨科杂志,2023,29(4):370-373.

2. Helbing DL, Schulz A, Morrison H. Pathomecha-isms in schwannoma development and progression[J]. Oncogene, 2020,39(32):5421-5429.

3. Zhai X, Zhou M, Chen H, et al. Differentiation between intraspinal schwannoma and meningioma by MR characteristics and clinic features[J]. Radiol Med,2019,124(6):510-521.

4. Iwata E, Shigematsu H, Yamamoto Y, et al. Preliminary algorithm for differential diagnosis between spinal meningioma and Schwannoma using plain magnetic resonance imaging[J]. J Orthop Sci,2018,23(2):408-413.

5. Li DW, Liu JS, Li M, et al. Clinical and pathological features of intraspinal Schwannoma[J]. The Journal of Cervicodynia and Lumbodynia,2022,43(4):538-541.

6. 刘通,刘辉,张建宁,等.椎管哑铃形肿瘤的显微外科治疗[J].中华神经外科杂志,2016,32(6):551-555.

7. 刘晓佳,王建中,林恒州,等.多发椎管内占位起病的Ⅱ型神经纤维瘤病1例并文献复习[J].临床神经外科杂志,2022,19(2):221-223,227.

8. Anand G, Vasallo G, Spanou M, et al. Diagnosis of sporadic eurofibromatosis type 2 in the paediatric population[J]. Arch Dis Child,2018,103(5):463-469.

9. 姚晓群,杨益宏,卫建民.MRI-DWI技术对脊柱结核、脊柱转移瘤的鉴别诊断及影像学分析[J].中国CT和MRI杂志,2022,20(6):162-163,166.

10. Wu M, Su J, Yan F, et al. Skipped multifocal extensive spinal tuberculosis involving the whole spine: A case report and literature eview[J]. Medicine(Baltimore),2018,97(3):9692.

11. 张恩龙,张家慧,郎宁,等.脊柱细胞性神经鞘瘤9例影像学诊断[J].中国医学影像学杂志,2018,26(5):379-382.

12. 林颖,陈德华,曹代荣,等.椎管内节细胞神经瘤MRI征象[J].中国医学影像技术,2018,34(5):747-750.

第十节　甲状旁腺肿块

【定义】

甲状旁腺肿块(parathyroid mass)是指原发于甲状旁腺的肿瘤及肿瘤样病变,甲状旁腺位置不同,其发生的肿块在颈部及纵隔的位置也不同。通常甲状旁腺位于甲状腺侧叶后方真假被膜之间,上下两对,共四枚,也可位于甲状腺实质内,或在假被膜之外的气管周围的结缔组织内。上对甲状旁腺位置通常较下对相对固定,位于甲状腺叶上极或中部的后方,下对甲状旁腺一般位于甲状腺下缘或背侧面的下1/3,少数由于甲状旁腺胚胎发育位置变异,肿块可发生在下颌骨以下至心包以上区域内,如食管后、颈动脉鞘内、胸腺旁或甲状腺胸腺韧带内等位置。甲状旁腺为内分泌器官,通过分泌甲状旁腺激素(parathyroid hormone,PTH)发挥其生理作用,所以甲状旁腺病变常伴有PTH升高及其调节的血钙升高、血磷降低的甲状旁腺功能亢进症状。

【病理基础】

甲状旁腺肿块常见病变包括甲状旁腺囊肿、甲状旁腺腺瘤、甲状旁腺增生、甲状旁腺癌,此外非典型甲状旁腺腺瘤及多腺体甲状旁腺腺瘤也在临床中应用。甲状旁腺囊肿(parathyroid cyst)常由于先天性囊肿残留、微囊肿融汇或囊液潴留以及腺瘤囊性退行性变而形成。甲状旁腺腺瘤(parathyroid adenoma)是一种界限清楚的肿瘤,由主细胞、移行细胞、嗜酸性细胞和透明细胞组成,绝大多数病例在镜下可观察到正常的甲状旁腺组织边缘。甲状旁腺增生(parathyroid hyperplasia)广义上用于多甲状旁腺腺体疾病(multiglandular parathyroid disease),鉴于原发性甲状旁腺功能亢进下受累的腺体通常由多个克隆性肿瘤增殖组成,2022 年 WHO 甲状旁腺肿瘤分类中将其命名为多腺体甲状旁腺腺瘤(multiglandular parathyroid adenomas),而"甲状旁腺增生"一词主要用于慢性肾衰竭引起的继发性甲状旁腺增生的情况。非典型甲状旁腺瘤(atypical parathyroid tumor)用于不能确定的潜在恶性的甲状旁腺肿瘤。甲状旁腺癌(parathyroid carcinoma)的组织学诊断,是指甲状旁腺肿瘤具有血管、淋巴、神经等邻近结构侵犯或其他区域的转移性表现,免疫组化表现出无核 parafibromin 免疫反应及基因测序出现 CDC73 突变,也是支持甲状旁腺癌诊断的有力证据。

【征象描述】

1. CT 表现 ①甲状腺旁腺增大是甲状旁腺肿块的主要影像表现,由于正常甲状旁腺本身较小(2~5mm),一般认为在有甲状旁腺功能亢进病史的患者中,能清晰观察到甲状旁腺,即可认为增大。②形态上甲状旁腺肿块常因生长空间受限,良性肿块表现出可塑形的特征,常呈椭圆形、三角形或条柱状,长轴与身体长轴一致,与周围组织分界清晰,与正常甲状腺间可见细线样脂肪间隙(图 11-10-1);而恶性肿块常呈不规则形态,表现出浸润生长的特征。③甲状旁腺病变平扫密度常常低于甲状腺的密度,与周围血管、肌肉密度相似,较大肿块可出现囊变、坏死,肿块内出现钙化在恶性病变中更常见。④甲状旁腺病变增强扫描,强化程度通常高于淋巴结,低于或高于甲状腺组织,这可将其与区域淋巴结和起源于甲状腺的肿块相鉴别(图 11-10-2)。如果增强扫描呈不强化的囊性肿块,未见实性成分,应首先考虑甲状腺囊肿(图 11-10-3)。⑤甲状旁腺四维 CT(4-dimensional computed tomography,4D-CT)在多甲状旁腺腺体疾病检查中明显优于超声和 ⁹⁹ᵐTc-MIBI(锝-99m-甲氧基异丁基异腈),4D-CT 是由一个未增强时相(平扫期)和 3 个增强时相(30s 动脉期、60s 静脉期、115s 延迟期)组成的多时相 CT。

2. MRI 表现 因为 MRI 检查受空间分辨力限制,难以满足临床对尽可能多检出较小及异位甲状旁腺肿块的要求,所以单独应用 MRI 甲状旁腺肿块检查较少。一般 MRI 上甲状旁腺肿块表现为 T_1WI 为稍低信号,T_2WI 为稍高或高信号,如肿块内以囊性成分为主时,则 T_2WI 表现为明显高信号,在 DWI 和 ADC 序列上恶性病变表现出弥散受限(图 11-10-4)。

【鉴别诊断】

甲状旁腺肿块主要包括甲状旁腺囊肿、甲状旁腺腺瘤、甲状旁腺增生、甲状旁腺癌,还需与相应区域淋巴结及甲状腺肿块鉴别。

【分析思路】

对甲状旁腺肿块,判定其数量、形态、密度有助于定性诊断,分析其与周围组织的关系是鉴别要点。在诊断异位甲状旁腺肿块时,建议 4D-CT 结合甲状旁腺激素和血钙、血磷的实验室检查结果综合考虑,分析思路如下:

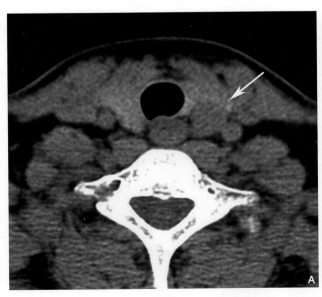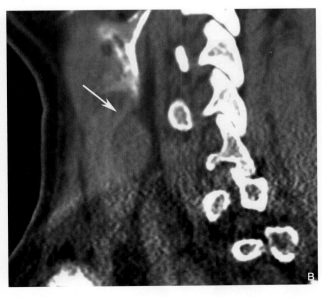

图 11-10-1 甲状旁腺腺瘤的 CT 表现

男性,31 岁,A 图 CT 平扫横断位显示甲状腺左叶后下方椭圆形低密度肿块,B 图平扫矢状位示肿块长轴与身体长轴一致。A、B 图均观察到其与甲状腺之间有细线样脂肪间隙分隔(箭头)。

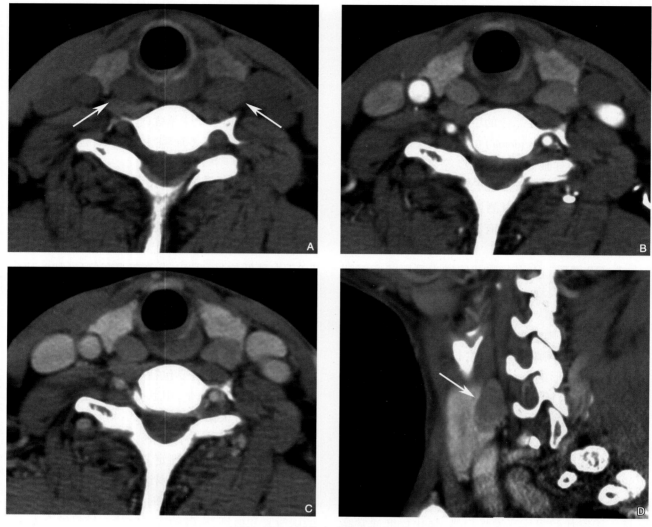

图 11-10-2　甲状旁腺增生的 CT 表现

男性,44 岁,A 图 CT 平扫甲状腺双侧叶后方见椭圆形及类似三角形肿块。B 图动脉期增强、C 图静脉期增强肿块呈均匀强化,强化程度均低于正常甲状腺组织。D 图静脉期矢状位增强显示结节与甲状腺之间见到细线样脂肪间隙分隔。

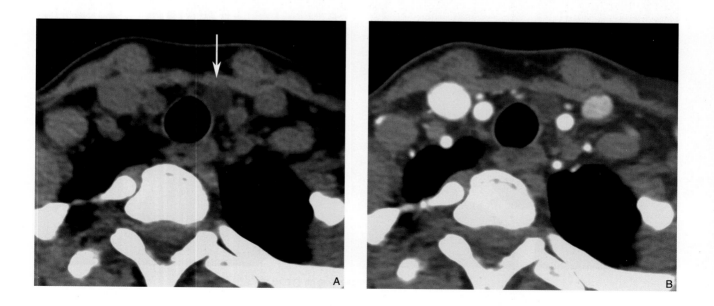

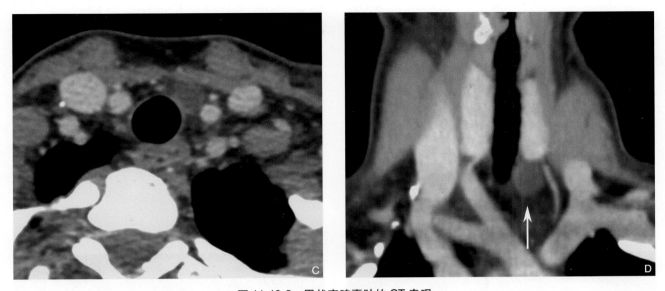

图 11-10-3 甲状旁腺囊肿的 CT 表现

女性,34 岁,A 图 CT 平扫横断位示甲状腺左叶下方见一较低密度肿块(箭头)。B 图动脉期增强横断位、C 图静脉期增强横断位及 D 图静脉期增强冠状位示该肿块均未见强化。

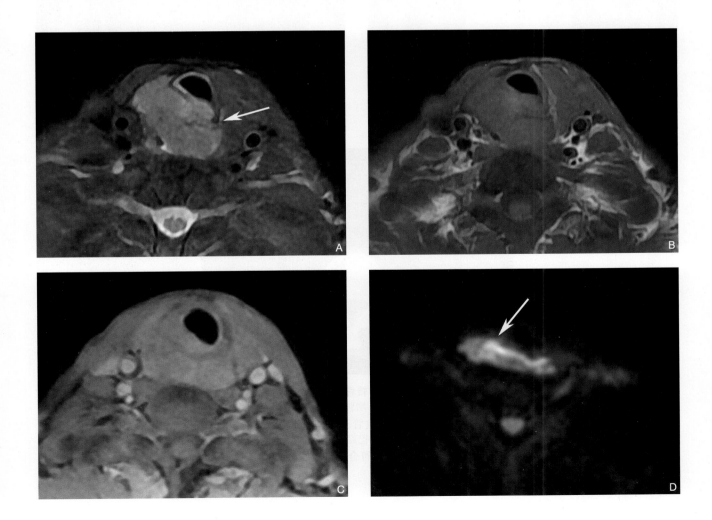

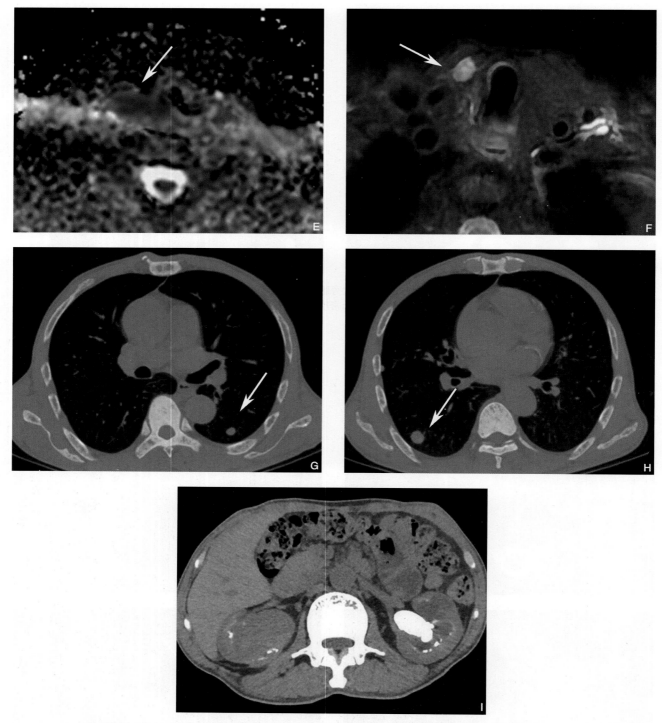

图 11-10-4　甲状旁腺癌的 MRI 表现、双肺转移及相关性骨和双肾代谢性病变的 CT 表现

男性,55 岁,A 图 T₂WI 压脂序列、B 图 T₁WI 平扫、C 图 T₁WI 增强可见右侧甲状旁腺癌 T₁WI 呈低信号,T₂WI 呈稍高信号,增强呈中等至明显强化,病变侵犯甲状腺右叶及气管,沿气管食管沟向左侧蔓延(A 图箭头)。D 图 DWI 序列、E 图 ADC 图示肿块弥散受限(箭头)。F 图 T₂WI 压脂序列示颈Ⅵ区右侧淋巴结转移(F 图箭头)。G、H 图为术后 2 年复查肺部 CT 示多个转移灶(G、H 箭头);胸骨、肋骨、肩胛骨均见骨质密度减低,符合甲状旁腺功能亢进骨病表现。I 图为术后 2 年复查上腹部 CT 示双肾多发钙沉积结石。

1. 当诊断甲状旁腺区域肿块时,首先要排除肿块是起源于甲状腺的病变,需要观察肿块与甲状腺之间是否存在细线样脂肪间隙,且甲状旁腺肿块较甲状腺结节更容易表现出塑形性生长,即受周围组织压迫呈三角形或条柱形,结节长轴与身体长轴一致。

2. 判读甲状旁腺肿块数量,当确定为单发甲状旁腺肿块时,如果较小,边缘清晰,无钙化,多见于甲状旁腺腺瘤。而当肿块较大,边界模糊,内部出现钙化,强化不均匀时,则要考虑甲状旁腺癌,如果 MRI 功能检查 DWI 及 ADC 图显示弥散受限,以及实验室检查甲状旁腺激素和血钙明显升高,则支持甲状旁腺癌的诊断。

3. 当甲状旁腺结节呈较低密度,且增强扫描未见强化,T_2WI 序列呈较高信号时,则应考虑甲状旁腺囊肿。约 15%~20% 的甲状旁腺囊肿是有分泌甲状旁腺素功能的,所以结合实验室检查结果也不能完全区分甲状旁腺囊肿和腺瘤。

4. 当多发的甲状旁腺出现肿块样增大,且边界清晰,密度均匀,强化均匀时,则要考虑甲状旁腺增生。应关注病变具体数量及位置,特别是上纵隔区域,这里是超声的盲区。

5. 最后,在诊断异位甲状旁腺肿块样病变时,推荐 4D-CT 进行扫描,观察肿块平扫及三期增强密度的变化,能有效鉴别甲状旁腺肿块样病变和区域淋巴结,有助于检出、更多的异位甲状旁腺。

【疾病鉴别】

由于甲状旁腺较小,周围结构复杂,常出现异位等情况,在诊断时需考虑多个影像学特征及临床信息进行诊断和鉴别诊断。

1. 基于临床信息及影像特征的鉴别诊断流程图见图 11-10-5。

2. 表现为"甲状旁腺肿块"的常见疾病的主要鉴别诊断要点见表 11-10-1。

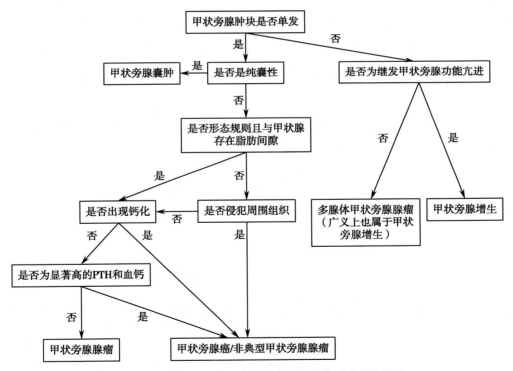

图 11-10-5　基于临床信息及影像特征的鉴别诊断流程图

表 11-10-1　甲状旁腺肿块的主要鉴别要点

疾病	PDH 及血钙	影像特点	临床关注点
甲状旁腺囊肿	少数升高	呈囊性密度或信号,增强扫描不强化,塑形生长	在异位甲状旁腺区域的囊肿,难与颈部其他囊性病变鉴别
甲状旁腺腺瘤	升高	常单发,与正常甲状腺之间有线样脂肪间隙,长轴与身体长轴一致	明确是否为多发病灶

续表

疾病	PDH 及血钙	影像特点	临床关注点
甲状旁腺增生	升高	多个甲状旁腺增大,密度均匀	检出更多增大的甲状旁腺,特别是胸骨后、颈部高位这些超声不敏感区域
甲状旁腺癌	明显升高	直径较大,形态不规则,具有侵袭性,易钙化,MRI检查弥散受限	检出其他增大的甲状旁腺及转移灶
区域淋巴结	正常	呈肾形,逐渐强化(静脉期强化程度高于动脉期)	—
甲状腺后突结节	正常	与甲状腺相连,强化程度接近正常甲状腺	多见于结节性甲状腺肿,一般无需手术治疗

（张庆宇　周　丹）

参 考 文 献

1. Naik M, Khan SR, Owusu D, et al. Contemporary multimodality imaging of primary hyperparathyroidism [J]. Radiographics. 2022,42(3):841-860.

2. Erickson LA, Mete O, Juhlin CC, et al. Overview of the 2022 WHO classification of parathyroid tumors [J]. Endocr Pathol, 2022,33(1):64-89.

3. 宋桉,王鸥,刘春晓,等. 甲状旁腺四维CT在原发性甲状旁腺功能亢进症术前定位中的诊断价值[J]. 中华内科杂志, 2020,59(10):788-795.

第十二章　头颈部外伤性病变

第一节　眶壁骨质不连续

【定义】

眶壁骨质不连续(bone discontinuity of the orbital wall)是指眶壁骨质的连续性中断。

【病理基础】

眶壁骨质不连续表现为骨质中断,急性期引起周围组织出血、水肿,眶脂体内见片絮状、条索状稍高密度影,眼外肌增粗。眶壁修复术后或保守治疗的慢性期患者,眼外肌由于肌肉缺血、纤维化或失神经支配,可出现萎缩、变形成角。

眶壁骨性结构在保护眼球的同时,也是面中部骨性支撑结构的重要组成部分。眼眶骨折既可以是单纯眶壁骨折,亦可是面中部复杂型骨折的一部分。眼眶骨折的分类标准较多,按照受伤机制及外力作用部位结果不同,分为爆裂性骨折、击入性骨折和复合型骨折。眼眶爆裂性骨折(blow-out fracture)是由于外力作用于眼部,使眼眶内压力骤然增高,外力通过眶缘、眶内容物传导,致眶壁薄弱部发生骨折,而无眶缘骨折,很少合并眼球损伤。爆裂性骨折是间接外力所致,常发生于眶内壁、下壁,其中眶下壁骨折常位于眶下神经沟处。眼眶击入性骨折(blow-in fracture)是强大、高能量外力直接作用,引起眶壁骨折并向眶内移位,导致眼眶容积减小,眶缘可保持完整,亦可同时发生骨折伴向内移位,容易引起眼外肌、眼球及视神经损伤。复合型骨折指直接和间接外力共同作用导致眶缘和眶壁同时骨折。

【征象描述】

1. CT 表现　CT 是观察眶壁骨质的首选检查方法,包括横断位及冠状位、矢状位的三维重建。骨窗图像可见直接征象:眶壁骨质连续性中断或塌陷;断端、骨碎片移位。软组织窗图像可见间接征象,主要是骨折引起的周围软组织结构改变,包括邻近眼外肌增粗肿胀、移位、嵌顿甚至断裂;眶内容物密度增高、血肿形成、疝出至邻近鼻窦;邻近鼻窦内积液积血,黏膜增厚;眼睑、面颊部软组织肿胀,眶内、皮下软组织积气。严重的复合型骨折可引起眼球损伤,出现眼球破裂、球内出血、积气。

眶下壁骨折是最常见的眶壁骨折,在冠状位观察最佳。多为爆裂性骨折,表现为眶下壁骨质不连续,骨质断端及眶脂体向上颌窦内移位,下直肌增粗肿胀,向上颌窦内移位,甚至嵌顿(图 12-1-1)。眶下壁邻近眶内容物疝出至上颌窦内,可形成泪滴征。眶下壁缺损>50% 或缺损面积>1cm² ,以及下直肌嵌顿引起持续性复视,均提示应进行手术治疗。眶下壁骨折有一常见于儿童的特殊类型,"活板门"骨折(trapdoor fracture),指骨折碎片一端未完全断裂,形成铰链式结构,弹回时压迫疝出的眶内容物及眼外肌,形成嵌顿,亦可见于眶内壁骨折。下直肌、下斜肌嵌顿时,患儿出现眼球向上运动受限和复视,故又称为"白眼骨折"。

眶内壁骨折是第二常见眶壁骨折,在轴位观察最佳。表现为眶内壁纸样板骨质不连续,眶脂体疝入筛窦,内直肌甚至上斜肌损伤、移位(图 12-1-2)。眶内壁骨折可单独发生,亦可与眶下壁骨折相伴出现。眼眶下内缘的击入性骨折常见于鼻眶筛骨折,与鼻骨、上颌骨额突、筛骨骨折同时发生。

眶上壁骨折多由直接外力所致,通常伴有眶缘骨折,骨碎片可向眶内移位,压迫眼球(图 12-1-3)。骨碎片可向额窦、颅内移位,伴有额窦骨折及颅内损伤,如颅内积气、脑挫裂伤等。

眶外壁骨折极少孤立发生,多由颧骨、蝶骨骨折波及,出现眶外壁骨质断裂、移位、成角。常见于颧上颌骨复合体骨折,当较大外力直接作用于颧突时,眶下壁及眶外壁的眶缘骨折,外力通过眶缘传导,波及颧弓、上颌窦前壁、眶外壁出现骨折(图 12-1-4)。

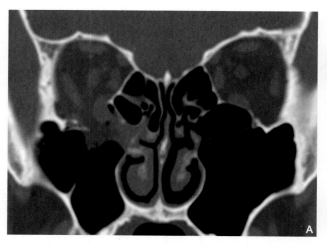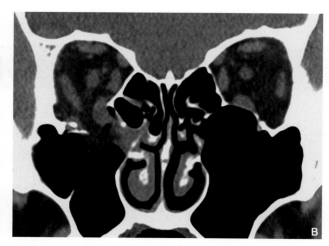

图 12-1-1　眶下壁骨折 CT 表现

男,39 岁,右侧眶下壁骨折,冠状面骨窗 CT(A)显示右侧眶下壁骨质不连续,断端向上颌窦内移位、凹陷,累及眶下神经管,眶脂体疝入上颌窦。冠状位软组织窗 CT(B)显示右侧眶内容物疝入上颌窦,向下悬垂,形成"泪滴征"。右眼下直肌变形、嵌顿,伴眶内积气,邻近右侧上颌窦局部黏膜增厚。

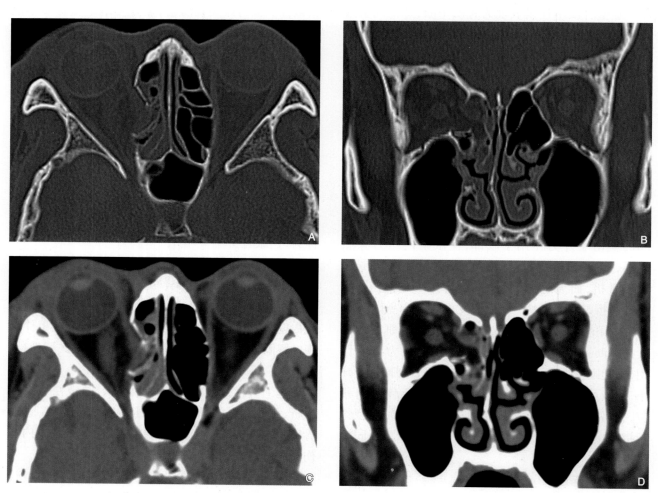

图 12-1-2　眶内壁骨折 CT 表现

男,52 岁,右侧眶内壁骨折,横断面、冠状面骨窗 CT(A、B)显示右侧眶内壁骨质不连续,断端向筛窦内移位,局部形成巨大骨质缺损。横断面、冠状面软组织窗 CT(C、D)显示右侧眶脂体疝入筛窦,内直肌增粗,成角,局部嵌顿于骨折断端,邻近眶脂体内见条索影,邻近筛窦积液积血。

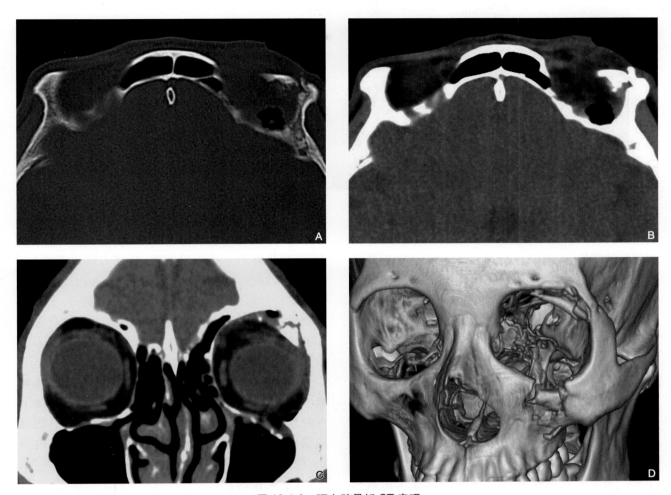

图 12-1-3 眶上壁骨折 CT 表现

男,56 岁,左侧眶上壁骨折,横断面骨窗 CT(A)显示左侧眶上壁包括眶缘骨质不连续,断端向眶内移位、凹陷,伴眶内积气。横断面、冠状面软组织窗 CT(B、C)显示左侧眶上壁、眶下壁骨质不连续,上壁断端向眶内移位,眼球受压向内下方移位,伴眶内积气,眶下壁骨折累及眶下神经管。VR 图像(D)直观显示左侧眶上壁及眶下壁骨折均累及眶缘,提示击入性骨折。

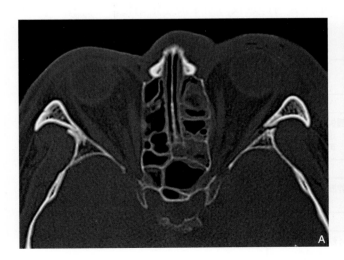

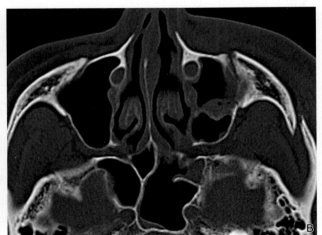

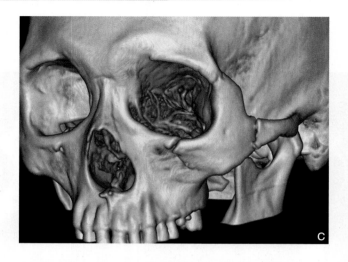

图 12-1-4 颧上颌骨复合体骨折 CT 表现

男，47 岁，左侧颧上颌骨复合体骨折，横断面骨窗 CT(A、B)显示左侧眶外壁、眶下壁、颧弓、上颌窦前壁、外侧壁骨质不连续，断端对位欠佳，眶下神经管受累，邻近上颌窦黏膜增厚，伴少许眶内积气，左侧眶周软组织肿胀。VR 图像(C)直观显示左侧眶下壁、上颌窦前壁、颧弓骨折及移位情况。

2. **MRI 表现** MRI 显示眼眶骨折的直接征象欠佳，可清晰显示间接征象，在眶脂体 T_1 加权图像高信号的背景下，眶壁变形、眶内容物疝入邻近鼻窦内都很容易观察，抑脂序列，能够很好的显示眶脂体内的水肿。同时发现合并损伤，如眼球内信号变化、颅内损伤。

【相关疾病】

眶壁骨质不连续常见于面部外伤的患者，拳击伤、踢伤等受力范围宽于眶壁的外伤，要意识到眼眶爆裂性骨折的可能性。车祸、撞伤、摔伤等严重的直接外力损伤，要全面观察邻近骨质情况，注意多发颅面骨骨折的发生。

【分析思路】

1. **首先定位眶壁骨质不连续的位置及全面判断范围** 眶下壁及眶内壁骨折，多为爆裂性骨折，当骨质断端明显移位、眶脂体疝入邻近鼻窦时，要详细评估骨质缺损范围、眼外肌损伤及嵌顿情况。如果儿童眶下壁骨折，骨碎片一侧未见明显移位，一侧卡压眶内容物，考虑"活板门"骨折。当眶下壁伴有眶缘骨折时，要注意合并上颌骨骨折，进一步参考上颌骨骨折分型；眶内壁骨折合并鼻骨、筛骨骨折，考虑鼻眶筛骨折，要注意泪器结构变化；眶上壁、眶外壁骨折，多为外力直接作用所致，常伴有眶缘骨折，眶上壁骨折如合并额骨骨折，注意额窦、颅内改变。眶外壁骨折伴眶外壁、下壁的眶缘骨折及颧弓、上颌窦前壁骨折，考虑颧上颌骨复合体骨折。对于严重外伤的患者，多个部位骨折并存，详细全面观察必不可少，详尽判断损伤范围尤为重要。

2. **进一步观察周围软组织结构受累的间接征象** 是否合并眼外肌及眶内容物的移位、嵌顿，眶下神经管是否受累，引起眶下神经损伤；是否合并眼球内损伤：眼球破坏、积气、出血等；是否合并颅内损伤：颅内血肿、脑挫裂伤、脑脊液漏等。

【疾病鉴别】

须与眼眶的正常孔管沟道等正常结构及先天性纸样板缺损等筛骨变异进行鉴别，正常结构及变异周围的骨质边缘光滑，无软组织异常改变。眶下壁的眶下孔、眶内壁的筛前孔和筛后孔以及眶壁的其他血管沟都是较为固定的正常结构。

眶壁骨质不连续的鉴别诊断流程见图 12-1-5。

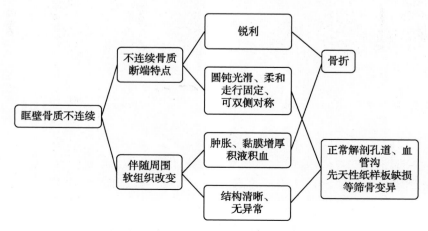

图 12-1-5 眶壁骨质不连续的鉴别诊断流程图

(任 玲)

参 考 文 献

1. Grant JH Ⅲ, Patrinely JR, Weiss AH, et al. Trapdoor fracture of the orbit in a pediatric population[J]. Plast Reconstr Surg, 2002,109:482-489.

2. Haug RH, Sickels JEV, Jenkins WS. Demographics and treatment options for orbital roof fractures[J]. Oral Surgery, Oral Medicine, Oral Pathology, Oral Radiology, and Endodontology, 2002,93(3):238-246.

3. Matic DB, Tse R, Banerjee A, et al. Rounding of the inferior rectus muscle as a predictor of enophthalmos in orbital floor fractures[J]. J Craniofac Surg, 2007,18:127-132.

第二节　眶内高密度软组织影

【定义】

眼眶内高密度软组织影是指在 CT 图像上眼眶内出现异常高密度软组织影。外伤后常见的高密度软组织影通常为出血,可位于眶内肌锥外或肌锥内间隙。

【病理基础】

球后肌锥内间隙容积固定,急性大量出血、严重水肿可引起明显的占位效应,使得眼球向力量薄弱的前方突出,眼眶内动静脉塌陷或闭塞,缺血进而引起视网膜及视神经的不可逆损伤。眼眶骨膜是一层致密有韧性的筋膜组织,覆盖于眶骨表面,和眶骨间疏松连接,在骨缝处连接紧密,出血可积聚于骨膜和骨壁之间的骨膜下间隙。

【征象描述】

1. CT 表现　眼眶后部是含有大量脂肪的锥形间隙,在低密度眶脂体的衬托下,平扫 CT 能够清晰显示眶内异常高密度影,冠状位、矢状位多角度观察,利于准确定位病变位置,评估对周围结构的影响,尤其是眼外肌和视神经的影响。病变可位于肌锥内或肌锥外。外伤后出血发生在球后间隙,为球后血肿。出血积聚在骨膜和骨壁之间,形成眼眶骨膜下间隙血肿。

（1）球后血肿的 CT 表现:球后眶脂体内斑片状、团片状高密度影,边界模糊(图 12-2-1)。如果出血量较大,占位效应明显,可导致眼球突出,牵拉视神经,使得眼球后缘隆起呈帐篷样。严重者出现眶隔综合征,即球后压力增大,进而引起眼压升高和神经血管损伤。严重的眶内水肿、击入性骨折所致的眶腔体积减小,均可引起眶隔综合征。无眶壁骨折或嵌顿情况下,眼外肌变圆、增粗,提示眼外肌血肿或水肿。

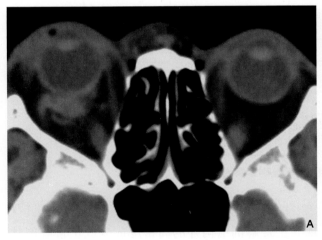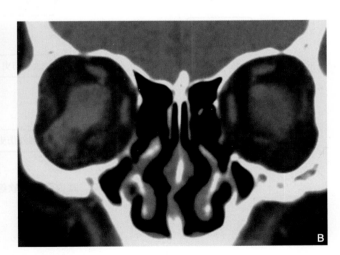

图 12-2-1　球后血肿 CT 表现

女,78 岁,右眼球后血肿,横断面软组织窗 CT(A)显示右侧眼眶肌锥内斑片状高密度影,密度欠均匀,边界模糊;冠状面软组织窗 CT(B)显示高密度影肌锥内间隙,外下象限为主。

（2）眼眶骨膜下间隙血肿的 CT 表现:最常发生于眶上壁,呈梭形或扁平状肿块,沿眶壁走行,与眶壁宽基底相连,密度均匀,边界清楚,病变一般不跨越骨缝,可伴有眶壁骨折或颅内损伤。冠状位或矢状位重建易于发现眶上壁、下壁少量骨膜下间隙血肿,可明确血肿与眶壁的关系。

2. MRI 表现　MRI 显示出血的信号因时间而异。骨膜下间隙血肿及球后血肿的 MRI 信号符合血肿的演变过程。

【相关疾病】

眼眶内高密度软组织影常见于眼眶外伤性病变的出血改变,肌锥内病变考虑球后血肿,肌锥外病变考虑骨膜下血肿。外伤病史不明确时,需要与肌锥内炎症性、肿瘤性病变鉴别。

【分析思路】

1. 首先定位眶内高密度软组织影位于肌锥内还是肌锥外间隙。

2. 肌锥内高密度软组织影多见于外伤后球后出血,进一步判断占位效应,有无视神经牵拉、眼球后壁隆起等提示眶隔综合征的征象。

3. 肌锥外高密度软组织影多见于骨膜下间隙血肿,与高密度肿瘤性病变鉴别,骨膜下脑膜瘤、淋巴瘤、炎性假瘤。

4. 眼眶及周围结构损伤的全面评价。

【疾病鉴别】

眶内高密度软组织影,在明确外伤史时,诊断较容易,需注意损伤的全面评估。在外伤史不明确时,需要与眼眶高密度肿瘤性病变相鉴别,主要鉴别诊断要点见表12-2-1。眶内高密度软组织影的鉴别诊断流程见图12-2-2。

表12-2-1 眶内高密度软组织影的主要鉴别诊断要点

疾病	外伤史	鉴别要点
骨膜下间隙血肿	明确外伤史	短期复查血肿吸收或密度减低 增强扫描无强化
眶骨膜脑膜瘤	无明确外伤史	短期复查无变化,且增强扫描明显均匀强化
球后血肿	明确外伤史	短期复查血肿吸收或密度减低 增强扫描无强化
眶淋巴瘤	无明确外伤史	短期复查无变化,且增强扫描轻中度均匀强化

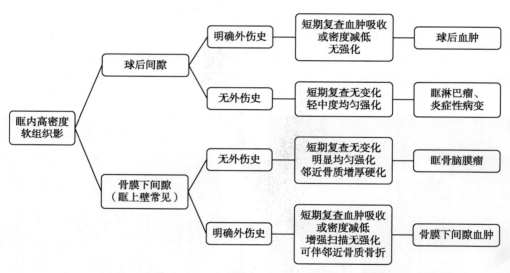

图12-2-2 眶内高密度软组织影的鉴别诊断流程图

(任 玲)

参 考 文 献

1. 王飞,王振常,鲜军舫.眼眶骨膜下间隙血肿的CT、MRI表现[J].临床放射学杂志,2006,(12):1115-1118.

2. 王振常,李书玲.眼眶肿瘤及肿瘤样病变MR诊断[J].磁共振成像,2011,2(2):135-146.

第三节 眼球内高密度影

【定义】

眼球内高密度影是指在CT图像上,眼球内出现非正常解剖结构外的高密度成分或正常解剖结构脱离正常位置至前房或后方玻璃体液性密度影中。

【病理基础】

外伤后常见的高密度影通常为出血、异物、晶状体移位。高密度影可位于眼前节、眼后节或弥漫累及整个眼球。眼前节主要累及的结构包括角膜、前房、晶状体、睫状体;眼后节主要累及的结构包括玻璃体、脉络膜、视网膜。

眼球的血管主要分布于中间层即葡萄膜,包括虹膜、睫状体、脉络膜,少部分位于视网膜。不同位置血管的破裂可导致出血聚集在前房、玻璃体、脉络膜下、视网膜下或整个眼球。虹膜和睫状体的血管破裂，出血聚集在前房。眼压降低，脉络膜的血管破裂，出血聚集在巩膜和脉络膜之间的脉络膜上腔；视网膜脱离，出血聚集在视网膜与脉络膜之间的脉络膜下腔，由于视网膜前缘紧密附着于锯齿环，液体往往在后部积聚，不能向前延伸，视网膜后缘紧密附着于视盘处，因此积液呈"V"形。视网膜血管撕裂，出血进入玻璃体，引起玻璃体积血。

晶状体悬韧带受外伤的牵拉、撕裂可引起晶状体位置改变，导致部分性或完全性晶状体脱位，脱入前房即为前脱位，脱入玻璃体内即为后脱位，甚至脱出眼球外，受虹膜所限，晶状体后脱位更多见。晶状体表面包被晶状体囊，晶状体囊破坏可引起晶状体水肿，出现外伤性白内障，随着时间推移可表现为高密度影甚至钙化。

眼球内异物的密度多种多样，高密度异物可分为金属异物和非金属异物，金属异物CT值常在2 000HU以上，可伴有放射状金属伪影，高密度非金属异物包括沙石、玻璃和骨片等，CT值多在300HU以上，低密度异物最常见为木头，CT值与气体相似，-200～-100HU，可由形态及短期复查变化与积气相鉴别，在外伤亚急性期或慢性期，木头也可表现为等或稍高密度异物。

【征象描述】
1. CT表现 在房水及玻璃体的水样低密度背景衬托下，平扫CT能够清晰显示眼球内高密度影

的位置、形态、范围及与正常解剖结构的关系。眼球前房病变多可通过临床查体明确诊断，但当眼前节病变遮挡检查视线时，临床查体对眼后节的评估受限，CT检查能够提供更直观详尽的病变特征。CT是眼外伤及眼内可疑异物的首选检查方法。

（1）眼前节损伤包括前房积血及晶状体损伤。①外伤性前房积血CT表现为眼球前房内高密度影聚集（图12-3-1）。前房积血常与角膜撕裂伤同时发生，患侧眼球前房深度减小>1mm，提示角膜全层撕裂。②晶状体损伤：晶状体半脱位为一侧连接于睫状体，另一侧移位成角（图12-3-2）；晶状体脱位为晶状体孤立游离于玻璃体内或前房，后脱位常见（图12-3-3）。非创伤性的自发性晶状体脱位继发于各种结缔组织病，常为双侧，包括马方综合征、Ehlers-Danlos综合征（埃勒斯-当洛综合征）、胱氨酸尿症、亚硫酸盐氧化酶缺乏症、Weill-Marchesani综合征，临床病史对明确诊断至关重要，当出现双侧晶状体脱位时，要考虑可能为全身系统性疾病的眼部表现。外伤性白内障的急性期CT表现为晶状体密度减低，甚至晶状体可低至与玻璃体等密度而不显影，可伴有晶状体增大或变小。慢性期晶体呈高密度影甚至钙化。正常两侧晶状体CT值相差0～7HU，患侧晶状体CT值低于健侧10HU以上提示外伤性白内障。但晶状体破裂后3小时内其CT值可在正常范围内，即使CT上晶状体密度正常也不能排除外伤性白内障，须结合临床密切观察。

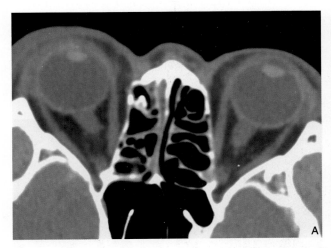
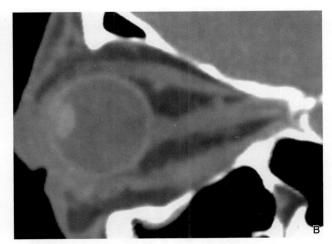

图12-3-1 前房积血CT表现
男，56岁，右眼前房积血，横断面软组织窗CT（A）显示右侧眼球前房内见条片状高密度影。矢状面软组织窗CT（B）显示高密度影位于晶状体上方，前房深度变浅。

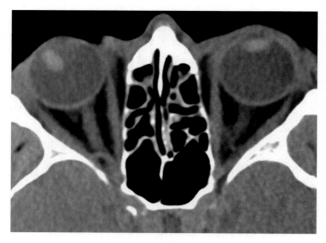

图 12-3-2　晶状体半脱位 CT 表现

男,47 岁,右眼晶状体半脱位、外伤性白内障,横断面软组织窗 CT 显示晶状体颞侧连接于睫状体,鼻侧不连续,游离于玻璃体内,晶状体后缘略不规则、膨隆,密度略减低。

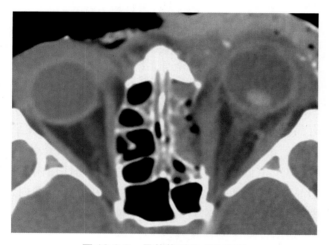

图 12-3-3　晶状体脱位 CT 表现

女,48 岁,左眼晶状体脱位、眶内壁骨折、眶周软组织异物,横断面软组织窗 CT 显示左眼晶状体游离,向后移位至玻璃体内。左侧眶内壁骨质不连续,内直肌增粗,眶脂体疝入左侧筛窦。左侧眶周软组织肿胀,内见多发斑点状高密度影。

（2）眼后节损伤包括外伤性脉络膜脱离和视网膜脱离、玻璃体出血。①外伤性脉络膜脱离的 CT 表现:眼后节高密度影,基底部紧贴球壁,突向玻璃体内,轴位呈半球形、双凸透镜样,多位于睫状体和赤道部之间,一般不累及视乳头区,冠状位呈眼环内幕状、花瓣样、半环形高密度,单个或多个,密度均匀,增强后不强化(图 12-3-4)。②外伤性视网膜脱离的 CT 表现:眼后节高密度影,可呈"V"字形、新月形或弧形,密度均匀,增强后不强化。轴位图像典型的"V"字形,尖端指向视乳头,末端指向睫状体,视网膜全脱离时在冠状位图像上呈花瓣形。脱离的视网膜很薄,在 CT 上不能直接显示。当出血量较小时,病变形态不典型,脉络膜脱离与视网膜脱离不易鉴别。③玻璃体出血的 CT 表现:玻璃体内斑片状密度增高影,边缘模糊(图 12-3-5)。当出血游离在玻璃体内时,诊断较易明确,但当出血邻近球壁时,很难与出血性脉络膜视网膜脱离鉴别。玻璃体出血可见于 Terson 综合征,是一种眼脑综合征,为继发于颅内出血的眼内出血,颅内出血主要是蛛网膜下腔出血,眼内改变是玻璃体出血,可能是颅内压增高所致。

（3）眼球内异物:眼球内高密度影位于球内或球壁,CT 能够准确显示异物的数目、位置、性质及伴发的眼内及眼眶内损伤。CT 能够敏感识别小到 1mm 的金属异物,金属的放射状伪影可能会影响对周围结构的评估(图 12-3-6)。大多数玻璃异物都是高密度的,因组成成分不同,密度会有差异。木头在急性期多表现为低密度灶,CT 值与气体相似,−200～−100HU,随着木质吸收水分及周围肉芽组织形成包裹,逐渐表现为液性密度或软组织密度,因此可通过几何形态及短期复查变化与积气相鉴别。木头类的有机物异物容易引发眼内炎及眼眶蜂窝织炎,应积极外科移除。

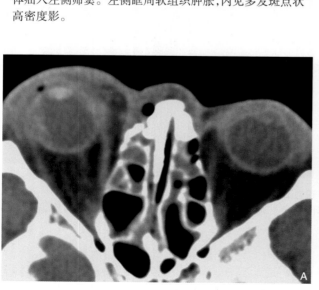

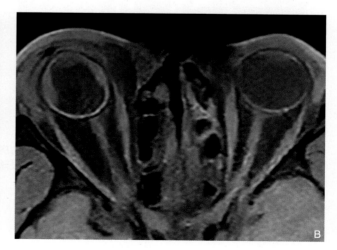

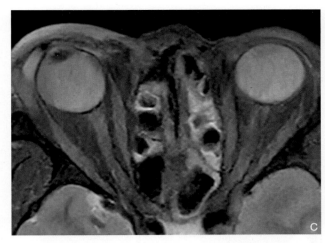
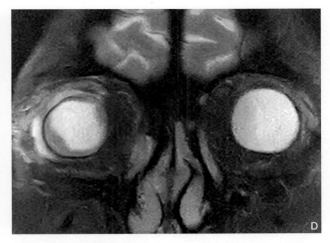

图 12-3-4　外伤性脉络膜脱离 CT 和 MRI 表现

男,48 岁,右眼外伤性脉络膜脱离、可疑开放性眼球损伤。横断面软组织窗 CT(A)显示右侧眼球内可见双凸透镜样高密度影,基底部紧贴球壁,未累及眼球后极视乳头区,前房变浅,眶隔前软组织肿胀。横断面抑脂 T_1WI 序列(B)右侧眼球内病灶呈稍高信号,横断面抑脂 T_2WI 序列(C)病灶呈稍短、等信号,眶隔前软组织肿胀,呈稍长 T_1、长 T_2 信号。冠状面抑脂 T_2WI 序列(D)右侧眼环内可见花瓣样稍短 T_2 信号灶。

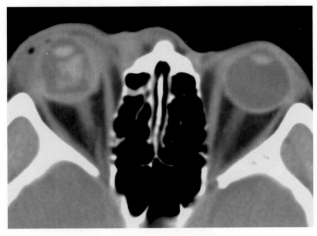

图 12-3-5　玻璃体出血 CT 表现

男,36 岁,右眼玻璃体出血,横断面软组织窗 CT 显示右侧玻璃体内片状高密度影,边缘略模糊。右眼球弧形高密度影提示脉络膜视网膜出血性脱离或玻璃体出血。右侧前房开大,眼球明显变形变小,提示开放性眼球损伤。

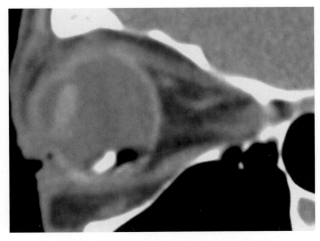

图 12-3-6　眼球内金属异物 CT 表现

男,53 岁,右眼球内金属异物、开放性眼球损伤,矢状面软组织窗 CT 显示右侧玻璃体内见高密度异物,伴伪影,晶状体下缘眼环局部不完整,局部见斑片状稍高密度影。

(4) 开放性眼球损伤的 CT 表现包括:眼环不连续或局限性增厚、眼球形态塌陷(爆胎征)、眼球大小不对称、球内积气、球内积血、晶状体脱位、球内异物、前房大小不对称、深度改变(图 12-3-4～图 12-3-6)。眼球开放性损伤,巩膜撕裂容易发生于巩膜较薄的眼内肌附着处。尽管 CT 是评估开放性眼球损伤的有效检查方法,但据报道其敏感性为 51%～77%,特异性为 98%,当 CT 检查没有阳性发现,但临床高度怀疑开放性眼球损伤时,应积极按照存在损伤进行处置。

2. **MRI 表现**　MRI 不是眼球损伤的首选检查方法,仅可用于能够排除金属性异物的眼外伤患者,因铁磁性异物移动存在损伤风险,且可产生金属伪影。晶状体脱位的 MRI 表现,除晶状体位置异常外,能够显示外伤性白内障,晶状体信号不同程度地向玻璃体、前房的液性信号转变。外伤后出血性脉络膜、视网膜脱离及玻璃体出血,MRI 表现其形态变化与 CT 相同,显示更为清晰,因脉络膜上腔或下腔积液与玻璃体信号往往不同,可勾画出脱离的视网膜或脉络膜呈线样低信号(图 12-3-4)。积液信号因出血时间不同表现各异,共同特点为增强后眼球内异常信号均无强化或仅为边缘线状强化。

【相关疾病】

眼球内高密度影常见于眼球外伤性病变,不同结构损伤表现为不同位置、形态的高密度影,典型的 CT 表现易于诊断。眼后节损伤多样复杂,可多种损伤并存,影像表现可并不典型,且应注意与脉络膜肿瘤性病变及其继发的视网膜脱离鉴别。

【分析思路】

1. 首先判断眼球内高密度影数目、位置。眼球内异物可在眼球内任意位置,诊断前先要排除眼球钙化。视乳头玻璃疣的斑点状钙化位于视乳头。眼内直肌、外直肌附着点钙化位于眼肌前缘附着处。临床治疗术后的巩膜扣带、球内注射物、青光眼引流器均可表现为眼球内或边缘的高密度影(图12-3-7)。明确异物诊断后,进一步判断异物属性,全面评估异物伴发的球内,甚至眶内损伤。

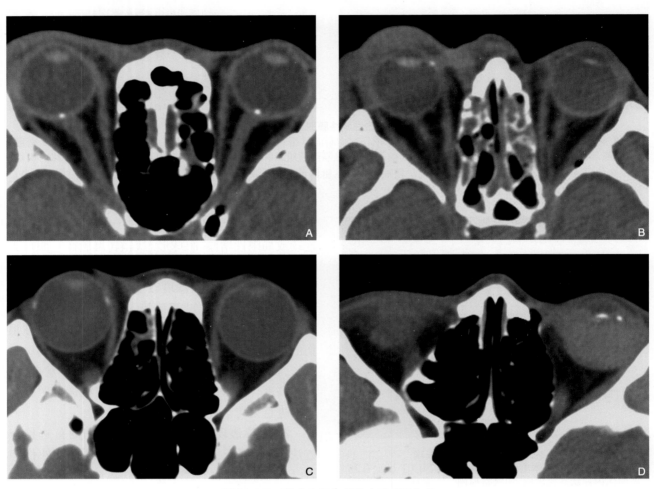

图 12-3-7　眼球内钙化或治疗后 CT 表现

横断面软组织窗 CT(A)显示双侧视乳头玻璃疣。(B)显示右眼内直肌附着点钙化。(C)显示巩膜环扎带术后。(D)眼内硅油填充术后、青光眼引流器术后。

2. 根据眼球内高密度影位置,判断眼球损伤结构。前房积血时,可通过前房深度推断眼球损伤情况,深度变浅提示角膜全层撕裂形成开放性眼球损伤,深度开大提示眼后节开放性眼球损伤。晶状体形态位置的改变,要先排除人工晶状体植入术后,根据位置判断有无脱位,密度和形态变化提示外伤性白内障的可能性。眼后节双凸样高密度影考虑脉络膜脱离,典型"V"形高密度影,提示视网膜脱离,玻璃体内游离斑片状高密度影,提示玻璃体出血。

3. 眼后节高密度影在外伤史不明确时,要与脉络膜肿瘤性病变相鉴别,磁共振增强检查有利于病变的全面显示,增强后积液积血无强化,出血机化后可为边缘线状强化,而肿瘤多为中度至明显强化。

4. 眼眶及周围结构损伤的全面评价。

【疾病鉴别】

眼球内异物以金属异物最为常见,应与眼球钙化相鉴别,主要鉴别诊断要点见表12-3-1。

眼后节高密度影损伤多样复杂,可多种损伤并存,在外伤史不明确时,需要与脉络膜肿瘤性病变相鉴别,主要鉴别诊断要点见表12-3-2。眼后节高密度影的鉴别诊断流程见图12-3-8。

表 12-3-1　眼球内高密度影的主要鉴别诊断要点（异物与钙化鉴别）

疾病	外伤史	位置	形态
眼球高密度异物	明确外伤史	任意位置	形态、大小各异
视乳头玻璃疣	无外伤史	视乳头	斑点状
眼肌附着点钙化	无外伤史	眼外肌附着点多见于内、外直肌	斑点状、结节状
眼球痨	外伤、感染、放射性损伤等各种病因所致眼球破坏的最后阶段	眼球内任意位置	眼球萎缩、体积减小块状、形态不规则的营养不良钙化

表 12-3-2　眼后节高密度影的主要鉴别诊断要点

疾病	形态	MRI 信号表现	鉴别要点
外伤性脉络膜脱离	双凸透镜、半球形不累及视乳头	因出血时期不同而各异	磁共振增强扫描无强化或边缘强化
外伤性视网膜脱离	典型"V"形尖端位于视乳头	因出血时期不同而各异	磁共振增强扫描无强化或边缘强化
脉络膜肿瘤性病变（如黑色素瘤、血管瘤、转移瘤）	结节状	典型脉络膜黑色素瘤呈短 T_1、短 T_2 信号	肿瘤多为中度至明显强化；继发的视网膜下积液积血无强化

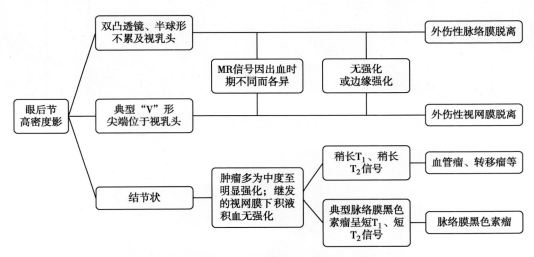

图 12-3-8　眼后节高密度影的鉴别诊断流程图

（任　玲）

参 考 文 献

1. Balakrishnan S, Harsini S, Reddy S, et al. Imaging review of ocular and optic nerve trauma [J]. Emerg Radiol, 2020, 27 (1): 75-85.

2. Kubal WS. Imaging of orbital trauma [J]. Radiographics, 2008, 28 (6): 1729-1739.

3. Bord SP, Linden J. Trauma to the globe and orbit [J]. Emerg Med Clin North Am, 2008; 26 (1): 97-123 vi-vii.

4. Yuan WH, Hsu HC, Cheng HC, et al. CT of globe rupture: analysis and frequency of findings [J]. AJR Am J Roentgenol, 2014, 202 (5): 1100-1107.

第四节　视神经管骨质不连续

【定义】

视神经管骨质不连续是指视神经管骨质的连续性中断。视神经管位于眼眶内侧壁的后部，大部分由蝶骨小翼根部组成。

【病理基础】

视神经管骨质不连续可以在外伤后单独发生，但多数伴有其他颅面部骨折，特别是蝶骨小翼及眶顶部骨折时，易累及视神经管，是造成视神经损伤，进而导致失明的重要原因。外伤性视神经病变分为直接损伤和间接损伤。直接损伤由骨碎片或异物切割所致部分断裂或完全离断。间接损伤可由多种原因引起视神经肿胀、受压，出现损伤，包括视神经鞘血肿、骨折碎片压迫、视神经受剪切力挫伤、视神经支撑血管系统损伤导致的血运异常。视神经分为眼内段、眶内段、视神经管内段、颅内段，其中视神经管内段包围视神经的脑膜与骨膜紧密相连，故视神经管段固定于骨管内，最易受到损伤。

【征象描述】

1. CT 表现　CT 是检查视神经管骨质的最佳方法，多平面三维重建有助于全面观察视神经管骨质及形态。视神经管骨折多数位于内壁及内下壁。直接征象：视神经管壁骨质连续性中断，骨碎片向管内移位或粉碎游离，嵌插入视神经，视神经管变形、狭窄，压迫视神经。可同时伴有筛窦、蝶窦、眶壁的骨折。间接征象：多伴有形成视神经管内壁的蝶窦或后组筛窦局部黏膜增厚肿胀，甚至出现积血、液平。还可出现眶尖少量积气。视神经受压或切割出现损伤，表现为视神经增粗肿胀，边缘模糊，扭曲甚至断裂，伴视神经鞘出血时软组织窗可见局部高密度影（图 12-4-1）。

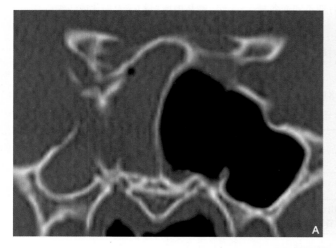
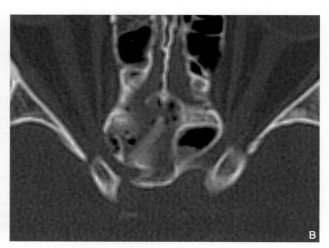
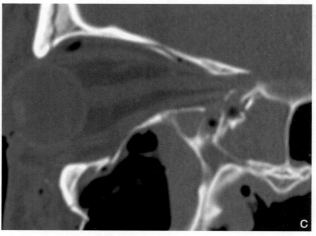

图 12-4-1　视神经管骨折 CT 表现

男，32 岁，右侧视神经管骨折，冠状面骨窗 CT（A）显示右侧视神经管各壁骨质不连续，断端移位、塌陷，视神经管变形、狭窄。右侧蝶窦积液积血。横断面骨窗 CT（B）显示右侧视神经管内侧壁骨质不连续，视神经管狭窄。曲面重建 CT（C）显示右侧视神经管下壁骨质不连续，骨碎片移位，压迫视神经。右侧上颌窦、蝶窦积液积血，同时可见右侧额骨、眶上壁、眶下壁、上颌窦前壁多发骨质不连续。

2. MRI 表现　MRI 显示视神经管骨质不连续的直接征象不如 CT，但能够清晰观察视神经管内段的形态及信号。视神经损伤早期时表现为视神经增粗，T_2 加权图像信号增高，冠状位 STIR 序列可明确显示视神经信号增高，增强后无强化。骨折邻近处鼻窦黏膜肿胀改变。MRI 可显示视神经鞘血肿，随血肿成分变化，表现出相应的异常信号，血肿压迫视神经，亦可引起视神经信号异常。晚期外伤性视神经病变则表现为视神经粗细不规则或萎缩。

【相关疾病】

视神经管骨质不连续常见于外伤后视神经管骨折,可造成视神经损伤,进而导致失明。有明确的外伤史,即刻出现视力丧失的患者,应立即行眼眶CT检查明确有无视神经管骨折,具体部位及范围,评估视神经损伤程度,利于治疗方案的选择和评估预后。

【分析思路】

1. 首先多方位观察,判断视神经管骨质不连续的部位及范围,单发性、粉碎性以及骨碎片移位情况。

2. 判断有无合并其他颅面部骨折,发现筛窦、蝶窦及颅底相应的间接征象,如窦壁黏膜肿胀,窦腔积液积血,眶尖积气。

3. 进一步MRI检查部分急性期病例可见视神经水肿、增粗,STIR序列呈高信号。晚期视神经病变可见视神经萎缩。

【疾病鉴别】

本病有明确眼部外伤史,多平面重建观察视神经管各壁诊断易明确。不伴有视神经管骨折的外伤性视神经病变临床上可表现为突发性视力下降,应与视神经炎鉴别,外伤病史仍为主要鉴别点,鉴别诊断要点见表12-4-1。表现为突发性视力下降的视神经疾病鉴别诊断流程见图12-4-2。

表 12-4-1 突发性视力下降的视神经疾病的主要鉴别诊断要点

疾病	临床特征	视神经 MRI 信号特征	鉴别要点
外伤性视神经病变	明确外伤史	T_2 呈高信号	增强扫描无强化
视神经炎	无外伤史、1~2周可自行好转可反复性发作	T_2 呈稍高信号	增强后呈节段性、弥漫性强化

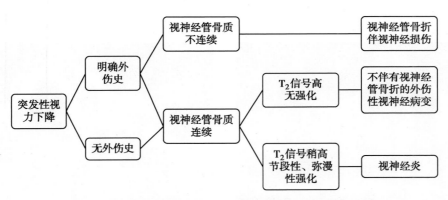

图 12-4-2 突发性视力下降的视神经疾病的鉴别诊断流程图

(任 玲)

参 考 文 献

1. Go JL, Vu VN, Lee KJ, et al. Orbital trauma[J]. Neuroimaging Clin N Am, 2002, 12(2): 311-324.

2. Chen B, Zhang H, Zhai Q, et al. Traumatic optic neuropathy: a review of current studies[J]. Neurosurg Rev, 2022, 45(3): 1895-1913.

第五节 鼻骨骨质不连续

【定义】

鼻骨骨质不连续是鼻骨骨质的连续性中断。

【病理基础】

鼻骨骨质不连续是局部骨组织的紧密连接性被破坏,急性期引起邻近鼻黏膜、鼻中隔、鼻背部软组织出血、水肿。鼻中隔前下部黏膜内有丰富的血管丛,易出血引起鼻中隔血肿。鼻中隔血肿压迫可导致鼻中隔软骨坏死,引起鞍鼻畸形。

【征象描述】

1. CT 表现 CT是观察鼻骨骨质不连续的首选检查方法,多平面重建观察,有助于显示细微骨折走行,与鼻骨正常解剖及变异区别,明确多发骨折的范围。VR图像能够直观显示鼻骨外形有无变化。鼻骨骨折常发生于鼻骨中、下段。骨折类型可分为单纯线形骨折、骨缝分离、多发粉碎性骨折,伴有其他颅面部骨折的复合性骨折。单纯线性骨质不连续,伴或不伴骨折断端的移位,伴有鼻背软组织肿胀。骨缝分离仅表现为骨缝增宽,鼻额缝、鼻颌缝表现为两侧同名骨缝不对称,鼻骨间缝表现为宽度增加(图12-5-1)。多发粉碎性骨折,骨碎片可成角、错位、塌陷,伴有外鼻明显变形、鼻道堵塞(图 12-5-2)。复合性骨折,伴鼻骨周围骨折,额骨、上颌骨额突、鼻中隔、鼻泪管、泪骨、上颌骨鼻前棘可见相应骨质不连续,断端错位、成角,鼻泪管变形、填塞可导致鼻泪管引流不畅,形成泪囊囊肿。骨折可伴随鼻黏膜、鼻中隔、鼻背软组织肿胀,甚至血肿形成,偶尔可见骨折处积气。

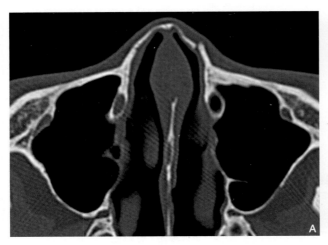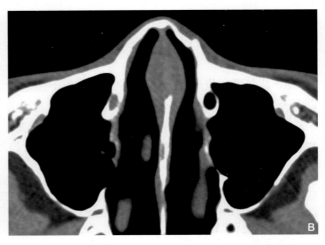

图 12-5-1　鼻骨线形骨折 CT 表现

女,35 岁,左侧鼻骨线形骨折、鼻额缝开大。横断面骨窗 CT(A)显示左侧鼻骨骨质不连续,断端略凹陷,无错位,左侧鼻额缝开大,塌陷。横断面软组织窗 CT(B)显示左侧鼻骨邻近鼻背部皮下软组织略肿胀。

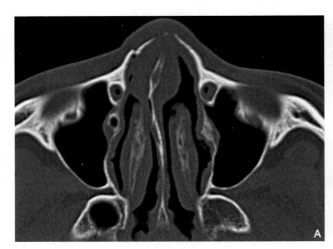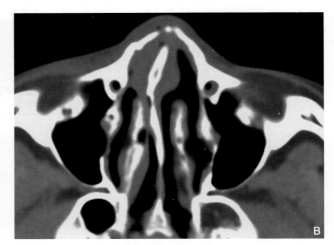

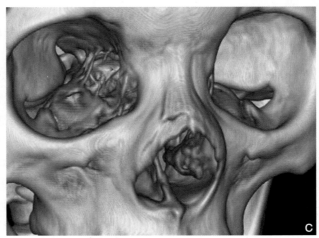

图 12-5-2　鼻骨骨折 CT 表现

女,30 岁,鼻骨骨折。横断面骨窗 CT(A)显示右侧鼻骨、鼻中隔骨质不连续,右侧鼻额缝开大,略错位。横断面软组织窗 CT(B)显示,鼻中隔前部软组织肿胀,密度增高,双侧鼻背部软组织肿胀。VR 图像(C)显示右侧鼻塌陷。

联合发生于鼻、筛窦、内眦区的骨折称为鼻眶筛骨折,可单独发生,也可伴发颅面部其他骨折。鼻眶筛骨折累及的骨性结构为由鼻骨、泪骨、筛骨、上颌骨、额骨构成的鼻眶筛复合体,当外力作用于鼻眶筛前部的支架时,支架塌陷向后向外移位,还可合并其他面中部骨折、额窦骨折、前颅凹骨折、眼球损伤等。根据骨折断端、位移程度及内眦韧带伤后附着位置,Markowitz 将鼻眶筛骨折分为三型:Ⅰ型:中央骨段整块骨折,无移位或轻度移位,内眦韧带未剥离。Ⅱ型:中央骨段部分粉碎、移位,但内眦韧带未从骨片上剥离。Ⅲ型:中央骨段粉碎性骨折,内眦韧带剥离。CT 并不能直观显示内眦韧带形态及损伤情况,无法区分Ⅱ型及Ⅲ型。可通过内侧眶区的中央骨段粉碎及移位程度间接推断(图 12-5-3)。冠状位及横断位的眼球内缘间距开大亦有提示作用。

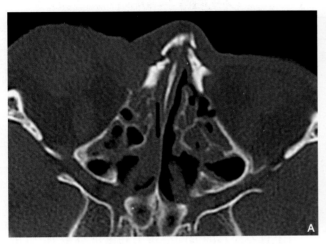
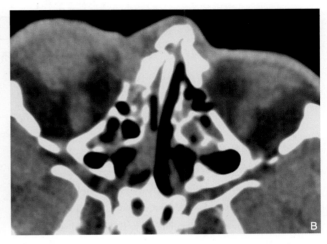

图 12-5-3 鼻眶筛骨折 CT 表现
男,43 岁,鼻眶筛骨折。横断面骨窗 CT(A)显示双侧鼻骨、右侧上颌骨额窦、右侧眶内壁骨质不连续,鼻骨断端错位。横断面软组织窗 CT(B)显示,双侧鼻骨中断处鼻腔黏膜增厚,双侧鼻背部皮下软组织肿胀,筛窦黏膜增厚。

2. **MRI 表现** MRI 显示鼻骨骨质不连续的直接征象欠佳,可清晰显示间接征象,鼻黏膜、鼻中隔、鼻背部软组织水肿、出血,抑脂 T_2WI 能够很好显示急性期鼻背部软组织肿胀。

【相关疾病】

鼻骨骨质不连续为最常见的面部骨折,根据患者外伤后鼻背塌陷、鼻流血及局部骨擦音等临床症状和病史诊断。有的患者由于面部软组织肿胀明显,或可疑其他面部骨折,或伴有大量鼻出血、脑脊液鼻漏则需要进一步进行影像检查。

【分析思路】

1. 首先清晰判断是否为骨质不连续,多平面观察骨质不连续走行、位置,断端是否清晰锐利,排除正常解剖及变异的可能性。

2. 根据骨质不连续详细情况,考虑鼻骨骨折为单纯线形骨折、骨缝分离或粉碎性骨折,观察断端成角或错位、塌陷情况,以及外鼻形态轮廓变化。

3. 进一步观察鼻骨周围骨情况,准确诊断骨折范围,额骨鼻突、上颌骨额突、鼻中隔、泪骨、鼻泪管、上颌骨鼻前棘有无骨折,鼻泪管形态。如果内侧眶区、筛骨同时出现骨折,考虑鼻眶筛骨折。

4. 评估鼻骨周围软组织损伤情况,鼻黏膜、鼻中隔、鼻背软组织的肿胀甚至血肿形成。合并筛板骨折时,注意观察有无脑脊液鼻漏的可能。

【疾病鉴别】

鼻骨单纯线形骨折或骨缝分离,应注意与鼻骨的正常解剖及先天性解剖变异鉴别(图 12-5-4)。鼻额缝、鼻颌缝、鼻骨间缝、缝间骨、鼻骨孔等正常解剖结构轮廓较光滑,不如骨折线清晰锐利,且无错位,也不伴有局部软组织肿胀。鼻骨骨折线较锐利,一般有移位现象。正常鼻缝双侧多对称、均匀。鼻骨骨质不连续的鉴别诊断流程见图 12-5-5。

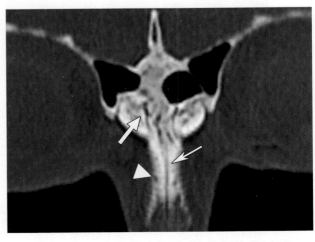

图 12-5-4 正常鼻骨孔、鼻骨间缝、鼻额缝 CT 表现
三角形为鼻骨孔,细箭为鼻骨间缝,粗箭为鼻额缝。

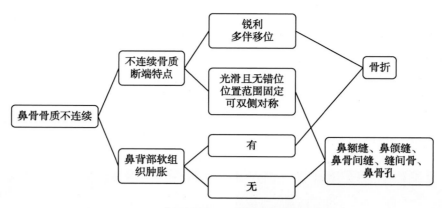

图 12-5-5　鼻骨骨质不连续的鉴别诊断流程图

（任　玲）

参 考 文 献

1. 王珮华.我国鼻骨骨折诊治的现状与建议［J］.中华耳鼻咽喉头颈外科杂志,2020,55(3):191-194.
2. Dreizin D,Nam AJ,Diaconu SC,et al. Multidetector CT of midfacial fractures:classification systems,principles of reduction,and common complications［J］. Radiographics,2018;38(1):248-274.

第六节　上颌骨额突骨质不连续

【定义】

上颌骨额突骨质不连续(bone discontinuity of the frontal process of the maxilla)是指上颌骨额突骨质的连续性中断。

【病理基础】

上颌骨额突骨质不连续在病理上表现为局部骨组织的紧密连接性被破坏,并可发生骨移位、分离,伴有附近软组织的损伤肿胀、血管撕裂、出血。

【征象描述】

CT 具有较高的空间分辨力和密度分辨力、应用普及,已成为鼻外伤的主要影像检查方法。上颌骨额突骨质不连续表现为上颌骨额突骨质连续性中断,见透亮线,可伴有骨折片移位、分离,同时可见邻近软组织肿胀。横断面图像结合冠状位 MPR 图像及表面阴影显示(shaded surface display,SSD)重建图像能更准确、全面地显示骨质不连续的位置、范围及移位情况(图 12-6-1)。

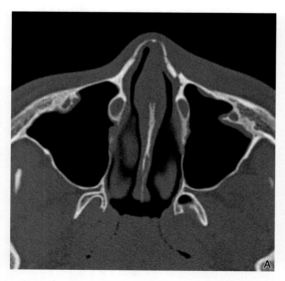
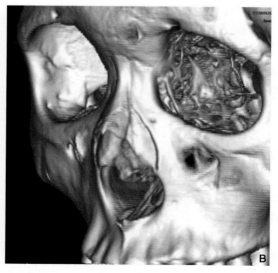

图 12-6-1　上颌骨额突骨折

男,18 岁,鼻着地跌倒伤 1 天。A. CT 横断面骨窗图像,示左侧上颌骨额突骨质不连续,断端移位,局部软组织肿胀,同时可见鼻颌缝前内侧的鼻骨骨质不连续;B. SSD 重建左前斜位图像,示左上颌骨额突骨质不连续,位于左侧鼻颌缝的后外侧,同时见左侧鼻骨骨折,位于鼻颌缝前内侧。

【相关疾病】

上颌骨额突骨质不连续主要见于骨折,结合患者有近期外伤史、局部肿胀瘀青、压痛等表现即可明确诊断为上颌骨额突骨折。上颌骨额突骨折可单独发生,也可合并鼻骨、鼻中隔等邻近骨骨折以及骨缝分离;多单侧发生,也可双侧发生。主要注意与骨缝和陈旧骨折的鉴别。

【分析思路】

1. 首先患者应有明确的近期鼻部外伤史。

2. 熟悉鼻部影像解剖,特别是准确识别鼻颌缝,鼻颌缝的前内侧为鼻骨,后外侧为上颌骨额突。上颌骨额突出现骨质不连续,伴或不伴骨质移位,结合局部软组织肿胀、鼻变形的伴随征象以及临床表现,即可明确上颌骨额突骨折的影像诊断。

3. 对于骨质不连续的征象不明确或者发生部位接近鼻颌缝而定位缺少信心时,可双侧对比观察、结合 MPR 图像和 SSD 重建图像多角度观察,特别是 SSD 重建旋转观察有助于明确鼻颌缝的位置以及骨质不连续位于上颌骨额突还是鼻骨。

4. 全面观察鼻区乃至扫描野内有无伴发骨折和骨缝分离以及伴随的其他损伤情况。

【疾病鉴别】

1. 基于影像及临床信息特征的上颌骨额突骨质不连续的鉴别诊断流程图见图 12-6-2。

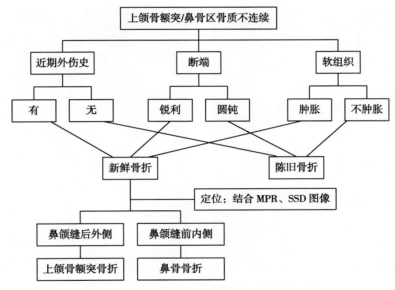

图 12-6-2 上颌骨额突骨质不连续的鉴别诊断流程图

2. 根据上颌骨额突骨质不连续这一征象主要见于上颌骨额突骨折,需要注意与陈旧骨折的鉴别。后者无近期鼻外伤史,无鼻部软组织肿胀及鼻出血,断端圆钝。

(丁长伟)

参 考 文 献

1. 汪茂文,檀思蕾,刘霞,等.鼻区骨折 MSCT 图像后处理显示与诊断探讨[J].中国司法鉴定,2017(6):56-60.
2. 寸玉先,杨杰,张淑忠,等.法医临床鉴定中鼻骨骨折法的妥善运用[J].法制博览,2022(22):80-82.
3. 沈亮,张洪,吴映儒.DR 与 MSCT 后处理技术在鼻骨骨折的临床应用价值分析[J].中国 CT 和 MRI 杂志,2020,18(9):66-68.

第七节 鼻窦壁骨质不连续

【定义】

鼻窦壁骨质不连续(bone discontinuity of the sinus wall)是指鼻窦壁骨质的连续性中断。

【病理基础】

鼻窦壁骨质不连续在病理上表现为鼻窦壁局部骨组织的紧密连接性被破坏,并可发生骨质移位、分离,伴有血管撕裂、出血,窦腔积液、邻近软组织肿胀,鼻窦内气体可以经骨质不连续处溢出至周围软组织、眼眶或颅内,移位的骨折片可能损伤和卡压邻近软组织。发生在额窦、筛窦或蝶窦的颅底处骨折合并硬脑膜撕裂时可造成脑脊液鼻漏。

鼻窦骨质不连续多由直接暴力所致,常累及多骨,可能为复合性颌面部骨折或颅底骨折的一部分;也可以由间接暴力所致,见于眶外暴力经眶内软组织传导造成与眶共壁的鼻窦骨质不连续即眼眶爆裂骨折,常见于上颌窦上壁(眶下壁)和筛窦外侧壁/筛骨纸板(眶内侧壁),为凹陷性骨折,可伴有眶脂体疝出至鼻窦以及眼外肌挫伤、卡压或嵌顿等。

蝶窦外顶壁构成视神经管内壁,部分患者后组筛窦外侧壁也参与视神经管内壁的构成,发生在上述部位的鼻窦壁骨质不连续即可造成视神经管骨折,骨碎片及出血压迫可损伤视神经。蝶窦骨折损伤颈内动脉时可形成颈内动脉海绵窦瘘和颅内出血。

【征象描述】

CT 表现　CT 是颌面部外伤首选和最主要的影像检查方法。鼻窦壁骨质不连续的直接征象是鼻窦壁骨质连续性中断,断缘锐利,可伴有骨折片移位、碎裂。MPR 重建图像多角度观察有助于避免漏诊和准确定位,筛窦和上颌窦上壁骨质不连续(眶爆裂骨折)以冠状面显示最佳,蝶窦上壁与下壁骨质不连

续以矢状面和冠状面显示更清晰。鼻窦壁骨质不连续的间接征象表现为鼻窦黏膜增厚,窦腔内较高密度的血性积液、并可见气液平面,周围软组织肿胀,气体溢出至周围软组织、眼眶或颅内等;眼眶爆裂骨折还可见到眶脂体疝出至上颌窦或筛窦,眼外肌增粗、移位、卡压或嵌顿,以及眶内渗出、血肿等表现(图 12-7-1)。对于累及颅底的鼻窦骨质不连续,如额窦后壁、筛板、蝶窦顶壁,结合邻近鼻腔鼻窦积液、有清水涕的临床表现应提示脑脊液鼻漏的可能。蝶窦骨折损伤颈内动脉形成颈动脉海绵窦瘘时可见海绵窦扩大、眼上静脉扩张。

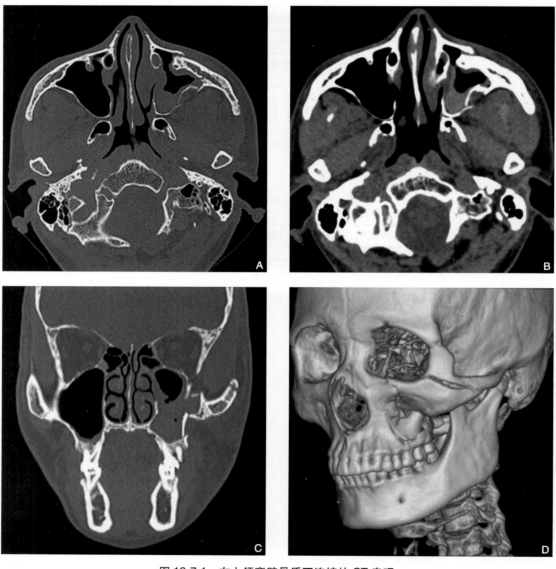

图 12-7-1　左上颌窦壁骨质不连续的 CT 表现

男,47 岁,钢管砸伤面部 10 天。A. CT 横断面骨窗图像,左上颌窦前壁、后外侧壁骨质不连续,骨片移位,窦腔积液;B. CT 横断面软组织窗图像,左上颌窦内高密度血性积液、黏膜增厚,周围软组织肿胀;C. CT 冠状面软骨窗图像,左上颌窦上壁、后外侧壁骨质不连续、骨片移位;D. SSD 重建图像,直观显示上颌窦壁骨质不连续及空间关系。

【相关疾病】

鼻窦壁骨折是颌面部外伤患者出现鼻窦壁骨质不连续最常见的原因，结合局部软组织肿胀、鼻窦血性积液、气体外溢等表现不难诊断。正常鼻窦壁的孔、管、沟、缝等结构不要误认为骨质不连续。先天性、医源性（鼻内镜手术、经鼻垂体瘤切除术、颅底手术等）、感染、肿瘤等原因也可以造成前中颅底额窦、筛板或蝶窦壁的骨质缺损和骨质不连续。

【分析思路】

1. 对于有明确近期颌面部外伤史的患者，要注意观察有无鼻窦壁骨质不连续。

2. CT表现为鼻窦壁骨质不连续，伴或不伴骨质移位，在除外窦壁的孔、管、沟、缝等正常结构的前提下，结合局部软组织肿胀、黏膜增厚、窦腔积液、气体外溢等间接征象，明确鼻窦壁骨折的影像诊断。

3. 全面观察可能出现的相邻骨骨折。

4. 评价相邻结构，特别是颅脑与眼眶的损伤情况，MRI检查对评价上述结构损伤具有更高的诊断价值。

【疾病鉴别】

1. 基于影像及临床信息特征的鼻窦壁骨质不连续的鉴别诊断流程见图12-7-2。

2. 鼻窦壁骨质不连续的鉴别要点见表12-7-1。

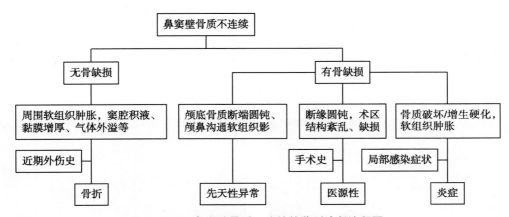

图 12-7-2　鼻窦壁骨质不连续的鉴别诊断流程图

表 12-7-1　鼻窦壁骨质不连续的鉴别要点

疾病	鼻窦壁骨质不连续典型影像特征	鉴别要点	主要伴随征象
骨折	骨质断端锐利，碎骨可移位	近期颌面部外伤史，无骨缺失	周围软组织肿胀，黏膜增厚、窦腔积液、气体外溢、颅眶的其他损伤
先天性缺损	骨质断端圆钝，形成骨缺损	与外伤无关，骨质断端圆钝，形成骨缺损，一般无碎骨	可见颅鼻沟通软组织影
医源性缺损	骨质断端多圆钝，形成骨缺损	有手术史，骨质断缘多圆钝	术区结构紊乱、缺损
炎症	骨质破坏、缺损	与外伤无关，可有局部红肿热痛乃至全身感染症状，急性炎症骨质破坏缺损；慢性炎症残留骨质增生硬化	窦外软组织肿胀；慢性炎症残留骨质增生硬化
肿瘤	不同形式的骨质破坏、缺损	与外伤无关，骨质破坏、缺损，伴软组织肿块	骨质破坏、缺损区见软组织肿块

（丁长伟）

参 考 文 献

1. 杨军乐，李松柏，唐作华. 头颈部影像诊断基础：鼻部卷[M]. 人民卫生出版社，2020.

2. 王振常，鲜军舫. 中华影像医学：头颈部卷[M]. 3版. 人民卫生出版社，2019.

第八节　颞骨骨质不连续

【定义】

颞骨骨质不连续（bone discontinuity of the temporal bone）是指颞骨骨质的连续性中断。

【病理基础】

颞骨（temporal bone）是成对的颅骨之一。参与构成颅底和颅腔的侧部，形状不规则。以外耳门为中心可分为鳞部、鼓部和岩部三部分，参与组成颅中窝与颅后窝。颞骨位于头颅两侧，其内具有多处孔洞及气房降低了颞骨机械强度，在受巨大外力冲击时，颞骨孔洞间的薄弱结构常发生骨折。颞骨骨质不连续多与颅脑外伤并发存在，由于颞骨上承颅脑、下通颈部，内含位听器官及沟通颅颈的重要神经、血管等结构，因此颞骨损伤不仅可导致听觉、平衡功能障碍，还可引起脑膜及脑组织、脑神经（如面神经）及颈内动、静脉损伤，影响颅面部外观及功能，并可能出现脑神经功能障碍甚或颅内感染、大出血等严重并发症，且一些不典型骨折具有隐匿性，容易漏诊，延误最佳治疗时机。

【征象描述】

诊断标准：颞骨骨质不连续的常见原因通常是由外伤所引起的颞骨骨折，需要影像学检查明确是否存在骨质不连续、发生的位置及损伤情况等，直接表现为颞骨骨质的连续性中断，通常为线状，部分表现为颅缝增宽，可伴有骨折片移位、碎裂。间接表现为乳突内积液、颅内积气等。X线检查对于颞骨骨折的诊断及评估价值有限，通常首选CT检查，颞骨HRCT是最佳检查方法，横断面显示最佳，但需结合其他断面和三维重组图像；MRI用于显示少量鼓室积血和颅内并发症。

【相关疾病】

颞骨骨折可以单侧或双侧，以单侧颞骨骨折多见，此外，颞骨骨折男性较为多见。通常表现为线状骨质不连续，依据其骨折线走行可分为纵行骨折（longitudinal fracture）、横行骨折（transverse fracture）及混合骨折（mixed fracture），纵行骨折约占80%～90%，该分类方法是根据解剖走行分类，简单易行（图12-8-1）。

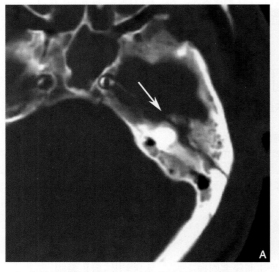

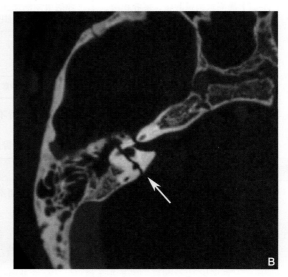

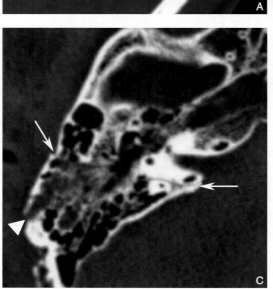

图 12-8-1　颞骨骨折分类

颞骨 CT 平扫骨窗，图 A 示：左侧颞骨可见线状低密度影，骨折线与颞骨长轴平行，为纵行骨折。图 B 示：右侧颞骨内可见线状低密度影，骨折线与颞骨长轴垂直，为横行骨折。图 C 示：右侧颞骨内可见多条线状低密度影，骨折线与颞骨长轴既有垂直也有平行，为混合骨折。

1. **纵行骨折**　骨折线与颞骨岩尖长轴平行。发生于颞骨的纵行骨折一般不累及膜迷路周围的密质骨，可累及颞骨鳞部、乳突、外耳和中耳，多穿过中耳腔，因其为含气结构，阻力最小。纵行骨折常会累及听小骨，引起传导性听力障碍；如骨折线靠前，常累及膝状神经节，引起面神经麻痹。通常比较小的外力即可造成纵行骨折，因此纵行骨折较横行骨折常见。

2. **横行骨折**　骨折线与颞骨长轴垂直。发生于颞骨的横行骨折多累及膜迷路周围的密质骨。横行骨折累及内耳时，引起感音性听力障碍；如骨折线穿过面神经鼓室段或迷路段，可引起面神经麻痹。

3. **混合骨折**　指兼有横行和纵行骨折的复合骨折，多合并其他颅骨骨折和颅脑损伤。

但是此三分类方法描述不够精确且无法涵盖骨折与临床症状之间关系，因此后来有累及耳囊（otic capsule-violating，OCV）和未累及耳囊（otic capsule-sparing，OCS）之分类方法，该分类方法直接指出耳囊是否受累，有利于直接区分感音性听力障碍和传音性听力障碍。

颞骨骨折除具有一般骨折的共同症状和体征如软组织肿胀、疼痛、出血及移位外，还有些特有的并发症及表现（图12-8-2）。由于颞骨结构细小、复杂，阅片时一定要仔细、全面。例如：纵行骨折穿过中耳时易引起听小骨脱位，以锤砧关节脱位多见，需注意观察；同时颞骨骨折所导致的颅缝增宽可引起静脉窦病变，如静脉窦血栓等，需注意观察。

【分析思路】

1. 由于颞骨结构复杂，部分听小骨及内耳结构细小，应清楚认识颞骨正常解剖结构，分析骨质不连续是正常结构还是颞骨骨折征象。

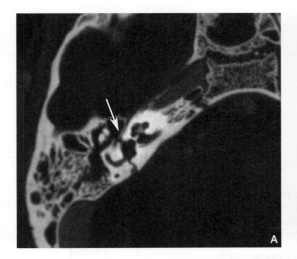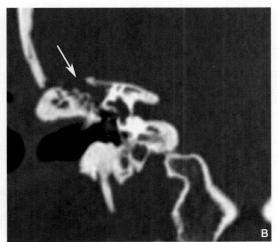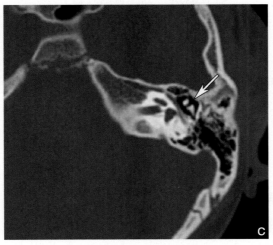

图 12-8-2　颞骨骨折常见并发症

颞骨CT横轴位（图A）可见右侧颞骨骨折线累及半规管、前庭及面神经管鼓室段，白箭示面神经管鼓室段骨质不连续；颞骨CT冠状位（图B）可见右侧鼓室及乳突局限性缺损，乳突蜂房内积液（白箭）；颞骨CT横轴位（图C）可见锤砧关节脱位（白箭）。

2. 根据病史判断直接遭受创伤的部位,仔细观察直接遭受创伤处有无骨折征象,还应注意观察是否出现听小骨脱位等表现。

3. 注意观察外伤所致的颞骨骨质不连续特有的并发症及影像学表现,尤其是当外伤患者出现脑脊液耳(鼻)漏或中耳乳突积液时,高度怀疑颞骨骨折。

4. 根据需要判断是否增加其他影像学检查,如磁共振水成像等检查明确脑脊液耳漏的瘘口位置等。

【疾病鉴别】

颞骨骨质不连续诊断多见于颞骨骨折,需要与正常颞骨解剖结构或先天变异鉴别,包括弓状下管、无名小管、前庭水管、耳蜗裂、耳蜗导水管等。以上正常颞骨解剖结构或先天变异与颞骨骨折的主要鉴别点见表 12-8-1。弓状下管、前庭水管、耳蜗裂及耳蜗导水管因延伸至膜迷路周围的密质骨或穿行其中,须与 OCV 鉴别。

表 12-8-1 颞骨骨折与颞骨正常解剖结构的主要鉴别诊断要点

疾病	骨质不连续影像表现	伴随征象	鉴别要点
颞骨骨折	边缘一般较锐利,无骨皮质 局部常有移位 骨折线则会沿骨折平面穿过解剖结构,向远处延伸 可单侧或双侧	中耳乳突积液 颅内积气 局部皮下血肿等	有外伤史 骨质断端锐利
正常颞骨解剖结构	边缘均光滑自然,骨皮质延续 局限在特定位置 一般双侧对称	无	位置固定,一般双侧对称,骨皮质连续

颞骨骨折根据骨折线走行不同可分为不同的类型,并且会出现一些特有并发症,当诊断颞骨骨折后还要仔细观察听小骨、面神经管等。根据本节内容将颞骨骨质不连续的鉴别诊断知识点进行归纳总结见图 12-8-3。

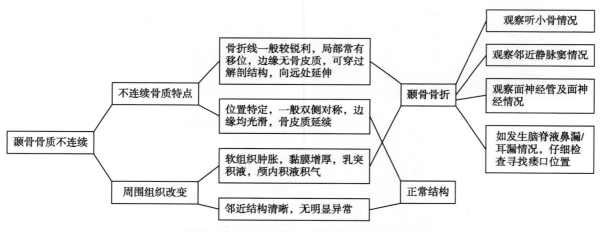

图 12-8-3 颞骨骨质不连续的鉴别诊断流程图

(肖喜刚 朱 凯)

参 考 文 献

1. 沙炎,罗德红,李恒国. 头颈部影像学:耳鼻喉咽头颈外科卷[M]. 北京:人民卫生出版社,2014.

2. 鲜军舫,王振常,罗德红,等. 头颈部影像诊断必读[M]. 2版. 北京:人民卫生出版社,2019.

3. 刘筠,艾琳,杨本涛. 头颈部影像学:颅底卷[M]. 北京:人民卫生出版社,2016.

4. 科赫,汉密尔顿,赫金斯,等. 头颈部影像诊断学:原著第3版[M]. 王振常,鲜军舫,燕飞,等译. 南京:江苏凤凰科学技术出版社,2019.

5. Kwong Y, Yu D, Shah J. Fracture mimics on temporal bone CT:a guide for the radiologist[J]. AJR Am J Roentgenol, 2012,199(2):428-434.

6. Dreizin D, Sakai O, Champ K, et al. CT of skull base fractures:classification systems, complications, and management[J]. Ra-

diographics,2021,41(3):762-782.

7. Dunklebarger J, Branstetter B 4th, Lincoln A, et al. Pediatric temporal bone fractures: current trends and comparison of classification schemes [J]. Laryngoscope, 2014, 124 (3): 781-784.

第九节　颅底骨质不连续

【定义】

颅底骨质不连续(bone discontinuity of the skull base)是指颅底骨质的连续性中断,可单独发生,也可与颅盖骨折和/或颌面部骨折同时发生。

【病理基础】

造成颅底骨质不连续的主要原因是头部遭受重度外伤所致的颅底骨折,如车祸、跌倒、打击等。此外,一些感染性疾病和先天性疾病也可导致颅底骨质不连续。颅底骨(skull base)按解剖结构由前向后依次分为颅前窝、颅中窝和颅后窝。颅前窝由额骨眶部、筛骨筛板和蝶骨小翼围成,颅中窝由蝶骨体与大翼及颞骨岩部等围成,颅后窝主要由枕骨和颞骨岩部等围成。颅前窝、颅中窝和颅后窝呈由高到低的阶梯状排列,因凹凸不平、解剖结构复杂,有大小不同的骨孔与裂隙容纳脑神经和血管,因而颅底骨折时容易出现相应的症状和体征。

颅底骨折的症状和体征因骨折部位不同而异,但通常包括以下几种:脑脊液漏,即脑脊液通过鼻腔、耳道或眼部流出,这是颅底骨折最常见的症状。神经损伤:颅底骨折可能压迫或损伤邻近的神经,如嗅神经、面神经、听神经等,导致相应的神经功能障碍。眼部症状:颅底骨折可能引起眼部肿胀、疼痛、视力障碍等。颈部疼痛:颅底骨折可能引起颈部疼痛、僵硬、活动受限等。颅内出血:颅底骨折可能引起颅内出血,导致头痛、恶心、呕吐等颅内高压症状。

【征象描述】

颅底骨质不连续影像学检查方法主要包括 X 线平片、CT,是诊断颅底骨质不连续的手段。造成颅底骨质不连续最常见的原因是外伤所引起的颅底骨折,根据骨折的形态,颅底骨折常可以分为三类:线形骨折,是指骨折线沿着颅骨走行,表现为锐利而清晰的透光线,局部线条状骨质不连续,无移位,常有弯曲或呈分叉状,常见于颅前窝和颅中窝;凹陷骨折,骨折片向颅内凹陷,骨皮质可断裂或不断裂,常见于颅前窝和颅中窝;粉碎性骨折,指有多条骨折线互相交叉呈不规则形,骨片间可分离或不分离,如分离时表现为骨折片散落,常见于颅后窝。少数亦可表现为穿入性骨折和颅缝分离,凹陷性、粉碎性骨折多发生于额骨眶部、筛骨、蝶骨、颞骨下部及枕骨基底部。

X 线和 CT 检查可以清晰地显示骨折线,表现为连续或不连续的线状或带状的透亮影或低密度影,如骨折部位发生移位,则表现为骨折块向内凹陷、向外突出或向上抬高等,当外伤较严重时,骨折部位可能会发生骨碎片分离,表现为游离的骨碎片影,局部骨质出现缺损。MRI 检查表现为连续或不连续的线状或带状信号异常。

颅底骨折还会出现一些间接表现,如颅内积气、副鼻窦窦腔积液、乳突气房密度增高、颅内出血等。如骨折线通过额窦、筛窦、中耳或乳突时,血和脑脊液由骨折处进入窦腔或气房时窦腔内显示液性密度影、液平或乳突密度增高、外耳道及鼻腔流液或流血。

X 线检查的优点是操作简单、价格低廉,但缺点是对于一些轻微的骨折或隐匿性骨折,可能难以发现。CT 是诊断颅底骨折的重要影像学方法,尤其是 HRCT 扫描,能够提供颅底骨折的清晰二维和三维图像,帮助医生准确地诊断骨折的位置和程度。CT 可以显示骨折引起的颅内积气、软组织肿胀等异常表现,MRI 可以提供颅底软组织的细节,对于诊断颅底骨折伴发的神经损伤具有重要意义,然而,MRI 对骨骼结构的显示效果不佳,因此通常不单独用于颅底骨折的诊断。

【相关疾病】

根据骨折的位置颅底骨折分为颅前窝骨折、颅中窝骨折和颅后窝骨折,是临床工作中最常用的分类方法,不同部位的颅底骨折会表现出不同的相关症状(表 12-9-1)。

表 12-9-1　不同部位颅底骨折的常见临床表现

骨折部位	瘀斑部位	脑脊液漏	可能损伤的神经
颅前窝	熊猫眼征、兔眼征	鼻漏	嗅神经、视神经
颅中窝	Battle 征	耳、鼻漏	面神经、听神经
颅后窝	Battle 征、枕下及咽后壁	少见	舌咽神经、迷走神经、副神经、舌下神经

1. 颅前窝骨折 颅前窝骨折是指发生在额骨眶部、筛骨筛板和蝶骨小翼围成区域的骨折。影像学表现为筛骨、蝶窦和眶骨的骨质不连续,这种骨折可以导致脑脊液鼻漏、熊猫眼征等临床表现(图 12-9-1)。

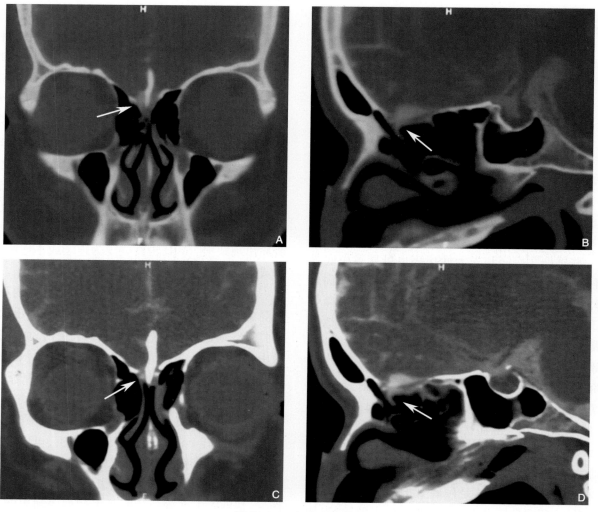

图 12-9-1 颅前窝骨折
A、B. 冠状位骨窗及矢状位软组织窗示筛顶骨质不连续;C、D. 同一病例,CT 脑池造影显示对比剂从颅内漏入筛窦内。

(1) 脑脊液鼻漏是指脑脊液通过鼻孔流出体外。这是颅前窝骨折最常见的症状之一,通常在受伤后立即出现。CT 和 MRI 可以显示脑脊液在鼻窦内积聚,表现为窦腔内的液性低密度影,但需要结合其他检查来确定诊断。

(2) 熊猫眼征是指在眼睑周围出现的黑眼圈。这是由于眼睑周围的血管破裂出血所引起的。在颅前窝骨折的情况下,熊猫眼征通常在受伤后立即出现,但在一些情况下,可能会在受伤后数小时或数天后出现。

(3) 筛骨、蝶窦和眶骨都是颅前窝骨折常见的受损部位。这些部位的骨折可以导致鼻腔出血、眼部肿胀和疼痛、头痛以及恶心和呕吐等症状。在 CT 检查中,可以清晰显示这些部位的骨折线,确定骨折的部位和程度。

2. 颅中窝骨折 颅中窝骨折是指发生在蝶骨体与大翼、颞骨岩部等围成区域的骨折。这种骨折可以导致脑神经损伤、颅内出血和脑脊液漏等多种临床表现(图 12-9-2)。

(1) 当怀疑或常规 CT 检查发现颅中窝骨折时,需行 HRCT 检查。HRCT 最重要的特点图像层厚薄,空间分辨力高,可以清晰显示颅骨骨折的位置和程度。

(2) 当出现脑脊液漏时,骨折线累及筛顶、颞骨、蝶窦等,HRCT 和 MRI 水成像可以清晰地显示出脑脊液的积聚和漏出的部位,包括在鼻腔和外耳道等处的积聚。

(3) 颅中窝骨折可出现脑神经损伤,通常累及的是面神经和听神经,CT 可以显示出骨折线经过的部位,MRI 可以清晰显示脑神经的损伤情况。例如,骨折线经过面神经的路径时,导致面神经损伤,T_1WI 呈低信号,T_2WI 呈高信号,增强 MRI 表现为患侧面神经增粗伴明显强化。

（4）颅内出血:CT 及 MRI 以清晰地显示出颅内出血的位置和范围。

3. **颅后窝骨折** 颅后窝骨折是指发生在枕骨和颞骨岩部等围成区域的骨折(图 12-9-3)。这种骨折可以导致皮下瘀斑、脑神经损伤、颈部活动受限等多种临床表现。

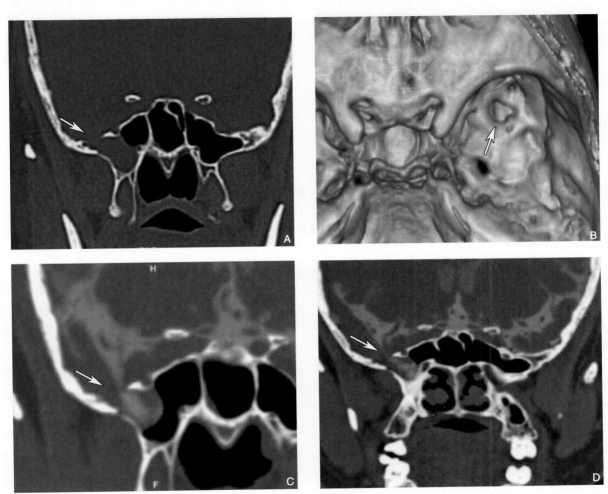

图 12-9-2 颅中窝骨折
A. 冠状位骨窗示右侧蝶骨大翼局限性骨质缺损;B. 同一病例,VR 图像示右侧蝶骨大翼局限性骨质缺损;C、D. 同一病例,CT 脑池造影显示对比剂从颅内漏入右侧蝶窦内。

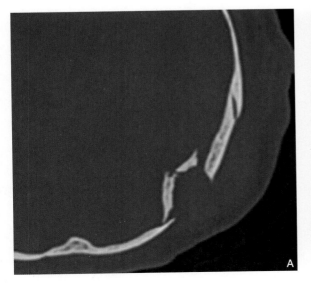

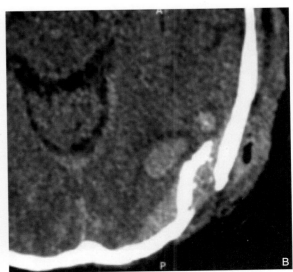

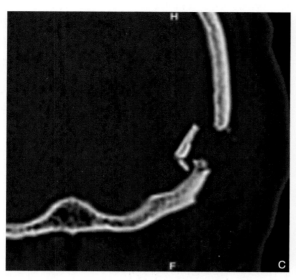
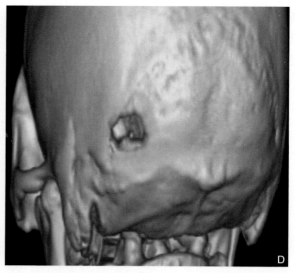

图 12-9-3　颅后窝骨折

A. 横轴位骨窗示左侧枕骨多发骨质不连续影,向脑组织内凹陷;B. 同一病例,软组织窗示左颞、枕多发脑挫裂伤,左枕硬膜下血肿,蛛网膜下腔出血;C. 同一病例,冠状位骨窗示左侧枕骨凹陷性骨折,多发骨碎片;D. 同一病例,VR 图像示左侧枕骨凹陷性骨折。

（1）皮下瘀斑,乳突区瘀斑,在骨折累及颞骨岩部后外侧时,多在外伤 2~3 日后出现乳突部皮下瘀斑(Battle 征),骨折累及枕骨基底部时,可在数小时后出现枕部软组织肿胀和皮下瘀斑。

（2）脑神经损伤,颅后窝骨折通常累及的是舌咽神经、迷走神经、副神经及舌下神经,导致相应神经损伤,引起功能障碍。

（3）颈部活动受限,颅后窝骨折可能导致颈部活动受限,这是因为骨折可能损伤到颅颈交界区,累及寰枕关节,使其活动受限。

由于颅底解剖结构复杂,骨折部位细微且隐匿,常规头颅 CT 以及传统 X 线等影像学技术无法准确评估骨折状况,因此怀疑颅底骨折时建议做 HRCT 检查,运用三维重建及多平面重组技术多角度观察,为多种复杂部位骨折的诊断提供有效的诊断信息。阅片时也需注意观察颅底骨折特有的并发症及影像学表现。颅底骨折还有一些特殊的类型比如穿入性骨折和颅缝分离等(图 12-9-4),需结合病史仔细观察,穿入性骨折需要明确穿入颅内异物的走行和累及部位。

【分析思路】

1. 明确损伤原因及损伤部位,不同部位不同外力所造成的颅底骨质不连续部位和类型有所区别。

2. 确定骨折部位,如颅前窝骨折通常易累及眶顶和筛骨,需观察是否出现脑脊液漏和嗅觉丧失;颅中窝骨折常累及颞骨和蝶骨等,由于颅中窝结构复

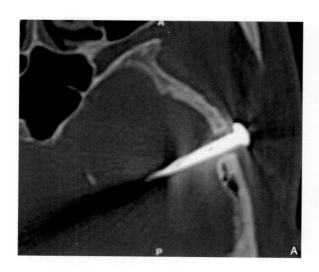
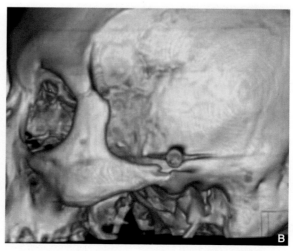

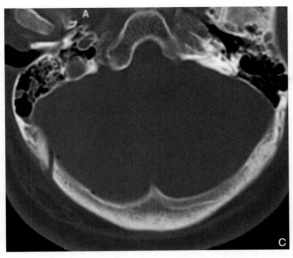
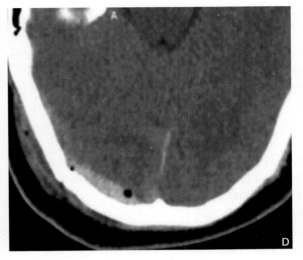

图 12-9-4 颅底特殊的类型骨折

A、B. 横轴位骨窗及 VR 图像显示左侧颞骨异物所致骨质不连续;C、D. 横轴位骨窗及软组织窗显示右侧颞枕缝分离,右枕硬膜下血肿及颅内积气。

杂,尤其要注意观察颅中窝底部的孔、裂隙等结构,比如视神经管、眶上裂、圆孔、卵圆孔、棘孔等,累及相应部位常损伤通过的血管、神经,引起相应的临床症状。颅后窝骨折主要累及枕骨和颞骨。

3. 分析骨折类型,颅底骨折可以分为线形骨折、粉碎性骨折、凹陷骨折、穿入性骨折等。

4. 结合临床症状和体征,颅底骨折的症状和体征包括:脑脊液漏,往往是颅底骨折的重要标志;神经损伤,颅底骨折可能损伤脑神经,导致相应的神经功能受损;颅内出血:颅底骨折可能导致颅内出血,甚至出现脑疝,危及生命。

【疾病鉴别】

造成颅底骨质不连续可以是多种原因,包括外伤、医源性、先天异常和炎症肿瘤所致骨质破坏等,本章内容是头颈部外伤性疾病,所以外伤所致的颅底骨质不连续主要为骨折,颅底骨折根据骨折发生部位和骨折类型会表现出不同的临床表现,也会有一些阅片时特殊注意的事项,当出现颅底骨折时,需要关注以下几种疾病和症状,如脑脊液漏、颅内积气、神经损伤等。

根据本节内容,将颅底骨质不连续的鉴别诊断知识点进行归纳总结见图 12-9-5。

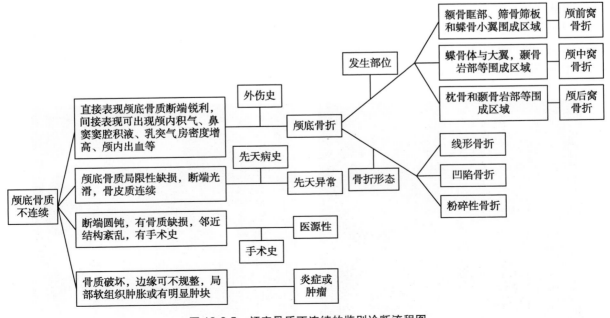

图 12-9-5 颅底骨质不连续的鉴别诊断流程图

(肖喜刚 朱 凯)

参 考 文 献

1. 沙炎,罗德红,李恒国.头颈部影像学:耳鼻喉咽头颈外科卷[M].北京:人民卫生出版社,2014.

2. 鲜军舫,王振常,罗德红,等.头颈部影像诊断必读[M].2版.北京:人民卫生出版社,2019.

3. 刘筠,艾琳,杨本涛.头颈部影像学:颅底卷[M].北京:人民卫生出版社,2016.

4. 科赫,汉密尔顿,赫金斯,等.头颈部影像诊断学:原著第3版[M].王振常,鲜军舫,燕飞,等译南京:江苏凤凰科学技术出版社,2019.

5. Kwong Y, Yu D, Shah J. Fracture mimics on temporal bone CT: a guide for the radiologist[J]. AJR Am J Roentgenol, 2012,199(2):428-434.

6. Dreizin D, Sakai O, Champ K, et al. CT of skull base fractures: classification systems, complications, and management [J]. Radiographics,2021,41(3):762-782.

7. Dunklebarger J, Branstetter B 4th, Lincoln A, et al. Pediatric temporal bone fractures: current trends and comparison of classification schemes[J]. Laryngoscope, 2014, 124(3): 781-784.

第十节　上颌骨骨质不连续

【定义】

上颌骨(maxilla)是成对的含气骨,与下颌骨共同构成颜面的大部。并参与构成口腔上壁、鼻腔外侧壁及眶下壁。上颌骨骨质不连续(bone discontinuity of maxilla)是指发生于上颌骨的骨质连续性中断。

【病理基础】

骨质不连续在病理上表现为局部骨组织的紧密连接性被破坏,并可发生骨移位、分离,伴有附近软组织的损伤肿胀、血管撕裂、出血。

【征象描述】

诊断标准:上颌骨骨质不连续常见于上颌骨骨折,上颌骨骨折可以单侧或双侧,骨折线可以是各种方向,由于上颌骨为表情肌附着,骨折后移位较下颌骨轻。单侧上颌骨骨折一般向后内或后外移位,双侧骨折向后下移位;嵌入骨折向后内移位;上颌骨骨折若仅是裂缝骨折,则不发生移位。

目前临床上关于上颌骨骨折的分类有不同的标准,但最广泛应用的还是 Le Fort 分型。

1. Le Fort Ⅰ 型骨折　上颌骨低位骨折。发生于上颌骨下部。骨折线从梨状孔下部,经牙槽突基底部,向后至上颌结节呈水平方向延伸至翼突,牙槽突与上颌骨其余部分分离(图 12-10-1)。

2. Le Fort Ⅱ 型骨折　上颌骨中位骨折。骨折线越过鼻骨,行向外下方,经眼眶内壁至下壁,然后经上颌颧骨缝和颧骨下方向后达翼突,可累及颧骨、鼻骨、眶骨等,甚至累及颅底,骨折线在 CT 三维重建图像上呈"金字塔"状(图 12-10-2)。

3. Le Fort Ⅲ 型骨折　骨折线位置最高,横过鼻骨、眼眶内外壁、颧骨上方和颧骨额骨缝,向后达翼突,可导致颅颌面骨分离,常伴有颅脑损伤及颅底骨折(图 12-10-3)。骨折可能是由施加到鼻部和上颌骨上部的力引起的。患者表现为面部明显的肿胀和瘀斑,面部伸长、变平,眼球内陷,脑脊液鼻漏和耳漏,鼓室出血等症状。

但是 Le Fort 分型是基于低速冲击力的情况下作出的分型,并不能完全反映现代医学中所遇到的创伤的广度,且因为上颌骨解剖的复杂性,实际面中部的骨折中以多骨联合骨折居多,常见的可伴有颧-上颌复合体(zygomatico-maxillary complex, ZMC)骨折、鼻-眶-筛骨复合体(nasal-orbital-ethmoid complex, NOE)骨折、面部粉碎性骨折等。

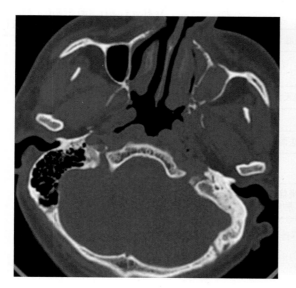

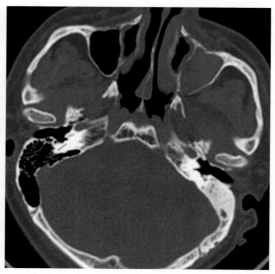

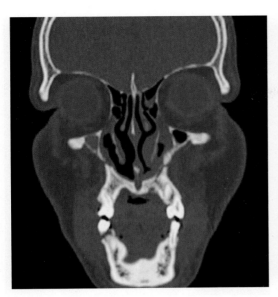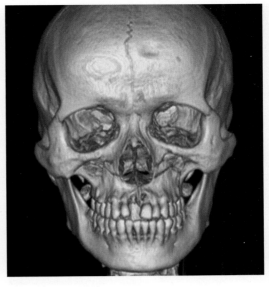

图 12-10-1　双侧颌面部 Le Fort Ⅰ型骨折
CT 平扫及 VR 重建示右上颌窦前壁及后外侧壁,左上颌窦前壁、后外侧壁及内壁,双侧翼突,鼻中隔骨质不连续,部分断端错位。

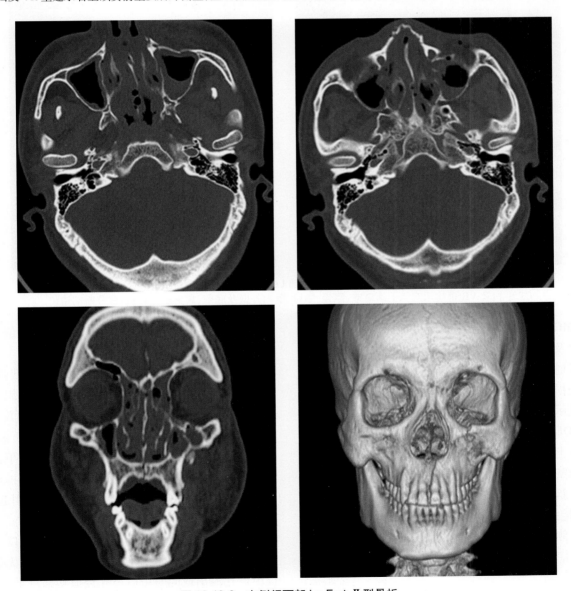

图 12-10-2　左侧颌面部 Le Fort Ⅱ型骨折
CT 平扫及 VR 重建示双上颌窦前壁及后外侧壁、内壁、左颧骨、双侧翼板、双侧上颌骨额突、鼻骨及鼻中隔、双眶底壁、内壁、多发骨质不连续,部分断端错位。

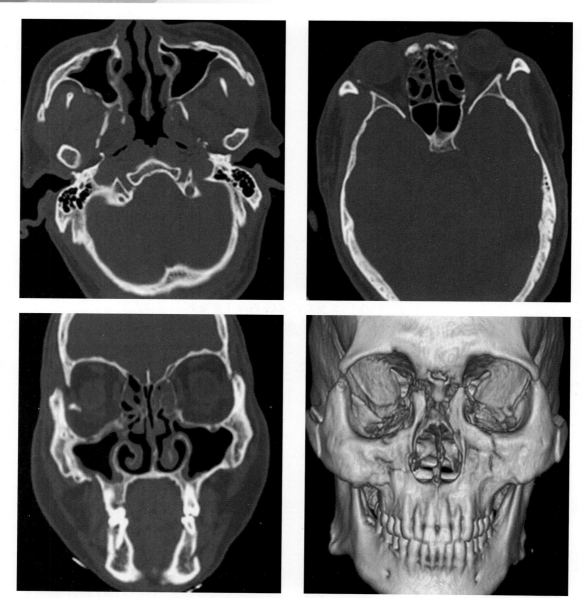

图 12-10-3　双侧颌面部 Le Fort Ⅱ合并Ⅲ型骨折
CT 平扫及 VR 重建示双侧上颌窦壁、颧骨、颧弓、眶内外壁及底壁、翼突多发骨折,部分断端错位。

ZMC 骨折指骨折线累及颧弓、眶外侧壁、上颌窦前侧壁及眶底的复杂骨折,以前称三颊或三联骨折。骨折线通过或邻近颧骨缝、眶下神经管等,多伴有眶下神经损伤。可选择薄层骨算法 CT,三维重建图像有助显示骨折移位程度和手术方案选择。

NOE 骨折指中上面部中央复杂骨折,累及鼻骨、上颌骨上缘、眶骨、筛骨,CT 上表现为鼻骨骨折合并眶内侧壁及上颌骨额突骨折。可累及筛板,进一步可导致脑脊液漏、脑膜脑膨出、颅内感染。

【相关疾病】

上颌骨骨折除具有一般骨折的共同症状和体征如肿胀、疼痛、出血、移位及畸形外,还有些特有的表现。

1. 面形改变　骨折后,骨折端的移位取决于外力的大小、方向和颌骨本身的重量。常向下坠,使面中 1/3 变长,也使整个面形变长;如向后移位,则出现面中部凹陷、后缩,称为"碟形面"。

2. "熊猫眼征"　这是上颌骨 Le Fort 型骨折后出现的一种特殊体征。由于眼睑及眶周组织疏松,伤后发生水肿,加之骨折后组织内出血淤积其间,使眼球四周的软组织呈青紫色肿胀区。当骨折波及眶底时,可出现一系列眼的症状,如眼球结膜下出血、眼球移位和复视等。如损伤动眼神经或展神经,可使眼球运动障碍;如伤及视神经或眼球,则引起视觉障碍或失明。

3. 口、鼻腔出血　上颌骨骨折常合并口、鼻腔黏膜撕裂或鼻窦黏膜损伤。有时口腔内并无破损,仅由鼻孔流出或同时由后鼻孔经口咽部流至口腔。

4. 脑脊液漏　上颌骨骨折时如伴发颅底骨折,骨折线经过蝶窦、额窦或筛窦时,发生硬脑膜撕裂,则可出现脑脊液鼻漏。如合并有颞骨岩部损伤,还可发生脑脊液耳漏。

【分析思路】

1. 确定患者有颌面部外伤史,CT 上多平面观察是否有骨质不连续、错位,断端是否清晰锐利,排除正常解剖及变异的可能性。

2. 因上颌骨骨折多为复合骨折,严重者可累及颅底,所以应仔细观察颅眶面骨情况,准确诊断骨折范围。

3. 评估颌面部周围软组织损伤情况,累及颅底时需密切观察有无颅脑损伤,注意观察有无脑脊液鼻漏、耳漏的可能。

【疾病鉴别】

1. 新鲜骨折与陈旧骨折鉴别 陈旧骨折时间,

成人一般在 3 周以上,而新鲜骨折的时间比较短。陈旧骨折一般局部没有明显的肿胀,疼痛也明显减轻,可以有轻度的活动受限,严重的也可以有畸形。新鲜骨折近期有明确的外伤史,症状明显,局部肿胀、疼痛、活动受限。可以通过 X 线片、CT 来进行鉴别。新鲜骨折可以看到明显、清晰的骨折线,陈旧性骨折骨折线模糊或者看不清,可见骨痂形成。

2. 与上颌骨发育畸形鉴别 当发生齿槽裂时,上牙槽骨可出现局限性的骨质缺损区,缺损区形态不规则,有时还伴腭裂,通常鼻中隔偏曲、外鼻歪斜、周围软组织不对称。

上颌骨骨质不连续的鉴别诊断流程见图 12-10-4。

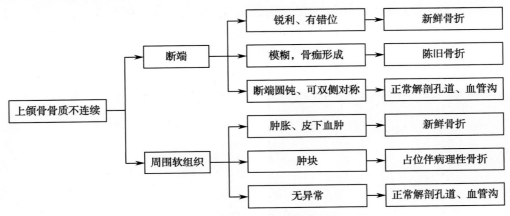

图 12-10-4 上颌骨骨质不连续的鉴别诊断流程图

(戴晓庆 朱 凌)

参 考 文 献

1. 王铁梅,余强. 口腔医学:口腔颌面影像科分册[M]. 北京:人民卫生出版社,2015.
2. 张祖燕. 口腔颌面医学影像诊断学[M]. 7 版. 北京:人民卫生出版社,2020.
3. 曹代荣,陶晓峰,李江. 头颈部影像诊断基础·口腔颌面卷[M]. 北京:人民卫生出版社,2020.
4. 科赫,汉密尔顿,赫金斯,等. 头颈部影像诊断学:原著第 3 版[M]. 王振常,鲜军舫,燕飞,等译南京:江苏凤凰科学技术出版社,2019.

第十一节 下颌骨骨质不连续

一、下颌体骨质不连续

【定义】

下颌体(body of mandible)是指下颌骨的水平部,近似马蹄形。有上、下两缘及内、外两面。下颌体骨质不连续(bone discontinuity of mandibular body)是指发生于下颌体骨质连续性中断。

【病理基础】

骨质不连续在病理上表现为局部骨组织的紧密连接性被破坏,并可发生骨移位、分离,伴有附近软组织的损伤肿胀、血管撕裂、出血。

【征象描述】

1. 诊断标准 曲面体层片是下颌骨骨质最常用的检查方法,下颌体骨质不连续可在曲面体层片中表现为线状低密度影或不规则高密度影(图 12-11-1)。CT 可在轴位、矢状位和冠状位的不同层面观察裂隙的走行及断端移位方向,还可通过三维重建更清晰观察骨折段间的空间位置关系(图 12-11-2)。下颌骨体部骨折诊断时应注意以下要点:

2. 误判 ①骨质不连续应与下颌骨内营养管鉴别,骨质不连续的裂隙线条僵直、走向不规则。营养管线条柔和,走向恒定、规则。②下颌管在颏孔区开口可出现多个,勿误判为骨质不连续。

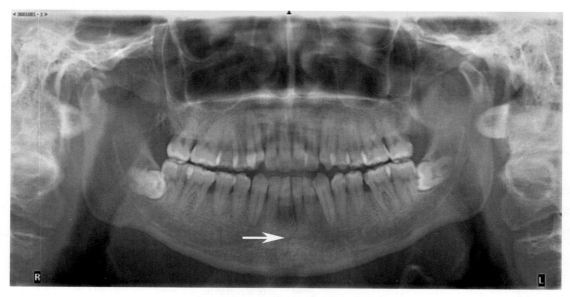

图 12-11-1 下颌骨颏部骨折的曲面体层表现
曲面体层片示下颌骨颏部不规则线状低密度影（白色箭头）。

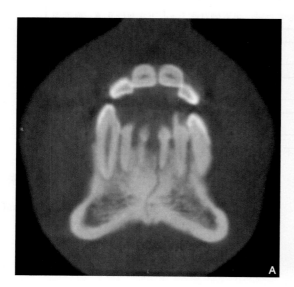
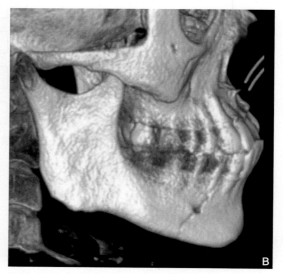

图 12-11-2 下颌骨体部骨折的 CT 表现
A. CT 冠状位示下颌骨颏部骨折；B. CT 三维重建示右侧下颌骨颏孔区骨折。

3. **防范** 发生于单侧颏孔区的骨质不连续可由于裂隙方向限制而不发生移位，因此，CT 读片时应沿骨皮质仔细检查避免漏诊。

【相关疾病】

下颌体骨质不连续通常指下颌体骨折。下颌体骨折包括：①颏部正中骨折（图 12-11-1、图 12-11-2A），曲面体层片中颏部正中由于颈椎影像的重叠，颏部正中骨折常观察不满意。②颏孔区骨折（图 12-11-2B），颏孔区骨折包括单侧颏孔区骨折和双侧颏孔区骨折，单侧颏孔区骨折将下颌骨分为前后两段，长骨折段主要受降颌肌群牵引向下、后、内移位，短骨折段主要受升颌肌群牵引向上、后、内侧移位。双

侧颏孔区骨折时，中间骨折端受舌骨下肌群牵拉向下、向后移位，下前牙前倾，舌后坠，易发生窒息。

【分析思路】

1. 外伤史中，下颌体部一般应为直接受力部位。

2. 显示下颌体部外伤的最常用影像学检查方法是曲面体层片。

3. 曲面体层片中，仔细观察互相重叠的正常结构，观察不连续的骨质是否为常见的正常结构重叠导致。

4. 曲面体层中观察到骨质不连续时，可根据临床情况进行 CBCT 或 CT 进一步检查判断骨质不连续的范围、数目等。

【疾病鉴别】

1. **下颌骨内营养管** 骨折裂隙线条僵直、走向不规则。营养管影像线条柔和,走向恒定、规则。

2. **颏孔变异** 下颌管在颏孔区开口可出现多个,根据光滑的管壁及走行鉴别诊断。

下颌骨骨质不连续的鉴别诊断流程见本节末图12-11-7。

二、下颌角骨质不连续

【定义】

下颌角(angle of mandible)是指下颌支后缘与下颌体下缘相会处形成的钝角。下颌角骨质不连续(bone discontinuity of mandibular angle)是指发生于下颌角的骨质连续性中断。

【病理基础】

骨质不连续在病理上表现为局部骨组织的紧密连接性被破坏,并可发生骨移位、分离,伴有附近软组织的损伤肿胀、血管撕裂、出血。

【征象描述】

1. **诊断标准**

X线:X线检查需要根据下颌骨不同部位采用不同的片位。对于下颌骨体部及升支区骨质不连续采用下颌骨斜侧位片,颏部骨质不连续采用下颌前部殆片,下颌角骨质不连续使用下颌标准后前位及下颌升支切线位片。下颌骨多发骨质不连续宜采用全口牙位曲面体层片检查(图12-11-3)。

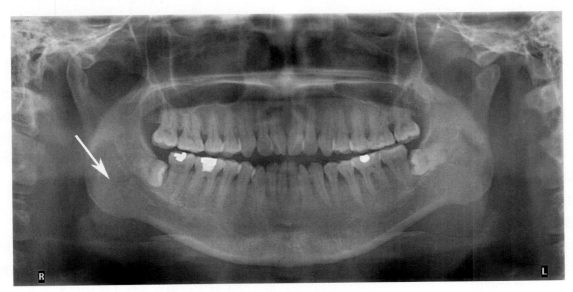

图 12-11-3 右侧下颌角骨折的曲面体层片表现
曲面体层片示右侧下颌角区线条状不规则低密度影(白色箭头)。

CT:CT可在轴位、矢状位和冠状位等不同方向的不同层面观察裂隙的走行及断端移位方向(图12-11-4),在判断骨折段间的空间位置关系上优于X线检查。下颌角骨质不连续使下颌骨分成前、后两段,骨裂隙线多由磨牙区斜向后下。骨裂隙线位于一侧下颌角内时,因骨折裂隙两侧均有咬肌、翼内肌附着,骨折段可不发生移位;若骨裂隙线发生在咬肌、翼内肌附着之前,前骨折段受降颌肌群牵引向下、后、内移位,后骨折段主要受升颌肌群牵引向上、后、内侧移位。

MRI:MRI对骨组织的分辨力不及CT高,且由于时间长、价格高,不是下颌骨骨质不连续的常用检查方法。

2. **误判** 正常曲面体层片中下颌角与会厌软组织重叠,形成光滑的斜向后下的线条状影像,切勿误判为骨质不连续。

3. **防范** 对于断端移位不明显的下颌角区骨质不连续,CT读片时应沿骨皮质仔细检查避免漏诊。

【相关疾病】

下颌角骨质不连续通常指下颌角骨折。下颌角骨折多发生在下颌骨体部第三磨牙的远中侧,可为间接骨折,也可由直接暴力所致。临床表现为下颌角区疼痛、肿胀和开口受限。骨折如造成下牙槽神经损伤还可出现下唇和下牙龈麻木。

【分析思路】

1. 病史中,下颌角一般应为直接受力部位,或是下颌角为受累部位的病理性骨折。

2. 显示下颌角外伤的最常用影像学检查方法是曲面体层片。

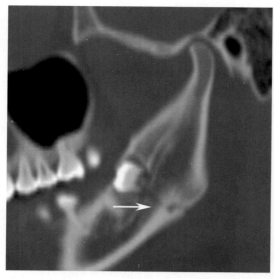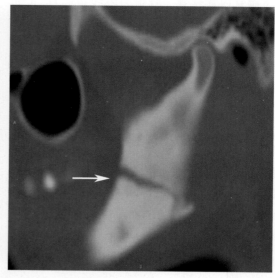

图 12-11-4 左侧下颌角骨折的斜矢状面 CT 表现
斜矢状面 CT 示左侧下颌角区线条状不规则低密度影(白色箭头)

3. 曲面体层片中,注意正常舌根重叠影常为下颌角处的斜线状低密度影,需行鉴别,切勿误诊为下颌角骨质不连续。

4. 曲面体层片中观察到骨质不连续时,可根据临床情况进行 CBCT 或 CT 进一步检查判断骨质不连续的范围、数目等。

【疾病鉴别】

正常会厌影像:正常会厌在曲面体层片重叠于双侧下颌角处,呈平滑的线状影像。依据下颌骨骨皮质连续可与骨折鉴别。

下颌骨骨质不连续的鉴别诊断流程见本节末图 12-11-7。

三、下颌支骨质不连续

【定义】

下颌支(ramus of mandible)是下颌底向后外方延伸形成的骨板。分为内、外 2 面、前、后、上、下 4 缘及喙突、髁突 2 个突起。下颌支骨质不连续(bone discontinuity of mandibular ramus)是指发生于下颌支的骨质连续性中断。

【病理基础】

骨质不连续在病理上表现为局部骨组织的紧密连接性被破坏,并可发生骨移位、分离,伴有附近软组织的损伤肿胀、血管撕裂、出血。

【征象描述】

1. **诊断标准** 下颌支骨质不连续常见于下颌

支骨折。当下颌角骨折的骨折线倾斜角度增加时应诊断为下颌支骨折(图 12-11-5)。喙突的解剖位置较深,不易受直接外力打击,临床上较少发生单独的喙突骨折。喙突骨折常合并面部复杂骨折、髁突骨折或颧骨骨折(图 12-11-6)。由于喙突有颞肌附着,可牵引喙突骨折段向上、向后移位。

2. **误判** ①正常曲面体层片中喙突有时与翼板影像重合,形成光滑的线条状影像,切勿误判为骨折。②下颌支内侧有下颌孔低密度影与下颌小舌高密度影,二者均可变异为多个,读片时应根据下颌管走行仔细观察,避免误诊。

3. **防范** 对于喙突骨折,读片时应仔细检查周围颧骨、上颌骨等部位骨折裂隙,避免漏诊。

【相关疾病】

下颌支骨折可以由于外力造成直接或间接骨折,也可以由于颌骨病变(如下颌骨骨髓炎)造成病理性骨折。

【分析思路】

1. 下颌支并非下颌骨骨折好发部位。发生下颌支骨折常会伴有其他部位骨折。

2. 曲面体层片中,下颌支部位重叠影较少,下颌支骨质不连续通常极易诊断。

3. 曲面体层片中观察到骨质不连续时,可根据临床情况进行 CBCT 或 CT 进一步检查判断骨质不连续的范围、数目等。

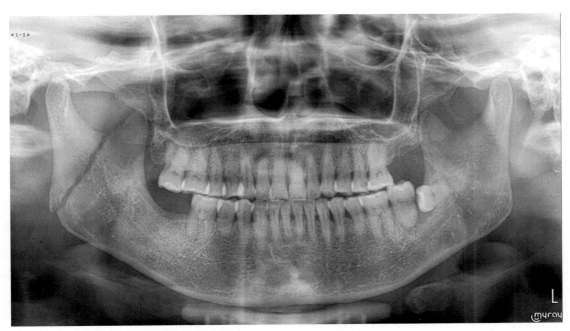

图 12-11-5　右侧下颌支骨折的曲面体层片表现

曲面体层片示右侧下颌角至右侧乙状切迹线状低密度影。

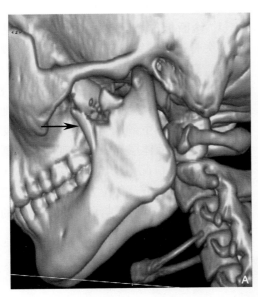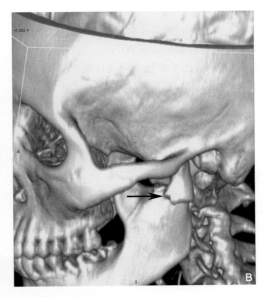

图 12-11-6　左侧喙突骨折的 CT 表现

A. CT 三维重建示左侧喙突骨折（黑色箭头），明显移位；B. CT 三维重建示左侧喙突骨折线，无明显移位，伴左侧髁突骨折，明显移位（黑色箭头）。

【疾病鉴别】

1. **正常翼板影像**　正常翼板在曲面体层片可与喙突部分重叠，形成穿过喙突的平滑的线状影像。依据喙突骨皮质连续可与骨折鉴别。

2. **病理性骨折**　病理性骨折患者无外伤病史。影像学检查可发现原发病灶，如骨髓炎死骨形成、颌骨巨大肿瘤等。外伤性骨折患者有外伤史，骨折裂隙周围骨质结构无明显异常。

下颌骨骨质不连续的鉴别诊断流程见图 12-11-7。

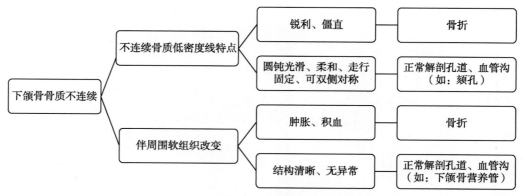

图 12-11-7 下颌骨骨质不连续的鉴别诊断流程图

（李玉冰 朱 凌）

参 考 文 献

1. Mallya SM, Lam EWN. White and pharoah' oral radiology: principles and interpretation［M］. 8th ed. Philadelphia: Elsevier, 2019.
2. 王铁梅, 余强. 口腔医学: 口腔颌面影像科分册［M］. 北京: 人民卫生出版社, 2015.
3. 张祖燕. 口腔颌面医学影像诊断学［M］. 7 版. 北京: 人民卫生出版社, 2020.
4. 马绪臣, 李铁军. 口腔颌面部疾病 CT 诊断与鉴别诊断［M］. 北京: 北京大学医学出版社, 2019.
5. 傅开元. 现代口腔颌面医学影像学规范诊断手册［M］. 北京: 北京大学医学出版社, 2023.

第十二节 颞颌关节骨质不连续

一、髁突骨质不连续

【定义】

髁突（condylar process）是下颌乙状切迹后方向上的一个突起。与颞骨下颌窝构成颞下颌关节。髁突骨质不连续（bone discontinuity of mandibular condyle）是指发生于髁突的骨质连续性中断。

【病理基础】

骨质不连续在病理上表现为局部骨组织的紧密连接性被破坏，并可发生骨移位、分离，伴有附近软组织的损伤肿胀、血管撕裂、出血。

【征象描述】

1. **诊断标准** 髁突骨质不连续常见于髁突骨折，髁突骨折后髁突段受翼外肌牵引一般向前内下方移位，有的不发生移位。由于所受外力程度及骨折线的高低、形状不同，髁突段可有不同程度、不同方向的移位。髁突骨折多合并下颌骨其他部位的骨折，如颏部、对侧下颌角等，可一侧单独发生或双侧同时发生。曲面体层片可同时观察双侧髁突有无骨折及前后移位情况（图 12-12-1），CT 可从三维方向判断髁突骨折类型及移位方向（图 12-12-2），还可通过三维重建显示髁突骨折段与周围结构的相对位置关系（图 12-12-3）。

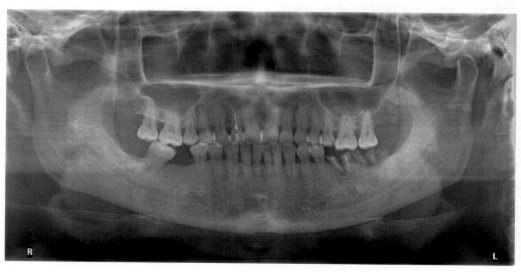

图 12-12-1 左侧髁突骨折的曲面体层片表现
曲面体层片示左侧髁突颈部不规则高密度影。

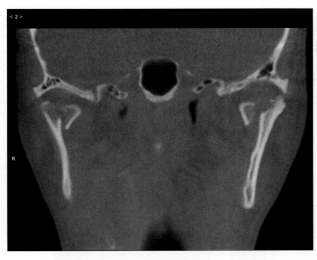

图 12-12-2　双侧髁突矢状骨折的 CT 表现

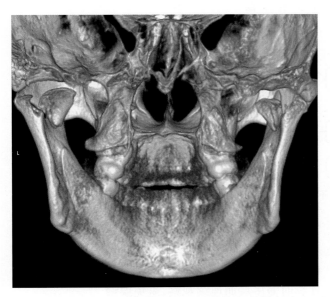

图 12-12-3　CT 三维重建显示双侧髁突矢状骨折内下移位

2. **误判**　在高分辨力的 CBCT 中可观察到正常髁突表面的血管压迹（图 12-12-4），切勿误判为骨折。

3. **防范**　①无移位的髁突骨折需避免漏诊（图 12-12-5 白色箭头）。②髁突骨折通常为间接骨折，读片时应仔细检查对侧髁突、下颌骨颏部等部位的骨折裂隙，避免漏诊。

【相关疾病】

髁突骨折按骨折位置高低可分为以下三类。①髁突头（高位）骨折；②髁突颈骨折；③髁颈下（低位）骨折。

按移位的骨折段与关节窝的相对位置关系可分为以下两类。①移位性骨折：骨折段移位后髁突仍位于关节窝内；②脱位性骨折：骨折段移位后髁突脱出关节窝。此外，髁突骨折还包括髁突矢状骨折（图 12-12-2）。

【分析思路】

1. 髁突骨质不连续尤其是髁突颈部骨质不连续是临床常见的骨折类型，临床检查中，髁突脱出正常关节窝，触诊无法触及正常髁突运动。

2. 曲面体层片等 X 线平片一般即可诊断，常表现为髁突骨折不连续、内弯移位等。

3. 曲面体层片中观察到骨质不连续确实存在时，可根据临床情况进行 CBCT 或 CT 进一步检查判断骨质不连续的范围、数目等。

【疾病鉴别】

髁突骨质不连续根据不同的分类方法可分为不同的类型，图 12-12-6 为其中一种分类方法的鉴别诊断流程。

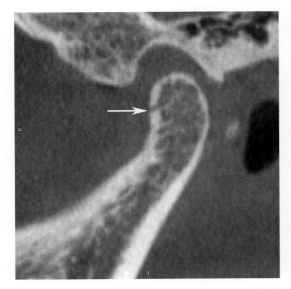
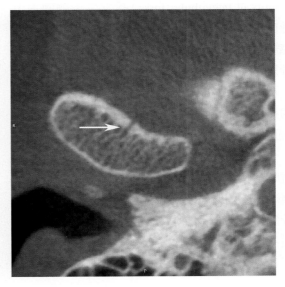

图 12-12-4　CBCT 示髁突表面血管压迹

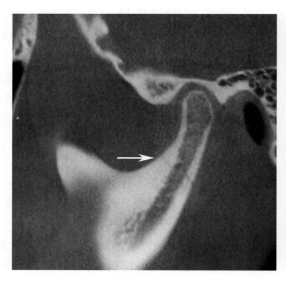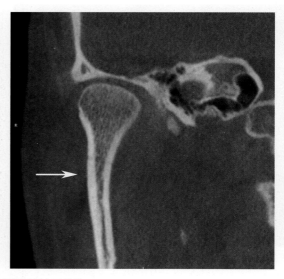

图 12-12-5 髁突颈部骨折无移位

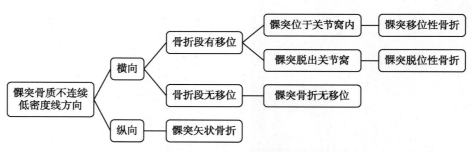

图 12-12-6 髁突骨质不连续的诊断流程图

二、颞颌关节窝骨质不连续

【定义】

颞颌关节窝(mandibular fossa)是指颞骨颞突根部下面与颞骨鼓部之间的深窝,同义词包括颞下颌关节窝、下颌窝等。颞颌关节窝骨质不连续(bone discontinuity of mandibular fossa)指发生于颞颌关节窝的骨质连续性中断。

【病理基础】

骨质不连续在病理上表现为局部骨组织的紧密连接性被破坏,并可发生骨移位、分离,伴有附近软组织的损伤肿胀、血管撕裂、出血。

【征象描述】

1. **诊断标准** 曲面体层片由于结构重叠,通常无法清晰观察颞颌关节窝区骨质情况。CT 可在轴位、矢状位和冠状位的不同层面逐层观察骨质连续性与骨裂隙线的走行及断端移位方向,为颞颌关节窝骨质不连续的首选影像学检查方法,颞颌关节窝骨质不连续 CT 表现为不规则的线状低密度影像(图 12-12-7)。

2. **误判** 正常颞颌关节窝:由于颞颌关节窝的

骨质厚度有所不同,且颞骨大脑面可有血管压迹造成某些 CT 层面可呈现类似颞颌关节窝骨质不连续的低密度裂隙征象。因此,诊断颞颌关节窝骨质不连续时需多层面连续观察,避免误诊。

3. **防范** 颞颌关节窝骨质不连续常无明显断端移位,且常伴有颌面部多发骨质不连续,因此应仔细检查,避免漏诊。

【相关疾病】

颞颌关节窝骨质不连续多由车祸、坠楼、打击颞部、战伤等引起,伴有不同程度颅内或胸、腹部器官组织损伤,以致呼吸和循环等生命要害系统受到危害。

【分析思路】

1. 颞颌关节窝骨质不连续通常伴发其他部位的骨质不连续。病史中,多由于严重的外伤,如车祸、坠楼导致,此时应密切观察患者生命体征,先处理其他危及生命的损伤,而不应因为诊断颞颌关节窝骨折而延误抢救。

2. 颞颌关节窝骨质不连续需拍摄 CBCT 或 CT 进行影像学诊断,表现为横行或纵行的线状低密度影,裂隙线条僵硬,裂隙两侧为骨小梁。

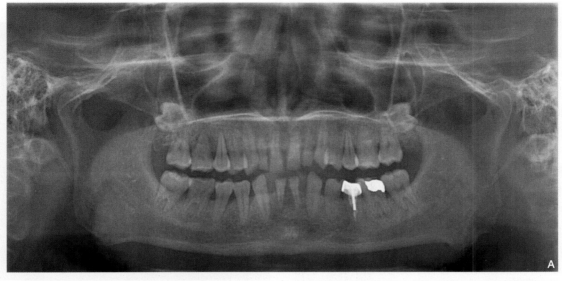

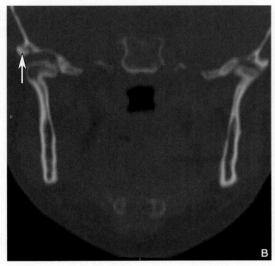

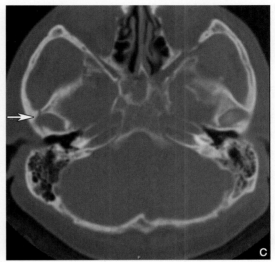

图 12-12-7 右侧颞颌关节窝骨质不连续
A. 曲面体层片无法准确判断颞颌关节窝区骨质是否存在骨质不连续；B. 同一病例，CT 冠状位示右侧颞颌
关节窝骨裂隙线（箭头）；C. 同一病例，CT 轴位示右侧颞颌关节窝骨裂隙线（箭头）。

【疾病鉴别】

颞颌关节窝骨质不连续需与颞骨血管压迹鉴别。颞骨大脑面可有血管压迹造成某些 CT 层面可呈现线状低密度裂隙影像，多层面观察可发现血管压迹线条柔和，周围为光滑连续的骨皮质。而颞颌关节窝骨裂隙线线条僵直，裂隙两侧无光滑连续的骨皮质。

颞颌关节窝骨质不连续的鉴别诊断流程见图 12-12-8。

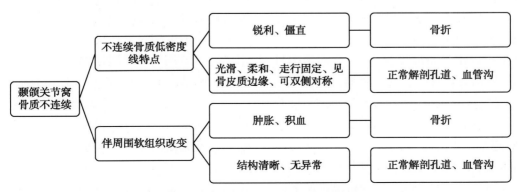

图 12-12-8 颞颌关节骨质不连续的鉴别诊断流程图

（李玉冰 朱 凌）

参 考 文 献

1. Mallya SM, Lam EWN. White and pharoah' oral radiology: principles and interpretation [M]. 8th ed. Philadelphia: Elsevier, 2019.
2. 王铁梅, 余强. 口腔医学: 口腔颌面影像科分册[M]. 北京: 人民卫生出版社, 2015.
3. 韩东一, 肖永芳. 耳鼻咽喉头颈外科学[M]. 北京: 人民卫生出版社, 2016.
4. 张祖燕. 口腔颌面医学影像诊断学[M]. 7 版. 北京: 人民卫生出版社, 2020.
5. 马绪臣, 李铁军. 口腔颌面部疾病 CT 诊断与鉴别诊断[M]. 北京: 北京大学医学出版社, 2019.
6. 傅开元. 现代口腔颌面医学影像学规范诊断手册[M]. 北京: 北京大学医学出版社, 2023.

第十三节　颈部高密度软组织影

【定义】

颈部(neck)是指头与胸之间的部分。颈部高密度软组织影(neck radiopaque soft tissue)指颈部较高密度的软组织影。

【病理基础】

当头颈部受到比较严重的创伤, 有可能会影响到颈部的血管, 当血管出现破裂的时候是比较危险的, 常常出现出血, 或颈部软组织损伤形成高密度的软组织血肿。

【征象描述】

1. **X 线表现**　范围较大的病灶, 在 X 线片上表现为高密度影。但 X 线由于前后投照重叠, 对于范围较小、密度较低的病灶难以显示。

2. **CT 表现**　CT 可清晰显示病灶数目、范围、形态, 是显示颈部高密度软组织影的主要方法。CT 表现为病灶呈高密度影, 周围可见伴有渗出影(图12-13-1)。

【相关疾病】

颈部软组织内出现密度增高影, 一方面考虑可能是肿大的淋巴结、占位性病变(血管瘤、血管畸形、动脉瘤、肿瘤伴钙化)、炎症等, 另一方面考虑可能是软组织的损伤导致出现的皮下血肿的形成。

【分析思路】

颈部高密度软组织影主要由于外伤后造成的软组织损伤, 颈部软组织的密度较高, 分析思路如下:

1. 认识这个征象。

2. 重点分析影像学表现: 软组织高密度影大

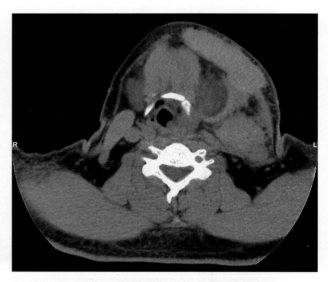

图 12-13-1　颈部高密度软组织影 CT 表现(外伤)
患者女, 65 岁, 外伤后入院, 左侧颈部可见高密度软组织影(皮下血肿形成)。

小、形态、边界、CT 值等。

3. **分析病灶周围结构**　病灶对周围结构的影响。

4. 结合患者的临床病史、临床症状、诊疗经过、多次影像学检查前后对比结果等临床资料, 可缩小鉴别诊断范围。

【疾病鉴别】

颈部高密度软组织影只是一个征象, 需要联合其他影像学特征和临床信息进行诊断和鉴别诊断。

1. **血管瘤、血管畸形**　血管瘤是一种肿瘤, 在最初的两年内快速变大, 随后缓慢消退, 而血管畸形则是血管的外观存在先天畸形, 与身体呈比例生长, 没有自行消退的迹象, 当一些病变出血时, CT 显示高密度软组织影。此时可结合病史或增强检查进行鉴别诊断(图 12-13-2)。

2. **钙化**　钙化是影像学检查中的一种描述, 一般是指组织钙盐沉积而变硬的一种情况, 可将其分为生理性钙化和病理性钙化, 其中生理性钙化发生于牙齿、骨骼中, 而病理性钙化一般指患有肺结核、各部位的结石等疾病者, 在治疗后预后良好并形成了钙化灶。钙化的 CT 值需要根据具体发生的部位分析, 比如结石一般在 2 000~3 000HU, 泌尿系结核的病灶可能在 2 000~3 000HU。通常结核、结石、钙化在 CT 上一般较难鉴别, 其次感染、炎症、内分泌或代谢异常引起的疾病, 也可能会出现病理性钙化的情况, 患者应完善实验室检查、超声检查等明确病因, 并进行针对性治疗。

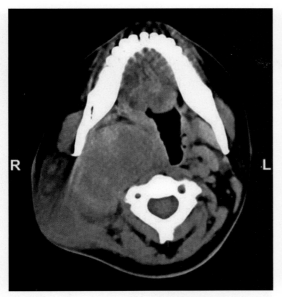
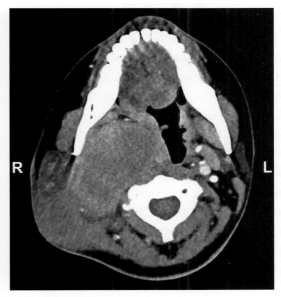

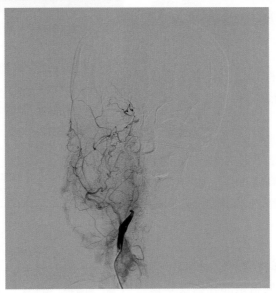

图 12-13-2 颈部高密度软组织影 CT 表现（脉管畸形）
患者女,43 岁,右侧颈部肿物逐渐增大,右侧颈部高密度软组织影（血管畸形伴出血）。

3. **炎症** 有些炎症会呈现颈部高密度软组织影,特别是伴有出血,但炎症往往具有红肿热痛,此时可结合病史进行鉴别诊断。颈部高密度软组织影鉴别诊断流程见图 12-13-3。

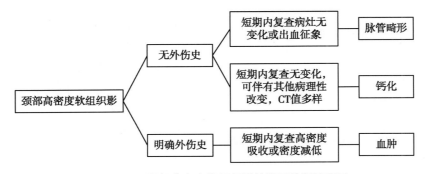

图 12-13-3 颈部高密度软组织影的鉴别诊断流程图

（朱 丹 朱 凌）

参 考 文 献

1. Lilje D, Wiesmann M, Hasan D, et al. Interventional embolization combined with surgical resection for treatment of extracranial AVM of the head and neck: A monocentric retrospective analysis[J]. PLoS One, 2022, 17(9): e0273018.

2. Rodriguez A, Nunez L, Riascos R. Vascular injuries in head and neck trauma[J]. Radiol Clin North Am, 2023, 61(3): 467-477.

3. Radwan AM, Strauss RA. Trauma of the head and neck[J]. Atlas Oral Maxillofac Surg Clin North Am, 2019, 27(2): xi.

4. Mohamed A, Mulcaire J, Clover AJP. Head and neck injury in major trauma in Ireland: a multicentre retrospective analysis of patterns and surgical workload[J]. Ir J Med Sci, 2021, 190(1): 395-401.

第十四节　颈部高密度影

【定义】

颈部(neck):头与胸之间的部分。颈部高密度影(neck radiopaque material)指颈部高密度不透过 X 线的高密度影。通常为异物。

【病理基础】

颈部外伤所致异物,尤其是不透 X 线异物能完全吸收 X 线,因此 CT 表现为高密度影。常伴有其他外伤性表现,如骨折、软组织肿胀积气、皮肤损伤等。

【征象描述】

CT 可清晰准确地显示颈部异物的位置和数量,异物与周围组织的关系已成为检出颈部异物及异物定位的主要方法之一。CT 对不透 X 线和半透 X 线的异物较为敏感,可形成高密度影或密度较淡阴影(图 12-14-1),但对木屑、泥沙等 X 线可穿透性的异物不易检出。

【相关疾病】

颈部高密度异物主要与表现为高密度灶的其他颈部疾病相鉴别,如钙化(如项韧带钙化)、肿瘤伴钙化、骨质增生形成的骨赘等。

【分析思路】

颈部异物一般不只表现为高密度异物,往往同时伴有其他颈部外伤表现,如骨折、颈部软组织积气肿胀、皮肤损伤等。在平常阅片中,看到颈部外伤病变,一定注意有无异物的存在。

【疾病鉴别】

颈部高密度异物主要与因外伤检查而偶然发现

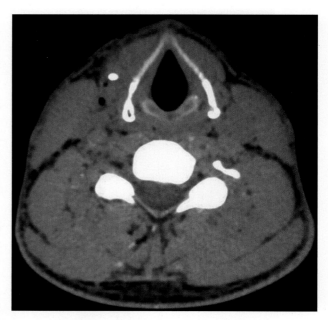

图 12-14-1　右颈部高密度异物的 CT 表现

的病变,如钙化、肿瘤伴钙化,进行鉴别诊断。钙化或肿瘤伴钙化一般不伴有颈部骨折、软组织肿胀等表现,有肿瘤样形态学表现。颈部高密度影鉴别诊断流程见图 12-14-2。

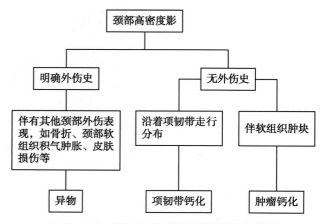

图 12-14-2　颈部高密度影的鉴别诊断流程图

（王　灿　朱　凌）

参 考 文 献

1. 张祖燕. 口腔颌面医学影像诊断学[M]. 7 版. 北京:人民卫生出版社, 2020.

2. 曹代荣, 陶晓峰, 李江. 头颈部影像诊断基础:口腔颌面卷[M]. 北京:人民卫生出版社, 2020.

中英文名词对照索引

登录中华临床影像征象库步骤

▌公众号登录 >>

扫描二维码
关注"临床影像及病理库"公众号

点击"影像库"菜单
进入中华临床影像库首页

▌网站登录 >>

输入网址 medbooks.ipmph.com/yx
进入中华临床影像库首页

进入中华临床影像库首页

注册或登录

PC 端点击首页"兑换"按钮
移动端在首页菜单中选择"兑换"按钮

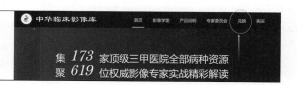

输入兑换码,点击"激活"按钮
开通中华临床影像征象库的使用权限

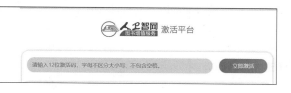

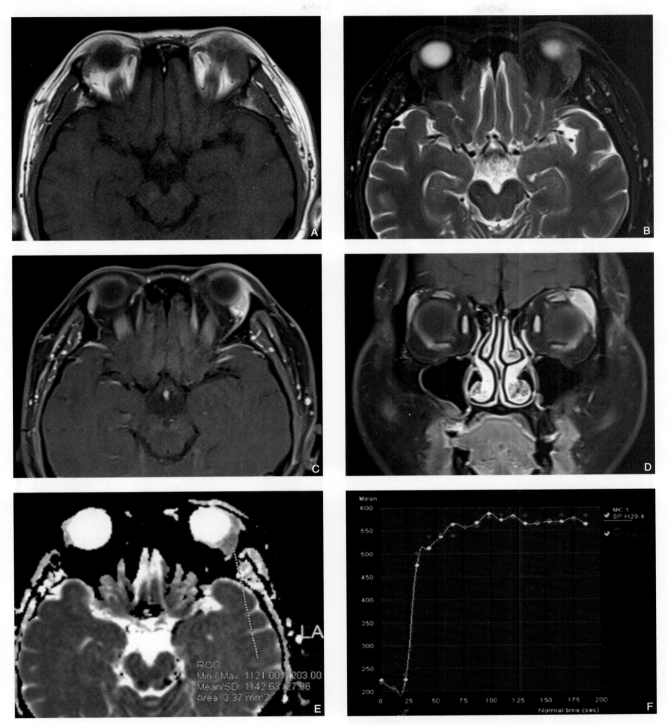

图 6-6-4　泪腺炎性假瘤

患者,男,65 岁,左侧泪腺炎性假瘤。轴位 T_1WI 及抑脂 T_2WI(图 A、B)示左侧泪腺增大,T_1WI 呈均匀等信号,抑脂 T_2WI 呈稍高信号。在增强抑脂 T_1WI(图 C、D)上呈明显均匀强化,周围软组织及骨质结构未见异常。ADC 值(图 E)约 $1.14\times 10^{-3}mm^2/s$,TIC 呈 Ⅱ 型(图 F)。

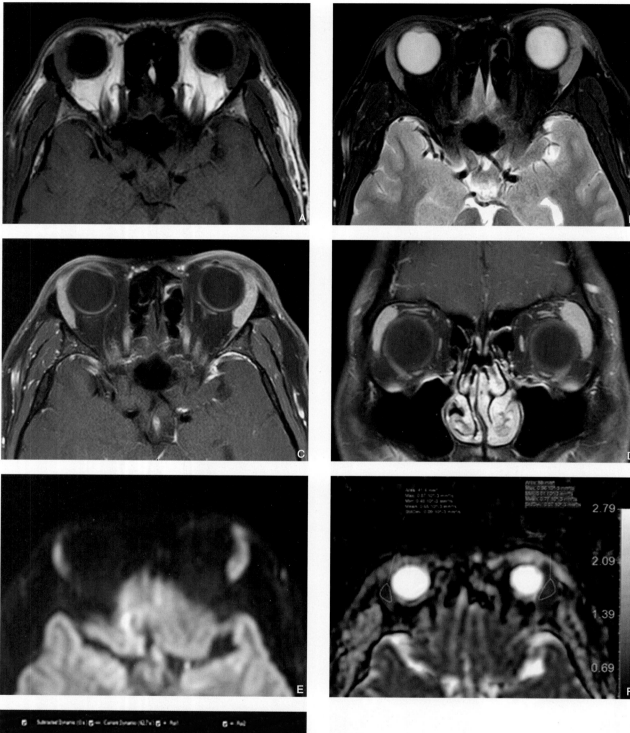

图 6-6-10 泪腺 IgG4 相关性眼病

患者,男,25 岁,双侧泪腺 IgG4 相关性眼病。轴位 T₁WI(图 A)示双侧泪腺明显增大,左侧略明显,T₁WI 呈等信号。轴位抑脂 T₂WI(图 B)显示均匀稍高信号。轴位及冠状位抑脂(图 C,D)增强示双侧泪腺区病变较明显均匀强化。DWI 示双侧泪腺病变扩散明显受限(图 E),ADC 值(图 F)约 0.65×10⁻³mm²/s(左)和 0.71×10⁻³mm²/s(右),TIC(图 G)为 II 型。

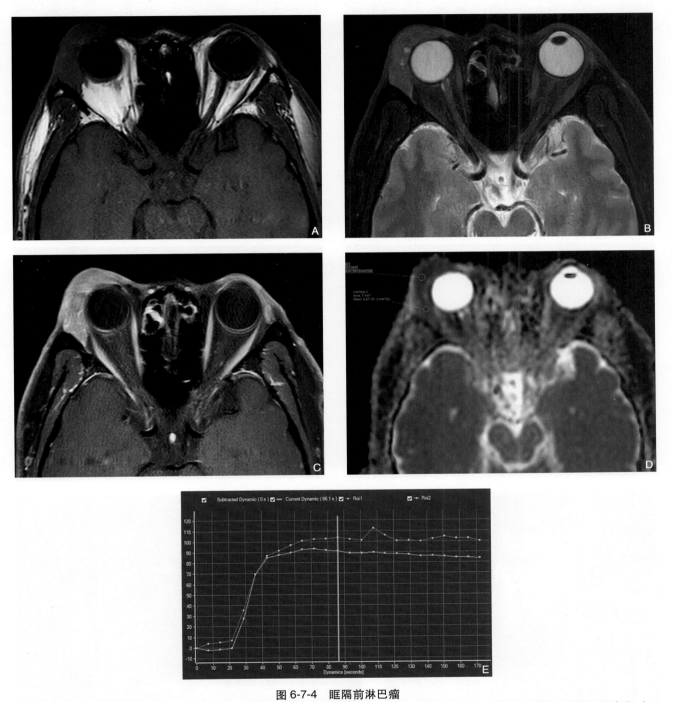

图 6-7-4　眶隔前淋巴瘤

患者,男,65 岁,右侧眶隔前淋巴瘤。轴位 T_1WI(图 A)和轴位压脂 T_2WI(图 B)显示右侧眶隔前不规则肿块影,边界清晰,包绕眼球,T_1WI 呈稍低信号,T_2WI 压脂呈中等信号,增强压脂 T_1WI(图 C)呈明显均匀强化。ADC 值(图 D)低,为 $0.6 \times 10^{-3} mm^2/s$。MRI 动态增强扫描 TIC 呈 II 型(图 E)。

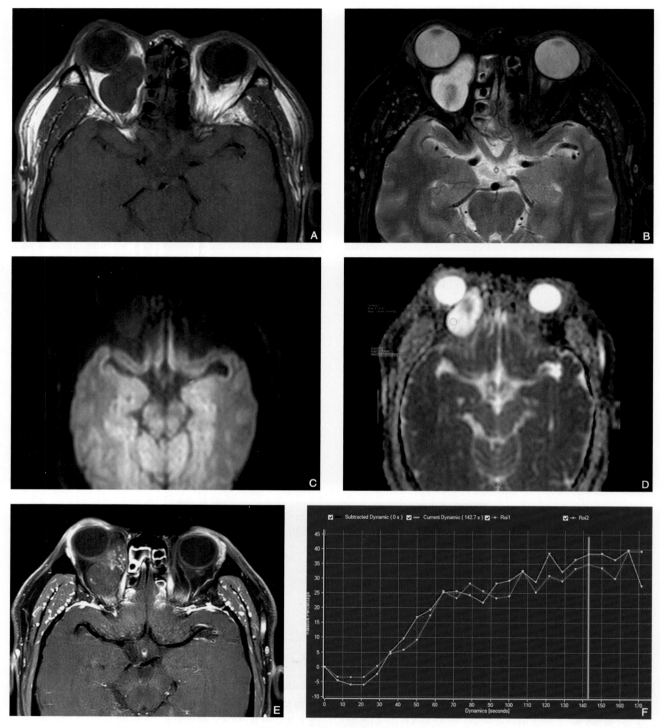

图 6-11-2 右眼眶神经鞘瘤

患者男,53 岁。右侧头痛伴眼球突出 4 月余。MRI 平扫:横断位 T_1WI(图 A)显示右侧眼球后见葫芦样异常肿块影,呈低信号;横断位 T_2WI 脂肪抑制(图 B)呈高信号、内信号不均,可见低信号影;DWI 序列(图 C)呈低信号,ADC 值(图 D)约(1.6~2.5)×10^{-3} mm^2/s;MRI 增强:横断位 T_1WI 增强脂肪抑制(图 E)病灶不均匀强化,可见无强化区;TIC(图 F)为 I 型。

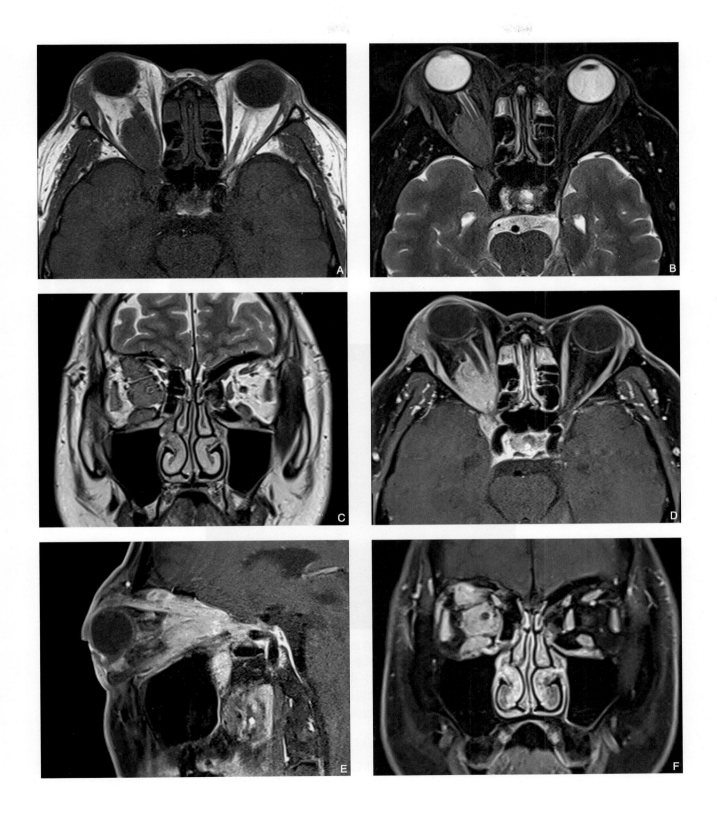

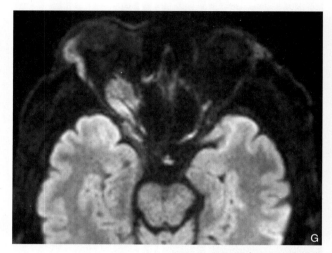
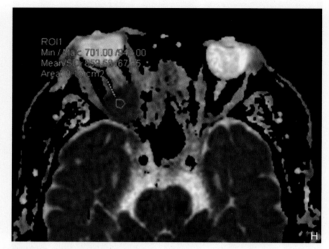

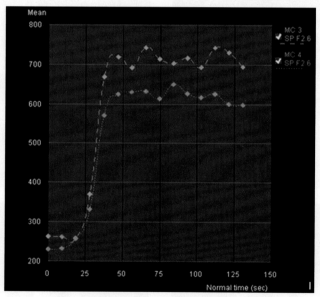

图 6-12-2 右眼眶炎性假瘤

患者男,53 岁。右侧头痛伴眼球突出 4 个月余。MRI 平扫:横断位 T_1WI(图 A)右侧眼球后眼眶内不规则软组织肿块影,呈等信号;横断位 T_2WI 脂肪抑制(图 B)呈等信号;冠状位 T_2WI(图 C)病灶呈等信号,主要位于肌锥内间隙、视神经周围,并包绕视神经,上下直肌增粗、肿胀,右侧泪腺增大,右侧海绵窦软组织肿块。T_1WI 增强脂肪抑制横断位(图 D)、矢状位(图 E)、冠状位(图 F)病灶明显强化;DWI(图 G)病灶及右侧泪腺均呈高信号,ADC 值(图 H)约 $0.8×10^{-3}mm^2/s$;TIC(图 I)呈 Ⅱ 型。

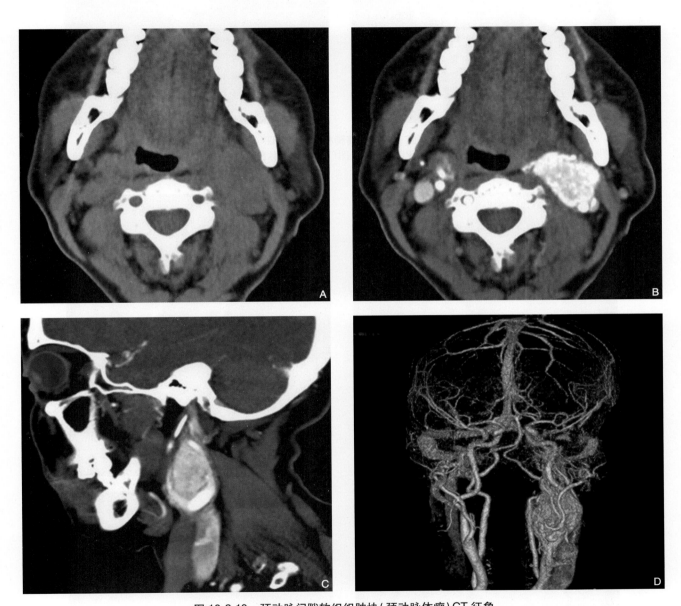

图 10-3-10 颈动脉间隙软组织肿块（颈动脉体瘤）CT 征象
女,52 岁,左侧颈动脉间隙颈动脉体瘤,CT 平扫(图 A)示肿块呈软组织密度,边界清楚,增强动脉期(图 B)明显强化,强化程度与动脉相似,矢状位(图 C)示颈总动脉分叉角度明显增大,呈"高脚杯征",CTA(图 D)示肿瘤位于颈总动脉分叉处。

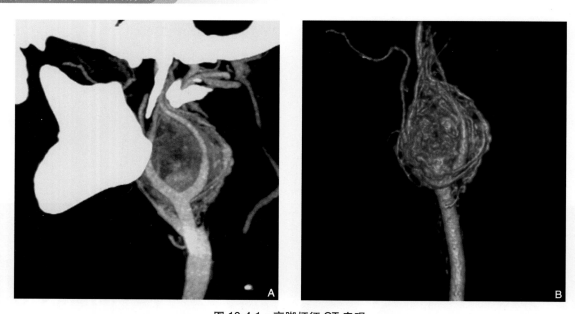

图 10-4-1 高脚杯征 CT 表现

男,38 岁,左侧颈动脉体瘤。矢状位 MIP(A)及 VR 图(B)示颈动脉分叉角度扩大,颈总动脉及颈内、外动脉呈"高脚杯"样改变。

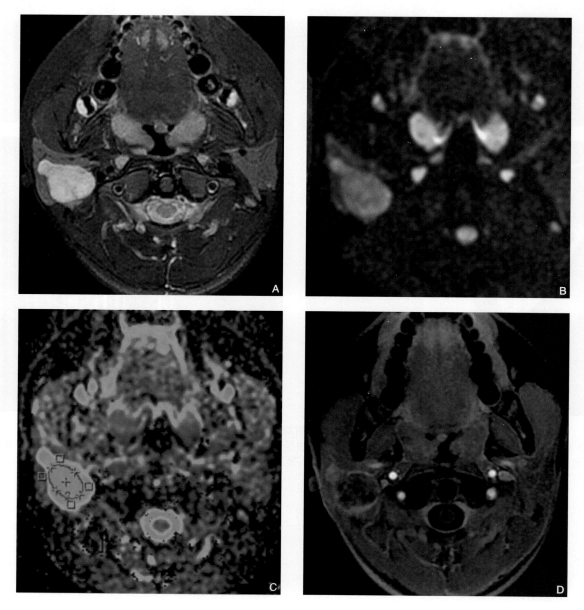

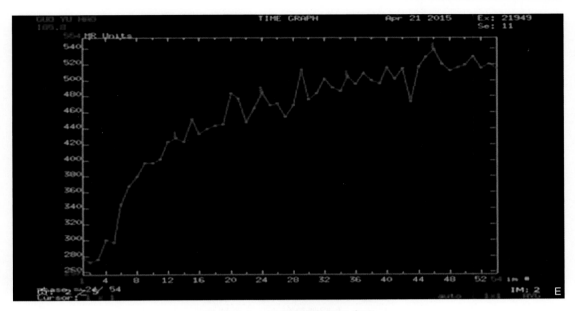

图 10-5-5 多形性腺瘤 MRI 表现

女,25 岁,发现右侧腮腺肿物半年余。MRI 示:横轴位 T_2WI(A)可见右侧腮腺后部壶形肿块,信号不均,以高信号为主,边界清晰;DWI 图(B)呈稍高信号及 ADC 值升高(C),增强扫描(D)不均匀强化,动态增强曲线(E)为缓慢持续强化改变。

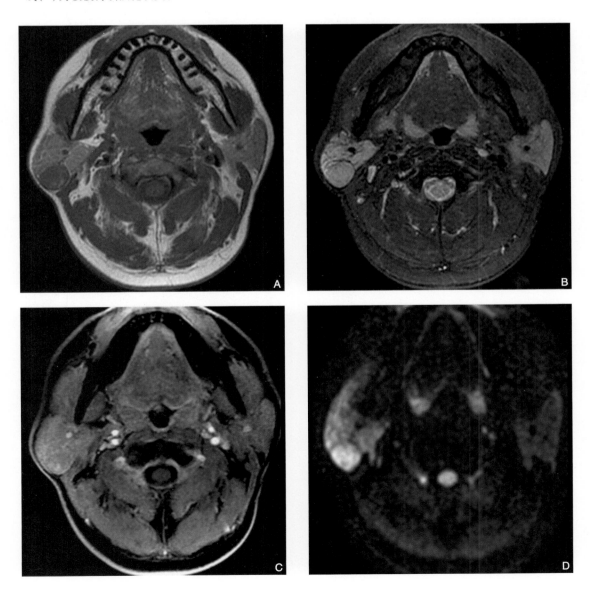

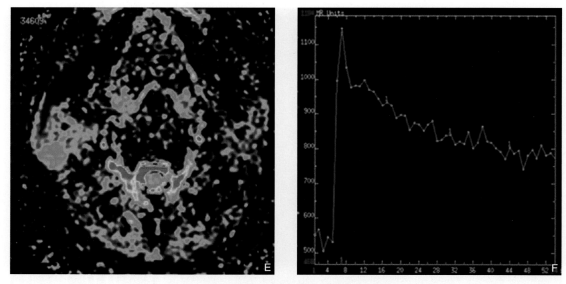

图 10-5-6　Warthin 瘤 MRI 表现

男,46 岁,右侧耳后肿物 10 月。MRI 示:右侧腮腺后下极一类圆形异常信号,境界清楚,横轴位 T_1WI（A）病变呈稍低信号,信号不均,内夹杂少许点片状短 T_1 信号;横轴位 T_2WI（B）上病变呈高信号,横断面增强 T_1WI 病变明显不均匀强化（C）,DWI（D）病变呈高信号,ADC 值减低（E）。动态增强曲线呈速升速降趋势（F）。

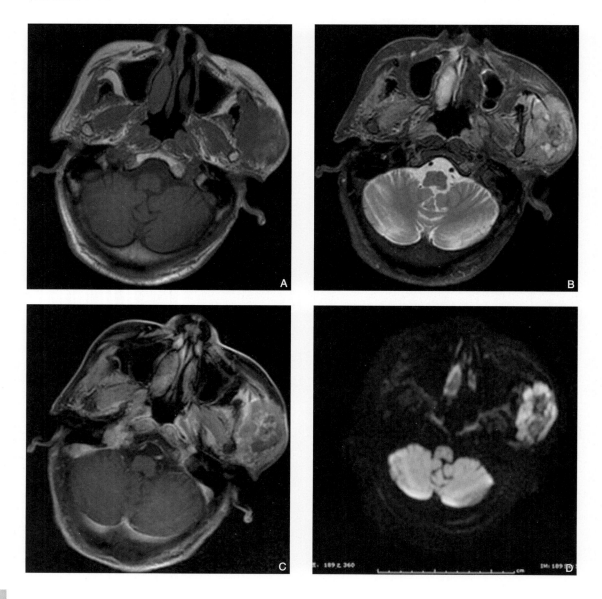

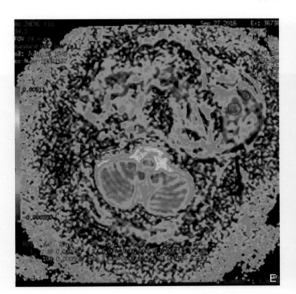
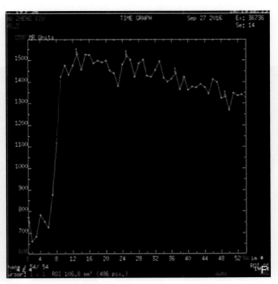

图 10-5-7　腮腺黏液表皮样癌 MRI 表现

女,56 岁,右侧腮腺区肿物 3 个月伴压痛。MRI 示:横轴位 $T_1WI(A)$ 及 $T_2WI(B)$ 可见左侧腮腺区不规则混杂信号肿块,以稍长 T_1 稍长 T_2 信号为主,内夹杂斑片状短 T_1、短 T_2 信号,边界模糊;横轴位增强扫描(C)呈不均匀明显强化;DWI(D)以高信号为主,ADC 值降低(E),动态增强曲线(F)为快升缓降型改变。

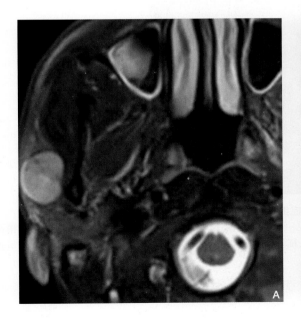
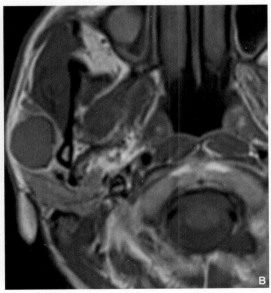

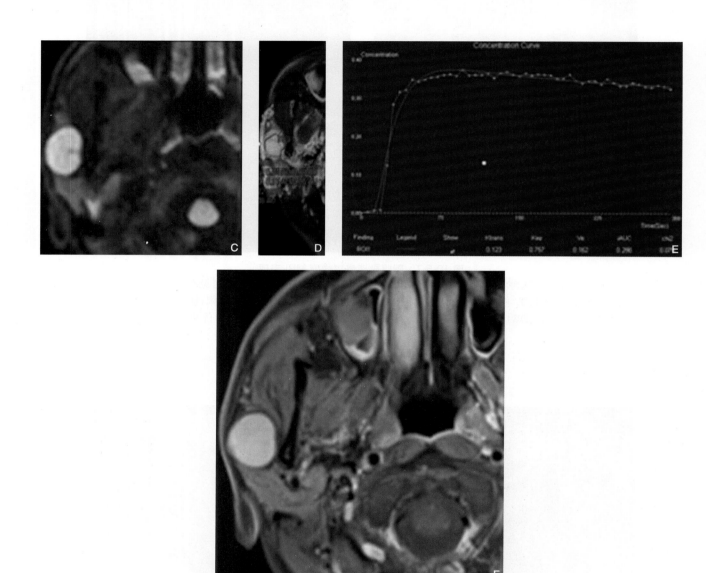

图 10-5-8　腮腺基底细胞腺瘤 MRI 表现

男,52 岁,发现右耳前肿物 8 年余。MRI 示:右侧腮腺浅叶见一类圆形异常信号灶,境界清楚,横轴位 T₂WI(A)呈稍高信号,横轴位 T₁WI(B)病变呈稍低信号,DWI(C)呈稍高信号,横断面增强 T₁WI 病变明显强化(F)。动态增强曲线呈速升平台型(E)。

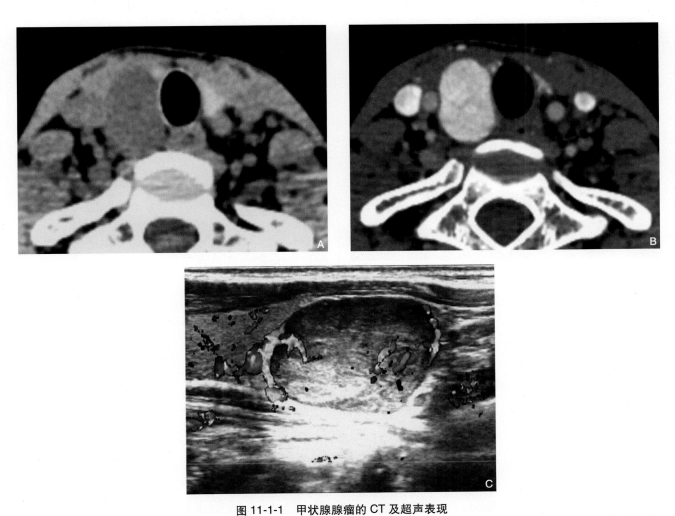

图 11-1-1　甲状腺腺瘤的 CT 及超声表现

女,34 岁,体检 B 超发现结节 1 年,自诉结节至今略微增大。甲状腺右侧叶腺瘤。CT 平扫(A)及增强(B)显示甲状腺右侧叶结节边界清晰,密度均匀,包膜完整,呈均匀强化。超声(C)显示结节边界清晰,边缘环形血流。

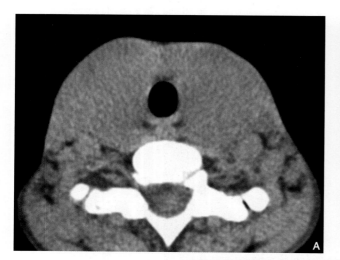
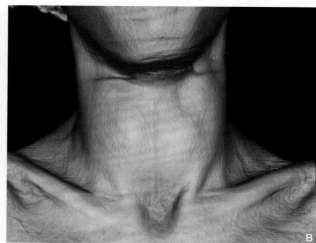
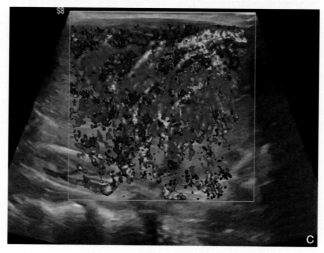

图 11-2-1 毒性弥漫性甲状腺肿的超声表现

男,12岁,乏力6年,颈部肿大,眼突5年,心悸1年,毒性弥漫性甲状腺肿。CT平扫(A)示甲状腺弥漫性对称性肿大,密度减低。CT容积重建(B)可见患者颈部弥漫性肿大。US(C)显示肿大甲状腺内血流丰富,呈"火海征"。

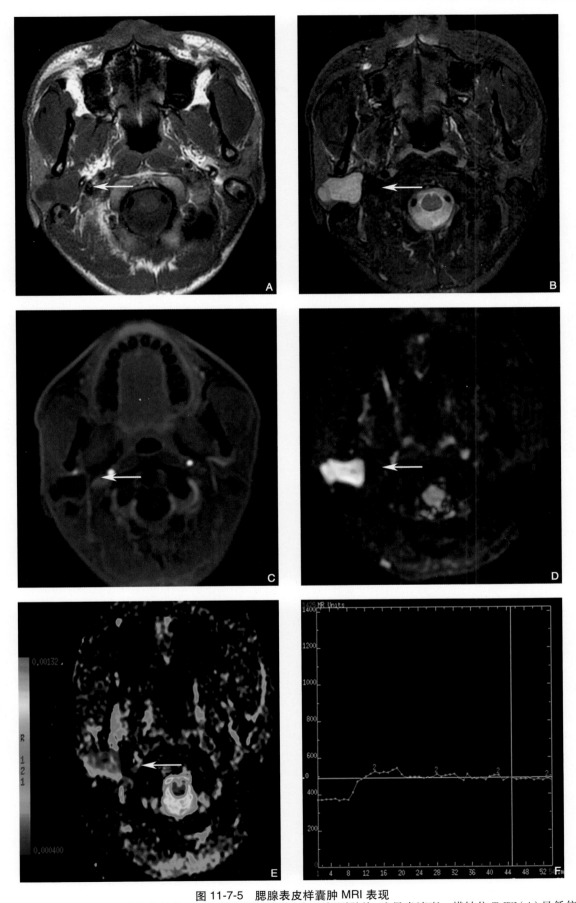

图 11-7-5 腮腺表皮样囊肿 MRI 表现

男性,19 岁,发现右侧耳后肿物半月余。MRI 示右侧腮腺后上极不规则肿块,边界尚清晰。横轴位 T₁WI(A)呈低信号,内信号不均,可见局部点状高信号;横轴位抑脂 T₂WI(B)呈高信号;T₁WI 增强横断位(C)病变边缘似可见环状强化,中央无强化,横轴位 DWI(D)病变为明显高信号,ADC(E)值减低,动态增强曲线(F)显示无强化。

48